# Der „heilige Doktor" von Moskau

## FRIEDRICH JOSEPH HAASS

Münstereifel 1780 – Moskau 1853

Mit einem Vorwort von
Fritz Pleitgen
und
einer Schlußbetrachtung von
Karl Kardinal Lehmann

Herausgegeben von der
Friedrich Joseph Haass Gesellschaft e.V.
Bad Münstereifel
2007

Titel der Originalausgabe
**Врата милосердия. Книга о докторе Гаазе**
(Die Pforten der Barmherzigkeit. Buch über Doktor Haass)
Hrsg. von Alexander Neshnyj im Verlag „Drewo dobra", Moskau 2002

Übersetzt und für die deutsche Ausgabe redaktionell bearbeitet
von Maria Klassen

Die Drucklegung erfolgt mit freundlicher Unterstützung
von

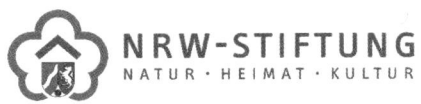

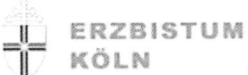

und privaten Einzelspendern

Umschlagbilder:
vorne: Haass-Büste im Hof des historischen Rathauses in Bad Münstereifel;
im Hintergrund Ausschnitt aus einem Haass-Brief
hinten: das von Haass erbaute ehemalige Polizeikrankenhaus, später im
Volksmund „Hassowka" genannt
Buchrücken: Ausschnitt aus der von Herbert Halfmann geschaffenen
Gedenktafel für F.J. Haass am historischen Gebäude des ehemaligen
Jesuitenkollegs in der Kölner Marzellenstraße

© Friedrich Joseph Haass Gesellschaft, Bad Münstereifel 2007
Umschlaggestaltung: powerbrainforces Zülpich
Herstellung: www.ics-druck.de
ISBN 978-3-00-023156-8

# Inhaltsverzeichnis

Vorbemerkung .................................................. 5

Vorwort von Fritz Pleitgen ...................................... 7

**I.   Der Mensch und sein Lebensweg**                          13

    Anatolij Koni
    Doktor Friedrich Haass. Lebensskizze eines deutschen
    Philanthropen in Russland .............................. 15

    Lew Kopelew
    Der heilige Doktor Fjodor Petrowitsch
    Die Geschichte des Friedrich Joseph Haass
    Münstereifel 1780 – Moskau 1853 ....................... 117

**II.  Der Arzt und Wissenschaftler**                          251

    Iwan Pantelejew
    Haass' Forschungen. Die Entdeckung der Wasserquellen
    von Shelesnowodsk und Jessentuki ..................... 253

    Sergej Putschkow
    Zur Charakteristik des Doktor Fjodor Petrowitsch Haass ...... 259

    Natalja Blochina
    Doktor Haass – Arzt, Humanist, Wissenschaftler ............ 279

    Alexej Martynow
    Der „alte treue Freund" Andrej Iwanowitsch Pohl ........... 319

**III. Der Humanist und Reformer**                             325

    Pjotr Lebedew
    Fjodor Petrowitsch Haass – Streiter für die Entrechteten ..... 327

    Grigorij Petrow
    Ein Freund der Unglücklichen ........................... 353

Natalja Semjonowa
Schöpfer des Haass-Denkmals: Der Bildhauer Nikolaj Andrejew .... 361

**IV. Der „heilige Doktor" als literarische Gestalt** 369

Viktor Frolow
...und er gab mir den Glauben zurück ........................... 371

Wardwan Warshapetjan
Die dreizehnte Leidenschaft ..................................... 389

**V. Das menschliche Vorbild: Resonanz und Echo** 431

**VI. Anhang: Haass-Schriften** 441

ABC der christlichen Sittsamkeit ............................... 443

Appell an die Frauen ........................................... 461

Testament ..................................................... 477

Schlußbetrachtung von Karl Kardinal Lehmann ........................ 483

Zeittafel ......................................................... 487

Auswahlbibliographie ............................................. 491

Personenregister ................................................. 493

Bildnachweis ..................................................... 499

# Vorbemerkung

Über Dr. Friedrich Joseph Haass, der sich zum Beginn des 19. Jahrhunderts ins zaristische Russland begab und dort nicht nur als engagierter Mediziner und Naturforscher, sondern vor allem als Wohltäter der Armen, Sträflinge und Verbannten bekannt und verehrt wurde, haben Schriftsteller wie Dostojewskij, Tolstoj, Solshenizyn, Böll und Kopelew berichtet und ihm literarische Denkmäler gesetzt. Haass wurde ein wichtiger Brückenbauer zwischen sozialen Schichten, zwischen Deutschen und Russen und zwischen der katholischen und der russisch-orthodoxen Kirche.

Angeregt durch den katholischen Erzbischof von Moskau und von russisch-orthodoxen Christen unterstützt, hat der Erzbischof von Köln ein Seligsprechungsverfahren für Dr. Haass eröffnet.

Um das segensreiche Lebenswerk des gebürtigen Münstereifelers im deutschsprachigen Raum näher bekannt zu machen, haben wir uns entschlossen, das vorliegende Buch herauszugeben: einen Sammelband mit Beiträgen von Haass' Zeitgenossen wie auch von heutigen Autoren zur außergewöhnlichen Persönlichkeit des in Moskau wirkenden deutschen Arztes. Der mit deutscher Förderung veröffentlichte Band erschien vor fünf Jahren in Moskau, ediert von dem russischen Publizisten Alexander Neshnyj unter dem Titel „Die Pforten der Barmherzigkeit".

Die deutsche Ausgabe des Sammelbands erforderte einige strukturelle Veränderungen: Während der russische Leser vor allem daran erinnert wird, welche Bedeutung dem aus Deutschland stammenden Arzt für die Humanisierung des russischen Strafvollzugs zukommt, soll der deutsche Leser über Person und Leben des in Moskau wirkenden und in Russland als heilig verehrten Wohltäters Friedrich Joseph Haass erfahren, der in seiner Heimat lange Zeit vergessen war und vielen auch heute noch unbekannt ist. Um diesen Aspekt zu betonen, wurden die einzelnen Beiträge, ihrem Themenschwerpunkt entsprechend, neu gebildeten Kapiteleinheiten zugeordnet; weitläufige Ausführungen oder spezifisch auf Russland bezogene geschichtliche Exkurse wurden einerseits teils gekürzt, teils eliminiert, andererseits einige wenige Textstellen um verständnisnotwendige Zusätze (durch eckige Klammern gekennzeichnet) ergänzt. Unerlässlich war eine deutliche Ausweitung der Anmerkungen, um Namen und Funktionen von Personen, gesellschaftlichen Gruppen, Orten und anderen Gegebenheiten des russischen Lebens zu vermitteln und in ihrem Bedeutungszusammenhang zu erläutern. Die Schreibweise russischer Namen und Begriffe wurde der deutschen Aussprache angepasst, – wobei *sh* für ein stimmhaftes *sch* (wie in Journal) steht. Um Haass' Wirken im Kontext seiner Epoche zu beleuchten, wurde dem Band eine Zeittafel angefügt.

Zu Dank verpflichtet sind wir dem russischen Herausgeber Alexander Neshnyj, der der Erstellung einer deutschen Fassung nicht nur vorbehaltlos zustimmte, sondern uns bei der Neustrukturierung der Textbeiträge auch völlig freie Hand ließ.

Ein ganz besonderer Dank gilt der langjährigen Mitarbeiterin Lew Kopelews am „Wuppertaler Projekt zur Erforschung deutsch-russischer Fremdenbilder" und Mitherausgeberin der „West-östlichen Spiegelungen", der Germanistin Mechthild Keller, die die Arbeit an diesem Sammelband so fachkundig wie uneigennützig als Lektorin begleitete.

Sehr dankbar sind wir für das mit persönlichen Erfahrungen gewürzte Vorwort von Fritz Pleitgen und für die abschließenden Gedanken Karl Kardinal Lehmanns, die für die Gegenwart wie für die Zukunft ihre geistlich-inspirierende Gültigkeit behalten. Allen, die zum Gelingen dieses Buches beigetragen haben, unter ihnen der Geschichtslehrer an der Haass-Schule in Bad Münstereifel, Johannes Beckmann, danken wir herzlich. Unser Dank gilt in entscheidendem Maße den Förderern dieses Buchprojekts – der NRW-Stiftung, dem Erzbistum Köln und den einzelnen Spendern –, ohne die wir das Wagnis nicht hätten eingehen können.

          Armin Ahrendt          Maria Klassen

Im September 2007

> Wir brauchen die Wegbereiter wie die Sonne. Als <...> lebensbejahendes Element der Gesellschaft regen sie an, trösten und veredeln. Solche Persönlichkeiten sind lebendige Zeitzeugen, die die Gesellschaft darauf hinweisen, dass es außer Menschen, die über Optimismus und Pessimismus streiten, <...> die, das Leben verneinend, ihren Lastern verfallen oder wegen eines Stücks Brot lügen, dass es außer Skeptikern, Mystikern, Psychopaten, <...> Philosophen, Liberalen und Konservativen noch Menschen einer anderen inneren Ordnung gibt, Menschen der Erneuerung, des Glaubens und eines klaren bewussten Ziels.
>
> Anton Tschechow

# Vorwort

Über Doktor Haass erfuhr ich von Lew Kopelew. Es war im Februar 1975. Ich befand mich als Korrespondent in Moskau. Der Winter war russisch-kräftig. Tiefe Temperaturen und hoher Schnee.

Zwischen Ost und West herrschte wieder einmal Aufregung. Die sowjetische Führung hatte in einer üblen Nacht- und Nebelaktion Alexander Solschenizyn ausgebürgert. Der furchtlose Schriftsteller hatte es gewagt, den Kreml mit seinem Mammutwerk „Archipel Gulag" herauszufordern, das Stalins Massenmord an 50 Millionen Menschen aufdeckte. Da an eine Veröffentlichung in der Sowjetunion nicht zu denken war, wurden die Manuskripte in den Westen geschmuggelt und dort publiziert. Solschenizyn wurde daraufhin in Moskau verhaftet und nach weltweitem Protest völlig überraschend nach Deutschland abgeschoben.

Seine Frau Natalja folgte ihm wenige Tage später. Zu ihrer Verabschiedung hatten sich Dutzende Freunde der Familie Solschenizyn auf dem Moskauer Flughafen Scheremetjewo eingefunden, unter ihnen Lew Kopelew. Er hatte mit Solschenizyn nahezu zehn Jahre im Lager gesessen. Nun dirigierte er die Verabschiedung von Natalja Solschenizyn, wobei er sich nicht um die vielen KGB-Leute scherte, die die Freundesschar intensiv beobachtete und auch filmte.

Als sich die Abschiedsgesellschaft auflöste, fragte mich Lew Kopelew, ob ich ihn in meinem Auto nach Hause bringen könnte. Mit Vergnügen willigte ich ein. So lernte ich den Mann kennen, der in Moskau unter den ausländischen Diplomaten und Korrespondenten einen legendären Ruf besaß. Mit seiner Körpergröße und seinem Charakterkopf, den ein prächtiger Bart zierte, war Lew Kopelew eine imposante Erscheinung. Noch beeindruckender waren seine immense Bildung und seine tiefe Menschlichkeit. Obwohl er schlechte Erfahrungen mit dem Regime gemacht hatte, nahm er nie ein Blatt vor den Mund, wofür er später ebenfalls ausgebürgert wurde.

Jedes Gespräch mit ihm war eine große Bereicherung. Nun fuhren wir gemeinsam die 20 Kilometer vom Flughafen zu seiner Wohnung in der Krasnoarmejskaja Uliza. Auf dieser Strecke habe ich mehr über die Sowjetunion und Russland gelernt als in vielen Monaten vorher. Aber plötzlich geriet das Gespräch in eine Krise. Lew Kopelew fragte mich, ob ich Friedrich Joseph Haass kenne. Ich musste gestehen, ich hatte noch nie etwas über diesen Mann gehört.

Kopelew war empört. „Das ist doch Ihr Landsmann. Er stammt aus Ihrer Gegend, nicht weit von Köln!", hielt er mir vor. Seine Enttäuschung hielt nicht lange vor. Kopelew lud mich in seine Wohnung ein, um mir in aller Ausführlichkeit zu erzählen, dass Friedrich Joseph Haass als Sohn eines Apothekers in Münstereifel geboren wurde, an den Universitäten von Köln, Jena und Wien Medizin studierte und sich später auch mit Philosophie beschäftigte. Im Gefolge der russischen Fürstin Repnin sei er im Jahre 1806 nach Moskau gelangt, also zu einer Zeit, als viele Angehörige der deutschen Elite sich nach der verlorenen Schlacht bei Jena und Auerstedt gegen Napoleon nach Russland begaben.

Friedrich Joseph Haass, von den Russen Fjodor Petrowitsch genannt, sei sehr bald zum Hausarzt der oberen Klasse in Moskau avanciert, berichtete mir Lew Kopelew. Aber seine besondere Fürsorge galt den Schwachen. 1825 sei er zum obersten Amtsarzt, zum Stadtphysikus ernannt worden. Er habe bis zu seinem Tod im Jahre 1853 an verschiedenen Krankenhäusern gearbeitet.

Haass habe sich voll und ganz der Hilfe für die Ärmsten der Armen in der russischen Bevölkerung gewidmet, für die Gefangenen, die Bettler, die Leibeigenen und die Schwerkranken. Vor allem habe er unermüdlich für die Verbesserung der Haftbedingungen bei den großen Sträflingstransporten nach Sibirien und in den Durchgangsgefängnissen gekämpft. Als er beigesetzt wurde, folgten Zehntausende seinem Sarg. Ein solches Trauergefolge habe Moskau bis dahin nicht erlebt.

Nachdem Kopelew mir die Vita von Friedrich Joseph Haass ausgebreitet hatte, kam er zur Sache: „Du musst diesen wunderbaren Mann in Deutschland bekannt machen!" – „Sehr gerne", gab ich zurück, „aber fürs Fernsehen brauche ich Bilder." – „Kein Problem!", meinte Lew Kopelew. „Wir fahren jetzt zum Friedhof im Baumanskij-Distrikt."

Gesagt, getan! Wir fuhren schnell an unserem Büro vorbei und sammelten unseren Kameramann ein, um dann zum Wwedénskij-Friedhof aufzubrechen, der im Volksmund immer noch „Der deutsche Friedhof" genannt wird. Bei der Fahrt durch Moskau folgte uns das KGB. Wir Korrespondenten arbeiteten damals unter außerordentlich erschwerten Bedingungen. Fast die gesamte damalige Sowjetunion war für uns ein geschlossenes Gebiet. Die Ausfuhr von Filmen erfolgte unter argwöhnischer Kontrolle. Was nicht genehm war, verschwand auf unerklärliche Weise. Erst seit kurzem hatte ich einen eigenen deutschen Kameramann. Das veranlasste die Geheimpolizei, uns noch intensiver zu beschatten.

Wir begaben uns zum Grab des deutschen Arztes und staunten. Vor dem Grabstein lagen frische Blumen im Schnee. Wie wir von anderen Besuchern des Friedhofs hörten, wurden – und dies dürfte sich bis heute gehalten haben – immer wieder frische Blumen am Grab von Friedrich Joseph Haass abgelegt.

Lew Kopelew betrachtete das Grab mit Hingabe, musterte die Inschrift und machte mich auf die Umrandungen aufmerksam, die aus stilisierten Häftlingsketten bestanden. Sie sollten darauf hinweisen, dass Haass sich wie kein anderer beim Zaren dafür eingesetzt hatte, dass das Los der damals unmenschlich behandelten Sträflinge wenigstens etwas verbessert würde, indem er leichtere, eigens erprobte Fußfesseln vorschlug.

Die KGB-Leute rückten uns immer näher; vermutlich nahmen sie an, dass wir auf dem Friedhof besonders perfide Sachen gegen das Sowjetregime aushecken. Lew Kopelew ließ sich davon aber nicht beeindrucken. Ich schenkte den Herrschaften ebenfalls betont keine Beachtung. So fand vor kleinem unerwünschten Publikum ein Interview statt, das später in Westdeutschland einiges Aufsehen erregte.

Durch Lew Kopelew erfuhr eine breitere Bevölkerung in der Bundesrepublik zum ersten Mal von Friedrich Joseph Haass, dem es als einem Deutschen möglich war, höchsten Respekt bei der Obrigkeit und zugleich größte Zuneigung beim Volk zu erreichen.

Fünf Jahre später wurde Kopelew von Armin Ahrendt, dem damaligen Stadtdirektor von Bad Münstereifel, eingeladen, zum 200. Geburtstag von Haass im August 1980 zu kommen. Doch erst im Jahre 1981, nach seiner Ausbürgerung, besuchte Kopelew die Heimat des deutschen Arztes, um dessen Andenken und Geltung er sich so bemühte.

Kopelew schloss Haass' Geburtsstadt sofort in sein Herz. Hier konnte er ungestört arbeiten, die alten Fachwerkhäuser betrachten und durch die engen Gassen spazieren. Im Jahre 1984 präsentierte Kopelew vor mehr als 200 Menschen im Bad Münstereifeler Kurhaus sein Haass-Buch, das er in Moskau begonnen und in Haass' Heimatstadt zu Ende geschrieben hatte.

Spätestens seit dieser Zeit ist der deutsche Philanthrop in das Gedächtnis seiner Landsleute zurückgekehrt, vor allem in seiner Geburtsstadt. 1986 gelang es Armin Ahrendt, die Kopie der Haass-Büste, des Denkmals, das dem „heiligen Doktor" in Moskau 1909 errichtet worden war, nach Deutschland zu bekommen und sie im Hof neben dem historischen Rathaus aufstellen zu lassen. Eine Schule in Bad Münstereifel trägt Haass' Namen. Vor dieser Schule steht ein Hinweisschild, auf dem die Entfernung bis Moskau angegeben ist. Durch Kopelew angeregt, wurde 1990 die Haass-Gesellschaft gegründet, deren Vorsitzender Armin Ahrendt bis heute ist und die nicht nur Haass' Leben und Wirken lebendig hält, sondern ganz im Sinne des „heiligen Doktors" die Benachteiligten in Russland und in der Ukraine tatkräftig und dauerhaft mit humanitärer Hilfe unterstützt.

Schon seit Jahren steht die Bad Münstereifeler Haass-Gesellschaft im Kontakt mit der neu entstandenen Moskauer katholischen Gemeinde, die sich auf eine besondere Art um das Vermächtnis von Friedrich Joseph Haass kümmert. Seit 1998 bemüht sie sich um die Seligsprechung ihres berühmten ehemaligen Gemeindemitglieds. Beatifikation wird dieser Prozess genannt. Da die Moskauer Katholiken zahlen- und kräftemäßig die bürokratischen Hürden, die der Vatikan dafür vorschreibt, nicht bewältigen können, wandten sie sich an die Kölner Diözese mit der Bitte, sich in ihrem Namen an den Papst zu wenden. Nun ist das Seligsprechungsverfahren im Gange, allerdings viel zu langsam, wie die Haass-Anhänger in Russland und in Deutschland meinen.

Im Jahre 2003, zum 150. Todestag von Friedrich Joseph Haas, veröffentlichte Alexander Neshnyj in Moskau das Buch mit dem Titel „Die Pforten der Barmherzigkeit", in dem Beiträge – darunter von Haass-Zeitgenossen, aber auch von Juristen, Ärzten und Autoren der Gegenwart – zum Leben und Wirken des „heiligen Doktors" gesammelt sind.

So findet man darin die erste umfassende Haass-Biographie, die der namhafte russische Jurist Anatolij Koni gegen Ende des 19. Jahrhunderts veröffentlichte. Ihr folgt auch Kopelews Haass-Geschichte, die übrigens zuerst in Deutschland (1984) und dann, nach der Perestroika (1993), in Russland erschien. Der russische Geologe Iwan Pantelejew widmet in seinem Kaukasus-Fachbuch aus den 1950er Jahren ein Kapitel, das in diesem Band enthalten ist, Haass' Forschungen. Die Moskauer Ärztin und Medizinhistorikerin Natalja Blochina befasst sich in ihrem Beitrag unter anderem mit Haass als Leitfigur für viele andere Ärzte in Russland, die sich ganz und gar im Haass'schen Sinne *beeilten, Gutes zu tun*.

Erstaunlich authentisch wirken zwei literarische Ausschnitte aus Romanen, die im ausgehenden 20. Jahrhundert von zwei völlig gegensätzlichen Autoren geschrieben wurden – dem Medizinprofessor Viktor Frolow und dem tief gläubigen Armenier Wardwan Warshapetjan. In beiden Romanen übt Haass als eine literarische Gestalt einen bemerkenswerten und nachhaltigen geistigen Einfluss auf die Romanhelden aus.

Der vorliegende Sammelband ist reich an Stimmen und Dokumenten aus der ersten Hälfte des 19. Jahrhunderts und an lebhaften Erinnerungen von Zeitgenossen, die den rastlosen Menschenfreund noch persönlich kannten. Kurzum, in diesem Buch finden sich mehr als genug Argumente, um den Menschen, den Arzt und den überzeugten Christen Haass seligzusprechen, der für die Russen schon immer der „heilige Doktor" war. Umso erfreulicher, dass dieser Sammelband, für deutschsprachige Leserinnen und Leser aufbereitet und mit einer Fülle aufschlussreicher Kommentare ergänzt, jetzt auch in der Heimat von Friedrich Joseph Haass erscheint.

Fritz Pleitgen

# I.
# Der Mensch und sein Lebensweg

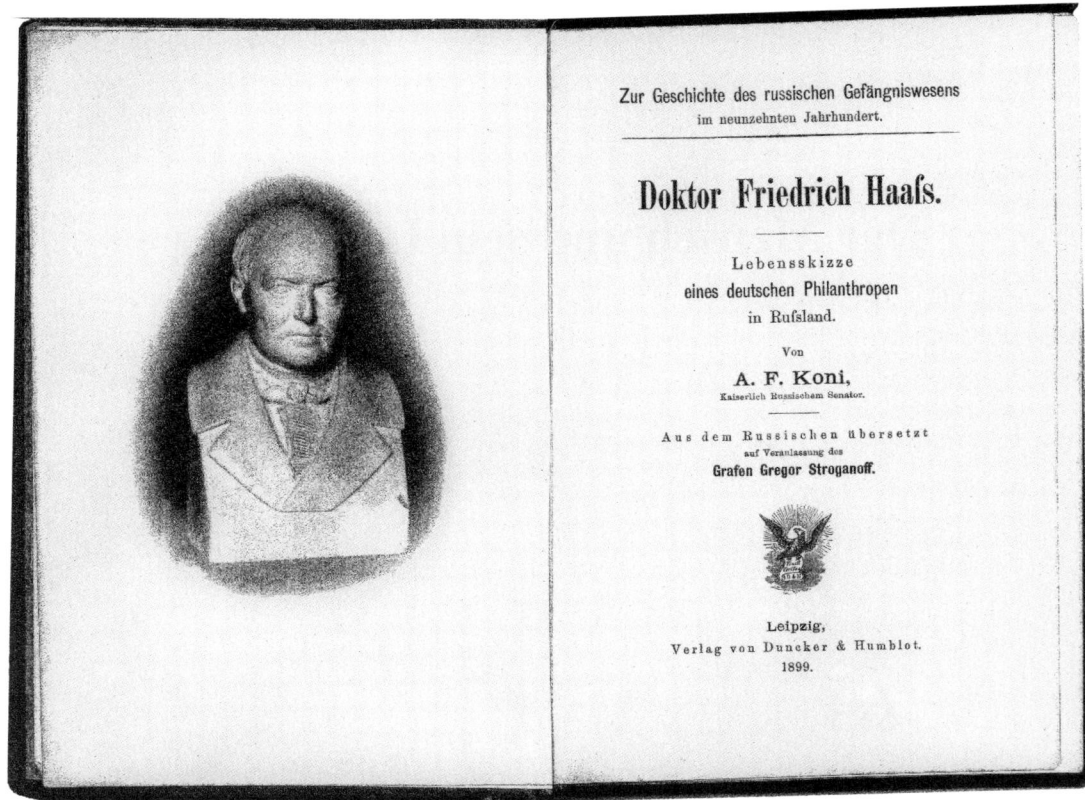

*Titelseite der Leipziger Ausgabe von Anatolij Konis Buch aus dem Jahr 1899*

*Anatolij F. Koni*[1]

# Doktor Friedrich Haass

## Lebensskizze
## eines deutschen Philanthropen
## in Russland

*Herrn Professor*
*Leonhard Hirschmann zugeeignet*

### Vorwort

Im Sommer 1890 fand in Petersburg der vierte internationale Kongress für Gefängniswesen statt; mit ihm waren Feierlichkeiten zu Ehren des 1790 in Russland verstorbenen hervorragenden englischen Philanthropen John Howard verbunden.

In der Absicht, bei der Eröffnung der Sitzungen des Kongresses über Howards Verdienste eine Rede zu halten, sammelte der Verfasser der vorliegenden Skizze Nachrichten über dessen russische Nachfolger.

Ein Unwohlsein verhinderte ihn an der Ausführung seines Vorsatzes, aber unter den Angaben über diejenigen, die bei uns den von Howard betretenen Weg verfolgten, fand er Daten über die Tätigkeit des Doktors Fjodor Petrowitsch Haass, Primarius der Moskauer Gefängniskrankenhäuser in den Jahren 1829 bis 1853.

Je näher ich mit den in verschiedenen Veröffentlichungen zerstreuten, auf Haass bezogenen Aufzeichnungen und Erinnerungen bekannt wurde, desto klarer und einnehmender trat mir seine gegenwärtig gänzlich vergessene Persönlichkeit in ihrer einfachen Größe entgegen, gewissermaßen selbst Howards Gestalt in Schatten stellend.

---

[1] Anatolij Fjodorowitsch Koni (1844-1927), Jurist und Publizist. Sein Buch ist die erste ausführliche Lebensbeschreibung von Friedrich Joseph Haass, die 1897 erschien, ein breites Echo in der russischen Öffentlichkeit hervorrief und mehrere Auflagen erlebte (5. überarbeitete und ergänzte Ausgabe 1914). Dem hier abgedruckten Text liegt die erste deutschsprachige Ausgabe zugrunde, übersetzt „auf Veranlassung des Grafen Gregor Stroganoff" und erschienen 1899 in Leipzig. Den Erfordernissen eines Sammelbands entsprechend wurde der Text um solche Abschnitte gekürzt, die weder unverzichtbare Informationen enthalten noch wesentliche Züge zum Charakterbild der Titelgestalt hinzufügen; dagegen wurden einige wenige Passagen aus der 5. russischsprachigen Ausgabe hinzugefügt, die vor dem Hintergrund konkreter Informationen Haass' Charakterbild um Nuancen bereichern. Zur leichteren Lesbarkeit für den modernen Leser wurden zeittypische Ausdrucks- und Stileigenheiten des 19. Jahrhunderts dem heutigen Sprachgebrauch behutsam angeglichen, Orthographie und Interpunktion aktualisiert. Alle Anmerkungen stammen vom Herausgeber.

Die Zusammenbringung eines reichlichen Archivmaterials aus den Akten und Journalen der Gefängnis-Schutzgesellschaft, die Prüfung der Manuskripte, der Schriften und Werke von Haass und der Umgang mit Leuten, die ihn persönlich gekannt hatten oder von seinen Freunden oder nahen Bekannten Angaben über ihn erhalten hatten, versetzten mich in die Lage, die Tiefe seines Gemüts und die sittliche Erhabenheit dieses Mannes in allen Kundgebungen seines mühseligen, dem Dienste der Menschheit ausschließlich gewidmeten Lebens in allen Einzelheiten kennenzulernen.

Das Ergebnis dieser Nachforschungen war eine Reihe im Jahre 1892 gehaltener Vorlesungen über Haass zugunsten der Opfer der Hungersnot.

Der Inhalt dieser Vorlesungen bildet, neu bearbeitet und durch neue Angaben ergänzt, den Gegenstand der vorliegenden Skizze, die bei weitem nicht vollständig zu nennen ist, deren Erscheinen im Druck aber möglicherweise neue Beiträge zur Geschichte eines Mannes veranlassen wird, dessen Tätigkeit nicht vergessen werden sollte.

Allen denjenigen, die uns Angaben über Haass mitgeteilt haben, und besonders Herrn Dr. Putschkow vom Moskauer Alexanderspital, drücken wir unsern aufrichtigen Dank aus.

Vorliegendes Werk wird vom Verfasser Herrn Leonhard Leopoldowitsch Hirschmann, Professor an der Universität zu Charkow und Direktor von deren Klinik für Augenleiden, zugeeignet. Jedermann, der in seinem Leben Gelegenheit hatte, Dr. Hirschmann zu begegnen und das reine und menschenfreundliche Antlitz jenes Dieners und Freundes der Menschheit zu erblicken, wird das Gefühl begreifen, das mich veranlasst, gerade ihm das Lebensbild von Haass zu widmen, der, gerade wie er, seiner Spezialität nach Augenarzt war.

Denjenigen aber, denen der Name von Professor Hirschmann unbekannt ist, wird meine Zuneigung genügend gerechtfertigt erscheinen, wenn sie die Worte lesen, mit denen die Studenten der Medizin die ihm am 24. September 1895 gelegentlich der Feier des 35jährigen Jubiläums seiner Tätigkeit dargereichte Adresse schlossen:

„Meister, lehre uns die schwere Kunst, unter Menschen ein Mensch zu bleiben – lehre uns, im Kranken unsern Bruder zu erblicken, ohne auf den Unterschied der Religion oder der gesellschaftlichen Stellung zu achten – lehre uns die Wahrheit lieben und uns nur vor ihr zu beugen.

Während wir uns mit allen Kräften unserer Seele flüchtigen Trieben zum Guten überlassen, lassen wir oft plötzlich den Mut fallen. Lehre uns folglich, wo wir die Kraft schöpfen sollen, um bis auf unsere letzten Jahre jene Reinheit und jene Frische der Ideale zu bewahren, die erforderlich sind, damit das Leben, das unsern Leib zur Erde beugt, nicht auch unsere Seele beuge und altere.

Lehre uns noch lange, lange Jahre, teurer Meister, unsere Kräfte und unsere Gedanken dem Dienste unseres kranken Bruders zu widmen, aus dem Unglück des Nächsten keinen Vorteil zu ziehen, aus unserer heiligen Sendung nicht ein Handwerk zu machen!"

*St. Petersburg 1896.*

## I. Howard und Haass

Der vierte internationale Kongress über Gefängniswesen wurde in Petersburg am 3. Juni 1890 mit besonderer Feierlichkeit eröffnet. Wladimir Spassowitsch[2] gab in seiner Rede über Howard[3] eine klare und greifbare Darlegung der Verdienste „des großen Menschenfreundes" und seines Anrechts auf unsterblichen Ruhm, und die gesamte zahlreiche und glänzende Versammlung gelehrter Gefängniskundiger und offizieller Persönlichkeiten anerkannte ohne Zweifel den hohen Wert der Erscheinung eines Mannes, der nach der vom Redner etwas abgeänderten Äußerung Benthams[4] „lived an apostle and died a hero", wie ein Apostel lebte und als Held starb.

Howard verdiente tatsächlich seinen Ruhm und die ihm gezollten Ehren. Seinen Namen und seine Tätigkeit ließ er der Nachwelt als Vermächtnis zurück.

Sein Name, der auf einem bescheidenen Denkmal in Cherson zu lesen ist, wo dieser Beförderer des Guten und der Gerechtigkeit plötzlich verschied, sollte im Herzen jedes Menschen eingeprägt sein, der mit der Geschichte europäischer Kultur und europäischen Bürgersinns bekannt ist. Howards Werk war ein großes und reich an wohltätigen Folgen. Er legte den Grund zur Gefängniskunde; er war es, der zuerst in der Presse und in der Gesetzgebung seines Landes mit Beharrlichkeit und Überzeugung neben der gerechten Strenge des Gesetzes gegenüber dem Verbrecher Mitleid für den Menschen beanspruchte und auf strenge Unter-

---

[2] Wladimir Danilowitsch Spassowitsch (1829-1907), Jurist, brillanter Rhetoriker und Anwalt; betätigte sich auch als Literaturkritiker, publizierte in „Der Bote Europas" (*Vestnik Jevropy*), einer der namhaftesten Zeitschriften Russlands.
[3] John Howard (1725-1790), englischer Philanthrop und Kenner des Gefängniswesens, dessen Verbesserung er sich widmete. Einst selber Häftling in einem französischen Gefängnis, untersuchte er die Verhältnisse in allen Gefängnissen Englands und Frankreichs (außer der Bastille, wohin ihm der Zutritt verwehrt blieb), Flanderns, Deutschlands und Hollands. 1781 kam er mit demselben Ziel nach Russland, besuchte u. a. St. Petersburg, Kronstadt, Moskau und Twer. Die Einladung Katharinas II. lehnte er ab mit der Begründung, sein Reiseziel seien die Gefängnisse und nicht die Paläste. 1789 besuchte er Russland erneut, half bei der in Cherson ausgebrochenen Typhusepidemie und starb daran.
[4] Jeremy Bentham (1748-1832), britischer Jurist und Philosoph; trat mit seinen Schriften für Staats-, Rechts- und Gesellschaftsreformen ein. Sein Denken gewann über die Wissenschaften hinaus Einfluss auf das öffentliche Leben des 19. Jahrhunderts, besonders im sozialpolitischen und juristischen Bereich.

scheidung zwischen Strafe und Qual hinwies. Von der Schwelle des 19. Jahrhunderts strahlen seine Arbeiten und seine Persönlichkeit das reine Licht einer verständigen und tiefen Kritik aller auf das Gefängniswesen bezüglichen Maßregeln aus, und in dieser Kritik wurzeln alle späteren Umgestaltungen des Gefängniswesens.

Indem man ihm aber volle Gerechtigkeit widerfahren lässt und sich vor seiner von einer Idee beseelten Tätigkeit verbeugt, die sein ganzes Leben „ohne Hast ohne Rast" ausfüllt, darf man doch nicht verkennen, dass seine Tätigkeit durch vorteilhafte Umstände begünstigt war. Zu seiner Verfügung stand die freie Presse seines Vaterlandes, die ihm treue und ehrliche Dienste leistete; das Parlament hörte mit besonderer Aufmerksamkeit und Achtung auf die Vorträge, die auf seine Erwägungen und Beobachtungen gegründet waren; die europäischen Regierungen gaben ihm alle erwünschten Mittel zur Sammlung der Materialien, und mit Ausnahme eines kurzen Zeitraums, den er in der französischen Gefangenschaft zubrachte, war er überall als ein Gast betrachtet, vor dem sich die Tore der Paläste öffneten und die Pforten der Gefängnisse ohne Widerstand auftaten. Endlich war auch die Grundlage zu seiner Tätigkeit bereits teilweise vorhanden. Die Regierung und die öffentliche Meinung Englands nahmen schon seit langer Zeit ein Interesse an den Zuständen der Gefängnisse. Schon in den Jahren 1701-1702 unternahm Dr. Barg [richtig Bray[5]], Obmann des Komitees zur Verbreitung christlicher Lehren, im Auftrag des Parlaments eine ausführliche Untersuchung der Gefängnislokale in Newgate. Die Beschreibung dessen, was er dort vorfand, hat in ihren empörenden Einzelheiten eine erschütternde Wirkung.

Abgesehen von den Fußklötzen, den Folterwerkzeugen, den Qualen des Hungers als nur zu üblichen Mitteln, um die Verhafteten „zur Vernunft zu bringen", genügt es zu sagen, dass man die Widerspenstigen, um sie zu „demütigen", in einen engen und schwülen Raum mit den Leichnamen der Verstorbenen einsperrte und sie sechs Tage und selbst noch länger in dieser Gesellschaft ließ... In den Jahren 1728-1729 ernannte das Parlament eine besondere Kommission zur Ergründung des Zustandes der Gefängnisse in England und Wales. Auf diese Weise bereitete sich trotz des gewissermaßen nur gelegenheitlichen Charakters dieser Untersuchungen, der Beschränkung ihrer Aufgaben und der Begrenzung ihres Gebiets die Grundlage für die umfassendere Tätigkeit Howards von selbst vor.

Der hauptsächliche Umstand, dem der Erfolg der Tätigkeit Howards und deren ausgedehnter Wirkungskreis zuzuschreiben ist, bestand jedoch darin, dass er vom Strom der allgemeinen Stimmung getragen war. Diese unterstützte und erhielt ihn aufrecht – und in seiner Propaganda für das Mitleid und die Achtung für den

---

[5] Thomas Bray (1656-1730), engl. Philanthrop, vom Londoner Bischof als Missionar in Maryland eingesetzt; kümmerte sich um bessere Bedingungen der Häftlinge in englischen Gefängnissen; nach seinem Tod wurde „The Associates of Doctor Bray" gegründet.

Menschen blieb er nicht vereinzelt stehen. Die Zeit, in der Howard lebte und wirkte, zeichnete sich durch eine besondere geistige Bewegung aus.

Das Christentum stellte, indem es von jedermann verlangte, „im elenden Barbaren, im Sklaven seinesgleichen zu erkennen", die menschliche Individualität in den Vordergrund, gänzlich abgesehen von deren Existenz- und Geschlechtsverhältnissen. Diese Individualität offenbarte sich als das zersetzende Element des ganzen Gebäudes der alten Welt, in dem eine gewisse Anzahl im Besitz aller Rechte befindlicher Bürger über Massen aller Rechte entblößter Sklaven herrschte, die nur halb als Menschen betrachtet, zur Hälfte aber nichts als Sachen waren. Im Mittelalter fand sich diese Individualität von neuem beengt, war in verschiedene Verbindungen gedrängt und schmachtete unter der drückenden Autorität der abendländischen Kirche.

Der zum Äußersten getriebene Druck rief die Reformation hervor, die der inneren Gesinnungsfreiheit den Weg bahnte. Aber die Würde des Menschen, sein persönliches Recht, all dasjenige, was dem Menschen als solchem, abgesehen von den äußeren Verhältnissen, angehört, all dasjenige, was man als „das ewig Menschliche" bezeichnen könnte, wurde oft geringgeschätzt und unterlag gröblichen und unnützen Beschimpfungen. Für den Schutz der menschlichen Persönlichkeit, für die Verwirklichung eines wahrhaft christlichen Betragens gegenüber dem Gefallenen, dem Kranken, dem Unerfahrenen, dem Schutzlosen – trat um die Mitte des 18. Jahrhunderts eine ganze Reihe praktischer Denker in die Schranken.

Es genügt, daran zu erinnern, dass während desselben kurzen Zeitraumes Beccaria[6] in seinem bewunderungswürdigen Buch „über Verbrechen und Strafe" die Rohheit und Grausamkeit, die sich wie der Rost ins Eisen in das Strafgesetz hineingefressen hatten, in seiner bilderreichen, leidenschaftlichen und gleichzeitig wunderschönen Sprache brandmarkte, – Filangieri[7] in den acht Bänden seiner „Scienza della legislazione" die Mängel der Strafrechtspflege mit dem Glanz eines jungen und kenntnisreichen Geistes darlegte und auf die zu deren Wegräumung unerlässlichen Mittel und Wege hinwies, – Pestalozzi mit seinen tiefsinnigen und gedankenreichen, vom Glauben an die geistigen Kräfte des Menschen durchdrungenen Beobachtungen der Pädagogik als Wissenschaft und nicht als Dressierkunst eine Grundlage schuf, – und endlich Pinel[8], der unvergessliche Pinel, in den dun-

---

[6] Cesare Bonesano de Beccaria (1738-1794), italienischer Ökonom, philanthropischer Schriftsteller; seit 1768 Lehrer der Staatswirtschaft, der in seiner damals berühmten und in 22 Sprachen übersetzten Schrift „Dei delitti e delle pene" (anonym, Monaco 1764; viele spätere Auflagen) als erster für die Abschaffung von Folter und Todesstrafe auftrat.
[7] Gaetano Filangieri (1752-1788), italienischer Jurist; Autor der achtbändigen Ausgabe der „Wissenschaft der Gesetzgebung" (Ansb. 1784-1793).
[8] Philippe Pinel (1745-1826), französischer Arzt, Fachmann auf dem Gebiet der Psychiatrie; sein fundamentales Werk über die Geisteskrankheit erschien 1791 in Paris unter dem Titel „Traité médico-philosophique sur l'aliénation mentale" (Medizinisch-philosophische Abhandlung über die Geisteskrankheit).

klen Räumen von Bicêtre und der Salpêtrière die unglücklichen Irrsinnigen von Ketten und Fußklötzen befreite und in seiner bewunderungswürdigen Abhandlung „Sur l'aliénation mentale" zeigte, was für ein weites Feld zur Belehrung und zur Ausübung der Barmherzigkeit ein Gebiet darbot, auf dem bis dahin nur das Wehklagen der gezüchtigten „Besessenen" und das Rasseln der Ketten der „Rasenden" zu hören war. Ein Mitarbeiter dieser Männer war auch Howard als Scharfschütze der sich weit ausbreitenden allgemeinen Vorpostenkette von Kriegern.

Es gibt jedoch Männer der Tat, die ein minder glückliches Los haben. Sie wandeln geräuschlos ihren dornenvollen Lebenspfad entlang, zur Rechten und zur Linken Wohltaten ausstreuend, und sind unter der allgemeinen Gleichgültigkeit und allen möglichen Hindernissen, von der Teilnahme für ihr Werk gar nicht zu reden, nicht einmal einer gerechten Behandlung gewärtig. Eine innere verborgene Stimme leitet ihre Schritte, und ein tief in ihrer Seele wurzelndes Gefühl erfüllt sie und erhält sie aufrecht, indem es ihnen die nötige Kraft verleiht, um der Lügenhaftigkeit ihrer eigenen Zeit und der Vergessenheit, die sie nach ihrem Tod erwartet, mutig entgegenzusehen.

Einer dieser Männer war der Doktor Fjodor Petrowitsch Haass. In seiner Art und an seinem Platz Howard keineswegs nachstehend, war er ein streng rechtlicher und durch eine leidenschaftliche Tätigkeit ausgezeichneter Mann, ein begeisterter Vertreter der Grundelemente der Menschenliebe, weit davon entfernt, sich in so günstigen Verhältnissen wie der bedeutende englische Philanthrop zu befinden. Für diesen war es genügend, dem Bösen entgegenzutreten, es zu prüfen und bekannt zu machen, und er wusste, dass der gegebene Anstoß nicht ohne Wirkung bleiben und die Gesetzgebung in Bewegung setzen würde. Es war genügend, wenn er den Boden aufackerte, und er konnte über das Schicksal seiner Anstrengungen ruhig sein; er wusste, dass die Sämänner und die Schnitter sich finden würden. Haass fand sich dagegen von der Saumseligkeit umgeben, die aus persönlicher Gleichgültigkeit entspringt, und hatte es mit der bürokratischen Routine, der fast vollständig unbeweglichen Gesetzgebung und dem Wesen der Gesellschaft zu tun, das in vielen Hinsichten mit seiner großmütigen Anschauung des Menschen in geradem Gegensatz stand. Allein, sehr oft ohne jegliche Hilfe, von einem unfassbaren, aber nur zu fühlbaren Widerstand umgeben, musste er von Tag zu Tag die schwachen Keime seiner edlen Saat überwachen, die eine schwere und beständige Arbeit beanspruchten.

Howard hinterließ bei seinem Tod eine Reihe gedruckter von allen anerkannter und geschätzter Werke, die ihm als Unterpfand für seine irdische Unsterblichkeit galten, während Haass, als das Werk seines ganzen Lebens seinen durch eine tödliche Krankheit ermattenden Händen entfiel, weder Fortsetzer seines Werkes vor sich noch dauerhafte, bleibende Spuren hinter sich erblickte. Mit ihm drohte mitten in einer gleichgültigen und den persönlichen „Zänkereien des Tages" ergebenen

Gesellschaft auch jene Behandlungsweise der „Unglücklichen" zu verschwinden, der die besten Kräfte seiner Seele vollständig gewidmet waren. Dies ist der Grund, warum seine Persönlichkeit für uns Russen kein geringeres Interesse als diejenige Howards darbietet. Sie steht uns näher, wir verstehen sie besser. Wir sagen noch mehr: von ihr weht uns eine große herzliche Wärme entgegen...

Bevor wir uns jedoch mit dem Leben und der Tätigkeit von Haass beschäftigen, werfen wir einen flüchtigen Blick auf den Zustand der russischen Gefängnisse in den zwanziger Jahren unseres Jahrhunderts. Es ist bekannt, dass das russische Leben zu jener Zeit keineswegs als gesund charakterisiert werden kann. Man wich in beiden Richtungen vom normalen Zustand ab. Einerseits abstrahierte man künstlicherweise von den wirklichen Bedürfnissen und Fragen des täglichen Lebens, es entwickelte sich eine gehaltlose und sich in keiner Weise in der Wirklichkeit äußernde Freimaurerei – an die Stelle des wahren religiösen Gefühls trat ein grober und bisweilen wegen seines Ursprungs durchaus verdächtiger Mystizismus –, die abergläubischen „Exercitia" der „Schneidlinge"[9] verflochten sich mit den „geistigen Verzückungen" der Frau von Krüdener[10] und mit den sinnlichen Versammlungen bei Frau Tatarinowa[11], – in der Literatur mit ihrem zwecklosen Zeitvertreib des „Arsamas"[12] war nach der gelungenen Satire Fonwisins[13] die sentimentale Richtung vorherrschend, und der Leser vergoss reichliche Tränen über das Los „der armen Lise"[14].

Andererseits warf die düstere Gestalt Araktschejews[15] ihren unheilverkündenden Schatten auch auf alle Sphären des Lebens. Die Militärkolonien breiteten sich über den russischen Boden aus, die Gerichte waren der Sammelplatz „der Kaufenden und Kauftreibenden", das Recht über die Leibeigenen mit seinen wirklichen „armen Lisen" wurde mit einer besonderen Beharrlichkeit und ohne jegliche Kontrolle ausgeübt, und die Gefängnisse befanden sich in einem grässlichen Zustand.

---

[9] Schneidlinge – gemeint Skopzen, eine Kastratensekte, um 1775 von dem Bauern Andrej Iwanow gegründet.
[10] Juliane Barbara Freifrau von Krüdener (1764-1824), baltendeutsche Schriftstellerin; trat 1804 der Herrnhuter Brüdergemeine bei und hatte als mystisch-pietistische Prophetin und Predigerin Einfluss auf die süddeutsche Erweckungsbewegung. Seit 1817 lebte sie in Russland.
[11] Jekaterina Tatarinowa, geb. Buchsweden (1783-1856), Gründerin einer sogenannten „Geistlichen Allianz"; trat 1817 von der lutherischen Konfession zur russischen Orthodoxie über und fühlte sich zur Prophetin berufen. Von Nikolaus I. wurde Tatarinowa ins Kloster verbannt, wo sie zehn Jahre zubrachte; erst nachdem sie 1848 bereute, durfte sie in Moskau leben.
[12] „Arsamas" – 1815 gegründete Literaturgesellschaft, die gegen die Reform der russischen Sprache und gegen die Europäisierung des Lebens und der Kultur Russlands auftrat.
[13] Denis Iwanowitsch Fonwisin (1745-1792), russischer Dramatiker deutscher Herkunft.
[14] „Die arme Lisa" – Erzählung des russischen Klassikers Nikolaj Karamsin (1766-1826).
[15] Alexej A. Araktschejew (1769-1834), General; durch seine Strenge in die Geschichte eingegangen. – Militärkolonien: nach römischem Vorbild 1810 zu Soldatensiedlungen umfunktionierte Ortschaften in Zentral- und Südrussland; Näheres dazu bei Kopelew S. 149, Anm. 12.

Das Gefängniswesen kann, besonders wenn es mit der Deportation zusammenhängt, gleich der Mechanik in Statik und Dynamik eingeteilt werden. Die Statik bezieht sich auf das unbewegliche Gefängnis mit seinen Maßregeln, seinen Einrichtungen und seinen ansässigen Bewohnern. Die Dynamik befasst sich mit dem beweglichen Gefängnis mit seinen exklusiven Maßregeln, mit seiner fortwährend wechselnden Bewohnerschaft, seinen besonderen Verfügungen zur Aufnahme der Leute und zur Aufrechterhaltung der Disziplin unter der beweglichen Bewohnerschaft.

Bei uns war die Statik immer besser organisiert als die Dynamik – und die Stadtgefängnisse bieten zu der Zeit, mit der wir uns beschäftigen, immerhin ein weniger trübes Bild als die Deportationsgefängnisse und die Etappengebäude. Aber dies ist nur in relativem Sinne aufzufassen. Es ist eine in ihrer Trostlosigkeit schöne Beschreibung der Petersburger Gefängnisse vorhanden: sie hat den Engländer Venning[16] zum Verfasser, der die erwähnten Gefängnisse im Auftrag des Kaisers Alexander I. besichtigte. Man ersieht daraus unter anderem, dass die wiederholten legislativen Verordnungen Katharinas II. und Alexanders I. zur Besserung der Zustände in den Gefängnissen auf dem Papier blieben und nicht einmal in der Haupt- und Residenzstadt ins Leben traten.

Erst mit dem Regierungsantritt von Nikolaj Pawlowitsch nahmen diese Maßregeln nach und nach eine reelle Wichtigkeit an. Die Petersburger Gefängnisse bestanden zur erwähnten Zeit aus dunklen und feuchten Gewölben, denen fast gänzlich die reine Luft mangelte, deren unter der Oberfläche des Erdbodens befindlicher Fußboden sehr oft aus der nackten Erde oder aus vermoderten Holzdielen bestand. Das Licht drang durch enge mit Schmutz und Schimmel bedeckte Fenster an der Bodenfläche hinein, die nie geöffnet wurden; wurde das Glas eines Fensters zufällig zerschlagen, so setzte man jahrelang kein neues ein und ließ der Kälte, der Unbill des Wetters und manchmal sogar dem Straßenkot freien Zutritt. Es gab keine Abtritte, keine Vorkehrung zum Waschen des Gesichts und der Hände, keine Betten, nicht einmal eine Pritsche. Alle schliefen durcheinander auf dem Boden, auf dem sie ihre von Ungeziefer wimmelnden Lumpen ausgebreitet hatten; und überall wurde für die Nacht die traditionelle „Parascha" (tragbarer Nachtstuhl) aufgestellt.

Die Räumlichkeiten waren mit Menschen überfüllt. In zwei Zimmern von gewöhnlicher Größe im Gefängnis der Polizeiverwaltung waren hundert Personen untergebracht, so dass es nur einem kleinen Teil davon nach begreiflichen Zänkereien und Verwünschungen gelang, sich in einem Gedränge, das man sich nicht vorstellen kann, für die Nacht zur Ruhe zu legen; in einem Raum eines Arbeitshauses, der fast gänzlich in die Erde eingegraben war und 6 Klafter Länge und 3 Klafter Breite hatte, fand Venning 107 Personen jedes Alters ohne jegliche Beschäftigung.

---

[16] John Venning (1776-1858), englischer Philanthrop und Fachmann für das Gefängniswesen; untersuchte 1817 den Zustand der St. Petersburger Gefängnisse.

Diese Zahl wurde fortwährend ergänzt, da man wegen der verdorbenen Luft wöchentlich mehr als zehn Personen in die Krankenstube bringen musste und auf diese Weise für neue Ankömmlinge Platz schuf. Im Wachtposten der Gouvernementsverwaltung standen die Dinge nicht besser. Dort waren in Räumen, die für 50 Personen knapp berechnet waren, 200 Personen ohne eine Möglichkeit, sich auszustrecken, untergebracht. In diesen Orten, die bei ihrer Gründung bestimmt waren, die Übertreter des Gesetzes womöglich zu bessern und auf ihre Sitten mildernd zu wirken, herrschten Unzucht, Entblößung, Kälte, Hunger und Pein allgemein und unbehindert.

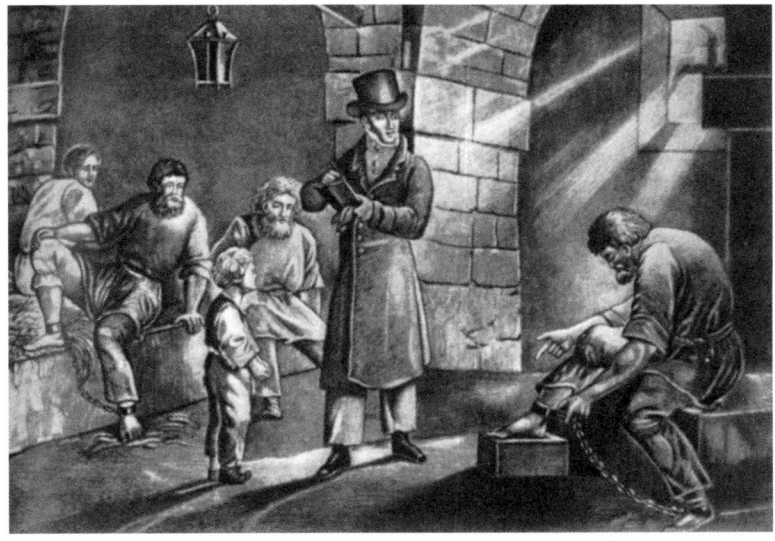

*John Venning besichtigt ein russisches Gefängnis*
*Zeichnung, erste Hälfte 19. Jahrhundert*

Die Unzucht war dem Umstand zuzuschreiben, dass in den Polizeihäusern Männer und Frauen nicht getrennt waren, dass in anderen Gefängnissen keine ernsten Vorkehrungen zur Abteilung der Aufenthaltsorte der Männer von denen der Frauen getroffen wurden und dass die Überwachung beider hungrigen Garnisonsoldaten und käuflichen Aufsehern mit einem unangemessenen spärlichen Gehalt überlassen war. Leute desselben Geschlechts wurden zusammen untergebracht, ohne auf den Altersunterschied oder auf die Verschiedenheit der Gründe zu achten, weshalb man ihnen die Freiheit genommen hatte.

Kinder, Erwachsene und Greise waren zusammen untergebracht; im Verdacht eines Verbrechens befindliche Personen oder Leute, die polizeilicher Übertretungen schuldig waren, waren in Berührung mit erwiesenen Verbrechern, die dem gerichtlichen Schlendrian zufolge alle jungen und empfänglichen Gemüter, die sie umgaben, sittlich verdarben.

Nur in den äußersten Fällen schaffte man die erkrankten Häftlinge ins Lazarett, das sich übrigens von ihrem gewöhnlichen Aufenthaltsort wenig unterschied. Außerdem brachte man dort wegen gänzlicher Unzulänglichkeit des Raumes auch Gesunde unter.

Die Häftlinge wurden nur halb gesättigt. In einigen Gefängnissen gab man einem per Tag bezahlten Aufseher 15 Kopeken für jeden Sträfling, damit er für deren Unterhalt sorge. Es bestand keine Kontrolle, keine Überwachung, und die Arrestanten in den Polizeihäusern beklagten sich bei Venning wegen der absoluten Unzulänglichkeit des ihnen dargereichten altbackenen Brotes.

In den Gefängnissen des 19. Jahrhunderts war folglich der in jenen des 16. Jahrhunderts gewöhnliche „Hungertod" möglich. Auch der Leib der Sträflinge ist nur leicht bedeckt. Die Regierung gibt ihnen keinen Anzug, und ihre Lumpen versagen bald den Dienst; Senator Oserow fand im Moskauer Gouvernementsgefängnis 92 Personen ohne jegliche Bekleidung und Fußbedeckung. Und eine Bekleidung war schon deshalb nötig, weil während der strengen Winterzeit in den schlecht oder gar nicht geheizten Gefängnisräumen eine außerordentliche Kälte herrschte.

Die in diesen Umständen in Haft gehaltene Bewohnerschaft der Gefängnisse zieht aus der oberflächlichen Überwachung Vorteil, um zu saufen, wenn die Mittel dazu vorhanden sind, zu toben, die Flucht zu versuchen; die Häftlinge entstellen sich ohne Erbarmen, um die schmählichen Brandmale aus ihrem Gesicht auszumerzen, indem sie sie mit spanischen Fliegen oder Schwefelsäure wegätzen.

Da es an einem System zum Unterhalt und zur Sicherung der Häftlinge fehlte, erachteten es die Behörden für nötig, auf die Arrestanten ausschließlich durch Schrecken und durch die Erschwerung ihres Loses zu wirken. Daraus entsprangen allerlei überflüssige Qualen. In Moskau wurden die Arrestanten zu dreien in enge, dunkle und schmutzige Kerkerzellen gesperrt und zur Strafe wochenlang in diesen unerträglich engen Räumen gelassen, „als ob solch eine Berührung mit Räubern und Mördern", bemerkt Fürst Golizyn[17], „die Besserung eines Menschen bewirken könnte". Venning sah im Petersburger Arbeitshaus Häftlinge, die mit dem Hals angefesselt waren, und Frauen, die durchlöcherte eiserne Stangen um den Hals hatten, an die drei 8 Zoll lange spitzige Stifte derart befestigt waren, dass sie sich weder bei Tag noch bei Nacht niederlegen konnten, mochte ihre Haft auch einige Wochen dauern.

Die Provinz blieb selbstverständlich in dieser Hinsicht nicht hinter den Hauptstädten zurück und übertraf sie sogar. Wenn dies der Zustand der Statik war, kann man sich die Dynamik leicht vorstellen. Die Vorstellung, die sich das Volk davon machte und die aus den Volksliedern und Überlieferungen zu entnehmen ist, schildert nicht ohne Grund die „Wladimirka", d. i. die Hauptstraße von Moskau nach Sibirien, als etwas Düsteres und Hoffnungsloses, als einen Pfad bitterer Grams und schwerer Seufzer. – Die Scharen der Verbannten und der zur Zwangsarbeit Verurteilten durchwanderten den Weg zwischen zwei Etappengebäuden unter dem Gerassel ihrer Ketten, von den entkräfteten Familien zu Fuß und auf kleinen

---

[17] Dmitrij Wladimirowitsch Golizyn (1771-1844), Moskauer Generalgouverneur von 1820 bis 1843; verbrachte sechs Jahre an der Militärakademie in Straßburg.

Fuhrwerken begleitet, im Geleit einer zahlreichen Eskorte, deren Anzahl zu vermindern stets eine der ernstlichsten Sorgen aller Behörden war.

Die Feder des Beobachters und des Geschichtsschreibers, die Verse des Dichters und der Pinsel des Malers haben die „Wladimirka" so oft geschildert, haben diesen qualvollen Weg so oft unter einem grauen Himmel dargestellt, der Schnee und Kälte auf die Erde hinabsendet, dass es überflüssig ist, sich bei den Einzelheiten der Dynamik des Gefängniswesens in den zwanziger Jahren aufzuhalten. Zwei Ereignisse verdienen jedoch besonders angeführt zu werden. Beide beziehen sich auf die allerletzten Tage der Regierung Alexanders I.

Am 29. Januar 1825 wurde auf Antrag des Kommandanten des Spezialkorps der Landwache bestimmt, um ein Entfliehen zu verhindern, allen per Etappen Beförderten den Kopf zur Hälfte glattzurasieren, ohne zwischen Verbannten und zur Zwangsarbeit Verurteilten, zwischen ohne Pass gefundenen Personen und auf administrativem Wege Verschickten, zwischen Gefesselten und nicht Gefesselten irgendeinen Unterschied zu machen.

Diese Verordnung, die verschiedenartige Grade der Strafbarkeit und der Teilnahme an der Reise in der erwähnten Hinsicht einer einzigen äußerlichen Maßregel unterwarf, ließ keine Ausnahme zu. Folglich wurde das Rasieren des Kopfes nicht nur an den von Amts wegen nach ihrem Geburts- oder Niederlassungsort Versandten, sondern auch an den von den westlichen Gouvernements Kommenden und an einer besonderen Haarkrankheit, dem Weichselzopf, leidenden Arrestanten vorgenommen. Die Verletzung des in der Heimat streng beobachteten Gebrauchs, den Weichselzopf nicht abzuschneiden, außerdem die Erkältung des Kopfes, der sich an die krankhafte Wärme gewöhnt hatte, und vielleicht irgendwelche bisher noch nicht ergründete Eigenheiten dieses Leidens riefen bei den Rasierten sehr starke Nervenanfälle hervor. Aber Schere und Rasiermesser waren unerbittlich, obwohl der eisige Kuss des sibirischen Frostes die Kranken erwartete.

Am 4. April 1824 waren auf Verordnung des Generalstabschefs Diebitsch[18] leichte Handstäbe für die Verbannten, die über die Gouvernements von Kasan, Perm und Orenburg nach Sibirien befördert wurden, versuchsweise eingeführt worden, und am 12. Mai des folgenden Jahres wurde der Stab nach der Schilderung des Befehlshabers der Landwache, Graf Komarowskij[19], als das allgemein gebräuchliche Mittel anerkannt, um die Arrestanten aller Gattungen mit Ausnahme der zur Zwangsarbeit Verurteilten dazu zu bringen, die Etappen zurückzulegen. Auf einen

---

[18] Graf Iwan Iwanowitsch Diebitsch (1785-1831), seit 1824 Generalstabschef; entlarvte im Dezember (russ. Dekabr) 1825 den sog. Dekabristen-Aufstand, die Rebellion der adeligen Offiziere auf dem St. Petersburger Senatsplatz; Feldmarschall im Russisch-Türkischen Krieg 1828/29. – Ausführlicher zum Dekabristen-Aufstand vgl. Kopelew S. 148, Anm. 8.
[19] Graf Jewgraf Fedotowitsch Komarowskij (1769-1843), Generaladjutant, u. a. beteiligt an der Unterdrückung des Dekabristen-Aufstands.

dicken, eisernen Stab von der Länge einer Arschin[20], der mit einem Öhrchen versehen war, wurden 8–10 Handfesseln gesteckt, worauf ein Vorhängeschloss durch das Öhr gezogen und in jede Handfessel die Hand eines Arrestanten gesteckt wurde. Der Schlüssel des Vorhängeschlosses wurde mit den anderen zusammen in ein Säckchen gesteckt, das auf der Brust des Unteroffiziers hing, der den Zug leitete; das Säckchen wurde mit einem Faden umwickelt und vom Vorsteher der Etappenstation versiegelt. Es war verboten, das Siegel unterwegs zu brechen. Die derart an einen Stab angereihten Leute – Verbannte, von Gutsbesitzern Verschickte oder Personen, die ihren Pass verloren usw. – wurden, so zusammengebunden, in Begleitung der zur Zwangsarbeit Verurteilten befördert; letztere marschierten aber einzeln, weil sie an Händen und Füßen mit Ketten beladen waren. Der Stab vereinigte oft Leute von gänzlich verschiedenem Alter (wie hinfällige Greise und Kinder), von verschiedenem Wuchs, verschiedener Gangart, verschiedenem Gesundheitszustand und verschiedenen Kräften.

Nicht minder verschieden waren die derart Vereinigten ihren moralischen Eigenschaften und der Ursache nach, die sie an den gemeinschaftlichen Stab gebracht hatte. Der Stab vernichtete jede Individualität, selbst insofern sie mit der Beförderung per Etappen vereinbar gewesen wäre, und fesselte mit Gewalt Leute zusammen, die sich gegenseitig fremd und oft verhasst waren. Notwendige Zeugen und Zuhörer all desjenigen, was ihre zufälligen Gefährten taten und sprachen, warfen sich die an einen Stab angereihten Verbannten zu Boden, hielten nicht untereinander Schritt, die Schwachen wurden den Kräftigen beschwerlich und diese über die Schwachen unwillig. Die Verbannten stießen sich am Stab hin und her, traten sich gegenseitig, rieben sich die Hände, die durch das Tragen der eisernen Handfesseln angeschwollen waren, die sich unter den Strahlen der Steppensonne unerträglich erhitzten, im Winter eisig kalt waren und Wunden und das Abfrieren von Gliedern verursachten; selbst an den Etappenstationen wurden die Deportierten nur im Falle äußerster Not vom Stab befreit. Diese Notwendigkeit trat nur in dem Fall ein, dass ein Sterbender oder Schwerkranker, auf den das Schelten, die Verwünschungen und die Schläge der Reisegefährten nicht mehr ermunternd wirkten, von denselben am Stab nachgeschleppt wurde. Sonst bleiben alle an den Stab gefesselt, schlafen in diesem Zustand; und wenn einer von ihnen einem natürlichen Bedürfnis nachgeben muss, geschieht dies in Gegenwart aller anderen. Man kann sich vorstellen, wie oft ein solches gezwungenes Zusammenleben zu Streit und Schlägereien Ursache gab. Und so schleppten sich, durch ihre moralische und physische Natur getrennt, aber in einem gemeinschaftlichen Gefühl ohnmächtiger Erbitterung und Verzweiflung vereinigt, Tausende an den Stab gefesselter Menschen jahrelang durch Russland und den endlosen Weg nach Sibirien.

---

[20] 1 Arschin (ehem. russ. Längenmaß) = 0,71 m

## II. Die Gefängnisreform in Russland

Die Bilder des russischen Gefängnislebens, die Venning erschüttert hatten und in einem besonderen mit der Festigkeit und Beredsamkeit eines geraden und freien Mannes verfassten Bericht von ihm beschrieben wurden, übten auf Kaiser Alexander I. eine starke Wirkung. Er nahm den ihm im Jahre 1818 von Venning unterbreiteten Entwurf zur Errichtung einer Gefängnis-Schutzgesellschaft in Russland mit Sympathie an, und am 19. Juli 1819 wurde die Gesellschaft auf untertänigsten Antrag des Ministers der geistlichen Angelegenheiten und des öffentlichen Unterrichts, Fürst Golizyn[21], gegründet. In den Statuten der Gesellschaft – als deren erster Präsident der erwähnte Fürst Golizyn ernannt wurde – wurden die moralische Besserung der Verbrecher und die Milderung des Zustands der Häftlinge als Zweck und Gegenstand der Tätigkeit der Gesellschaft bezeichnet.

Die Gesellschaft hatte sich folglich mit der Einführung und Einrichtung einer „tunlichst" nahen und beständigen Überwachung der Häftlinge, mit deren Absonderung nach den verschiedenen Verbrechen, dem Unterricht in den Grundsätzen der Frömmigkeit und der Sittlichkeit, mit ihrer zweckmäßigen Beschäftigung und mit der Absonderung der Unruhigen zu befassen. Diese Aufgabe konnte jedoch nur teilweise und zum großen Teil nur unbefriedigend erfüllt werden. Die ausgedehnten und zielbewussten Entwürfe Katharinas II., von ihr in einem 1787 eigenhändig verfassten Reglement über die Gefängnisse auseinandergesetzt, wurden nicht ausgeführt und blieben, gleich der wohlbekannten Verordnung, nichts als fromme Wünsche. Alexander I. entfernte, trotz seiner Sympathie für Venning, während seiner Anwesenheit beim Aachener Kongress[22] aus dessen Entwurf sorgfältig alles, was sich auf die Gewalt der Schutzgesellschaft über die innere Einrichtung der Gefängnisse bezog, und ließ diese wie bis dahin unter der Verwaltung des Polizeiministeriums, von dem das fernere Los der Vorstellungen der Gesellschaft „über all das Wahrgenommene" abhängig war.

Die Gesellschaft, die ursprünglich für eine rein wohltätige Tätigkeit bestimmt war, musste sich folglich die Erfüllung der meisten ihrer Aufgaben versagen, da sie in der verstockten Routine der leitenden Behörden der düsteren und scheußlich eingerichteten Gefängnisse auf einen beständigen Widerstand traf. Sogar in den Beziehungen zwischen der Gesellschaft und ihren Vorsitzenden fehlte es oft an Einverständnis. Der Regierungskontrolleur, Baron Kampenhausen[23], der im Jahre 1822 an

---

[21] Alexander Nikolajewitsch Golizyn (1773-1844), Staatsmann, entfernter Verwandter des Moskauer Gouverneurs Fürst Dmitrij Golizyn; war im persönlichen Kontakt mit der Londoner Bibelgesellschaft und gründete selber eine in St. Petersburg.
[22] Aachener Kongress – der erste Kongress der sogenannten „Heiligen Allianz" der europäischen Monarchen, der 1818 in Aachen stattfand.
[23] Balthasar Kampenhausen (1772-1823) war in der Regierungszeit Alexanders I. Medizindirektor des Innenministeriums, Statthalter der Stadt Taganrog, Staatsschatzmeister und Staatskontrolleur.

die Stelle Golizyns getreten war, sagt in einem am 19. September 1822 an Araktschejew nach Grusino gerichteten Brief, in dem er unter anderem schreibt: „Erlauben Sie mir, mein Gönner, Ihnen zum herannahenden Namenstag (von Nastassja Minkina[24]) von Herzen zu gratulieren", über die Gesellschaft folgendes: „Ich habe jetzt wegen der Gefängnis-Gesellschaft neue Plackereien, nicht weil die Geschäfte derselben besonders beschwerlich wären, aber weil es schwer ist, eine bunte Versammlung von hochfliegenden Philosophen, gefühlvollen Philanthropen, erleuchteten Damen und treuherzigen Leuten in Einklang zu bringen, so dass man sich manchmal, nur um mit ihnen nicht gänzlich zu brechen, entschließt, irgendeinen Unsinn zu unterschreiben..."

Der rein wohltätige Charakter der Schutzgesellschaft konnte sich jedoch nicht lange erhalten. Schon der Begriff des Schutzes erheischte nicht nur eine Aufsicht, sondern auch die Sorge um die Besserung, d. i. eine schaffende Tätigkeit. Ohne einen Eingriff der Komitees in das innere Leben der Gefängnisse wäre die Ausübung der Wohltätigkeit zu einer Sisyphusarbeit geworden. Die moralischen, ja sogar die materiellen Resultate der Wohltätigkeit wären durch die Einrichtungen der Gefängnisse, die in Wirklichkeit in nichts anderem als in einer organisierten und demoralisierenden Unordnung bestanden, im Keim erstickt worden. Die Regierung erkannte dies bald. Schon im Jahre 1827 wurde den Komitees der Schutzgesellschaft zunächst die Aufsicht und dann die gänzliche Sorge um die Verpflegung der Arrestanten übertragen. Dies war ein erster Schritt, der dazu führte, der Tätigkeit der Komitees einen administrativen Charakter zu verleihen, wozu der Umstand nicht wenig beitrug, dass sich nicht nur an der Spitze, sondern auch unter den Mitgliedern der Komitees Persönlichkeiten befanden, die im Staatsdienst eine hohe und einflussreiche Stellung einnahmen, die sie zu der passiven Rolle mitleidiger Zuschauer keineswegs geneigt machte. Sie strebten, ihre Persönlichkeit ins Licht zu stellen, und die neblige Gestalt der wohltätigen Gesellschaft nahm schnell die scharfen Umrisse einer lebensvollen Einrichtung mit einem bestimmten und sehr ausgedehnten praktischen Wirkungskreis an.

In Moskau wurde die Einrichtung eines Gouvernements-Gefängniskomitees am 24. Januar 1828 auf den dringenden Antrag des Generalgouverneurs Fürst Dmitrij Wladimirowitsch Golizyn beschlossen.

Leute verschiedener Parteien und von gänzlich entgegengesetzten Meinungen stimmen in der hohen Wertschätzung des Verstandes und der Seeleneigenschaften dieses Mannes überein. Urenkel des Erziehers Peters des Großen, Sohn der wegen ihrer Bildung und wegen ihres Charakters bemerkenswerten Tochter des Grafen Tschernyschow („la princesse Moustache"), hatte er seine Jugend in Paris in der aus-

---

[24] Nastassja Minkina, – Araktschejews Geliebte, wurde für ihr grausames Verhalten von den Leibeigenen erschlagen.

gewählten französischen Gesellschaft zugebracht, die durch jene Bewegung glänzte, die dem Anfang der Revolution voranging; er war Hörer in verschiedenen deutschen Universitäten gewesen, er war kühn im Kampf, sowohl in seinen Mitteln als im Staatsdienst unabhängig und ohne Bedürfnisse, treuherzig loyal, ohne höfisch zu sein, mächtig, ohne seine Macht unnützerweise zur Schau zu stellen; von einer unabänderlichen Bescheidenheit, Höflichkeit und Leutseligkeit; ein Würdenträger Katharinas bei den Empfängen, ein fortschrittlicher Mann in seinen Ideen, erfreute sich Fürst Golizyn des vollen Vertrauens des Kaisers Nikolaus und der herzlichen Liebe der Moskauer. Er konnte nicht umhin, die menschenfreundlichen Pläne Vennings zu befördern, und die ganze ursprüngliche Organisation des Moskauer Komitees ist im buchstäblichen Sinne des Wortes das Werk seiner Hände.

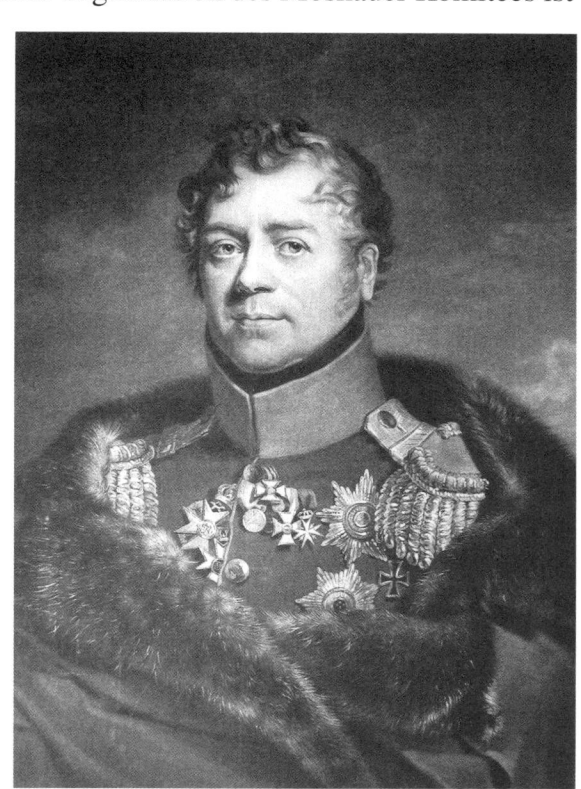

Zusammen mit dem Metropoliten Philaret[25] zum Vizepräsidenten des Moskauer Komitees ernannt, beschäftigte sich Golizyn eingehend mit dessen persönlicher Zusammensetzung. Unter den Akten des Komitees hat sich eine Anzahl von ihm eigenhändig geschriebener Verzeichnisse mit den Namen derjenigen, die nach seiner Meinung der Umgestaltung der Gefängnisse als Direktoren gute Dienste leisten konnten, erhalten. Diese Verzeichnisse wurden umgeändert und geprüft. In ihnen wurde die Aufnahme des berühmten Anatomen Loder[26], der Professoren Mudrow[27] und Reiss[28], der Doktoren Pohl[29] und Haass als Ärzte vorgeschlagen. Letzterer stand in allen Vorschlägen und blieb allein im endgültigen Verzeichnis.

*Fürst Dmitrij Wladimirowitsch Golizyn Moskauer Generalgouverneur 1820-1844*

---

[25] Philaret (Wassilij Michajlowitsch Drosdow; 1783-1867), Moskauer Metropolit; setzte sich intensiv für die Herausgabe der Heiligen Schrift auf russisch ein.

[26] Christian Loder (1753-1832), Anatom, Professor an den Universitäten Jena und Halle; seit 1806 Leibarzt Alexanders I., der Loders umfangreiche Sammlung anatomischer Präparate erwarb und der Moskauer Universität schenkte.

[27] Matwej Jakowlewitsch Mudrow (1772-1831), Arzt, Pathologe und Therapeut.

[28] Ferdinand-Friedrich Reiss (1778-1852), Chemie-Professor, Mediziner und Chirurg.

[29] Andrej Iwanowitsch Pohl (1794-1864), Chirurg, Professor an der Moskauer Universität.

Am 29. Dezember 1828 wurde das Komitee durch den Fürsten Golizyn feierlich eröffnet. Aber wie tief auch Golizyns Absichten bezüglich der Tätigkeit des Komitees von Humanität durchdrungen sein mochten, so hätte er allein schon darum nicht viel tun können, weil der Vorsitz des Gefängniskomitees nur einen kleinen und gänzlich nebensächlichen Teil seiner komplizierten Obliegenheiten bildete. Trotz seiner warmen Teilnahme an den Aufgaben des Komitees konnte er nicht einmal in allen Sitzungen den Vorsitz halten und wurde oft durch den Metropoliten Philaret ersetzt.

Golizyn gab nur den ersten Anstoß, er wies auf die erhabenen Zwecke, die man vor Augen haben sollte, – aber die Aufgabe hätte sich als eine unerfüllbare und vergebliche erweisen können, hätte sich nicht ein Mann gefunden, der ihr sein ganzes Leben widmete, der das Herz der neuen Anstalt wurde, dessen Pulsierungen sich in allen Arterien ihres komplizierten Organismus fühlbar machten.

Dieser Mann war Fjodor Petrowitsch Haass.

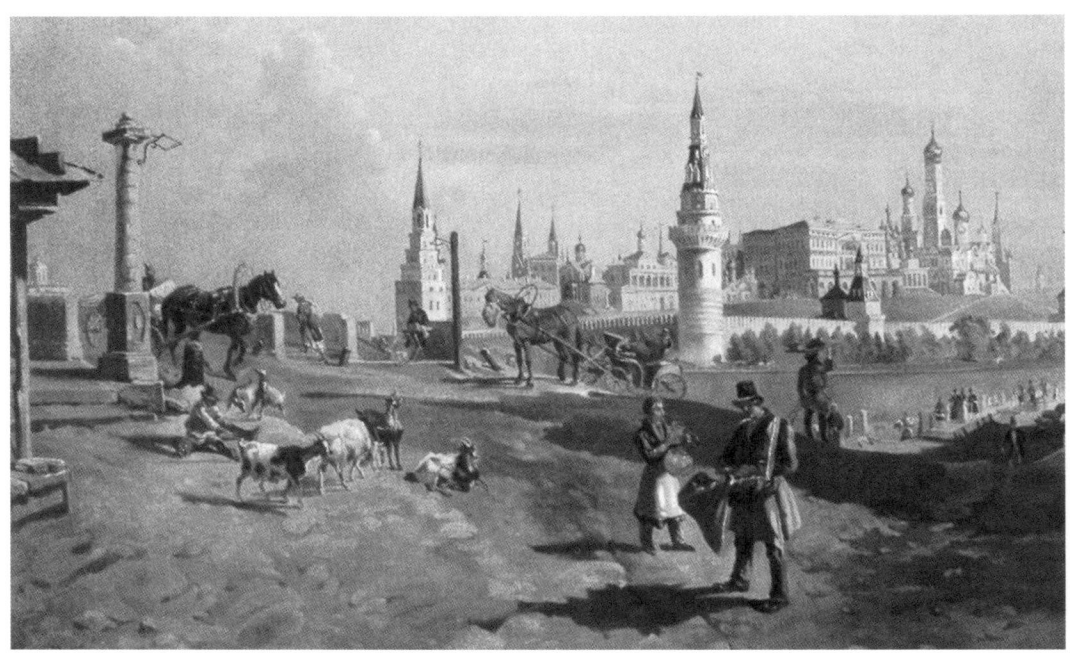

*Ansicht von Moskau*
*Zeitgenössisches Gemälde, erste Hälfte 19. Jahrhundert*

## III. Haass als Arzt

Friedrich Joseph Haass (Fjodor Petrowitsch wurde er in Moskau allgemein genannt) wurde am 24. August 1780 in der Nähe von Köln in dem alten und malerischen Städtchen Münstereifel geboren, wo sein Vater als Apotheker lebte.

Seine Familie, in der Haass seine Kindheit zubrachte, war ziemlich zahlreich, denn sie bestand aus fünf Brüdern und drei Schwestern, aber trotz der bescheidenen Mittel seines Vaters erhielten alle seine Brüder eine solide Bildung. Die zwei älteren traten nach Beendigung der theologischen Studien in den geistlichen Stand, und die zwei jüngeren schlugen die juristische Laufbahn ein. Eine seiner Schwestern, Wilhelmine, kehrte nach einem zehnjährigen Aufenthalt bei ihrem Bruder in Moskau (1822–1832) nach Köln zurück, um den verwaisten Kindern eines ihrer Brüder die verstorbene Mutter zu ersetzen. Sie starb im Jahre 1866, und im Jahre 1876 verschied im Alter von 86 Jahren auch der letzte, jüngste von Haass' Brüdern als Anwalt bei dem Kölner Appellationsgerichtshof, wie uns dessen Tochter Anna Haass am 2. November 1891 schrieb. Ein Zögling der dortigen katholischen geistlichen Schule und nachher ein eifriger Hörer der Vorlesungen über Philosophie und Mathematik an der Universität Jena[30], absolvierte Friedrich Haass die medizinischen Studien in Wien, wo er sich unter Leitung des damals sehr bekannten Ophthalmologen, Professor Adam Schmidt, besonders mit Augenheilkunde befasste. Zufällig vom russischen Würdenträger Repnin gerufen, der erkrankt war, behandelte er ihn mit Erfolg und ließ sich von seinem dankbaren Patienten überreden, ihn nach Russland zu begleiten, wo er sich im Jahre 1802 [richtig 1806] in Moskau niederließ. Der wissbegierige, energische und fähige junge Arzt fand sich in kurzer Zeit in der russischen Hauptstadt zurecht und erwarb sich eine ausgedehnte Praxis. Er wurde zu Konsultationen gerufen, und es öffneten sich ihm die Krankenhäuser und frommen Stiftungen Moskaus.

Während er diese im Jahre 1806 besichtigte, fand er im Preobrashenskij-Armenhaus eine Menge völlig hilfloser, an den Augen leidender Kranker und unternahm mit der Erlaubnis des Gouverneurs Lanskoj deren unentgeltliche Heilung. Der Erfolg dieser Heilung war ein ungeheurer und wurde anerkannt, und infolgedessen zeigte sich der beharrliche Wunsch, den jungen und geschickten Arzt

---

[30] Die „katholische geistliche Schule" in Köln war die damalige Universität, die 1388 im Anschluss an das von Albertus Magnus geleitete Generalstudium der Dominikaner von den Bürgern der Stadt gegründet wurde. An der Außenmauer des Gebäudes in der Kölner Marzellenstraße erinnern Bronzeplaketten in Bild und Schrift an berühmte Lehrer und Absolventen dieser Hochschule – unter ihnen Friedrich Joseph Haass. – In Jena war es vor anderen der den Romantikern nahestehende Friedrich Wilhelm Joseph von Schelling, dessen Natur-, Geschichts- und Religionsphilosophie Haass beeinflusste und nachhaltig prägte, wie die über Jahrzehnte hinweg aufrechterhaltene Korrespondenz zwischen Lehrer und Schüler bezeugt. Medizinvorlesungen hörte Haass bei Professor Karl Gustav Himly (1772-1837), dem er später nach Göttingen folgte.

zum Eintritt in den aktiven Dienst zu bewegen, derart, dass das Büro des Paulspitals[31] in Moskau bereits am 4. Juni 1807 eine Ordre erhielt, in der es unter anderem hieß: „Infolge besonderer Anerkennung der Kenntnisse und der Fähigkeit des Doktors der Medizin Haass sowohl in der Heilung von Krankheiten als auch im Operieren hält ihn Ihre Kaiserliche Majestät (die Kaiserin Marija Fjodorowna[32]) würdig, zum Hauptarzt der medizinischen Abteilung des Paulspitals ernannt zu werden, und geruht hiermit die diesbezügliche Verordnung zu erlassen und ihn, Haass, zu veranlassen, das erwähnte Amt unverzüglich anzutreten. Was den Umstand betrifft, dass er der russischen Sprache nicht mächtig ist, kann er diese schnell insoweit erlernen, als dies für die Ausübung seines Amtes erforderlich ist, und mittlerweile kann er sich mit unseren Stabsärzten in lateinischer Sprache verständigen…"

Auch nachdem er sein Amt als Primarius angetreten hatte, gab Haass seine Fürsorge für die Augenkranken keineswegs auf und besuchte sie beständig in den verschiedenen Stiftungen Moskaus. Er behandelte besonders viele im Katharina-Armenhaus, woraufhin er auf Antrag Lanskojs das Wladimir-Kreuz IV. Klasse erhielt, das er später, als Erinnerung an die ersten Jahre seiner Tätigkeit in Russland, hochschätzte.

In den Jahren 1809 und 1810 unternahm Haass zwei Ausflüge nach dem Kaukasus, um die dortigen Mineralbäder kennenzulernen. Es kostete ihm nicht wenig Mühe, die Erlaubnis zu diesen Ausflügen zu erwirken, – und das zweite Mal wurde ihm diese nur als Ausnahme und unter der Bedingung gewährt, dass er, wie sich die am 31. Mai 1810 an das Krankenhaus gerichtete Verordnung ausdrückte, „diese Bitte künftighin nicht wiederholen würde".

Die Nützlichkeit dieser Reisen wurde jedoch anerkannt, und zwar binnen kurzem, denn bereits am 22. Februar 1811 teilte der Staatssekretär Moltschanow dem Polizeiminister die Ernennung von Haass zum Hofrat mit, weil Doktor Haass durch

---

[31] Das Paulspital war eine der vielen Heilanstalten in Russland, die hinsichtlich der Unterbringung und Behandlung der Kranken den damals gültigen Maßstäben europäischer Einrichtungen nicht entsprach. Die von Haass im Laufe der Jahre durchgeführten Reformen fanden in drei verschiedenen Heilanstalten statt: durch Umbauten und sanitäre Anlagen, durch Gliederung in verschiedene Krankenabteilungen und Anleitung zu fachlich qualifizierter Pflege erreichte er eine zeit- und sachgerechte Modernisierung 1. des Paulspitals, 2. des Gefängnisspitals und 3. des alten Katharinen-Hospitals. Mit der gründlichen Umstrukturierung dieser Häuser bürgerte sich für sie alle auch der Begriff Krankenhaus (Bolniza) ein. – Da Koni die Begriffe Hospital, Spital und Krankenhaus unter diesem Aspekt präzise anwendet, wird nachfolgend der in der deutschen Übersetzung fälschlich durchgehend benutzte Begriff Spital durch den Begriff Krankenhaus ersetzt.
[32] Marija Fjodorowna (1759-1828), geb. Prinzessin Sophie Dorothea Auguste Louise von Württemberg, seit 1776 Gattin des Zaren Paul I. und Mutter Alexanders I.; galt am Zarenhof als die „arbeitsamste Frau Russlands"; Gründerin und Schirmherrin zahlreicher sozialer und wohltätiger Einrichtungen.

seine ausgezeichneten Fähigkeiten, den Eifer und die Tätigkeit, die er „nicht nur in der Erfüllung seiner amtlichen Obliegenheiten im Paulspital, sondern während seines Aufenthalts bei den Heilquellen des Kaukasus wiederholt bewiesen hatte", die Aufmerksamkeit des Herrschers auf sich gelenkt hatte. Seinen Aufenthalt im Kaukasus und die daselbst von ihm unternommenen Arbeiten schilderte Haass in einem vortrefflichen, von ihm 1811 herausgegebenen Buch „Ma visite aux eaux d'Alexandre"[33] (großes Quartformat, 365 Seiten), das jetzt zur großen Seltenheit geworden ist, da die meisten Exemplare davon beim Brand von Moskau zugrunde gingen. Der Aufenthalt von Haass im Kaukasus war äußerst fruchtbar. Die so wertvollen Quellen, deren Gebrauch durch die Schuld der bürokratischen Indolenz auch heutzutage nicht durch die gehörigen Kulturverhältnisse begünstigt ist, befanden sich zu Anfang unseres Jahrhunderts in einem Zustand der äußersten Vernachlässigung und Verwahrlosung.

Die Bemühungen von Haass in der Untersuchung und im Studium dieser Wässer waren so reich an Ergebnissen, dass Doktor Swjatlowskij, ein Erforscher der Geschichte dieser Quellen, vorschlägt, die erste Periode dieser Geschichte, d. i. vom Jahre 1717 bis zum Jahre 1810, die Peter-Haass'sche Periode zu nennen, da erst Peter [der Große] zur Zeit des persischen Feldzuges seinem Leibarzt Schober empfahl, seine Aufmerksamkeit auf die heißen „Beschtaugorsker Quellen" zu richten. Es genügt zu erwähnen, dass Haass nicht nur einen der großen natürlichen Reichtümer Russlands als erster systematisch und wissenschaftlich untersuchte und beschrieb, sondern auch selbst in Jessentuki eine, wie man aus seinem Buch S. 23 ersieht, im Jahre 1823 bekanntgemachte schwefelhaltige und alkalische Quelle und eine Reihe von Heilquellen in Shelesnowodsk entdeckte.

> **Inländische Nachrichten, 1825**
>
> Zu den vielen wohltätigen Einrichtungen, die derzeit von unseren fürsorglichen Oberhäuptern im Kaukasus betrieben werden, zählt die neuerliche Umsiedlung aller im Kaukasus befindlichen Bewohner und Beamten aus Georgijewsk nach Stawropol.
>
> Der Oberkommandierende des kaukasischen Korps A.P. Jermolow verschaffte sich persönlich Aufklärung über die außerordentliche Sterberate in Georgijewsk, besonders bei neu angekommenen Beamten aus Russland, und nannte als eigentlichen Grund die Lage der Stadt in einem tiefen Tal, das bei sommerlicher Hitze immer unter hohem atmosphärischen Druck stehe und schädliche Erdausdünstungen verbreite, die gelbes Fieber hervorrufen. Daraufhin beschloss der Oberkommandierende, die erwähnte Umsiedlung durchzuführen. <...>

---

[33] Vollständiger Titel: „Meine Reise zu den Alexanderquellen in den Jahren 1809 und 1810".

Die von Haass verfasste Beschreibung der Quellen enthält eine Menge chemischer, topographischer und meteorologischer Beobachtungen und strotzt von lebendigen Schilderungen der Natur und der Lebensverhältnisse auf dem Kaukasus. Aus dem Buch von Haass klingen uns eine tiefe Achtung für die Wissenschaft, Unwillen gegen deren unwürdige Diener und Äußerungen seiner umfangreichen philosophischen Bildung entgegen. Zitate aus Schelling und Bacon[34] und verschiedene geschichtliche Anführungen beweisen, dass der Verfasser nicht ein einseitiger Kenner seines speziellen Faches, sondern ein Mann war, der in seinem dreißigsten Lebensjahr bereits vieles durchdacht und empfunden hatte. „Nichts", sagte er unter anderem, „ist in sich selbst ein Medikament; jede Sache kann es werden durch die Art der Anwendung auf den Organismus. Jedes Medikament kann zum Gift werden bei bestimmten Zuständen des Organismus und durch bestimmte Arten der Anwendung."[35] „Die Medizin", fuhr er fort, „ist die Wissenschaft, die die Beziehung zwischen den verschiedenen Substanzen der Natur und den verschiedenen Zuständen des menschlichen Körpers erforscht. Die Medizin ist die Königin der Wissenschaften. Sie ist es nicht, weil das Leben, um das sie sich sorgt, eine so erfreuliche und teure Sache für die Menschen ist; sie ist es, weil die Gesundheit des Menschen, um die sie sich sorgt, die Voraussetzung ist, ohne die nichts Großes und Schönes in der Welt entsteht; weil das Leben im allgemeinen, das sie im Auge hat, die Quelle, das Ziel und die Regel von allem ist; weil das Leben, von dem sie die Wissenschaft ist, die Essenz sogar in dem Sinne ist, dass alle anderen Wissenschaften Hinzufügungen, Ausströmungen und unterschiedliche Reflexe von ihr sind."[36]

Haass, der die Tätigkeit des Arztes so hoch stellte, fügt hier mit Wärme hinzu: „Aber wir weisen als Mitglieder dieser heiligen Zunft die Söldnernaturen zurück, die aus schändlicher Pflichtvergessenheit gleichgültig das Heil der Kranken ihrem

---

[34] Francis Bacon (Baco von Verulam, 1561-1626), engl. Philosoph und Staatsmann; trat für die Erneuerung der Philosophie und der Wissenschaften ein, deren sichere Erkenntnisquelle er nicht, wie bis dahin unbestritten, durch die klassische Methode der Spekulation gewährleistet sah, sondern durch die auf dem Weg der Induktion gewonnene „unverfälschte Erfahrung"; wurde als Verfechter der empirischen Methode zum Wegbereiter der Naturwissenschaft und zum Vorläufer des englischen Empirismus.

[35] „Aucune chose n'est médicament en elle même, toute chose peut le devenir par la manière de l'appliquer à l'organisme; tout médicament peut devenir poison dans certains états de l'organisme et par certaines manières de l'employer."

[36] „La médicine est la science qui recherche le rapport qui existe entre les différentes substances de la nature et entre les differents états du corps humain. La médicine est la reine des sciences. Elle l'est non parce que la vie, qu'elle soigne, est une chose si charmante et si chère aux hommes, elle l'est parce que la santé de l'homme est la condition sans laquelle rien ne se fait de grand et de beau dans le monde; parce que la vie en général que la médicine contemple est la source, la fin et la règle de tout; parce que la vie, dont la médicine est la science, est l'essence même, dont toutes les autres sciences sont des attributs, des émanations, des différents reflets."

Dünkel und ihrer Begehrlichkeit und (selbst) ihre eigene Ehre den erniedrigenden Launen der Schwerkranken opfern."³⁷

Da es nun nicht möglich ist, auch nur in kurzen Zügen den Inhalt des höchst interessanten Buches von Haass wiederzugeben, führen wir hier eine Stelle daraus an, die hinsichtlich der weiteren Tätigkeit des Verfassers, die die zweite Hälfte seines Lebens gänzlich ausfüllt, eine besondere Wichtigkeit annimmt. „Der Mensch", sagt er, „denkt und handelt selten in harmonischer Übereinstimmung mit demjenigen, was ihn beschäftigt; seine Gedanken und seine Taten werden gewöhnlich durch eine Gesamtheit von Umständen bestimmt, deren gegenseitige Beziehung und deren Einfluss auf das, was er seinen Entschluss oder seinen Willen nennt, ihm nicht nur unbekannt sind, sondern von ihm nicht einmal anerkannt werden.

Die Abhängigkeit des Menschen von den Umständen anerkennen heißt keineswegs ihm die Fähigkeit absprechen, die Dinge nach ihrem Wesen richtig zu beurteilen, oder den Willen des Menschen völlig verkennen. Dies würde nichts weniger bedeuten, als den Menschen, dieses wunderbare Geschöpf, als einen unglücklichen Automaten zu bezeichnen. Auf die erwähnte Abhängigkeit hinzuweisen ist aber schon deswegen unerlässlich, um daran zu erinnern, wie selten wirkliche Menschen unter den menschlichen Wesen sind. Diese Abhängigkeit erfordert Nachsicht für die menschlichen Irrtümer und Schwächen. Diese Nachsicht hat für den Menschen wenig Schmeichelhaftes in sich, – aber Vorwürfe und Tadel wegen dieser Abhängigkeit wären nicht nur ungerechtfertigt, sondern auch grausam."

Im Jahre 1814 trat er wieder in den Staatsdienst, aus dem er am 1. Juni 1812 ausgetreten war, und wurde anfänglich der aktiven Armee zugeteilt, befand sich vor Paris, nahm nach dem Ende des Krieges neuerdings seinen Abschied und begab sich nach Münstereifel, wo er, wie uns seine Nichte Anna Haass in einem Schreiben vom 22. März 1891 mitteilt, die ganze Familie um das Lager seines sterbenden Vaters versammelt fand. Haass' Aufenthalt bei seiner Familie dauerte jedoch nicht lange; er fühlte sich unwiderstehlich zu dem Land hingezogen, wo er bereits angefangen hatte für das allgemeine Wohl zu wirken. Er kehrte nach Russland zurück, erlernte die russische Sprache vollständig und verschmolz im Grunde seiner Seele mit dem russischen Volk, das er verstehen und lieben gelernt hatte. Anfänglich trat er nicht wieder in den Dienst, sondern befasste sich mit der Privatpraxis, die in kurzer Zeit einen großen Umfang annahm. Haass wurde einer

---

37 „Mais nous répudions comme membres de cet art sacré, les personnes mercenaires, qui, par une prévarication ignoble, sacrifient également le salut des malades à leur orgueil et à leur eupidité et leur propre honneur aux caprices humiliants des malades bienportants." – Die deutsche Übersetzung der hier und nachfolgend zitierten Passagen stammt aus „Friedrich Joseph Haass. Meine Reise zu den Alexanderquellen in den Jahren 1809 und 1810. Dr. Friedrich Joseph Haass als Arzt und Naturforscher im nördlichen Kaukasus". Aus dem Französischen übersetzt und bearbeitet von Dietrich M. Mathias, erschienen im Shaker Verlag Aachen 2005.

der bekanntesten Ärzte Moskaus. Obwohl er von jeglichem Eigennutz vollständig frei war, verfügte er dank seiner Stellung über ganz beträchtliche Mittel. Er wurde fortwährend zu Konsultationen gerufen, und man kam von fern, um seinen Rat zu hören.

Bald musste Haass jedoch wieder in den Staatsdienst treten. Bei der Direktion des Moskauer medizinischen Amtes bestand eine Reserveapotheke, die die aus 300 000 Mann bestehende Armee und 30 Spitäler und Krankenhäuser mit Medikamenten versorgte. Wegen schreiender Missbräuche in deren Leitung und Verwaltung wurde der Stadtphysikus seines Amtes entsetzt, und der Minister des Innern empfahl dem Generalgouverneur, „eine würdige Person" zu diesem Amt zu ernennen.

Fürst Golizyn wandte sich an Haass, der sich, lange Zeit „vom Gefühl seiner ungenügenden Fähigkeiten" zurückgehalten, weigerte, aber endlich die Stelle eines Stadtphysikus am 14. August 1822 annahm; er beschäftigte sich sofort mit den auf die verschiedenen Abänderungen in der medizinischen Verwaltung der Hauptstadt bezüglichen Fragen und führte einen eifrigen Krieg gegen die tödliche Apathie, der er bei seinen Mitarbeitern im medizinischen Amt begegnete. Seine neue lebhafte Auffassung der Aufgaben der medizinischen Verwaltung der Hauptstadt störte deren Ruhe und erschütterte ihre eingefleischten Ansichten und Gewohnheiten. Es entstanden Beschuldigungen, Beschwerden und Denunziationen. Darin war Haass als ein unruhiger, unverträglicher Mensch dargestellt, der die Behörden mit verschiedenen unsinnigen Entwürfen belästigte. Gemäß einer „edlen Gewohnheit", die sich bis auf diesen Tag erhalten hat, bildete seine nichtrussische Abstammung und die Tatsache, dass er nicht viele und ununterbrochene „Dienstjahre" aufzuweisen hatte, den Refrain zu allen Beschuldigungen. Es wiederholte sich die alte Geschichte. Durch das gemeinschaftliche Gefühl des Hasses und der Missgunst gegen den Neuerer und gar gegen den „Deutschen" vereinigte Nichtigkeiten überwältigten Haass am Ende. Der Stadtphysikus verteidigte seine Pläne und seine Meinungen, er rechtfertigte sich mit der Würde und mit der Festigkeit des Bewusstseins seiner Rechtlichkeit, aber nach einem Jahr war er gezwungen anzuerkennen, dass die bürokratische Routine und die Missgunst ihn verhinderten, irgend etwas zustande zu bringen.

Er beantragte zum Beispiel, den Verkauf der „Geheimmittel" zu regeln und russischen Erfindern die Möglichkeit, aus dem Absatz der von ihnen erdachten oder entdeckten nützlichen Mittel Vorteil zu ziehen, zu erleichtern. Es wurde ihm geantwortet: es beständen diesbezüglich bereits zweckmäßige und hinlängliche gesetzliche Verfügungen. Indem er die polizeilichen Berichte über die im Jahre 1825 in Moskau eines plötzlichen Todes gestorbenen Personen vorlegte (im Laufe des Jahres im ganzen 176, worunter zwei „wegen apoplektischen Schlages infolge von Brustwassersucht") und mit vollem Grund in Anbetracht einer Reihe von ihm angeführter Beispiele der Meinung Ausdruck gab, dass der größte Teil wegen Mangels an rechtzeitiger Hilfe oder wegen völligen Ausbleibens derselben gestorben war, reichte er das Gesuch ein, in Moskau einen Arzt eigens für die Aufsicht über die Organisation des Schutzes der plötzlich Erkrankten und sofortiger Hilfe Bedürftigen zu bestellen, und zwar nach dem Beispiel Hamburgs, wo in achtzehn Jahren von 1808 angefangen, von 1794 einem plötzlichen Tod nahen Menschen 1677 gerettet wurden. Das Büro antwortete ihm, indem es hervorhob, diese Maßregel sei überflüssig und unnütz, da in jedem Stadtteil Moskaus bereits *ein* vom Staat angestellter Arzt vorhanden sei. Indem er darauf hinwies, dass im Jahre 1815 im Katharinen-Krankenhaus 50 Betten für herrschaftliche Leibeigene wegen der Weigerung, die monatliche Zahlung von 5 Rubeln in Assignaten seitens der Eigentümer der erwähnten Kranken zu verordnen, abgeschafft worden waren und dass infolgedessen in den Jahren 1822-1825 2774 Kranken die Aufnahme verweigert wurde und einige davon auf die Straße gesetzt wurden, wo sie auch starben, bat er, auf die Erhöhung der der Sanitätsbehörde zur Verfügung stehenden Mittel gestützt, das Büro um die Wiedererrichtung der abgeschafften Betten anzusuchen, „weit davon entfernt, daran zu zweifeln, dass auch diese geringe Unterstützung einigen von der großen Zahl der Leidenden zur Hilfe gereichen könne". Er erhielt darauf eine lakonische Antwort, in der es hieß, man werde über seinen Vorschlag am zuständigen Ort berichten.

Über die Folgen einer Pockenepidemie in Moskau beunruhigt, übergab er dem Büro einen ausführlichen Bericht über eine Reihe praktischer Maßregeln und unumgänglicher Mittel zur erfolgreichen Einführung der Pockenimpfung, die in der apathischen und gewissenlosen Handlungsweise der dortigen Ärzte und anderer Behörden wie auch „in den Vorurteilen vieler Leute, als wäre es mit der menschlichen Natur unvereinbar, den Pockeneiter von Tieren zu entlehnen, in der Befürchtung, dass dies für die Gesundheit und vielleicht gar für die Sittlichkeit nachteilige Folgen haben könne", einen beständigen Widerstand fand. Der Bericht war von einem „Projekt" und von verschiedenen Tabellen und Verzeichnissen begleitet, die eine mühsame Arbeit erfordert hatten. Es wurde ihm geantwortet, der Bericht werde der „zuständigen Behörde" übermittelt werden; man fügte aber die Äußerung hinzu, dass für die Pockenimpfung bereits zweckmäßige gesetzliche Maßregeln beständen.

Zuletzt beunruhigten ihn die unzweckmäßigen und den Elementarbegriffen über Geisteskrankheiten widersprechenden Maßregeln bezüglich der Aufsicht über die Irrsinnigen, – Maßregeln, die leider einige ihrer anomalen Seiten bis auf unsere Zeit beibehalten haben.

Es ist nötig, behauptete er, präventive Erklärungen der Verwandten zu verlangen, die über das Leben des unter Aufsicht Befindlichen, die Beschaffenheit und die Anzeichen der Krankheit Auskunft geben; man muss ihn einer präventiven

Untersuchung der Ärzte unterziehen; und es ist nicht möglich, einen Menschen „untergeordneten oder niedrigen Standes" sofort, plötzlich vor die ersten Persönlichkeiten der Gouvernementsverwaltung zu stellen, ohne sich der Gefahr auszusetzen, ihn aufzuregen, ihn zum Schweigen zu zwingen, mit einem Wort, ihn der Fähigkeit zu berauben, seine geistige Ruhe zu bewahren, umso mehr, als selbst die Mitglieder der medizinischen Behörde, als Untergebene des Gouverneurs, oft von letzterem Gefühl beherrscht sind, das sie verhindert, sich mit ihrer ganzen Aufmerksamkeit und ohne Beklommenheit mit dem Kranken zu befassen, dem sie folglich auch kein Vertrauen einflößen.

Indem er eine Reihe von selbst heutzutage nach fünfundsiebzig Jahren nicht überflüssigen Maßregeln vorschlug, um die wissenschaftlichen Kenntnisse und die Unabhängigkeit in der Untersuchung des Zustands vermeintlich Irrsinniger zu verbürgen, bat Haass das medizinische Büro, seine Ansichten in Betracht zu ziehen. Das Büro fand jedoch seinen Vorschlag nicht würdig, „in Betracht gezogen zu werden", und beschränkte sich auf dessen Übersendung an den Zivilgeneralstabsarzt.

Auf diese Weise verloren sich fast alle Meinungen und Unternehmungen des „unruhigen" Stadtphysikus im Sumpf des Kanzleiwesens, das ihm mit eigenartigen Andeutungen antwortete, – in der Art folgender ins Protokoll aufgenommenen Bemerkung des Inspektors des medizinischen Büros Dobronrawow: „Es ist dem Büro unbekannt, auf welchen Wegen Doktor Haass als Ausländer zu seinen Graden gelangt ist." In einem offiziellen Brief an den Inspektor, in dem er als Erklärung anführt, dass die Kaiserin Marija Fjodorowna bereits am 1. Mai 1811 den Oberdirektor des Paulspitals durch ein Reskript davon verständigte, dass sie „die Geschicklichkeit und den Eifer des Doktor Haass schätzend, vom Kaiser, ihrem geliebten Sohn, dessen Ernennung zum Hofrat erwirkt hatte, in der Erwartung, dass dies ihn zur Verdoppelung seiner eifrigen Bemühungen aufmuntern würde", fügt Haass hinzu: „es sind bereits sechzehn Jahre, dass ich alle meine Kräfte dem Dienst der leidenden Menschheit in Russland widme, und wenn ich, wie der Herr Inspektor vermutet, indem er mich einen Ausländer nennt, dadurch keineswegs das Recht erworben habe, als Russe betrachtet zu werden, so werde ich für immer unglücklich sein…" Am 27. Juli 1826 wurde das eigenartige patriotische Gefühl Herrn Dobronrawows befriedigt. Der Ausländer legte das Amt eines Stadtphysikus nieder.

Nach seinem Austritt aus dem Dienst widmete sich Haass neuerdings der Privatpraxis und entsprach jeglichem an ihn als Arzt gerichteten Ruf. So berichtete der Moskauer Kommandant bereits im Jahre 1826 dem Generalgouverneur, dass eine in der Moskauer Abteilung für Kantonisten[38] mit ungewöhnlicher Heftigkeit

---

[38] Kantonisten – Soldatensöhne, Waisenknaben aus „fremdgläubigen" (islamischen, jüdischen und anderen) Gemeinden und Fürsorgezöglinge, die in besonderen Einheiten zusammengefasst und zu Soldaten ausgebildet wurden.

ausgebrochene epidemische Augenkrankheit nur dank der Energie des eigens einberufenen Spezialisten, Doktor Haass, unterdrückt worden war.

Zu jener Zeit war er 46 Jahre alt; er trug beständig die Kleidung seiner jungen Jahre, die an das vorige Jahrhundert erinnerte: Frack, weißes Jabot und Manschetten, kurze Kniehosen, schwarze seidene Strümpfe und Schnallenschuhe; er puderte sich das Haar und fasste es früher rückwärts in einen dicken Zopf mit einem schwarzen Band zusammen, später, als er anfing die Haare stark zu verlieren, trug er eine kleine rötliche Perücke; er fuhr nach der damaligen Mode in einer Kutsche mit einem Gespann von vier Schimmeln. Haass besaß ein Haus in Moskau und ein Gut in der Umgebung der Stadt, im Dorf Tischki gelegen, wo er eine Tuchfabrik errichtet hatte, und führte das Leben eines ernsten Mannes in einer sicheren Lage und im Genuss der Achtung der Gesellschaft. Er las viel, liebte freundschaftliche Gespräche und hatte einen lebhaften Briefwechsel mit dem berühmten Schelling.

An diesen Mann wandte sich Fürst Golizyn, als er zum ersten Mal die Zusammensetzung des Moskauer Gefängnis-Schutzkomitees vornahm. Haass beantwortete die Einladung mit einem freundlichen Schreiben, das mit den Worten endete: „Völlig und endgültig habe ich verstanden, dass meine Berufung ist, ein Mit-

**Moskauer Mitteilungen,** Nr. 1
**1. Januar 1830**
*Baron Humboldt*
Dem Russischen Museum von Pawel Swinjin stattete kurz vor seiner Abreise aus St. Petersburg der berühmte [Alexander von] Humboldt seine Visite ab. Die bereits in der ganzen Welt anerkannte und geschätzte Sammlung historischer Gegenstände und Gemälde, mit unermüdlichem Fleiß des ehrenwerten Sammlers zusammengetragen, bietet eine würdige Kollektion, die so anschaulich wie bemerkenswert ist. <…>

[Annoncen]

E. de Lasarik, Zahnarzt des Moskauer Kaiserlichen Erziehungsheims und der Ausbildungsstätten des Ordens „Hl. Jekaterina und Alexander Newskij", ist von seiner Reise durch Russland zurückgekehrt und beehrt sich, dem erlauchten Moskauer Publikum anzuzeigen, dass er künftig wieder Zahnbehandlungen durchführt und zwar in seiner Wohnung, Pokrowka, Lelinskij-Gasse im Hause Campioni.

\* \* \*

Auf der Großen Nikitskaja, Haus Nr. 236, ist eine viersitzige Kutsche samt Zubehör zu verkaufen, da nicht mehr benötigt. Auskunft über den Preis beim Hausmeister Saborow.

glied des Gefängniskomitees zu sein." Er begriff in der Tat seinen neuen Beruf und widmete sich ihm vollständig, mit der neuen Tätigkeit ein neues Leben anfangend. Zum Mitglied des Komitees und zum Hauptarzt der Moskauer Gefängnisse ernannt, bekleidete er in den Jahren 1830-1835 das Amt eines Sekretärs des Komitees, und er nahm an der Tätigkeit des Komitees mit der Überzeugung teil, dass Verbrechen, Unglück und Krankheit untereinander eng verbunden sind, dass es schwer und manchmal sogar unmöglich ist, das eine vom anderen abzugrenzen, und dass daraus dreierlei Beziehungen zu den Häftlingen folgen. Eine gerechte, von unnützer Grausamkeit freie Behandlung des Schuldigen, ein tätiges Mitleid für den Unglücklichen und die Pflege des Kranken waren nach seiner Meinung unerlässlich. Wie oben erwähnt, war der Zustand der Dinge zur Zeit der Einführung der Gefängniskomitees das gerade Gegenteil davon. Dem Schuldigen wurden fast alle menschlichen Rechte und Bedürfnisse abgesprochen, dem Kranken wurde wirkliche Hilfe und dem Unglücklichen jegliche Teilnahme verweigert.

Mit diesem Zustand der Dinge trat Haass in offenen Kampf und führte ihn sein ganzes Leben. Nichts hielt ihn zurück, nichts ließ ihn in seinem Eifer erkalten, weder die Händel der Kanzleien, die Hindernisse und die Schwierigkeiten, die ihm diese entgegenstellten, noch die scheelen Blicke und die ironische Behandlung mancher Komiteepräsidenten, noch der Zusammenstoß mit den Großen der Erde, noch der Zorn des allmächtigen Grafen Sakrewskij[39]; nicht einmal die häufigen und bitteren Enttäuschungen unter den Menschen.

Den Zustand des Gefängniswesens mit eigenen Augen wahrnehmend und mit den Häftlingen in Berührung kommend, empfand Fjodor Petrowitsch offenbar eine starke Gemütserschütterung. Seine mannhafte Seele erschrak jedoch nicht vor der bitteren Eintönigkeit der vor seinen Augen vorbeiziehenden Bilder, sie wandte sich davon nicht zitternd und mit unfruchtbarem Mitleid ab. Mit unerschütterlicher Liebe zu den Menschen und zur Wahrheit blickte er auf diese Bilder, und mit hartnäckigem Eifer machte er sich die Milderung von deren düsteren Seiten zur Aufgabe. Diesem Werk und dieser Liebe widmete er seine ganze Zeit und hörte nach und nach auf, für sich selbst zu leben. Von der Eröffnung des Komitees bis zu Fjodor Petrowitschs Tod, d. i. im Laufe von 25 Jahren, hielt das Komitee im ganzen 293 Sitzungen – nur einmal war er abwesend, und wir werden sehen, aus welchem Grund. In den Sitzungsberichten spiegelt sich seine rastlose und von Energie und Selbstverleugnung durchdrungene Tätigkeit. Mit dem Verstreichen der Jahre, während sich immer mehrere solcher Berichte anhäuften, veränderten sich die Gestalt und die Lebensbedingungen Haass' immer stärker. Das Schimmelgespann

---

[39] Arsenij Andrejewitsch Sakrewskij (1786-1865), Generalgouverneur Finnlands, Innenminister von 1828 bis 1831, seit 1848 militärischer Generalgouverneur von Moskau; strikter Gegner der Aufhebung der Leibeigenschaft.

und die Kutsche waren schnell verschwunden, die ohne die „Aufsicht des Herrn" gelassene und vernachlässigte Tuchfabrik kam unter den Hammer, das unbewegliche Vermögen wurde gänzlich verkauft, das originelle Kostüm wurde alt, und als es im Jahre 1853 galt, den einst bekannten und berühmten Moskauer Arzt zu bestatten, der sich nach der Meinung mancher in einen lächerlichen, einsamen Sonderling verwandelt hatte, zeigte es sich, dass dies nur auf Kosten der Polizei geschehen konnte.

## IV. Transport der Verbannten

Durch sein Amt verpflichtet, sich gleichzeitig mit der Statik und mit der Dynamik des Gefängniswesens zu beschäftigen, erblickte Haass sofort durch die verhärteten Züge des Häftlings hindurch das durch das Verbrechen dennoch nicht verwischte Angesicht eines Menschen, das Angesicht eines Wesens, das einen dem Leiden zugänglichen physischen und moralischen Organismus darstellte. Dem Zweck, dieses doppelte Leiden zu vermindern, widmete er seine Tätigkeit.

Einmal und zuweilen auch zweimal die Woche wurde ein Trupp von Verbannten vom Deportationsgefängnis in Moskau nach Sibirien geschickt. Das Gebäude wurde an einer sonderbaren Stelle errichtet. Am rechten Ufer des Flusses Moskwa, dem „Dewitschje pole" (Jungfrauenfeld) und dem berühmten Kloster gegenüber, zieht sich die hügelige Kette der sogenannten „Worobjowyje gory" (Sperlingsberge) entlang. Von dort ist fast ganz Moskau mit seinen zahlreichen Kirchenkuppeln, Türmen und Monumentalgebäuden sichtbar. Auf jenen Höhen wollte Kaiser Alexander I. gemäß dem Gelübde, das er 1812 im Manifest getan hatte, mit welchem dem russischen Volk bekannt gemacht wurde, „dass der letzte feindliche Soldat die Grenze überschritten hatte", eine dem Erlöser geweihte Kirche errichten. Der riesige Tempel sollte, nach dem Entwurf des jungen mystisch gestimmten Künstlers Wittberg[40], aus drei durch eine tiefe Idee untereinander vereinigten Teilen bestehen. Der Bau stellte sich so teuer, dass der Entwurf sich als unausführbar zeigte. Wittberg wurde vor Gericht gezogen, die Arbeit auf den Sperlingsbergen aufgegeben, und die Kirche des Erlösers erhob sich viel später an ihrer jetzigen Stelle. Aber von dem großen Unternehmen blieben verschiedene Baulichkeiten, angefangene Mauern, Werkstätten, Arbeiter-Kasernen, Schmieden usw. auf der Stelle. Es wurde beschlossen, diese zu verwenden, indem man sie zum Bau eines Deportationsgefängnisses benützte. So entstand jenes Gefängnis auf den Sperlingsbergen, mit dem der Name Haass unzertrennlich verbunden ist.

---

[40] Karl (Alexander Alexandrowitsch) Wittberg (1787-1855), Maler schwedischer Herkunft und lutherischer Konfession; trat 1817 – während seiner Arbeit an den Fresken der Erlöser-Kirche – zum russisch-orthodoxen Glauben über; seit 1808 Mitglied der Freimaurer-Loge „Die sterbende Sphinx".

Durch das Moskauer Deportationsgefängnis wurden aus 24 Gouvernements kommende Arrestanten befördert, und deren Anzahl war in den dreißiger und vierziger Jahren nie geringer als 6000 Personen jährlich. Aus dem Rechenschaftsbericht des Stabsarztes Hofmann über die Anzahl der wegen Untersuchungen und durch Krankheiten im Moskauer Deportationsgefängnis im Jahre 1833 zurückgehaltenen Personen ersieht man, dass die Verschickten im ganzen 18147 waren, davon 11149 Arrestanten (10423 Männer und 726 Frauen) und 6998 „nicht als Arrestanten verschickte" Personen (6971 Männer und 27 Frauen). Überhaupt wurden in den Jahren 1827-1846 über Moskau bloß nach Sibirien 159775 Person befördert, abgesehen von den Kindern, die ihren Eltern folgten.

Haass machte sich eifrig an die Erfüllung der Pflichten eines Direktors des Komitees und bekam unter anderen auch das Deportationsgefängnis unter seine Aufsicht; er kam sofort mit der ganzen Masse der Verschickten in Berührung, und das Bild ihrer physischen und moralischen Leiden, die selbst die Grenzen der vom Gesetz für die Verurteilten festgesetzten Strafen bei weitem überschritten, stand ihm in seiner ganzen Grellheit vor Augen.

Vor allem war er, wie es zu erwarten war, von der Beförderung der Verbannten mit dem Stab betroffen. Er sah, dass die Beschwerden der Reise zu der vom Gericht anerkannten Schuld der Verschickten in umgekehrtem Verhältnis standen, denn während die schwereren, zur Zwangsarbeit geschickten Verbrecher trotz der Fesseln an den Füßen frei marschierten, indem sie diese mit dem mittleren Ring der die Fußklammern vereinigenden Kette am Gurt befestigten, erlitten die minder schweren nach einer Strafkolonie geschickten Verbrecher, die an den Stab angereiht und in allen ihren Bewegungen und natürlichen Bedürfnissen beengt waren, auf dem Weg alle möglichen Qualen und waren bei dem Aufenthalt nach der Zurücklegung einer halben Etappe durch den Mangel des einzigen Trostes des Gefangenen, eines ruhigen Schlafes, jeglicher Erholung beraubt. Er hörte die für die Strafkolonien Bestimmten unter Tränen wie um eine Wohltat flehen, wie die zur Zwangsarbeit Verurteilten behandelt zu werden.

An den Stab gefesselt fand er nicht nur die Verurteilten, sondern, aufgrund des Paragraphen 120 des Reglements über die Verschickten (Band 14, Ausgabe von 1842), auch „unter Aufsicht" beförderte Personen, nämlich diejenigen, die auf administrativem Weg nach dem Ort ihrer Bestimmung oder ihres Aufenthalts geschickt wurden, diejenigen, die ihre Pässe hatten ablaufen lassen, gefangene Bergbewohner und Geiseln, die zur Ansiedlung nach den nördlichen Gouvernements geschickt wurden (Berichte des Komitees für das Jahr 1842), entwischte Kantonisten, Frauen und Minderjährige, überhaupt eine Menge Leute, die nach dem originellen Volksausdruck „po newrodii" (nämlich, um die Worte des Gesetzes zu gebrauchen, „nicht in der Eigenschaft von Arrestanten") befördert wurden. Unter ihnen fand er auch nicht nur die auf Verlangen der Gutsbesitzer nach

Sibirien verschickten Leibeigenen, sondern auch die auf Kosten ihrer Eigentümer von den Haupt- und anderen Städten nach deren Gütern oder richtiger nach den Hauptorten der Bezirke, wo sich die Güter befanden, beförderten Leute, wobei diese von der Landwache „mit Handfesseln" geführt wurden.

„Ich entdeckte", schrieb er an das Komitee im Jahre 1833, „im Jargon der

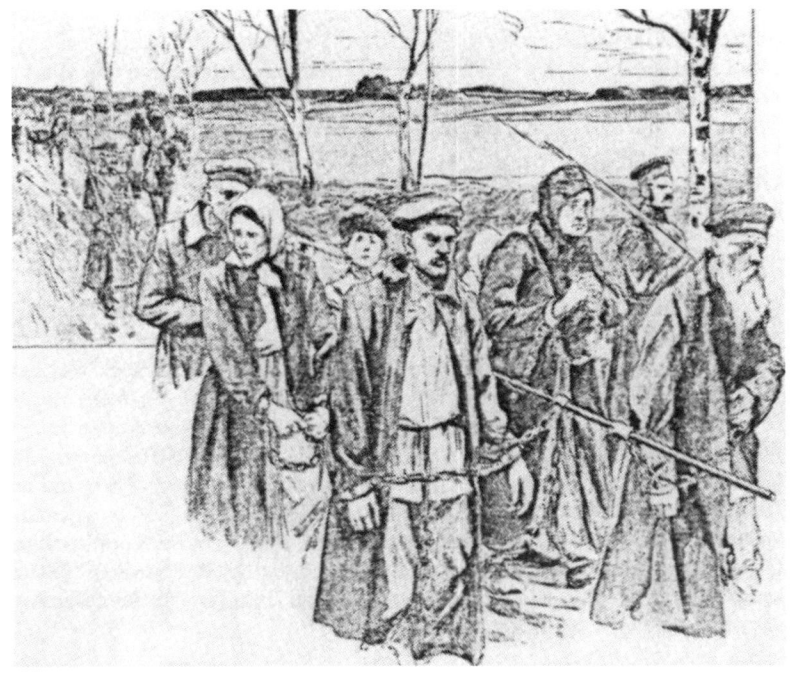

*An den Eisenstab gefesselte Verbannte auf der „Wladimirka" Zeichnung von Jelena Samokisch-Sudkowskaja (entnommen aus Konis „Lebensskizze", 3. Aufl., St. Petersburg 1904)*

Befehlshaber der Landwache den Ausdruck ‚beaufsichtigen', der in die einfache Sprache der Männer der Eskorte übersetzt nichts anderes bedeutet als ‚fesseln und in Gewahrsam halten wie die letzten unter den Arrestanten' und nach der Auslegung der Arrestanten selbst bedeutet: ‚noch ärger als die zur Zwangsarbeit Verurteilten in Ketten schlagen'."

Er fing sofort an, wegen des Stabes Alarm zu schlagen, und eröffnete gegen dieses Marterwerkzeug einen Kampf, der von Oktober 1829 an jahrelang mit beständigem und unerschütterlichem Hass fortgeführt wurde. Er fand im Fürsten Golizyn einen Verbündeten und einen einflussreichen Fürsprecher. Die Eingaben und Berichte Haass' hatten auf diesen edlen und der Stimme der irdischen Bedürfnisse zugänglichen Mann einen entscheidenden Einfluss.

Schon am 27. April 1829 hatte Golizyn, als dem Komitee verschiedene Mitteilungen von Haass vorgelegt wurden, seine volle Teilnahme für dessen Meinungen über die Abschaffung der Beförderung mit dem Stab gezeigt und seinen festen Entschluss geäußert, sich diesbezüglich mit dem Ministerium des Innern in Verbindung zu setzen. In der daraufhin auf Haass' Antrieb unternommenen Kampagne stieß Fürst Golizyn auf persönliche Missgunst, auf die Langsamkeit der Kanzleiroutine, auf die Entgegenstellung erlogener Interessen und auf die selbstsüchtigen und hartnäckigen Vorurteile der verschiedenen Büros gegen die

**Moskauer Mitteilungen,** Nr. 90
**9. November 1829**

*Annoncen*

Per Auftrag gesucht: älterer Mann – vorzugsweise Deutscher – mit Zeugnissen oder persönlicher Empfehlung; derselbe möge sich melden im Stadtbezirk, Haus Nr. 22, beim Hausherrn persönlich.

*Bekanntmachung*

Ich erlaube mir, dem verehrten Publikum mitzuteilen, dass ich mein Privatkrankenhaus „zu Ehren der hl. Jewdokija" im Haus der Mme. Sevenardes, Moskauer Bezirk Suschtschewsk <…>, mit Genehmigung der Regierung eröffnet habe. Aufgenommen werden Kranke mit kurzzeitig verlaufenden Krankheiten, wie Entzündungen, Fieber, Schüttelfrost, und mit venerischen Krankheiten zum Preis von monatlich 30 Rubeln für die erstgenannten und 35 Rubeln für venerische Krankheiten pro Person. Bestrebt, diese Einrichtung allen Leidenden zugänglich zu machen, und von Mitgefühl geleitet, habe ich den Preis weitgehend ermäßigt, um die nötige Versorgung und Hilfe, die die Kranken zu ihrer Genesung brauchen, in vollem Maße zu gewährleisten und das in mich gesetzte Vertrauen zu rechtfertigen. Bei der Aufnahme in diese Anstalt zahlt jeder Kranke den Monatsbetrag zuvor ein; sollte er vor Monatsfrist genesen, wird der Restbetrag zugunsten des Krankenhauses einbehalten. Der Kranke muss amtliche Papiere besitzen und einen Wohnsitz nachweisen können; ohne diese Papiere wird niemand aufgenommen.

Stabsarzt Konstantin Popandopulo.

Anforderung des allgemeinen Nutzens, der Gerechtigkeit und der Menschenliebe. Es war viel Energie und Wahrheitsliebe erforderlich, um – während der langwierigen und quälenden Korrespondenz bezüglich des Stabes – an Haass' Stelle nicht kleinmütig zu werden und an der Stelle des Fürsten Golizyn nicht über die ganze Angelegenheit die Achseln zu zucken. Die dem Minister des Innern Sakrewskij durch den Moskauer Generalgouverneur gemachte Mitteilung über die Unmöglichkeit, den Stab zur Beförderung der Arrestanten zu verwenden, „weil diese Art der Beförderung für jene Unglücklichen gar zu entkräftend ist, so dass sie über die Grenzen der möglichen Leiden hinausgeht", verletzte von Anfang an die Eigenliebe vieler. Sakrewskij konnte es nicht gefallen, dass der Generalgouverneur von Moskau eine allgemeine Frage aufwarf, die mit Moskau in keiner direkten Beziehung stand und auf diese Weise den Minister des Innern gewissermaßen auf Sorglosigkeiten und Übelstände innerhalb des Gebietes seiner ausschließlichen Verwaltung aufmerksam machte. Andererseits war die Aufsicht der Arrestanten während des Weges einem Spezialkorps der Landwache unter dem Oberbefehl des

Kriegsministers Graf Tschernyschow[41] übertragen, dem weder Fürst Golizyns Einmischung in die Handlungsweise der Etappenkommandos bei der Beförderung der Arrestanten noch dessen von der seinigen so verschiedene Persönlichkeit lieb war. Endlich trat noch ein anderer Mann Golizyn und Haass als hartnäckiger Vorkämpfer entgegen. Dieser Mann war General Kapzewitsch[42], Befehlshaber der Landwache. Zu Ende der zwanziger Jahre behandelte Kapzewitsch die Tätigkeit und die Aufgaben der Gefängniskomitees mit düsterem Verdacht und trat der „Spielerei" Golizyns, hinter dem, wie ihm bekannt war, Haass stand, mit entschiedener Feindseligkeit entgegen. Aber alles, was Golizyn über den Stab schrieb, geradezu zu verwerfen und ihm dadurch, „dass er die Sache ohne weitere Beachtung ließ", zu verstehen zu geben, er möge sich nicht in anderer Angelegenheiten einmischen, war unmöglich. Jener war ein zu starker Mann und konnte seinen Streit dem entscheidenden und unwiderruflichen Richterspruch des Kaisers Nikolaus, der ihm glaubte und zu ihm Vertrauen hatte, unterwerfen. Aber man konnte die Angelegenheit in die Länge ziehen, indem man sie in das Bett der Kanzleikorrespondenz lenkte und auf die beredsamen, von großmütiger Ungeduld durchdrungenen Zeilen Golizyns mit den bürokratischen Quälereien antwortete. So machte man es auch.

Die allgemeine von Golizyn und Haass aufgeworfene Frage wurde begraben und die Wünsche der Behörde, die mit den Deportierten in näheren Beziehungen stand, in ihrer ganzen traurigen Unantastbarkeit bewahrt. Aber diese allgemeine Frage war gleichzeitig für das Gefängnis der Sperlingsberge eine örtliche Frage. Dort wirkte und fühlte Haass, der rücksichtslos „seinen Weg weiterverfolgte".

Von der Richtigkeit seiner Ansicht überzeugt und nicht gesonnen, das Ende der Korrespondenz über den Stab, die ihm als eine bloße Formalität erschien, abzuwarten, hatte Haass bereits im Jahre 1829 Versuche zu einer Abänderung des Stabes unternommen, die die gewohnten Einwände bezüglich der erleichterten Möglichkeit des Entwischens beseitigen sollte. Vor allem war es nötig, die Hände der Arrestanten und der Verbannten frei zu machen und sie in dieser Hinsicht den zur

> **Moskauer Mitteilungen, Nr. 93**
> **20. November 1829**
> Für Dienste zur Weiterverwendung: guter Schuhmacher, ledig, und Frauensperson, die gut kocht, wäscht und bügelt. Nachfragen in der Apotheke in Kudrino.

---
[41] Alexander Iwanowitsch Tschernyschow (1786-1857), Generaladjutant, 1827-1852 Leiter des Kriegsministeriums.
[42] Pjotr Michajlowitsch Kapzewitsch (1772-1840), General der Artillerie, seit 1822 Generalgouverneur West-Sibiriens, seit 1828 Kommandeur des Inneren Wachkorps. – Lebendiges Charakterbild bei Lebedew, S. 333 ff.

Zwangsarbeit Verurteilten gleichzustellen, die mit Fesseln an den Füßen umhergingen. Aber diese Fesseln waren schwer. Sie waren von verschiedener Größe, von 11 Werschock bis zu 1 Arschin und 4 1/2 Werschock und wogen von 4 1/2 bis 5 1/2 Pfund (Verzeichnisse der deportierten Arrestanten vom 17. und 24. Juni 1829). Haass befasste sich mit Nachforschungen bezüglich der Herstellung von Fesseln, die so leicht sein sollten, als dies ihre Festigkeit erlaubte. Nach einer Reihe von ihm geleiteter Versuche gelang es ihm, Fesseln mit einer 1 Arschin langen und 3 Pfund wiegenden Kette herzustellen, die in der Gefängnispraxis und im Munde der Arrestanten nach ihm benannt wurden. In diesen Fesseln konnte man eine lange Strecke zurücklegen, ohne sich aufzuhalten und sie am Gurt aufzuhängen. Als die Fesseln fertig und von Haass selbst erprobt worden waren, wandte er sich an das Komitee mit einer warmen Fürsprache um die Erlaubnis, diese Fesseln denjenigen anzulegen, die an den Stab gefesselt durch Moskau kamen.

Er schilderte in pathetischen Ausdrücken die Lage der Gefesselten, wies auf das eigenwillige Verfahren der Soldaten der Eskorte und auf das bedauernswerte Los der „unter Aufsicht Befindlichen" hin, die, ohne irgend etwas verschuldet zu haben, durch die Beförderung mit dem Stab gestraft wurden, stellte die Mittel für die erstmalige Bestellung der neuen Fesseln zur Verfügung, versprach im Namen „wohltätiger Personen", diese Mittel auch für die Zukunft herbeizuschaffen, und erklärte, dass man die unter den Baulichkeiten Wittbergs auf den Sperlingsbergen zurückgebliebene Schmiede zur Herstellung der erleichterten Fesseln benützen könnte.

Haass' Worte, die durch den Anblick jedes Etappenzuges bestätigt wurden, erweckten das Mitgefühl des Komitees, um von dessen Vizepräsidenten, Fürst Golizyn, zu schweigen, der „bei sich" beschloss, sich nicht weiter durch die Petersburger Verzögerungen stören zu lassen. Im Dezember 1831 schlug er dem Komitee vor, ohne weiteres die nötigen Maßregeln zu treffen, um die von Wittberg zurückgelassene Schmiede für die Fesselung der Arrestanten nach Doktor Haass' Anweisungen und für die Umarbeitung der Fesseln nach dem neuen von Haass selbst vorgelegten Modell herzurichten. Das Komitee beschloss in der Sitzung vom 22. Dezember, den Vorschlag des Generalgouverneurs in Ausführung zu bringen, und bat, ihn seinerseits dem Befehlshaber der inneren Garnison in Moskau vorzuschreiben und den Befehlshabern der lokalen Etappenkommandos zu befehlen, der Verbesserung der Fesseln unter der Leitung des Doktors Haass und deren Anwendung für die mit dem Stab nach Moskau kommenden Arrestanten keine Hindernisse entgegenzusetzen.

Auf diese Art war der Stab ohne Lärm und ohne irgendwelche Korrespondenz zwischen den verschiedenen Instanzen in Moskau faktisch abgeschafft, und dies war dem mutigen Antrieb des einflussreichen Generalgouverneurs zu verdanken, der unter dem ihn umgebenden Prunk und trotz des Zaubers der Macht doch Zeit fand, um sich amtlich mit den Leiden der Menschen zu beschäftigen, für die ein

Ausländer, bei der allgemeinen grausamen Gleichgültigkeit ebendadurch zur Wohltätigkeit im Gefängniswesen angetrieben, in die Schranken trat.

Die Verbannten begegneten der von Haass eingeführten Neuerung mit Entzücken, aber sollte sich diese erhalten, sollte die durch den Fürsten Golizyn hervorgerufene Bereitwilligkeit, ihm zu helfen, nicht erkalten und nach unserer beständigen Gewohnheit nicht in Apathie übergehen, so war es nötig, auf der Stelle das Werk energisch fortzusetzen, ohne je zu ruhen und nachzugeben. Dies tat aber Haass. Ganze Tage verbrachte er auf den Sperlingsbergen, wo er die Einrichtung der Schmiede überwachte, und im Laufe seines ganzes Lebens, mit Ausnahme seiner letzten Tage, ließ er nie einen Trupp von Verbannten abgehen, ohne alle diejenigen, bei denen es halbwegs möglich war, von Kapzewitschs Stab und Kette zu befreien und ihnen einzeln die von ihm erdachten Fesseln anlegen zu lassen. Weder das Alter noch das Sinken der physischen Kräfte, weder die fortwährenden Zwistigkeiten mit dem Etappenkommando noch die Beschränktheit seiner Mittel ließen ihn diesen „Dienst" vernachlässigen oder hielten ihn von der Erfüllung seiner schweren Pflichten zurück. In den Streitigkeiten siegte er durch seine Hartnäckigkeit, indem er auf dem von ihm eingeführten Brauch fortwährend bestand, durch Bitten und zuweilen auch durch die Drohung, sich zu beklagen und sich durch nichts aufhalten zu lassen. Der Unzulänglichkeit der Mittel für die Herstellung der Haass'schen Fesseln half er durch seine freigebigen Opfer ab, solange ihm etwas Geld blieb, und dann nahm er zu den Gaben seiner Bekannten und reicher Leute Zuflucht, die nicht imstande waren, dem alten Mann, der nie etwas für sich verlangt hatte, seine Bitte abzuschlagen.

Im Jahre 1833, nach Sakrewskijs Rücktritt, sandte Fürst Golizyn dem neuen Minister des Innern die Haass'schen Fesseln mit einem erläuternden Bericht und bat ihn um seine Mitwirkung. Diese wurde ihm gewährt, aber die Frage bezüglich der Fesseln wurde schließlich wegen verschiedener Einflüsse nicht kategorisch entschieden.

Aber für Moskau war auch dies hinreichend. Dort überwachte Haass unermüdlich die Züge der Deportierten, und durch ihn offenbarten alle am Stab Geführten, ohne selbst etwas davon zu wissen, energisch und entschlossen ihren Wunsch und baten um die Gnade und nahmen im Falle der Verweigerung zur Entscheidung des Generalgouverneurs ihre Zuflucht. Die Befehlshaber der lokalen Etappenkommandos murrten, ärgerten sich, wunderten sich über die Lust, die Haass hatte, sich für die Arrestanten zu bemühen und sich für sie „zu kreuzigen", aber schließlich und endlich versöhnten sie sich mit den sonderbaren Gebräuchen des Gefängnisses auf den Sperlingsbergen. Nur zu Ende der dreißiger Jahre, als der ernstlich erkrankte Fürst Golizyn öfters ins Ausland ging und Haass lange Zeit nicht in der Lage war, sich in seinen Streitigkeiten mit den Etappenkommandos auf seinen Einfluss zu stützen, fingen die Befehlshaber an, ihm seine Bitten bezüglich der Fesselung der

Arrestanten kurzweg abzuschlagen, indem sie sich auf die kategorischen Verordnungen Kapzewitschs beriefen. Es hätte scheinen können, dass die Tage „der unverständigen Philanthropie des Doktors Haass", wie sich Kapzewitsch ausdrückte, gezählt waren, umso mehr, als Fürst Golizyn im Jahre 1844, von den Moskauern aufrichtig beweint, dahinschied. Aber die von persönlicher Berechnung freie Güte ist als Triebkraft der gesellschaftlichen Tätigkeit eines Mannes so mächtig, dass es nicht so leicht ist, sie zu brechen. Haass bestand hartnäckig darauf, dass der Stab bei den Arrestanten durch die Fesseln ersetzt würde, und entschloss sich sogar, einen Weg zu suchen, um die Aufmerksamkeit des Kaisers Nikolaj Pawlowitsch unmittelbar und den offiziellen, hierarchischen Weg vermeidend auf den „Stab" zu lenken. Er richtete an den König von Preußen Friedrich Wilhelm IV. ein feuriges Schreiben, in dem er die Beförderung durch den Stab schilderte und den König aufforderte, seine Schwester, die Kaiserin von Russland, davon in Kenntnis zu setzen, damit sie mit ihrem kaiserlichen Gemahl darüber sprechen möge.

Der Nachfolger Golizyns, Fürst Schtscherbatow[43], lernte den „übertriebenen Philanthropen" in kurzer Zeit begreifen und schätzen und unterstützte Haass in seinem „Überwachungsdienst" auf den Sperlingsbergen schweigend und ohne sich in irgendwelche Korrespondenz einzulassen, einfach auf dem eingeführten Gebrauch bestehend, und gab den Beschwerden gegen Haass bezüglich der Fesselung der Arrestanten keine Folge. Es kann sein, dass Haass mehr als früher bat und seine Überzeugungskunst übte, aber jedes Jahr seiner Tätigkeit im Deportationsgefängnis gab diesen Bitten ein immer größeres moralisches Gewicht. Dem trug auch der sich befestigende Ruhm *seiner* Fesseln bei. So ging es bis 1848 weiter.

Zu jener Zeit ging eine plötzliche Umwandlung in den Beziehungen zwischen dem Generalgouverneur und Haass vor sich. Zum Befehlshaber von Moskau wurde der alte Gegner des Fürsten Golizyn, der eigenmächtige und ehrgeizige Graf Sakrewskij, ernannt. Mit seiner Ernennung in der Eigenschaft „als zuverlässige Schutzwehr gegen die vom Westen drohenden zerstörenden Ideen", wie er sich selbst ausdrückte, fing in Moskau ein anderer Wind zu wehen an. Die Wirkung davon ließ sich auch auf den Sperlingsbergen verspüren. Von neuem fingen die Streitigkeiten wegen der Haass'schen Fesseln an. Haass sah sich gezwungen, sich an das Komitee mit der Bitte zu wenden, die Verordnung zu erneuern, „nach welcher die deportierten Arrestanten an den Füßen statt an den Händen gefesselt werden sollten, falls sie darum baten". Als das Komitee den Grafen Sakrewskij davon in Kenntnis setzte, befahl dieser am 18. November 1848, ihm mitzuteilen, dass „Seine Durchlaucht in Erwägung dessen, dass die Gewährung derartiger Bitten der Arrestanten von der Herbeilassung der Behörde abhängt, die für deren Unversehrt-

---

[43] Alexej Grigorjewitsch Schtscherbatow (1776-1848), Moskauer Generalgouverneur seit 1843.

heit verantwortlich ist, der Meinung ist, dass der Vorschlag des Herrn Haass keine Beachtung verdient, umso mehr, als Seine Durchlaucht nicht so sehr besorgt ist, den Arrestanten unverdiente Bequemlichkeiten zu verschaffen, als Mittel zu finden, den Etappenkommandos ihre Aufsicht über die Arrestanten zu erleichtern".

Das Komitee beschloss folglich, die Sache zu den Akten zu legen, und diesmal schien der „übertriebene Philanthrop" durch die kurze und kräftige Beredsamkeit des neuen „Herrn" Moskaus endgültig geschlagen und niedergedrückt. Aber nur dem Anschein nach. Der erwähnte Beschluss hatte nur die Folge, dass der tief gekränkte alte Mann, statt zu bitten, nunmehr flehte; mit seinen Versuchen der Überredung verbanden sich die rührenden Tränen des Greises.

Der siebzigjährige Haass begab sich nach wie vor bei der Ankunft und bei dem Abgang des Deportiertenzuges nach den Sperlingsbergen, und durch sein ehrbares Ansehen und seine vom Herzen kommenden Worte trug er so viel als möglich zu der Milderung der Leiden bei, die Graf Sakrewskij als „unverdiente Bequemlichkeit" bezeichnete. „Unter diesen Leuten", schrieb er in einer Erläuterung bezüglich einer gegen ihn geführten Beschwerde, „befanden sich Rekonvaleszenten und in der Tat ganz schwache Menschen, die, als sie mich unter den Arrestanten sahen, mich baten, sie von diesen Qualen zu befreien. Meine Fürsprache war vergeblich, und ich war gezwungen, die fast verachtenden Blicke zu ertragen, mit welchen die Arrestanten sich auf den Weg machten, da sie wussten, dass ihre Bitte gesetzlich war und ich mich dort kraft des Gesetzes befand. Da ich nicht genug Macht hatte, diesem Elend zu Hilfe zu kommen, erlaubte ich mir tatsächlich, dem den Zug begleitenden Beamten zu sagen, er möge sich erinnern, dass Gott der Richter seiner unrechtmäßigen Handlungen sei!" Aber nicht alle waren seinem Beruf gleichgültig. Man unterließ es nicht, den Arrestanten, wenn nicht immer, doch oft die Fesseln zu wechseln. Dies ersieht man unter anderem daraus, dass der Schmied von der Wittbergischen Schmiede sich im September 1853 an das Komitee mit der Bitte wandte, ihm 120 erleichterte Fesseln für den letzten Deportiertenzug zu bezahlen, die im Sommer desselben Jahres auf Befehl des im August verstorbenen Doktor Haass verfertigt worden waren.

Seine persönliche menschenfreundliche Behandlung der Arrestanten und deren Folgen in Moskau befriedigten Haass jedoch nicht und ließen seinen Gedanken keine Ruhe. Es quälte ihn das Bewusstsein, dass der Stab und die Kette Kapzewitschs bis zur Ankunft der Züge in Moskau und bei den nicht über Moskau gehenden Zügen überhaupt nach wie vor ungestört in Anwendung waren. Er sah Arrestanten, deren Arme an den Stellen angefroren waren, wo sie mit den eisernen Ringen der Handfesseln in Berührung kamen; er konnte sich die Leiden der Leute klar vorstellen, welche die an den Stab oder eine kurze Kette gefesselte Hand nicht in den Busen stecken konnten, um sie zu erwärmen, wenn der strenge Frost während des Winters das Eisen kalt macht, das mit seiner Berührung die Hand brennt und erstarren macht. Das einzige Mittel, um diese Qualen zu vermeiden, bestand nach seiner Meinung darin, die Armfesseln (Ringe) in Leder einzunähen. Er äußerte sich im Komitee wiederholt darüber und übergab dem Fürsten Golizyn in den Jahren 1832 und 1833 Berichte über diesen Gegenstand. Aber auch hier widersetzte sich Kapzewitsch mit der hartnäckigen Verblendung der administrativen Eigenliebe. Er zeigte, dass das Einnähen in Leder oder Tuch die Armfesseln dadurch schwächt, dass es einen Spielraum schafft, der erlaubt, sie abzustreifen, und bezweifelte, dass der Armring die Kälte befördern könne, da das Eisen, indem es sich durch die Berührung mit der nackten Hand oder mit dem Ärmel des Rockes erwärmte, nicht kalt werden könne. Haass wurde selbstverständlich durch Kapzewitschs Beweise nicht überzeugt und verzagte keineswegs. Ein von ihm im Jahre 1836 dem Komitee vorgelegtes Verzeichnis der Arrestanten, deren Hände durch das Tragen der Ringe angefroren waren, erregte Golizyn so stark, dass dieser sofort und in der entschiedensten Form dem Minister des Innern die Notwendigkeit vorstellte, den Gedanken des „Neuerungen liebenden Doktors" zu verwirklichen. Diesmal gab der 1836 erlassene Ukas, mit dem verordnet wurde, die Ringe der Ketten in ganz Russland in Leder einzunähen, Haass eine vollständige und klare Genugtuung, die keinerlei Missverständnisse zuließ.

Aber nicht nur der Anblick der ohne jegliche Unterscheidung der Ursachen ihrer Verschickung zusammengefesselten Leute erregte Haass. Um ein Entfliehen

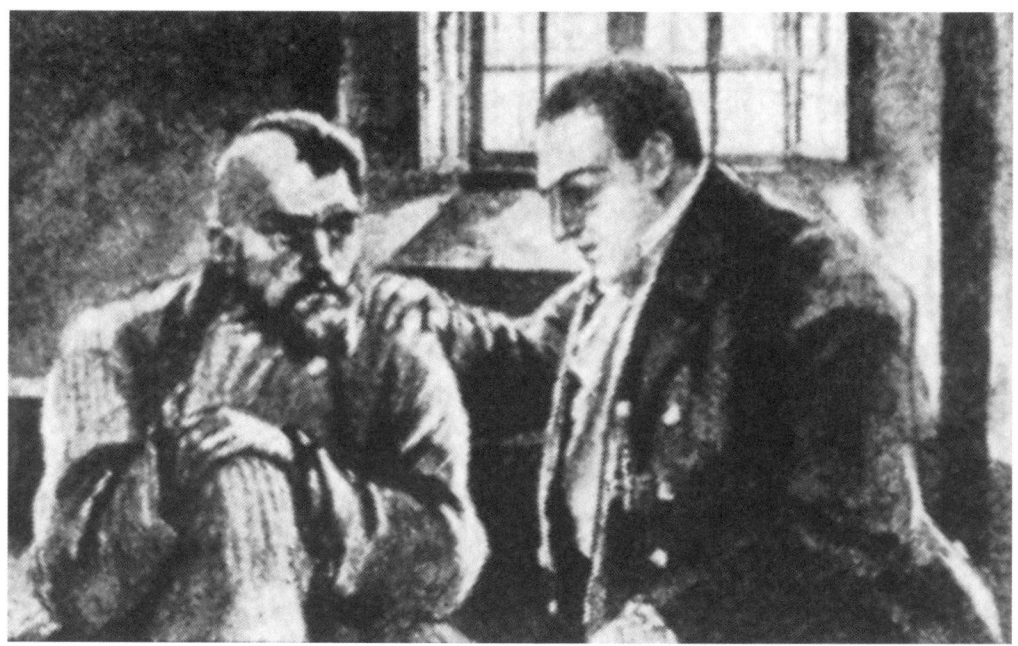

*Doktor Haass besucht einen Verbannten im Etappengefängnis*
*Zeichnung von Jelena Samokisch-Sudkowskaja*
*(entnommen aus Konis „Lebensskizze", 3. Aufl., St. Petersburg 1904)*

der Arrestanten zu vermeiden und deren Einfangung zu erleichtern, bestimmte das Gesetz vom 29. Januar 1825, wie wir bereits gesehen haben, den auf Etappen beförderten Verbannten die Hälfte des Kopfes zu rasieren. Diese Maßregel wurde allgemein. Mit zur Hälfte rasiertem Kopf sah man, gemäß einem von Haass vorgelegten Bericht, nach einem Freispruch zur Ansiedlung an ihren Geburtsort geschickte Leute, Personen, die den Termin ihrer Pässe versäumt hatten oder die auf Antrag von Gesellschaften, Vormündern oder Erben von Ansiedlungsgütern befördert wurden, aus der Hauptstadt verwiesene Bettler usw. Haass legte die Unrechtmäßigkeit und die Grausamkeit eines solchen Verfahrens in einer klaren und bilderreichen Weise dar und bat das Komitee am 23. November 1845, sich um dessen Abschaffung für diejenigen Leute, die nicht aller Rechte verlustig waren, zu bemühen. Um das gleiche bat er den Generalgouverneur Fürst Schtscherbatow in einem besonderen Bericht. Seine Anstrengungen waren erfolgreich, und am 11. März 1846 wurde das allgemeine Rasieren des Kopfes auf den Vorschlag des Gefängniskomitees durch den Staatsrat abgeschafft.

Auch um die Verpflegung der Deportierten war Haass besorgt. Als in den Jahren 1847 und 1848 eine provisorische Verordnung erlassen wurde, nach der die Ration an Speisen der Häftlinge um $1/5$ vermindert wurde (dieselbe Maßregel wurde zur Zeit der Missernte von 1891 wiederholt), übergab Fjodor Petrowitsch dem Komitee verschiedene Male 11 000 Silberrubel von „einer unbekannten wohltätigen Person" zur Besserung der Nahrung der im Deportationsgefängnis befindlichen Häftlinge.

## V. Haass und der Transport der Verbannten

Indem er sich um die Fesselung der Arrestanten und, wie wir später sehen werden, um ihre Bedürfnisse, ihre Handlungen und vieles andere bekümmerte, handelte Haass in seiner Eigenschaft als Direktor des Gefängniskomitees, der dessen ausschließliche Obliegenheiten auf sich genommen hatte.

Es gab aber noch ein anderes Gebiet seiner Tätigkeit, wo er, besonders im Anfang, fast vollständig der Herr war und unmittelbar, ohne der Zustimmung oder Unterstützung von irgend jemand zu bedürfen, handelte. Leider dauerte dies nicht lange. Wir wissen, wie ihn die Art der Beförderung mit dem Stab erschütterte. Nicht minder erschütterte ihn der sorglose, herzlose Umgang mit den Leiden der Deportierten und mit ihren menschlichen und seelischen Bedürfnissen. Er sah, dass man der Gesundheit der Deportierten keine ernste Aufmerksamkeit schenkte und dass man sich beeilte, sie so schnell als möglich los zu werden, und nicht einmal den Gedanken an die Möglichkeit zuließ, dass bei ihnen Bedürfnisse vorhanden seien, die nicht so weit als möglich zu befriedigen grausam und manchmal sogar geradezu unmoralisch wäre. Als er anfing, um eine andere Behandlung derselben zu bitten, wurde ihm ausweichend und mit Gelächter geantwortet. Als er dieses in seiner Eigenschaft als Mitglied des Gefängniskomitees forderte, wurde ihm mit Schärfe zu verstehen gegeben, dass dies ihn nichts anginge, da es Sache der Polizeiärzte sei, die die Aufsicht über die Arrestanten im Deportationsgefängnis hätten und deren direkte Vorgesetze wären.

Aber Haass wusste nicht, was „Nachgiebigkeit" bedeutet, wenn er etwas in einer nicht persönlichen Angelegenheit forderte. Schon am 2. April 1829 bat er den Fürsten Golizyn inständig, indem er sich auf seine Eigenschaft eines Doktors der Medizin berief, ihn zu ermächtigen, den Gesundheitszustand aller in Moskau befindlichen Arrestanten zu überwachen und ihm in dieser Beziehung die Polizeiärzte unterzuordnen, indem er in einem besonderen Bericht die moralische Beschwerlichkeit seiner Lage im Deportationsgefängnis auseinandersetzte. Er erzählte, wie „ein alter Amerikaner, der dem Ansehen nach ein ganz guter Mann war" und einst vom Herzog von Richelieu nach Odessa gebracht und in Radziwillow wegen „Mangel eines Passes" zurückgehalten worden war, da er nicht imstande war, seinen Beruf zu beweisen, mit einem Deportationszug weggeschickt wurde, obwohl einer seiner Füße angefroren war und die Zehen verlor, und dies in völliger Missachtung der Bitten von Haass, ihn auf einige Zeit zur Heilung des Fußes und um über ihn Nachrichten einzuziehen, zurückzuhalten. Er erzählte weiter, wie die Schreiber der Landwache trotz aller seiner Bitten und dem Versprechen des Polizeiarztes „ihm einen Streich spielten", indem sie die Deportation eines von einer venerischen Krankheit angesteckten Arrestanten nach Sibirien durchsetzten. „Und so wurde dieser Unglückliche", schreibt Haass, „weggeschickt, um sein grässliches Leiden in fernen Ländern zu verbreiten, und ich und der Polizeiarzt kehrten mit dem Ansehen der Seelenruhe nach Haus, als ob wir unsere Pflicht erfüllt hätten und Gott nicht mehr fürchteten als jene unglücklichen Gefangenen; aber all das Elend, das jener bedauernswerte Kranke verbreiten wird, wird auf Rechnung der Moskauer Gefängnis-Schutzgesellschaft in ein Buch, über das die Welt richten wird, eingetragen werden!" Haass' Bericht wurde dem Komitee zur Prüfung vorgelegt – er schrieb darin: „Alle reden nicht von der Vermeidung des Bösen, sondern allein von der Notwendigkeit, die Formen zu beobachten; aber diese Formen würden den Kern der Sache vollständig vernichten. Das Gefängniskomitee wird mit sich selbst in Widerspruch geraten, wenn es, das Schluchzen der Deportierten hörend und ihr Weinen sehend, nicht wenigstens indirekt die Macht haben wird, ihren Leiden, sozusagen in den letzten Augenblicken, Trost zu gewähren." Haass' Bitte wurde berücksichtigt, und Fürst Golizyn befahl den betreffenden Beamten, es dem Doktor Haass als medizinischem Mitglied des Gefängniskomitees zu überlassen, den Gesundheitszustand der deportierten Arrestanten ohne die Beteiligung der Polizeiärzte zu überwachen und die Kranken zum Zwecke der Heilung in Moskau zu belassen.

Auf diese Art eröffnete sich Haass, außer der Sorge bezüglich der Fesselung der Deportierten, ein weites Feld für eine andere Fürsorge. Er widmete sich derselben auf eine umfassende Art, indem er das Böse, für das er ein tiefes Verständnis hatte, beseitigte und sich durch die Formen, in die die damalige Dynamik des Gefängniswesens eingezwängt war, durchaus nicht stören ließ. Man kann ohne Übertreibung sagen, dass die Hälfte seines Lebens den Besuchen im Deportationsgefängnis, den Gedanken und der Korrespondenz darüber gewidmet war. Von einer gewerblichen Anschauung seiner ärztlichen Tätigkeit weit entfernt, alle Seiten des Lebens begreifend, wusste er unter der Hülle des kranken oder geschwächten Leibes die leidende Seele zu erkennen und beschränkte er seine Aufgabe nicht, wie dies viele zu seiner Zeit und fast alle nach ihm taten, auf die Heilung der zweifellos kranken Arrestanten. Die ärztliche Behandlung hatte für ihn eine untergeordnete Wichtigkeit. Sorgsamkeit, herzliche Teilnahme und, wenn nötig, eine feurige Fürsprache waren seine hauptsächlichen Heilmittel. „Der Arzt", hieß es in einer von ihm verfassten Instruktion für den Arzt des Deportationsgefängnisses, „darf nicht vergessen, dass das Vertrauen, mit welchem sich die Kranken sozusagen seiner Willkür hingeben, erfordert, dass er sie offenherzig, mit völliger Selbstverleugnung, mit freundlicher Besorgnis um ihre Bedürfnisse, mit derselben Gemütsstimmung, welche der Vater für seine Kinder, der Vormund für seine Mündel empfindet, behandle." „Das Komitee verlangt", heißt es weiter in derselben Instruktion, „dass der Arzt jede Gelegenheit ergreife, um auf die Besserung des moralischen Zustandes der Deportierten seinen Einfluss zu üben; dies ist leicht zu erreichen: es ist nur notwendig, ein guter Christ, nämlich sorgsam, gerecht und fromm zu sein. Die Sorgfalt muss sich in alledem äußern, was sich auf die Gesundheit der Deportierten, auf ihre Nahrung, Kleidung, Fußbekleidung und auf die Art, wie sie gefesselt werden, bezieht; die Gerechtigkeit muss sich äußern in einer wohlwollenden Beachtung der Bitten der Deportierten, in der vorsichtigen und freundschaftlichen Beruhigung derselben bezüglich ihrer Beschwerden und Wünsche und in der Mitwirkung zu deren Befriedigung; die Frömmigkeit in der Erkenntnis seiner Pflichten gegen Gott und in der Fürsorge, damit den über Moskau gehenden Deportierten geistlicher Beistand zuteil werde. Es ist unerlässlich, mit Zuversicht zu hoffen, dass der Arzt in seiner Fürsorge für die Gesundheit der Deportierten in Moskau nichts zu wünschen übriglasse und derart verfahre, dass wenigstens keiner der leidenden Deportierten Moskau verlasse, ohne dort die Hilfe und den Trost gefunden zu haben, die er wegen seines Leidens, wegen der auf dem Gefängniskomitee lastenden Pflicht und wegen des Vertrauens in die Großmut und Wohltätigkeit der Mutter Moskau, an welches jeder Russe gewohnt ist, zu erwarten berechtigt ist."

Im Jahre 1832 erlangte das Komitee auf seine Bitte die Mittel, um auf den Sperlingsbergen eine Abteilung des Gefängniskrankenhauses mit 120 Betten zu errichten, und diese wurde der unmittelbaren Aufsicht Haass' übergeben. Dort konnte er die Deportierten „wegen Krankheit" einige Zeit in Moskau lassen, sie von den Fesseln befreien und sie als vor allem unglückliche Menschen behandeln.

Die Deportierten kamen am Sonnabend nach Moskau. Ihre Weiterbeförderung erfolgte bis 1829 unmittelbar nach der Abfassung der Verzeichnisse der Züge und nachdem man von der Gouvernementsverwaltung die als unerlässlich erscheinenden Kleider und Fußbekleidung erhalten hatte. Dies erforderte zwei bis drei Tage. Haass bestand darauf, dass der Aufenthalt der Deportierten in Moskau nicht weniger als eine Woche, den Tag der Ankunft nicht eingerechnet, dauern sollte. Dies war unerlässlich, um mit ihren Bedürfnissen und Leiden bekannt zu werden und um ihnen die Möglichkeit zu geben, für die bevorstehende Reise Kräfte zu sammeln. Seine Forderungen wurden am Anfang des Jahres 1830 befriedigt. Aber es erschien ihm als ungenügend, sich ausschließlich in Moskau um die Deportierten zu kümmern. Seine Gedanken begleiteten sie noch einige Zeit nach ihrem Abgang und liefen ihnen voran. Er wünschte die Fürsorge für sie über die Grenzen des Deportationsgefängnisses hinaus auszudehnen, und auf seine Bitte befahl Fürst Golizyn dem Polizeimeister der Stadt Bogorodsk, dem Komitee, d. i. Haass, mit Vorlegung eines Zeugnisses des lokalen Arztes zu berichten, ob die von Moskau nach Bogorodsk gelangten Deportierten gesund wären und ob man bei keinem von ihnen eine Krankheit entdeckt habe, die seine Rückkehr nach Moskau, um dort behandelt zu werden, erforderte. Während der Woche des Aufenthalts der Deportierten in Moskau besuchte Haass jede Partie nicht weniger als vier Mal: am Sonnabend sofort bei ihrer Ankunft, in der Mitte der folgenden Woche, am Sonnabend, der der Abreise voranging, und Sonntag unmittelbar vor der Abreise. Jedesmal ging er durch alle von den Deportierten eingenommenen Räumlichkeiten, sprach mit ihnen, stellte ihnen Fragen und differenzierte sozusagen die dem Ansehen nach unpersönliche, gefesselte und einförmig gekleidete Masse. Nicht aus unnützer oder krankhafter Neugierde entlockte er ihnen Bitten und die Erzählung ihrer traurigen oder düsteren Geschichte. Die Anspielungen auf Krankheit, Schwäche, auf irgendein verbesserliches Übel fanden in ihm einen aufmerksamen und tätigen Zuhörer. Erkrankte ein Deportierter nach einer früheren Krankheit von neuem oder hatte er sich noch nicht erholt, war er für die lange und beschwerliche Reise zu schwach, wurde er plötzlich bei dem Gedanken der „Wladimirka" kleinmütig, sehnte er sich schmerzlich, „seinem Vater, seiner Mutter, seinem ganzen Geschlecht – seinem Stamme Lebewohl zu sagen", wie es im Lied der Arrestanten „Barmherzigkeit" heißt, oder hatte sich in ihm ein Funken der Reue hell entzündet, der durch ein aufrichtiges Wort des Trostes und der Erbauung zu einem moralisch rettenden Brand angefacht werden konnte – so griff Haass, scharfsichtig und gutmütig, sofort ein; man musste den Menschen in die Lage versetzen, sich zu kräftigen, moralisch aufzutauen und sich zu erwärmen; er entschied alsdann, dass solche Leute als unter ärztlicher Behandlung befindlich eine Woche, zwei Wochen und noch länger zurückblieben.

Wie zu erwarten war, riefen diese Maßregeln eine Menge Klagen gegen ihn hervor. Der Generalgouverneur und das Komitee erhielten fortwährend und von verschiedenen Seiten Beschwerden über seine willkürlichen Handlungen als Arzt, der die Grenzen des Reglements über die Deportierten zu kühn überschritt und die ihm verliehenen Rechte zu feurig und beharrlich verteidigte. Vor allen anderen und vielleicht heftiger als alle anderen fiel General Kapzewitsch über ihn her. „Ein Arrestant bittet, ihn nicht mit dem Zug

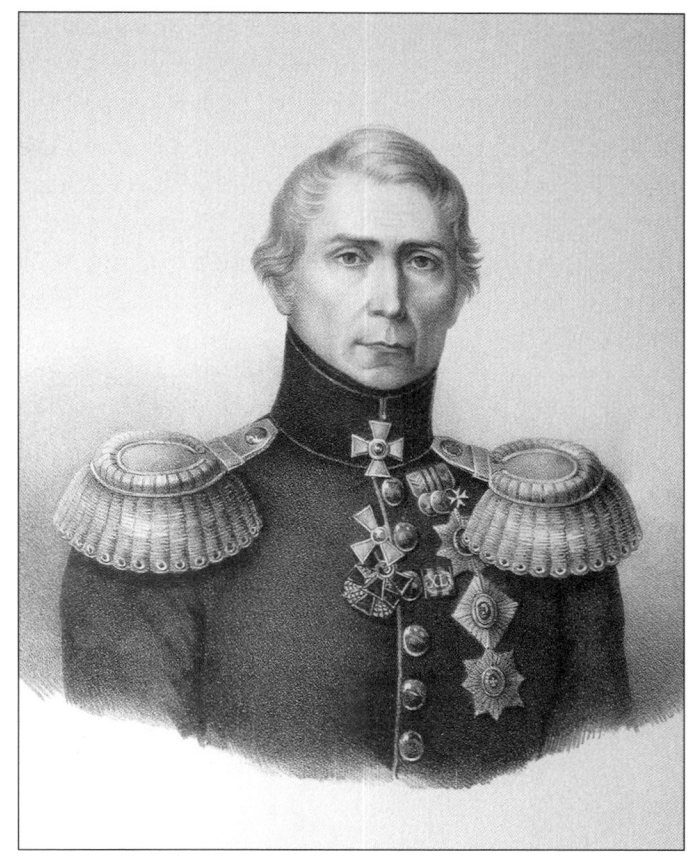

*Pjotr Michajlowitsch Kapzewitsch*

wegzuschicken, weil er seine Frau oder seinen Bruder erwartet, von dem er Abschied nehmen will; und Herr Haass hält ihn zurück; unterdessen hat der Befehlshaber des Bataillons die auf diesen Arrestanten bezüglichen Papiere bereits vorbereitet; indem er nach der Besichtigung viele abgehende Deportierte wegen absolut unbeachtenswerter Bitten zurückhält, zwingt Doktor Haass die den Zug begleitenden Soldaten, in voller Feldausrüstung auf die Prüfung oder Untersuchung dieser Bitten oder auf seinen Abschied von den abgehenden Verbrechern zu warten; der Befehlshaber, der die Rechnung der Kostgelder bereits aufgestellt und das Verzeichnis der Abgehenden redigiert hat, ist gezwungen, alles umzuarbeiten – und die Soldaten und Arrestanten, die sich bereits auf den Weg gemacht hatten, verlieren auf den Sperlingsbergen unnötigerweise ihre Zeit und erreichen ihr Nachtquartier spät und durch das Warten und den Marsch ermüdet." So schrieb der unwillige Kapzewitsch und bewies, dass gerade Haass die Arrestanten erschöpfte, und erklärte, dass „dieser nicht nur unnütz, sondern schädlich war, indem er durch seine unpassende Philanthropie das Murren der verderbten Arrestanten beförderte". Gleichzeitig waren die zur Bewahrung der Ordnung beim Abgang der Züge beorderten Moskauer Polizeimeister und Platzadjutanten auch ihrerseits durch die von Haass eingeführte „Unordnung" gereizt. Beschwerden dieser Art wurden im Jahre 1834 besonders nachdrücklich.

Die mit Haass unzufriedene Gouvernementsverwaltung beklagte sich durch den Zivilgouverneur über die durch ihn verursachten Ungelegenheiten in der Verfassung der Verzeichnisse der Deportiertenzüge. Golizyn befahl, von ihm Erklärungen zu verlangen. Während er darauf bestand, dass er vom moralischen Standpunkt im Recht war, erkannte Haass in seinen Erklärungen an, dass er der Form nach der Verletzung des Reglements über die Deportierten im engen Sinne schuldig war. In der Tat! Er hielt nicht nur die Schwerkranken zurück. Er hielt zum Beispiel einen Deportierten als Kranken eine Woche zurück, dessen Frau, die ihm folgte, unterwegs, 10 Werst von Moskau entfernt, durch ihre Niederkunft aufgehalten war; auch erlaubte er drei zur Zwangsarbeit bestimmten Arrestanten, von denen einer leicht erkrankt war, eine Woche auf ihre Frauen, Töchter und Schwestern zu warten, die kamen, um ihnen Lebewohl zu sagen.

„Worin besteht der Schaden meiner Handlungen?", fragt er, „vielleicht darin, dass einige der Zurückbehaltenen im Gefängnisspital und nicht auf dem Weg sterben? dass die Gesundheit anderer bewahrt wurde? dass den moralischen Leiden einiger nach Möglichkeit abgeholfen wurde? Die Arrestanten verlassen Moskau, ohne dass man, wie an anderen Orten, ihnen sagte: ‚geht weiter, dort könnt ihr bitten'. Die mütterliche Fürsorge für sie kann ihr erfrorenes Herz erwärmen und in ihnen eine warme Dankbarkeit hervorrufen!"

Haass' energische Verteidigung seiner Handlungen und Ansichten hatte dem Anschein nach ihre Wirkung, obwohl er, wie aus seinen dem Komitee gemachten Erklärungen ersichtlich, die Unzufriedenheit des ihn aufrichtig liebenden Golizyn erfahren und außerdem wegen seiner Streitigkeiten mit den Mitgliedern des Komitees das Amt eines Sekretärs, das er seit 1829 bekleidet hatte, abgeben musste; aber seine Befugnisse im Deportationsgefängnis wurden nicht beschränkt, und er schickte nach wie vor, eifrig und entschieden, nicht nur die Schwachen, die Ermatteten und die Kranken, sondern auch diejenigen, deren „moralischen Leiden abgeholfen werden musste", nach dem Spital auf den Sperlingsbergen.

So ging es weiter bis zum Jahre 1839. In diesem Jahr bat der Kommandant von Moskau, Staal, als Stellvertreter des Generalgouverneurs das Komitee, indem er die vollständige Selbstverleugnung des Herrn Haass anerkannte, aber der Meinung war, dass der Überfluss auch im Guten schädlich ist, wenn der vom Gesetz festgestellte Gang der Dinge dadurch aufgehalten wird, die Verfügungen einer Person zu beschränken, die die Arrestanten im Deportationsgefängnis zurückhielt.

Dies war das Signal für neue Angriffe auf Haass von allen Seiten. Es kamen Beschwerden von der Polizei, und der vom Komitee zur Kontrolle seiner Handlungsweise bei der Expedition der Deportiertenzüge beorderte Direktor Rosenstrauch und der Sekretär des Komitees Pomeranzew beurteilten ihn mit Strenge. Endlich wurde selbst der bereits kranke Fürst Golizyn durch die fortwährenden Beschwerden gegen den „übertriebenen Philanthropen" gereizt, und im Jahre 1839 schrieb er ihm vor, dem Komitee und der Gouvernementsverwaltung die Verzeichnisse der von ihm in Moskau zurückgehaltenen Arrestanten mit der genauen Bezeichnung der Krankheit, die ihn zu dieser Maßregel gezwungen hatte, zur Prüfung vorzulegen. Um dem Ganzen die Krone aufzusetzen, leitete der Zivilgouverneur aufgrund einer Verordnung des Ministers des Innern eine Enquete ein, und am 22. November 1839 wurde Haass mit der Zustimmung des Fürsten Golizyn von der hohen Aufsicht über die Deportierten vollständig entfernt.

Diese Maßregel kränkte den alten Mann auf das äußerste. Seine an das Komitee gerichteten Erläuterungen und sein Bericht an Golizyn tragen die Spuren des Unwillens und tiefer Bitterkeit. „Ich rufe den Himmel zum Zeugen an", schreibt er, „dass weder die Gouvernementsverwaltung, noch irgendeine Person imstande sein wird, auf irgendeine Handlung von mir hinzuweisen, welche mich des Vertrauens, dessen ich mich bis jetzt erfreut habe, unwürdig machen könnte." „Ich habe dem Komitee gegenüber öfters die Überzeugung geäußert", sagt er weiter mit Betrübnis, „dass andere seiner Mitglieder, wenn sie wollten, mein Amt besser erfüllen könnten und dass mein einziger Vorzug darin besteht, dass ich keine anderen Beschäftigungen habe, welche mich von meiner geliebten Tätigkeit, der Fürsorge um die Kranken und Arrestanten, ablenken könnten. Jetzt aber ist niemand im Deportationsgefängnis an meine Stelle getreten, und bereits seit vier Wochen hat niemand die Deportierten besucht." Indem er sagt, es erscheine ihm unmöglich, sich einzig und allein um die körperlichen Leiden der Arrestanten zu kümmern, erklärt er dem Fürsten Golizyn, dass er auf seine Gegenwart bei der Expedition der Züge, als auf eine Belohnung für seine Arbeit, wartete. „Das war die Belohnung für meine Mühen, und sie bestand aus vier Fragen, die ich diesen Unglücklichen kurz vor ihrer Deportation stellen konnte: ob sie sich wohlfühlen? ob die, die lesen können, ein Buch erhalten haben? ob sie noch irgend etwas benötigen? ob sie zufrieden sind?"[44] Wir werden sehen, dass dies in seinem Munde keine unnützen Fragen waren. Bezüglich der ihm gemachten Bemerkung, dass er aus der Gnade eine Verpflichtung gemacht habe, schreibt Haass an Golizyn: „Ja! Ich habe für meine im Komitee dienenden Untergebenen sogar zur Regel gemacht, dass unter uns das Wort ‚Barmherzigkeit' nicht ausgesprochen werden soll. Die anderen besuchen die Arrestanten aus Barmherzigkeit, verteilen milde Gaben aus Barmherzigkeit, setzen sich für sie bei Vorgesetzten und Angehörigen ein aus Barmherzigkeit, – aber wir,

---

[44] „C'était le prix de mes peines et il consistait dans quatre demandes, que je pouvais adresser à ces malheureux un moment avant leur départ: est-ce que vous vous portez bien? est-ce que ceux qui savent lire ont reçu in livre? est-ce que vous n' avez aucun besoin? est-ce que vous êtes contents?"

Mitglieder und Angestellte des Komitees, welche diese Bürde auf sich genommen haben, wir machen es aus Pflichtgefühl."⁴⁵

Der Gedanke, dass mit seiner Entfernung die wahrhaftige Fürsorge für die Deportierten aufgehört hatte und dass dort, wo sein Herz noch vor kurzem ihren Bedürfnissen entgegenkam, Missbräuche entstanden, die bei der vollständigen Rechtlosigkeit der Arrestanten und den bloß formalen Beziehungen der Behörden zu ihnen unvermeidlich waren, quälte ihn und veranlasste ihn zu einer Reihe von Bitten und Erklärungen, die in einer von einer nervösen und ungeduldigen Hand zeugenden Schrift geschrieben waren. „Erlauben Sie mir", schreibt er dem Zivilgouverneur am 24. Dezember 1839, „meine Vorahnung zu äußern, dass, wenn die Beschwerden wegen Zurückhaltung der Deportierten in Moskau nicht eine gerechte Aufklärung erhalten, wieder eine Zeit kommen wird – und es bestehen bereits Beispiele davon –, wo man Leute, die bezüglich ihrer Bedürfnisse unterwürfige Bitten stellen werden, bei den Haaren reißen, auf jede mögliche Weise unnötig schelten und zausen und Handlungen begehen wird, bei deren Anblick man voraussetzen wird, sich eher an den Ufern des Senegal als an einem Ort zu befinden, wo ausdrücklich befohlen ist, die Leute in der Frömmigkeit und in den guten Sitten zu unterrichten, damit ihr Arrest zu ihrer Besserung und nicht zu ihrer Verwilderung diene." In einem anderen Schreiben an dieselbe Persönlichkeit führt er Tatsachen an, deren Zeuge er war und die ihn besonders empörten. Diese waren: die am 21. Dezember 1839 stattgefundene Expedition zweier absolut kranker Arrestanten, die nur deswegen abgingen, „weil sie sich auf den Füßen halten konnten", und ein Vorfall mit zwei jungen Mädchen, den er auf folgende Art erzählte: „Denselben Tag baten zwei Mädchen, zwei Schwestern, unter Tränen, sie nicht zu trennen; es wurde beschlossen, die eine aufgrund der vom Stabsarzt Hofmann vorgenommenen Besichtigung zurückzuhalten, während der zweiten die Gewährung ihrer Bitte verweigert wurde, und zwar aus dem Grunde, weil sie bereits zweimal wegen der Krankheit ihrer Schwester zurückgelassen worden war, wobei man ihnen erklärte, dass, falls sie wünschten, nicht getrennt zu werden, die Kranke sich überwinden und mitgehen müsste; die Schwestern willigten ein, indem sie voraussichtlich vorzogen, zusammen zu sterben als voneinander getrennt zu werden. Während ich bei den Leuten vorbeiging, die bereits im Freien waren, fand ich das erwähnte Mädchen so krank, dass ich mich gezwungen sah, dem Polizeimeister Obrist Müller zu erklären, dass sie nicht entlassen werden könnte, sollte sie dies auch selbst wünschen, womit sich Herr Müller einverstanden erklärte, gleichzeitig aber verlangte, dass man die Schwester abgehen lassen sollte. Ich bat ihn dringendst, im Namen der

---

⁴⁵ „Oui, j'ai même fait recevoir comme règle par mes subordonnés, employés du Comité que le mot de grâce ne doit pas être prononcé parmi nous. D'autres visitent les prisonniers par grace, leur font des aumônes par grace, s'emploient pour eux auprès des chefs et auprès des parents par grace, – nous autres, membres et employés du Comité, après avoir accepté cette charge, nous faisons tout cela par devoir."

gegenseitigen Liebe jener beiden Schwestern, sie beide zurückzulassen, und erinnerte ihn daran, dass die Fürsprache des Gefängniskomitees, insoweit sie geziemend erscheint, beachtet werden müsste und dass wenige Fälle so beachtenswert sein könnten wie die Bitte dieser Mädchen, die, da sie ziemlich jung wären, sich leichter gegenseitig als jede selbständig vom Übel behüten und im Guten bestärken könnten." Aber Müller blieb unbeugsam und gab dem Armen zu verstehen, dass er, Haass, sowohl bei der Darlegung des Gesundheitszustandes der Leute als auch bei der Erklärung der Eigentümlichkeiten des Gefängniskomitees gegenwärtig nichts mehr bedeute.

Schon im Jahre 1834 war unter einer Reihe von Anklagen gegen den „übertriebenen Philanthropen" von Kapzewitsch auch die Beschwerde geführt worden, dass er die Behörde fortwährend durch „unbegründete" Bitten für „liederliche" Arrestanten belästigte. Dieselbe Anklage wurde mit besonderem Nachdruck auch im Jahre 1839 wiederholt. Zu seiner Rechtfertigung schildert Haass mit feurigen Ausdrücken die allgemeine Gleichgültigkeit gegenüber den Bedürfnissen der Deportierten, die Eile, mit der das Verzeichnis jedes Deportiertenzuges verfasst werde, und die Ungeneigtheit, ihre Bitten anzuhören, um das Verzeichnis nicht abzuändern oder umzuschreiben, indem man dadurch den Soldaten das Warten und den Schreibern überflüssige Arbeit ersparte.

„Wenn ein Zug weggeschickt und die Arrestanten, welchen keine Gerechtigkeit widerfahren ist, mit einer Art von Verachtung auf mich blicken, dann denke ich", ruft er aus, „dass der Engel des Herrn sein eigenes Verzeichnis führt, worin die Behörde jener Unglücklichen und ich eingetragen sind."

Die Erkenntnis der Unmöglichkeit, in der Aufsicht fortzufahren, gab ihm keine Ruhe und veranlasste ihn ohne Zweifel zu einer Reihe persönlicher Bitten und Proteste. Diese ließen keine Spuren zurück, aber es haben sich seine Schreiben erhalten, in denen man einen tief überzeugten und leidenden Menschen durchfühlt. „Die Institution des Gefängniskomitees", schreibt er an den Generalgouverneur, „wird sozusagen zu einem Phantom, und das Eurer Durchlaucht als Testamentsvollstrecker des Gründers der Gesellschaft anvertraute Amt bleibt ohne Wirkung; es ist äußerst kränkend zu sehen, was für eine Mühe man sich gibt, sich an den Buchstaben des Gesetzes zu halten, wenn man Gerechtigkeit verweigern will!"

Obwohl er eine unmittelbare Wiedereinsetzung in seine Rechte nicht erwartete, legte Haass jedoch nicht die Waffen nieder. Er betrachtete sich als Direktor des Gefängniskomitees und hielt an diesem Amt fest. Das gab ihm die Möglichkeit, sich in das Deportationsgefängnis und auf die Etappe zu begeben, „seine" Arrestanten zu sehen, für sie Bitten zu stellen und sie in Schutz zu nehmen, obwohl der vom Komitee bestellte Direktor Rosenstrauch ihm einmal sogar damit drohte, dass er, falls er fortfahren sollte, „die Ordnung zu stören", mit Gewalt entfernt werden würde.

„Trotz der Demütigungen, welche ich zu erdulden habe, trotz der Behandlung, die mir zuteil wird und die mich selbst in den Augen meiner Untergeordneten jeder Achtung beraubt, und obwohl ich fühle, dass ich allein geblieben bin, ohne jegliche freundschaftliche Verbindung oder Unterstützung", schreibt er im März 1840 an das Komitee, „bin ich nichtsdestoweniger der Meinung, dass ich, solange ich ein Mitglied des Komitees bleibe und als solches durch den Willen des Herrschers befugt bin, alle Gefängnisse Moskaus zu besuchen, durch niemand verhindert werden kann, mich im Augenblick des Abganges der Arrestanten in das Deportationsgefängnis zu begeben, und ich werde fortfahren, mich nach wie vor jedesmal dort einzufinden."

Es erscheint unmöglich, mit Genauigkeit zu bestimmen, ob diese für ihn drückende Lage lange Zeit dauerte, aber bereits im Jahre 1842 fängt man an, in den Journalen des Komitees Mitteilungen von Haass selbst anzutreffen bezüglich der Befriedigung des einen oder des anderen Bedürfnisses der von ihm im Krankenhaus des Deportationsgefängnisses zurückgehaltenen Arrestanten, und Nachrichten aus dem Ende der vierziger und aus dem Anfang der fünfziger Jahre schildern ihn, trotz der strengen Verwaltung des Generalgouverneurs Sakrewskij, in seiner beliebten Sphäre energische Verfügungen treffend. Offenbar ermüdeten seine Gegner, als sie seine Hartnäckigkeit sahen, und zuckten über ihn die Achseln. Außerdem war hinter dieser Hartnäckigkeit eine große, überwältigende moralische Kraft zu fühlen, angesichts derer solch wichtige Angelegenheiten und Hindernisse wie die Notwendigkeit, die Zugverzeichnisse umzuschreiben oder die Verrechnung der Kostgelder umzuändern, erblassten und ihre Wichtigkeit verloren.

Wie dem auch sein möge, die Besuche auf den Sperlingsbergen dauerten bis zu Haass' Tod fort.

„Ich begegnete Doktor Haass zuweilen in verschiedenen Häusern Moskaus", schrieb uns 1893 Herr J. A. Matissen[46] (ältestes Mitglied des Petersburger Gerichtshofes); „durch seine energische Haltung erinnerte er an Luther; ich traf ihn im Jahre 1850 bei seiner menschenfreundlichen Tätigkeit in seiner Eigenschaft als Arzt der deportierten Arrestanten im Gefängnis auf den Sperlingsbergen. Eines Sonntags begab ich mich dorthin, um dem traurigen Schauspiel der Expedition jener Unglücklichen nach Sibirien beizuwohnen; unter ihnen befand sich eine zur Zwangsarbeit verurteilte Frau; sie war bereits in die gemeinsame Kolonne gestellt worden, um zu Fuß zu gehen, als der Zivilgouverneur herbeikam; ihre Bitte, ihr zu erlauben, sich in eine der 'Telegen' (Bauernkarren) zu setzen, die jeden Zug begleiten und für die Kinder und schwachen Leute bestimmt sind, schlug er ihr in scharfen Ausdrücken ab; da näherte sich ihr Doktor Haass, und nachdem er sich von

---

[46] Jegor Andrejewitsch Matissen (1818-1896), Absolvent der historisch-philologischen Fakultät an der Universität in St. Petersburg; Beamter der Petersburger Senatsgerichtskammer.

ihrer äußersten Erschöpfung überzeugt hatte, wandte er sich an den Gouverneur mit der Erklärung, er könne nicht erlauben, dass man sie zu Fuß abgehen lasse; der Gouverneur widersetzte sich und warf ihm übermäßige Gutmütigkeit gegenüber einer Verbrecherin vor, aber Haass gab nicht nach, und mit der Erklärung, dass er für die Kranken verantwortlich sei, befahl er, die Frau in eine Telege zu setzen; der Gouverneur wollte diese Verfügung widerrufen, aber Haass sagte mit Feuer, jener sei dazu nicht berechtigt, und er selbst würde dem Generalgouverneur Sakrewskij sofort von der Sache Anzeige machen; daraufhin gab der Gouverneur nach, und das Weib wurde mit der Telege befördert. Denselben Tag war ich zugegen, als man einen zur Zwangsarbeit Verurteilten anschmiedete, und zwar so ungeschickt, dass sein Bein blutete und er vor Schmerz nicht aufstehen konnte; Haass befahl, ihn loszuschmieden, und nahm die Verantwortung für ein mögliches Entfliehen auf sich. Als ich nach Moskau zurückkehrte, kam ich zum Schlagbaum von Rogoschek, an dem ein Zug von Arrestanten vorbeikam, und dort fand ich wieder den Doktor Haass, der wünschte, sich zu überzeugen, ob seine Verfügungen bezüglich der geschwächten Arrestanten nicht widerrufen worden waren, und sich neuerdings dem durch ihn von der Zurücklegung der Etappen zu Fuß befreiten Weib auf der Telege mit warmen Worten der Aufmunterung näherte."

Die Erinnerungen der Leute, die Haass im Gedächtnis behalten und mit ihm gedient haben, schildern seine Sonntagsbesuche auf den Sperlingsbergen ziemlich lebhaft. Er erschien bei der Messe und hörte die Predigt aufmerksam an, die zufolge seiner vom Metropoliten Philaret beachteten Bitte an jenem Tage stets unfehlbar für die Arrestanten gehalten wurde. Dann ging er durch die Stuben der Arrestanten und stellte Fragen. Die Arrestanten erwarteten seinen Besuch wie ein Fest, liebten ihn „wie Gott", glaubten an ihn und bildeten sogar die sprichwörtliche Redensart, „bei Haass gibt es keine Weigerung". Die schwersten und verstocktesten Verbrecher benahmen sich gegen ihn mit ungewöhnlicher Ehrfurcht. Er trat immer allein in die Zellen der „gefährlichen", im Gesicht gebrandmarkten, mit der Knute bestraften, auf unbestimmte Zeit zur Arbeit in den Bergwerken verurteilten Arrestanten, hielt sich dort längere Zeit allein mit ihnen auf – und es geschah nicht ein einziges Mal, dass einem jener verbitterten und „verlorenen" Männer ein halbwegs grobes Wort gegen „Fjodor Petrowitsch" entschlüpft wäre. Die Frage, ob einer irgend etwas brauche, rief stets eine Menge oft unbegründeter Mitteilungen und nicht zu befriedigender Bitten hervor. Haass hörte alles geduldig und gutmütig an. In seinem Antlitz voll Ruhe und Güte war nicht der Schatten der Unzufriedenheit wegen zuweilen unsinniger oder erdachter Ansprüche zu sehen. Er begriff in seinem tiefen Mitgefühl für die schwache menschliche Seele, dass der Gefangene oft selbst weiß, wie töricht seine Bitten oder wie ungerecht seine Beschwerde ist, aber dass man ihm die Möglichkeit geben muss, sich auszusprechen, dass man ihn fühlen lassen muss, dass zwischen ihm, dem von der Gesellschaft Verstoßenen, und

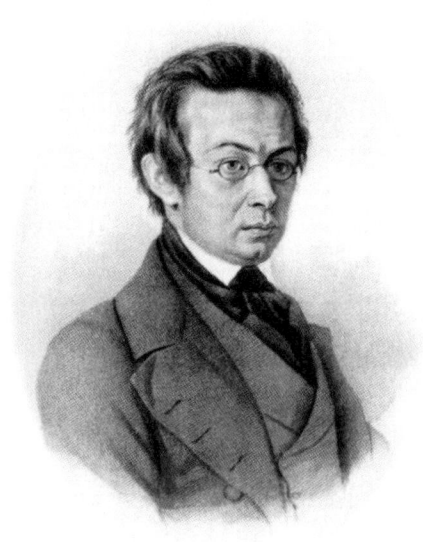

*Nikolaj Christophorowitsch Kettscher Zeichnung von K. A. Gorbunow*

der äußeren, freien Welt trotzdem ein Zusammenhang besteht und dass diese Welt ihm Gehör gibt. Eine geduldige Aufmerksamkeit, ohne jegliches Anzeichen von Belästigung oder Gereiztheit, zwei, drei Worte des Bedauerns, dass man nicht helfen kann oder die Erklärung, dass zur Hilfe kein Grund vorhanden ist – und der Gefangene ist beruhigt, ermuntert, getröstet. Jedermann, der mit Arrestanten zu tun gehabt hat und sie nicht von der anmaßenden amtlichen Höhe herab behandelt hat, weiß, dass dem so ist.

Aber wenn die Beschwerden und Bitten eines Arrestanten in unsinnige Redseligkeit ausarteten, ging Fjodor Petrowitsch lächelnd zum folgenden über, indem er dem ihn begleitenden Wärter sagte: „Sage ihm, mein Lieber, dass er Unsinn schwätzt". Dann fing die Besichtigung der Arrestanten im bekannten Umfang an.

Im Jahre 1851 beorderte die Gouvernementsverwaltung ein Mitglied der Medizinalverwaltung zur Expedition der Deportiertenzüge, um bezüglich der weiten Auffassung des Begriffes „Unwohlsein" seitens des Doktors Haass eine gewisse Kontrolle zu üben. Die Wahl der zu dieser Aufsicht bestimmten Person wurde auf eine ganz eigenartige Weise getroffen. Um Haass zu mäßigen, wurde der „Übersetzer" Shakespeares ins Russische, der im Anzug nachlässige, rauhe, lebenslustige, in Worten schlechte und in den Taten gute, durch sein donnerndes Gelächter betäubende Nikolaj Kettscher[47] auserwählt. Die Namen der Arrestanten, von denen man wusste, dass Fjodor Petrowitsch sie bis zur nächsten Expedition zurückhalten wollte, wurden mit Bleistift auf ein Zettelchen geschrieben, das von den mit Haass sympathisierenden Leuten des Gefängnispersonals Kettscher, als ob es ärztliches Honorar sei, in die Hand gedrückt wurde. Wenn Kettscher zu einer der im Zettel bezeichneten Personen gelangte, fand er gewöhnlich, dass diese, wie es schien, nicht ganz gesund war. Haass errötete vor Vergnügen und rief sofort aus: „Zurückhalten! Zurückhalten... ins Spital!"

„Wir waren", schrieb Lady Bloomfield[48], die Gemahlin des englischen Botschafters, am 27. September 1847, „im Deportationsgefängnis auf den Sperlings-

---

[47] Nikolaj Christophorowitsch Kettscher (1809-1886), Arzt, Leiter der Moskauer Medizinalverwaltung, Publizist und – nach Meinung vieler Zeitgenossen ein sehr mäßiger – Übersetzer.
[48] Georgiana Baroness Bloomfield (1822-1905), Autorin des Buches „Reminiscences of court and diplomatic life", London 1882.

bergen. Das Gefängnis ist ein düsteres Gebäude, bestehend aus einigen hölzernen Häusern, die im Jahre 1831 zur Zeit der Cholera erbaut wurden, um die Verbrecher nicht in die angesteckte Stadt zu lassen. Wir traten in eine Stube, wo Doktor Haass sie besichtigte. Dieser wunderbare Mann widmet sich ihnen bereits seit siebzehn Jahren und hat sich unter ihnen einen großen Einfluss und eine große Autorität erworben. Er sprach mit ihnen, tröstete sie, ermahnte sie, hörte ihre Beschwerden an, flößte ihnen Vertrauen zur göttlichen Gnade ein, gab vielen Bücher. All dies machte auf mich einen starken Eindruck. Die Texte aus der Heiligen Schrift über diejenigen, ‚welchen vieles gegeben ist' und über ‚die Ersten, welche die Letzten sein werden', standen nie so lebhaft vor meinem Geiste. Die Arrestanten waren im ganzen 80 – Männer und Weiber; 28 davon waren zur lebenslänglichen Zwangsarbeit bestimmt. Diese, mit zur Hälfte rasiertem Kopf, sahen aus wie Gespenster, das Aussehen des größten Teils war eher apathisch als schlimm. Vor dem Abgang des Zuges fand der Aufruf statt. Die Arrestanten begannen sich zu formieren und bekreuzigten sich gegen die Kirche gewendet; einige verbeugten sich vor derselben bis zur Erde und gingen dann auf Haass zu, segneten ihn, küssten ihm die Hände und dankten ihm für alles Gute, das er ihnen getan hatte. Er nahm von allen Abschied, küsste einige, gab jedem einen Rat und sprach aufmunternde Worte. Nachher sagte mir Haass, dass er immer betete, damit die Behörde, wenn alle vor Gott versammelt sein werden, nicht von diesen selben Verbrechern angeklagt werde und nicht ihrerseits eine schwere Strafe erdulden müsse. An das Gefängnis wurde ein unter seiner Aufsicht befindliches Spital angebaut. Dort pflegte er die Kranken und diejenigen, die für die fünfeinhalbmonatige Reise zu schwach waren... Ein trauriger, aber untilgbarer Eindruck!"

Der für die Abreise bereite Deportiertenzug wurde nicht sofort nach der „Wladimirka" geleitet. Der erste Marsch von Moskau bis Bogorodsk war sehr langwierig. Er erschöpfte die Bedeckung und die Arrestanten, die das Deportationsgefängnis ziemlich spät, zwischen zwei und drei Uhr nachmittags, verlassen mussten, aufs äußerste. Zufolge der Idee und den Pressionen von Haass wurde beschlossen, am entgegengesetzten Ende Moskaus, jenseits des Rogoscheker Schlagbaums, eine Halbetappe zu errichten, wo der Zug übernachten konnte, um sich am Morgen definitiv auf den Weg zu machen. Haass fand die Mittel, machte wohltätige Leute ausfindig, unter denen der Kaufmann Rachmanow[49] eine hervorragende Stelle einnahm, und das Gebäude der Rogoscheker Halbetappe gewährte den Deportierten und ihren Familien innerhalb der Grenzen Moskaus das letzte Obdach. Dort flossen die Gaben der wohltätigen Personen, an denen Moskau stets Überfluss hatte,

---

[49] Die Rachmanows – eine große und namhafte altgläubige Kaufmannsfamilie; vermutlich war Haass' Mitstreiter Fjodor Andrejewitsch Rachmanow (1775-1854) oder dessen Bruder Alexej Andrejewitsch Rachmanow (1792-1854), beide Kaufleute der 1. Gilde und Ehrenbürger Moskaus.

zusammen. Sie waren zuweilen sehr freigebig, sowohl in Naturalien (hauptsächlich Kalatschi – ein Gebäck –, Eier und Kattun für Hemden) als auch in barem Geld; dorthin begaben sich auch einige Wohltäter persönlich, um ihre Almosen unter die Arrestanten zu verteilen.

Mit der Errichtung der Rogoscheker Halbetappe hatte die örtliche Behörde der Landwache die Verfügung getroffen, dass die Züge von den Sperlingsbergen durch die äußeren Teile Moskaus geführt werden sollten, indem man dadurch die belebten und bevölkerten Straßen vermied und die Ruhe ihrer Besucher und Bewohner nicht durch den Anblick der Deportierten und das Gerassel der Fesseln störte. Aber der Gedanke von der Bewahrung der „Glücklichen" vor der Erinnerung an die „Unglücklichen" war für Haass unbegreiflich und erschien ihm in Widerspruch mit den guten Eigenschaften des Russen, der gegen den bestraften Verbrecher keinen Groll hegt und das Sprichwort geschaffen hat: „Weise weder den Bettelsack noch das Gefängnis von dir". Dieser Ausländer verstand tiefer als die offiziellen Vertreter der Ordnung in Moskau die hohe moralische Bedeutung der Beziehung des Russen zum „Unglücklichen". Außerdem entstand vom praktischen Gesichtspunkt aus dadurch, dass man die Deportierten durch die äußeren Teile Moskaus führte, der Übelstand, dass ihnen die reichlichen Gaben verlorengingen, die ihnen während des Weges durch das Samoskworetschje, die Taganka und das Rogoscheker Quartier von allen Seiten zuflossen. Der Beschützer ihrer Interessen, Haass, bemühte sich sofort um Widerruf dieser Verfügung durch das Komitee, und ohne die Entscheidung dieser Frage auf dem amtlichen Wege abzuwarten, wandte er sich im Jahre 1835 an den Kommandanten von Moskau, General Staal, mit einem warmen Schreiben, in dem er ihn inständig „um jene große Erleichterung für jene Leute" bat. Die Verfügung wurde widerrufen.

Am Morgen jedes Montags langte bei der erwähnten Halbetappe die ganz Moskau bekannte „Proljotka" (eine Art Droschke) Fjodor Petrowitschs an und entlud ihn selbst und eine Anzahl von Körben mit Vorräten, die er in der Woche für die Deportierten gesammelt hatte. Er ging von einem zum anderen, erkundigte sich, ob sie das durch ihn 1839 vom Komitee erwirkte zweite Hemd erhalten hätten; ermunterte sie von neuem; an einige, bei denen er „eine lebende Seele" bemerkt hatte, wandte er sich mit den Worten: „Küsse mich, mein Freund" – („Der Abschied des Herrn Haass von den Verbrechern erfolgt oft sogar dadurch, dass er sie küsst", schrieb der unwillige Kapzewitsch im Jahre 1838), – und lange begleitete er den sich in Bewegung setzenden Zug mit den Augen, während dieser sich langsam, unter dem Geklirre der Ketten, längs der „Wladimirka" bewegte. Zuweilen bemerkten die dem Zug begegnenden Moskauer, indem sie ihre Almosen eilig aus der Tasche zogen, dass ein alter Mann im Frack, mit dem Wladimir-Kreuz im Knopfloch, mit alten Schnallenschuhen und Strümpfen und im Winter mit ausgetretenen und verschossenen Stiefeln und einem alten Wolfspelz mit dem Zug ging.

Aber die Moskauer wunderten sich nicht über diese Begegnung. Sie wussten, es war „Fjodor Petrowitsch", „der heilige Doktor" und der „Mann Gottes", wie ihn das Volk zu nennen gewohnt war. Sie errieten, dass er wahrscheinlich das Bedürfnis hatte, sein Gespräch mit den Deportierten und vielleicht irgendwelchen Streit mit ihrer Obrigkeit fortzuführen. Sie wussten, dass die Bedürfnisse dieser Leute und die ihnen während des langen Weges bevorstehenden Beschwerden ihm in keiner Hinsicht fremd waren. Nicht umsonst erzählte man sich in Moskau, dass der Gouverneur Senjawin, als er Haass einst im Jahre 1830 wegen amtlicher Angelegenheiten besuchte, ihn antraf, wie er ununterbrochen unter der Begleitung eines besonderen Gerassels und Geklirrs im Zimmer auf und ab ging, ganz in sich vertieft, etwas zählte und dem Ansehen nach höchst ermattet war. Es zeigte sich, dass er befohlen hatte, ihm seine „erleichterten" Fesseln anzulegen, und mit ihnen in seinem Zimmer eine Entfernung zurücklegte, die der ersten Etappe bis nach Bogorodsk gleichkam, um zu sehen, wie sich das Gehen mit solchen Fesseln gestaltete.

## VI. Sorgen um das leibliche Wohl der Arrestanten

In seinen Beziehungen zu den Fragen der „Statik" des Gefängniswesens war Haass weniger kampflustig als bezüglich der Fragen der „Dynamik". Die relative Unbeweglichkeit der ansässigen Bewohnerschaft der Gefängnisse ermöglichte es, die Besserung ihrer Lage mit mehr Zurückhaltung und Ruhe herbeizuführen. Was heute nicht erreicht werden konnte, konnte für dieselben Leute morgen getan werden. Es kam nur auf Beharrlichkeit und Zurückhaltung an. Hier verschwand der Arrestant unter dem betrübten Blick des „übertriebenen Philanthropen" nicht wie in einem Kaleidoskop, in dem die hilfs- und schutzbedürftigen Leute fortwährend wechselten.

Aber auch im Gebiet der „Statik" war die Tätigkeit von Haass ausgedehnt und fruchtbar. Er fand das Gouvernementsgefängnis[50], von dem es in einem Arrestantenlied heißt: „Zwischen der Butyrka und der Twerskaja stehen vier Türme, in der Mitte ist ein großes Haus, wo sich Korridore kreuzweise schneiden", in einem grässlichen Zustand. Wenn man bedenkt, dass im Jahre 1873 die für die Umgestaltung der Gefängnisse einberufene Sollogubsche[51] Kommission in ihrem

---

[50] Das Moskauer Gouvernementsgefängnis (genannt Butyrskaja Gefängnis oder im Volksmund Butyrka), um 1800 als Schloss erbaut, diente als Etappengefängnis und zur Untersuchungshaft. In den Türmen des Schlosses, schon zur Zeit Peters I. erbaut, waren die rebellischen Strelitzen eingekerkert; zur Zeit Katharinas II. saß in einem der Türme Jemeljan Pugatschow, Führer eines Volksaufstands. Als Gefängnis, in dem besonders harte Bedingungen herrschten, diente die Butyrka auch zu Sowjetzeiten.
[51] Kommission unter der Leitung des Schriftstellers und engagierten Reformers im Gefängniswesen Wladimir Alexandrowitsch Sollogub (1813-1882 in Hamburg).

Bericht über die Strafanstalten Russlands (Nr. 2, S. 12) – vielleicht nicht ganz ohne Übertreibung – feststellt, das [Moskauer] Gouvernementsgefängnis sei „ein Muster alles Hässlichen", und der erste Schritt einer Gefängnisreform müsse in der „Vernichtung jener Höhle" bestehen, so kann man sich vorstellen, wie dieser Schreckensort vierzig Jahre zuvor, zur Zeit der Eröffnung des Gefängniskomitees, ausgesehen haben muss. Aus den infolge der Dürftigkeit der Mittel sehr bescheidenen Verbesserungen, die Haass dort einführte, kann man sich von den in die Augen fallenden Mängeln jenes Ortes annähernd ein Bild machen. Die ein spärliches Licht spendenden Fensteröffnungen hatten keine Fenster, die Öfen rauchten; das Wasser wurde den schmutzigen Nebenflüssen des Flusses Moskwa entnommen; in den Stuben der Männer waren keine Pritschen vorhanden; für die Nacht wurde die „Parascha" (tragbarer Nachtstuhl) aufgestellt, die ihren Inhalt seitwärts und nach unten durchfließen ließ; es waren keinerlei Einrichtungen zum Waschen vorhanden; die Küchen machten durch ihre Unsauberkeit Eindruck; die Einteilung der Häftlinge nach ihrem Alter und nach den Gattungen der Verbrechen wurde nicht beobachtet; die im allgemeinen schwache Aufsicht beschränkte sich auf strenge Zwangsmaßregeln, die von Zeit zu Zeit getroffen wurden; die Nahrung war schlecht und spärlich, und in den Stubenecken, an den mit Schimmel bedeckten und von Feuchtigkeit durchdrungenen Wänden, von denen der Kalkbewurf herabfiel, wuchsen Pilze.

Im Jahre 1832 schritt Haass mit Entschlossenheit zur wenigstens teilweisen Beseitigung jener nach seinem Ausdruck „unerträglichen Unreinlichkeit". Im Laufe des August 1832 war er zweimal bei Golizyn, schilderte ihm jene Unreinlichkeit und bewog ihn, sich persönlich davon zu überzeugen. Die Folge davon war, dass das Komitee Haass die Erlaubnis erteilte, einen der Korridore des Gefängnisses – nämlich den nördlichen – versuchsweise auf wirtschaftlichem Weg einzurichten. Haass machte sich eifrig ans Werk, begab sich einige Male täglich an den Ort, wo gearbeitet wurde, zahlte den Arbeitern aus seinen Mitteln, damit sie gewisse Arbeiten selbst an Feiertagen nach der Messe nicht im Stich ließen; kletterte auf den Gerüsten umher, zeichnete, rechnete, stritt – und um die Mitte des Jahres 1833 nahm ein Teil des Gefängnisses nicht nur einen anständigen, sondern für jene Zeit musterhaften Anblick an. Die reinen und hellen Stuben mit Pritschen, die bei Tag aufgerichtet wurden, bekamen Fenster, die dreimal so groß wie die früheren und mit Ölfarbe angestrichen waren; es wurde für Retiraden für die Nacht und für Waschbecken gesorgt, im Hof wurde eigens ein Brunnen gegraben, und im Innern des Hofes wurden „zum Auffrischen" der Luft sibirische Pappeln, je zwei in einer Reihe, gepflanzt. So gestaltete sich, zum Unwillen des Generals Kapzewitsch, das von Haass errichtete „Obdach, wo nicht nur Überfluss, sondern selbst Luxus herrschte und wo die Philanthropie die Launen der Verbrecher reichlich befriedigte". Um den „Luxus" dieses Obdachs vollständig zu machen, ließ

Haass, der das Amt eines Direktors der Arbeiten übernommen hatte, daselbst Werkstätten errichten, wo dank seiner Vermittlung nach und nach bis zum Juni 1834 die Buchbinder-, Tischler-, Schuster- und Schneiderarbeit und selbst das Flechten von Bastschuhen für die Arrestanten eingeführt wurde. Im Jahre 1836 wurde auf Anregung von Haass und Lwow[52], hauptsächlich mit den vom ersteren gesammelten Geldopfern, beim Deportationsgefängnis wegen Mangels an Raum im Gouvernementsgefängnis eine Schule für die Kinder der Arrestanten errichtet. Haass besuchte diese oft, fragte die Kinder aus, liebkoste sie und prüfte sie nicht selten. Er liebte es, sie die kirchlichen Hymnen singen zu lassen, wobei er, zur Verwunderung des örtlichen Geistlichen, ihre Fehler im kirchenslawischen Text vollständig regelrecht verbesserte.

Haass hielt sich fortwährend im Gefängnis auf und überwachte die Aufführung der Bediensteten scharf, indem er von ihnen jene Liebe zur Sache verlangte, von der er selbst das Beispiel gab. Dies war jedoch schwer ausführbar, und bei seinem Vertrauen zu den Menschen wurde er oft das Opfer einer groben Heuchelei, bis ihm die Stimme des Herzens oder irgendwelche schreiende Tatsache bewies, dass die Dinge nicht so gingen, wie sie sollten. In solchen Fällen regte er sich außerordentlich auf, warf mit feurigen Vorwürfen um sich, verhängte Geldstrafen und Entlassungen. Aber ein Gefängnispersonal lässt sich nicht auf einmal schaffen.

Nicht weniger erregte Haass die harte und stumme Art des Verfahrens mit den Arrestanten, wenn diese bestraft werden sollten. „Wenn sich die Aufseher", schreibt er, „in acht nehmen werden, selbst nichts zu verschulden, dann werden auch die Fälle der Bestrafung von Häftlingen selten sein. In der Leitung des Krankenhauses betrachte ich es als außerordentlich nützlich, damit anzufangen, die älteren Aufseher zu bestrafen, die sich bei einer gerechten Untersuchung fast immer als der von ihren Untergebenen begangenen Vergehen schuldig erweisen. Ich würde vorschlagen, auch im Stadtgefängnis diese Handlungsweise statt gesetzwidriger Quälereien einzuführen…"

Ein eifriger Verfechter der Verbesserungen im Gefängnisleben, war Haass kein Anhänger jener Neuerungen, die nach seiner Meinung nicht nur den Eigentümlichkeiten des Russen aus dem Volk, sondern auch den Grundeigenschaften der menschlichen Natur im allgemeinen zuwiderliefen. Als die Einzelhaft in den Gefängnissen aufgrund der Prinzipien des Pönentiarsystems Mode wurde, ließen sich im Komitee günstige Stimmen dafür hören. Einigen von den Mitgliedern des Komitees war die Vorstellung eines riesigen Gebäudes sympathisch, das in kleine Zellen eingeteilt und in Grabesstille versunken war, wobei vorausgesetzt wurde, dass ein dem Gram, leidenschaftlichen Gedanken und einer trübseligen Einsamkeit

---

[52] Alexander Nikolajewitsch Lwow (1790-1855), Geheimrat, Kammerherr und Mitglied des Moskauer Gefängnis-Fürsorgekomitees.

überlassener Mensch durch die Reue geläutert und moralisch gebessert werde, während er doch der Möglichkeit beraubt ist, sich dessen zu bedienen, wodurch er sich vor allem vom Tier unterscheidet – nämlich der artikulierten Rede. Aber Haass durchdrang alle düsteren und trügerischen Seiten dieses Systems und begriff dessen Grausamkeit. Das, was der Jurist und Kriminalist von Holtzendorff[53] in den sechziger Jahren „eine raffinierte Quälerei" nannte, wirkte bereits in den dreißiger Jahren auf Haass abstoßend. „Bezüglich der Anpreisung dieses Systems", schreibt er im Oktober 1832 an das Komitee, „bin ich nicht minder misstrauisch als bezüglich der Anpreisung der neuen Mittel und Methoden in der Krankenpflege. Die Einrichtung der Besserungsanstalten hat mit der Institution der Klöster einige Ähnlichkeit. Wie ein Kloster auch ausgezeichnet sein kann, folgt daraus noch nicht, dass dessen Grundsätze in allen anderen Klöstern verbreitet sind. Es gibt Klöster, deren Bewohner nichts anderes sagen als ‚memento mori': obwohl dies eine wichtige und für einige sogar höchst angemessene Äußerung ist, ist sie jedoch nicht überall im Gebrauch. Ist es darum erlaubt zu fragen, warum man in Russland die Arrestanten zur Einsamkeit verurteilen will? Warum will man sie an einem ruhigen und anständigen Gespräch untereinander hindern, statt sich damit zu begnügen, sie von geräuschvollen und unanständigen Gesprächen zurückzuhalten? Ich bin überzeugt, dass man nicht mit diesen Beschränkungen und Grausamkeiten, sondern mittels der Einführung der Arbeit und der Versammlung der Arrestanten zum gemeinschaftlichen Gebet auf die Besserung ihrer Sittlichkeit günstig einwirken kann."

Die Sorge für eine rechtmäßige Haft des Arrestanten innerhalb der Gefängnismauern erschöpfte jedoch die Aufgabe des Gefängniskomitees, wie diese von Haass verstanden wurde, keineswegs. Jenseits der Mauern des Gefängnisses befand sich die ganze Welt, in der der Arrestant noch vor kurzem mit seinem ganzen Wesen wurzelte. Nicht alle jene Leute wussten im Augenblick, was sich mit den Toren des Gefängnisses hinter ihnen schloss.

Außerhalb des Gefängnisses blieben die Familie, die Nächsten, die Wirtschaft, das Vermögen, – dort blieb das Gericht, das sie ins Gefängnis geschickt hatte und dessen Beschaffenheit und die Dauer der Haft bestimmt hatte; über jenem Gericht stand noch ein anderes, auf dessen Gerechtigkeit man sich in einigen Fällen berufen konnte; endlich erblickte man noch in der Ferne über all diesen die höchste Quelle der Gnade und Barmherzigkeit im Reich. Aber der Arrestant war von dieser Welt abgeschnitten. Zwischen ihm und dieser Welt befanden sich nicht nur die steinernen Mauern des Gefängnisses, sondern auch die lebendige Wand der

---

[53] Franz von Holtzendorff (1829-1889), Staats- und Völkerrechtswissenschaftler, Kriminalist; trat für die Abschaffung der Todesstrafe und für eine Reform des Strafwesens sowie der Gefängnisanstalten ein, deren Zustände er auf vielen Reisen ins Ausland kennenzulernen suchte.

Gefängnisbehörde, die mit ihren direkten Obliegenheiten beschäftigt und zuweilen gefühllos, fast immer gleichgültig war. Für diese bestand alles in der Haft und in der Aufrechterhaltung der Ordnung unter allen Arrestanten, und die Bedürfnisse, der Kummer oder das Interesse einer einzelnen Person bedeuteten ihr nichts oder fast nichts.

Es war ein Vermittler zwischen den Arrestanten und der Außenwelt nötig, und zwar nicht ein offizieller, sondern einer, der sich nicht in die kalten administrativen Formen einschloss, vielmehr alle ohne Unwillen, Ungeduld oder vorgefassten Unglauben anhörte und nicht zu einem eiligen und trostlosen Hinweis auf das keinen Widerspruch gestattende Gesetz seine Zuflucht nahm.

Schon bald nach der Gründung des Komitees, im Jahre 1829, schrieb Haass an den Fürsten Golizyn, es wäre unerlässlich, „allen Bitten der Verbannten und Arrestanten Aufmerksamkeit und Gehör zu schenken"[54], – und im Jahre 1832 nahm er in seinem Entwurf, worin die Obliegenheiten des Sekretärs des Komitees festgesetzt wurden, den Punkt 6 auf, aufgrund dessen „er besonders verpflichtet war, auf Verlangen der Arrestanten das Amt eines Anwalts zu verrichten, falls einer derselben die Abfassung einer schriftlichen Eingabe in seinen Angelegenheiten verlangen sollte". Der Gedanke, es wäre für ihn unerlässlich, der Vermittler oder, wie er sich ausdrückte, der „Korrektor" der Arrestanten zu sein, verließ ihn nie. Während er diesen Gedanken in der Praxis verwirklichte, war er bestrebt, jene Amtsverrichtung zu regeln und sie bestimmten Personen aufzuerlegen. Im Jahre 1834 unterbreitete er dem Komitee ein ausführliches Projekt über die Einführung des Amtes eines Korrektors; während dieses Projekt vom Komitee nur langsam geprüft wurde, besuchten er und der Direktor Lwow, welche die Tage untereinander eingeteilt hatten, die Arrestanten und gaben sich um sie und für sie Mühe. Endlich wurde im Jahre 1842 das Amt eines Korrektors und Fürsprechers in den Angelegenheiten der Arrestanten durch einen Beschluss des Komitees offiziell errichtet. Der Korrektor hatte außer den Obliegenheiten eines Gouvernementsanwalts auch dafür zu sorgen, dass niemand gegen den Geist der Gesetze und den Tatbestand des Falles, dessentwegen er gerichtet wurde oder an dem er beteiligt war, eingesperrt werden sollte; dass jeder wissen sollte, wessen er beschuldigt war; dass keinerlei Nachforschungen unterlassen würden, die er zu seiner Rechtfertigung verlangte; dass die Haft nicht durch die Langsamkeit erschwert würde und dass diejenigen, die gesetzlich befreit werden konnten, auch tatsächlich in Freiheit gesetzt wurden. Dieser Korrektor war berechtigt, sich mit den Kanzleien der Gerichtsbehörden in Verbindung zu setzen und dem Fürsten Golizyn, aus dessen persönlichen Mitteln die Kosten für die Kanzlei des Anwalts bestritten wurden, über all dasjenige, was Beachtung und Hilfe verdiente, zu berichten.

---

[54] „...[de] prêter aux exilés et détenus une oreille amicale dans tout ce qu'ils auront à communiquer"

Auf diese Art wurde Haass' Gedanke in einem bedeutenden Teil verwirklicht, und es schien, dass er nun sich seiner Tätigkeit bei den Etappen vollständig widmen konnte. Aber es schien nur so...

Anfänglich ging alles scheinbar gut, aber dann starb der großmütige Fürst Golizyn, und unsere gewohnte Apathie und Gleichgültigkeit gegen die Geschäfte bekamen wieder die Oberhand. Im Jahre 1844 wendet sich Haass bereits an das Komitee mit der Bitte, für die Kanzlei des Fürsprechers und nicht für den Loskauf der Schuldner, wie einige vorschlugen, zur Verfügung stehende Beträge zu bestimmen, „da ihm diese Bestimmung wichtiger erschien und der aktive Teil der Fürsprache in den Angelegenheiten der Häftlinge eine direkte und unbestreitbare Pflicht des Komitees bildet, dessen Mitglieder verpflichtet sind, die Beschwerden der ihnen anvertrauten Leute freundlich anzuhören".

Indem er dann auf die Bereitwilligkeit des Gouverneurs und des Prokurators hinwies, die Berichte und die Bitten der Mitglieder des Komitees entgegenzunehmen, fügt er nicht ohne Bitterkeit hinzu, dass „in dieser Hinsicht alle Bedürfnisse befriedigt werden würden, wenn sich die Mitglieder des Komitees nur Mühe gäben, die Leute anzuhören und ihre Beschwerden der Behörde zukommen zu lassen. Falls sie dies nicht genügend täten, könnten sie eine Person ausfindig machen, um sich durch dieselbe vertreten zu lassen." Er war sogar gezwungen zu erklären, es wäre vielleicht zweckmäßiger, für diese Funktion über einen eigenen Beamten zu verfügen, da man diesem die Pflicht, sich um seine Obliegenheiten zu kümmern, mit weniger Rücksicht als einem Mitglied des Komitees nahelegen und auf diese Weise die Gefahr vermeiden könnte, dass bei der ausschließlichen Ernennung zweier Mitglieder des Komitees zu Fürsprechern die übrigen gleichgültig werden und sich der Pflicht, die Bitten der Arrestanten anzuhören, wozu sie alle insgesamt wegen ihres Berufes verpflichtet sind, entziehen könnten.

Von dieser Zeit an strotzen die Journale des Komitees von Haass' Fürsprachen für verschiedene Bedürfnisse der Arrestanten, für die Revision der Prozesse der „unschuldig Verurteilten", für Bitten um Begnadigung. Da er in den „papiernen" Kampf gegen diejenigen, „welche sich ihrer Pflicht entzogen", kein Vertrauen hatte, nahm er diese Pflicht auf sich und erfüllte sie, wie er immer alles tat, auf das gewissenhafteste gegenüber den Bedürftigen und mit einer lästigen Hartnäckigkeit gegenüber den gerichtlichen und anderen Behörden.

So ging es bis zu seinem Tod fort. Einer der achtbaren Kollegen des Vorsitzenden des Moskauer Bezirksgerichts aus der ersten Zeit seines Bestehens erzählte, indem er mit höchster Achtung an die Tätigkeit von Haass erinnerte, dass er, als er noch als junger Mann im Amt des Moskauer Oberpolizeimeisters diente, einst am Anfang der fünfziger Jahre durch einen alten Herrn in seiner Beschäftigung gestört wurde, der sich als Mitglied des Gefängniskomitees vorstellte und sich nach der Lage der Angelegenheit irgendeines Arrestanten erkundigte.

Da ihm die Störung lästig war und er wünschte, so bald wie möglich zu seiner unterbrochenen Arbeit zurückzukehren, wies er kurz auf einige formelle Ungenauigkeiten in den Daten hin, aufgrund welcher die Information verlangt wurde, und weigerte sich, diese zu erteilen. Der alte Herr verbeugte sich eilig und entfernte sich. Unterdessen hatte sich der Himmel mit Wolken bedeckt, und binnen kurzem brach eines von jenen Gewittern aus, die die Moskauer Plätze für einige Zeit in Seen verwandeln, in die sich von den steilen Gassen und Nebengassen förmliche Ströme stürzen. Nach zwei Stunden belästigte der alte Mann den Beamten von neuem; er war ganz durchnässt – mit einem gutmütigen Lächeln übergab er die ausführlichsten Angaben bezüglich des Gegenstandes seiner Bitte. Es zeigte sich, dass er, um sich diese zu verschaffen, ohne auf den Guss und das Gewitter zu achten, in den Bezirk von Gamownik, ganz am Ende der Stadt, gefahren war.

Es war der bereits siebzigjährige Fjodor Petrowitsch Haass. Die ergreifende Lehre, die er ihm gegeben hatte, entlockte dem Erzähler nach langen Jahren Tränen der Rührung.

Wenn man sich mit Haass' Tätigkeit als Korrektor und Fürsprecher beschäftigt, ist es notwendig, sich bei seinen Bitten um Begnadigung aufzuhalten. Da ihm alle Mängel der gerichtlichen Prozedur seiner Zeit bekannt waren, stand er der kriminellen Rechtspflege, wie diese von den russischen Gerichten verwaltet war, misstrauisch gegenüber. Der Untersuchende in den Prozessen wegen schwerer Verbrechen bediente sich zu jener Zeit nie des Mittels, den Verdächtigen mit einer Kette ausgesuchter, untereinander zusammenhängender Überführungen und indirekter Beweise zu umstricken. Dies war langwierig, schwer und bei dem Bildungsgrad des größten Teils der damaligen Untersuchungsbeamten sogar aussichtslos. Einer solchen Belagerung zog man einen direkten Sturm auf den Verdächtigen vor, und die Heftigkeit dieses Sturms stand oft im umgekehrten Verhältnis zu dessen Gesetzlichkeit und sogar zu dessen Begründung. Es ist kein Wunder, dass Haass, den die oberflächliche, formelle Wahrheit niemals befriedigte, die Gerechtigkeit vieler Urteile bezweifelte, über deren Unrechtmäßigkeit sich die Verurteilten bei ihm beklagten. In solchen Fällen erschien ihm die Revision des Prozesses trotz der Vorstellungen bezüglich der bereits erschöpften Appellations- und Revisionsprozedur als ein heiliges Werk, für das sich ins Mittel zu legen eine moralische Pflicht sei. Er wusste auch, dass das Kriminalgericht seiner Zeit die individuelle Persönlichkeit des Verbrechers nicht kannte, dass bei der Untersuchung des Falls der lebendige Mensch in letzter Linie kam, durch Stöße von Untersuchungspapieren verdeckt in nebliger Entfernung stand und durch den einförmigen Kanzleistil des Untersuchungsbeamten jeglicher Individualität beraubt war. Wenn er einem Verurteilten Angesicht zu Angesicht gegenüberstand, um die Gedanken zu erraten, die in jenem halbrasierten Kopf goren, und ihm ins Herz zu sehen, das unter der Jacke mit dem gelben „Karo-Ass" auf dem Rücken schlug, da erschien seinem von Mitleid zu den Menschen durchdrungenen Blick keineswegs jener Bösewicht und jener Verletzer aller menschlichen Gesetze, von dem im Urteil die Rede war. Und in diesen Fällen hielt er es für seine Pflicht, um Begnadigung, um Milderung der strengen Strafe zu bitten.

Deswegen befinden sich in den Journalen des Moskauer Gefängniskomitees vom Jahre 1829 bis zum August 1853 142 Vorschläge von Haass hinsichtlich der Fürsprache für die Arrestanten, der Revision von Prozessen, der Begnadigung von Verurteilten oder der Milderung ihrer Strafen. Der verstorbene Rowinskij erinnerte sich an eine Episode, die zeigt, mit welch warmer Beständigkeit Fjodor Petrowitsch auf seinem Amt eines Beschützers beharrte. In den vierziger Jahren, wo Rowinskij in seiner Eigenschaft als Gouvernementsanwalt den Sitzungen des Gefängniskomitees beständig beiwohnte, war er Augenzeuge eines sonderbaren Auftritts zwischen Haass und dem Vorsitzenden des Komitees, dem hervorragenden Metropoliten Philaret, wegen der Arrestanten.

Philaret waren die fortwährenden und vielleicht nicht immer genau geprüften, aber völlig verständlichen Interventionen von Haass bezüglich des Einschreitens des Komitees zugunsten der „unschuldig Verurteilten" lästig geworden. „Sie reden immer von den unschuldig Verurteilten, Fjodor Petrowitsch", sagte Philaret. „Es gibt keine solchen. Wenn ein Mensch bestraft wird, so ist dies ein Zeichen, dass er schuldig ist." Der hitzige und sanguinische Haass sprang von seinem Platz auf. „Sie haben Christus vergessen, Erzbischof!" rief er aus, indem er derart einerseits die Gefühllosigkeit einer solchen Äußerung im Munde eines Erzbischofs hervorhob und andererseits auf die evangelische Begebenheit: die Verurteilung des Unschuldigen, anspielte. Alle waren starr vor Verwunderung, niemand hätte es gewagt, Philaret, der sich in einer außerordentlich einflussreichen Stellung befand, etwas Ähnliches zu sagen. Aber die Tiefe des Verstandes von Philaret kam der Tiefe von Haass' Gemüt gleich. Er neigte den Kopf, und nach einigen Minuten eines drückenden Stillschweigens stand er auf und sagte: „Nein, Fjodor Petrowitsch! Als ich meine übereilten Worte sprach, hatte nicht ich Christus vergessen, sondern Christus hatte mich vergessen!" Daraufhin erteilte er allen seinen Segen und entfernte sich.

Die verbannten Raskolniki[55] erweckten bei Haass ein besonderes Mitgefühl. Sein liebevolles Herz strengte sich vergebens an zu begreifen, aus welchem Grund einige von ihnen zu den Kriminalverbrechern gezählt werden konnten. „Das Unglück jener Leute rührt mich", schrieb er im Jahre 1848 an den Vizepräsidenten, Fürst

---

[55] Raskolniki – [russ. „Schismatiker"], pejorativer Sammelbegriff für alle von der orthodoxen Kirche abgespaltenen Gruppen, bes. für die Anhänger des Raskol [= Spaltung] im 17. Jh., zu denen u. a. die Altgläubigen [Starowerzy] und Altritualisten [Staroobrjadzy] gehörten; zum historischen Hintergrund des Raskol vgl. Kopelew S. 159, Anm. 29.

[Alexander] Golizyn, indem er für drei auf den Sperlingsbergen angelangte Bespopowzy[56] aus der Vorstadt Dobrjanki intervenierte, „und es ist meine aufrichtige Überzeugung, dass diese Leute sich einfach in der tiefsten Unkenntnis dessen befinden, worüber sie streiten, und dass man folglich ihre Hartnäckigkeit nicht als Starrköpfigkeit betrachten darf, sondern einfach als eine Verirrung in der Erkenntnis dessen, was Gott gefällig ist. Und wenn dem so ist, werden alle ohne Zweifel das Gefühl des tiefsten Mitleids für sie teilen, und ich bin der Meinung, dass man mit Gnade und Mitleid leichter dazu gelangen kann, ihr Herz zu erweichen und ihren Verstand zu überzeugen." Derartige Interventionen trafen beim Metropoliten Philaret nicht immer eine günstige Stimmung an: er war ein konsequenter und hartnäckiger Gegner jeglicher Nachsicht gegenüber der Ketzerei, und auf die angeführte Fürsprache antwortete auch Graf Sakrewskij mit einer entschiedenen und lakonischen Weigerung. „Es ist Eurer Durchlaucht bekannt", schrieb Haass an den Vorsitzenden des Gefängniskomitees, „wie oft die kaiserliche Gnade in ähnlichen Fällen erbeten und erlangt wurde; wollen Sie es nicht auf sich nehmen, unserem neuen Oberhaupt, dem Grafen Arsen Andrejewitsch, darüber zu berichten, und ihm auf diese Art die Gelegenheit geben, bei seinem ersten Erscheinen in unserer Mitte einige Unglückliche, die in einem düsteren Kerker sitzen, zu beglücken, indem Sie den barmherzigen Monarchen mit ihnen aussöhnen, und dadurch auch uns glücklich zu machen, die wir die Aufgabe haben, den Häftlingen durch einen christlichen Umgang mit ihnen die Begriffe des wahren Geistes des Christentums und eines christlichen Lebens einzuflößen?"

Das Komitee, das dieses Gesuch erst nach zwei Monaten prüfte, beschloss in Anbetracht des Umstands, dass die erwähnten Leute sich bereits auf dem Weg nach dem Ort ihrer Bestimmung befinden, „die Beurteilung dieses Falls einzustellen und den Bericht des Doktors Haass, der über den Wirkungskreis des Komitees hinausgeht, dem militärischen Generalgouverneur vorzulegen", welch letzterer dem Komitee befahl, ihm zukünftig keine ähnlichen Berichte zu überreichen.

In vielen Fällen, wo sich das Komitee weigerte, diejenigen, für die sich Haass verwendete, „in Schutz zu nehmen", ging Haass weiter, wandte sich nach Petersburg an den Präsidenten der Gefängnis-Schutzgesellschaft, und wenn er auch dort kein Mitgefühl fand, ging er noch höher. Man mochte ihm mit einer Weigerung antworten, die Angelegenheit ohne Folgen lassen, ihn an die „gesetzliche Prozedur" weisen: das machte ihm alles keinen Eindruck. Hatte er alle Instanzen erschöpft, weigerte er sich nicht für zukünftige Interventionen und zog für sich keinerlei beschränkende Folgerungen für die Zukunft. Stellte sich wieder ein Fall ein, wo es nach seiner Meinung nötig war, dem Gefallenen Gnade und dem Unschuldigen Gerechtigkeit zu verschaffen, begab er sich wieder „ohne irgendwelchen Zweifel"

---

[56] Bespopowzy – eine der Altritualisten-Gruppen, die keinen Priester anerkennt.

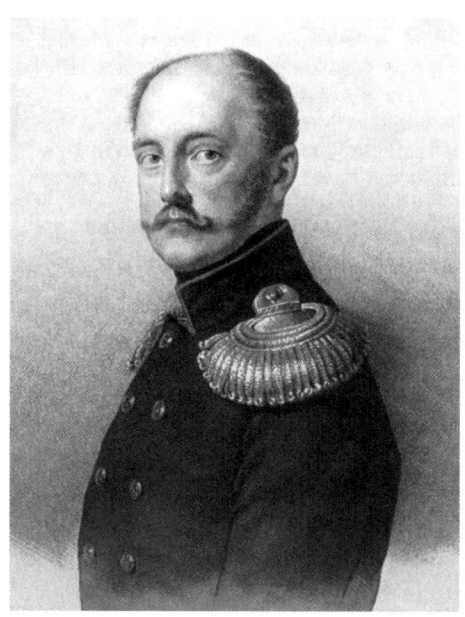

*Zar Nikolaus I.*
*Nikolaj Pawlowitsch Romanow*

dorthin, „wohin ihn eine verborgene Stimme rief" und wo man ihm so oft mit Gelächter, Ungeduld und Unwillen begegnete.

Er war nicht der Mann, der sich im Gefühl seiner Ohnmacht bei den bürokratischen Spinngeweben aufgehalten hätte. Zu welchen Mitteln Haass in den entscheidenden Fällen griff, ersieht man aus der auch von anderen Personen bestätigten, von Ilja Arsenjew[57] herrührenden Erzählung des Besuchs des Kaisers Nikolaus im Moskauer Stadtgefängnis, wo einige „Gönner" von Haass dem Herrscher einen 70jährigen Greis zeigten, der zur Deportation nach Sibirien verurteilt und durch sie wegen seiner Gebrechlichkeit lange Zeit in Moskau zurückgehalten worden war (dies war, wie es scheint, der Bürger Denis Koroljow, der von der Gouvernementsverwaltung als abgezehrt und schwach, aber für die Verschickung tauglich bezeichnet wurde). „Was hat das zu bedeuten?", fragte der Kaiser Haass, den er persönlich kannte. Statt zu antworten, warf sich Fjodor Petrowitsch auf die Knie. In der Meinung, er bäte auf diese sonderbare Weise wegen der von ihm zugelassenen Schwächung des Arrestanten um Vergebung, sagte zu ihm der Kaiser: „Genug! Ich bin ja nicht böse, Fjodor Petrowitsch; was willst du denn? Steh auf!" „Ich stehe nicht auf!", antwortete Haass entschieden. „Ich werde mich nicht ärgern, sage ich dir... was willst du denn?" „Mein Herrscher, begnadigen Sie diesen Greis; es bleibt ihm nicht mehr lange zu leben übrig, er ist hinfällig und entkräftet, es wird ihm sehr hart werden, nach Sibirien zu gehen. Begnadigen Sie ihn! Ich stehe nicht auf, bis Sie ihn begnadigt haben." Der Kaiser wurde nachdenkend... und sagte endlich: „Auf deine Verantwortung, Fjodor Petrowitsch" und erteilte die Begnadigung. Erst jetzt erhob sich Haass beglückt und erregt von den Knien.

### VII. Sorgen um das geistige Wohl der Arrestanten

Wir haben gesehen, mit welchen Mitteln Haass sich bemühte, eine gerechte Behandlung des Verurteilten zu erreichen und zwischen der Abbüßung der Strafe und einer zwecklosen Erschwerung des ohnehin bitteren Loses des Schuldigen eine

---

[57] Ilja Alexandrowitsch Arsenjew (1820-1887), Journalist, Publizist und Verleger.

scharfe Grenze zu ziehen. Aber eine gerechte und menschliche Behandlung des Schuldigen war nicht genügend; es war außerdem ein tätiges Mitgefühl gegenüber dem Unglücklichen und die Aufsicht über den Kranken notwendig. Und die Unglücklichen waren zahlreich...

Eine erste Art des Unglücks bestand in der geistigen und weltlichen Hilflosigkeit. Haass, der fast täglich mit der praktischen Vollziehung der Strafe in Berührung kam, musste bei seinem eigentümlichen ernsten und denkenden Verstand anerkennen, dass der Mangel einer wirklichen religiösen und sittlichen Entwicklung einerseits einen durch ein verbrecherisches Vorhaben auf falsche Wege geleiteten Menschen einer mächtigen Waffe für den Kampf mit sich selbst beraubte und dass dieser Mangel an Erbauung andererseits im Falle eines Menschen, der bereits ein Verbrechen begangen hatte, der Strafe fast jeden bessernden Einfluss benahm und den Arrestanten der verderblichen Einwirkung des Gefängnisses und der Beförderung per Etappen gänzlich überließ. Dieser Mangel offenbarte sich an und für sich als eine Art Unglück, zu dessen Entfernung von der Regierung keine wie immer gearteten Maßregeln getroffen wurden, während die Schutzgesellschaft ihrerseits in der ersten Zeit ihres Bestehens in dieser Hinsicht sehr wenig tat. Alles beschränkte sich in Wirklichkeit auf die formellen Beziehungen der Geistlichkeit zu den Arrestanten, und auch dies war nur in den großen Städten der Fall. Indessen bot sich den Gefängniskomitees in dieser Hinsicht eine wohltätige Aufgabe. Diese wurde durch die Verteilung von Büchern aus der Heiligen Schrift und Schriften sittlich-geistlichen Inhalts erreicht. Die Häftlinge nahmen sie gierig entgegen und lasen sie mit Liebe. Das Evangelium zeigte sich bei vielen als ein untrennbarer Gefährte, als ein Tröster, und in ihm fand ihre Seele die Entscheidung ihrer Zweifel; es war ein heller Lichtstrahl in jenem Dunkel der Verzweiflung und der Verbitterung, das sich ihrer innerlich zu bemächtigen drohte und sie von außen umgab.

Haass befasste sich beständig mit der Austeilung solcher Bücher. Gleich zu Anfang seiner Tätigkeit als Direktor des Komitees, und zwar schon am 5. Februar 1820, bestand er auf der Notwendigkeit dieser Verteilung und der Erweiterung der geistigen Hilfsmittel, die den Arrestanten zur Verfügung gestellt werden sollten. Er nahm die ganze Angelegenheit faktisch in seine Hände und widmete sich der Fürsorge „um die Armen, die Gott suchen und das Bedürfnis empfinden, Gott kennenzulernen", mit der ganzen Wärme seiner energischen Natur. „Denn man muss den Eifer sehen", wie er sich weiter ausdrückt, „mit welchem jene Leute um diese Bücher bitten, die Freude, mit welcher sie diese entgegennehmen, und den Trost, welchen ihnen das Lesen derselben gewährt." Aber seine Tätigkeit traf auf zweierlei äußere Hindernisse, um von den inneren nicht zu reden, die sein Werk, die Unglücklichen und Gefallenen mit dem Wort der „Beruhigung" unmittelbar bekannt zu machen, unsichtbar, aber fühlbar hemmten.

Das erste Hindernis bestand in der Unzulänglichkeit der Mittel des Komitees, die zum großen Teil für rein wirtschaftliche Bedürfnisse verausgabt wurden. Indem er nur die Heilige Schrift auf Kosten des Komitees ankaufte, fing er an, Bücher geistlichen und moralischen Inhalts aus eigenen Mitteln zu erwerben, und als sowohl seine persönlichen Mittel als auch jene des Komitees wegen des immer wachsenden Bedarfs an Büchern ungenügend wurden, trat er mit dem reichen Petersburger Kaufmann Archibald Merilis[58] in offizielle Beziehungen. „Das russische Volk", schreibt er ihm, indem er ihn um Hilfe bittet, „besitzt vor allen anderen die glänzende Tugend der Barmherzigkeit, die Bereitwilligkeit und die Gewohnheit, dem Nächsten in allen seinen Bedürfnissen reichlich und mit Freude beizustehen, aber ein Zweig der Wohltätigkeit ist in die Gewohnheiten des Volkes wenig eingedrungen: dieser ungenügend entwickelte Zweig der Wohltätigkeit ist die Verteilung von Büchern aus der Heiligen Schrift und anderen erbaulichen Werken."

Auf den offiziellen Umgang folgte, wie man aus den ausführlichen Antworten von Merilis ersieht, eine Reihe privater Briefe, deren Ergebnis war, dass der „englische Kaufmann" Haass während nicht weniger als zwanzig Jahren mit Büchern versorgte, und zwar, wie dieser sich in einem Bericht an das Komitee ausdrückt, „mit einer erstaunlichen, unschätzbaren Freigebigkeit". (Von 1831 bis 1846 lieferte Merilis Bücher verschiedener Art für 30 000 Rubel, und zwar 54 823 Bibeln und 11 030 Evangelien in verschiedenen Sprachen.) Aus einem von Haass an das Komitee gerichteten Bericht ersieht man, dass er in den ersten fünfzehn Jahren des Bestehens des Komitees 71 190 kirchliche und weltliche ABC-Bücher, 8 170 Kirchenkalender und Gebetbücher, 20 350 Bücher aus der Heiligen Geschichte, Katechismen und andere Schriften geistlichen Inhalts, 5 749 Evangelien in kirchenslawischer und russischer Sprache, 1 830 Evangelien in fremden Sprachen, 8 551 Psalmbücher in kirchenslawischer und russischer Sprache und 548 in fremder Sprache usw. verteilt hatte.

Aber Haass beschränkte sich keineswegs auf die Verteilung von Büchern. Er wünschte jeden Arrestanten, der sich auf den Weg machte, mit einem systematisch verfassten moralischen Leitfaden zu versehen, der gegen die verschiedenen unliebsamen Seiten jenes „Milieus" gerichtet war, das in quantitativer Hinsicht die größte Anzahl an Verletzern des Gesetzes liefert. Im Jahre 1841 gab er auf eigene Kosten ein Büchlein heraus, das auf dickem Papier gedruckt war und dessen Umschlag aus ziemlich dicker Pappe 44 Seiten enthielt. Es war betitelt „ABC der christlichen Sittsamkeit. Über die Verwerflichkeit von schmähenden, tadelnswerten und im allgemeinen unschicklichen Ausdrücken zum Nachteil des Nächsten oder

---

[58] Archibald Merilis (richtig Mirrielees; ?-1877), Kaufmann schottischer Herkunft, Mitglied der St. Petersburger Bibelgesellschaft.

**Aus dem Protokoll vom 15. Januar 1840:**
23a. [Bericht] des Mitglieds Doktor Haass darüber, dass im letzten Quartal des vergangenen Jahres für die über Moskau nach Sibirien verschickten Arrestanten folgende Kosten entstanden sind: für Kleider- und Schuhreparaturen, für die Verbesserung der Kost für Säuglinge und schwache Alte, für Stoff und Borte zur Anfertigung der Büchersäckchen, für den Kauf von 23 Brillen; für den Kauf von Seife für das Etappengefängnis auf den Sperlingsbergen, die unter die nach Sibirien Verschickten verteilt werden soll, damit sie unterwegs ihre Unterwäsche waschen können; für Kuriere des Komiteeschriftführers und für den Arrestantenältesten Iwanow; für den Kauf von Kreuzen und Perlen für Rosenkränze, 3 Ex. des Neuen Testaments, 3 Ex. des Kirchenpsalters und 10 Ex. des ABC; für Überweisungsgebühren der Arrestantengelder, die der Älteste im Schlossgefängnis zum Kauf von Papier, Federn und Tinte benötigt. Insgesamt beläuft sich die Summe auf neunhundertneunundzwanzig Rubel und zweiundzwanzig Kopeken in Assignaten oder zweihundertfünfundsechzig Rubel neunundvierzig Kopeken in Silber, die gegen Quittung des Komiteeschriftführers Kettscher auszuzahlen sind.
*Beschlossen*: die Gelder gegen Quittung des Akkreditierten auszuzahlen, den Schatzmeister darüber schriftlich zu informieren.

Von den Grundsätzen der Nächstenliebe". Das Büchlein, das in einer riesigen Anzahl von Exemplaren gedruckt wurde, fängt mit 18 Texten aus den Evangelien und Apostelbriefen an, die die christliche Liebe, den Frieden, die körperliche Reinheit, die Sanftmut und das Vergeben anempfehlen. Darauf folgt die Entwicklung dieser Texte, die durch Auszüge aus der Heiligen Schrift, aus dem Traktat „Von der göttlichen Liebe" von Franz von Sales und durch eine Reihe aus der Geschichte und aus dem täglichen Leben geschöpfter moralischer Erzählungen bekräftigt wird. In tief empfundenen Ausdrücken überzeugt der Verfasser den Leser, sich nicht dem Zorn zu überlassen, nicht zu lästern, nicht über das Unglück des Nächsten zu lachen und über seine Missgestalt zu spotten und vor allem nicht zu lügen.

Dieses Buch verteilte Haass unter all diejenigen, die Moskau auf dem Etappenweg verließen. Damit das Büchlein unterwegs nicht verlorenginge, stellte er eigene Säckchen zu deren Aufbewahrung her, die an einer Schnur auf der Brust des Eigentümers des Buches hingen. Sowohl die Säckchen als die Bücher brachte er mit auf die Etappenstation und versorgte alle damit.

Das „ABC der christlichen Sittsamkeit" endigte mit folgenden Worten: „Also vertrauend in die allmächtige göttliche Hilfe, gelobe ich von ganzer Seele, in allen meinen Beziehungen zum Nächsten die Lehre des heiligen Apostels Paulus als

Richtschnur zu beobachten: ‚Brüder! Wenn auch ein Mensch irgendeine Sünde begeht, bessert ihn in Milde, aber wacht auch über euch, um nicht selbst in Versuchung zu geraten; traget einer die Last des anderen und erfüllt auf diese Art das Gesetz Christi.' Mit dem festen Entschluss, diese Grundsätze zu erfüllen, nämlich: 1. keine Schmähworte zu gebrauchen, 2. niemand zu verurteilen, 3. nicht zu lügen und 4. um dies stärker in meine Seele einzuprägen, die angeführte Lehre des Apostels zu beobachten, zeichne ich meinen Namen…"

Darauf folgte eine halbe Seite, die unbedruckt war und auf die die Schreibkundigen bei der Verteilung der Bücher auf die Bitte von Haass ihren Familiennamen schrieben und diejenigen, die nur lesen konnten, drei Kreuze zeichneten; dies gab dem ganzen Buch den geheimnisvollen und wirksamen Charakter eines Übereinkommens, das zu verletzen sündhaft und schmachvoll war. Hinter der Originalität dieser Erfindung versteckt sich ein rührender Glaube an die besseren Seiten der menschlichen Natur und das Vertrauen zur Fähigkeit des Mannes aus dem russischen Volk zu einer sittlichen Wiedergeburt. Dieses Vertrauen entstand jedoch nicht ohne Hindernisse und Widersprüche. Haass traf bei weitem nicht bei allen Mitgliedern des Komitees in dieser Hinsicht auf Mitgefühl. Unter ihnen äußerte man sich, wie aus seiner Eingabe vom 19. November 1835 ersichtlich, in dem Sinne, dass das Lesen des Evangeliums ohne die beständige Leitung, die Anweisung und die autoritäre Auslegung durch Personen des geistlichen Standes bei einem Mann aus dem Volk den Hang zu willkürlichen, einseitigen und schädlichen Auslegungen hervorrufen könnte, dass das ohne jegliche Kontrolle gelesene Evangelium eine zweischneidige Waffe werden könnte, dass die Bücher aus der Heiligen Schrift den Arrestanten auf jeden Fall nur auf ihre Bitten gegeben werden

**Aus dem Protokoll vom 15. Juli 1840:**

26. [Bericht] des Direktors Doktor Haass darüber, dass er auf Bitten der Äbtissin des Jungfrauenklosters die dort unter Aufsicht befindlichen Marianne Olecz und deren Tochter Theresa besuchte und sich erlaubte, ihnen im Namen des Komitees folgende Bücher zu überreichen: das Neue Testament in polnischer und russischer Sprache, „Über die christliche Pflicht", „Schule der Frömmigkeit" und in polnischer Sprache die „Anleitung zum frommen Leben". Der Ehemann von Frau Olecz, Georgij, in sibirischer Verbannung in den Alexandrinski-[Berg]Werken, bittet in seinem Brief inständig, auch ihm solche Bücher zu schicken. Hiermit wird das Komitee darüber in Kenntnis gesetzt und gebeten, die erwähnten Bücher zum Versenden an den Verbannten Olecz ins Gouvernement Irkutsk zu genehmigen.

*Beschlossen*: der Bitte von Herrn Haass stattzugeben und die erwähnten Bücher mittels des Zivilgouverneurs von Irkutsk aushändigen zu lassen.

und ihnen nicht „aufgedrängt" werden sollten und endlich dass derjenige, der solche Bücher austeilte, wie ein Arzt zu handeln hätte, der sich auf den Ruf des Kranken einstellt, aber nicht ungerufen bei ihm eindringen wird usw. Außerdem behaupteten einige (Eingabe von Haass vom 14. September 1845), die Verteilung solcher Bücher wäre überhaupt unnütz, da sie ihren Zweck nicht erreichte und die Bücher oft in unwürdige Hände fielen. Haass widerlegte diese Erwägungen, indem er auf den Punkt 3 der der Gefängnis-Schutzgesellschaft gegebenen Verhaltensmaßregeln hinwies, nach denen diese verpflichtet war, „die Häftlinge in den Grundsätzen der christlichen Frömmigkeit und der auf derselben beruhenden Sittlichkeit zu unterweisen", und außerdem auf Punkt 15 der Instruktion für das Gefängniskomitee, der dessen Fürsorge „die Versorgung der Arrestanten mit Büchern aus der Heiligen Schrift und anderen Werken geistlichen Inhalts" auferlegte. Er berief sich auf seine eigene Erfahrung, die ihm bewiesen hatte, dass auch unwürdige Hände mit dankbarer Rührung „das Wort Gottes" vorsichtig aufschlagen.

Ein äußeres Hindernis anderer Art fand die volle Erfüllung des Wunsches von Haass in der faktisch ungenügenden Anzahl von Büchern aus der Heiligen Schrift: „Es wird das Komitee verwundern und bestürzen", schrieb er im Jahre 1845, „zu hören, dass Herr Merilis Neue Testamente in slawischer Sprache gegenwärtig in Petersburg um keinen Preis finden kann. Das wird voraussichtlich binnen kurzem auch in Moskau der Fall sein." Darum bat er das Komitee beharrlich um dessen Fürsprache bezüglich der Allerhöchsten Erlaubnis, die unentbehrliche Anzahl Neuer Testamente in russischer und slawischer Sprache in der Synodal-Druckerei auf Kosten des Komitees drucken zu lassen. Die durch den Metropoliten Philaret unterstützte Bitte wurde vom Komitee am 30. Dezember 1845 angenommen, aber erst am 26. April 1847 wurde dem Komitee eine Verordnung des Heiligen Synod mitgeteilt, worin dem Komitee die Erlaubnis erteilt wurde, in der Moskauer Synodal-Druckerei drei Auflagen des Neuen Testaments in slawischer Sprache auf eigene Rechnung drucken zu lassen. Derart hatte Haass dank seinem Drängen „das für die Armen, welche Gott suchen und bedürfen, mit Ihm bekannt zu werden", unentbehrliche Buch von neuem zu seiner Verfügung. Wie es scheint, hörte der von Merilis erwähnte Mangel bald auch in Petersburg auf, sich fühlen zu lassen, denn aus seinem Brief vom 5. Dezember 1851 an Haass ersieht man, dass er in den letzten Jahren von neuem eine merkliche Anzahl Bände des Neuen Testaments nach Moskau geliefert hatte.

Außer der geistigen Erbauung, die die Zukunft des Arrestanten im Auge hatte, bedurfte dieser auch häufig und dringend der Beruhigung seines aufgeregten Geistes und des religiösen Trostes in der Gegenwart. Durch Moskau wurde eine große Anzahl von Andersgläubigen und Leuten nichtrussischen Ursprungs nach Sibirien befördert. Haass verteilte ihnen nicht nur Bücher, sondern, da er wusste, dass sie während der langen Reise und zum großen Teil auch an Ort und Stelle nicht die Möglichkeit fanden, von einem Geistlichen ihres Glaubens ein Wort des Trostes zu hören und vor diesem ein Wort der Reue auszusprechen, bat er, dass ihnen dieser Trost in Moskau gewährt würde, und nahm zu diesem Zweck manchmal auch zu ihrer Belassung in Moskau beim Abgang eines Deportiertenzuges, die ihm so viele Unannehmlichkeiten verursachte, seine Zuflucht. Im Jahre 1838 besuchte er das Komitee und verwendete sich beharrlich beim Zivilgouverneur dafür, dass alle nach Sibirien verbannten Polen eine Woche in Moskau zurückgehalten würden, um zu beichten und das heilige Abendmahl zu empfangen, „um sich vor dem Antritt ihres neuen Lebens ordentlich zu kräftigen".

Im Jahre 1847 schrieb er auf einige Blätter ein aus Thomas a Kempis[59] (Von der Nachfolge Christi III, 29) entnommenes Gebet und gab sie einigen Arrestanten, die durch die bevorstehende Knutenstrafe höchst erregt waren. Nach der Beobachtung des Direktors des Komitees Fonwisin übte das Lesen jenes Gebets auf drei von jenen Arrestanten eine wohltätige und beruhigende Wirkung aus – und Haass fing sogleich an, beim Komitee darauf zu drängen, dass jenes Gebet auf einzelnen Blättern zur Verteilung im Gouvernementsgefängnis gedruckt werde. Er traf beim Metropoliten Philaret auf Widerspruch: „Dieses Gebet", erklärte der Moskauer Kirchenfürst, wie aus den Berichten des Komitees hervorgeht, „ist die Wiedergabe der Worte Christi, wie sie im Evangelium Johannis (12, 28) zu lesen sind, aber ist es schicklich, das Gebet des Erlösers vor der Kreuzigung auf einen Verbrecher vor seiner Strafe anzuwenden?" Übrigens beantragte Philaret, das von Haass vorgelegte Gebet durch das neu verfasste Gebet eines Eingekerkerten zu ersetzen, während man gleichzeitig das Gebet des Jefrem Sirin[60] genehmigte; dies wurde auch vom Komitee dankbar angenommen. Beide Gebete wurden auf 600 Blättern zur Verteilung in den Gefängnissen abgedruckt, und der gute Zweck Haass', der selbstverständlich nicht unbedingt auf einem besonderen Text des Gebets bestand, war erreicht.

Aber die Häftlinge und die nach Sibirien Verschickten bedurften nicht einzig und allein unmittelbaren religiösen Trostes. Sie litten auch am Mangel irdischen Trostes und zuweilen selbst an materieller Hilfe. Die Last der Trennung von den Verwandten und den ihnen nahestehenden Personen oder der zu spärlichen Zusammenkünfte mit ihnen war für viele durch den Mangel jeglicher Nachricht aus ihrer Heimat verdoppelt; nach Abbüßung ihrer Strafe erwartete sie gewöhnlich völlige Hilflosigkeit und Hunger, und sie wussten nicht, wo sie ein Obdach suchen sollten; ihrer Freiheit beraubt, fielen sie oft dem Eigennutz ihrer gezwungenen

---

[59] Thomas von Kempen (1379 oder 1380–1471), Mystiker, Seelsorger und geistlicher Schriftsteller.
[60] Jefrem Sirin – ehrwürdiger Lehrer der Buße, geboren Anfang des 4. Jh.s in Mesopotamien; Sohn eines heidnischen Priesters, wurde für seine Bekehrung zu Christus aus der Familie verstoßen.

Gefährten und ihrer Aufseher zum Opfer; sterbend ließen einige von ihnen Waisen zurück, für die selbst die traurige Gastfreundlichkeit des Gefängnisses ein Ende nahm, und wer durch einen Fehler der Gerichte nach Sibirien gelangte, hatte gewöhnlich keine Mittel, um von dort wegzukommen. In allen diesen und ähnlichen Fällen waren rechtzeitiger Trost und tätige Hilfe notwendig. Hier zeigte sich auch Haass' „heilige Unruhe". Die Berichte des Komitees sind von Hinweisen auf seine mannigfaltigen Bemühungen in dieser Hinsicht erfüllt. So drängt er im Jahre 1833 auf die Fürsprache im gesetzmäßigen Weg, damit den Schwestern der Verschickten die Erlaubnis erteilt würde, ihren alleinstehenden Brüdern zu folgen; im Jahre 1835 bittet er, den Arrestanten zu erlauben, ihre Verwandten außer an den festgesetzten Tagen auch am Neujahrstag zu sehen, und im allgemeinen ergriff er jede Gelegenheit, um die Tage der Zusammenkünfte zu vermehren.

Fast jedes Heft der Berichte enthält Mitteilungen von Haass über die Sendung von Briefen, Büchern und Geld an die Verbannten in Sibirien, über die ihnen gemachte Mitteilung verschiedener Nachrichten bezüglich ihrer Angelegenheiten und Eingaben. All dies erforderte große Sorge, Bemühungen und persönliche Ausgaben. Um einem, der aus Sibirien um Hilfe rief, Nachrichten über die Lage seiner Eingabe oder über dasjenige, was mit seiner Familie vorging, zukommen zu lassen, musste man zuweilen weitläufige Nachforschungen anstellen, bitten, warten, zahlen.

Es ist schwer, alle einzelnen Äußerungen jener Tätigkeit des „übertriebenen Philanthropen" aufzuzählen. Bald verlangt er vom Komitee systematisch in bestimmten Zeiträumen Geld für die den Familien der Arrestanten zu leistende Hilfe und gibt darüber Rechenschaft, bald verteilt er unter die bedürftigen Arrestanten tau-

**Aus dem Protokoll vom 30. November 1840:**

29. Herr Direktor und Staatsrat Doktor F.P. Haass berichtete, die Bücher betreffend, die von Pastor Söderholm für die über Moskau nach Sibirien verschickten Arrestanten lutherischer Konfession gekauft worden waren, nämlich: 10 Ex. ABC in estländischer, 10 Ex. in lettischer, 5 Ex. in deutscher Sprache, Katechismen in estländischer, 10 Ex. in lettischer und 10 Ex. in deutscher Sprache, 25 Ex. Belehrungen in deutscher Sprache und 2 Ex. „Gespräche und Fürbitten" in lettischer und estländischer Sprache; insgesamt beläuft sich die Summe auf einhundertneunundfünfzig Rubel und zwanzig Kopeken in Assignaten oder in Silber fünfundvierzig Rubel achtundvierzig und viersiebtel (45 R. 48 $^{4}/_{7}$ K.), die an Pastor Söderholm zu entrichten sind.

*Beschlossen*: Die erwähnte Summe laut Liste aus der Wohltätigkeitskasse gegen Quittung an Herrn Söderholm auszuhändigen und den Direktor, Schatzmeister und Kommerzienrat Wassilij Rosenstrauch darüber schriftlich unterrichten.

send Rubel, die er sich von Frau Senjawina ausgebeten hat; bald nimmt er geschwächte Arrestanten unter seine Verantwortlichkeit und befördert sie auf eigene Rechnung an die Orte, wo sie angesiedelt werden sollen, bald schickt er ihnen verschiedene Gegenstände und Bücher (so schickte er 1840 einem Deportierten Bücher nach Jalutorowsk, und im Jahre 1844 schickte er einem anderen Deportierten „Das verlorene Paradies" Miltons[61] nach Jakutsk); 1843 steht er dem Direktor des Komitees Lwow bei der Gründung eines Obdachs für die entlassenen Häftlinge tätig bei, einem Mann, der sich wie er der Besserung der Lebensverhältnisse der Arrestanten herzlich widmete, bald zahlt er 750 Silberrubel, die er unter „wohltätigen Personen" gesammelt hat, zur Verteilung unter die vom Gefängnis befreiten Häftlinge, bald bittet er um die Aufsicht über die Erziehung zweier gänzlich verwaister Mädchen, die die Gefängnisbehörde nach dem Tod ihrer eingekerkerten Mutter einem gewissen Leutnant Sanguschko übergeben hatte; bald berichtet er dem Komitee, dass er die Witwe des Kaufmanns Manilow überredet hat, den dreijährigen Sohn einer verstorbenen Arrestantin, „welche ihre Herkunft nicht kannte", in Pflege zu nehmen, bald besteht er auf der Untersuchung der Beschwerden der Arrestanten des Deportationsgefängnisses wegen unvollkommener Zurückerstattung der ihnen abgenommenen Gegenstände; und endlich bezweifelte er einmal die Gerechtigkeit der Verurteilung eines gewissen Generosow, Einwohners von Schemacha, wegen Brandstiftung und wandte sich darum an das Komitee, damit dieses ihm die Mittel liefere, sich mit der Familie und nicht auf dem Etappenweg nach Sibirien zu begeben, und da ihm das Komitee seine Bitte abschlug, kaufte er ihm auf eigene Kosten ein Pferd, – und als die Unschuld Generosows nachträglich in der Tat entdeckt wurde, schickte er ihm „im Namen einer wohltätigen Person" 200 Rubel, um von Sibirien zurückzukehren, usw. usw.

Die Arrestanten, die nach Moskau kamen, trafen dort das ermunternde Gerücht vom Gefängnisdoktor, der ihre Bedürfnisse begriff und ihrem Gram Gehör schenkte; sie entfernten sich meist mit einer festen und dankbaren und für lange Zeit unverwischbaren Erinnerung an ihn. Und vielleicht wirkte die Erinnerung an den Mann, der das in den von ihm verteilten Büchern geschilderte Ideal so einfach und gleichzeitig so eifrig in der Tat verwirklichte, im fernen Sibirien auf jene Leute nicht weniger stark, veredelnd und beruhigend als jene Bücher selbst.

Der verstorbene Senator Wiktor Antonowitsch Arzimowitsch erzählt, dass er, einer der jungen Beamten, die den Senator Annenkow 1851 bei seiner Inspektion in Ost-Sibirien begleitet hatten, sich bei seiner Rückkehr, da er nach Petersburg eilte, nur für kurze Zeit in Moskau aufhielt. Von einigen Bekannten, bei denen er

---

[61] John Milton (1608-1674), engl. Dichter; in seinem Epos „Paradise lost" (10 Bücher, 1667) gestaltet er den Sündenfall des Menschen, dem in der Hoffnung auf die verzeihende Liebe von oben die Gnade zuteil werden kann, in die Harmonie mit Gott zurückzukehren.

gewesen war, spät nach Mitternacht nach Hause zurückgekehrt, legte er sich bereits schlafen, als bei ihm angeklopft wurde. Durch die vom Diener geöffnete Tür trat ein alter Mann mit energischen Gesichtszügen, in einem sonderbaren und ärmlichen Kostüm aus dem Anfang des Jahrhunderts und wegen der hohen Treppe ganz außer Atem ins Zimmer; dies war Fjodor Petrowitsch Haass, der dem jungen Teilnehmer an der Inspektion des erwähnten Senators gänzlich unbekannt war. Nachdem er sich in kurzen Worten entschuldigt hatte, dass er ihn, nachdem er ihn den ganzen Tag gesucht hatte, so spät störte, setzte sich der Ankömmling auf den Bettrand, nahm den verwunderten Arzimowitsch bei der Hand und sagte, indem er ihm vertrauensvoll ins Auge blickte: „Sie haben *sie* in verschiedenen Orten gesehen – nun, wie geht es *ihnen* dort? Haben *sie* es dort nicht zu schlecht? Wessen sind *sie* besonders bedürftig? Verzeihen Sie mir, aber *sie* dauern mich so sehr!" Und der gerührte Arzimowitsch erzählte seinem ungewöhnlichen Besucher fast bis zum Morgen von „ihnen" und antwortete auf seine Fragen.

Derselbe Wiktor Arzimowitsch war in der zweiten Hälfte der fünfziger Jahre Gouverneur von Tobolsk. Bei einer Reise durch das Gouvernement hielt er sich einst in einem der Dörfer im Bauernhaus eines ehemals deportierten Ansiedlers auf, der bereits in die Klasse der Eingebürgerten übergegangen war und mit seiner zahlreichen Familie behaglich und wohlhabend lebte. Arzimowitsch setzte sich bereits in seine Equipage, um wegzufahren, als der Wirt, der ihn bis zum Wagen begleitet hatte, ein gesetzter alter Mann mit großem grauen Bart und einem blauen Rock aus feinem Stoff, sich plötzlich auf die Knie warf. In der Meinung, er wolle um irgendwelche Erleichterungen oder um die gänzliche Begnadigung bitten, verlangte der Gouverneur, er möge aufstehen und erklären, worin seine Bitte bestehe. „Ich habe keinerlei Bitten an Eure Exzellenz, ich bin mit allem zufrieden", antwortete der Greis, ohne sich zu erheben, „nur…" – und er weinte vor Aufregung – „nur sagen Sie mir wenigstens, was ich von niemand erfahren kann: ist Fjodor Petrowitsch in Moskau noch am Leben?!"

## VIII. Haass und die Leibeigenschaft

Die zweite Art des Unglücks, durch die nicht nur einzelne Personen, sondern ganz Russland betroffen war und durch die sich in dessen soziales Leben die Seuche der Rechtlosigkeit und in vielen Fällen der Sittenlosigkeit eingeschlichen hatte, bestand im Leibeigenschaftsrecht. Dieses Leibeigenschaftsrecht ließ seine Wirkungen fast in allen Funktionen des Staatsorganismus fühlen, und oft entstellte es diesen und gab ihm einen eigenartigen Charakter. Es offenbarte auch in der strafenden Tätigkeit seine Wirkungen, indem es, neben der Vollziehung der durch einen Richterspruch festgesetzten Strafe, noch eine andere Art von Strafen schuf, die unter der Aufsicht des Besitzers der betreffenden „Seelen" auferlegt wurden, dem das Gefängnis und die Deportation zur Verfügung standen.

Die Geschichte des Leibeigenschaftsrechts in Russland zeigt, dass die Absicht, die Kaiser Nikolaj Pawlowitsch öfters gezeigt hatte, die Anwendung dieses Rechts zu begrenzen und dessen Abschaffung vorzubereiten, bei seiner Umgebung auf eine offene Antipathie stieß und dass die Paragraphen des Gesetzes, das die Beschaffenheit des Leibeigenschaftsrechts festsetzte, die zu Zweifeln Anlass gaben und einer Auslegung bedurften, nach langen Verzögerungen und Hinausschiebungen durch Gutachten des Staatsrates und durch die verdrehenden Beschlüsse des Senats hartnäckig und beständig in einem strengen Sinn entschieden wurden, wobei fast immer die Interessen der Gutsbesitzer ausschließlich im Auge gehalten wurden. Es genügt, an die Geschichte des bereits unter Alexander I. vorgeschlagenen Verbots des Verkaufs einzelner Leute ohne Grund und Boden zu erinnern, das im Jahre 1834 vom Gesetzdepartement „in Erwartung eines Zeitpunktes, in welchem für eine so wichtige Abänderung günstige Umstände bestehen werden", lange Zeit begraben wurde, in welcher Hinsicht der namhafte Mordwinow[62] bereits früher die „Wohltätigkeit" des Verkaufs einzelner Leute bewies, indem er bemerkte, durch denselben „könne ein verkaufter Sklave von einem grausamen Grundbesitzer in die Hände eines weichherzigen Herrn gelangen".

Folglich wurde die Macht des Grundbesitzers, seine Leibeigenen zu strafen, nicht nur in ausgedehnten Grenzen gesetzlich festgestellt, sondern erhielt in verschiedenen Erläuterungen zum Gesetz eine weitere, schwerlich vorauszusehende Ausdehnung. Nur im Falle, dass die Leibeigenen Verbrechen der schwersten Art begingen, die den Verlust aller Rechte mit sich brachten, hatte sich der Grundbesitzer durchaus ans Gericht zu wenden. In allen übrigen Fällen, in denen der Leibeigene eines Vergehens gegen den Grundsbesitzer, dessen Familie oder dessen Verwalter, dessen Bauern und die Angehörigen seines Landgutes und selbst gegen dritte Personen, die den Grundbesitzer oder dessen Verwalter um seinen Schutz gebeten hatten, beschuldigt war, wurde er „auf häusliche Weise" ohne Urteil mit Ruten oder mit dem Stock und mit Arrest im Gefängnis des Dorfes bestraft. Bezüglich der Anzahl der Ruten- oder Stockstreiche bestand keinerlei Kontrolle, was übrigens auch unmöglich war, und die Einrichtung des Dorfgefängnisses und die dort geltenden „Anordnungen" wurden der Einsicht und dem Erfindungsgeist der Eigentümer überlassen, deren Bekanntschaft mit den Werken Howards und den Vorträgen Vennings mehr als zweifelhaft war. Falls das Vergehen sehr schwer war oder die häuslichen Besserungsmittel sich als erfolglos erwiesen, wurden die Schuldigen aufgrund der Paragraphen 335 und 337 (14. Band des Gesetzbuches,

---

[62] Graf Nikolaj Semjonowitsch Mordwinow (1754-1845), Staatsmann, Verfechter der Liberalität und politischer Reformen, hielt dennoch die Leibeigenschaft für unerschütterlich.

Ausgabe von 1842) in Besserungsanstalten und Arbeitshäuser und auch für eine „vom Grundbesitzer selbst festgesetzte Zeit" in die Arrestantenkompanien geschickt. Erst im Jahre 1846 wurde dieser Zeitraum vom Gesetz festgestellt, und zwar ein Zeitraum von drei Monaten für die Besserungsanstalten und Arbeitshäuser und von sechs Monaten für die Arrestantenkompanien. Aber im Falle, dass dies dem Grundbesitzer oder bis zum Jahre 1854 seinem Verwalter als ungenügend erschien, hatten sie das Recht, den Schuldigen der väterlichen Fürsorge zu berauben und ihn für immer von sich zu entfernen, indem sie ihn gegen Entschädigung oder auch ohne Entschädigung den Militärbehörden als Rekruten übergaben oder der Gouvernementsverwaltung zur Verfügung stellten, die aufgrund des Ukas vom Jahre 1822, „ohne die Ursachen der Unzufriedenheit des Grundbesitzers auf irgendwelche Weise zu prüfen", die ihnen übergebene Person untersuchen und, falls diese für den Militärdienst tauglich war, dienen ließ, falls sie aber untauglich war, sie zur Ansiedlung nach Sibirien schickte. Im Jahre 1827 wurde die Unbeständigkeit der Verfügungen der Gouvernementsverwaltung beschränkt, und im Falle, dass ein Grundbesitzer für den Deportierten Kleider und Kostgelder bis Tobolsk lieferte und sich verpflichtete, für ihn die Steuern und Abgaben bis zur nächsten Volkszählung zu zahlen, wurde letzterer direkt zur Ansiedlung nach Sibirien befördert, den Fall ausgenommen, dass er hinfällig, verstümmelt oder mehr als fünfzig Jahre alt war, in welchem Fall seine Frau (selbst wenn sie vor ihrer Ehe freien Standes gewesen war) und seine Kinder – die Knaben bis zum Alter von 5 Jahren und die Mädchen bis zum Alter von 10 Jahren – ihm zu folgen hatten (Paragraph 352, Bd. 14, Ausgabe von 1842). Schließlich wurde den Grundbesitzern im Jahre 1847 sogar gestattet, die Minderjährigen von 8–17 Jahren wegen lasterhafter Aufführung zu entfernen, indem sie diese der Gouvernementsverwaltung zur Verfügung stellten, die die Knaben unter den Kantonisten unterbrachte und die Mädchen unter die Regierungsansiedlungen verteilte. Diese Verfügung, die selbst bei achtjährigen Kindern „ein freches Benehmen und eine unduldbare Aufführung" als möglich annahm und eine höchst qualvolle Willkür in Bezug auf ihre Eltern zuließ, wurde anfänglich schamvoll verschwiegen, indem sie nicht öffentlich bekannt gemacht wurde, aber im Jahre 1857 ließ man alle Schleier fallen, und die erwähnte Verordnung erschien im Gesetzbuch (Paragraph 403, Band 14).

Es ist schwer, heute beim Mangel statistischer Daten die Anzahl der auf Verlangen der Grundbesitzer deportierten Leute festzusetzen, aber dass sie groß war, ersieht man schon daraus, dass in den Jahresberichten des Moskauer Gefängniskomitees aus den Jahren 1829-1853 1060 Artikel vorkommen, die sich auf Fragen beziehen, die hinsichtlich der von den Grundbesitzern verschickten Bauern und leibeigenen Bedienten entstanden. In diesen Artikeln wird auf 1382 Männer hingewiesen, die nach Sibirien verschickt wurden und denen mehr als 600 Frauen und minderjährige Kinder folgten. Aus dem von Haass dem Generalgouverneur vorgelegten Bericht über die 57 beim Abgang eines Zuges von 132 Menschen am 20. August 1834 zurückgehaltenen Personen ersieht man zum Beispiel, dass von jenen 57 Personen 17 Leute von 31 bis 50 Jahren waren, die auf Verlangen dreier Grundbesitzerinnen und eines Grundbesitzers deportiert wurden, wobei ihnen 7 Frauen und 2 Kinder, eines 6 Monate und das andere 4 Jahre alt, freiwillig folgten. In der von jenen Leuten erlittenen Strafe Gerechtigkeit oder Billigkeit zu suchen wäre vergebliche Mühe. Die den Grundbesitzern ohne jegliche Kontrolle überlassene Aufsicht, die ihre Grundsätze selbstwillig festsetzte, gab bereits einen genügenden Anlass, um die Gerechtigkeit und Menschlichkeit der getroffenen Strafmaßregeln zu bezweifeln. Wo man einem Menschen eine Menge von Seelen als Eigentum überließ, war es gestattet zu zweifeln, ob er nicht zuweilen unter dem Einfluss des „Unwillens" seine eigene Seele vergaß. Diese Erwägungen, die Erzählungen und der Gram der Deportierten konnten nicht umhin, auf Haass ihren Einfluss zu üben. Er sah keine „ungehorsamen Sklaven" vor sich, die übrigens ihre Schuld, wäre eine solche wirklich vorhanden gewesen, in seinen Augen auf jeden Fall bereits durch die erlittenen moralischen Leiden und durch die an ihnen vorgenommenen häuslichen „Besserungsmaßregeln" abgebüßt hatten; vor ihm standen unglückliche Leute, und er bemühte sich mit allen Mitteln, die zu seiner Verfügung standen, ihr Unglück zu mildern, indem er sowohl auf juristischer als auch auf faktischer Grundlage handelte.

In erster Hinsicht warf er im Komitee die Frage der Auslegung der Paragraphen 315 und 322 des Gesetzes über die Vermeidung und Bestrafung der Verbrechen (Band 14 des Gesetzbuches von 1832) auf. Der Gebrauch des den Grundbesitzern durch den Paragraph 315 gewährten Rechts, ihre Leibeigenen nach Sibirien zu verschicken, war nicht unwiderrufbar, denn der Paragraph 322 berechtigte sie, um Rückkehr jener Leute zu bitten, falls eine Verfügung der Gouvernementsverwaltung bezüglich der Deportierung noch nicht bestand oder diese noch nicht an Ort und Stelle zur Erfüllung gelangt war. Dieser nicht klar genug definierte Ausdruck des Gesetzes wurde in der Praxis auf die verschiedenste Art ausgelegt. Die einen behaupteten, dass die Worte „an Ort und Stelle" die Gouvernementsverwaltung des Wohnortes des Grundbesitzers bezeichneten und dass folglich mit dem Augenblick der Verschickung des Deportierten aus der Gouvernementshauptstadt jegliche Möglichkeit einer Fürsprache für seine Rückkehr aufhörte; andere waren der Meinung, dass unter „Erfüllung an Ort und Stelle" die Beförderung des Deportierten bis zur Etappenstation seitens der Verwaltung zu verstehen war und dass er von der Etappenstation an unter die Aufsicht der Funktionäre des Spezialkorps der Landwache gelangte, wobei das Tobolsker Deportiertengericht über ihn benachrichtigt wurde. Andere und unter ihnen vor allem Haass meinten, dass der Ort der Erfüllung der auf Verlangen des Grundbesitzers getroffenen Verfügung der Gouvernementsverwaltung in Sibirien zu suchen war, derart, dass das Recht, den Leibeigenen zurückzuverlangen, dem Grundbesitzer bis zum Augenblick der Ansiedlung des Deportierten an dem für ihn bestimmten Ort gehören musste – und folglich während der ganzen Dauer der Reise durch Russland und Sibirien. Die Frage der Anwendung einer solchen Auslegung wurde von Haass gelegentlich der Prüfung der Bitte des Orlowsker Grundbesitzers K. hinsichtlich der Zurückberufung eines von ihm aus dem Moskauer Deportationsgefängnis nach Sibirien verschickten Bedienten aufgeworfen, aber das Komitee war nicht seiner Meinung und schlug dem Grundbesitzer seine Bitte ab.

Mit viel größerem Erfolg bekämpfte Haass die äußersten Erscheinungen des Leibeigenschaftsrechts, die sein Herz betrübten, auf der faktischen Grundlage, wo die Frage selten einen prinzipiellen Charakter annahm. Die Anwendung des Rechts der Deportierung der Leibeigenen hatte eine besonders traurige Seite. Während das Gesetz verbot, den Vater und die Mutter ohne ihre Kinder zu verkaufen, ließ es die Frage bezüglich des Schicksals der von ihrem Grundbesitzer verschickten Leibeigenen gänzlich unentschieden. Die Frau eines deportierten Mannes von ihm zu trennen, waren die Grundbesitzer nicht berechtigt, aber die Frage, ob sie einem Deportierten und der ihm nachfolgenden Frau seine Söhne, die mehr als 5, und seine Töchter, die mehr als 10 Jahre alt waren, mitgaben, hing vollständig vom Ermessen und vom geneigten Erachten des unappellierbaren Richters ihres Schicksals ab. Nach den Akten des Moskauer Gefängniskomitees zu urteilen, wurden die Kinder ihren Eltern selten und ungern mitgegeben, mit Ausnahme der ganz jungen, die noch für lange Zeit keine wie immer geartete Arbeitskraft repräsentierten.

Haass bemühte sich eifrig um die Milderung dieses traurigen Zustands der Dinge. Die Berichte des Gefängniskomitees sind voll von seinen Fürsprachen bezüglich der Unterhandlungen mit den Grundbesitzern, damit diese den Kindern der deportierten Leibeigenen gestatten mögen, ihren Eltern nach Sibirien zu folgen. Mit der ihm eigenartigen Beredsamkeit schildert er dem Komitee die schwere Lage der Mütter und ruft es beständig um seine Fürsprache für die wertvollen menschlichen Rechte an.

„Nolite, quirites, hanc saevitiam!"[63] Dieser Ruf ist in seinen sämtlichen 217 Eingaben dieser Art hörbar. Und die „saevitia" war so groß, dass die feurigen Bitten von Haass das Komitee oft rührten und es veranlassten, sich durch die Vermittlung der zuständigen Gouverneure mit den Grundbesitzern oder richtiger mit den Grundbesitzerinnen in Verbindung zu setzen, denn es ist bemerkenswert, dass mindestens Dreiviertel aller Fälle solcher Unterhandlungen, die in den Berichten des Komitees Spuren hinterließen, mit Grundbesitzerinnen eingeleitet wurden.

Im Jahre 1843 verwendet sich das Komitee auf Haass' Ansuchen bei der Grundbesitzerin K-w, damit sie der ihrem von K. verschickten Mann folgenden

---

[63] Lasst, Bürger, keine Grausamkeit zu!

Bäuerin Lukerija Klimowa erlaube, ihr dreijähriges Töchterchen mit sich zu nehmen, aber Frau K-w weigert sich, und zwar ganz gegen das Gesetz, ihre Zustimmung zu geben. Daraufhin bittet Haass – der sich offenbar vor den Weitschweifigkeiten der Kanzleien bei der Korrespondenz bezüglich der Verpflichtung der Frau K., die Tochter der Klimowa freizugeben, fürchtete, nach deren Beendigung es wahrscheinlich faktisch unmöglich gewesen wäre, ein dreijähriges Kind seiner vorausgegangenen Mutter nach Sibirien nachzuschicken – das Komitee, indem er sich die Verzweiflung der Mutter bei der Mitteilung der erwähnten Weigerung vorstellt, zum äußersten Mittel zu greifen: die Grundbesitzerin durch das Gefängniskomitee von Kaluga zu befragen, „ob sie nicht geneigt wäre, der Mutter gegen ein Geldopfer ihre Bitte zu gewähren, welches eine wohltätige Person durch ihn anbietet. Der Gram der Klimowa verdient umso mehr Mitgefühl, als dieselbe ihr mütterliches Gefühl nur dann befriedigen kann, wenn sie ihren deportierten Mann verlässt."

Haass' Erklärungen bezüglich einer wohltätigen Person, die wünschte, die leidenden, von ihren Kindern getrennten Eltern durch ihn zu erleichtern, indem dieselbe jedoch ihr Inkognito bewahrte, sind ziemlich häufig, besonders in den dreißiger Jahren, und stehen sichtlich mit dem graduellen Verschwinden seiner persönlichen Mittel in Verbindung, die er seinerzeit durch seine ausgedehnte medizinische Praxis erworben hatte. Vom Jahre 1840 an kommt ihm Fjodor Wassiljewitsch Samarin[64] (der Vater von Jurij und Dmitrij Fjodorowitsch) zu Hilfe, der sich lebenslänglich verpflichtet, dem Komitee jährlich 2400 Rubel in Assignaten zu zahlen, die verwendet werden sollten, um „den Frauen, die ihre unglücklichen Männer mit ihren Kindern in die Verbannung begleiteten", und den Verurteilten, „die durch unvorherzusehende Umstände zum Verbrechen veranlasst wurden oder das begangene Verbrechen bereut hatten", Unterstützungen zu gewähren.

Auch der Loskauf der Kinder von Leibeigenen, um diese in die Lage zu versetzen, ihren Eltern nachfolgen zu können, wurde auf Haass' Veranlassung vom Moskauer Gefängniskomitee nicht selten vollzogen. (In den Jahren 1829-1853 wurden aus den Mitteln des Komitees und hauptsächlich aus den von Haass dargebotenen und gesammelten Geldern 74 Seelen losgekauft.)

---

[64] Fjodor Wassiljewitsch Samarin (1784-1853), Stallmeister, Vater des Publizisten und Slawophilen Jurij Samarin, des Schriftstellers Dmitrij Samarin und des Vorsitzenden des Adels von Bogorodsk Nikolaj Samarin.

## IX. Haass und die insolventen Schuldner

Es bestand noch eine Kategorie von größtenteils gleichfalls unglücklichen Leuten, denn die Moskauer Gefängnisse der verschiedenen Arten nahmen nicht nur diejenigen auf, die gegen das Strafgesetz oder gegen die Grundbesitzer etwas verschuldet hatten. Es wurden auch diejenigen aufgenommen, die ihre bürgerlichen Verpflichtungen nicht erfüllt hatten. Innerhalb des Gebäudes der Gouvernementsgerichtsbehörden am Auferstehungsplatz neben der Iwerskaja-Kapelle befand sich die bekannte „Grube". So hieß das Schuldgefängnis, in dem die zahlungsunfähigen Schuldner gehalten wurden und das sich unter der Ebene des Platzes befand. Dies war der Aufenthaltsort der zahlungsunfähigen Schuldner, an denen die Drohung ihrer Gläubiger, „sie in die Grube werfen zu lassen", durch die Zahlung der „Kostgelder" faktisch verwirklicht war und die sich, von ihrer Familie getrennt, in der gezwungenen Gesellschaft zufälliger Gefängnisgefährten befanden und zur Untätigkeit verurteilt waren. Die Bevölkerung der „Grube" war bunt genug; wie man aus den bereits im Jahre 1829 gemachten Beobachtungen des Senators Oserow ersieht, wurden im erwähnten Gefängnis auch die von ihren Grundbesitzern „zur Strafe" dahin geschickten Bedienten gehalten, die die anderen Bewohner der Grube nicht wenig störten. Die Einförmigkeit und Gleichheit der Aufsicht und der Maßregeln zur Beschränkung der persönlichen Freiheit existierte nur auf dem Papier.

Unter der erwähnten Bevölkerung befand sich eine Gruppe ganz eigenartiger Schuldner. Dies waren ehemalige Arrestanten, die ihre Strafzeit im Gefängnis, im Arbeitshaus oder in der Besserungsanstalt abgebüßt, aber das Unglück gehabt hatten, während ihrer Haft zu erkranken. Sie wurden im alten Katharinen-Hospital gepflegt, und die Kosten ihrer Verpflegung wurden ihnen separat berechnet. Bei Beendigung der Strafzeit wurde dem Befreiten die bezügliche Rechnung vorgezeigt, die sich zuweilen auf einen sehr hohen Betrag belief, während das Gefängnis ihn dank seinen hygienischen Einrichtungen durch Leiden belohnte, die eine langwierige Kur erforderten. Gewöhnlich hatte der Befreite, der bei dem fast gänzlichen Mangel regelrecht organisierter Arbeiten im Gefängnis daraus „vollständig unbekleidet" herauskam, nicht die Mittel, um seine Rechnung zu bezahlen, und wurde als Schuldner des Staates in die „Grube" versetzt. Der Aufenthalt in der „Grube" war nach dem Betrag der Schuld bemessen. Es ist nicht zu bezweifeln, dass solche „zahlungsunfähigen Schuldner" die Schwere der Haft in der „Grube", nachdem die Möglichkeit der Freiheit ihnen vorgeschwebt hatte, sowohl in moralischer als in materieller Beziehung besonders tief empfanden. Schon der Aufenthalt dort war für sie eine bittere Ironie: nachdem sie sich zuweilen durch eine langjährige Haft wegen ihres Verbrechens die Freiheit erworben hatten, verloren sie diese wieder wegen einer neuen Schuld, die zu vermeiden außer ihrer Macht lag; sie hatten sich erlaubt, zu erkranken!

Dieser Art zahlungsunfähiger Schuldner widmete Haass eine besondere Aufmerksamkeit, und bereits im Jahre 1830 fing er an, sich um die Organisierung des „Loskaufs der Schuldner" zu bemühen. Er übermittelte dem Komitee ein kleines Kapital, das später durch die von ihm eingezahlten Beiträge und durch einen jährlichen Zuschuss des Komitees anwuchs zum Loskauf der zahlungsunfähigen Schuldner, die sich im Moskauer Schuldgefängnis in Haft befanden. Auf seinen Antrag beschloss das Komitee, den Loskauf solcher Schuldner jährlich am Todestag des Gründers der Gefängnis-Schutzgesellschaft, des Kaisers Alexander I., zu vollziehen. Außerdem überwachte Haass die genaue und wahrheitsgemäße Feststellung des Betrags der ihnen berechneten Rückstände und sparte weder Zeit noch Mühe, um Erkundigungen einzuziehen und persönliche Prüfungen vorzunehmen, was mit allerlei Unannehmlichkeiten verbunden war.

Wie man aus den Akten des Komitees ersieht, war das Jahr 1840 ein im Leben von Haass an Auftritten und Zusammenstößen mit den Gefängnisbehörden und beeidigten Kuratoren in dieser Hinsicht besonders reiches. Späterhin nimmt der Briefwechsel bezüglich ähnlicher Fragen ab. Offenbar zuckten die Gegner des nicht zu beschwichtigenden alten Mannes die Achseln und gaben ihm ohne Widerrede nach...

Außerhalb der Mauern des Schuldgefängnisses blieb die Familie des Schuldners. Sie verlor ihren Ernährer, aber bekam keine „Kostgelder". Auch um diese war Haass besorgt. Im März 1832 beschloss das Komitee auf seinen Anlass und infolge des tätigen Anteils Lwows, eines der hervorragendsten Direktoren des Komitees, einen Teil seiner Gelder für Unterstützungen an die Familien der im Schuldgefängnis befindlichen Leute zu bestimmen, und erteilte den Auftrag dazu an Lwow und Haass. Dieser besuchte das Gefängnis häufig und ging auf alle Einzelheiten der Lebensweise der Häftlinge ein, indem er den wirklich Unglücklichen mit Wort und Tat, mit Fürsprache und Vermittlung beistand.

## X. Haass in seiner Tätigkeit als Hospitalarzt

Die Tätigkeit von Haass hinsichtlich des Kranken unterschied sich in keiner Weise von seiner Tätigkeit hinsichtlich des Verbrechers und des Unglücklichen. Auch in der Ausübung seiner amtlichen Befugnisse und Obliegenheiten ließ sich das empfindsame und von erhabener Sorge um die Menschen erfüllte Herz von Fjodor Petrowitsch auf jedem Schritt fühlen.

Unter der Aufsicht von Haass, der zum Hauptarzt der Moskauer Gefängniskrankenhäuser ernannt worden war, befand sich das 72 Betten enthaltende

Krankenhaus für Männer des Stadtgefängnisses, das aus wohltätigen Beiträgen und nach dem Entwurf seines Freundes, des Dr. Pohl, eingerichtet worden war; außerdem dessen Abteilung für Deportierte auf den Sperlingsbergen und endlich die Räume für erkrankte Arrestanten im alten Katharinen-Hospital. In den Jahren 1830-1854 zählte man in den Gefängniskrankenhäusern 31142 Kranke und im Lazarett des Deportationsgefängnisses 12673. Als in den Jahren 1839 und 1840 der Typhus im Gouvernementsgefängnis außerordentlich stark grassierte, wurden die Räumlichkeiten im letzteren bedeutend vergrößert und nahmen 400 Kranke beider Geschlechter auf. Nach dem Ende der Epidemie bemühte sich Haass zu erreichen, dass die Anzahl der Betten nicht vermindert werde. In die Polizeiabteilungen kamen oft für eine kurze Haft oder zur „Ernüchterung" an Krätze oder, wie sich das Volk ausdrückte, „an der französischen Krankheit" leidende Personen. Bei ihrer Entlassung bestand die Gefahr der Fortpflanzung ihrer ansteckenden Leiden. Die meisten von ihnen hatten niemand, der sich mit ihrer Heilung befasst hätte, und die Kranken selbst hatten weder Mittel noch Lust dazu. Haass erwirkte beim Fürsten Golizyn die Erlaubnis, jene Kranken in das leerstehende Gefängnislazarett im Katharinen-Krankenhaus zu schicken und sie dort unentgeltlich heilen zu lassen. Anfänglich wohnte er auch in einer kleinen Wohnung in jenem Krankenhaus.

Für diejenigen, die Haass' Grundsätze kennen, ist es überflüssig, seine Fürsorge für die Kranken und seine Aufmerksamkeit für deren Gemütszustand unabhängig von der Heilung ihrer körperlichen Leiden zu erwähnen. Indem er die Räumlichkeiten besuchte, verlangte er, von den Aufsehern, Badern und von den von ihm zum erstenmal eingeführten Krankenwärterinnen der Männerkrankenhäuser begleitet zu werden. Eben darum bat er auch die Geistlichen der Kirchen der Stadt und des Deportationsgefängnisses. Oft setzte er sich an den Rand des Bettes eines Kranken und führte mit ihm ein Gespräch über dessen Familie, über all das, was er zu Hause zurückgelassen hatte, – nicht selten küsste er die Kranken und brachte ihnen Brezeln und Leckerbissen. Am ersten Osterfeiertag besuchte er alle Kranken und wechselte mit allen Küsse. Dasselbe tat er im Gouvernementsgefängnis und auf den Sperlingsbergen, wohin er sich gewöhnlich zur Frühmesse begab. An großen Feiertagen und an seinem Namenstag bekam Fjodor Petrowitsch nach der Erzählung seines Täuflings, des Dr. Sederholm, des Sohnes eines in Moskau bekannten Pastors, zugleich mit den Glückwünschen seiner Bekannten eine Menge süßer Piroggen und Torten. Er sammelte sie mit sichtbarem Vergnügen, schnitt sie in Stücke, und unter der Begleitung von Sederholm oder jemand anderem begab er sich zu den kranken Arrestanten, um sie zu verteilen. Oft stellte Haass den Arrestanten in Gegenwart seines Täuflings Fragen, gab ihnen Kosenamen, nannte sie „Golubtschik" (Täubchen), „mein Lieber" usw. und fragte sie, ob sie gut geschlafen und angenehme Träume gehabt hätten. Zuweilen blieb er beim Bett irgendeines Kranken stehen, sah ihn nachdenklich an und sagte zu seinem jungen

Begleiter: „küsse ihn!", indem er mit einem Seufzer [auf Deutsch] hinzufügte: „er hat es nicht bös gemeint!" oder: „der wollte nichts Böses machen!"

Aber nicht nur in seiner menschlichen Behandlungsweise, auch nicht im Bestreben, auf die Kranken die alte Regel der Kunst „tuto, cito et jucundo"[65], wie er in der „Instruktion für die Ärzte" schrieb, durch Wort und Beispiel anzuwenden, bestand sein wichtigstes Verdienst in dem rein ärztlichen Gebiet seiner Tätigkeit. Er verband seinen Namen mit einer Anstalt, die er durch seinen ununterbrochenen und selbstverleugnenden Eifer schuf. Ihm allein ist es zu danken, dass in der Pokrowka, in der Malo-Kasjonnaja Gasse, im verlassenen und baufälligen Haus des abgeschafften orthopädischen Instituts das Polizeikrankenhaus für Obdachlose entstand, das von dem dankbaren gemeinen Volk Moskaus einfach und ohne Zaudern mit dem Namen „Gaasowka" getauft wurde. „Im Jahre 1852 kam ich mit einem Empfehlungsschreiben an Fjodor Petrowitsch in Moskau an", schreibt uns August Shisnewskij[66], „und sagte dem ersten besten Kutscher: ‚Fahre mich in das Polizeikrankenhaus.' ‚Das heißt in die Gaasowka', bemerkte dieser, indem er sich auf den Bock setzte. ‚Kennst du vielleicht den Doktor Haass?' ‚Ja, wer kennt Fjodor Petrowitsch nicht, ganz Moskau kennt ihn. Er hilft den Armen und leitet die Gefängnisse…' ‚Fahr' zu!' sagte ich und war in eine besondere Welt versetzt."

Im Jahre 1844 wurde in Moskau ein Krankenhaus für gemeine Arbeiter gegründet, das auch einen großen Teil der für die Arrestanten bestimmten Räumlichkeiten im Katharinen-Krankenhaus einnahm. Zur Zeit der Errichtung eines aus diesem Grund notwendigen Nebenbaus des Lazaretts des Gouvernementsgefängnisses wurden mehr als 150 kranke Arrestanten in das Gebäude des orthopädischen Instituts gebracht, das aus Haass' persönlichen Mitteln und aus bei verschiedenen Wohltätern gesammelten Beiträgen hergerichtet und restauriert worden war. Indem er in Moskau fortwährend hin und her fuhr und dabei der Armut, Krankheiten und dem Unglück fortwährend ins Auge schaute, traf er manchmal durch Not oder Krankheit entkräftete Leute, die auf der Straße in Ohnmacht gefallen waren und riskierten, als „Stockbesoffene" in das Polizeiamt der nächsten Polizeiabteilung geführt zu werden, wo die Mittel zum Erkennen und Heilen der Krankheiten damals gänzlich fehlten und die Mittel zur Ernüchterung sich durch ihre Einfachheit und ihre energische Natur auszeichneten. Er nahm jene Unglücklichen in seine Droschke und führte sie in eines der wenigen Krankenhäuser Moskaus. Aber dort war oft kein Platz vorhanden, oder der Patient gehörte aus irgendwelchem Grund nicht zu der speziellen Gattung von Kranken, für die das Krankenhaus bestimmt war.

---

[65] (Lat.) – zuverlässig, schnell und angenehm
[66] August Kasimirowitsch Shisnewskij – Archäologe und Gründer des Geschichtsmuseums in Twer.

Haass war wegen ähnlicher Fälle höchst besorgt und erwirkte durch eine Reihe schriftlicher Vorstellungen und persönlicher Bitten von Golizyn eine Verfügung, nach der die Polizei die erkrankten obdachlosen Personen im Falle, dass sie von den Krankenhäusern nicht angenommen wurden, in den von den Arrestanten freigelassenen Plätzen des provisorischen Krankenhauses in der Malo-Kasjonnaja-Gasse unterzubringen hatte. Dort fand Haass immer Platz für sie. Im Krankenhaus befand sich eine kleine Wohnung aus zwei Zimmern, in der er sich selbst einquartierte.

Endlich war der Anbau des Gefängnislazaretts beendigt und eingeweiht. Die Arrestanten wurden von der Malo-Kasjonnaja-Gasse dorthin gebracht. Im Krankenhaus blieben nur die Obdachlosen zurück, derer in keinem Reglement gedacht war und die nicht unter die Aufsicht des Gefängniskomitees gehörten. Im Komitee ließen sich Stimmen gegen dieses Krankenhaus vernehmen, und es drohte ihm der Untergang. Aber Haass war entschlossen, alle seine Kräfte einzusetzen, um sein Kind am Leben zu erhalten. In seiner Eigenschaft als Hauptarzt des Krankenhauses bekam er im ganzen 285 Rubel 72 Kopeken jährlich und verschaffte sich die ihm nötigen Mittel von reichen Kaufleuten, um von der Regierung nichts für die Restaurierung verlangen zu müssen, stritt mit dem Komitee, hatte mit dem Oberpolizeimeister, unter dessen Autorität das Krankenhaus gelangt war, einen Briefwechsel, beschwor den neuen Generalgouverneur Fürst Schtscherbatow, eine Anstalt aufrechtzuerhalten, mit der sein Vorgänger sympathisiert hatte – und erreichte, dass das Polizeikrankenhaus als beständige Einrichtung zur Aufnahme von Kranken, die infolge plötzlicher Zufälle unter die Aufsicht der Polizei zur Pflege und zur unentgeltlichen Hilfe seitens der Behörden gelangten, anerkannt wurde. Unter diese Kranken wurden jene Leute aufgenommen, die auf der Straße in bewusstlosem Zustand gefunden wurden, die aber zu keiner der vom Gesetz vorgesehenen Kategorien gehörten, z.B. vom Schlag gerührt, gebissen oder vergiftet worden waren oder sich verbrannt hatten usw. Im Krankenhaus wurden 150 Betten aufgestellt, und für jeden Kranken und Verstorbenen wurde eine bestimmte, sehr geringe Summe angewiesen. Aber die Bevölkerung Moskaus und folglich die Anzahl der obdachlosen Kranken wuchs beständig, und der Ruf des „Haass'schen Krankenhauses" drang in das Volk ein; irgend jemand die Aufnahme zu verweigern, war Haass nicht imstande – und bald hatte die Anzahl der Kranken, die Obdach und Pflege, Wärme und Hilfe gefunden hatten, die festgesetzte Anzahl fast um das Doppelte überstiegen. Ein beschwerlicher Briefwechsel mit dem Komitee und verschiedenen anderen Behörden nahm seinen Anfang; wegen jeder Kleinigkeit wurden Erklärungen und Rechenschaft verlangt, es stellte sich ein Defizit ein.

Die gewöhnlichen Beschuldigungen gegen Fjodor Petrowitsch wegen Störung der Ordnung und wegen seiner über die gesunden und gesetzlichen Grenzen hinausgehenden „Philanthropie", die von nichts anderem hören wollte als von ihren geliebten Kranken – barfüßigen Bettlern und zerlumpten Leuten – ließen sich von neuem vernehmen. Haass versuchte zu schweigen oder gab Erklärungen, die als „offenbar unbefriedigend" anerkannt wurden, aber die Anzahl der Kranken wurde trotzdem von ihm nicht herabgemindert. Unter den Leuten, die unter ihm und kurz nach ihm im Polizeikrankenhaus gedient hatten, erhielt sich eine Erzählung, nach der Fürst Schtscherbatow durch die Klagen darüber, dass Haass in den Ausgaben beständig über die äußerste, für die volle etatmäßige Anzahl der Kranken festgesetzte Grenze hinausging, außer sich gebracht, diesen vor sich rufen ließ und von ihm unter lebhaften Vorwürfen die Herabsetzung der Anzahl der Kranken auf die vorschriftsmäßige Zahl verlangte. Der alte Mann senkte den Kopf und schwieg. Aber als ihm kategorisch befohlen wurde, sich nicht zu erlauben, neue Kranke aufzunehmen, solange die Anzahl derselben nicht unter 150 gesunken sein würde, warf er sich schwerfällig auf die Knie und weinte, ohne ein Wort zu reden, bittere Tränen. Fürst Schtscherbatow sah, dass seine Forderung über die Kräfte des alten Mannes ging – war selbst gerührt und hob Fjodor Petrowitsch eilig wieder auf. Über die Zustände des Krankenhauses war bis zum Tode von Haass nicht weiter die Rede. Einem stillen Übereinkommen zufolge sahen alle, vom Generalgouverneur angefangen, bezüglich der „Unregelmäßigkeiten" dort durch die Finger. Haass hatte sich das Recht zur unbeschränkten Aufnahme von Kranken „erweint".

Bei diesen Kranken wurden infolge seiner beharrlichen Fürsprache nachträglich nicht nur jene, die in den anderen Krankenhäusern keine Unterkunft fanden, untergebracht, sondern auch diejenigen, an denen auf Verlangen ihrer Herrschaften von der Polizei körperliche Strafen vollzogen wurden und die vor oder nach deren Vollziehung erkrankt waren.

Wie ausgedehnt die vom Haass'schen Krankenhaus geleistete Hilfe war, ersieht man daraus, dass von seiner Eröffnung bis zu Haass' Tod darin 30 000 Kranke untergebracht wurden, wovon ca. 21 000 genasen. Das Krankenhaus hatte nicht nur die Heilung der Kranken zum Zweck, sondern nach dem von Haass verfassten Programm bemühte sich die Verwaltung des Krankenhauses um die Unterbringung der sehr alten Leute im Armenhaus, um die Beförderung der Bauern nach ihrer Heimat, um die Versorgung der bedürftigen Kranken aus anderen Städten mit den Kleidern der Verstorbenen und mit Geld, um die Erwirkung von Pässen, um zeitweilige oder beständige Unterbringung von Kindern, die im Krankenhaus geboren waren, in der Erziehungsanstalt und dass verwaiste Kinder ihrer „Ehrbarkeit und Wohltätigkeit nach bekannten" Leuten zur Erziehung anvertraut wurden.

Zur Zeit als Haass in Moskau praktizierender Arzt war, liebte er es nicht, die Kranken mit Arzneien zu überhäufen. Ein Freund des in den vierziger und fünfziger Jahren in Moskau bekannten Professors Ower, hatte er jedoch bezüglich der Heilmittel seine eigenen Ansichten. Er maß der Ruhe und der Wärme Wichtigkeit bei; von den äußeren Mitteln, um auf den Organismus einzuwirken, betrachtete er die heutzutage vergessene Fontanelle[67] als das wirksamste und von den inneren das heutzutage wieder zu Ehren gekommene Kalomel[68].

Diese Mittel verschrieb er natürlich auch in „seinen" Krankenhäusern vorzugsweise. Aber nicht in ihnen erblickte er die Kraft; eine teilnahmsvolle, eine gute, menschliche Behandlung des Kranken, die ihn veranlasste zu denken, dass er in der Welt nicht vereinzelt dastand und der Willkür des Schicksals nicht überlassen war, waren in seinen Augen die wirksamsten Mittel. Indem er den Spruch „Mens sana in corpore sano"[69] umgekehrt las, überließ er den Ärzten der Gefängniskrankenhäuser und deren Aufsehern die Sorge um die Vorschrift und Auswahl der Heilmittel sehr gern, während er sich die entscheidende und immer gewogene Stimme bezüglich der Frage, ob der Arrestant oder der Obdachlose in Pflege genommen werden sollte, vorbehielt.

In seinem energischen und aufrichtigen Wort unerschrocken, war er es ebenso in seiner ärztlichen Praxis. Im Jahre 1848, als die in Moskau grassierende Cholera nicht nur die Bevölkerung, sondern auch die Ärzte in panischen Schrecken versetzte und die einfache Berührung eines Kranken als ansteckend betrachtet wurde, war er in Wort und Tat bemüht, diesen Schrecken zu beseitigen. „Indem er durch einen der Räume des Krankenhauses ging", schreibt August Shisnewskij, „und auf einen Kranken zuschritt, der in seinem Bett stöhnte, sagte mir Fjodor Petrowitsch mit einer besonderen Betonung: ‚Das ist der erste Cholerakranke bei uns!' und beugte sich über ihn und küsste ihn, ohne darauf zu achten, dass mich eine solche Neuigkeit wie die Cholera erschüttert hatte." Um seinen Kollegen zu beweisen, dass die Cholerakranken nicht ansteckend wären, setzte sich der alte Mann öfters in eine Wanne, aus der man knapp vorher einen Cholerakranken herausgenommen hatte, und blieb einige Zeit darin. Das Gerücht davon verbreitete sich bei seiner Popularität unter dem gemeinen Volk in Moskau und hatte eine beruhigende Wirkung. Graf Sakrewskij, der Haass keineswegs liebte, wandte sich, als er dies hörte und als die Cholera ihren Höhepunkt erreicht hatte, an ihn mit der Bitte, sich während seiner beständigen Fahrten durch Moskau bei den Volksansammlungen aufzuhalten und das Volk zu beruhigen. Und in den glühenden Sommermonaten des Jahres 1848 konnte man mehr als einmal auf den Plätzen und Kreuzwegen einen hochgewachsenen und rüstigen alten Mann in einem originellen Anzug sehen, der sich in seinem Wagen erhob und das Volk anredete, das sich um ihn versammelt hatte und seinen Worten, den Worten *seines* Doktors, volles Vertrauen schenkte.

---

[67] Fontanelle – ein in der Chirurgie bis zur zweiten Hälfte des 19. Jh.s verwendetes Verfahren zur Ableitung schädlicher Säfte und Stoffe aus dem Körper, bei dem eine absichtlich beigebrachte Wunde durch einen eingelegten Gegenstand künstlich am Eitern gehalten wird.
[68] Kalomel – alter Name für Quecksilberchlorid, das für verschiedene Anwendungen, u. a. als mildes Abführmittel, therapeutisch genutzt wurde.
[69] (Lat.) – Ein gesunder Geist in einem gesunden Körper.

Die von Haass im Polizeikrankenhaus und in den Gefängniskrankenhäusern eingeführten Maßregeln waren ebenfalls eigenartig. Einfach, umgänglich und korrekt gegenüber seinen Untergebenen, verlangte er von ihnen vor allem Wahrheit. Jegliche Lüge erregte seinen Unwillen. In deren Bekämpfung griff er zu ungewöhnlichen Maßregeln; so wurde von ihm im Polizeikrankenhaus ein Krug aufgestellt, in den bei Entdeckung jeder Lüge der Schuldige, er mochte sein, wer er wollte, seinen Tageslohn zu werfen hatte. Dies wurde von Haass jedem bei seiner Aufnahme in den Dienst des Krankenhauses bekannt gemacht und wurde streng und unbedingt ausgeführt. Zuweilen wurde dies auch auf fremde Leute ausgedehnt und sogar auf das Gefängniskrankenhaus angewendet.

So besuchte bei Anwesenheit des Kaisers Nikolaj Pawlowitsch in Moskau zu Ende der vierziger Jahre einer der Leibärzte des Herrschers jenes Krankenhaus auf höheren Befehl in Haass' Abwesenheit und berichtete, er habe dort zwei Arrestanten angetroffen, deren Leiden ihm zweifelhaft erschienen. Als Haass dies erfuhr, erschien er bei ihm und verlangte nachdrücklich, er möge das Krankenhaus von neuem besuchen, und bewies dem hochgestellten und gelehrten Besucher in Gegenwart der Kranken, dass seine Folgerungen bezüglich ihres Gesundheitszustandes übereilt und irrig waren und dass beide Arrestanten tatsächlich ernstlicher Pflege bedurften. Der verwirrte medizinische Würdenträger fing an, sich zu entschuldigen, aber Haass bat ihn gutmütig und freundlich, sich nicht zu beunruhigen, und setzte seine Besuche mit ihm fort. Aber als sie sich dem Ausgang näherten, verschwand Fjodor Petrowitsch irgendwo und erschien dann auf der Schwelle mit dem Krug in den Händen. „Eure Exzellenz haben Seiner Majestät dem Kaiser eine Unwahrheit hinterbracht – belieben Sie jetzt zehn Rubel Strafe zugunsten der Armen einzuzahlen!"

Gleichzeitig mit der Lüge bemühte er sich die Trunksucht unter den Bediensteten des Krankenhauses auszurotten. Anfänglich wollte er in dieser Hinsicht an alle Untergebenen des Gefängniskomitees strenge Anforderungen stellen. Im Jahre 1835 schlug er dem Komitee vor, die von ihm festgesetzten Regeln zu bestätigen; bezüglich des unbedingten auf alle jene Personen ausgedehnten Verbots, von starken Getränken Gebrauch zu machen, drohte er eine Geldstrafe im Betrag eines Tageslohns an. Nachträglich, und zwar bereits im Jahre 1838, verbot das Komitee, die von Haass eingeführten Strafen einzutreiben. Aber dieser fuhr offenbar fort, auf der Rechtmäßigkeit und Ausführbarkeit seines Projekts zu bestehen, denn bereits im Jahre 1845 antwortete das Komitee auf die Anfragen des Fürsten Schtscherbatow, es betrachte die Eintreibung der von Doktor Haass erdachten Geldstrafen als „eine nicht genehmigte Maßregel". Das System der Geldstrafen – gewöhnlich in kleinen Beträgen – wurde von ihm im Polizeikrankenhaus in großem Maßstab betrieben. Sie wurden auch noch wegen Ungenauigkeit, Nachlässigkeit, Grobheit auferlegt und endeten alle im Krug.

„Bei uns wird immer noch für die falschen Antworten Geld gesammelt", schrieb, sichtlich unzufrieden, der im Gefängniskrankenhaus angestellte Dümme am 4. Januar 1846 an den ehemaligen Haass-Zögling Norschin[70] nach Rjasan, „und ebenso muss man immer noch seinen Tageslohn in den Krug werfen, wenn man seinen Pflichten nicht nachgekommen ist. Verlangt wird christliches Wohlgefallen, Sanftheit, Friedensliebe. Und obwohl das nicht ohne Anstrengung zu erreichen ist, versuchen wir uns dem anzupassen und uns den festen Willen aufzuerlegen, dies nach Kräften zu erfüllen. Noch heute erinnerte Fjodor Petrowitsch uns an die unbedingte Einhaltung der fünf Regeln im Dienst, nämlich 1. jedem Menschen eine Frage so ausführlich und aufrichtig beantworten, wie man es selber erwarten würde; 2. das Versprochene erfüllen; 3. sich um die Einhaltung aller Regeln, die in dem ausgehändigten Buch „ABC der christlichen Sittsamkeit" dargelegt werden, bemühen; 4. keine harten Getränke zu sich nehmen und 5. die anderen davon überzeugen, dass man sich an diese Regeln zu halten hat."

Übrigens warf Haass die entsprechenden Beträge zuweilen nicht in den Krug, sondern legte sie, nachdem er eine gewisse Anzahl gesammelt hatte, unter das Kopfkissen irgendeines Kranken, dem eine baldige Entlassung und die damit unausbleiblich verbundene Not bevorstand. Die gesammelte Summe wurde einmal im Monat aus dem Krug herausgenommen und in Gegenwart der Verwalter und Aufseher unter die bedürftigsten der Genesenen und unter die Familien derjenigen verteilt, die sich noch in Pflege befanden oder ins Ambulatorium gelangt waren, wo Fjodor Petrowitsch nach Beendigung seines Besuchs im Krankenhaus verweilte.

Ist es notwendig, von den Beziehungen der Kranken zu ihm zu reden? August Shisnewskij führt in einem Schreiben über Haass eine ganze Reihe Äußerungen über ihn an, die von begeisterter Dankbarkeit der nach ihrer gesellschaftlichen Stellung verschiedenartigsten Leute erfüllt sind; während er ihren Leib heilte, wusste Haass auch ihren niedergeschlagenen oder verbitterten Geist zu pflegen, indem er ihnen den Glauben an die Möglichkeit des Guten in dieser Welt einflößte.

## XI. Haass und die Gefängnisverwaltung

„Ich glaube Ihnen schon mehrmals meinen Gedanken geäußert zu haben", schrieb Haass an seinen Zögling Norschin, „nämlich, dass der sicherste Weg zum Glück nicht im Wunsch, glücklich zu sein, sondern darin besteht, die anderen glücklich zu machen. Dazu ist es notwendig, sich um die Bedürfnisse der Menschen zu bekümmern, für sie zu sorgen, die Arbeit nicht zu fürchten, ihnen mit Wort und Rat bei-

---

[70] Nikolaj Agapitowitsch Norschin – ehemaliger Waise, von Haass großgezogen, studierte Medizin und arbeitete als Arzt in der russischen Provinz.

zustehen, in einem Wort: sie zu lieben, und je öfter sich diese Liebe äußern wird, desto stärker wird sie werden, geradeso wie die Kraft eines Magnets sich dadurch erhält und vergrößert, dass er ununterbrochen in Wirksamkeit bleibt..."

Diesen Gedanken, der sein ganzes Seelenleben ausfüllte, verwirklichte er durch seine Tätigkeit in den Gefängnissen. Wir haben gesehen, mit welchen äußerlichen Hindernissen er zu kämpfen hatte. Aber nicht in diesen allein lag die Schwierigkeit seiner Aufgabe. Seine Tätigkeit begegnete auch inneren Hindernissen. Diese störten die Freiheit seiner Handlungen, reizten und kränkten ihn sogar. Er hatte mit einem Kollegium zu tun, dessen Mitglied er selbst war, und musste die ganze Schwere dieser künstlichen Verbindung verschiedener, oft entgegengesetzter Temperamente, Richtungen und Ansichten, die jedes Kollegium charakterisiert, auf eigene Kosten kennenlernen.

Das Moskauer Gefängniskomitee tat für das Gefängniswesen viel Gutes, aber mit Ausnahme von Lwow, Pohl, Senjawin, Kapnist und zwei bis drei anderen Mitgliedern litt es an den gewöhnlichen Eigenheiten eines administrativen wohltätigen Kollegiums. Aus der Korrespondenz zwischen Haass und dem Komitee ersieht man, dass sich unter dessen Mitgliedern auch „Gleichgültige" und Leute befanden, die sich ihrer Pflicht ganz entzogen, und sogar solche, die sich ihr gegenüber geradezu feindlich oder spöttisch verhielten. Es waren endlich auch „die Akrobaten der Wohltätigkeit" vorhanden, die eine unvermeidliche innere Seuche der gesellschaftlichen Wohltätigkeit bilden. Die Vizepräsidenten – Generalgouverneure Fürsten Golizyn und Schtscherbatow – waren sehr verdienstvolle Leute, aber jeder von ihnen hatte ein äußerst weites Gebiet direkter Tätigkeit vor sich, die ihn vom Gefängniswesen ablenkte. In den ersten Jahren des Bestehens des Komitees, die auch die besten seines Lebens waren, hatte Fürst Golizyn selbst die Leitung in der Hand und belehrte und ermunterte alle durch sein Beispiel, durch seinen aufrichtigen Wunsch, Verbesserungen einzuführen, durch seine persönliche Arbeit und durch seinen leuchtenden und von den Hemmnissen eines unfruchtbaren Formalismus freien Blick. Er begriff Haass, folgte seinem Rat und wusste hinter den Zügen des geräuschvollen und unruhigen Mitglieds des Kollegiums „das ewige Murren" einer reinen und selbstverleugnenden Seele zu erkennen. Zuweilen störten die Beharrlichkeit und die Leidenschaftlichkeit von Haass übrigens die ruhigen und gleichmäßigen Beziehungen des Fürsten Golizyn zu ihm. Einmal, im Jahre 1840, sagte ihm der Fürst, durch die geräuschvollen Proteste gegen irgendeine Verfügung des Komitees gereizt: „Monsieur Haass! Si vous continuez, je vous ferai sortir d'ici par les gendarmes!" Worauf letzterer lächelnd antwortete: „Et vous n'y gagnerez rien, mon prince, car je rentrerai par la fenêtre."[71]

---

[71] „Herr Haass! Wenn Sie so weitermachen, werde ich Sie mit Hilfe der Gendarmen von hier entfernen lassen." – „Und Sie werden damit nichts erreichen, mein Fürst, denn ich werde durch das Fenster wieder hereinkommen."

Die momentanen Auftritte mit dem Fürsten Golizyn gingen jedoch spurlos vorüber. Der Staatsmann Alexander Koschelew[72], der im Jahre 1834 dem bekannten Rat der Gouvernementsverwaltung gesagt hatte: „Heute morgen habe ich mich in der Versammlung des Adels an Ihnen erfreut, Sie haben gut gehandelt, und an Ihrer Stelle hätte ich dasselbe getan", konnte sich über seinen seelenreinen, obwohl störrischen Mitarbeiter nicht ärgern.

Aber nicht in gleicher Weise benahmen sich Haass gegenüber viele seiner Kollegen. Seine „Einfälle" störten die ruhige Farblosigkeit ihrer Beschäftigungen, seine „willkürlichen Verfügungen" verletzten die „Prüderie" der bürokratischen Vorschriften. Je mehr Fürst Golizyn, nachdem er der neuen Einrichtung den ersten Anstoß und die allgemeine Richtung gegeben hatte, sich von ihr entfernte und sich in die komplizierte Tätigkeit des „Herrn" in Moskau vertiefte, offenbarte sich eine zuweilen kompakte, zuweilen unfassbare, aber trotzdem fühlbare Opposition gegen Haass.

Dem „übertriebenen Philanthropen", der von der für ihn unübersehbaren und herzlich mitgefühlten Not der Leute sprach, die er vor allem als Unglückliche betrachtete, antwortete man mit dem Hinweis auf den „buchstäblichen Sinn" der Artikel der Gesetze und der Paragraphen der Reglements. Seine eigenartig beredten Vorschläge wurden als der Beachtung unwürdig „zu den Akten gelegt", seine Bitten und Forderungen begegneten einem kränkenden Stillschweigen. Die wirtschaftliche Abteilung des Komitees, die ihre Beziehungen mit dem von Haass geleiteten Büro der Gefängniskrankenhäuser vom rein formellen Standpunkt behandelte, war mit ihm besonders unzufrieden. Sie wollte zum Beispiel dem Büro die Abschriften der Kontrakte bezüglich der Lieferung der Vorräte an Nahrungsmitteln nicht zur Kontrolle der Lieferanten mitteilen, was, wie Haass 1840 an das Komitee schrieb, „die Ursache einer unglaublichen Unordnung war, unter welcher die Krankenhäuser litten".

Als der nördliche Gang des Stadtgefängnisses infolge der unermüdlichen Bemühungen von Haass eingerichtet war, was er mit einer Mehrausgabe von 40 Rubeln gegenüber den ihm angewiesenen 400 Silberrubeln (statt der verlangten 500 Rubel) zuwege gebracht hatte, entstand bezüglich dieser Mehrausgabe ein ausgedehnter Briefwechsel von 143 Bogen, der zwei Jahre dauerte. Man verlangte von Haass Erklärungen, und mehrere Sitzungen wurden vom Komitee der Beurteilung seiner unregelmäßigen und gesetzwidrigen Handlungsweise gewidmet. Die Sache endete damit, dass er jene 40 Rubel aus seinen eigenen spärlichen Mitteln zahlte. Dasselbe wiederholte sich im Jahre 1840, als Haass einige unerlässliche und unaufschiebbare Arbeiten zur Erweiterung der Räumlichkeiten des alten Katharinen-

---

[72] Alexander Iwanowitsch Koschelew (1806-1883), Publizist, Diplomat und Verfechter liberaler Reformen.

Hospitals für die Unterbringung der von der Typhusepidemie befallenen Arrestanten ausführte und das Komitee bat, den Arbeitern 290 Rubel in Assignaten zu zahlen. Bei der Prüfung des Briefwechsels, die zwei Jahre lang dauerte, beschloss das Komitee im Jahre 1842 nach verschiedenen Vorwürfen an Haass, „für die Zukunft Herrn Haass jegliche Verfügung bezüglich der Bauten und Reparaturen in den Krankenhausgebäuden zu untersagen".

Aber nicht nur die von ihm gemachten Ausgaben reizten das Komitee. Der Architekt, der Haass im Umbau des nördlichen Gangs beistand, zeigte ihm die Möglichkeit, aus zwei kleinen und halbdunklen Zimmern neben der Kirche ein großes und helles zu bilden, indem man in die dicken Wände dazwischen große Bögen bräche. Der Gedanke, den Arrestanten mehr Raum zu geben und sie neben der Kirche zum gemeinschaftlichen Gebet zu versammeln, bezauberte Haass, und, sich beeilend, den Bau seines Korridors zu beenden, führte er jenen Gedanken sofort auf eigene Rechnung aus.

Der Direktor der Baukommission machte Haass bei einem Besuch im Stadtgefängnis auf diese „Willkür"

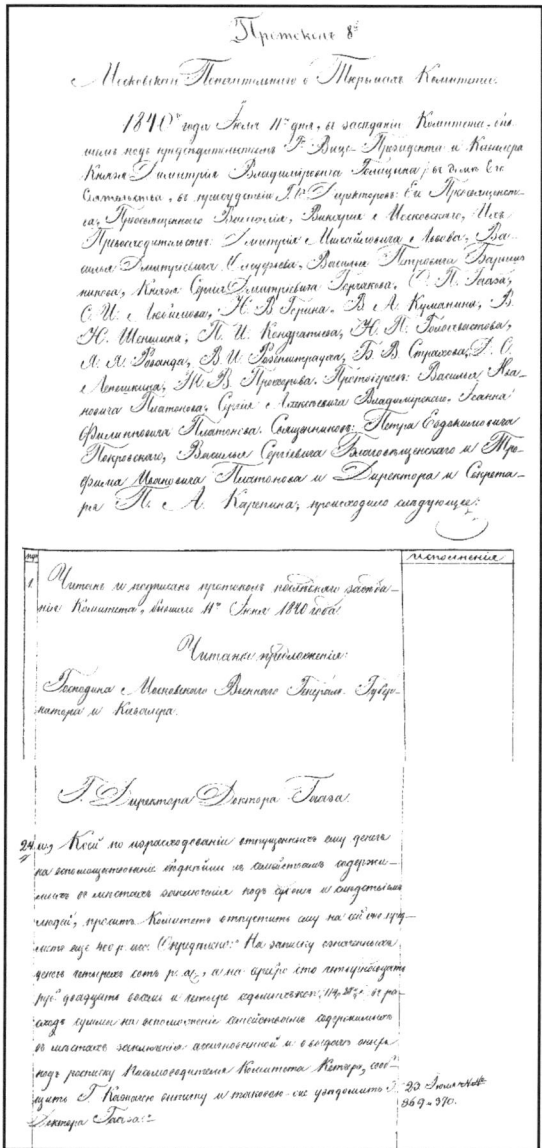

*Ausschnitt aus dem Protokoll Nr. 8 des Moskauer Gefängnis-Fürsorgekomitees vom 11. Juli 1840*

aufmerksam, indem er erklärte, er wäre verpflichtet gewesen, ihn um seine Erlaubnis für jenen nicht vorgesehenen Umbau zu ersuchen. Haass, der einer kleinlichen Eigenliebe fern war und nur den Nutzen der Angelegenheit im Auge hatte, „bat, indem er es als seine Pflicht betrachtete, das von ihm gegebene schlechte Beispiel der Verletzung der gesetzlichen Ordnung vor allen Beamten und Bediensteten gutzumachen, den Herrn Direktor um Verzeihung". Aber dem Direktor genügte die Demütigung des alten Mannes nicht; er setzte das Komitee von dessen neuem Vorgehen in Kenntnis. Indem er vor dem Komitee seine Schuld anerkannte, erklärte Haass, dass er gezwungen gewesen war, sich im allgemeinen von den Vorschriften der Baukommission bezüglich des Umbaus des Gefängnisses zu entfernen, denn falls er sie in allem beobachtet hätte, hätte man eine Räumlichkeit zur Zubereitung des Kwas-Getränks erhalten, in der man es keineswegs hätte herstellen können, da sich darin kein russischer Ofen befand; die Zimmer wären ohne Ventilatoren geblieben, die äußeren Türen wären ohne Stufen, die Dachkammern ohne Treppen und die Stube gegenüber den „Minderjährigen" völlig ohne Türen geblieben, denn der Ofensetzer, der bereits die Hälfte des Ofens an die Stelle gesetzt hatte, wo sich bis dahin die Tür befand, war durch diese gekrochen und hatte gefragt, wie er herein sollte, wenn er den Ofen gänzlich ausgeführt haben würde?

Das Komitee erachtete es als unmöglich, sich auf den Standpunkt des fait accompli zu stellen, und Fürst Golizyn schlug ihm vor, Haass gemäß seinem Beschluss einem Urteil zu unterziehen „und in dessen Gegenwart festzusetzen, er dürfe sich zukünftig nicht im mindesten von der festgesetzten Ordnung entfernen". Der alte Mann empfand jenes Urteil tief, das ihm auf die Verfügung eines Mannes, den er hoch ehrte, mitgeteilt wurde. Er ertrug jene Kränkung nicht und erkrankte. Und dies ist der Grund, warum er, der in seinem mühsamen Leben bis dahin nicht bei einer einzigen Sitzung des Komitees gefehlt hatte, trotzdem bei einer nicht zugegen war.

Zwischen ihm und dem Komitee fanden aus verschiedenen Anlässen Streitigkeiten statt. Einmal übergibt er in der Befürchtung einer möglichen Weigerung bei einem Briefwechsel dem Komitee die Rechnung des Zunftmeisters Sawjalow über einen Betrag von 45 Rubeln für 21 Bruchbänder, die verschiedenen an Leistenbruch leidenden Arrestanten gegeben worden waren, und das Komitee erklärt ihm, es betrachte sich nicht als verpflichtet, eine solche Auslage zu decken und überlasse es ihm selbst, sich die Mittel zu deren Deckung aus anderen Quellen zu verschaffen, – mit anderen Worten, es versetzt ihn, da er nicht über eigene Mittel verfügt, in die Notwendigkeit, jemanden zu bitten, als Wohltäter zu intervenieren. Ein anderes Mal fühlt er sich durch seine Entfernung von der Besichtigung der deportierten Arrestanten gedrückt und fürchtet, dass diese gänzlich ohne Aufsicht bleiben; daher bittet er, den Mitgliedern des Komitees die Verpflichtung aufzuerlegen, sich der Reihe nach viermal die Woche auf den Sperlingsbergen einzufinden, aber das Komitee „erblickt keine gesetzliche Begründung seiner Bitte". Ein drittes Mal bittet er das Komitee, sich bei der höheren Behörde zu verwenden, damit außer den deportierten blinden, tauben und stummen Bettlern auch diejenigen, „bei welchen eine Störung der geistigen Fähigkeiten vorliegt", nicht nach Sibirien geschickt, sondern in den Gouvernementshauptstädten gelassen würden, und das Komitee fasst zu seiner Kränkung diesbezüglich keinen Beschluss. Endlich schlägt man

Haass im Jahre 1840 seine Bitte ab, man möge den Bauer Lasarew, der trotz seines Alters von 63 Jahren von seinem Grundbesitzer nach Sibirien geschickt wurde (was nach dem Gesetz und den darauf bezüglichen Auslegungen des Senats nur bis zum Jahre 1827 erlaubt war), im Deportationsgefängnis belassen, und die Weigerung wurde damit begründet, dass Lasarew selbst hierüber bei seiner Ankunft in Tobolsk eine Bittschrift einreichen könnte!

Derartige Weigerungen reizten den alten Mann. Sie riefen Berichte und Erklärungen hervor, aus denen uns eine eigenartige Beredsamkeit entgegenklingt. In der Angelegenheit Lasarews erklärt er, er „werde nach Mitteln und Wegen trachten, um die allerhöchste Gewalt selbst von der Lage jenes Unglücklichen in Kenntnis zu setzen". Anlässlich der kalten Aufnahme, die einige seiner Bitten zugunsten der Arrestanten beim Komitee fanden, ruft er im Jahre 1833 aus: „Wenn wir auch in der Zukunft so handeln werden, müssen wir erwarten, die Worte des Evangeliums an diejenigen zu hören, die zum Erlöser riefen: ‚Haben wir denn nicht in deinem Namen gepredigt?' ‚In Wahrheit, ich kenne euch nicht! Entfernt euch alle von mir, die ihr Unwahrheit erzeugt!'"

In seinen Schreiben an das Komitee ist der Ton der Anklage und einer bösen Ironie fühlbar genug. „Ich verhehle dem Komitee nicht", sagte er anlässlich seiner Rechtfertigung wegen des Gewölbes im nördlichen Gefängniskorridor, „den großen Widerwillen, mit welchem ich mich hinsichtlich eines so wichtigen Umstands in so ausführliche Erklärungen einlasse", und bezüglich der beständigen Unzufriedenheit und der fortwährenden Vorwürfe des Komitees erinnert er daran, dass Tacitus, indem er von Titus Agricola spricht, sagt: Es ist in der Natur des Menschen gelegen, diejenigen zu hassen, denen man einmal eine Beleidigung zugefügt hat. Anlässlich der Verteilung der Bücher aus der Heiligen Schrift unter den Deportierten bemerkte er boshaft: „Das Vorfinden der Heiligen Schrift im Deportationsgefängnis könnte für die Mitglieder des Komitees durch das ungünstige Urteil gefährlich werden, das jenes heilige Buch bezüglich des schwachen Eifers ausspricht, welchen das Komitee in der Fürsorge um das Wohlbefinden der Deportierten beweist."

So handelte Fjodor Petrowitsch Haass bis zum Ende seines mühsamen Lebens. Sowohl im gesellschaftlichen als auch im persönlichen Leben vereinsamt, indem er sich selbst immer mehr vergaß und dem herannahenden Tod mit reinem Gewissen entgegensah, widmete er sich desto mehr seinem Beruf, je weniger ihm zu leben übrigblieb, indem er trachtete, jenes „kurze Wachen – rasche Tun" zu verwirklichen, von dem im zweiten Teil des „Faust" die Rede ist. Aber sein Leben war kein behagliches. Die Gräfin Salias (Eugenie Tur)[73], eine alte Moskauerin, die ihn per-

---

[73] Jewgenija Tur (eigtl. Gräfin Jelisaweta Wassiljewna Salias de Tournemir; 1815-1892), Schriftstellerin.

sönlich gesehen hatte, schrieb über ihn: „Er hat, wie es scheint, einen Kampf übernommen, der über seine Kräfte ging; mitten unter seelenerregenden Missbräuchen jeder Art, unter der Gleichgültigkeit der Gesellschaft und den ihm feindlichen Verfügungen erschöpften sich seine Kräfte im Kampf mit der Unwahrheit und der Lüge. Was musste er nicht alles ertragen, erfahren, erleben und erleiden!"

## XII. Die letzten Lebensjahre

Es bleibt uns noch übrig, auf die letzten Jahre von Haass einen flüchtigen Blick zu werfen. Sein reines, einsames und keusches Leben, seine fortwährende Kampftätigkeit, seine große Mäßigkeit im Essen und Trinken bewahrten ihm lange Zeit eine blühende Gesundheit. Trotz seiner siebzig Jahre blieb er rüstig und ausdauernd, und obwohl er sich um seine Gesundheit gar nicht bekümmerte, war er nie krank.

Verschiedene persönliche Erinnerungen an ihn geben die Möglichkeit, sich die Verwendung seines Tages vorzustellen und ein mehr oder weniger vollständiges Bild seiner Gewohnheiten, seiner Bräuche und seiner Lebensweise im letzten Zeitraum seines Lebens zu entwerfen – ein Zeitraum, in dem fast alle sich mit den „Sonderheiten" und „Eigenheiten" von Fjodor Petrowitsch abgefunden hatten und viele endlich begriffen, welch ein Licht und welch eine Wärme von jenen Eigenschaften ausstrahlten.

Er stand immer um sechs Uhr morgens auf, legte sofort sein traditionelles Kostüm an und trank statt Tee, den er für sich als ein zu luxuriöses Getränk betrachtete, einen Aufguss von Johannisbeerblättern. Wenn er sich nicht auf die Sperlingsberge zu begeben hatte, las er bis acht Uhr und bereitete oft selbst Arzneien für die Armen. Um acht Uhr fing der Empfang der Armen an; sie kamen in Mengen. Es ist überflüssig zu sagen, dass seine Konsultationen unentgeltlich waren. Über den wissenschaftlichen Wert dieser Konsultationen sich ein Urteil zu bilden ist schwer. Man muss bedenken, dass Fjodor Petrowitsch, durch seine philanthropische Tätigkeit hingerissen, bei den Kenntnissen seiner blühenden Jahre blieb, während die Wissenschaft sich vorwärtsbewegte. In den letzten Jahren seines Lebens neigte er aber sehr zur Homöopathie hin. Er fuhr fort, auf die Arzneien keine besonderen Hoffnungen zu gründen, und vertraute der heilsamen Bedeutung der Lebensbedingungen des Kranken. Als sich zum Beispiel August Shisnewskij um einen ärztlichen Rat an ihn wandte, schrieb er statt eines Rezeptes auf ein Stückchen Papier: „Si tibi deficiant medici, medici tibi fiant haec tria: mens hilaris, requies, moderata diaeta (schola salernitana)", das heißt: „wenn du keinen Arzt hast, sollen dir folgende drei Mittel als Ärzte dienen: ein freudiges Gemüt, Ruhe und gemäßigte Diät". Aber auch die Liebe der armen Kranken zu „ihrem" Doktor, die mit einem unbedingten Vertrauen zu ihm verbunden war, ist unzweifelhaft. Die einfachen, armen Leute sahen in ihm nicht nur den Arzt des Leibes, sondern auch den der Seele, – ihm erzählten sie ihre Leiden, ihm vertrauten sie die traurige Geschichte der kränkenden und schweren Seiten des Lebens, von ihm erhielten sie zuweilen eine Arznei oder eine Lehre, immer einen guten Rat oder eine sittliche Unterweisung und sehr oft Unterstützung. Nicht selten kam ein Unglücklicher, der nicht so sehr von Krankheit als vielmehr von Sorgen gebrochen war, von einer Unterredung mit ihm ermuntert und mit feuchten Augen zurück und hielt das ihm gegebene „Heilmittel" in den Händen, das – von der Behörde zur Ausstellung der Ausweispapiere kam.

Um zwölf Uhr begab sich Haass ins Polizeikrankenhaus und von dort ins Stadtgefängnis und in das Deportationsgefängnis. Seine alte schäbige und rasselnde Droschke, sein steinalter Kutscher Jegor, der ihn unbarmherzig bestahl, er selbst in einem schlecht geschnittenen, verwitterten Rock und seine zwei Pferde von verschiedener Farbe, gewöhnlich an den Füßen wund, waren allen Moskauern bekannt. Der Herr und der Wagen, das Pferdegeschirr und der Kutscher hatten für sie etwas Verwandtschaftliches an sich, etwas mit dem damaligen inneren Leben Moskaus innig Verbundenes. Aus dem, was zur Beförderung des alten Mannes diente, und aus ihm selbst wehte die Erinnerung an so alte Zeiten, dass die Moskauer scherzend behaupteten, der Doktor, der Kutscher und die Pferde hätten zusammen vierhundert Jahre.

Wie sehr man sich auch von verschiedenen Seiten bemühte, Fjodor Petrowitsch hinsichtlich der Streiche Jegors die Augen zu öffnen, er wollte nichts hören und sehen und behielt Jegor zwanzig Jahre, bis zu seinem Tod, bei sich. Auch von der alten ungestalten Proljotka (Droschke) wollte er sich um keinen Preis trennen. Er hatte sich an sie gewöhnt – und außerdem war unter ihrem breiten Schutzleder so viel Raum zur Unterbringung der Körbe für die Arrestanten, die sich auf den Etappenweg machten.

Haass musste in Moskau große Strecken zurücklegen, und nach den Worten Shisnewskijs wurde er zuweilen hungrig und hielt vor irgendeiner Bäckerei, wo er sich vier Kalatschen (eine Art Semmeln) kaufte – einen für sich, einen für den Kutscher und zwei für die Pferde. Im Jahre 1850 schickten die Verehrer von Haass, von dem Wunsch geleitet, ihm seine weiten Fahrten in Moskau zu erleichtern, ihm einen Wagen und ein Paar Pferde mit einem Brief ohne Unterschrift als Geschenk; aber Haass schickte dies sofort an den damals in Moskau bekannten Wagenfabrikanten Mjakischew mit der Bitte, alles „auf sein Gewissen" zu schätzen und es ihm abzukaufen. Das dafür erhaltene Geld verteilte er sofort unter die Armen.

Haass speiste um fünf Uhr, sehr selten außer Haus, war im Genuss der Speisen sehr mäßig und trank gar nichts; aber wenn er eingeladen war und man das Obst

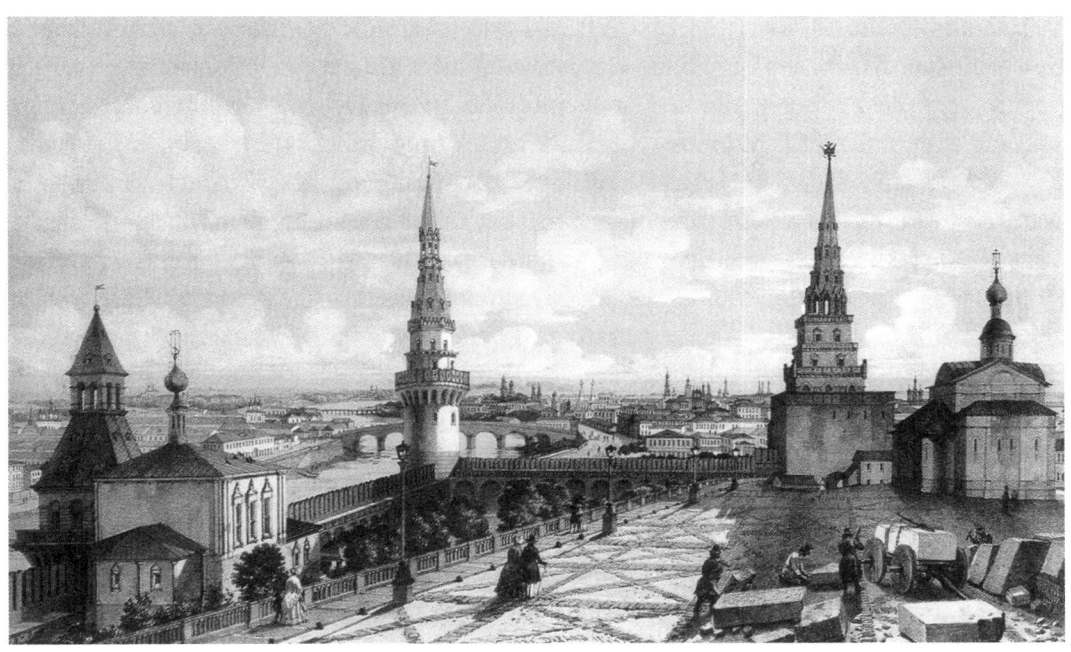

*Ansicht von Moskau*
*Zeitgenössisches Gemälde, erste Hälfte 19. Jahrhundert*

auf die Tafel brachte, nahm er eine doppelte Portion und steckte sie in die Tasche, indem er mit einem gutmütigen Lächeln sagte: „Für die Kranken!" Nach der Mahlzeit begab er sich sofort zu bekannten und einflussreichen Personen, um sich für Arme und schutzlose Leute einzusetzen und Bitten zu stellen. Dem Gedächtnis einiger dieser Bekannten prägte sich sein Bild klar ein.

Hochgewachsen, breitschultrig, ein wenig gebeugt, mit einem breiten sanguinischen Gesicht und starken Zügen, machte Haass auf den ersten Blick einen eher eigenartigen als anziehenden Eindruck. Aber der änderte sich bald, denn sein Gesicht belebte sich durch ein weiches, freundliches Lächeln, und aus seinen zärtlichen, forschenden blauen Augen strahlte eine bewusste und tätige Güte. Im Umgang immer gleich, oft in sich selbst vertieft, vermied Fjodor Petrowitsch die große Gesellschaft, und wenn er zufällig in eine hineingeriet, war er schweigsam. Aber im gewöhnlichen Gespräch zu zweien oder in einem kleinen Kreis liebte er zu sprechen. Er vergrub sich in einen Lehnsessel, legte die Hände nach seiner Gewohnheit auf die Knie, neigte den Kopf ein wenig, blickte nachdenklich und traurig starr vor sich hin und erzählte eine gute Weile, aber nie von sich selbst, sondern immer von „ihnen", für die sein Herz litt. Fragen über seine Person waren ihm nicht lieb, er ärgerte sich, wenn man ihn an seine Tätigkeit erinnerte, und in der Beurteilung der Leute war er nach der einstimmigen Äußerung aller, die ihn kannten, „rein wie ein Kind". Alles, was er hatte, gab er den Armen, er bat jedoch nie um eine materielle Unterstützung für seine „Unglücklichen", freute sich aber, wenn diese gewährt wurde. Seine Moskauer Freunde und Bekannten, die das wussten, gaben ihm ihre Beiträge nie direkt in die Hand, sondern steckten sie in die Hintertasche seines unabänderlichen Fracks. Der alte Mann lächelte gutmütig und stellte sich, als ob er es nicht bemerkte. In den letzten Jahren wurde er jedoch zerstreut und vergesslich, so dass das in seinen Frack gesteckte Geld oft nicht seine Bestimmung erreichte, sondern in gewandte und eigennützige Hände geriet. Daraufhin fing man aufgrund eines allgemeinen, stillen Übereinkommens an, ihm Rollen klingenden Geldes zuzustecken (zu jener Zeit war das Gold wie auch der Silberrubel im allgemeinen Gebrauch), die seine Taschen erschwerend und gegen seine Beine stoßend ihn an ihr Vorhandensein erinnerten.

Er kleidete sich rein, aber ärmlich; sein Frack war abgeschabt, hatte aber den unvermeidlichen Wladimir-Orden im Knopfloch; seine alten schwarzen, schon oft gestopften Strümpfe waren voll kleiner Löcher. Haass war jegliche Aufmerksamkeit für sich selbst beschwerlich, deswegen erlaubte er trotz der beständigen Bitten seiner Freunde und Bekannten, trotz der brieflichen Bitte der Londoner Bibelgesellschaft um keinen Preis, sein Porträt aufzunehmen. Ein außerordentlich seltenes Profilporträt von ihm, das sich erhalten hat, wurde ohne sein Vorwissen von einem Künstler gezeichnet, den Fürst Schtscherbatow hinter einer spanischen Wand versteckt hatte, während er den nichtsahnenden Fjodor Petrowitsch zu einem langen Gespräch vor sich sitzen ließ. Einsam, in den Gedanken an die anderen ganz vertieft, war er persönlich nach dem Ausdruck des Dichters „von keiner liebenden Hand beschützt und versorgt".

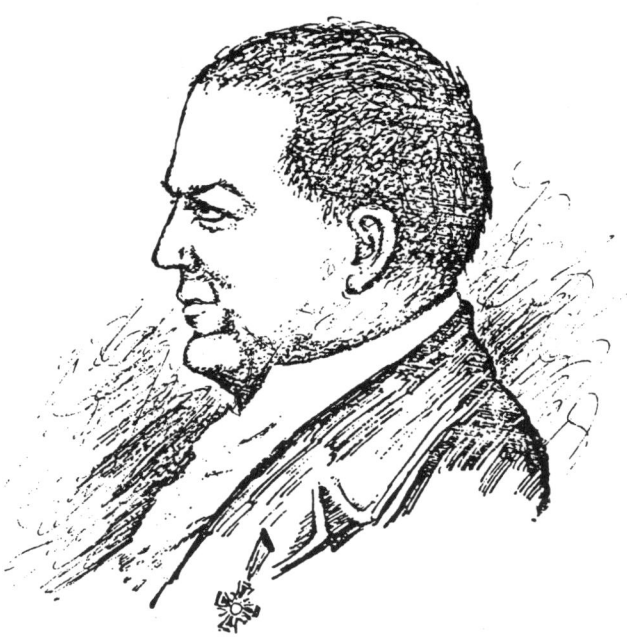

*Profilzeichnung eines anonymen Künstlers, von Haass unbemerkt angefertigt*

Er liebte die Kinder sehr, und die Kinder vergalten ihm dies mit ihrem Vertrauen, kletterten auf ihn, liebkosten und zausten ihn. Unter ihnen entspannen sich Gespräche, die durch die Scherze des alten Mannes und das schallende Gelächter der Kinder unterbrochen wurden. Er setzte sie auf seine Knie, sah in ihre reinen, ehrlichen Augen, und oft legte er ihnen seine Hände mit einem gerührten Gesichtsausdruck auf den Kopf, wie um sie zu segnen. Nach den Worten der Gräfin

Sofja Andrejewna Tolstaja, der Gattin unseres großen Schriftstellers, liebte er mit den Kindern eine scherzhafte Aufzählung „der notwendigen Tugenden" vorzunehmen. Er nahm das Händchen eines der Kinder, spreizte dessen Finger auseinander, und indem er zusammen mit dem Kind den Daumen einzog, sagte er: „Frömmigkeit", indem er den Zeigefinger einbog, sagte er: „Sittlichkeit", „Freundlichkeit" usw., bis er zum kleinen Finger gelangte: „Nicht lügen!", rief er vielbedeutend aus, „nicht lügen, nicht lügen, nicht lügen!" wiederholte er, indem er die Hand des lachenden Kindes am kleinen Finger schüttelte.

Als strenger Sittenwächter seiner selbst wie der anderen handelte Haass nicht immer, indem er Ratschläge erteilte, belehrte oder überzeugte. Manches Mal versuchte er sich auf eine eigenartige Weise „dem Bösen zu widersetzen", und zwar durch aktive und sogar zerstörerische Handlungen. Die Moskauer, die ihn gut kannten, wussten, dass Haass schöne Gemälde sehr liebte und zu schätzen wusste. Im Hause eines reichen Kaufmanns bewunderte er einst eine wunderschöne Kopie der „Madonna" von Anthonis van Dyck und äußerste den Wunsch, sie in der katholischen Kirche von Moskau hängen zu sehen. Bereits am nächsten Tag überbrachte man Haass dieses Gemälde, aber mit der Bedingung, bis zu seinem Tod solle es bei ihm privat verbleiben. Das Bild blieb der einzige Schmuck in Haass' ärmlichen Wohnräumen, und nach seinem Tod wurde es, wie sein zeitweiliger Besitzer es immer wünschte, der Kirche übergeben.

Ein alter Moskauer, Herr N., der noch in Diensten bei dem damaligen Gouvernementsstaatsanwalt Dmitrij Rowinskij stand, erzählte, wie Anfang der fünfziger Jahre ein Moskauer Kaufmann, ein alter Junggeselle, der Versuchung nicht widerstehen konnte, dem bei ihm zu Besuch weilenden „heiligen Doktor" ein in seinem Schlafzimmer hinter einem schweren grünen Taft hängendes Gemälde mit eindeutig obszönen Darstellungen zu zeigen. Eigentlich erwartete der Kaufmann von Haass Entrüstung und Vorwürfe, doch die blieben aus. Schweigsam betrachtete er das Bild und bat daraufhin den Gastgeber, ihm dieses Bild zu verkaufen. Der Gemäldebesitzer weigerte sich vehement mit der Begründung, so eine Rarität sei sehr schwer zu bekommen. Doch als er merkte, dass der alte Mann, den er zutiefst achtete, ebensosehr und zu seiner großen Verwunderung nach diesem unanständigen Bild trachtete, bot er es ihm mit blutendem Herzen als Geschenk an. Fjodor Petrowitsch weigerte sich mit aller Kraft und bat nur um den Verkauf des Bildes. Der Kaufmann nannte einen viel zu hohen Preis. Haass überlegte eine Weile und sagte: „Das Bild ist meins", und fuhr davon. Nach etwa zwei, drei Monaten brachte er die verlangte Summe, die er mit Sicherheit nach großer Mühe und Entbehrungen zusammenhatte, und nahm sichtlich zufrieden das mit dem Taft fest umhüllte Gemälde auf seiner Droschke mit. Dem lüsternen Junggesellen fehlte das Bild so sehr, dass er nach einigen Tagen unter irgendeinem Vorwand Haass einen Besuch abstattete, um wenigstens so einen Blick auf das Bild zu werfen. Der alte

Mann empfing ihn freundlich und begann ein Gespräch. Der Gast aber überflog mit seinem Blick alle Wände des einzigen Wohnraums (das zweite kleine Zimmer war ein Schlafgemach) – das Bild war nicht da. Endlich fand er den Mut, seinen Gastgeber zu fragen, wo denn die besagte Rarität sei. „Das Bild ist in diesem Zimmer", sagte der Hausherr. „Wo denn, Fjodor Petrowitsch, ich sehe es nicht?" „Im Ofen", antwortete Haass ruhig.

So lebte er bis zum Jahre 1853, von der tätigen Liebe zu den Menschen ganz durchdrungen, die zu verwirklichen in jener Zeit bei dem aufs äußerste entwickelten Formalismus und der streng argwöhnischen allgemeinen Stimmung nicht leicht war.

Die Gesellschaft begriff endlich jenen „Sonderling" und fing an, den Wert seiner Persönlichkeit und seiner Tätigkeit anzuerkennen. „Als ich zu Anfang der fünfziger Jahre", schreibt Sergej Maximow[74], der Autor von „Ein Jahr im Norden" und „Geflügelte Worte", „in der Universität studierte, war der Name von Haass uns Ärzten nicht nur bekannt, sondern wir suchten die Gelegenheit, jene hervorragende Persönlichkeit zu sehen, und ich erinnere mich gut an sein Äußeres – und hauptsächlich auch daran, dass er bereits damals zur Zahl der Heiligen gezählt wurde und in allen Schichten der Moskauer Bevölkerung als solcher angesehen wurde."

Der allgemeine Erlöser, der Tod, erfolgte unerwartet. Anfang August 1853 erkrankte Fjodor Petrowitsch. Es bildete sich bei ihm ein riesiger Karbunkel, und bald war jede Hoffnung auf eine Heilung verloren. „Ich fand ihn", schreibt August Shisnewskij, „nicht unter den Kranken, unter den arbeitenden und belasteten Leuten; er selbst war krank und saß in seinem Zimmer hinter einer spanischen Wand in einem Voltairefauteuil; er hatte einen Schlafrock an, und sein wunderschöner Kopf war nicht mehr von der historischen Perücke bedeckt. Sein Gesicht strahlte wie immer von einer heiligen Ruhe und Güte. Ich wurde von Ehrfurcht zu jenem Manne ergriffen; ich wollte ihm die Hand küssen, aber hielt mich, in der Befürchtung, ihn zu verstimmen, zurück..." Er konnte nicht liegen, saß beständig im Sessel und litt sehr. „Trotz der Krankheit hatte das schöne Gesicht des Greises einen guten und freundlichen Ausdruck", sagt seine Zeitgenossin Jelisaweta Draschussowa, „er klagte nicht über sein Leiden, sondern sprach weder von sich

---

[74] Sergej Wassiljewitsch Maximow (1831-1901) bereiste als Ethnograph und Publizist das gesamte russische Imperium und veröffentlichte seine Reiseberichte in zahlreichen populären Zeitungen und Zeitschriften. Bei seiner Reise in den Fernen Osten Anfang der 1860er Jahre wurde Maximow beauftragt, den Zustand der sibirischen Gefängnisse und den Alltag der Verbannten schriftlich festzuhalten. Dieser Abschlussbericht wurde zur Publikation nicht freigegeben und nur als Druckschrift mit dem Vermerk „geheim" von der Marinebehörde zum internen Gebrauch verbreitet. Erst 1871 veröffentlichte er sein Buch „Sibirien und Zwangsarbeit". Wie sein Bruder, später ein namhafter Chirurg, studierte Maximow Medizin, bevor er sich ganz seiner publizistischen Tätigkeit widmete. Zu Maximow vgl. auch Blochina S. 285 f.

**Moskauer Mitteilungen,** Nr. 99
**18. August 1853.**

**Moskau**

Am 16. August starb der Chefarzt der Moskauer Gefängniskrankenhäuser, der Staatsrat Fjodor Petrowitsch Haass. Die Totenmesse findet am Mittwoch, dem 19. August, um 11 Uhr morgens in der neuen katholischen Kirche der heiligen Apostel Peter und Paul statt.

selbst noch von seiner Krankheit ein Wort, beschäftigte sich ununterbrochen mit seinen armen Kranken, mit seinen Häftlingen und traf Verfügungen wie ein Mensch, der sich auf eine weite Reise vorbereitet und wünscht, dass die Zurückbleibenden sich so gut als möglich befinden mögen. Er blieb sich bis zu seinem Tod treu, sich selbst für die anderen vergessend. Er wusste, er müsse bald sterben, und blieb von einer unerschütterlichen Ruhe; nicht eine Klage, nicht ein Seufzer entriss sich seiner Brust; nur einmal sagte er zu seinem Freund, dem Doktor Pohl: ‚Ich dachte nicht, dass ein Mensch so große Leiden ertragen könne.' Aber jene Leiden dauerten nicht lange – und sein Ende war ein ruhiges…"

Als Fjodor Petrowitsch das Herannahen des Todes verspürte, befahl er, ihn in die größere Stube seiner bescheidenen Wohnung zu bringen, die Eingangstür zu öffnen und alle, Bekannte und Unbekannte, die ihn sehen, von ihm Abschied nehmen oder ein Wort des Trostes hören wollten, hineinzulassen.

Die Kunde vom hoffnungslosen Zustand Fjodor Petrowitschs übte auf die Bediensteten des Deportationsgefängnisses eine drückende Wirkung aus. Sie wandten sich an ihren Geistlichen, Vater Orlow, mit der Bitte, in ihrer Gegenwart für die Genesung des Kranken eine Messe zu lesen. Da Vater Orlow Bedenken trug, diesen Wunsch zu erfüllen, weil Haass nicht orthodox war, so begab sich der Geistliche zum Metropoliten Philaret, um ihn von seiner schwierigen Lage zu verständigen – und er erinnert sich noch heute, dass Philaret eine Minute lang schwieg und dann mit segnender Gebärde die Hand erhob und feierlich sagte: „Gott segnete das Gebet für alle Lebenden – und ich segne dich! Wann hoffst du dich bei Fjodor Petrowitsch mit der Hostie einzufinden?", und auf dessen Antwort, er werde in zwei Stunden dort sein, fügte er hinzu: „Geh mit Gott, ich werde dich bei Fjodor Petrowitsch sehen!" Und als Vater Orlow, nachdem er die Messe gelesen und für Haass gebetet hatte, sich in dessen Wohnung begab, stand der Wagen des Moskauer Metropoliten bereits an der Freitreppe seines alten Mitarbeiters, mit dem er oft heftig gestritten hatte…

Am 16. August war Haass nicht mehr. Er wurde nicht sofort in die katholische Kirche gebracht, sondern in seinem Zimmer gelassen, um der Menge von Leuten, die seinen Überresten in jener Wohnung, in der der größte Teil der Anwesenden sei-

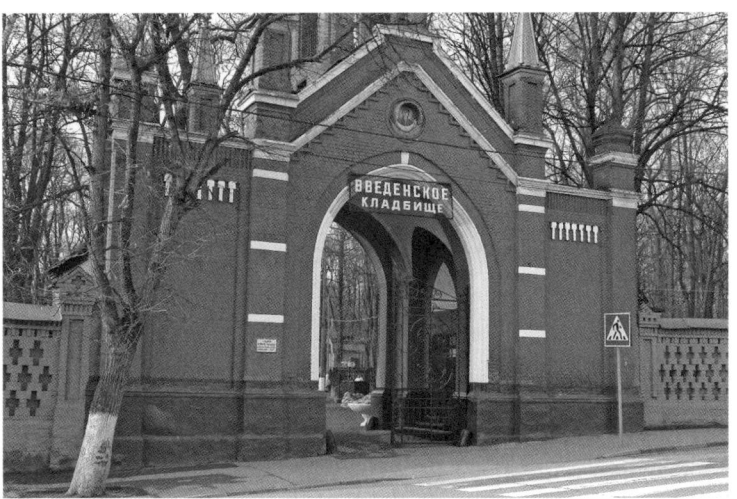

*Zentraleingang zum Wwedenskij-Friedhof am Hospital-Graben*

nen Rat gehört hatte, ihre Ehrfurcht beweisen wollte, dies zu ermöglichen. Die Verwesung verschonte ihn bis zum Begräbnis; sein gewohntes gemütliches Lächeln erstarrte auf seinen Lippen. Bei seinem Begräbnis versammelten sich fast zwanzigtausend Menschen, und einige Männer trugen den Sarg auf ihren Schultern zum Friedhof auf den Wwedenskij-Hügeln. Man erzählt, dass Sakrewskij, aus irgendeinem Grund „Unordnungen" befürchtend, den Polizeimeister Zinskij[75] mit einem Trupp Kosaken eigens zum Begräbnis schickte; aber als Zinskij die aufrichtigen und warmen Tränen des versammelten Volkes gewahr wurde, begriff er, dass die rührende Einfachheit jener Zeremonie und der erbauende Kummer der Menge die beste Bürgschaft der Ruhe bildeten. Er entließ die Kosaken, mischte sich unter die Menge und ging zu Fuß bis zu den Wwedenskij-Hügeln.

Dort, in der fünften Abteilung des katholischen Friedhofs, wurde der Leichnam Fjodor Petrowitschs der Erde übergeben. Auf sein Grab ließ ein unbekannt gebliebener Freund ein Denkmal setzen. Dieses bestand aus einem Granitblock, auf dem ein Kreuz gemeißelt war, mit der Aufschrift: FREDERICUS JOSEPHUS HAASS, natus Augusti MDCCLXXX, denatus XVI. Aug. MDCCCLIII, und mit dem 37. Vers des 12. Kapitels von Lukas in lateinischer Sprache: Beati servi illi quos cum venerit dominus inveniet vigilantes: Amen dico vobis: praecinget se et faciet illos discumbere et transiens ministrabit illis.[76]

Gegen Ende der achtziger Jahre war dieses Denkmal sehr vernachlässigt, aber im Jahre 1891 wurde es auf Befehl des Moskauer Gefängniskomitees erneuert. Die bescheidene Wohnung von Haass blieb leer. Sein ganzer Nachlass bestand aus einigen Rubeln und kleinem Kupfergeld, aus schlechten Möbeln, alten Kleidern, Büchern und astronomischen Instrumenten. Der alte Mann, der sich alles versagte,

---

[75] Lew Michajlowitsch Zinskij, Generalmajor, von 1833 bis 1855 Moskauer Oberpolizeimeister.
[76] Selig sind die Knechte, die der Herr, so er kommt, wachend findet. Wahrlich, ich sage euch: Er wird sich aufschürzen und wird sie zu Tische setzen und vor ihnen gehen und ihnen dienen. (Übersetzung Martin Luthers)

hatte eine einzige Schwäche; er kaufte bei Gelegenheit Teleskope, Fernrohre und verschiedenes Zubehör und, von den Sorgen des Tages ermüdet, liebte er es, bei Nacht den Himmel zu betrachten, der seiner kindlichen Seele so nahe und so begreiflich war.

Haass, der mitfühlende Menschenfreund, musste auf Staatskosten und unter polizeilicher Aufsicht beerdigt werden. Aber er hinterließ einen reichen geistigen Nachlass. Sein unerschütterlicher Glaube an den Menschen und dessen gute Eigenschaften erlosch in ihm bis zuletzt nicht. Er war überzeugt, dass all diejenigen, die ihm aus Achtung und aus Verlegenheit seine bescheidenen, aber hartnäckigen Bitten um Hilfe

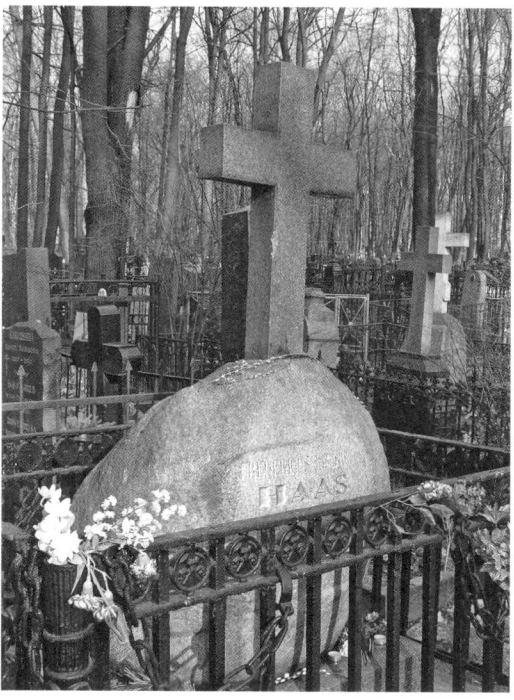

*Haass' Grab*

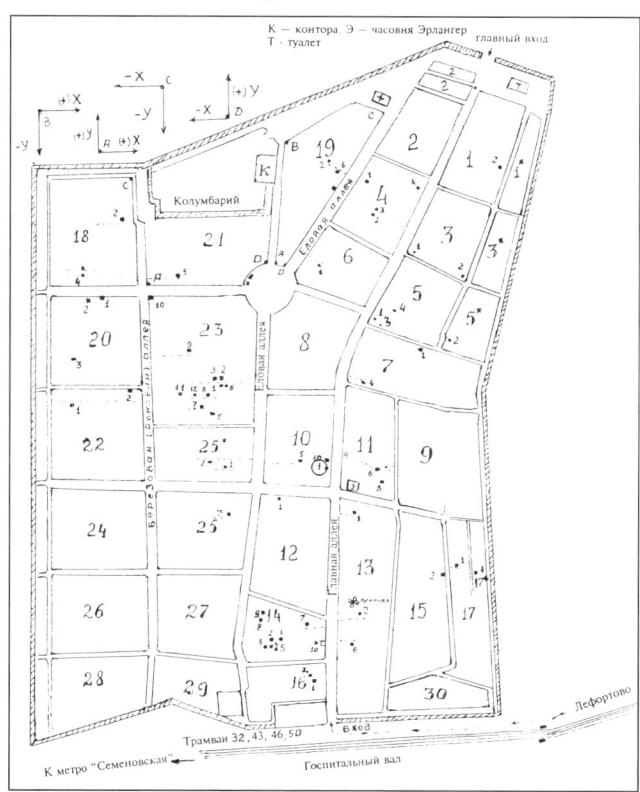

*Plan des Wwedenskij-Friedhofs Haass' Grab in Feld 10 (eingekreist)*

für seine Armen nicht abschlagen konnten, auch nach seinem Tod „sich beeilen werden, Gutes zu tun". Die Bedeutung seiner eigenen Person und ihrer unwiderstehlichen Wirkung völlig außer Acht lassend und ohne jegliche juristische Kenntnis, hatte er so rührend wie naiv im voraus Berechnungen über die künftigen Wohltaten guter Menschen angestellt, als wäre es sein gegenwärtiger Reichtum: Indem er eine Reihe seiner vermögenden Bekannten aufzählt, von denen man zweifellos eine Spende würde erwarten können, erörtert Haass in seinem Testament große Pläne zu verschiedenen gemeinnützigen Anstalten, die von „wohltätigen Personen" gestiftet und von Doktor Pohl als Nachlassbevollmächtigtem verwaltet werden sollten. Doch das Feuer des Mitleids mit dem Unglück der Menschen brannte nicht in ihnen... Die Gefühle, die Haass zu entfachen vermocht hatte, erloschen schneller als die Erinnerung an ihn. Doktor Pohl musste sich auf die Publikation des Haass'schen Manuskripts „Appel aux femmes" beschränken, das er auf eigene Kosten herausgab.

In diesem Werk, eine Art Vermächtnis, setzt Haass, indem er sich an die russischen Frauen wendet, jene moralischen und religiösen Grundsätze, von denen sein Leben durchdrungen war, auseinander und trachtet die Erscheinungen der Menschenliebe und des Mitgefühls für die menschlichen Leiden, die die Triebkraft, das principium movens seiner täglichen Tätigkeit bildeten, in ein System zu fassen. „Ihr seid dazu berufen, zur Wiedergeburt der Gesellschaft beizutragen", schreibt Haass an die Frauen, „und dies werdet Ihr erreichen, indem Ihr im Geiste der Sanftmut, der Duldsamkeit, der Gerechtigkeit, der Geduld und der Liebe handeln und denken werdet. Deswegen vermeidet die Versammlung, verteidigt die Abwesenden und Schutzlosen, bewahrt diejenigen, die Euch umgeben, vor den bösen Neigungen und rüstet Euch entschlossen und mannhaft gegen alles Niedrige und Lasterhafte. Tragt in den Grenzen Eurer Kräfte zur Gründung und Erhaltung der Krankenhäuser und Zufluchtstätten für Arme, für Waisen und für in hohem Alter stehende Leute bei, die verlassen, hilflos und kraftlos sind. Lasst Euch in dieser Beziehung nicht von materiellen Opfern zurückhalten! Fürchtet Euch nicht vor der Möglichkeit der Demütigung, fürchtet Euch nicht vor einer Weigerung. Beeilt Euch, Gutes zu tun! Seid fähig zu vergeben, wünscht die Versöhnung, besiegt das Böse durch die Güte. Seid bemüht, den Gefallenen aufzurichten, den Verbitterten zu besänftigen, das moralisch Zerrüttete wieder in Ordnung zu bringen."

Die Liebe, die Achtung der menschlichen Würde und eine ernste Lebensanschauung werden in allen Teilen des Buches gepredigt, das in einer kräftigen, energischen Sprache mit feurigen und tiefempfundenen Anreden an den Leser geschrieben ist. Der Verfasser spiegelt sich in ihnen wie in einem Spiegel ab, und das, was er über den Tod sagt, erhellt und bekräftigt nur das, was er während seines Lebens tat.

Der Tod Fjodor Petrowitschs und sein ergreifendes Begräbnis machten in Moskau einen großen Eindruck. Es erschienen wohlwollende Nekrologe, die übrigens mehr an Phrasen als an Tatsachen reich waren; es wurde eine außerordentliche Sitzung des Gefängniskomitees einberufen, in der der Vizepräsident über den vom Komitee erlittenen Verlust eine Rede hielt. Unter Haass' Mitarbeitern wurde eine Kollekte zur Bildung eines Kapitals eröffnet, dessen Zinsen an Fjodor Petrowitschs Todestag unter den armen Familien der Arrestanten verteilt werden sollte; es wurde außerdem beschlossen, aus den Mitteln des Komitees 1000 Rubel zu diesem Zweck zu bestimmen. Dieser Beschluss wurde vom Grafen Orlow, dem Präsidenten der Schutzgesellschaft, bestätigt.

Endlich erschien im Jahre 1853 im „Moskwitjanin"[77] ein vom 19. August datiertes Gedicht von Stepan Schewyrjow[78]: „Auf dem Grabe von F.P. Haass":

„Er war im Kerker – und sie besuchten ihn:
die Worte der Liebe, die Worte Christi.
Seit den Jahren der Unschuld legten
unsere Lehrer sie uns in den Mund.
Selig, wer, sich selbst treu bleibend,
die Kraft der heiligen Weisheit mit sich ins Grab nahm
und sein warmes Herz der Lehre des Erlösers,
sein ganzes Leben dem Mitleid mit dem Gefallenen öffnete!"

Kurz nach diesem Ausbruch des Gefühls trat jedoch die bei uns gewöhnliche Gleichgültigkeit und Vergesslichkeit ein, und das Andenken „des Fanatikers des Guten" fing an zu erbleichen und zu verschwinden. Niemand sammelte rechtzeitig mit liebender Hand die Erinnerungen an ihn, und deren Umfang nahm mit jedem Jahr, mit dem Tod jeder der Personen, die ihn gekannt hatten, ab. Es fand sich niemand, der sofort unter dem noch nicht erkalteten Eindruck, durch die Persönlichkeit des „übertriebenen Philanthropen" gerührt, sein „Leben" niedergeschrieben hätte. Diejenigen, die ihn gekannt hatten, verschlossen sich in ihre persönlichen Erinnerungen und empfanden nicht die Notwendigkeit, diejenigen, die ihn nicht gekannt hatten, davon zu unterrichten, wer Haass gewesen war. Nur Eugenie Tur erinnerte neun Jahre nach seinem Tod in einigen gefühlvollen Worten „an den Menschen Gottes, der auf seinen Biographen wartet", und nach weiteren sechs Jahren schilderte Pjotr Lebedew[79] in einer ziemlich großen, leider an verschiedenen faktischen Ungenauigkeiten leidenden Skizze die Tätigkeit Fjodor Petrowitschs auf dem Gebiet des Gefängniswesens und der Wohltätigkeit in ihren wichtigsten Zügen. Aber auch diese Erinnerungen hinterließen, wie es scheint, keine Spuren, denn heutzutage klingt der Name Haass in unserer Gesellschaft gänzlich unbekannt und fremd und ruft keine wie immer gearteten Vorstellungen hervor. Selbst unter den gebildeten Leuten, die mit dem Gefängnis- und Gerichtswesen in Beziehung stehen, selbst unter den Ärzten, die mit einem Gefühl gerechten Stolzes des Hauptarztes der Moskauer Gefängnisse gedenken sollten, ruft sein Name die verwunderte Frage hervor: „Haass? – Welcher Haass? – Wer war dieser Haass?"

---

[77] „Der Moskauer" (*Moskvitjanin*) – Zeitschrift mit slawophilen Tendenzen, herausgegeben 1841-1856 von Michail Pogodin.
[78] Stepan Petrowitsch Schewyrjow (1806-1864), Lyriker und Literaturkritiker.
[79] Der Beitrag von Pjotr Lebedew befindet sich im III. Kapitel dieses Sammelbands, S. 327-352.

Dies ist übrigens die Beschaffenheit unserer gebildeten Gesellschaft, unserer sogenannten „Intelligenz". Wir wissen jene wenigen wirklich bemerkenswerten tätigen Leute, mit denen uns das Schicksal so spärlich versehen hat, mit unserem Mitgefühl und unserer Achtung nicht zu unterstützen. Wir betrachten gewöhnlich ihre Anstrengungen, ihre Arbeit und ihre Selbstverleugnung mit teilnahmsloser Neugierde, mit unheilverkündendem Takt, der auf ihren Misserfolg lauert. Wenn ein solcher Mensch plötzlich von der Szene verschwindet, erwacht in uns auch einmal die Empfindung, das erwachende Gedächtnis zeigt uns in klaren Zügen den vom Entschlafenen gebrachten Nutzen und die Schönheit seiner Seele. – All dies vergeht jedoch sehr bald. Unser Gram ist von kurzer Dauer. Er wird durch Gleichgültigkeit und dann durch Vergessenheit ersetzt.

Aber wenn unsere Gesellschaft, sich selbst treu, das Gedächtnis an Haass nicht bewahrt hat, nicht so stand es bei den „niederen" Leuten, bei den Armen und selbst bei den von der Gesellschaft Verstoßenen. Diese vergaßen nicht. Das gemeine Volk in Moskau nennt das gewesene Polizeikrankenhaus bis auf den heutigen Tag das Haass'sche Krankenhaus; der auf dem Etappenweg beförderte Arrestant weiß, dass die ihm angelegten Fesseln die Haass'schen genannt werden. Sogar in dem fernen Gefängnis von Nertschinsk brennt, nach der Aussage von Ilja Arsenjew, eine Lampe vor dem Bild des heiligen Fjodor Tiron, das die Arrestanten, als sie die Nachricht vom Tode des heiligen Doktors erhielten, mit dem spärlichen Ertrag ihrer Arbeit errichtet hatten.

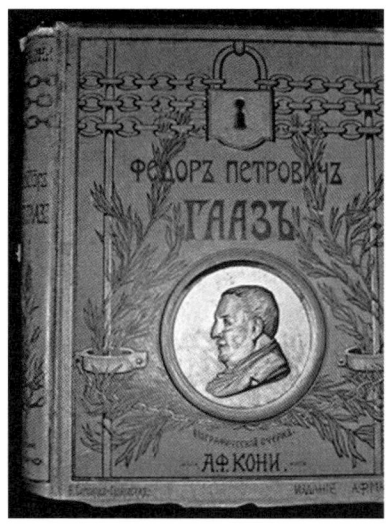

*Reich bebildert:
Konis „Lebensskizze"
in der 3. Auflage von 1904*

Auch im engen Kreis der Ärzte des „Haass'schen", des heutigen Alexander-Krankenhauses, wurde Haass nicht vergessen. Mit einem Kapital von 5 000 Rubeln, das auf Veranlassung eines seiner Nachfolger gesammelt wurde, wird dort ein „dem Namen F.P. Haass" gewidmetes Bett erhalten, und die Büste des „übertriebenen Philanthropen" erinnert daran, wem das Krankenhaus sein Bestehen verdankt. Wir wollen jedoch hoffen, dass das Andenken von Fjodor Petrowitsch Haass auch in den weiten Kreisen der gebildeten Gesellschaft nicht endgültig verschwindet. Das Andenken solcher Leute wie er sollte wie eine sanftes versöhnendes Licht ausstrahlende Leuchte gepflegt werden. Dieses Andenken bildet die einzige Belohung ihrer uneigennützigen heiligen Arbeit; in seiner Dauer liegt ein Trost für diejenigen, die augenblicklich von einem kleinmütigen Misstrauen in die Möglichkeit der Verwirklichung des Guten und der Gerechtigkeit auf Erden befallen werden können.

## Nachwort[80]

Mit dem Erscheinen der vorliegenden Lebensskizze im Jahre 1897 sind das Interesse an Haass als Persönlichkeit und die Achtung ihm gegenüber allmählich wiederhergestellt. Im Jahre 1905 erneuerte die Moskauer Stadtverwaltung den Gedenkstein auf seinem Grab; statt des alten schlechten Zauns wurde ein solider neuer errichtet, und zwar mit einem Basrelief des Verstorbenen und auseinandergerissenen Fesseln der damaligen Zeit. Auf die neue Grabplatte aus Granit wurde ein Denkmal gesetzt mit einer in Gold gefassten Inschrift, dem Lieblingsmotto von Haass: „Beeilt euch, Gutes zu tun!"

Am 10. Oktober 1909 schließlich wurde im Hof des Moskauer Alexander-Krankenhauses auf Initiative und dank der Bemühungen des Chefarztes Sergej Putschkow ein Haass-Denkmal errichtet und feierlich eingeweiht. Die Einweihung fand im Beisein einer großen Menschenmenge, zahlreicher Vertreter von 34 Moskauer Behörden, der Zöglinge einer Besserungsanstalt, der Gemeinde der Barmherzigen Schwestern und unter dem Chorgesang der Arrestanten statt. Als der Ausruf „Ewiges Gedenken dem Diener Gottes Fjodor" erschallte und sich die singenden Kinderstimmen mit dem Gesang des Arrestantenchors vereinigten, wurde das Denkmal enthüllt, und vor den sichtlich bewegten Anwesenden erschien eine große in Bronze gegossene Büste Fjodor Petrowitschs mit dem ihm eigenen Gesichtsausdruck, der seinen hellen Geist und seine grenzenlose Herzensgüte ausstrahlte.

Doch nicht nur auf diese Art und Weise ist das Gedenken an den „heiligen Doktor" verewigt. Im Alexander-Krankenhaus wurde eine wohltätige Gesellschaft mit Namen „Olga" gegründet, die sich zum Ziel setzt, den bedürftigen Kranken Hilfe zu leisten, und die für diesen Zweck ein Kapital von 20 000 Rubeln anlegte. Auch das ist eine Art Denkmal für Doktor Haass.

Und so bleibt Fjodor Petrowitsch Haass nicht nur in den Herzen all jener, die gehört und erfahren haben, wer er war, sondern auch als ein schweigender, in Bronze gegossener Vorwurf gegen die Kleinmütigen, als Trost für die Wahrheitssucher und als Beispiel der tätigen Menschenliebe.

---

[80] Nachwort des Autors zur 5. Auflage 1914.

*Lew Kopelew*[1]

# Der heilige Doktor Fjodor Petrowitsch
## Die Geschichte des Friedrich Joseph Haass

Münstereifel 1780 – Moskau 1853

*Dem Andenken von
Lidija Wojdeslawer
Frida Wigdorowa
Sergej Maslow*

„Was kann schon ein einzelner Mensch erreichen, wenn seine Umgebung ihm widersteht?" So fragen skeptisch die klugen Praktiker und berufen sich auf den alten Spruch: „Allein und einsam kann niemand zu Felde ziehen."
Haass entgegnet darauf entschieden, entgegnet mit seinem ganzen Wesen: „Nein! Auch einsam und allein kann man zu Felde ziehen!" Denn wenn es ein Feldzug für die Wahrheit war, werden um den Einsamen und um sein Andenken sich andere Menschen scharen; und es wird Wirklichkeit, was der Apostel sagt: „Alles vergeht, allein die Wahrheit bleibt."

Anatolij Koni

Vorbemerkung des Autors
In diesem Buch werden Ereignisse erwähnt und beschrieben, die wirklich stattgefunden haben, und es werden Menschen geschildert, die wirklich gelebt haben. Alle zitierten Briefe, Bücher und sonstige Schriften (sie sind im Text durch Kursiv-Setzung kenntlich gemacht) sind authentisch. Gespräche und Reden sind dagegen meistens frei nacherzählt bzw. „weitergedachte" Zeugenberichte.

### Auf der Straße nach Wladimir

Ein Dorf – nahe bei Moskau – an der Straße nach Wladimir. Mit Holzabfällen gedeckte Hütten. Dunkelgraue Balkenwände. Die Fenster mit Rindsblasen bespannt, kaum Glasscheiben. Hinter Bretter- und Flechtzäunen kärgliche Gärtchen. Auf der Anhöhe mit dem Holzkirchlein dichteres Grün.

---

[1] Lew Sinowjewitsch Kopelew (1912-1997), russischer Germanist, Schriftsteller und Bürgerrechtler, während seines Studienaufenthalts in der Bundesrepublik Deutschland 1981 ausgebürgert; gründete und leitete bis zu seinem Lebensende in Wuppertal ein wissenschaftliches Projekt zur Erforschung deutsch-russischer Fremdenbilder, das mit der zehnbändigen Reihe „West-östliche Spiegelungen" abgeschlossen wurde; 1991 Aufhebung des unter Breshnew ausgesprochenen Ukas und Wiedereinbürgerung; 1997 in Köln gestorben. – Der hier abgedruckte Text entspricht der Erstausgabe (Hamburg 1984) in gekürzter Fassung; die nachfolgenden Anmerkungen stammen vom Autor, sofern nicht anders vermerkt.

Die glatte, festgestampfte, kaum staubende, graubraune, trockene Straße entlang bewegt sich eine unordentliche Marschkolonne – vier Leute in einer Reihe: graue Kittel, graue Mützen ohne Schirm. Sie gehen langsam. Und klirren, mal lauter, mal dumpf-hastig. Gefangene in Hand- und Fußfesseln ziehen dahin.

Voran ein berittener Offizier im Wachstuch-Tschako. Er reitet im Schritt. An den Seiten Soldaten in dunklen Mänteln; weiße Schulterriemen überkreuz, sie tragen lange Gewehre mit aufgepflanztem Bajonett.

Hinter dem Zug zockelt ein Dutzend Karren. Sie sind mit Quersäcken, Bündeln und Koffern beladen. Obendrauf hocken alte Männer und ein paar Frauen, die längliche, in buntscheckige Decken gehüllte Rollen in den Armen haben. Ab und zu klingt daraus klägliches Greinen auf.

Ein Mädchen in blauem Leinensarafan geht auf einen Begleitsoldaten mit borstigem Schnauz- und Backenbart zu, trippelt neben ihm her:

„Herr Korporal, erlauben Sie, den Unglücklichen Almosen zu geben?"

„Na so was! Hast du denn keine Angst? Das sind doch Diebe, Räuber, Mörder!"

„Wenn auch, die gehen ja in Ketten. Und Sie haben ja ein Füsil, was soll ich mich da fürchten?"

„Na, denn los, kecke Geiß. Der da vorn, der Lange mit dem scheckigen Bart, das ist denen ihr Starost. Dem gib's."

„Vergelt's Ihnen Gott, Herr Korporal."

Sie lief zu einem hochgewachsenen Sträfling hinüber, der gleichmäßig und gemessen ausschritt; seine Ketten klirrten kaum.

„Nimm, Väterchen, um Christi willen."

Sie streckte ihm ein Säckchen mit Brot und ein paar Münzen entgegen. Unter der tief in die Stirn gezogenen Mütze hervor traf sie ein rascher, dunkler Blick.

„Danke, meine Schöne, Gott gebe dir einen guten Bräutigam."

Aus den ungleichmäßigen grauen Reihen klangen hie und da Stimmen auf:

„Gott schütze dich, Jüngferchen."

„Danke, liebes Mädchen."

„Oha, Schätzchen-Frätzchen, komm doch mit mir! In Sibirien da werden wir heiraten, werd' dich in Zobelpelze kleiden."

Der Offizier wandte sich um und hob drohend die Nagaika. Der neben dem Zug gehende Unteroffizier schrie:

„Ru-he! Ab-tei-lung Achtung! Aufschließen! Mund halten! Beim Gehen keinen Lärm machen!"

Ein dürres Bürschchen, das neben dem Starost ging, drehte sich nach dem Mädchen um, das am Straßenrand stehengeblieben war. Der Junge stolperte; die Kette rasselte.

„Schau nicht zurück, Kleiner. Was hinter uns liegt, ist nichts mehr für uns. Guck nach vorn… stolperst dann nicht."

„Schwer ist das, Onkel. Bin's noch nicht gewöhnt, im Geschirr zu gehen."

„Ach du, solltest dich freuen, dass du neue Ketten hast. Haass-Ketten. Früher, die alten Ketten waren kürzer und schwerer. Damals war man wirklich wie zusammengeschnürt – hatte bloß eine Elle Spielraum.[2] Und die Hand- und Fußschellen: nacktes Eisen. Aber jetzt! Siehst ja, sind mit Sackleinwand ausgepolstert. Das hat er sich alles ausgedacht, dieser Fjodor Petrowitsch. Mit Generälen und Senatoren hat er herumgezankt, ist bis zum Zaren höchstpersönlich gegangen. Hat um Erleichterung für uns gefleht."

„Was für'n Petrowitsch? Wer ist das? Etwa dieser Doktor, der neulich die Musterung für die Verschickung gemacht hat?"

„Ja, eben derselbe."

„Freundlich war der, das stimmt. Nur spricht er so komisch. Zu mir hat er gesagt: ,Du bist ein lieber Bub. Wenn du willst glücklich sein, hilf anderen Menschen.' Er hat mir auch befohlen, ich soll lesen lernen, hat mir ein göttliches Büchlein gegeben, hat noch gesagt: ,Lieber Bub, ist nötig, gut sein.' Wunderlicher Herr!"

„Nicht wunderlich. Ein echtes Wunder. Ein gottgerechter Mensch."

Der Starost sprach, ohne den Kopf zu drehen, in heiserem Flüsterton, aber deutlich genug, dass auch andere ihn hören konnten.

„Ich sage dir die reine Wahrheit. Durch ganz Russland bin ich gekommen. Nach Sibirien gehe ich schon zum dritten Mal. Aber Fjodor Petrowitsch, den gibt's nur ein einziges Mal auf der ganzen Welt; er ist der Wohltäter für alle Unglücklichen."

„Hab ich nicht gewusst, jammerschade; hätt' ihn mir sonst besser angeguckt."

„Kannst ihn dir angucken, wenn du ihn wiedersiehst. Er kommt ja noch zur Halbetappe, verabschiedet uns. Halbetappe, auch die hat er sich ausgedacht. Früher, da hat man uns von den Sperlingsbergen gleich durch bis zur Etappe Bogorodskoje getrieben. Wer so weite Wege nicht gewöhnt ist, den wirft's um, den tragen die Füße nicht mehr. Und von den Fesseln sind die Knöchel ganz wundgerieben. Aber jetzt gibt's auf halbem Wege die Zwischenstation Rogoshsk. Da kann man verschnaufen, kriegt auch zu essen. Und Almosen bringt man uns da auch noch hin."

\* \* \*

---

[2] Die Fußschellen waren in früherer Zeit an eine sehr kurze am Leibriemen befestigte Kette geschmiedet, die richtiges Ausschreiten verhinderte. Erst die längeren und leichteren Haass-Ketten gaben dem Gefesselten einen seinem Wuchs und Körperbau angemesseneren Bewegungsspielraum.

Ein Hof hinter einem hohen Bretterzaun. Eine langgestreckte Baracke mit breiten Fenstern. Drinnen gibt es große Zellen, gescheuerte Dielen, weißgekalkte Wände, Holzpritschen mit Strohschütten.

„Und wo ist der Kübel?"

„Gibt's hier nicht. Da, guck, draußen im Hof die Bude da mit den weißen Brettern, das ist die Latrine. Ganz hochherrschaftlich, nennt man hier Retirade. Die hat auch Fjodor Petrowitsch erfunden. Überhaupt die ganze Ordnung hier hat er eingeführt, hat befohlen, dass Sauberkeit... Na, was hab ich gesagt? Da ist er ja schon."

Soldaten öffneten das Tor. Eine klapprige Droschke rollte in den Hof. Der Kutscher in schäbigem Kaftan lenkte zwei kümmerliche, altersschwache Klepper. Hinter ihm saß, bis zum Gürtel von einer abgewetzten Lederdecke bedeckt, ein breitgesichtiger alter Mann mit kurzem Haar. Seine großen, stark vorgewölbten, leuchtend blauen Kinderaugen schauten aufmerksam in die Runde. Er nickte nach links und nach rechts, lüftete in Erwiderung der Verneigungen und Verbeugungen seine Tuchmütze mit dem Lederschirm. Dann schlug er das Wagenleder zurück, unter dem Körbe und Schachteln aufgehäuft lagen, und stieg behende – keineswegs greisenhaft – aus der Droschke.

„Komm mal her, lieber Knabe, und du da, Bruder, auch! Holt die Körbe und Kästen aus dem Wagen und bringt sie mir nach. Wir haben was zum Schmausen mitgebracht. Wo ist der Starost? Ah, guten Tag, guten Tag, Bruder, bist ja ein alter Bekannter. Sag mir erst mal, wer ganz besonders erschöpft ist. Keiner weint? Keiner jammert? Oh, das ist gut."

Und wieder wurde das Tor geöffnet. In den Hof rollte diesmal eine mit vier wohlgenährten Rappen bespannte Kutsche. Der beleibte Kutscher in blauem Casaquin fuhr an der Droschke von Fjodor Petrowitsch vorbei, zog die Zügel an, brüllte:

„Brrrr-rr!"

Zwei junge Burschen in blauen Halbröcken sprangen vom hinteren Wagentritt, klappten das Treppchen herunter und öffneten den Schlag. Eine mittelgroße, ziemlich magere Frau in dunklem Kapuzenmantel und in dunkler, mit einem schwarzen Schal bedeckter Haube kletterte aus der Kutsche.

„Guten Tag, Fjodor Petrowitsch, guten Tag, Väterchen. Schon wieder warst du schneller als ich, bist mir zuvorgekommen. Mein Seliger sagte ganz richtig, dass du ein Zauberwort kennst und, wenn du nur willst, in einem einzigen Augenblick ganz Moskau durchquerst."

„Guten Tag, liebe Agafja Filippowna. Ich bin sehr froh, das Vergnügen zu haben, Ihnen, Madame, hier zu begegnen. Bin von Herzen froh. Denn ich wollte

Ihnen schon lange berichten, welch große Freude Ihre milden Gaben bedeuten, Freude für alle, für die Kranken im Gefängnishospital und für die armen Knaben, die Lehrlinge. Alle segnen Sie mit ganzer Seele."

„Hör auf, hör auf, Väterchen. Du hast uns ganz und gar nicht zu preisen. Mein Seliger ist in deinen Spuren gewandelt, und mir hat er geboten, es ihm gleichzutun. Wir sind nur deine Gehilfen.

Wie viele Unglückselige hat man heute hergetrieben? Ich habe 200 Semmeln mitgebracht. Jeder soll eine bekommen, die Frauen mit Kindern aber mehr, und für die Soldaten sollte auch noch was abfallen. Und dann nimm das hier, verteil es."

Agafja Filippowna zog ein Beutelchen heraus, in dem Papiergeld raschelte und Münzen klapperten.

„Es wird so ungefähr ein halbhundert Rubel sein."

„Allerinnigsten Dank, Madame. Möge die gebende Hand nie leer werden."

Agafja Filippownas Diener schleppten inzwischen Bündel mit großen Semmeln, Körbe mit Möhren, Rüben, Gurken und Tüten aus Ölpapier in den Korridor.

Der Starost und sein junger Helfer verteilten die Gaben auf die Zellen.

Im Männerraum saß an einem kleinen Tisch am Fenster ein alter Mönch. Vor sich hatte er eine Schachtel mit Geldscheinen und kleine Säckchen mit Münzen. Die Häftlinge tauschten bei ihm ihre Scheine gegen Silber- und Kupfermünzen. Ihnen stand ein Weg von mehreren tausend Werst bevor, durch Dörfer und kleine Städte. Für eine Kopeke kann man ausreichend Brot für einen Tag kaufen, ein Drei-Kopekenstück reicht für Milch und ein Ei. Aber kein Bauer nimmt Papiergeld. Er weiß nicht mal, was es wert ist.

„Vater Warssonofij, lieber Bruder, haben Sie die Güte, diese Almosen von Agafja Filippowna, Madame Rachmanowa, entgegenzunehmen. Zählen Sie, wie viele Allerärmste heute hier sind und dividieren Sie, d.h. rechnen Sie aus, wieviel jeder bekommen kann."

„Gut, Fjodor Petrowitsch, ich weiß schon, ich weiß… Guten Tag, Mütterchen Filippowna. Das Schärflein der Witwe ist Gott dem Herrn wohlgefällig. Und ich werde für dich beten, dass dir das Himmelreich zuteil werde."

Der Starost mit dem scheckigen Bart überschrie in kräftigem Bariton das Rumoren, den Stimmenlärm, das Rasseln und Klirren der Ketten und psalmodierte:

„Lasst uns danken, Brüder, danken unsern Wohltätern für ihr Erbarmen und ihre guten Gaben."

Aus den vielstimmigen Dankesrufen entstand allmählich Gesang. Die hohen Stimmen im Frauenraum führten, die Männer fielen ein:

„Rette Herr, Deine Kinder... und schütze ihre Habe."

Agafja Filippowna, der Mönch, die Kutscher und die Soldaten im Hof bekreuzigten sich. Fjodor Petrowitsch, die Mütze in der Hand, stand mit gesenktem Kopf und summte leise: „Herr, erlöse uns, Herr, erbarme Dich unser..."

\* \* \*

Der junge Sträfling, der dem Starost bei der Verteilung der Geschenke geholfen hatte, steckte die von Vater Warssonofij erhaltenen Münzen in die Tasche seiner weiten, aus grobem Stoff gefertigten Hose.

„Onkel, hör, Onkel! Diese Dame, was ist denn das für eine?"

„Eine Kaufmannsfrau. Steinreiche Witwe. In Moskau, in Samoskworetschje hat sie – n-nein, kein Haus, einen Palast hat sie und große Lagerhäuser, und auf der Wolga fahren ihre Schiffe. Altgläubige sind sie. Ihr Mann war ein gestrenger Schriftkenner. Und dazu ein starrsinniger Alter. Als ich mich vor zwölf Jahren zum ersten Mal nach Sibirien schleppte, hab ich ihn im Verschickungsgefängnis getroffen. Sogar an die Kette hatte man ihn gelegt, denn die Popen hatten ihn angezeigt, klagten, dass er ihnen immer in die Quere käme. Er war schon ein schwacher Greis, hatte viel gefastet. Wurde krank. Und da kam dann Fjodor Petrowitsch. Den dauern alle Kranken; nach ihrem Glauben fragt er nicht. Er selber hat auch nicht unseren Glauben, sondern den lateinischen. Aber er pflegt und kuriert alle, hat mit allen Mitleid. Wir sind ja alle Menschen von Adam her. Und der Erlöser hat das Kreuz für alle Erdenkinder auf sich genommen.

Fjodor Petrowitsch hat diesen Kaufmann gesundgepflegt, und dann hat er angefangen, zu bitten und zu flehen, dass man den alten Mann doch nicht so peinigen soll, ihn nicht nach Sibirien jagen darf. Den Gouverneur hat er gebeten und den Metropoliten, ist bis zum Zaren gegangen. Und er hat es erreicht. Der Kaufmann wurde freigelassen. Seine ganze Familie wusste vor lauter Dankbarkeit gar nicht, was sie dem Fürsprecher alles zuliebe tun sollte. Sie wollten ihm Geld geben – viele Tausender und noch manches andere. Er aber nahm nichts. ‚Ich', sagte er, ‚brauche nichts. Gebt lieber den Notleidenden in den Kerkern, den Sträflingen, den Deportierten, den Zuchthäuslern, ihren Frauen und Kindern, die in Kälte und Hunger darben; denen sollt ihr opfern.' ‚Und', sagte er, ‚opfert nicht einmal oder zweimal – zu Weihnachten und zu Ostern –, wie es üblich ist und wie es sich gehört, sondern opfert jedesmal, wenn ein Trupp nach Sibirien getrieben wird, damit sie unterwegs einen Trost haben.'

Und dieser Kaufmann begriff ihn, hatte ja selber im Kerker geschmachtet. Er gehorchte Fjodor Petrowitsch. Und als er zum Sterben kam, befahl er seiner Frau, eben dieser Filippowna, dass sie immerfort Almosen geben soll, Brot und Geld. Siehst du, und das tut sie auch."

„Gott möge es ihr vergelten. Dreißig Kopeken habe ich gekriegt. Ist auch eine heilige Seele, eine Gerechte. Ich werde für sie beten."

„Deine Gebete braucht die nicht. So eine gerechte und gute Frau kennt Gott auch ohne dich. Aber mit Fjodor Petrowitsch kannst du sie noch lange nicht vergleichen. Da ist sie wie die Kohlmeise vor dem lichten Falken. Milde Gaben spenden viele Leute, nicht sie allein: Herrschaften und Kaufleute, Kleinbürger und Bauern. Sie spenden an den Feiertagen mal Brot, mal ein Ei oder Kopeken. Na ja, die Kaufleute, das ist wohl wahr, die geben sich mehr Mühe als die übrigen. Bei ihnen ist die Gottesfurcht größer als bei den Herrschaften und bei den Bauern. Und außerdem will der Kaufmann auch noch so was wie'n gutes Geschäft machen – mit dem Erlöser und mit der allerreinsten Jungfrau Gottesmutter und mit dem Herrgott selber. Was für 'n Geschäft, fragst du? Etwa so eins, wie sie's untereinander machen, der eine ehrlich, der andere listig. Also ungefähr so: Ich weihe dir eine pudschwere Kerze, hilf du mir dafür in meinen Angelegenheiten. Ich lasse dir eine Ikone mit goldenen Beschlägen machen, und du heile meine Gebresten. Ich baue dir eine steinerne Kirche, und du verzeih mir meine Todsünde. So ein Kaufmann verhandelt mit Gott, denkt, dass er sich dafür im Himmelreich ein warmes Plätzchen erkaufen kann. Dafür bestellt er Gebete, dafür spendet er Almosen. Gibt eine Kopeke und erwartet Seligkeit für einen Rubel. Nein, ich spreche nicht von Agafja Filippowna, sie ist wirklich eine gute Frau mit reinem Herzen. Aber du, denk dir das mal aus: sie gibt 1000 Rubel für Almosen, und hunderttausend bleiben ihr noch. Und jeden Monat werden es mehr. Geld zieht Geld nach sich.

Fjodor Petrowitsch dagegen, bei ihm ist das ganz anders. Vor zwanzig Jahren war er ein reicher Herr, hatte in Moskau an der Schmiedebrücke ein steinernes Haus, und vor Moskau, da besaß er ein ganzes Dorf mit hundert Seelen. In der Karosse fuhr er, vierspännig mit Schimmeln weiß wie Schnee. Ganz Moskau bestaunte ihn. Und das alles, weil dieser Doktor ein Wundertäter ist. Alle Krankheiten kuriert er; während der Cholera hat er viele tausend Menschen vom Tode errettet.

Den Orden im Knopfloch, den hat ihm der Zar selber verliehen, noch unser verewigter Alexander der Gesegnete. Der Generalgouverneur, der Fürst Golizyn, war der allerbeste Freund von Fjodor Petrowitsch. Und heute hast du gesehen, in was für einer klapprigen Droschke er jetzt fährt. Was für Schindmähren ihn kutschieren. Seit zehn Jahren schon trägt er dieses selbe Fräckchen, die Strümpfe sind über und über gestopft... Und warum das alles? Weil er alles, was er hatte, wegschenkte, und weil er alles, was er bekommt, verteilt. Gerade wie es in der Heiligen Schrift heißt – alles bis zum allerletzten Fädchen."

## I. Von Münstereifel nach Moskau

Im Jahre 1806 kam im Gefolge der Fürstin Repnin ein junger deutscher Arzt nach Moskau. In Wien hatte er den Schwiegervater der jungen Fürstin von einem qualvollen Augenleiden geheilt, einem Leiden, das alle erfahrenen Ärzte als hoffnungslos bezeichnet hatten. Die Fürstin bat und überredete schließlich den jungen Augenarzt, sie nach Russland zu begleiten.

Vor der Abreise aus Wien schrieb er an seinen Patenonkel in Köln:

*Wien vom 17 Febr. 1806 nachts!*

*Theurester Oheim.*

*Alea jacta est – urtheilen nun sie, was zu erwarten – Morgen früh um 7 verlasse ich Wien, und reise mit der Fürstin Repnin als ihr Leibarzt nach St. Petersburg. Soll ich was gutes in diesem Schritte ahnden, so würde auch am meisten dazu beistimmen, diese gantz unerwartete, nicht einmal bestimmt gewünschte Gelegenheit zu einer Zeit, wo mich eine gantz unerklärbare und unausstehliche Unruhe von Wien wegtrieb.*

*Meine Unlust für Wien, welche ich immer hatte, wurde seit meinem Typhus, von dem ich vor 5 Wochen genesen, zu einem ängstlichen Gefühle in dieser Stadt, ich fand, daß ich wegmußte und wäre bald zur Russischen Armee als Regiments Arzt gekommen. (hiervon ein anderesmal)…*

*…Die Fürstin ist eine sehr liebenswürdige Dame von ohngefähr 26 Jahren. Sie ist eine Nicee des russischen Bottschafters Gr. Rosoumoffsky, und im $9^{ber}$ ihren Gemahl, welcher Commendant der K. Garde ist, zur Armée gefolgt. Der Fürst wurde bey Austerlitz verwundet und gefangen. Jetzt ist er schon wieder in Petersburg und wird von dort gleich zur Gräntze zurückkehren, um seine Gattin zu empfangen.*

*Wir werden in ziemlicher Eil bey abscheulichen Wegen über Lemberg, Brody, Willna und vermuthlich über Moscau gehen.*

*Da sie in der Abschrift des Contracts die Bedingnisse haben, so glaube ich schon alles über diese Sache einsweilen gesagt zu haben. Etwas, was ich schon längst hätte thuen sollen, muß ich jetzt nachholen, aber ich thue es ernstlich, mein lieber Oheim, und bitte sie, meine liebe Eltern und Geschwister, sehr um Vergebung, daß ich so lange nichts mehr von mir wissen ließ. Daß ich von meiner Krankheit genesen sey, dorften sie wohl schließen.*

*Von meiner übrigen Lage konte ich ihnen nichts sagen, weil ich alle Augenblicke ihrer Entscheidung entgegen sah. Jetzt lassen Sie uns das Alle vergessen. Ich freue mich unendlich von einen puncte, wo ich noch der Unterstützung von meiner Familie bedürfte, auf einmal dahin gekommen zu seyn, wo ich für ihre willfährige Aufopferungen auf eine Art werde dankbar seyn können, wie ich es zu seyn wünschte.*

*Meine neue equippirung hat mir diesen Zeitpunkt nun etwas zurückgesetzt. Die verschiedenen Ausgaben, welche ich jetzt für Instrumente (einen ziemlich vollständigen Apparat von Chirurg. accomlement und Augeninstrumenten) Leinwand, Kleider und Bücher ausgebracht, belauffen sich auf 900 Wiener Gulden. Auf die Reise behalte ich noch 1000 fl...*

*...Lassen Sie mich nun schliessen, mein lieber Oheim, ich gehe weit von Ihnen weg, es ist wahr, doch müssen wir einmahl getrennt seyn, so ist jede Entfernung gleichgültig. Sie denken eben so leicht nach Petersburg, als nach Münstereifel. Lieb, so lieb wie man sie nur immer haben kann, habe ich sie alle. Daß Sie dieses von mir wissen und glauben ist mir genug. Ich weiß das Nemliche von Ihnen. Theilen Sie meinen Eltern diese Nachricht mit, ich hoffe, daß es sie alle freuen wird. Von der Reise werde ich an sie schreiben, von Wien aus auch die versprochene Briefe nachkommen werden. Ich grüsse und küsse auch alle recht herzlich und empfange mit Inbrunst euren liebenden Kuss zurück. Gott erhalte mir die frohe Gesundheit, die ich mitnehme, und Ihr werdet euch lange freuen eures*

*Fritz.*

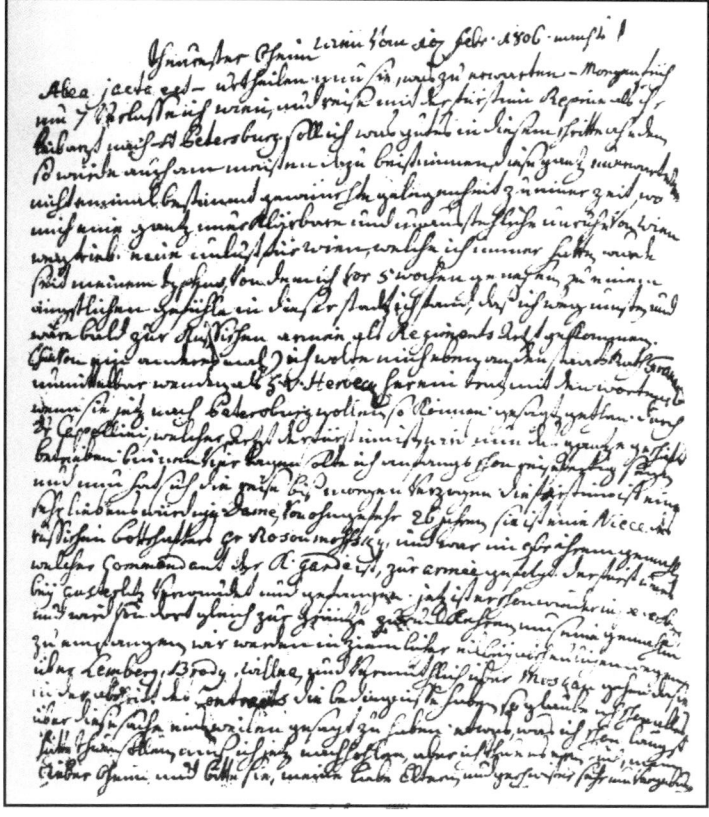

Haass' Abschiedsbrief aus Wien

## Anstellungsvertrag
### zwischen der Fürstin Repnin und Doktor Friedrich Haass[3]

*Kraft dieses Schreibens, welches an die Stelle eines formellen Contractes tritt, wird folgendes fixiert und bestätigt zwischen Ihrer Durchlaucht Frau Fürstin Repnin einerseits und Herrn Haass, Doctor der Medizin, andererseits.*

---

[3] Original in französischer Sprache.

*I. Herr Doctor Haass verpflichtet sich, die Sorge für die ärztliche Betreuung Ihrer Durchlaucht Fürstin Repnin, ihrer gesamten Familie, ebenso ihrer Domestiquen als Arzt zu übernehmen und zwar nicht nur in der Stadt St. Petersburg, sondern desgleichen auf dem Lande und überall dort, wo sich Ihre Durchlaucht befinden werden. Er verspricht und verpflichtet sich, diesen Dienst für vier Jahre zu leisten, der mit dem 1. Februar 1806 beginnen und am 31. Januar 1810 enden wird.*

*II. Als Entgelt verspricht und verpflichtet sich Ihre Durchlaucht die Fürstin, Herrn Doctor Haass, sei es in St. Petersburg oder außerhalb, Unterkunft, Nahrung, Licht und einen Diener zu stellen und ihm ein jährliches Salär von 2000 Rubeln zu gewähren.*

*III. Des weiteren verpflichtet sich Ihre Durchlaucht, Herrn Doctor Haass bei Ablauf der vier Jahre 200 Dukaten zu zahlen, und für den Fall, daß Ihre Durchlaucht oder Herr Doctor Haas den Contract nicht erneuern wollen, sollen diese 200 Dukaten Herrn Doctor Haass für die Heimreise dienen oder für irgendwelche anderen Zwecke.*

*IV. Herr Doctor Haass wird außerdem seinen ärztlichen Beruf in St. Petersburg ausüben können, ebenso überall dort, wo Ihre Durchlaucht sich befinden werden.*

*Für die Richtigkeit dieses Contractes sind für die anwesenden Contractanten zwei Originale angefertigt und von diesen unterzeichnet worden.*

*Gegeben zu Wien, am 3. Februar 1806*
*gez. Fürstin Repnin geborene Comtesse Rosoumoffsky*
    *Doctor Friedrich Haass*

Fürstin Repnin verweilte mit ihrem Gefolge längere Zeit in Moskau. Als sie nach Petersburg zurückkehrte, entband sie Haass von dem in Wien geschlossenen Vertrag. Der junge Arzt ließ sich in Moskau nieder.[4]

Es vergingen keine zwei Jahre, bis man den Doktor Fjodor Petrowitsch – wie die Moskauer ihn nannten – in Adelshäusern ebenso gut kannte wie in den bescheidensten Wohnungen, in den reichen Villen ebenso wie in den ärmlichsten Hütten. Auf der Straße war er schon von weitem kenntlich. Sehr groß, ein wenig gebeugt – fast zu jedem Gesprächspartner musste er sich etwas niederbeugen –, trug er stets einen schwarzen Frack mit schneeweißem Spitzenjabot, Kniehosen, Seidenstrümpfe und Schnallenschuhe. In den ersten Jahren trug er noch eine Perücke mit Zöpfchen, später ließ er sich die Haare kurz schneiden ohne modischen Firlefanz.

---

[4] Der Grund für die vorzeitige Lösung des Vertrages ist nicht bekannt. Vermutlich wurde der Kontrakt hinfällig, als Haass 1807 in den Staatsdienst berufen wurde.

Die hellblauen, vorgewölbten Augen schauten jedermann gerade ins Gesicht, aufmerksam und freundlich. Französisch sprach er fließend mit kaum wahrnehmbarem deutschen Akzent. Russisch lernte er mit Fleiß und großer Ausdauer.

Bei den ‚Kantonisten'[5] grassierte eine Augenkrankheit. Den Knaben schwollen, juckten und eiterten die Lider. Einige konnten kaum noch sehen, manche hatten auch Schüttelfrost. Weder die Militärärzte noch die Zivilärzte konnten helfen. Da hatte jemand den Einfall, Fjodor Petrowitsch Haass zu rufen. Der kam und verließ eine ganze Woche lang die Kadettenanstalt nicht mehr, wusch Augen aus, machte Bleiwasserumschläge, salbte, legte Kompressen an, sprach lange mit den verängstigten jungen Leuten, die fürchteten, blind zu werden. Er munterte sie auf, brachte sie zum Lachen.
Alle Kranken wurden wieder gesund.

Haass hatte gehört, dass im Armenhaus viele hilflose, unheilbar kranke alte Frauen und Männer lägen, dass die Mittel fehlten, Medikamente zu kaufen. Daraufhin ging er wöchentlich mehrmals ins Armenhaus; die notwendigen Arzneien besorgte er auf eigene Kosten.

Als die Kaiserin-Witwe Marija Fjodorowna von diesem erstaunlichen Arzt erfuhr, bat sie ihren Sohn, den Zaren Alexander, ihm eine staatliche Anstellung zu geben. 1807 erhielt Fjodor Petrowitsch Haass auf Anordnung des Zaren die Bestallung zum Chefarzt des Kaiser-Paul-Krankenhauses.

\* \* \*

1809 nahm Haass Urlaub, um in den Kaukasus zu reisen. Von dort heimkehrende Offiziere hatten berichtet, es gebe in den Vorgebirgen wunderwirkende Quellen, heiße und kalte. Die Bergbewohner behaupteten, dass die Wasser Wunden und Gebresten heilten, Schwächlinge in Recken verwandelten, Greise in Jünglinge.

Haass und sein Gehilfe, Apotheker Sobolew aus Konstantinogorsk, machten sich auf die Reise. In den befestigten Orten an den strategischen Straßen nach Georgien, in den ossetischen und tscherkessischen Gebieten, die erst jüngst dem russischen Imperium eingegliedert worden waren –, überall nahmen die Offiziere, die Beamten und ihre Familien die gelehrten Reisenden mit herzlicher Gastfreundschaft auf.

---

5 Soldatensöhne, Waisenknaben aus „fremdgläubigen" (islamischen, jüdischen und anderen) Gemeinden und Fürsorgezöglinge wurden als sogenannte Kantonisten in besonderen Einheiten zusammengefasst und zu Soldaten ausgebildet.

Haass untersuchte mit seinem Helfer die bewaldeten Hänge der Berge Maschuk und Beschtau, die steinigen Ufer des Flüsschens Podkumok und die felsigen Ausläufer des Narsan. Im folgenden Jahr – 1810 – unternahmen beide Männer eine zweite Kaukasus-Reise. Haass entdeckte und untersuchte einige Mineralquellen – schwefelsaure, eisenhaltige und alkalische. Zu zweit trennten sie sorgfältig abgewogene Wasserportionen, wogen den Bodensatz. Alles, was sie nicht an Ort und Stelle untersuchen konnten, sandten sie in Reagenzgläsern an Moskauer Laboratorien. Viele Wochen hindurch erprobte Haass an sich selbst die Wirkung der heißen und kalten Quellen. Er trank das Wasser vor und nach den Mahlzeiten, beobachtete sein eigenes Befinden, seine Verdauung. Viele Male wiederholte er seine Versuche und überprüfte immer wieder seine Erfahrungen.

Sorgfältig und gründlich studierte er Gräser, Blumen, Sträucher und Bäume, legte Herbarien an, zeichnete, beschrieb. Er führte ein Wettertagebuch, vermerkte die Wolkenarten, die Windrichtungen, Temperaturschwankungen tags und nachts.

Er notierte alles, was er selbst beobachtet hatte, und sammelte weitere Angaben bei den aufgeklärten Naturliebhabern, die er unter Offizieren, Militärärzten und Beamten antraf.

Die entdeckten Quellen nannte Haass „Alexander-Wasser". Auf Grund ihrer chemischen Zusammensetzung und seiner eigenen konkreten Erfahrungen riet er zu ihrer Anwendung bei Magen-, Leber-, Darm- und Nierenleiden und empfahl sie sogar gegen Melancholie und Kachexie.

Seine Berichte über Eigenschaften und Anwendungsweise der Heilwasser enthielten ärztliche Anleitungen, genaue Beschreibungen der Naturbedingungen und exakte Angaben über Wegeverhältnisse, Entfernungen zwischen den Poststationen, über Lebensweise, Sitten und Gebräuche der örtlichen Bevölkerung und über Nahrungsmittelpreise.

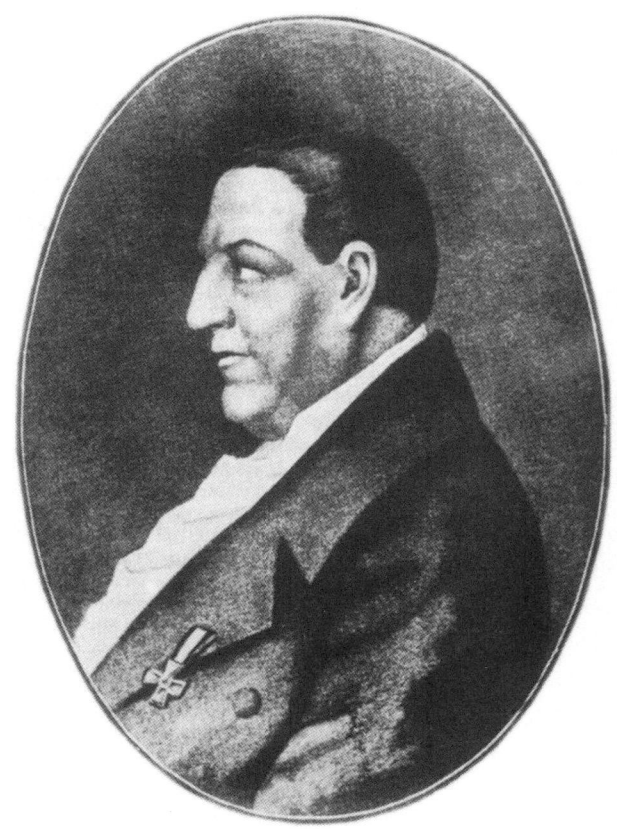

*Staatsrat und Kavalier Friedrich Joseph Haass mit dem Wladimir-Orden, um 1830*

Von den Forschungsarbeiten dieses so ungemein gründlichen Arztes wurde auch Zar Alexander I. unterrichtet. Er ernannte Fjodor Petrowitsch daraufhin zum Hofrat und verlieh ihm den Wladimir-Orden vierter Klasse. (Auf diesen Orden war Haass sehr stolz. Zeitlebens trug er das weiße Ordenskreuzchen, wie die Vorschrift es verlangte, auf dem Revers seines Fracks.)

Als erstes hatte Haass seine Aufzeichnungen an die Akademie der Wissenschaften gesandt. Doch damit gab er sich nicht zufrieden und schrieb in französischer Sprache ein umfangreiches Werk *Ma visite aux eaux d'Alexandre en 1809 et 1810* mit dem Motto: „Meine Krankheiten bewirkten diese Arbeit. Der Wunsch, die Krankheiten anderer Menschen zu heilen, führte zu ihrer Veröffentlichung."

Die eingehenden Beschreibungen aller Entdeckungen, die Beobachtungen, die Untersuchungen, die Mitteilungen über die lokale Naturbeschaffenheit und die Wegeverhältnisse sowie die ärztlichen Ratschläge werden von Gedankengängen und Überlegungen begleitet, in denen sich die philosophischen Überzeugungen des Autors spiegeln:

*Die Medizin ist die Königin der Wissenschaften. Nicht nur, weil das Leben, um das sie Sorge hat, den Menschen so reizend und lieb ist, <…> die Medizin ist deshalb die Königin, weil der Gegenstand ihrer Fürsorge die Gesundheit des Menschen ist, diese aber eine Voraussetzung darstellt, ohne welche auf Erden nichts Großes und nichts Gutes vollbracht werden kann; und weil das Leben als solches Quelle, Sinn und Ziel alles Irdischen ist… Die Medizin ist auch die allerschwierigste Wissenschaft. Nicht wegen der unendlichen Zahl von Krankheiten, und nicht nur, weil sie sich so vieler Hilfswissenschaften bedienen muss, sondern weil die Elemente ihrer Probleme niemals exakt berechnet werden können, sondern immer nur approximativ taxiert werden müssen. Dazu aber gehört ärztliches Genie und das, was man praktisches Können nennt, eine der wertvollsten Qualitäten, die ein Mensch besitzen kann.*

*…Der Mensch denkt und handelt selten in veritabler Harmonie mit jenen Dingen, die seine Beschäftigung ausmachen. In der Regel wird er von einer Anzahl von Umständen determiniert, die er selbst nicht kennt, und von denen er nicht einmal vermutet, dass sie ihn in dem beeinflussen, was er sein eigenes Urteil und seinen eigenen freien Willen nennt. Diese von außen bewirkten Umstände könnte man Vorurteile nennen und dann die Conclusion ziehen, dass der Mensch generaliter in allem, was er tut und unternimmt, ein Spielball von Vorurteilen ist. Doch je weniger ein Mensch die Vielfalt und die Natur von Vorurteilen bezweifelt, desto vernünftiger wird er sich selbst verhalten und auch seine natürlichen Handlungen beurteilen. Andere Menschen werden allerdings gerade deswegen ihn für voreingenommen und eigensinnig erachten und seine Urteile verschroben finden. Zuzugeben, dass*

*der Mensch in seinem Dichten und Trachten abhängig ist, ein Sklave dessen, was wir in summa die äußeren Umstände nennen, bedeutet keineswegs, auf die Beurteilung der Dinge selbst zu verzichten oder die absolute Freiheit des Willens zu leugnen, ohne die der Mensch – dieses schöne Gottesgeschöpf – nur ein bedauernswerter Automat wäre. Es bedeutet nur, zuzugeben, wie rar unter den Leuten echte Mensche sind.*

*Die Abhängigkeit des Menschen von den äußeren Umständen zwingt zu nachsichtigem Verhalten seinen Schwächen und seinen Verirrungen gegenüber. Eine solche Nachsicht ist gewisslich nicht sehr schmeichelhaft für die Menschheit; doch es wäre ungerecht und grausam, wollte man die Menschen für diese Abhängigkeit schelten und schmähen. In manchen Fällen ist es dagegen oft durchaus nützlich, unsere Handlungen und Urteile eben als aus dieser Abhängigkeit von äußeren Umständen entspringend zu betrachten. Sind wir dazu in der Lage, werden Fehler unserer Nächsten nicht gleich Zorn in uns hervorrufen, ebenso wenig wird eine uns überraschende Tugend uns sofort in Ekstase versetzen. Und man kann eingedenk dieser vorgenannten Abhängigkeit Naturbeschaffenheit und Ursache eines jeden Phänomens besser erkennen. (S. 9f.)*

Die Entdeckungen des Doktor Haass hatten die Gründung der Kurorte Jessentuki, Shelesnowodsk und Kislowodsk zur Folge. Mit seinen Arbeiten hatte er den Grundstein zum neuen Zweig der Heilkurmedizin gelegt.[6]

---

[6] Doch nur wenigen Spezialisten wurde dies bekannt. 1825 veröffentlichte Professor Alexander Neljubin (1785-1858) sein Buch *Vollständige historische, medizinisch-topographische, physikalisch-chemische und ärztliche Beschreibung der kaukasischen Mineralwässer*. Darin schreibt er:
*Es sei mir gestattet, mit besonderer Hochachtung und Anerkennung auf die Arbeiten von Doktor Haass und Professor Reiß hinzuweisen... Vor allem haben wir Doktor Haass für die unsäglichen Mühen zu danken, die er auf sich genommen hat. Außer den Hauptquellen erforschte er noch zwei Schwefelquellen, die eine am Maschuk, die andere am Eisernen Berg Beschtau, die vor ihm noch niemand erkundet hatte... Die Arbeiten von Doktor Haass gehören zweifellos zu den ersten und besten ihrer Art.* (S. 18)
Der Botaniker W.I. Lipskij bezieht sich in seinem Buch *Die Flora des Kaukasus* (St. Petersburg 1899) besonders auf die *hervorragende Arbeit von Doktor Haass*, in der *zum ersten Mal in gebotener Vollständigkeit die Flora der kaukasischen Vorberge dargestellt wurde*. Lipskij merkt an:
*Doktor Haass gebührt die Ehre, die berühmten Schwefelquellen von Jessentuki entdeckt zu haben.* (S. 172)
Der Historiker M.A. Poliewktow aus Georgien (Tbilissi 1946) hat Hass' Arbeit gewürdigt, *der auf das gründlichste das gesamte Gebiet um Pjatigorsk untersuchte, an sich selbst die Wirkung der Wässer ausprobierte und sie klassifizierte. Sein Buch enthält einen sehr sorgfältig ausgearbeiteten naturhistorischen Abriß über Mineralwässer..., eine Theorie über die Entstehung von Mineralquellen..., eine klimatologische Skizze..., einen Bericht über die Methoden von Kurheilverfahren..., praktische Ratschläge für die Kurgäste.* Poliewktow betont, *das Buch von F. Haass eröffnete eine ganze Serie von Beschreibungen dieser Wässer.*

Haass hatte seine konkreten Erfahrungen und Untersuchungen mit philosophischen und theologischen Spekulationen verbunden. Wahrheiten über Natur und Leben des Menschen, die er als Naturforscher und Arzt erkannt hatte, konnten seinen unerschütterlichen Glauben an Geist und Buchstaben der christkatholischen Lehre nicht ins Wanken bringen.

Als Student in Jena zu Beginn des Jahrhunderts war Haass ein eifriger Schüler Schellings gewesen, und noch vierzig Jahre später korrespondierte er von Moskau aus mit dem verehrten Lehrer.

Sein Medizinstudium hatte Haass vor allem bei dem berühmten Karl Gustav Himly (1772-1837) betrieben; als dieser von Jena nach Göttingen berufen wurde, folgte er ihm dorthin. Und Himly war es, der darauf bestand, dass dem inzwischen in Wien lebenden Friedrich Joseph Haass – allen Universitätsregeln zum Trotz – von der Universität Göttingen der Grad eines Doktors der Medizin verliehen wurde.

Auch der Geheimrat und Minister des Großherzogs von Weimar, Johann Wolfgang von Goethe, besuchte gelegentlich Professor Himlys Vorlesungen in Jena.

Am 23. November 1801 schrieb er an seinen Freund Friedrich Heinrich Jacobi:

*Seit Herr Himly in Jena ist bin ich einigemal drüben gewesen und habe ihn verschiedentlich gesehen. Er gefällt mir im ganzen recht wohl, auch habe ich verschiedenes von ihm gelesen, wo er mir auf guten Wegen zu sein scheint. Nur glaubte ich aus seinen Reden zu schließen, daß er einige Aversion für der Philosophie habe, welches ihm früher oder später zum Nachteil gereichen muß.*

Haass kannte diese Äußerungen Goethes nicht, doch er selber bemühte sich schon damals in Jena und später in Göttingen, Wien und Moskau, Naturwissenschaften und Philosophie zu verbinden und die Lehren Himlys durch die Lehren Schellings zu vervollständigen. Während er erforschte, wie äußere Kräfte die Gesundheit des Menschen beeinflussen, wie ihr Verhalten, ihre Neigungen, ihre Gedanken durch die Umwelt mitbestimmt werden, glaubte er gleichzeitig, dass bei weitem nicht alles im menschlichen Leben äußeren Einflüssen und Einwirkungen unterliege. Ihn beglückten Schellings Worte in dessen *Philosophische Untersuchungen über das Wesen der menschlichen Freiheit*:

*So werden die Gedanken wohl von der Seele erzeugt; aber der erzeugte Gedanke ist eine unabhängige Macht, für sich fortwirkend, ja, in der menschlichen Seele, so anwachsend, daß er seine eigne Mutter bezwingt und sich unterwirft.*

Schelling trennte die Philosophie nicht von der Naturwissenschaft, er trennte auch das Wesen der menschlichen Freiheit nicht vom göttlichen Willen:

*So wenig widerspricht sich Immanenz in Gott und Freiheit, daß gerade nur das Freie, und soweit es frei ist, in Gott ist, das Unfreie, und soweit es unfrei ist, nothwendig außer Gott.*

Der Arzt und Philosoph Friedrich Haass verließ seine Heimat aus freien Stücken, um in ein unendlich fernes Land zu reisen. Und von Jahr zu Jahr wuchs seine Überzeugung, dass sein freier Wille, der ihn nach Moskau geführt und später veranlasst hatte, dort zu bleiben, trotz aller äußeren Schwierigkeiten und mannigfacher Widrigkeiten dem Willen der göttlichen Vorsehung entsprach.

* * *

Doktor Haass gewann Moskau und seine Bewohner lieb, er verwurzelte regelrecht mit ihnen. Und nach einigen Jahren sprach und schrieb er fließend Russisch.

Die Invasion der Napoleonischen Armee erschütterte und empörte ihn, den zum Moskauer gewordenen Fjodor Petrowitsch, nicht minder als alle seine Freunde, Bekannten und Patienten. In schöner Selbstverständlichkeit stellte er sich dem so arg bedrängten Land zur Verfügung und wurde 1812 Militärarzt. Zwei Jahre diente er der russischen Armee, begleitete sie von Moskau bis Paris. Er verband Wunden, operierte, amputierte zerschmetterte Arme und Beine, heilte Quetschungen und Wunden, pflegte die Fieber- und Ruhrkranken. Er arbeitete in Feldlazaretten und in Bauernhütten, in Schlössern und in eilig zusammengezimmerten Baracken.

Und in seinen freien Stunden sprach er mit Offizieren und Soldaten über Gottes Werke und die Gesetze der Medizin.

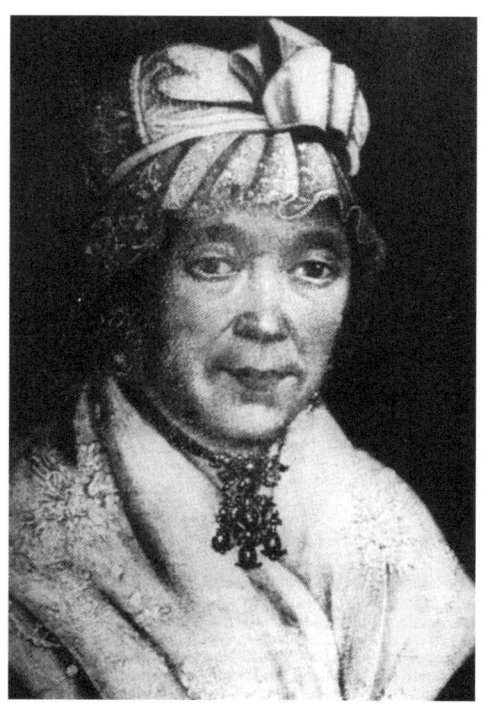

*Haass' Mutter*
*Katharina Josepha Sophia geb. Brever*

Als der Krieg sich über die russische Grenze westwärts gewälzt hatte und durch die deutschen Länder nach Frankreich einbrach, half Dr. Haass den Quartiermachern, den Fourageuren und den von ihm betreuten Soldaten, sich mit den örtlichen Bewohnern zu verständigen.

Und dann war der Krieg zu Ende.

Ohne Eile kehrten die russischen Armeen in die Heimat zurück. Kolonne nach Kolonne.

Der Oberstabsarzt Haass erhielt Urlaub und reiste an den Rhein nach Münstereifel, in das Städtchen seiner Kindheit.

Wie winzig, wie überschaubar, still und gemütlich war es hier nach den unmäßig großen, lärmenden Hauptstädten Wien, Moskau, Berlin, Paris!

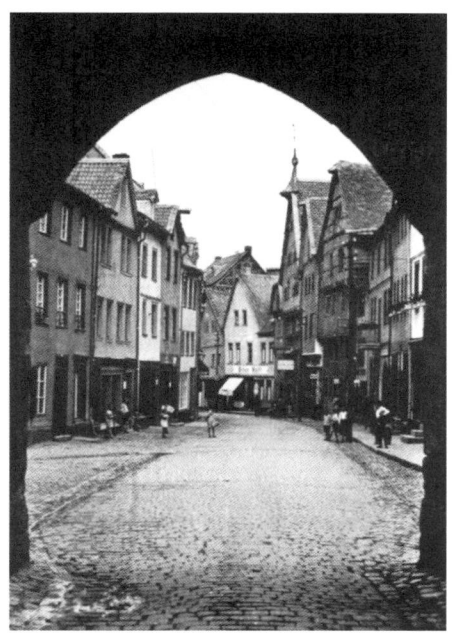

*Blick vom Orchheimer Tor in die Innenstadt*

Zu Hause erwartete ihn Kummer. Sein Vater, der alte Apotheker Peter Haass, konnte schon seit Wochen das Bett nicht mehr verlassen, von Tag zu Tag fiel ihm das Atmen schwerer. Auch die probatesten Mittel halfen nicht. Die ihm befreundeten Ärzte verschrieben nur noch beruhigende, schlafbringende Mittel. Peter Haass wusste, was das bedeutete.

Ihm wurde noch eine unverhoffte Freude zuteil – Fritz kehrte heim! Während der langen Jahre in der Fremde hatte er sich sehr verändert, war männlich geworden, breit in den Schultern.

Die ganze Familie war stolz auf diesen berühmten russischen Arzt mit dem Ordenskreuz im Knopfloch.

„Willkommen, mein Junge. Gut, dass du da bist. Jetzt sterbe ich in Frieden. Du wirst mir die Augen zudrücken."

Fritz küsste die große, weiße väterliche Hand mit den bräunlichen Fingerspitzen. Ein halbes Jahrhundert lang hatte sie Pulver gerieben, im Mörser Körner zerstoßen und zermahlen, Würzkräuter angebaut.

„Guten Tag, liebster Vater. Ich möchte Ihnen helfen, mit Gottes Hilfe wieder gesund zu werden. Mein Metier verstehe ich mittlerweile recht gut. Was nehmen Sie ein?"

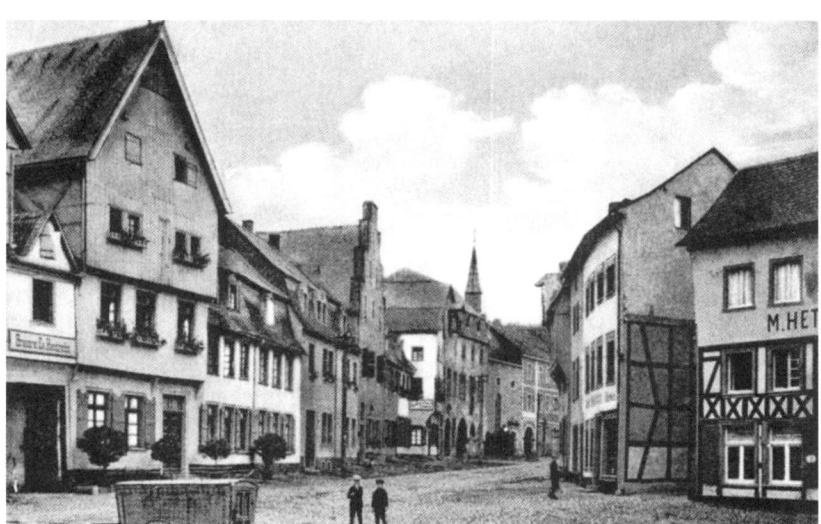

*Marktstraße, Ende des 19. Jahrhunderts*

„Setz dich. Hast du in Moskau auch nicht das Beten verlernt? Sag mir das ‚Credo' und das ‚Confiteor'… Andere Medizinen brauche ich nicht."

Wenige Tage später gab es auf dem alten Friedhof einen frischen Erdhügel, den Blumen bedeckten.

Brüder und Schwestern versuchten, Fritz zu überreden, nun doch endlich zu Hause zu bleiben, in Münstereifel eine Praxis zu eröffnen. Oder besser noch in Köln. Die Verwandten dort würden ihm von Herzen gern behilflich sein. Und eine Braut ließe sich dann auch finden. Es war ja längst Zeit, eine Familie zu gründen. Fritz war 34 Jahre – ein gestandener Mann.

Er hüllte sich in Schweigen. Nachts in seinem alten Dachkämmerchen mit der schrägen Decke konnte er nicht schlafen. Als die dicke Kerze heruntergebrannt war, lag er noch lange in der Dunkelheit wach. Dachte nach, erinnerte sich.

Hier war es still, friedlich, sauber und eng. Aber dort in Moskau – ausgebrannte Straßen, wüste Brandstätten, einsam aus Schutt aufragende Öfen, verkohlte Bäume und Sträucher, verrußte, fensterlose Häuser. Beizend bitterer Geruch der längst erkalteten Feuersbrunst. Und unzählige Obdachlose. Frauen und Kinder in Erdhütten, in elenden, aus Trümmern eilig zusammengenagelten Unterkünften. Wie viele Kranke, Entkräftete, hilflos Leidende gab es dort…

Vor der Abreise betete Friedrich Haass am väterlichen Grab. Brüder und Neffen begleiteten ihn zur Poststation.

## II. Friedrich Joseph Haass ist Fjodor Petrowitsch geworden

Moskau erstand neu. Auf den Straßen und Plätzen, in Gassen und Winkeln türmten sich Berge von Steinen, Ziegeln, Balken, Sand. Paläste und Villen entstanden, umrahmt vom Grün der Gärten und Parkanlagen, einfache Backsteinhäuser und schlichte Holzhütten wurden gebaut. Überall schimmerten gelbe Baugerüste. Von früh bis spät klopfte und hämmerte es allerorten; durch den vielstimmigen Lärm drang das Kreischen der Sägen.

Ausgebrannte Kirchen wurden restauriert, neue errichtet. Mit jedem Samstag und Sonntag wurde der Klang der Glocken immer kräftiger. Den ehernen Stimmen der Kremlglocken antworteten immer neue Klänge aus nahen und entfernten Straßen.

Ständig strömten neue Bewohner in die geschäftig lärmende Stadt. Sie kamen in Kutschen, in Diligencen, auf Karren, auf Bauernschlitten und zu Fuß – gruppenweise und einzeln.

Fjodor Petrowitsch wohnte anfänglich bei Bekannten, später kaufte er sich ein Häuschen, dann auch eine Droschke, ein Paar Pferde und zusammen mit den Pferden einen verwegenen Kutscher, schließlich noch einen Kammerdiener und einen Koch.

Es kamen viele Patienten, sie bezahlten seine Dienste großzügig. Arme Leute aber und die Alten im Armenhaus behandelte er kostenlos. Zu jeder Tages- und Nachtzeit folgte er jeglichem Hilferuf. Er heilte quälende Gebresten, Fieberkrankheiten, Koliken, Diarrhöe, Rheumatismus, eitrige Geschwüre. Wo er nicht heilen konnte, versuchte er, Schmerzen zu lindern, das Fieber zu dämpfen, mit einem guten Wort zu trösten; rechtzeitig bat er die Angehörigen, nach dem Geistlichen zu schicken.

Im Unterschied zu vielen anderen Ärzten tat Haass sich nicht wichtig. Er betrieb keine Geheimniskrämerei, vermied unverständliche lateinische und griechische Ausdrücke, verschrieb keine vertrackten Rezepte, die die Apotheker verwirrten und die Kranken ruinierten.

Statt dessen sprach er geduldig mit den Patienten, ihren Angehörigen und Dienern, erklärte ihnen genauso ernsthaft wie seinen Kollegen, was zu tun nötig sei, um gerade diese Krankheit zu heilen. Und jedem, der ihm zuhörte, setzte er seine Ansichten auseinander:

„Jeder Mensch empfängt von Gott Gesundheit, eine gesunde Natur. Und jeder Mensch muss auf vernünftige Weise um seine eigene Gesundheit besorgt sein, denn sie ist ein Geschenk des Höchsten. Woher dann aber die Krankheiten kommen? Sie haben verschiedene Ursachen: schlechte Nahrung, schlechte Getränke, schlechte Luft – große Kälte oder große Hitze –, Blessuren von Hieb- und Feuerwaffen, verschiedene unglückliche Zufälle, starke Unruhe oder starke Erschöpfung von Körper und Seele.

Man kann sagen: unsere Gesundheit stammt vom Himmel, von der göttlichen Vernunft. Unsere Krankheiten aber sind von der Erde, von der menschlichen Unvernunft. Darum muss man alle Krankheiten mit Vernunft kurieren, im Vertrauen auf Gott. Und man muss alles beachten, was die medizinische Wissenschaft befiehlt, alles, was die Erfahrung befiehlt; und man muss Liebe haben. Ein echter Arzt muss auch ein echter Christ sein. Er muss jeden Kranken lieben, nur dann wird er ihn aufmerksam untersuchen und seine Krankheit erkennen. Er wird sie nicht nur mit den Augen, den Ohren, der Nase und den Fingern erkennen, sondern durch seinen Geist und sein Herz. Und endlich muss er noch das Wissen davon haben, wie die Gesundheit wiederherzustellen ist. Die wichtigsten Arzneien für alle Krankheiten sind Ruhe und Reinlichkeit. Als erstes muss man dem Kranken ein gutes warmes Bad bereiten, alsdann ziehe man ihm saubere, warme Unterwäsche an und lege ihn in ein reinliches, warmes Bett und lasse ihn reine Luft atmen. Die Speisen müssen gut und sauber sein, doch verabreiche man ihm nur wenig, damit der Magen ruhig bleibt. Hat der Kranke sich erkältet, hustet er, läuft ihm die Nase, hat er Hitze im Kopf und Schmerzen im Hals und in der Brust, muss man ihn sehr warm zudecken, ihm nur warme Getränke geben: Honig, Himbeersaft. Auch ein Pulver gegen das Fieber wird ersprießlich sein. Steckt die Krankheit aber im

Bauch, so ist ein warmes, reines Fontanell-Klistier zu setzen. Der Kranke darf nur sehr wenig und nur ganz leichte Speisen zu sich nehmen. Ruhe und ein sauberes Bett sind vonnöten. Auf den Bauch lege man ihm ein Säckchen mit heißem Sand, und wenn die Schmerzen sehr stark sind, kann man eine Mixtur oder ein Pülverchen verabfolgen.

Aber jede Arznei muss man vorsichtig dosieren. Der Doktor muss sich äußerster Sorgfalt befleißigen. Es gibt viele Fälle, in denen ein Kranker eine bestimmte Mixtur einnahm und gesund wurde, ein anderer Kranker, der dieselbe Krankheit hatte und dieselbe Mixtur einnahm, aber ärger erkrankte oder gar starb.

Mein seliger Vater war ein sehr guter Apotheker, mein seliger Großvater war ein sehr guter Arzt, rettete vielen Menschen das Leben. Sie beide haben mich gelehrt: Gib anfangs nur einfache, gute Arzneien, die niemals schaden können, nur Kamille, Honig, Kalomel, Rhabarber. Die künstlich zusammengesetzten Arzneien aber gib zögernd, gib sehr wenig und sehr vorsichtig."

Die Moskauer Witzbolde verfassten ein Liedchen:

> Haas legt dich in dein Bettgestell
> und hüllt dich rundum in Flanell
> setzt dir ein Fontanellklistier
> verordnet Kalomel.

In der Regel vertrauten die Patienten ihrem Fjodor Petrowitsch bedingungslos. Sie lobten ihn in allen Tonarten, erzählten von seinen erstaunlichen Heilerfolgen. Ihn priesen die vornehmen Damen nicht minder als die Kaufmannsfrauen. Vor allem verbreiteten die Verkünder städtischer Neuigkeiten seinen Ruhm: die Heiratsvermittlerinnen, die Schneider, die Barbiere und die Hausmeister.

Auch die im allgemeinen recht skeptischen gebildeten Herren sprachen mit hoher Anerkennung von dem Doktor: „Er ist ein Original. Ein Sonderling. Aber ein guter Kerl; versteht sein Handwerk perfekt, ist ein glänzender Arzt und der angenehmste Gesprächspartner."

\* \* \*

Im Herbst 1822 traf, aus Köln kommend, Wilhelmine Haass, Fjodor Petrowitschs älteste Schwester, in Moskau ein. Die Brüder und Schwestern machten sich Sorgen, waren beunruhigt, dass er, ein so geachteter Mann, noch immer keine Familie besaß, auch niemals etwas darüber schrieb, wie er eigentlich sein Leben einzurichten gedenke; überhaupt schrieb er wenig, selten und unverständlich. Klar war nur, dass er nicht in die Heimat zurückkehren würde.

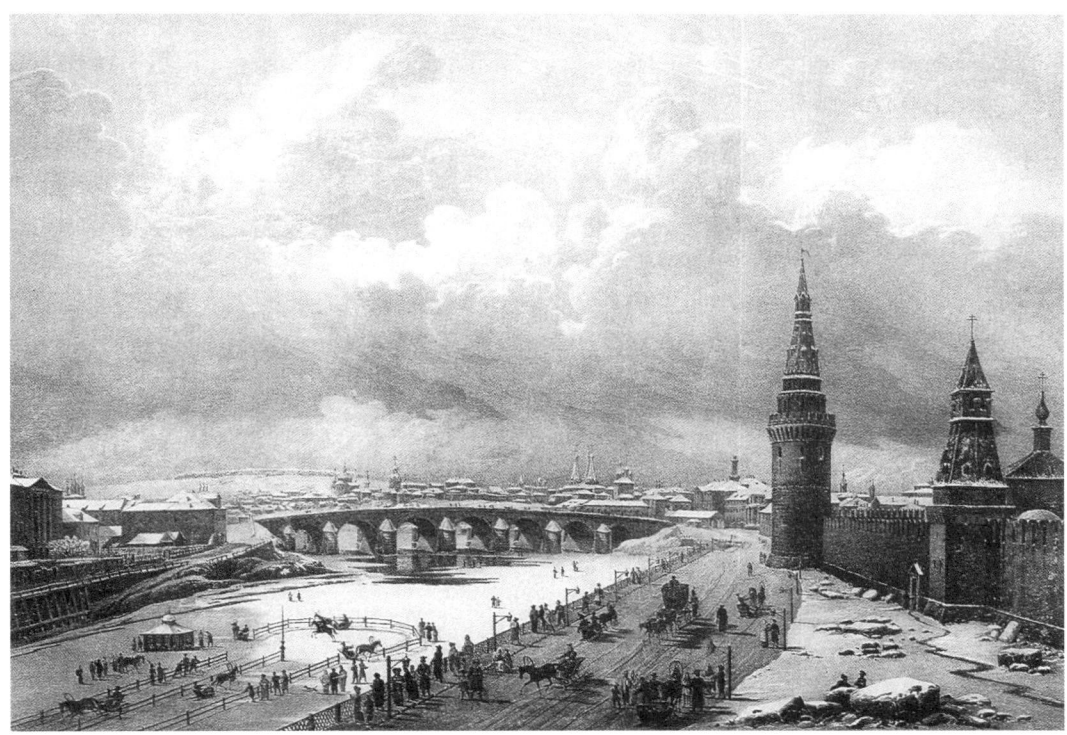

*Moskau im Winter. Blick auf den Kreml am Moskwa-Fluss*
*Zeitgenössische Darstellung, Mitte 19. Jahrhundert*

Wilhelmine war häuslich, energisch, gesprächig und nicht gerade hübsch. Groß wie ihre Brüder, eckig und muskulös, konnte sie mit ihren vierzig Jahren nicht mehr auf einen Bräutigam hoffen. Von kleinauf war sie daran gewöhnt gewesen, der Mutter bei der Betreuung der jüngeren Geschwister zu helfen. Niemand wusste, und es machte sich auch niemand Gedanken darüber, wie sie sich mit einem solchen Schicksal abgefunden hatte: Nonne ohne Kloster. Allen war es selbstverständlich, dass sie sich nur um andere sorgte, nur mit fremden Angelegenheiten und Nöten beschäftigt war.

Nun beschloss der Familienrat, sie solle zu Fritz fahren. Aus den Erzählungen von Landsleuten, die in Moskau gewesen waren, und auch aus Fritzens eigenen spärlichen Briefen ging hervor, dass er einfach nicht imstande war, sich ein honettes Hauswesen einzurichten. Dabei hätte er so bequem und behaglich leben können, mit einem Wort, würdig, seinen Verdiensten angemessen.

Erschöpft von der langen, beschwerlichen Reise durch fremdartige Gegenden, über endlose, schmutzige Straßen, durch Städte und Dörfer mit seltsam gekleideten Menschen, die sie nicht verstanden, nicht einmal, wenn sie Französisch sprach, kam Wilhelmine in Moskau an. Der Bruder empfing sie voller Freude. Beide weinten gerührt, erinnerten sich der Vergangenheit.

Dann begann sie resolut, die Wohnung zu inspizieren, die Kleider- und Wäscheschränke, den Vorratsraum und die Küche. Die leibeigenen Bedienten, Kutscher und Lakai, und der gemietete Koch verstanden sie nicht, wenn sie auch noch so langsam und laut sprach, jedes Wort deutsch und französisch wiederholte. Die Bedienten sprachen ebenfalls laut, fast schrien sie. Dabei verbeugten sie sich oft und versuchten, ihre Hand zu küssen. Sie zuckte erschrocken zurück und wehrte ärgerlich ab. Fjodor Petrowitsch lachte und übersetzte. Er erklärte ihr, die russische Sprache habe überhaupt keine Ähnlichkeit mit der deutschen oder der französischen. Ihm selber fehle die Zeit, seine Leute andere Sprachen zu lehren, er halte das auch gar nicht für notwendig, im Gegenteil, sie müsse deren Sprache lernen und sich nicht über Menschen ärgern, die sie nicht verstehen könnten.

„Wir leben in einer russischen Stadt, essen russisches Brot, das wir der Arbeit russischer Bauern, Müller und Bäcker verdanken. Also sollten wir auch ihre Sprache lernen, damit wir ihnen in ihrer Sprache danken können."

Am 6. Oktober (24. September) 1822 schrieb Wilhelmine Haass an den Bruder Jakob, dem sie zu seiner Vermählung gratulierte:

*...Bruder Fritz hat sehr viel Freude an eurer Verbindung gehabt; er hält viel auf Dich, und hätte Dich gerne lange glücklich gesehen. Er hat versprochen Dir selbst zu schreiben. Leicht möglich, daß er verhindert werde, denn er hat viele Kranke, die ihn den ganzen Tag beschäftigen. Er ist recht wohl jetzt und behaglich durch meine Gesellschaft.*

*Er bedurfte meiner sehr. Ein trauriges Leben hat er bis heran gehabt. Kann ich ihm nun ein angenehmes bereiten, so denke ich, dass darum der Zweck meiner Reise besteht...*

*Ich lebe hier angenehm, nichts geht mir ab, wenn ich Cölln ausschließe, und alles, wenn ich ihm nicht mehr zugehören sollte. Untreue ist bey mir etwas Verabscheuendes, ich werde sie nicht an meinem lieben Cölln ausüben. Fritz hat mir auch ja versprochen durch Correspondence euch ganz nahe zu bleiben; ich werde an nichts fehlen lassen, welches ich bey dieser Sendung Briefe hinlänglich schon zeige; darum habe ich alles geschrieben, was ich weiß. Langsam sehe und erfahre ich Neues, um so geprüfter ist es auch. Fritz hält mit dem Klaren und wahren. So sehr er die partie der Russen nimmt, muß er doch ihren Charakter haßen. Der Stolz, mißtrauisch, falsch und pretentine ist eine ihrer gehäßigen Eigenschaften. Daher zweifle ich, daß ich je mit ihnen befreundet werde...*

*Wilh. Haass*

Die unfreundlichen Äußerungen über die Russen bezogen sich vor allem auf die Diener, mit denen sie sich hauptsächlich durch Gesten, Grimassen und Schreie verständigte. Wilhelmine bemerkte, wie die Bedienten Blicke tauschten, miteinander tuschelten, gar lachten, und sie war überzeugt, dass sie verspottet würde, dass man sich am Ende gar gegen sie verschworen hätte. Aber Fritz schmunzelte nur, hörte sich ihre Klagen an und redete ihr gut zu. Sie solle sich mehr Mühe geben, andere Leute zu verstehen, wenn die auch anders sprächen und dächten als sie, seien es deshalb doch keine schlechten, übelgesinnten Menschen.

Wilhelmine ärgerte sich über den Bruder und erzürnte sich über die Patienten und deren Diener, weil auch sie sich ihr nicht verständlich machen wollten.

Aber Fritz erwiderte auf all ihre Vorwürfe, Klagen und Vorhaltungen stets nur freundlich, es sei nicht gut, abträglich über andere Menschen zu sprechen, die man nicht verstehe. Man könne über sie nicht urteilen, das sei unrecht und unchristlich.

Lange konnte sie dem Bruder nie böse sein; er tat ihr ja so leid. Der liebe Fritz dankte ihr für jedes Frühstück, jedes Mittagessen so überschwenglich und freute sich so über alle aus der Kindheit vertrauten Gerichte, die er so lange hatte entbehren müssen. Doch wieviel Mühe kostete es sie, den begriffsstutzigen Koch beiseite zu drängen und auf ihre Art zu kochen.

Gerne wollte Fritz ihr von seinen ärztlichen Angelegenheiten erzählen, und es bekümmerte ihn, dass sie nichts von Kranken, nichts von den schlimmen Zuständen in den Krankenhäusern hören mochte. Sie interessierte sich für die geschäftlichen Dinge, fragte nach Einnahmen, Ausgaben, neuen Käufen, denn Fjodor Petrowitsch war wohlhabend geworden.

Er war gerade in den oberen Schichten fast so etwas wie ein Mode-Arzt geworden. Die vornehmen und reichen Moskauer bezahlten seine Bemühungen verschwenderisch, machten ihm um die Wette Geschenke. Er kaufte sich ein steinernes Haus an einer der belebtesten Straßen, an der Schmiedebrücke. Sie verlief dort, wo früher die Brücke über ein Flüsschen geführt hatte, das schon vor einem halben Jahrhundert mit Balken und Pflastersteinen bedeckt und mit Erde zugeschüttet worden war. Auch eine bequeme, große Kutsche schaffte Fjodor Petrowitsch sich an, mit vier milchweißen Orjoler Trabern. Nahe bei Moskau kaufte er das Dorf Tischki mit 100 „Seelen" und einem Landgut, richtete eine Tuchfabrik ein. Die Leibeigenen befreite er sofort vom Frondienst, sie mussten nur den Grundzins zahlen, die jungen Leute sollten in der Fabrik arbeiten, ein Handwerk lernen.

Die benachbarten Gutsbesitzer und die Beamten des Kreises schmunzelten und erzählten allerhand Witze über den neuen Grundbesitzer.

„Haben Sie schon gehört? Unser Deutscher hat kürzlich sein Anwesen besucht. Der Verwalter lügt ihm schamlos ins Gesicht: Da und da ist Misswuchs, dort hat der Hagel alles zerschlagen, das und das haben die Bauern gestohlen. Der Starost ist der schlimmste aller schlimmen Gauner, redet ihm nach dem Munde, spielt sich auf als der Ärmste der Armen, winselt über sein Elend, dabei ist er reicher als so mancher Moskauer Kaufmann.

Aber dieser glupschäugige Doktor glaubt einfach alles, bemitleidet alle. Er besucht die Hütten, fragt, wo Kranke sind, fängt an, die Alten und die Frauen zu lehren und zu unterweisen, ganz nach Popenart.

Unterwegs sieht er einmal einen heulenden Mushik auf der Landstraße. Der grämt sich mordsmäßig, weil ihm sein Klepper krepiert ist, auf dem Karren hockt ein Weib und jault, was das Zeug hält. Na ja, wenn's wenigstens sein eigener Mushik gewesen wäre! Aber der Kerl gehört in einen ganz anderen Kreis, dorthin war er eilig unterwegs, hat den Gaul zu Tode gehetzt. Aber der Doktor fragt nicht lange, befiehlt, von seinen berühmten Orjoler Schimmel-Vierern einen auszuspannen, schenkt ihn dem Mushik. Der wird fast verrückt vor Freude, will's gar nicht glauben, wirft sich auf die Knie, küsst dem Doktor die Stiefel. Aber er – rauf auf seine Kutsche und ab als Troika. Hat nicht mal gefragt, wem der Mushik gehört… Hirnloser Verschwender der!"


Fjodor Petrowitsch selber aber hielt sich für einen tüchtigen, vernünftig wirtschaftenden Gutsbesitzer. Geduldig erklärte er dem Verwalter, dem Starost und den Bauern, warum es notwendig sei, die Hütten und die Viehhöfe sauber zu halten, warum sie Kartoffeln anbauen sollten. Viele betrachteten diese schwarzen Erdäpfel mit allergrößtem Misstrauen. Die Alten schimpften sie „Teufelsdreck".

Mit dem Bleistift notierte Haass auf ein Blatt Papier seine Berechnungen: was für das Gut und was für die Fabrik gebraucht würde, welche Einkünfte dem Gutsherrn und welche den Bauern zufließen sollten.

Er versuchte, den Bauern klarzumachen, wie wichtig es sei, Gärten anzulegen, Blumengärten, und befahl, ihnen vom Gut Setzlinge und Pflanzen zu geben. „Von einem Garten hat man Nutzen für die Gesundheit und auch Schönheit."

Die Bauern hörten ehrerbietig zu, verneigten sich: „Wirklich, wie du sagst, so ist es, du unser Wohltäter, Ernährer und Erhalter. Wir, deine Knechte, werden für dich beten." Doch unter sich redeten sie ganz anders, manche verständnislos, manche voller Misstrauen:

„Ein wunderlicher Herr! Gar zu leutselig und freundschaftlich. Noch den schamlosesten Liederjahn lässt er nicht verdreschen, schimpft nicht mal. Redet ihm höchstens ins Gewissen, heult dabei beinahe selber."

„Schwätzt albernes, ungereimtes Zeug, keiner kann begreifen, was er eigentlich will."

„Der ist so was wie 'ne falsche Schlange, hat ja den falschen Glauben. Verlocken, versprechen, zureden, das kann er, und danach wird er uns das Fell über die Ohren ziehen."

„Nein, hinterlistig ist der nicht. Ist eben ein Unvernünftiger, ein Gottesnarr."

„Mit diesem Herrn wird's nichts als lauter Ärger geben. Bei dem werden wir noch ohne Brot und ohne Hosen bleiben."


Die Gerüchte über das absonderliche Verhalten und die seltsamen Ansichten Fjodor Petrowitschs drangen natürlich auch nach Moskau, zu Bekannten und Unbekannten. Die Jugend und viele Damen gerieten in helle Verzückung vor dieser schrankenlosen Güte. Besonnenere Leute tippten wohl auch mit dem Finger an die Stirn: „Übergeschnappt ist er, unser Doktor." Andere warnten ihn, versuchten ihm verständlich zu machen, dass er zu gutgläubig sei, das dörfliche Leben überhaupt nicht kenne; bei den Bauern müsse man stets und bei allem mit Betrug und Spitzbüberei rechnen. Haas ließ sich nicht beirren:

„O nein, bester Herr, da kann ich Ihnen gewiss nicht beipflichten. Bei meinen Leuten da gibt es ganz und gar keinen Betrug. Mein Verwalter ist ein verständiger, erfahrener Mann, und der Starost ist ein achtbarer Bauer, Vater einer vielköpfigen Familie. Was so ein Mensch spricht, das ist die reine Wahrheit, denn er schlägt ja das Kreuz. Und deshalb bin ich außerstande, ihm nicht zu glauben. Freilich, Erlaucht, ich weiß, dass es Spitzbuben und Betrüger gibt, die sich bekreuzigen und dabei gewissenlos lügen. So eine Lüge ist eine sehr große Sünde, und so ein Mensch ist ein sehr großer Sünder. Doch wenn ein Mensch etwas hoch und heilig versichert und dabei das Kreuzeszeichen macht, ich ihm aber nicht glaube, dann ist das auch meine Sünde, also sind es nun schon zwei Sünder. Das bedeutet, es gibt auf der Welt zwei Sünder mehr. Und wenn er die Wahrheit sagt, und ich glaube ihm nicht, dann ist meine Sünde doppelt groß, und wieder haben sich die Sünden in der Welt vermehrt. Aber wenn er lügt, und ich glaube ihm, und er sieht das, dann wird er sich vielleicht später schämen und bereuen…"


Die Einkünfte aus dem Gut und aus der Fabrik verringerten sich ständig. Der Verwalter und der Starost stahlen immer dreister. Der Doktor selbst aber brauchte immer mehr Geld, für die Einrichtung von Krankenhäusern und später für die Gefangenenhilfe. Der Verwalter schlug ihm vor, ein Stück Wald als Bauholz an einen reichen Kaufmann zu verkaufen. Haass willigte ein. Der Kaufmann versprach, in der nächsten, spätestens in der übernächsten Woche zu zahlen. Im Augenblick habe er nicht genügend Bargeld zur Verfügung. Was sollen zwischen ehrlichen Männern irgendwelche Wechselverschreibungen, Papierschmierereien? Ein Handschlag genügt. Der Kaufmann bekreuzigte sich und versprach, die Hälfte seiner Einnahmen von dem verkauften Holz dem Spittelheim und dem Armenkrankenhaus zu stiften. Fjodor Petrowitsch bot, dem Brauch entsprechend, dem Käufer und dem Verwalter Schnaps an und nippte auch selbst an einem Gläschen.

Geld bekam er keins, nicht nach einer Woche, nicht nach einem Monat, nicht nach einem halben Jahr. Auf Anmahnungen wich der Kaufmann zunächst nur aus: „Kein Bargeld verfügbar." Aber nach einiger Zeit ließ er antworten: „Alles ist längst bezahlt, ich habe ja schon die Empfangsbescheinigung zurückbekommen."

Diese Schamlosigkeit erschütterte Fjodor Petrowitsch derart, dass er sich beim Generalgouverneur beklagte. Fürst Golizyn ließ den Kaufmann kommen und machte ihm strenge Vorhaltungen. Der ließ sich jedoch nicht einschüchtern:

„Geruhen Euer Durchlaucht, sich nicht zu betrüben und nicht zu zürnen. Wohl wahr, es ist nicht schicklich, Ware zu nehmen und kein Geld zu geben. Nur, Euer Durchlaucht, überprüft man die Sache genau, dann ist sie nicht so einfach. Unsere Angelegenheiten werden ganz anders abgewickelt als Ihre adeligen und herrschaftlichen. Bei Ihnen geht das so: Gib dein Wort und halt es. Hältst du's nicht, geht's auf Säbel und Pistolen. Bei uns geht das anders: Hauptsache – beweg dein Gehirn! Betrügst du nicht, verkaufst du nicht. Aber dieses Wäldchen da, das war nicht schlecht. Viertausend wäre ein guter Preis gewesen, na ja, wenigstens dreieinhalb. Aber ich gab dem Verwalter eine Kleinigkeit und kaufte um zweieinhalb. Und dieser unvernünftige Deutsche nahm nicht mal was Schriftliches: ‚Aber bitte, ich bitte recht sehr!' Ein Narr ist dieser Deutsche, Euer Durchlaucht, und die Narren, die prügelt man doch sogar in der Kirche.

Aber freilich, wenn man nach dem Gewissen geht, dem göttlichen, dann sieht die Angelegenheit wieder anders aus. Dann, Euer Durchlaucht, die Sie unser Wohltäter und gnädiger Herr sind, und aus Hochachtung vor Ihnen ließe sich doch wohl etwas möglich machen. Dann könnte man auch zahlen. Wenn dieser Tölpel gelernt hat, klüger zu werden, dann zahle ich auch… Nn-nein, Euer Durchlaucht, morgen wird es nicht gehen, habe kein Bargeld verfügbar, beim wahrhaftigen Kreuz. Sie wissen selbst, was für ein schlechtes Jahr wir haben. Ringsum Misswuchs. Hier Dürre, da Hagelschlag. Gott sucht uns heim, unserer Sünden wegen. Ich habe selber Schulden bis zum Hals, und alles Bargeld ist in Umlauf. Aber ich verspreche, wie wir es vereinbaren werden: nicht später als zu ‚Schutz und Fürbitte' bezahle ich ihm diese zweieinhalbtausend. Wenn ich auch weiß, dass er sie doch bloß verpulvert – für die armen Teufel, die Hungerleider, die im Krankenhaus krepieren, für die Zuchthäusler und Mörder, diese ganze Höllenbrut, verzeih mir Gott!... Ja, gut, gut, Euer Durchlaucht, wie es gesagt ist, so wird's auch gemacht. Nur Ihretwegen, Euer Gnaden, nur Ihnen zuliebe."

Der Kaufmann bezahlte weder zu „Schutz und Fürbitte" im Oktober noch nach einem Jahr. Damals war der Generalgouverneur erkrankt, und er begab sich zu einer Kur ins Ausland. Für Fjodor Petrowitsch mehrten sich die Sorgen. Das Dorf und die Fabrik mussten verkauft werden. Er sah schließlich ein, dass alle Versuche, den betrügerischen Schuldner zum Zahlen zu veranlassen, vergeblich bleiben würden. Auf sein Gewissen war nicht zu hoffen.

Doch das alles geschah erst in den dreißiger Jahren.

## III. Stadtphysikus

Fürst Dmitrij Wassiljewitsch Golizyn war in der Ära Katharinas II. aufgewachsen. Als Knabe sah und hörte er, wie die Menschen seiner Umgebung auf die segenbringende Aufklärung hofften, wie sie die ruhmreichen Siege der russischen Heere priesen und all die neuen Eroberungen, die den Feldherren Rumjanzew, Orlow, Potjomkin, Suworow zu verdanken waren. Als Jüngling zeichnete er sich schon früh aus, war ein kühner Kavallerieoffizier, kommandierte bei Austerlitz und danach bei Jena und Auerstädt ein Regiment, später kämpfte er gegen die Türken an der Donau und gegen die Schweden in Finnland.

1807, als nach dem Bündnis zwischen Napoleon und Zar Alexander I. lange Friedensjahre bevorzustehen schienen, nahm Golizyn Urlaub und studierte an den Universitäten Heidelberg und Jena Philosophie, Geschichte und Naturwissenschaften. Doch dann entbrannte der Krieg neu. Golizyn befehligte wieder ein Regiment, kämpfte in der Völkerschlacht bei Leipzig und dann auf französischem Boden in den letzten Schlachten gegen Napoleon.

Dem Fürsten stand jedoch der Sinn nicht nach Feldherrnmacht und Kommandeursallüren. Er hasste Intrigen und katzbuckelte vor niemandem. Bei Begegnungen mit dem Zaren und den Mitgliedern der kaiserlichen Familie verhielt er sich exakt nach der Etikette, ehrerbietig, doch ohne einen Schatten von Unterwürfigkeit. Nie verließ ihn seine ruhige Würde. Wo es darauf ankam, äußerte er offen seine Missbilligung, beleidigte oder schmähte jedoch keinen Menschen. Zar Alexander schätzte den aufrechten Mann, der weder für sich noch für einen seiner Angehörigen jemals um Vergünstigungen oder Gnadenerweise bat, und ernannte ihn 1820 zum Generalgouverneur von Moskau.

Seit dem großen Brand in der Stadt waren noch keine acht Jahre vergangen. Ihrem Wiederaufbau widmete der neue Generalgouverneur seine ganze Tatkraft, seine Klugheit und seine Phantasie. Ganze Tage beriet er mit Architekten, Bauunternehmern, Pionier-Offizieren, mit Beamten, städtischen Grundbesitzern, mit dem Metropoliten und dessen Mitarbeitern, die den Bau von Kirchen und Klöstern leiteten, mit Aristokraten, die um Darlehen nachsuchten, mit Kaufleuten, ortsansässigen wie auswärtigen, die in Moskau Fabriken und Handelsgeschäfte eröffnen wollten.

Bei all dieser Arbeitslast hielt Golizyn sein Haus immer offen für geladene und nicht geladene Gäste. Zum Diner und zum Souper traf man bei ihm hohe Petersburger Beamte, berühmte Ausländer, Gutsbesitzer aus fernen Gouvernements, Generäle, Universitätsprofessoren.

Fjodor Petrowitsch kam ebenfalls häufig in das Haus des Fürsten, als Hausarzt und als Freund der Familie. Auch in vielen anderen Moskauer Häusern war er ein willkommener Gast. Wie es seine Gewohnheit war, beobachtete er die Anwesenden aufmerksam und mit warmer Anteilnahme, hörte ihren Gesprächen und Diskussionen zu; fast alles erschien ihm interessant und ernsthafter Überlegung wert.

Da gab es skeptische alte Herren in gepuderten Perücken, die sich noch an Mütterchen Katharina erinnerten. Sie schnupften duftenden Tabak aus kostbaren Tabatièren, tranken hausgemachten Likör, erzählten Histörchen über die berühmten Feldherren – „Katharinas Adler" –, diskutierten sorgenvoll die große europäische Politik.

Ihre Söhne und erwachsenen Enkel trugen gern den Surtout oder die bequeme „Wengerka". Sie rauchten lange Meerschaumpfeifen, tranken Champagner und Wodka. Ihre Gespräche drehten sich um Beförderungen in der Armee und in den Ministerien, um Ernteerträge, um den Tod Napoleons und Neuigkeiten aus dem Ausland – die Engländer, hieß es, sollten sich einen selbstlaufenden Wagen mit einem kochenden Wasserkessel ausgedacht haben, dessen Dampf die Räder bewegte.

Die romantischen Jünglinge in bunten Fräcken und breitkrempigen Hüten, sogenannten Bolivars, tranken französischen und deutschen Wein, redeten enthusiastisch und gefühlvoll über Lord Byrons Heldentod im griechischen Freiheitskampf, stritten über Schauspieler und Balletteusen, über die neuesten Romane und Gedichte, zitierten Epigramme der beiden Puschkins – Onkel und Neffe.

Die Alt-Moskauer Aristokraten, umringt von ihrer großen Sippe und geschäftiger Dienerschaft, waren despotische Gastgeber, rührten sich viele Stunden lang nicht von der Tafel, tranken alles, was irgend alkoholisch war, beklagten die Zuchtlosigkeit der Jugend und den übermäßigen Einfluss der Deutschen in St. Petersburg, die Faulheit der Bauern, die Bestechlichkeit der Beamten, die Habgier der Kaufleute und ganz allgemein den Sittenverfall.

Ein ganz anderes Bild boten die Universitätsprofessoren und Studenten, die nach Petersburger Manier – also westeuropäisch – gebildeten jungen Kaufleute und Beamten, Schriftsteller, Verleger, Druckereibesitzer und die Mitglieder des philosophischen Zirkels „Liebhaber der Weisheit"[7]. Sie kleideten sich verschieden; die einen geckenhaft, die anderen bevorzugten den strengen Surtout, wieder andere trugen abgewetzte Fräcke, rauchten Pfeife oder unausstehlich riechende Zigarren, tranken billigen Wein und Wodka, aber am liebsten und hauptsächlich Bier. Sie trafen sich in herrschaftlichen Häusern, in ihren eigenen Zirkeln, in Kneipen, in Speisewirt-

---

[7] „Liebhaber der Weisheit" (russ. „*Ljubomudry*") nannte sich ein Moskauer Zirkel junger Philosophen und Literaten, deren Streben darauf gerichtet war, die nationalrussischen geistigen Kräfte zu entwickeln, die zugleich aber Schelling und Goethe als ihre Lehrmeister verehrten und sich unkritischer Verwestlichung widersetzten. Viele von ihnen wurden später namhafte Slawophile.

schaften, in vollgerauchten Junggesellenhöhlen oder auch in adretten Bürgerwohnungen. Endlos diskutierten, glossierten, stritten sie, ereiferten sich über alles: Philosophie, Politik, Gedichte, Romane, wissenschaftliche Traktate, über städtische Ereignisse, über mondänen Klatsch, kurz, über alles und jedes auf der Welt.

Die Damen der verschiedensten Schichten hatten Fjodor Petrowitsch ganz besonders gern zum Zuhörer und zum Gesprächspartner. Ihnen war es ein leidenschaftliches Bedürfnis, über die Krankheiten ihrer Angehörigen, über ärztliche Kunstfehler, über gelungene Heilungen zu sprechen. Und Fjodor Petrowitsch liebte es ungemein, die Damen ausführlich zu belehren:

„Die Mutter hat im Hause wie im Vaterland äußerst wichtige Aufgaben zu versehen. Ihr obliegt es, für die Aufzucht der Kinder zu sorgen, für die Gesundheit, für die Ernährung und für die Sauberkeit! Jawohl, meine allergnädigsten Damen, für die Sauberkeit in jedem Betracht. Es geht ja nicht nur um die Reinlichkeit des Körpers, der Speisen und der Wohnung, es geht ebenso um die seelische Reinheit – die Reinheit der Sitten, des Betragens und der Rede. Schmutzige Schimpfworte und Verleumdungen darf die Mutter nicht dulden. Dieses alles ist die große und edle Berufung jeder Frau, sei sie alt oder jung, reich oder arm, eine vornehme Herrin oder eine geringe Bauersfrau. Das ist die herrliche Pflicht der Frau vor Gott und der heiligen Jungfrau Maria; es ist heilige Wahrheit. Der Herrgott selbst gab davon erst unlängst ein Zeichen. Das verflossene Jahrhundert der Aufklärung und der Wissenschaft war zugleich jene Ära, in der Russland zu einer Großmacht heranwuchs. Und wer waren die russischen Herrscher in jener Ära? Es waren Frauen. Nach Peter dem Großen wurde seine Witwe Katharina Zarin, ihr folgte Anna Iwanowna, Elisabeth Petrowna und schließlich Katharina II. Das ist ganz offenbar ein göttliches Zeichen für alle christlichen Staaten. Auch Österreich hatte damals eine große Kaiserin, nämlich Maria Theresia.

Ihr gehorsamster Diener, meine gnädigsten Damen, hatte die Ehre, in einem Buche darzulegen, dass die Medizin die Königin der Wissenschaften ist. Und ich bin immer bereit und willens nachzuweisen, dass die Medizin die wichtigste Wissenschaft für jede gute Frau ist."

\* \* \*

Das neue Jahr 1825 begann mit schweren Schneestürmen, und nach kurzem Tauwetter setzte im Februar wieder Frost ein. Die Kaufleute klagten; die Warenzufuhr war unterbrochen, weil die Straßen zugeschneit waren. In Moskau fehlte es schon an Mehl und Brot.

An einem dieser Februartage bat der Generalgouverneur Doktor Haass zu sich in seine Kanzlei:

„Mein liebster Fjodor Petrowitsch, schon des öfteren habe ich mit Ihnen einen gewissen Gegenstand erörtert. Jetzt aber kann ich nicht mehr erörtern, ich kann auch nicht mehr fragen und bitten, jetzt muss ich anordnen: Sie, euer Wohlgeboren Hofrat und Ritter des Wladimir-Ordens, Doktor Friedrich Petrowitsch von Haass, werden die Güte haben, das Amt des Stadtphysikus, des obersten Arztes unserer Stadt Moskau anzutreten! … Nein, nein, liebster Freund, ich werde mir keine Einwände anhören. Und Ihre Bescheidenheit, die eher Stolz ist, ästimiere ich nicht. Ich befehle Ihnen, und ich bitte dich als meinen Freund, nicht zu widersprechen, dich nicht zu widersetzen. Ich musste leider den bisherigen Stadtphysikus fortjagen, weil ich fortwährend Anzeigen gegen ihn erhielt. Sie wirbelten nur so herein – wie die Blätter im Herbst von den Bäumen. Man zieh ihn der Bestechlichkeit, der Habgier, der Faulheit und Unwissenheit.

Mit der Medizin steht es bei uns noch schlecht, mein Bester, das weißt du. Überdies haben wir heuer einen sehr bösen Winter. Erkältungsfieber in jedem Haus, Alte und Junge kränkeln. Und wie sieht es in unseren Krankenhäusern und Hospitälern aus? Nicht zu beschreiben! Die gewissenhaften Ärzte und Arztgehilfen können sich vor Erschöpfung kaum noch auf den Beinen halten, brauchten selber Pflege und Erholung. Die übrigen aber vernachlässigen ihre Pflichten auf das erbärmlichste, rennen dorthin, wo man sie saftig bezahlt.

Bedenke, Fjodor Petrowitsch, in Moskau werden wir bald 300 000 Einwohner haben. In Krankenhäusern und Hospitälern gibt es kaum mehr als zweieinhalbtausend Betten, und davon gehören eineinhalbtausend den Lazaretten. So bleiben für die gesamte Zivilbevölkerung nur tausend Betten übrig. Auch haben wir viel zu wenig Ärzte. Höchstens zweihundert in den Krankenhäusern, dazu noch etwa sechs Dutzend frei praktizierende wie Sie, mein ehrenwerter Freund; nun ja, man muss noch die Feldschere und Knocheneinrenker hinzuzählen. Darum also, teure Seele Fjodor Petrowitsch, berufe ich Sie, so wie die Römer in alter Zeit den Cincinnatus riefen – nimm die Zügel der Moskauer medizinischen Versorgung in deine guten Hände."

Im März 1825 trat Fjodor Petrowitsch das Amt des Stadtphysikus an. Vom frühen Morgen bis in den späten Abend weilte er nun in den Krankenhäusern, inspizierte Krankensäle, Verbandszimmer, Küchen, Vorratsräume und Magazine. Er war entsetzt, als er die Kranken nebeneinander auf fauligem Stroh mit jämmerlichen Fetzen zugedeckt auf dem Fußboden liegen fand, als er all den Schmutz und Unrat sah, die zerborstenen Fensterscheiben, die schadhaften, qualmenden Öfen, die unsäglich verschmutzten übelriechenden Aborte, die von Männern und Frauen gemeinsam benutzt werden mussten. Überall fehlte es an Betten, Wäsche, Verbandsmaterial, Medikamenten, Feuerholz und Nahrungsmitteln.

Haass vertröstete die gewissenhaften Ärzte und Feldschere, deren Lider von Schlaflosigkeit gerötet waren, die vor Erschöpfung taumelten; er schalt und ermahnte die Nachlässigen und Verzagenden, riet, erklärte… und schrieb, schrieb, schrieb – Berichte, Beschwerden, Anträge, Gesuche, Kostenvoranschläge, Bittbriefe. Viele davon brachte er persönlich zu den jeweiligen Instanzen. Er rief zu Barmherzigkeit auf, flehte um Hilfe, um Geld, Kleidungsstücke, Nahrungsmittel.

> **Der Moskauer Telegraph,** Teil 4, Nr. 13
> **Juli 1825**
>
> *Dampfwaffen* [Rubrik: Neueste Entdeckungen und Erfindungen]
> Die Erfindung von Dampfwaffen ist nicht ganz so neu, wie einige behaupten. In ihrem Bauprinzip und ihrem Mechanismus ähneln sie sehr den Blasgewehren, und deshalb soll daran erinnert werden, dass schon Philon von Byzanz uns die ausführliche Beschreibung einer Maschine hinterließ, die man Aerotona oder αεοότονος nannte und die seinerzeit von dem berühmten Ktesibius konstruiert worden war. <...>
>
> **Der Moskauer Telegraph,** Nr. 16
> **August 1825**
>
> Aus: *Luftfahrt* [Rubrik: Nachrichten und Verschiedenes]
> Heutzutage gehört die Luftfahrt zum allgemeinen Vergnügen. In allen größeren Städten werden unaufhörlich Aerostaten in die Luft gelassen; öfters fliegen sogar Menschen damit, doch noch immer hört man nichts darüber, ob mit diesem Vergnügen auch ein Nutzen verbunden ist und ob die neuen Versuche auch auf dem Gebiete der Wissenschaft zu fruchtbaren Ergebnissen führen werden. <...>

In den ersten Tagen seiner Tätigkeit erkannte er, dass sein Amtsvorgänger zu Unrecht entlassen worden war. Man hatte ihn böswillig verleumdet, weil er – allzu ehrlich – die Übergriffe der gerissenen und die Faulheit der trägen Kollegen nicht decken wollte. Und andererseits hatte man gerade ihn beschuldigt, Habgier und Betrug nicht rigoros genug verfolgt zu haben.

Fjodor Petrowitsch meldete diesen Tatbestand sofort in ausführlichen Schriftsätzen dem Generalgouverneur und dem Ministerium und überwies sein Stadtphysikusgehalt monatlich dem Vorgänger, einem nicht begüterten Arzt, dem unverdient der Lebensunterhalt entzogen worden war.

Bei einigen Kollegen des rastlosen Doktors und sehr viel mehr noch bei den Beamten, denen die Verwaltung der Krankenhäuser unterstand, stieß sein Verhalten anfänglich auf spöttisches Unverständnis, bald aber auf gehässige Feindseligkeit.

Sein Stellvertreter, der medizinische Inspekteur Dobronrawow, denunzierte Haass beim Generalgouverneur, beim Zivilgouverneur und bei den obersten Petersburger Behörden. Er behauptete: „Der Arzt Haass ist geistig krank", seine Handlungen und Anordnungen seien „leichtsinnig, sie beunruhigen und verwirren Personal und Patienten".

Im Kreise der Ärzte und Beamten des Moskauer Medizinischen Comptoirs tuschelten Dobronrawow und seine Kollegen und empörten sich: „Wie ist es möglich, dass dieser hochnäsige Ausländer einen solch hohen Posten erlangt hat?! Das ist ihm zu Kopf gestiegen, und nun belästigt er vernünftige Leute mit närrischen Nörgeleien und bigotten Moralpredigten."

Fjodor Petrowitsch wurden die Denunziationen seiner Neider mitgeteilt. Betrübt schrieb er an das Ministerium:

*Seit einer erklecklichen Reihe von Jahren widme ich alle meine Kräfte dem Dienste an den leidenden Menschen Russlands... Wenn ich dadurch nicht in gewisser Hinsicht ein Anrecht auf Adoption erworben habe, welches der Herr Inspekteur mir abspricht, indem er mich einen Ausländer nennt, wird mich dieses sehr unglücklich machen.*

Fürst Golizyn hätte es nicht zugelassen, dass man seinen Freund und Schützling Fjodor Petrowitsch kränkte, doch auch für ihn selbst brachen damals schwierige Zeiten an. Ganz unerwartet war Zar Alexander I. gestorben, der den charakterfesten Fürsten Golizyn so hoch geschätzt hatte.

## IV. Der neue Zar. Sorgen und Streit

Am 14. Dezember 1825 hatten in St. Petersburg die Garderegimenter rebelliert und dem neuen Zaren den Treueid verweigert.[8]

In Moskau kursierten unerhörte, unheimliche Gerüchte: Eine neue „Zeit der Wirren" ist angebrochen, genau wie vor zweihundert Jahren unter dem falschen

---

[8] Diese Eidesverweigerung der Garde auf dem Senatsplatz in Petersburg ging als Dekabristenaufstand in die Geschichte ein (Dekabr = Dezember). Schon um 1816 hatten jüngere Adelige, vornehmlich Offiziere, begonnen, sich in Geheimbünden zusammenzuschließen mit dem Ziel, auf die Einführung einer Verfassung hinzuarbeiten. Ab 1821 profilierten sich vor allem zwei Gruppen: der Nordbund unter der Leitung von Hauptmann Nikita Murawjow und dem Dichter Kondratij Rylejew und der Südbund mit dem Zentrum Tultschin, dessen führender Kopf Oberst Pawel Pestel war. Im Unterschied zur gemäßigt-konstitutionellen Einstellung des Nordbundes plante Pestel eine Militärrevolte, die Ermordung des Zaren und seiner Familie sowie die Ausrufung der Republik. Dem plötzlichen Tod Alexanders I. (19. November 1825) folgte ein dreiwöchiges Interregnum: Da der Kaiser kinderlos gestorben war, galt sein Bruder Konstantin als Thronfolger. Dieser hatte, einer morganatischen Ehe wegen, zugunsten des nächstjüngeren Bruders Nikolaj auf den Thron verzichtet, der Thronverzicht war aber nicht veröffentlicht worden. Die Unklarheit über die Thronfolge beschloss der Nordbund zu nutzen. Unter dem Vorwand, sich für den „rechtmäßigen" Zaren Konstantin einzusetzen, brachte er am 14. Dezember einen Teil der Garderegimenter dazu, Nikolaj I. den Treueid zu verweigern und auf dem Senatsplatz Karree zu bilden. Nach anfänglichem Zögern ließ der Zar das Karree der Gardisten mit Kanonensalven auseinandertreiben. Der 15 Tage später beginnende Putsch des Südbundes brach am 3. Januar 1826 zusammen. Vor Geheimgerichte wurden 579 Personen gestellt. Die fünf „Hauptschuldigen" wurden am 13. Juli 1826 gehenkt, 31 Angeklagte zu lebenslanger Katorga (Zwangsarbeit) in Sibirien verurteilt, 90 zu befristeter Katorga oder Verbannung; der Rest wurde degradiert und zum Kriegsdienst in den Kaukasus geschickt. Unter den Dekabristen befanden sich sieben Fürsten, fünf Grafen, zwei Generäle und 23 Oberste.

Zaren.[9] Die Garde will den älteren Bruder, den Großfürsten Konstantin, auf den Zarenthron heben, der ist aber doch Vizekönig von Polen, hat dort den lateinischen Glauben angenommen und wird alle Kirchen den katholischen Pfaffen ausliefern...

In Petersburg wird um das Winterpalais gekämpft, Artillerie ist eingesetzt. Tausende von Toten, Brände – verheerender noch als selbst der große Brand von Moskau...

Alle diese Verschwörer sind Freimaurer. Sie hetzen die Soldaten und Bauern gegen den Zaren und die Aristokratie auf. Sie treiben es wie Jemeljan Pugatschow![10] In Kleinrussland haben die Aufstände schon begonnen, irgendwo bei Tschernigow, bald wird es am Don und an der Wolga losgehen, und dann wird auch Moskau bedroht sein...

Wieder und wieder hörte man von bösen Vorzeichen, von schlimmen Prophezeiungen der weisen Mönche – der Starzen – und der Gottesnarren, von Hühnern, die wie Hähne krähten, von Hunden, die nachts unter den Kremlmauern heulten...

Und dann sprach sich etwas ganz Unausdenkbares herum: Zar Alexander ist überhaupt nicht gestorben! Er hält sich verborgen. Nach Petersburg wurde ein leerer Sarg geschickt. Der Zar selber aber ist ins Kloster gegangen, um Vergebung für seine Sünden zu erflehen. So viele Menschen sind nach den Aufständen im Semjonowskij-Regiment[11] und in den Militärsiedlungen[12] zu Tode gepeitscht worden; auch dafür tut er Buße...

---

[9] „Zeit der Wirren" – Nach dem Aussterben der Rjurikiden-Dynastie (1598) geriet das Moskauer Reich in eine tiefe Krise. Aufstände, Raubzüge, falsche Thronprätendenten, Bürgerkrieg mit polnischer und schwedischer Intervention brachten den Staat an den Rand des Untergangs. Erst 1612 gelang es den vereinigten Volksheeren des Fürsten Dmitrij Posharskij und des Kaufmanns Kusma Minin, die polnische Garnison aus Moskau zu vertreiben. Unter dem Zaren Michail Fjodorowitsch Romanow (1613-1645), dem Begründer der Romanow-Dynastie, konnte der Staat politisch und wirtschaftlich wieder gefestigt werden.
[10] Jemeljan Iwanowitsch Pugatschow (1740 od. 1742-1775), Donkosak, Anführer der großen Kosaken- und Bauernaufstände von 1771 bis 1774, die am Jaik begannen. Da Pugatschow sich als der 1762 seinen Mördern entkommene Zar Peter III. ausgab, hatte er gewaltigen Zulauf. Die Aufstände breiteten sich nach Westen und Osten ins Wolga- und Uralgebiet aus. Baschkirenstämme stießen zu seinen Heeren, und Bergarbeiter aus dem Uralgebirge versorgten ihn mit Waffen und Munition. Erst am 8. September 1774 konnte Pugatschow festgenommen werden. Am 10. Januar 1775 wurde er in Moskau öffentlich geviertailt, zusammen mit vier seiner Mitstreiter. Der Fluss Jaik wurde auf Anweisung Katharinas II. in den Fluss Ural umbenannt.
[11] Die unmäßige Brutalität des Kommandeurs Oberst Schwarz hatte das Semjonowskij-Leibgarderegiment dermaßen erbittert, dass es im Oktober 1820 meuterte. Alexander I. verhängte sehr harte Strafen: neun „Anführer" wurden zu Katorga verurteilt, 883 Soldaten nach Sibirien, in den Kaukasus und andere entfernte Garnisonen strafversetzt, mehrere Soldaten starben nach dem Spießrutenlaufen.
[12] Militärsiedlungen – In Nachahmung des römischen Vorbildes der Militärkolonien wurden seit 1810 zwischen Nowgorod im Norden, Charkow und Chersson im Süden Staatsländereien in Soldatensiedlungen umfunktioniert, die dort ansässigen Bauern wurden zu „lebenslänglichen" Soldaten; sie sollten in Friedenszeiten mit ihren Familien zusammenleben und den Boden bestellen. Alle Söhne mussten wiederum Soldaten werden. Aufstände in den Militärsiedlungen wurden grausam unterdrückt. Die Siedlungen wurden 1857 aufgelöst.

Manche gebildeten und aufgeklärten Moskauer waren von den Gerüchten nicht weniger beunruhigt als das „gemeine Volk" auf den Märkten. Erfahrene alte Männer blieben dagegen ziemlich gelassen:

„Windiges Geschwätz! Dummejungenstreiche der Garde kommen immer wieder vor; daran ist Petersburg längst gewöhnt. Bei jedem Thronwechsel meutert die Garde. Das ist das von Moskau überkommene Strelizenerbe.[13] Als die großmächtigen Herren die autokratischen Rechte der Anna Iwanowna[14] beschränken wollten, rebellierte die Garde und schützte die Zarin. Zehn Jahre später, nach ihrem Tode, jagte dieselbe Garde Annas Günstling Biron davon und setzte Anna Leopoldowna[15] mit ihrem Söhnchen auf den Thron. Dann, nach kaum einem halben Jahr, machte die Garde schon wieder Krawall, damit Elisabeth Petrowna[16] den väterlichen Thron besteigen konnte. Schließlich haben die Garderegimenter ja auch Peter III. gestürzt und Mütterchen Katharina[17] geholfen, Alleinherrscherin zu werden. Sie belohnte

---

[13] Die Strelizen (zu deutsch: Schützen) bildeten im 17. Jahrhundert den Kern der ständigen Armee und die Moskauer Garnison, in Friedenszeiten beschäftigten sie sich nebenher mit Handel und Gewerbe. Oft kam es zu Meutereien, wenn sie aus Moskau fort auf entfernte Kriegsschauplätze geschickt wurden. Bei der Palastrevolution von 1682, als nach dem Tode des kinderlosen Zaren Fjodor Alexejewitsch zwei Bojarensippen um die Macht kämpften, verhalfen die Strelizen Sofja, der Schwester des verstorbenen Zaren, zur Regentschaft für ihren kränklichen Bruder Iwan V. und ihren Halbbruder, den zehnjährigen Peter I., der 1698 die Alleinherrschaft antrat. Während Peters großer Auslandsreise meuterten die Strelizen 1698 zugunsten Sofjas. Nach seiner beschleunigten Rückkehr veranstaltete Peter ein fürchterliches Strafgericht. Tausende von Strelizen wurden enthauptet oder starben am Galgen. 1699 löste Peter sämtliche Strelizenregimenter auf.

[14] Anna Iwanowna (1730-1740), Tochter Iwans V. und Nichte Peters des Großen. Sie musste, vom Obersten Geheimen Rat genötigt, vor ihrem Regierungsantritt am 25. Januar 1730, „Konditionen" unterzeichnen, die dem Obersten Geheimen Rat faktisch die politische Macht zugestanden. Die Umwandlung der Selbstherrschaft in eine Adelsoligarchie ließ die Garde nicht zu, sie ermöglichte es Anna Iwanowna am 25. Februar 1730, die „Konditionen" außer Kraft zu setzen und das Selbstherrschertum der Krone wiederherzustellen.

[15] Anna Leopoldowna (1740-1741) – Kurz vor ihrem Tode hatte die Kaiserin Anna Iwanowna den acht Wochen alten Iwan VI. Antonowitsch (Urenkel Iwans V.) zu ihrem Nachfolger ernannt und ihren Günstling Ernst Johann Graf Biron, Herzog von Kurland, zum Regenten bestellt. Iwans VI. Mutter, Anna Leopoldowna, die selbst die Regentschaft übernehmen wollte, verständigte sich mit der Garde, die Biron verhaftete. Biron musste 20 Jahre in der Verbannung leben. Die eigentliche Staatsleitung während der Regentschaft Anna Leopoldownas hatte der aus Oldenburg stammende Generalfeldmarschall Burchard Christoph Graf Minich (Münnich). Damit unzufrieden, wandten Vertreter der Garde sich an Elisabeth Petrowna (jüngste Tochter Peters des Großen). Durch die Palastrevolution vom 25. November 1741 gelangte sie auf den Thron. Graf Minich wurde nach Sibirien verbannt, wo er 20 Jahre verbleiben musste.

[16] Elisabeth Petrowna (1741-1762)

[17] Katharina II. (1762-1796) – Ein halbes Jahr nach dem Regierungsantritt ihres Mannes, Peters III., hatte Katharina mit Hilfe der Garde den Thron usurpiert. Der zunächst nur abgesetzte Zar starb neun Tage später. Er wurde von seinen Bewachern, die unter dem Kommando von Alexej Graf Orlow standen, erschlagen.

das mit Auszeichnungen, Schenkungen und Ehrungen. Vor allen anderen Truppenteilen hat sie die Garde bevorzugt. Dagegen war Paul Petrowitsch[18] der Garde nicht gewogen. Er verzieh ihr nicht, dass sie seinen Vater gestürzt hatte, und malträtierte sie nach Kräften. Deshalb musste er auch vorzeitig aus dem Leben scheiden.

Immer wieder hat die Garde rebelliert. Vor sechs Jahren erst gab es diese Flegeleien im Semjonowskij-Regiment. Und jetzt haben sie wieder randaliert, wollen die ersten im Reich sein, haben sich aber böse verrechnet, diese Filous."

„…Um alles in der Welt, bedenken Sie doch – Söhne aus solchen Familien: Trubetzkoj, Dolgorukij, Murawjow, Bestushew, Fonwisin – die Blüte unserer Aristokratie, aufgeklärte, hochverdiente Offiziere!! Unlängst noch haben sie das Vaterland und den Thron verteidigt, haben ruhmreich gekämpft – und plötzlich, geruhen Sie, sich vorzustellen: planen sie Rebellion, Thronraub, Zarenmord!"

„…Gar nicht plötzlich. Das reifte alles schon seit Jahren heran. Jetzt ist sie ausgereift, diese pestilenzische französische Seuche. Jakobinertum, Freigeisterei.

Und was wollten sie statt dessen? Dasselbe wie Jemeljan Pugatschow und die französischen Königsmörder: den Bauern und dem ganzen gemeinen Volk wollten sie die volle Freiheit geben, die Freiheit, zu faulenzen, zu rauben, zu brennen und zu morden! Alle Adligen aber und die gesamte Geistlichkeit ‚à la lanterne', aufs Schafott, ins Gefängnis! Das ist es, wovon diese Halunken träumen. Und da reden Sie von Dummejungenstreichen der Garde! Für diese Bande ist Zuchthaus noch zu milde, vierteilen müsste man diese Christusverräter, sie vor allem Volk öffentlich von der Kanzel herab verdammen wie Stenka Rasin[19] und Pugatschow…"

„…Das alles sind törichte Faseleien der russischen Sklavenhalter, dieser Obskuranten! Die wittern überall Pugatschow. Der 14. Dezember war in Wirklichkeit ein leuchtender Tag in der Geschichte unseres Vaterlandes. Endlich hat auch uns die große Flut erreicht. Ihre ersten Wogen erhoben sich vor einem halben Jahrhundert jenseits des Ozeans, als die Amerikaner die Armeen des britischen Tyrannen schlugen und einen Staat nach dem Muster der Republiken Hellas und Rom schufen. Den Amerikanern folgten die Franzosen, sie erstürmten die Bastille, pflanzten Freiheitsbäume, dekretierten die Herrschaft der Vernunft und die Gleichheit aller Bürger. Doch die junge französische Republik wurde von der Wut des Pöbels vernichtet, vom Wahnsinn des Terrors und vom Genie des neuen Cäsars, dem Napoleon Bonaparte. Und dennoch, weder Napoleon noch die restaurierte Bourbonendynastie waren imstande, die von den Republikanern errungenen bür-

---

[18] Paul Petrowitsch (1796-1801), Sohn und Nachfolger Katharinas II., sollte, vermutlich mit Wissen seiner Frau und seines Sohnes Alexander, der ihm auf dem Thron folgte, gestürzt werden, wurde von den Verschwörern mit einer Seidenschnur erwürgt.

[19] Stepan („Stenka") Rasin (etwa 1630-1671), Anführer der großen Kosakenrebellionen an Don, Wolga und Jaik von 1667 bis 1671. Am 16. Juni 1671 in Moskau enthauptet.

gerlichen Rechte wieder aufzuheben. Die Freiheitswogen erhoben sich aufs neue in Spanien, Italien und Griechenland. Sie erreichten auch uns. An Stenka Rasin und an Pugatschow zu erinnern ist durchaus richtig. Sie waren Anführer der Volksmassen, die von Freiheit und Gleichheit träumten. Doch von diesen spontanen Kosakenaufständen bis zur Dezembererhebung in Petersburg ist der Weg so weit wie von der Jacquerie und der Fronde zur Nationalversammlung und zum Convent. Im übrigen waren nicht nur Ausländer die Vorläufer von Pestel, Rylejew, Murawjow[20], sondern vor allem unsere eigenen aufgeklärten Landsleute: Nowikow und Radischtschew[21]. Und die Männer, die unter Katharina über kluge Gesetzesreformen, über die Aufhebung der Sklaverei in Russland nachdachten, auch die Freunde des jungen Zaren Alexander und ebenso sein Minister Michail Speranskij[22]. Sie alle wollten die schändliche Sklavenhalter-Herrschaft abschaffen, unserem Vaterland Gesetze geben, wirkliche Staatsbürgerschaft herstellen, gleiche Rechte für alle Bevölkerungsschichten. Sie waren einzelne Weise und Philanthropen, die ihre Träume nur einem kleinen Zirkel anvertrauen konnten. Sie hatten nur wenige Gesprächspartner, und selbst diese waren nicht immer Gleichgesinnte.

Aber am 14. Dezember rebellierten Dutzende von Offizieren, glorreiche Feldherren, viele tausend Soldaten auf dem Senatsplatz im Herzen von Petersburg. Sie werden harte Strafen zu erleiden haben. Doch sie machten den Anfang. Das Blut der Helden des Dezember ist nicht umsonst geflossen. Die Ebbe wird von neuer Flut abgelöst werden, einer machtvolleren, die alle Bollwerke des Despotismus wegreißen wird."

Derartige Worte erklangen selten und nur im engen Freundeskreis, und selbst dort waren die Erwiderungen gewöhnlich deprimiert, manchmal auch zornig:

---

[20] Pestel, Rylejew, Murawjow – vgl. Anm. 8.
[21] Nikolaj Iwanowitsch Nowikow (1744-1818), Aufklärer, Freimaurer, gesellschaftskritischer Publizist und Verleger. Er wurde 1792 verhaftet, zum Tode verurteilt und dann von Katharina II. zu fünfzehn Jahren Kerker begnadigt. 1796 von Paul I. freigelassen. – Alexander Nikolajewitsch Radischtschew (1749-1802) beschrieb in seinem Buch „Reise von Petersburg nach Moskau" schonungslos realistisch das Leben der leibeigenen Bauern, wurde deswegen 1790 zum Tode verurteilt. Katharina II. milderte das Urteil auf zehn Jahre sibirischer Verbannung. 1797 von Paul I. unter Polizeiaufsicht auf einem der väterlichen Güter gestellt, 1801 von Alexander I. begnadigt und in den Staatsdienst übernommen. Nach erneuter Drohung mit der Verbannung Selbstmord durch Gift.
[22] Michail Michajlowitsch Speranskij (1772-1839) arbeitete im Auftrag Alexanders I. an einem Verfassungsentwurf, 1807 Staatssekretär, 1808 Gehilfe des Justizministers; fiel 1812 in Ungnade, wurde nach Nishnij-Nowgorod, dann nach Perm am Ural verbannt; wurde jedoch schon 1816 Gouverneur von Pensa, 1819 Generalgouverneur von Sibirien; ab 1821 in hohen Stellungen in St. Petersburg; im Todesjahr 1839 zum Grafen erhoben. Unter Nikolaj I. arbeitete Speranskij an der Kodifizierung der russischen Gesetze.

„Leerer Wahn! Leer und gefährlich! Petersburg ist nicht Paris und schon gar nicht Amerika. Übrigens, die dortigen freien Bürger – Neu-Athener oder Neu-Quiriten, wie Sie meinen – sind ja auch Sklavenhalter. Millionen von Sklaven wurden gewaltsam aus ihrer afrikanischen Heimat fortgeschleppt und nach Amerika gebracht. Unser Leibeigenensystem dagegen ist im Verlauf von Jahrhunderten auf unserem eigenen heimatlichen Boden entstanden. Unsere Gesellschaft ist ein lebendiger Organismus; Adel und Bauernschaft sind so miteinander verwachsen wie die Glieder eines einzigen Körpers."

„…Russland braucht eine starke Zarenmacht, damit alle staatlichen Gesetze unverbrüchlich eingehalten werden. Nur der weise Wille des Herrschers, der sich auf seine treuen und klugen Staatsdiener stützt, kann die Leibeigenen vor der Willkür ihrer Besitzer schützen, kann alle Bürger vor Ungesetzlichkeit, vor Ungerechtigkeit, vor schlechten Woiwoden, vor gewissenlosen Richtern schützen. Nur die aufgeklärte Selbstherrschaft kann uns Frieden, Wohlstand und die Blüte von Kunst und Wissenschaft garantieren.

Was haben dagegen diese wohlmeinenden, aber unverständigen Jünglinge, die ihre Regimenter auf den Senatsplatz führten, erreicht? Sie haben sich und ihre unglücklichen Soldaten in den Untergang gestürzt. Dieser 14. Dezember ist in keiner Weise mit einer befreienden Flut zu vergleichen, wohl aber mit einem vernichtenden Orkan oder einem tödlichen Frost…"

Fjodor Petrowitsch hatte viel Verständnis für jene jungen Leute, die so flammend für die Freiheit eintraten: „O ja, ich verstehe Sie gut. Ich weiß noch wohl, wie es damals bei uns herging, als die französische Armee kam. Ich war ein Bengel von 13 oder 14 Jahren und brüllte auch ‚À bas la Tyrannie! Vive la République!' Ich sehnte auch égalité, liberté, fraternité herbei. Da erklärten mir mein Vater, ein sehr guter und kluger Apotheker, und mein Lehrer, ein sehr guter und kluger Prälat: ‚Du bist noch ein ganz unreifer, törichter Knabe, du rufst nach Freiheit; dabei gibt es Freiheit immer und überall, Christus hat sie uns geschenkt. Jeder Mensch kann frei entscheiden, ob er gut oder schlecht handeln will. Und Gleichheit besteht und bestand auch immer – die Gleichheit vor Gott. Der reichste Aristokrat und der elendeste Bauer sind gleich, wenn sie tugendhaft sind; ein guter Arbeiter gilt vor Gott mehr als ein schlechter König. Brüderlichkeit hat es ebenfalls immer gegeben, es wird sie auch weiterhin geben. Man muss nur der Lehren der Bergpredigt und der Apostelbriefe eingedenk bleiben. Jeder Christ ist jedes Menschen Bruder. Rebellion, Revolution sind absolut nicht nötig, nötig ist dagegen, dem Kaiser zu geben, was des Kaisers ist, und der Obrigkeit untertan zu sein, denn alle Obrigkeit ist von Gott. Jeder Mensch kann frei entscheiden, Gutes zu tun, und er kann einsehen, dass alle Menschen gleich sind, denn alle Erdenkinder sind sterblich, sie alle sündigen, und sie alle können gerettet werden durch Christi Hilfe. Nötig ist es, aller Menschen Bruder zu sein!'"

Man hörte ihm höflich zu. Hin und wieder fand er auch Zustimmung:

„Fjodor Petrowitsch sagt die Wahrheit, die reine Wahrheit. Wir sind von Gott abgefallen, daher rührt alles Unheil." Es gab aber auch scharfen Widerspruch:

„Ich befürchte, verehrter Doktor, mit solchen Ansichten nähern Sie sich gefährlich den Lehren jener Sekten, welche die Heilige Schrift willkürlich auslegen. Ich darf Ihnen raten, sich Ihrem Beichtvater anzuvertrauen."

„Das geht zu weit! Wie können Sie Fjodor Petrowitsch der Häresie zeihen. Dass er mit den Rebellen christliches Mitleid hat, ist keine Sünde. Der Schäfer hat die verirrten Schafe zu strafen und sich ihrer zu erbarmen."

„Was sind das schon für Schäflein? Garstige Böcke sind es, reißende Wölfe, giftige Vipern, tollwütige Hunde, die man gnadenlos ausrotten muss. Hier taugt keine Afterwissenschaft, taugen keine hohlen Phrasen. Sie stiften nichts als Schaden. Der verewigte Herrscher Pawel Petrowitsch hatte höchstpersönlich strikt verboten, Worte wie ‚Liberté', ‚Egalité', ‚Nation', ‚Revolution' in den Mund zu nehmen, geschweige in irgendwelchen Veröffentlichungen anzuwenden. Auf schändlichste Worte folgen schändlichste Taten."

„Sie geruhen, voreilig zu urteilen, verehrter Herr. Und den Zaren Pawel Petrowitsch zu erwähnen ist durchaus fehl am Platze. Seine strengen Verbote waren keineswegs heilsam. Sie konnten nicht einmal ihn selbst vor der Mörderhand bewahren. Für den Christen ist es keine Schande, sich auch noch des bösesten Missetäters zu erbarmen. Erst die Strafe; wenn nötig, harte Strafe, dann aber Erbarmen und Mitleid. Der Erlöser hat auch des Schächers am Kreuz gedacht, sich seiner erbarmt."

„...Gewiss, nicht wenige hochberühmte und hochverdiente russische Familien beweinen heute unbesonnene Familienmitglieder. Graf Rostoptschin[23] sagte jüngst: ‚In Frankreich hat der dreckige Pöbel die Revolution angezettelt. Schuster strebten nach Privilegien, wollten selber adelig werden.' Dieses Streben ist verbrecherisch, aber begreiflich. Auch der Fisch sucht nach tieferem Wasser. Aber bei uns haben Gardeoffiziere eine Revolution angezettelt – Fürsten, Grafen, Männer aus dem Uradel – wollten sie Schuster werden?"

\*   \*   \*

Die Krönung des neuen Zaren im Kreml stand bevor. Alle Departements, alle Militär- und Zivilbeamten bereiteten sich in fieberhafter Geschäftigkeit auf das große Ereignis vor. Auf den Kasernenhöfen wurden die Soldaten gedrillt. Bis tief

---

[23] Fjodor Wassiljewitsch Rostoptschin (1763-1826); als Außenminister 1799 zum Grafen erhoben; Militärgouverneur von Moskau, als Napoleon 1812 in die Stadt einzog, die alsbald in Flammen aufging.

in die Nacht schallten Kommandorufe, dröhnten Trommelwirbel, erklangen Hornsignale. Offiziere und Korporale waren überaus gespannt. Alle wussten: Zar Nikolaj Pawlowitsch[24] nahm es mit Drill und Reglement überaus genau, duldete nicht die allerkleinste Nachlässigkeit.

Fürst Golizyn und seine Freunde wussten nicht, wie sich der neue Zar Männern gegenüber verhalten würde, die sein Vorgänger protegiert hatte. Würde er sich – nach den schrecklichen Dezemberereignissen – nun vielleicht allein auf die Araktschejew-Clique[25] stützen, auf diese knechtseligen, borniert en Gamaschenköpfe? Ihr Einfluss am kaiserlichen Hof hatte schon in den letzten Jahren Zar Alexanders erschreckend an Gewicht gewonnen.

In diesen äußerst unruhigen, aufregenden Monaten stand dem Fürsten Golizyn der Sinn nicht danach, sich um die Intrigen im Medizinischen Comptoir zu kümmern. Fjodor Petrowitsch verstand das gut, fürchtete er doch ebenso wie manch anderer Moskauer, der Fürst könnte seines Postens enthoben werden. Haass wollte ihn nicht mit seinen eigenen Sorgen belästigen. Im Sommer 1826 beantragte er seine Entlassung.

\* \* \*

In den eineinhalb Jahren seines Wirkens als Stadtphysikus hatte Fjodor Petrowitsch beträchtliche eigene Mittel aufgewendet, um arme Patienten mit den nötigen Medikamenten zu versorgen. Nachdem er nun von der aufreibenden und unfruchtbaren Verwaltungsarbeit befreit war, konnte er sich wieder ausschließlich seinem Arztberuf widmen. Er behandelte jedoch nicht nur die Kranken, die ihn kommen ließen oder ihn in seiner Praxis aufsuchten. Nach wie vor kümmerte er sich um die Armen in den Krankenhäusern, die seiner Aufsicht nicht mehr unterstanden, und half auch den jungen Ärzten mit Rat und Tat.

Kein wie auch immer gearteter Verdruss vermochte Fjodor Petrowitschs Vertrauen in die Menschen zu schwächen oder zu erschüttern, nichts konnte seinen Glauben an die Vernünftigkeit der menschlichen Existenz und die Gerechtigkeit der Vorsehung ins Wanken bringen. Er war überzeugt, es gebe mehr gute als böse Menschen auf der Welt, und Wahrheit müsse die Unwahrheit letzten Endes überwinden, wenn auch nicht in absehbarer Zeit, nicht einmal zu seinen eigenen Lebzeiten. Er zweifelte auch keinen Augenblick daran, dass er mehr Freunde und ihm Wohlgesinnte habe als Gegner und Neider.

---

[24] Nikolaj I. regierte von 1825 bis 1855.
[25] Alexej Andrejewitsch Araktschejew (1769-1834), 1808-1815 Kriegsminister, 1815-1825 allmächtiger Günstling des Zaren Alexander.

**Der Moskauer Bote,** Nr. 1-4
**Januar 1827**
*Nachricht über eine neue Methode der Stenographie*
Der Leibmedikus des sächsischen Königs, Doktor Erdmann, dem aufgeklärten Publikum durch seine bedeutenden Schriften zu Geographie, Statistik und Naturgeschichte bekannt, erwies der Allgemeinheit neulich einen äußerst nützlichen Dienst, indem er eine geistreiche Erfindung vorstellte: eine neue Methode der Kurzschrift, die in ihrer Einfachheit und Klarheit alles bis jetzt Bekannte, von [Abt] Tritheim bis [Ludwig] Klüber, Fricks Stenographieunterricht eingeschlossen, überragt.

Fürst Golizyn blieb Generalgouverneur, seine freundschaftlichen Beziehungen zu Fjodor Petrowitsch änderten sich nicht. Alexander Alexandrowitsch Arsenjew, der Moskauer Adelsmarschall, stand im Ruf, ein machtbewusster stolzer Herr zu sein, ein eigensinniger Mann, wenn nicht gar ein verbohrter Querkopf. Zugleich war er berühmt für seine Gastlichkeit, Freigebigkeit und für seine eifersüchtige Liebe zu Moskau.

Keinen Menschen auf der Welt hasste er so wie den Usurpator Napoleon – den Zerstörer Moskaus. Seine Hofhunde hießen daher stets entweder Napoleonka oder Josephinka.[26]

Nach dem Krieg machte er den Wiederaufbau Moskaus zu seinem Lebensinhalt. Als gewählter Adelsmarschall spendete er für den Aufbau einen erheblichen Teil seines Privatvermögens, nutzte nach Kräften verwandtschaftliche und freundschaftliche Verbindungen und setzte seine ganze unverbrauchte Kommandeursenergie ein.

Er erreichte, dass die schmutzige, an der Kremlmauer entlangfließende Neglinnaja in unterirdische Röhren geleitet, das Flussbett zugeschüttet und darüber der Alexandergarten angelegt wurde.

Persönlich leitete er den Bau des Bolschoj Theaters. Als er feststellte, dass es mit dem Dachdecken zu langsam voranging, die bevorstehenden Herbstregen viel Schaden anrichten würden, hörte er sich ein- oder zweimal die entschuldigenden Erklärungen des Bauführers an. Dann ließ er den Mann kurzerhand auf dem ungedeckten Dach an einen Schornstein binden und von zwei seiner Burschen bewachen:

---

[26] Napoleonka und Josephinka – Die Diminutivendung -*nka* hat im Russischen keine zärtliche, sondern eine abschätzige Bedeutung. Mit Josephinka ist Josephine Beauharnais, von 1796 bis 1809 Gattin Napoleons, gemeint (1804-1809 Kaiserin der Franzosen).

„Lasst ihn nicht aus den Augen! Zu essen bekommt er halbe Ration, Wodka nur zum Abendbrot ein einziges Gläschen. Für die Notdurft sollen ihm seine Tagelöhner einen Eimer bringen. Alle seine Anordnungen für die Arbeit aber sind genauestens zu befolgen und auszuführen. Er darf nicht eine Stunde losgebunden werden, soll er ruhig im Stehen schlafen, bis das ganze Dach vollständig gedeckt ist."

Als der Bau sich der Vollendung näherte, tauchte ein neues, unvorhergesehenes Problem auf. Der Metropolit Filaret hatte erfahren, dass über dem Hauptportal oberhalb der prächtigen Kolonnaden eine Quadriga, gelenkt von Appoll, dem Gott der Musen, aufgestellt werden sollte. Der Kirchenfürst geriet außer sich:

„Das ist absolut verwerflich! Ein ungeheuerlicher Gedanke, mitten in Moskau ein heidnisches Idol errichten zu wollen, einen abscheulichen Götzen, den die Feinde der Christenheit, die Verfolger und Verderber der heiligen Märtyrer anbeteten. Ausgerechnet ihn will man in einer rechtgläubigen Stadt aufstellen, noch dazu in einer Höhe, von der aus er die Kreuze der benachbarten Kirchen überragt! Ein sündhaftes, lästerliches Unterfangen!"

Arsenjew blieb hartnäckig. Fürst Golizyn unterstützte ihn. In Petersburg wies der Heilige Synod[27] die Proteste des allzu strengen, asketischen Hierarchen höflich ab. Allen war bekannt, dass der Zar und die Großfürsten dem Moskauer Metropoliten nicht gewogen waren, wenn sie sich auch bei unvermeidlichen Begegnungen ihm gegenüber achtungsvoll verhielten. Weder dem Zaren Alexander noch seinem Nachfolger Nikolaj noch den Ministern behagte die außerordentliche Popularität Filarets. Priester und Mönche, auch alle Kaufleute und das gewöhnliche Moskauer Volk, selbst viele Adlige verehrten ihn als einen heiligen Streiter und Eiferer in Gottesfurcht und Frömmigkeit.

Doch aufgeklärte Moskauer, so manche von ihnen Freunde und gute Bekannte Arsenjews und Golizyns, äußerten sich über den Metropoliten eher kritisch, zuweilen fast feindselig.

Auch bei den weltlichen Behörden hatte der Metropolit mit seinem Protest keinen Erfolg. Daraufhin lehnte er es ab, den fertigen Bau einzusegnen, obwohl er wusste, dass der Zar den Bau guthieß und sich nicht von seinem erzbischöflichen Unwillen hatte beeindrucken lassen:

„Soll den heidnischen Götzentempel auch ein Heide einweihen", grollte der Kirchenfürst.

Arsenjew und sein Sohn, der aus Petersburg zu Besuch weilende Schriftsteller Iwan Alexandrowitsch, empfingen Fjodor Petrowitsch stets mit Freuden, titulierten

---

[27] Heiliger Synod – 1718 hatte Peter der Große das russische Patriarchat abgeschafft und die Leitung aller kirchlichen Angelegenheiten 1721 einem geistlichen Kollegium übertragen, dem er die Bezeichnung „Heiliger Synod" gab.

ihn „unser bester Äskulap und Philosoph". Sie erzählten ihm von ihren Auseinandersetzungen mit dem Metropoliten, den sie einen Obskuranten und Finsterling nannten. Ebenso bescheiden wie entschieden äußerte Fjodor Petrowitsch seine Meinung:

„Halten zu Gnaden, Exzellenz! Solch strenger Réprimande vermag ich mich nicht anzuschließen. Hier hat jede Seite ihre eigene Wahrheit. Sie, Exzellenz Alexander Alexandrowitsch, und Sie, Iwan Alexandrowitsch, und auch alle Ihnen Gleichgesinnten verteidigen die Aufklärung und die schönen Künste. Das ist Ihre Wahrheit. Seine Eminenz Metropolit Filaret verteidigt den heiligen Buchstaben der heiligen Bibel, verteidigt Gesetz und Dogma. Das ist seine Wahrheit.

Was ich selber glaube? Welche Wahrheit die echte ist? Nun, ich glaube, dass Ihre Wahrheit eine Teilwahrheit, des Metropoliten Wahrheit eine andere Teilwahrheit ist. Die ganze Wahrheit aber ist nur bei Gott."

An Feiertagen besuchte Fjodor Petrowitsch die Peter-Paul-Kirche oder die Kapelle des heiligen Ludwig in der Kleinen Lubjanka[28]. Manchmal betete er auch werktags dort.

Zweimal wöchentlich dinierte er bei dem Grafen Nikolaj Nikolajewitsch Sotow, den man in Moskau „Atheist", „Voltairianer" und „gottloser Enzyklopädist" nannte. Die Herren gerieten jedesmal in Streit. Sotow wusste, dass der Doktor die Astronomie liebte, ein Teleskop, astronomische Instrumente und viele wissenschaftliche Bücher besaß. Er setzte ihm mit Fragen zu, wie er alles, was er wisse, studiert und beobachtet habe, mit dem in Einklang bringen könne, was in der Bibel über die Schöpfung und den Bau des Weltalls geschrieben stehe. Wieder und wieder bedrängte er Haass mit der Frage, ob er es für gerecht erachte, dass Giordano Bruno verbrannt und Galilei so grausam erniedrigt worden sei.

Oder er bat ihn, folgendes zu erklären:

Wenn Gott der Schöpfer der sichtbaren und unsichtbaren Welt ist, allmächtig, allwissend, von Ewigkeit zu Ewigkeit, allgegenwärtig etc. etc., wie können dann sterbliche Menschen sich dieses überirdische, übermenschliche Wesen vorstellen, wie bringen sie es fertig, seinen Willen und seine Absichten zu verstehen und zu erläutern, in seinem Namen Gesetze zu erlassen und in seinem Namen nach diesen Gesetzen zu richten und zu strafen?

„Sehen Sie denn nicht selber, verehrtester Doktor, dass die Geschichte aller Glaubenslehren, aller Kirchen – der katholischen mit ihren lasterhaften Päpsten

---

[28] Kleine Lubjanka – Vom großen Platz „Lubjanka" geht neben vielen anderen Straßen eine kleine Straße, eben die Kleine Lubjanka, ab. In der Sowjetzeit ließ der Sicherheitskomissar Dsershinskij am Platz Lubjanka seine Zentrale mit Gefängnis, einen Ort des Schreckens, im Volksmund kurz „Lubjanka" genannt, errichten. (Anm. d. Herausgebers)

und ihrer diabolischen Inquisition, der orthodoxen mit ihrem Raskol[29] und ihrer Ignoranz – und alle Religionskriege zwischen Christen von der Unsinnigkeit derartiger Ansprüche zeugen? Gar nicht zu reden von den barbarischen Gesetzen der Muselmanen, der Juden und aller Asiaten."

Fjodor Petrowitsch, der höflich und friedlich zu erwidern begann, geriet bald in Hitze, ereiferte sich, sprang vom Tisch auf, marschierte mit langen Schritten im Zimmer auf und ab, fuchtelte aufgeregt mit den Armen, schrie fast:

„Gottes Wesen und Seine Absichten sind dem menschlichen Verstand absolut unerreichbar und darum vollkommen anders aufzunehmen als irdische Gegenstände, die dem Sehvermögen, dem Gehör, dem Tastsinn und dem hohen Niveau des menschlichen Verstandes, welcher Kausalzusammenhänge erfassen, Raum und Zeit messen kann, zugänglich sind… Glauben und Wissen sind zwei grundsätzlich verschiedene, einander fast ausschließende Wege, die dem nach Wahrheit verlangenden menschlichen Geist offenstehen. Irdische Wahrheit ist nur durch Wissen, Erfahrung, Verstand zu erlangen. Göttliche Wahrheit kann nur durch den aufrichtigen Herzensglauben empfangen werden, durch die Erfahrung des Herzens und der Seele."

Die Streitgespräche waren laut und hitzig, doch die Gegner zerstritten sich nie, blieben stets gute Freunde und freuten sich auf jede neue Zusammenkunft. Wer sich über diese Freundschaft wunderte, dem erklärte Fjodor Petrowitsch:

„Das alles ist ganz einfach: Ich liebe den Grafen Nikolaj Nikolajewitsch. Und in dieser Liebe liegt keinerlei Widerspruch. Weil ich ein Christ bin, hasse ich die Sünde, liebe aber den Sünder. Nikolaj Nikiolajewitsch sündigt in seinen Worten, aber in seinen Taten, in seiner Seele ist er ohne Fehl, er ist ein sehr guter, sehr kluger, sehr edler Mensch. In seiner Seele ist er ein echter Christ."

\* \* \*

Im Laufe der Jahre ärgerte Wilhelmine sich immer weniger über die Zustände im russischen Alltag, statt dessen geriet sie je länger je mehr in Verzweiflung darüber, dass Bruder Fritz alles zerstörte, was ihr noch unlängst als so schön gesichert erschienen war.

Am 31. August (12. September) 1830 schrieb sie an die Schwester Lieschen:

*F. hat unklug blind in den Tag hinein gehandelt, hat mit fremdem Gelde gehandelt, zwecklose Ausgaben gemacht, zwar in der besten Meinung, eine Goldgrube*

---

[29] Raskol = Spaltung, Schisma – Von 1653 an hatte der russische Patriarch Nikon eine Reform der Gottesdienstordnung, der Liturgie, der Sakramente, der Riten und einiger kanonischer Texte durchgesetzt, die vor allem im städtischen Mittelstand und in manchen ländlichen Bezirken erbittertem Widerstand begegnete und zu einer Kirchenspaltung führte. Die sich der offiziellen Kirche Widersetzenden wurden Raskolniki (Spalter) genannt (selber nannten sie sich Altgläubige) und verfolgt. Viele flohen bis tief nach Sibirien.

*damit zu eröffnen, aber ohne die Möglichkeit des Wiedergebens genug zu erwägen. Die letzte und vernünftigste Anlage ist die Fabrik, woran eben verhältnismäßig weniger Geld eingegangen ist als an früheren Vertändeleyen. Weil F. so wenig aus Geld was macht, so ist er auch gar zu leicht beym ausgeben; nicht für sich, er braucht gar zu wenig für sich, aber ausgenommen seine Person, gibt er seinen letzten Heller her, und ist eben so vergnügt, wenn er nur so viel besitzt, daß er geben kann was man begehrt, und bleibt ihm nur ein Rubel übrig, als wenn er tausende da liegen hat. Es ist ihm sogar lästig Geld [zu] haben; und da er Thätigkeit des Geistes, Handelsunternehmungen über die Maaßen liebt, so war es ihm ein Vergnügen, sein Geld zum Ankauf des Landguts zu verwenden, hoffend da ein Erwerbzweig sich zu verschaffen, der ihm die Praxis unnöthig mache, und womit er viel anderweitig Gutes hoffte bewirken zu können. Alle Welt warndte ihn, er sey nicht der Mann dafür, zwar viele Umsicht, aber zu gut, nicht Gesundheit und Erfahrung genug, um etwas so undankbares, wie das ist, ein Landgut zu dirigieren, zu unternehmen. Doch niemand kannte die Leichtfertigkeit womit F. Geld aufnahm so ausgab, und sich in einen Wirrwarr hinein arbeitete, woraus er sich nicht mehr herausziehen konnte...*

*...dazu kömmt der ganz einzig in seiner Art sonderbare und difficile Character von F., wo mehr als himmlische Geduld erfordert wird, um dies zu ertragen...*

*...es thut mir sehr weh, wenn man etwas gegen Fritz sagt, wer seine partie hält, liebe ich sehr. Fritz hat so viele schöne gute Seiten, daß man ihm alles verzeihen kann, was einen wegen seinem difficilen Charakter zu leiden hat...*

## V. Das Gefängnis-Fürsorgekomitee

Ein kalter Dezembermorgen 1828. Im kleinen Audienzsaal des Generalgouverneurs lodert das Kaminfeuer, auch die holländischen Kachelöfen sind geheizt.

Im Saal befinden sich etwa zwanzig Personen. Einige sitzen auf an den Wänden aufgereihten Stühlen, andere haben sich in Sesseln neben runden Tischchen niedergelassen, wieder andere stehen. Es ist eine buntgemischte Gesellschaft: Militär- und Zivildienstuniformen sind zu sehen, elegante und schlichte Fräcke, ein paar langschößige Kaufmannskaftane und die violetten Ornate mit den goldenen Brustkreuzen der Geistlichen. Inmitten all dieser Personen befindet sich auch Fjodor Petrowitsch im unvermeidlichen schwarzen Frack mit blütenweißem Spitzenjabot.

Fürst Golizyn in Galauniform mit Ordensschärpe geht mit raschem, federndem Offiziersschritt von einem zum anderen, begrüßt alle Anwesenden der Reihe nach und tritt dann an einen Tisch, auf dem sein Sekretär bereits einen Stoß Papier, Tintenfass, Streusandbüchse und ein Kästchen mit frisch gespitzten Gänsekielen zurechtgelegt hat.

In seiner Begrüßungsansprache führt der Fürst aus:

„…Seit langem, meine verehrten Herren, empfinde ich dringend die Notwendigkeit, die Gefängnisinstitutionen in dieser Stadt in einen besseren Stand zu setzen. In Petersburg existiert zu diesem Behufe bereits eine Gesellschaft und ein Komitee zur Gefangenenfürsorge. Etwas Entsprechendes auch in unserer Stadt zu begründen, verhinderten bisher Umstände, die hier nicht näher zu erörtern sind. Heute nun können auch wir mit Gottes Hilfe zur Eröffnung einer Fürsorgegesellschaft und eines Fürsorgekomitees für die Gefangenen schreiten. Von ganzer Seele erfüllt mich die Überzeugung, dass unseren gemeinsamen Mühen die ersehnten Früchte beschert sein werden, nicht nur im Hinblick auf Gemeinwohl und Sittlichkeit, sondern auch im Hinblick auf die Religion. Vielleicht wird uns das Glück zuteil, unter den Eingekerkerten auch solche zu finden, durch welche mittels unserer Fürsorge die große Wahrheit erfüllt wird, dass auch der verstockteste Verbrecher für eine Besserung nicht hoffnungslos verloren ist…"

Nach seiner kurzen Ansprache bat Fürst Golizyn den Doktor Fjodor Petrowitsch Haass, darüber zu berichten, was er in den von ihm inspizierten Gefängnissen festgestellt habe und welche vordringlichen Maßnahmen er vorschlage.

Haass zog ein paar mit feinen Schriftzügen bedeckte Blätter aus seiner Fracktasche, blickte verstohlen hinein und begann zu sprechen, anfangs langsam, trocken geschäftsmäßig, dann zunehmend flüssiger und bewegter.

„Exzellenz, hochverehrte Anwesende! Ich hatte die Ehre, in Befolgung einer Anordnung Seiner Exzellenz des Generalgouverneurs die Gefängnisbaulichkeiten unserer Stadt zu besichtigen, welche zu besuchen ich schon des öfteren in früherer Zeit Gelegenheit hatte, wenn ich als Arzt zu einem kranken Arrestanten gerufen wurde. Außerdem habe ich aufmerksam die Aufzeichnungen gelesen, welche nach der Inspektion durch Seine Exzellenz Herrn Senator Oserow niedergeschrieben wurden, ebenso las ich die Aufzeichnungen der Beamten Eurer Exzellenz, die im vergangenen Jahr das Verschickungsgefängnis inspizierten.

In unserer schönen und christlichen Hauptstadt Moskau gibt es heute drei große Gefängnisse – das Gouvernementsgefängnis zwischen Butyrska[ja]- und Twerskajastraße, das Durchgangsgefängnis gegenüber dem Kreml an der Wolchonka, das Schuldgefängnis, allgemein ‚Die Grube' genannt, neben der Kapelle der Iberischen Gottesmutter. Ferner gibt es die kleineren Arrestlokale bei den Polizeirevieren.

An den vorgenannten Orten halten sich in dieser Minute viele hundert, vielleicht über tausend unglückliche Menschen auf – mögen sie auch Sünder sein, mögen sie Verbrecher, ja allerschlimmste Frevler sein, sie sind dennoch Menschen, getaufte Menschen. Auch um ihretwillen nahm unser Heiland das Kreuz auf sich, während seiner Marterqualen verzieh er dem Schächer am Kreuz. Hier in Moskau schmachten in den Gefängnissen mehr Unglückliche als Bösewichter. Ich spreche die reine Wahrheit.

Ich habe viele Sträflinge, Zuchthäusler und Verschickte genau und ins einzelne gehend untersucht, habe mit ihnen gesprochen. Im Durchgangsgefängnis kommen auf einen zu strengem Regime verurteilten Zuchthäusler zwei, drei oder mehr Verbannte, die für leichte Vergehen verurteilt wurden; noch größer ist die Zahl derer, die nichts verbrochen haben, zu keiner Strafe verurteilt sind, sondern lediglich von der Polizei in ihre Heimatorte abgeschoben werden. Bei ihnen handelt es sich um Bauern, die ihre Pässe verloren haben, Bauern, die kein Geld besitzen, um nach Hause zu gelangen, sowie um Frauen und Kinder von Verschickten, die freiwillig ihren Männern oder ihren Eltern in die Verbannung nach Sibirien folgen. Sie alle zusammen haben so Entsetzliches zu leiden, dass man es nicht ohne tiefstes Erschrecken, nicht ohne Tränen mitansehen kann.

Im vergangenen Jahr hat Seine Exzellenz Herr Senator Oserow mit eigenen Augen im Gouvernementsgefängnis zweiundneunzig Arrestanten nackt wie Adam gesehen. Ich selber war gestern im Durchgangsgefängnis, dort ist es sehr kalt, viele Häftlinge haben nur Fetzen und Lumpen auf dem Körper. Die Frauen hält man glücklicherweise getrennt von den Männern, aber weil sie so wenige sind, ist es in ihrem Raum noch kälter, und sie schicken daher ihre Kinder, Jungen und Mädchen, zum Schlafen in die Männerabteilung hinüber, weil es wegen der vielen Menschen dort etwas wärmer ist.

Ich sprach als erstes von der Kälte, weil ich bei meiner Fahrt hierher den scharfen Frost spürte, mein Pelz aber schön warm hält. Hier ist es so hell, hier ist so viel Wärme in der Luft und in unser aller Herzen.

Seine Exzellenz Herr Generalgouverneur sprachen so wundervolle Worte. Doch ich kann nicht vergessen, was ich gestern und vorgestern in den Gefängnissen sah und hörte. So etwas kann nur Dante schildern; dort ist Dunkelheit, Schmutz, übler Gestank und Kälte, dort liegen ansteckende Kranke neben Gesunden; dicht zusammengedrängt liegen unschuldige Jünglinge zwischen Schwerverbrechern, keusche Mädchen zwischen lasterhaften, verkommenen Frauenzimmern.

Mir fehlen die Worte, bitte verzeihen Sie gütigst. Ich werde daher vorlesen, was vor neun Jahren der verehrte Doktor Venning[30] schrieb. Der verewigte Zar Alexander der Gesegnete geruhte, dem Doktor Venning zu befehlen, die Gefängnisse in Petersburg und hier in Moskau zu inspizieren. Nach dieser Inspektion verfasste Doktor Venning einen detaillierten Rapport und kam zu folgender Conclusion:

‚Es ist unmöglich, ohne Ekel und Grauen an die bestialischen Folgen solch barbarischer Institutionen auch nur zu denken: Hier werden Gesundheit und Sitten gleichermaßen zerstört, wie kurz auch die Frist der Einkerkerung gewesen sein mag.'

---

[30] Zu John Venning vgl. Koni S. 22, Anm. 16. (Anm. d. Herausgebers)

Im Anschluss an Dr. Vennings Inspektionen verfügte der Herrscher die Gründung einer Fürsorgegesellschaft und eines Fürsorgekomitees für die Gefangenen. Zum Präsidenten der Gesellschaft wurde Seine Durchlaucht Fürst Michail [richtig: Alexander] Golizyn[31], Minister für geistliche Belange und Volksaufklärung, ernannt. In Petersburg, wie zuvor erwähnt, hat das Komitee seine Tätigkeit bereits aufgenommen und arbeitet, wie man hört, überaus segensreich. Für unsere künftigen Bemühungen ist es ein sehr gutes Vorzeichen, dass hier in Moskau der Begründer unseres Komitees, der großherzige, von uns allen geliebte Vater unserer Hauptstadt, ein Sprössling des gleichen erlauchten Geschlechts Golizyn ist."

Das Komitee war gegründet. Es hatte zwei Vorsitzende, den Generalgouverneur Fürst Golizyn und den Moskauer Metropoliten Filaret. Beide Herren waren zugleich Vizepräsidenten der allrussischen Gefängnis-Fürsorgegesellschaft. Friedrich Haass wurde zum Sekretär des Moskauer Komitees ernannt.

Damit begann für ihn ein neues, ein vollkommen neues Leben. Er selbst war sich kaum bewusst, wie jäh sich seine Existenz gewandelt hatte. Ihm schien, er tue das gleiche wie eh und je: er half Kranken, Leidenden, Unglücklichen; lediglich eine Sorge war hinzugekommen: die für die Gefängnisse.

\* \* \*

„Belieben Durchlaucht gütigst, dorthin zu schauen. Da kommen sie an jener Stange, von der ich die Ehre hatte zu berichten."

Fjodor Petrowitsch und Fürst Golizyn standen neben der Equipage des Fürsten auf einem Hang an einer noch unfertigen Ziegelmauer, hinter der Bretterbuden, Ziegelsteinhaufen und Balken zu sehen waren. Gegenüber, hinter Sträuchern und Gebüsch, senkte sich der Hang zum Moskwa-Fluss hinab, und in der Ferne, von der frischen Aprilsonne beleuchtet, schimmerten verschiedenfarbige schuppige Dächer, helle Kirchenmauern, strahlende Goldkuppeln, dunkle Straßenwindungen, Glockentürme, Palais, die Kremltürme. Es war der Blick von den Sperlingsbergen auf die Stadt Moskau.

Über den Weg vor der Mauer schleppte sich ein unordentlicher Haufen schmutziggrauer Sträflinge. Die Begleitsoldaten präsentierten beim Anblick der Generalsepauletten ihre langen Gewehre, schleuderten ruckweise die Beine hoch; dumpf klatschten ihre Stiefelsohlen auf den noch nassen Weg.

Die Gefangenen gingen schwerfällig, die Köpfe gesenkt, blickten kaum einmal zur Seite. Sie wirkten erschöpft.

---

[31] Zu Alexander Golizyn vgl. Koni S. 27, Anm. 21. (Anm. d. Herausgebers)

Vorne, hinter dem berittenen Offizier, schlurften kettenrasselnd in einigen Reihen etwa 20 Männer in grauen Kitteln mit großen gelben Stoffflecken auf den Rücken. Das waren die Zuchthäusler. Hinter ihnen kamen Gruppen von je acht bis zehn Männern und Frauen zu zweit. Sie gingen ohne „Klirren", nur hin und wieder war ein leises Schaben von Eisen zu hören, leises Ächzen und leises Stöhnen. Jede dieser Gruppen hatte zwischen sich eine lange eiserne Stange, an die alle mit Handschellen angeschlossen waren.

„Wollen Durchlaucht gütigst beachten, an die Stangen da sind absolut verschiedene Menschen gefesselt. Der amtliche Ausdruck lautet übrigens nicht gefesselt, sondern ‚aufgereiht'. Die kleine Frau dort scheint alt zu sein, sieht so schwach aus, vielleicht ist sie aber noch jung, nur vor der Zeit gealtert; neben ihr geht dieser große Kerl, fast ein Riese. Und die Männer da, einer ist alt und graubärtig, der andere noch ganz jung. Sie alle sind aneinandergefesselt, die ganze Zeit, den ganzen Tag, manchmal auch in der Nacht. Stellen Durchlaucht sich vor, Frauen und Mädchen mit Männern zusammen. Sie haben doch hin und wieder ihre Notdurft zu verrichten, die kleine und die große… Mal der eine, mal der andere, aber sie können nicht beiseite gehen, müssen auch gemeinsam schlafen."

„Undenkbar, Fjodor Petrowitsch, absolut unausdenkbar! Eine solche Verhöhnung der menschlichen Natur."

„Wahrhaftig, Durchlaucht, grausamste, abscheulichste Verhöhnung, nur, wie Sie sehen, sehr wohl auszudenken und zu praktizieren. Ja, praktiziert wird diese Verhöhnung von den Herren Offizieren der Inneren Wache auf besonderen Befehl Seiner Exzellenz General Diebitsch und mit Zustimmung Seiner Exzellenz Minister Sakrewskij."

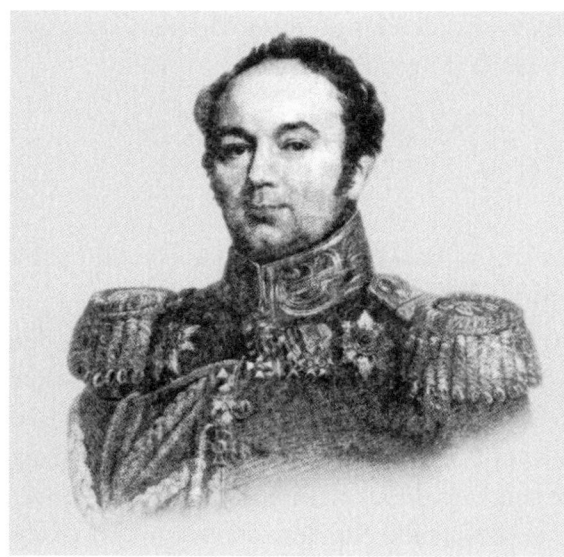

*Graf Arsenij Andrejewitsch Sakrewskij*

Im Hof hinter der Mauer zog die Wache auf. Der Gefängnisleiter eilte dem Generalgouverneur entgegen, salutierte und begann mit weit aufgerissenen Augen laut zu rapportieren.

Golizyn und Fjodor Petrowitsch wanderten durch die Baracken des Durchgangsgefängnisses. Gefesselte, von den Wärtern angetrieben, sputeten sich, die stinkenden hölzernen Abortkübel fortzutragen. In den halbdunklen, muffig riechenden Zellen lagen auf dem Fußboden in einer Reihe nebeneinander graublasse Männer mit zur Hälfte kahl geschorenen Köpfen, einige trugen auf Stirn und Wangen das frisch eingebrannte dunkelrote Mal DIEB.

Neuankömmlinge wurden auf die Zellen verteilt, die Frauen gesondert. Die Eisenstangen lagen draußen an den Wänden.

Fürst Golizyn fragte den Chef der Wache aus, einen älteren Leutnant. Der bemerkte, dass der Generalgouverneur mit irgend etwas unzufrieden war, die Stirn runzelte, die Lippen einkniff, konnte aber nicht begreifen, was den Unmut des hohen Herrn erregte, und schickte sich an, ausführlich zu berichten. Ihm brach dabei der Schweiß aus, er zupfte an seinem dichten Schnurrbart, wölbte die Brust mit Ordenskreuz und Medaille, damit der General sehen könne, vor ihm stand ein ehemaliger Feldoffizier, keine Garnisonsratte.

„Sehr wohl, Euer Exzellenz, Euer Durchlaucht, wir haben Instruktion und Reglement, die Leute nicht von der Stange zu lassen, das ist nur auf großen Stationen gestattet, zum Beispiel hier auf den Sperlingsbergen. Aber unterwegs ist es allerstrengstens verboten. Sie werden an die Stange angeschlossen, und den Schlüssel dazu trage ich in einem Couvert auf der Brust... Nein, es ist ganz ausgeschlossen, die Frauen extra zu führen. Sie sind immer geringer an Zahl. Wollte man sie gesondert führen, würden sie ihrer schwächeren weiblichen Natur nach zurückbleiben. So aber ziehen die Männer sie mit.

Zu Befehl, Euer Durchlaucht, es besteht in bezug auf die Stange eine spezielle Anordnung: die Stärkeren, die auch gefährlicher sein können, schließen wir mit der rechten Hand an die Stange; die Schwächeren, daher weniger Gefährlichen, mit der linken... Dass man alle gleich kräftigen Leute aneinanderreiht, ist absolut ausgeschlossen, Euer Durchlaucht. Wenn man nämlich alle starken und gesunden Verbrecher an eine Stange nimmt, könnten sie gegen die Begleitsoldaten losgehen. Aber wenn man verschiedene zusammengehen lässt, gibt es mehr Zänkereien untereinander... Nein, Euer Durchlaucht, die Zuchthäusler gehen nicht an der Stange, da hat jeder seine eigenen Fesseln an Händen und Füßen, und jeder geht für sich. An der Stange werden nur die kleineren Diebe aufgereiht, die zu Verschickung verurteilt sind, und dann die Bauern ohne Pass und solche, die ihren Herren entlaufen sind, und auch solche, die ihr Herr mit Sibirien bestraft hat. Dazu kommen dann noch die ‚Eskortierten', das sind Bauern, welche die Polizei auf Wunsch des Herrn in ein anderes Dorf schickt. Denn der Mushik ist unwissend, hat kein Geld, also soll er mit dem Häftlingstransport gehen... Das kann ich nicht genau sagen, Euer Durchlaucht, aber ein paar Eskortierte haben wir in jedem Trupp, für deren Herren ist das sicherer und billiger. Gäbe der Herr dem Mushik Geld mit, könnte der es verschwenden, nicht immer in böser Absicht, nein, nur aus Dummheit und Unwissenheit, und überhaupt, er könnte auch entlaufen. Verführung lauert überall auf die Unwissenden, vor allem in den Städten, ja, und auf den großen Landstraßen auch. Bei uns an der Stange aber, da läuft keiner davon... Wieso Qual? Was für eine Qual ist das schon, wage ich Euer Durchlaucht zu fragen. Dreimal täglich werden sie auf Staatskosten gefüttert mit Brot und Grütze und Gemüse; auf den Etappenstationen gibt es Kohlsuppe mit was Dazugekochtem. Und dann bringen mitleidige Menschen auch noch Almosen. Nackte Not, o nein, nein, die kommt bei uns überhaupt nicht vor, Euer Durchlaucht. Die Leute haben nur zu gehen, andere Sorgen kennen sie nicht; natürlich, Frechwerden gibt es nicht, das ist nicht erlaubt.

Wenn aber jemand Arbeit und Mühe hat, ich sage schon nicht Quälerei, Euer Durchlaucht, ich sage Arbeit und Mühe, dann sind es unsere Begleitsoldaten: auf alles müssen sie aufpassen, müssen alle versorgen, müssen vor der Dunkelheit die nächste Etappe erreichen, müssen scharf Obacht geben, die Augen überall haben, denn auf Taugenichtse und verstockte Übeltäter aufzupassen, auch wenn sie in Fesseln gehen, das ist nicht leicht. Viel leichter ist es, wage ich Euer Durchlaucht zu gestehen, gegen Franzosen und Türken zu kämpfen. Da ist alles klar und verständlich, kein Nachdenken nötig. Vorne steht der Vater Kommandeur, gibt das Angriffskommando – du brauchst nur zu gehorchen, bekreuzigst dich und Säbel raus: Hurra! Und dann ins Gras gebissen oder Orden an die Brust – wie Gott es gibt."

„Hören Sie, lieber Herr Leutnant", griff Fjodor Petrowitsch ein, „wie ich sehe, sind Sie ein tapferer Krieger, ein verdienstvoller Offizier Seiner Majestät. Sie sagten, auf dem Schlachtfeld brauche man nicht zu denken – da ist der Vater Kommandeur, da gilt das Kommando. Das sind richtige Worte. Hier dagegen müsse man denken, habe Sorgen, große Sorgen. Auch das sind richtige Worte. Nun erlaube ich mir, Sie etwas zu fragen: Was denken Sie, warum hat ein Schwerverbrecher, ein Zuchthäusler, der gemordet und geraubt hat, hier bei euch ein leichteres Leben als ein gänzlich schuldloser Bauer, der zu seinem Herrn ins Dorf geschickt wird? Warum bestrafen Sie einen Menschen wegen eines leichten Vergehens – etwa dem Passverlust – härter als den allerschlimmsten Missetäter? Das Gehen an der Stange ist eine schwerere Strafe als die Einzelfesselung."

Der Leutnant und der Gefängnisleiter blickten verdutzt auf den Doktor in dem wunderlichen alten Frack, der sich erdreistete, in Gegenwart des Generalgouverneurs, ohne gefragt zu sein, so zu sprechen.

Golizyn, der mit gerunzelter Stirn dem eifrigen Leutnant zugehört hatte, nickte bestätigend zu Haass' Worten und schlug ihm freundschaftlich auf die Schulter: „In der Tat, meine Herren Offiziere, ich halte dafür, dass unser teuerster Doktor Fjodor Petrowitsch recht hat. Er ist auch der Sekretär unseres Gefangenen-Fürsorgekomitees. Diese Stange ist eine sinnlose, überflüssige Marter. Ich schlage vor, sie künftig nicht mehr zu verwenden. Ich werde unverzüglich dieserhalb an das Ministerium und an Ihren Vorgesetzten, den Corps-Kommandeur, schreiben."

Diesen Apriltag des Jahres 1829 nannte Fjodor Petrowitsch seitdem einen der glücklichsten Tage seines Lebens. Fürst Golizyn hielt sein Versprechen, er schrieb an den Innenminister, General Sakrewskij, er halte es für absolut unangebracht,

„die eiserne Stange beim Transport von Arrestanten anzuwenden... Diese Art der Deportation ist für jene Unglücklichen überaus entkräftend. Es ist eine Sicherung, die jedes vertretbare Maß überschreitet."

Mit diesem Brief begann ein langer, verwickelter Kanzlei- und Kompetenzkrieg.

Innenminister Sakrewskij liebte Golizyn ganz und gar nicht. Er hielt ihn für einen hochmütigen Freigeist, der sich über Befehle und Verordnungen hinwegsetzte, die Höchsten Gewalten nicht verehrte, gegen die Regeln der Subordination verstieß, Ränge und Auszeichnungen geringachtete; mit einem Wort, er hielt ihn für einen Mann, der all das geringachtete, was treu ergebenen Dienern des Vaterlandes vor allem anderen wichtig, wenn nicht gar heilig ist. Was Wunder, dass dieser Golizyn es fertigbrachte, auf Betreiben eines hergelaufenen ausländischen Quacksalbers Offizieren Befehle zu erteilen – unter Übergehung ihrer direkten Vorgesetzten.

Die Gefängnisleiter unterstanden dem Innenministerium, ebenso die Begleitkommandos bei der Ausübung ihres Wachdienstes. Die übrige Zeit befehligte sie der Corps-Kommandeur der Inneren Wache[32], General Kapzewitsch, der dem Innenministerium verantwortlich war, zugleich aber unmittelbar dem Kriegsminister Graf Tschernyschow unterstand.

Als General Kapzewitsch von der „selbstherrlichen, verordnungswidrigen" Abschaffung der Stange erfuhr, geriet er noch mehr in Rage als Sakrewskij.

Golizyn war ein vornehmer Magnat, den der Zar höchstselbst schätzte und achtete. Seine Widersacher konnten ihm weder im Rang noch an Einfluss das Wasser reichen. Dafür waren sie verschlagener, beherrschten die Kunst des Behördenkleinkriegs, kannten ihre Untergebenen besser. Und sie waren felsenfest davon überzeugt, dass keineswegs der höchsten Ortes einflussreiche, aber eigenwillige Liberale Golizyn, sondern sie – die erfahrenen Heerführer, verdienstvollen Administratoren, Hüter der Gesetze und Verordnungen – der Regierungsmacht die besseren Dienste leisteten.

Die heftigsten Gefechte im Papierkrieg „um die Stange" führte General Kapzewitsch mit voller Billigung und Unterstützung des Innenministers Sakrewskij und des Kriegsministers Tschernyschow. Sakrewskij ließ aus Kapzewitschs Rapporten und Briefen, aus seinen detaillierten offiziellen Berichten und seinen leidenschaftlichen, zornigen Episteln durch seine Beamten entsprechende Schriftstücke zusammenstellen, die er sowohl den Petersburger Ministern wie auch Golizyn zusandte. In seinen Kommentaren zu diesen Schreiben hob Sakrewskij nachdrücklich die Verdienste und weithin bekannten Qualitäten des Generals

---

[32] Innere Wache – mit Wachdienst beauftragte Truppen: Bewachung von Gefängnissen und Zuchthäusern, von Sträflingstransporten, militärischen Transporten und militärischen Anlagen.

Kapzewitsch hervor. Damit wollte er die Notwendigkeit der „Eskortierung von Arrestanten an der Stange" überzeugend bekräftigen, die 1825 auf ausdrücklichen Befehl des Generals Diebitsch eingeführt worden war.

Kapzewitsch war bekannt als uneigennütziger, eifriger Anhänger der alten „Gattschina-Schule"[33]. Als tapferer, fähiger Heerführer war er für seine Verdienste in den Schlachten bei Borodino und Leipzig hoch dekoriert worden. Seine Untergebenen fürchteten ihn, schätzten ihn aber auch und liebten ihn sogar. Sie sagten von ihm: „Streng ist er, aber gerecht; den Soldaten ist er wie ein leiblicher Vater; selbst sorgt er dafür, dass sie ordentlich zu essen kriegen, dem Wetter entsprechend bekleidet sind, dass Kranke und Schwache die beste Pflege bekommen; aber Ungehorsame, Nachlässige, Händelsüchtige bestraft er streng; wer auch nur die allerkleinste Regel verletzt, der kann was erleben!"

Dass Kapzewitsch ein gutes Herz besaß, hatte sich auch gezeigt, als er Generalgouverneur von Sibirien war. Damals erwies er den deportierten Dekabristen alle nur erdenklichen Wohltaten und half deren Frauen und Kindern, wo er konnte.

Doch jetzt, nachdem er Kommandeur der Inneren Wache geworden war, beklagten sich die Dekabristen bitter, dass er sie noch viel strenger behandelte als sein Vorgänger in diesem Amt. Die Herren Deportierten wollten einfach nicht begreifen, dass er immer und allezeit im Dienst war. Als Generalgouverneur durfte er sein Herz sprechen lassen. Es gab keinerlei gesetzliche Bestimmungen, die einem Generalgouverneur untersagten, sich der Bewohner seines Gouvernements huldreich anzunehmen, seien es Deportierte oder Kranke.

Der Behördenkrieg zog sich über mehrere Jahre hin. Kapzewitsch lenkte schließlich ein wenig ein und empfahl, die eiserne Stange durch eine gewöhnliche „biegsame" Kette zu ersetzen. Die Kette würde die Bewegungsmöglichkeiten der Angeschlossenen weniger beeinträchtigen.

Haass wies nach, dass eine Kette keine wirkliche Erleichterung bedeutete und nichts daran änderte, dass das Zusammenketten von Menschen verschiedener Körperbeschaffenheit eine grausame Tortour darstellte.

Zweimal wöchentlich verließ ein Transport von Zuchthäuslern, Verbannten und Eskortierten Moskau auf der Straße nach Wladimir in Richtung Nordosten. Zu jedem Trupp gehörten hundert, manchmal auch hundertfünfzig „Nicht-Häftlinge" – Frauen und Kinder, manchmal auch alte Eltern von Gefangenen, die ihren Angehörigen nach Sibirien folgten. Sie erhielten keine staatliche Verpflegung und

---

[33] „Die Gattschina-Schule" – Zar Paul (1796-1801) hatte eine außerordentliche Vorliebe für alles Militärische. Als Thronfolger von seiner Mutter Katharina von allen Staatsgeschäften ferngehalten, hatte er auf seinem Besitz Gattschina in der Nähe von Petersburg eine eigene 2 500 Mann starke Truppe ausgebildet, die er nach preußischem Modell drillte.

Bekleidung (Kittel und Schuhe) und mussten sich auf den Raststationen selber um Unterkunft kümmern.

Fjodor Petrowitsch verabschiedete jeden Transport, befragte jeden einzelnen nach seiner Gesundheit, wählte Kranke und Schwache aus, wies sie ins Gefängniskrankenhaus ein. Auch manche Gesunden behielt er zurück, solche nämlich, die auf ihre ihnen in die Verbannung folgenden Angehörigen warteten. In Moskau war es noch möglich, sich dem betreffenden Transport anzuschließen. Auf dem endlos weiten Weg nach Sibirien war es schwer, sich zu finden; überdies wurde die Erlaubnis, einem Strafgefangenen zu folgen, unterwegs fast nie gegeben. Nur ein hoher Vorgesetzter in Moskau konnte sie erteilen.

Die Gefängnis- und Polizeibeamten sowie die Konvoi-Offiziere störte, ärgerte und verwirrte das ständige Eingreifen des hartnäckigen, aufdringlichen deutschen Doktors. Sie wussten nicht, wie sie mit ihm umgehen sollten. Es war ihnen bekannt, dass ihre direkten Vorgesetzten Haass nicht mochten, missvergnügt über ihn spotteten. Aber ebenso bekannt war ihnen, dass viele große Moskauer Herren und sogar der Fürst Golizyn persönlich ihn hochschätzten. Zudem führte er den Titel Hofrat und trug ein Ordenskreuz am Revers. Er war wohl so etwas wie ein Gottgesegneter, ein Gottesnarr; und Leute, die es wissen mussten, sagten: „Als Arzt ist er eine große Kapazität, heilt jedes Gebrechen."

\* \* \*

Auf Verlangen Golizyns war in Moskau die Stange abgeschafft worden, in anderen Städten wurde sie indessen weiterhin verwendet. Jeweils sechs oder acht Häftlinge wurden zu zweit rechts und links an eine Stange gefesselt. Innenminister Sakrewskij und General Kapzewitsch drangen darauf, die Stange bzw. eine gemeinsame Kette auch in Moskau einzuführen, und hatten schließlich Erfolg.

Haass flehte und diskutierte vergebens. Auch Golizyns ausführliche, erläuternde Schriftsätze an Minister, Senatoren, an den Zaren höchstpersönlich fruchteten nichts. Die Kapzewitsch-Ketten wurden angefertigt, sollten die Stange ersetzen, linderten aber die Qualen der Aneinandergefesselten nur wenig. Überdies gab es noch auf Jahre hinaus nicht genug dieser Kapzewitsch-Ketten. Nach wie vor mussten Hunderte und Tausende von Deportierten und wegen „leichter Vergehen Eskortierten" an der Stange gehen. Voller Neid blickten sie auf die Zuchthäusler; jeder von ihnen durfte in „seinen" Fesseln gehen.

Fjodor Petrowitsch konnte sich damit nicht abfinden und sandte schließlich einen herzbewegenden Bittbrief an Kronprinzessin Elisabeth von Preußen. Haass beschrieb die durch die Stange verursachten Qualen genauestens und bat die

Kronprinzessin und ihren Gatten Friedrich Wilhelm, dem kaiserlichen Schwager in Petersburg von diesen Dingen Mitteilung zu machen, weil nachlässige Beamte ihm die Nöte seiner Untertanen verheimlichten.

Eine Antwort erhielt Fjodor Petrowitsch nicht. Aber Gerüchte über diesen Brief drangen bis nach Moskau, und Fürst Golizyn machte Haass halb ernsthaft, halb im Scherz Vorwürfe wegen des präzedenzlosen „Umgehungsmanövers" in diesem Kanzleikrieg.

Erst zehn Jahre später wurden Stange und Kapzewitsch-Kette endgültig abgeschafft.

Auf den monatlichen Komitee-Sitzungen referierte Fjodor Petrowitsch über alles, was er in den Gefängnissen, den Gefängnislazaretten und bei der Abfertigung von Häftlingsgruppen beobachtete und erlebte. Er gab Rechenschaft über die vom Fürsorgekomitee bewilligten Gelder zur Ausstattung der Lazarette. Das Geld reichte nie. Haass schoss eigene Mittel zu, die ihm niemals zurückerstattet wurden.

Mit den Buchhaltern und den Kassierern konnte er es nicht aufnehmen. Das verschmitzte Grinsen der Beamten, die nicht im mindesten daran zweifelten, dass auch er falsches Spiel triebe, um sich aus dem staatlichen Wohltätigkeitsfonds zusätzliche Einnahmen zu verschaffen, brachte ihn schier zur Verzweiflung. Anfänglich wurde er zornig, brauste auf, schalt, suchte zu beweisen... Dabei hatte er einen schlechten Stand, denn noch immer war eine Zivilklage des Medizinischen Comptoirs gegen ihn anhängig. Darin wurde er beschuldigt, er habe als Stadtphysikus „unrechtmäßig 1502 Rubel für die Renovierung des Apothekendepots ausgegeben, die in den Dispositionen und Kostenvoranschlägen nicht vorgesehen gewesen waren". Allen Beamten des Medizinischen Comptoirs war bekannt, dass die Renovierung unbedingt notwendig gewesen war – durch die Nässe in den halbverfallenen Baulichkeiten waren wertvolle Medikamente verdorben. Alle, die mit dieser Renovierung und mit einigen anderen baulichen Verbesserungen in den Krankenhäusern zu tun hatten, wussten, dass diese 1502 Rubel nur einen Teilbetrag dessen ausmachten, was Haass aus seiner Privatschatulle beigesteuert hatte. Doch der Prozess zog sich endlos hin, immer neue und neue Erklärungen und Rechtfertigungen wurden Haass abverlangt. Erst 1845 erklärte die oberste Behörde in Petersburg, dass die von Doktor Haass im Jahre 1825 getätigten Ausgaben rechtens und sein Wirken im Amt des Stadtphysikus „vollkommen recht- und gesetzmäßig" gewesen seien. Auf Vorschlag des Generalgouverneurs ernannte das Gefangenen-Fürsorgekomitee Fjodor Petrowitsch zum leitenden Arzt der Moskauer Gefängnisse.

Haass schrieb daraufhin einen Dankesbrief an Fürst Golizyn, der mit den Worten schloss: „Simplement et pleinement je me rends à la vocation de membre du comité des prisons." Auf den Komitee-Sitzungen begnügte sich der Doktor nicht damit, einfach zu berichten, was in den Gefängnissen vorging und was seiner Meinung nach unbedingt abgeändert werden müsste, er erklärte und redete eindringlich auf die Komitee-Mitglieder ein – Beamte, Geistliche, Ärzte, Kaufleute, Universitätsprofessoren –, sie müssten sich in ihrem Wirken von religiösen und wissenschaftlichen, von rechtlichen und moralischen Prinzipien leiten lassen.

„…Verfehlungen, die von verschiedenen Menschen begangen werden, haben verschiedene Ursachen. Sie liegen durchaus nicht immer in angeborener, verbrecherischer Veranlagung; diese kommt überhaupt höchst selten vor. Sie werden auch nur selten aus habgierigen und anderen bösen Instinkten begangen. Die Ursache der meisten Verbrechen ist Unglück und eine unglückliche Verkettung von Umständen, in welchen der Satan Gewissen und Vernunft eines Menschen in seine Gewalt bekommt, eines Menschen, dessen Seele von Zorn, Eifersucht, Rachedurst, Kränkung oder anhaltendem Unglück erschöpft ist, eines Menschen, den Ungerechtigkeit, Erniedrigung, Armut verfolgt. Eine solche Erschöpfung der Seele ist weit gefährlicher als ein spontaner Ausbruch unbeherrschter Leidenschaft. Auch liegt nicht wenigen Verbrechen Krankheit zugrunde – sichtbare oder verborgene, körperliche oder seelische Krankheit. Sie unterdrückt die guten und weckt arglistig die schlechten Eigenschaften des Menschen, verblendet und schwächt ihn so, dass er ein willfähriges Werkzeug in den Händen des Satans wird und unfreiwillig die Befehle des Teufels vollstreckt.

Krankheiten können zwar Ursachen von Verbrechen sein, aber noch häufiger sind sie deren Folge. Der Sträfling, seelisch niedergedrückt von der Erkenntnis seiner Sünde, ist körperlich gebrochen durch die strenge Strafe – Knutenschläge, Brandmale im Gesicht –, durch Fesseln, Hunger und all die Bedrängnisse des Gefangenenlebens. So fällt er jeder beliebigen Krankheit leicht zum Opfer. Es ist daher überaus wichtig, klar zu erkennen, dass zwischen Verbrechen, Unglück und Krankheit eine unauflösliche, immerwährende Beziehung besteht.

Tugendhafte, wohlangesehene, gesunde Menschen sollten dieser traurigen Beziehung stets eingedenk sein. Unabdingbar ist ein gerechtes, unnötige Grausamkeit vermeidendes Verhalten dem Schuldigen gegenüber, tätiges Mitleid mit den Unglücklichen und Pflege der Kranken."

Man hörte ihm aufmerksam zu. Fürst Golizyn nickte zustimmend. Metropolit Filaret saß unbeweglich, die dünnen Lippen fest zusammengepresst.

Im Anschluss an seinen Vortrag verlas Fjodor Petrowitsch die Liste der vom Komitee gefassten Beschlüsse:

Gesuch an das Ministerium, die Hand- und Fußschellen mit Leder oder Wollstoff zu umkleiden, damit die Eisenringe bei Frost und Hitze nicht Gelenke und Unterschenkel wundreiben.

Anordnung zum Umbau der Aborte in den Durchgangsgefängnissen in für Männer und Frauen getrennte Räume. Einrichtung zusätzlicher Krankensäle.

Bewilligung der von Doktor Haass als erforderlich nachgewiesenen Summe für Ausrüstung und Arzneien.

Mindestens drei Tage in der Woche widmete Fjodor Petrowitsch sich ausschließlich den Sträflingen, die übrigen Tage, oft auch Nächte, gehörten seinen anderen Patienten.

Über das alte Katharinen-Hospital gab es eine Diskussion zwischen Fjodor Petrowitsch und seinem jungen deutschen Kollegen Andreas Pohl, den die russischen Kollegen Andrej Iwanowitsch nannten.

Pohl beklagte den Mangel an erfahrenen und geschickten Ärzten in Russland. Um die dringend benötigten jungen Kräfte gut auszubilden, genüge es nicht, dass die Studenten medizinische Vorlesungen hörten und in der Anatomie die Augen aufsperrten. Sie müssten in der Praxis lernen, müssten mit den Feldscheren und Sanitätern zusammen die Kranken betreuen.

Das alte Katharinen-Hospital war in einem miserablen Zustand. Katharina die Große hatte es gegründet, als 1770 die Pest in Moskau zu wüten begann. Ein halbes Jahrhundert später gelang es Fjodor Petrowitsch während seiner Amtszeit als Stadtphysikus, das Krankenhaus ein wenig zu vergrößern, dies und jenes instand setzen zu lassen und andere Verbesserungen zu erreichen. Seitdem war es wieder vernachlässigt worden, denn es diente vorwiegend als Krankenhaus für die arme Bevölkerung. Hier viel zu investieren, hielten das Medizinische Comptoir in Moskau und die Petersburger Ministerialbeamten für überflüssig.

Patienten aber gab es im Überfluss: die Ärmsten der Armen, viele von ihnen hoffnungslos krank. Für sie wollten die zuständigen Instanzen kein Geld verschwenden. Sie gaben es lieber, und das ohne zu geizen, dem neuen Katharinen-Krankenhaus. Dort wurde eben eine Universitätsklinik gebaut mit nur 100 bis 150 Betten und ausgewählten Patienten, damit die Studenten die verschiedenen Krankheitsabläufe beobachten und aus ihnen lernen könnten.

Von diesem Projekt erzählte Andreas Pohl dem älteren Kollegen begeistert und setzte hinzu:

„Ich will alle Patienten tadelsfrei und gewissenhaft behandeln: arme und reiche Leute, leichte und schwere Fälle und mit besonderer Sorgfalt die hoffnungslosen. Nie, und sei es auch nur für einen einzigen Augenblick, werde ich unseren Äskulap-Eid vergessen. Aber wir haben eine Entscheidung zu treffen, sind dazu gezwungen. Entweder schaffen wir ein vorbildliches Krankenhaus mit wenig Betten, das gleicherweise, je nach ihrer Krankheit, Reichen und Armen offensteht, aber eben ein vorbildliches, in dem die Medizinstudenten wirklich lernen können. Oder wir arbeiten einzig und allein für die akut Erkrankten, nehmen unterschiedslos jeden auf, einerlei, ob er Fieber hat, eitrige Wunden oder Tuberkulose im letzten Stadium, und legen alle nebeneinander auf Betten, Pritschen, auf den Fußboden, waten in den überfüllten Krankensälen Tag und Nacht durch Blut, Schmutz, Gestank, halb verrückt vor Müdigkeit. Und was wird dabei aus den Studenten? Wer wird unsere künftigen Ärzte lehren und unterweisen, die uns einmal ersetzen sollen? Einer Arbeitslast, wie wir sie hier haben, das wissen Sie als Arzt genau, hält keiner lange stand. Wen bereiten Sie auf Ihre Nachfolge vor? Im Armenkrankenhaus – Sie haben es selbst einen Kreis aus Dantes Hölle genannt – können angehende Mediziner nur vor Ekel und Entsetzen krank werden und den Arztberuf an den Nagel hängen."

„Mit dem Verstand betrachtet, lieber Pohl, haben Sie womöglich Recht, sehr wahrscheinlich sogar. Ich bezweifle auch Ihren Edelsinn nicht, und ich ästimiere Ihre sittlichen Überzeugungen nicht weniger als Ihr ärztliches Können und Ihre klare Vernunft. Aber ich bin nun schon über 50, lebe länger als ein halbes Jahrhundert, und kann mich nicht mehr ändern. Mein bescheidener Verstand gehorcht immer und in allem meinem Herzen. Vor allem anderen bin ich Christ, danach erst Arzt.

Nächstenliebe des Arztes ist vor allem anderen Liebe zu den Leidenden, den Unglücklichen, den Schwerkranken. Wer braucht unsere Liebe mehr als sie? Für die Gesunden, Wohlhabend-Satten – sie liebe ich natürlich auch, und ich helfe ihnen ebenso, wenn sie mich brauchen – für sie ist unsere Liebe wie das Dessert nach einem guten Mittagessen. Aber für die Hilflosen, die Armen ist unsere Liebe lebensnotwendiges Brot, das den Hunger stillt. Und oft ist sie die einzige Rettung vor Leid und Tod… Aber nein, nein, ich will Ihnen doch keine Vorwürfe machen, keineswegs, wo denken Sie hin?! Ich respektiere vorbehaltlos Ihren so inständigen Wunsch, neue Ärzte auszubilden, neue Heilmittel zu erproben. Neulich erst sprachen Sie von Ihrem Streben, unsere Wissenschaft weiterzuentwickeln, sie stetig zu vervollkommen. Das sind herrliche Aufgaben. Ich bete dafür, dass sie Ihnen gelingen mögen. Aber meine Aufgabe ist eine andere, mein mir zugemessener Teil ist ein anderer. Und ich glaube, dass eine Aufteilung der Wissenschaftszweige und Arbeitsgebiete naturgegeben und darum richtig ist. Das uns vorangegangene Jahrhundert verlangte vom Arzt, sich mit allen nur erdenklichen Krankheiten auszukennen. Er musste operieren, Knochen richten, Augen, Ohren und alle inneren Organe kurieren. Doch im Laufe der Zeit haben sich verschiedene Spezialzweige entwickelt. Ich zum Beispiel war ursprünglich Augenarzt, aber während des Krieges blieb mir gar nichts anderes übrig, also meine Pflicht auch als Chirurg zu tun. Heute würde ich es nicht mehr wagen, ein Skalpell in die Hand zu nehmen.

So werden wir unsere Arbeitsgebiete also aufteilen. Sie nehmen das neue Katharinen-Krankenhaus, wählen jene Patienten aus, die für Sie und Ihre Studenten lehrreich sind, und ich bleibe bei meinen Armen. Ich glaube, so können wir einander helfen und unseren Patienten auch."

## VI. Cholera

Im Aufnahmeraum des alten Katharinen-Hospitals saßen auf den breiten Bänken, die ringsum an den Wänden standen, einige Ärzte. Der Tag ging zur Neige, Dämmerung verdichtete sich. Ein Sanitäter zündete auf den Fensterbänken und auf dem Tisch Kerzen an.

Ein älterer Arzt in recht abgetragenem grünen Frack und unansehnlichem Jabot, einen Stock zwischen den breit auseinandergestellten Knien, mit dem er gleichmäßig auf die Dielen klopfte, sagte, ohne jemanden von den Anwesenden anzusehen:

„Nein, liebwerte Kollegen, hier nützt keine Sophisterei mehr. Hier sind wir mit all unserer Wissenschaft am Ende... Jaaawohl, sie ist zu Staub zerfallen. Es nahen sich uns Nöte und Plagen, die keiner je erfahren und erlebt hat. Es ist hohe Zeit, die Offenbarung Johanni zu lesen, nicht aber, sich mit irgendwelchen Gazetten, Journalen und gelehrten medizinischen Abhandlungen zu befassen... Mit Verlaub, Fjodor Petrowitsch, hier gibt es nichts zu schmunzeln; ich weiß, was für ein glänzender Bibelkenner Sie sind. Und dennoch werden Sie mir nicht sagen können, was in der Heiligen Schrift über die Cholera, über die rebellischen Franzosen, diese Pariser Räuber, geschrieben steht."

„Lieber Kollege, von diesen Gegenständen ist ganz gewiss nichts in der Heiligen Schrift zu lesen."

„Darin irren Sie, mein Herr. Ja-a, es steht geschrieben: Wer Ohren hat, der höre: ‚Sie ist gefallen, Babylon, die große, und eine Behausung des Teufels worden und ein Behältnis aller unreinen Geister... Und die Könige auf Erden haben mit ihr Hurerei getrieben, und die Kaufleute auf Erden sind reich worden von ihrer großen Wollust.' Das eben hat der Prophet in Wahrheit über das gottverfluchte Paris gesagt."

„Gott mit Ihnen, mein Lieber, Sie zitieren uns die Worte der Offenbarung. Es sind die geheiligten Worte des Apostels Johannes über das Ende der Welt, über den Jüngsten Tag, wenn das Ende des Tieres und des falschen Propheten hereinbricht. Sie aber sprechen von der Pariser Rebellion. Diese Revolte ist niedrig und gemein; und eben deshalb ist sie gering vor dem hohen Wort der Offenbarung. Das ist etwas ganz anderes. Und welche Beziehung soll das alles zur Cholera haben, einer asiatischen Krankheit?"

„Zwischen beidem besteht sehr wohl eine Beziehung. In der Offenbarung heißt es: ‚Und ich sah, und siehe, ein fahl Pferd; und der drauf saß, des Name hieß Tod, und die Hölle folgete ihm nach. Und ihnen ward Macht gegeben, zu töten das vierte Teil der Erde mit dem Schwert und Hunger und mit dem Tod...'

‚Mit dem Tod'! Hören Sie? Das ist die Cholera. Aber Paris, das ist die neue Hure Babylon, und es buhlen mit ihr Kaiser und Kaufleute dieser Erde. Gott sei Lob und Dank, dass unser Zar alle Versuchungen dieser neuen französischen Usurpatoren zurückgewiesen hat. Doch der Menschenfeind ist schlau, er hat Russland ein anderes Ende zugedacht und vorbereitet – die Cholera: ‚das fahl Pferd, des Name heißt Tod.'

Und Sie meinen, Sie könnten ihn mit Ihren Fontanell-Klistieren besiegen, mit heißen Umschlägen und Mixturen. Welche Krankheit, welches Gebrechen auch vorkommt, Sie kennen es im vorhinein: ein Quentchen von diesem, eine Unze von dem, eine Prise von jenem. Hier heiße Umschläge, da Einreibungen. Stirbt der arme Tropf, ist's Gottes Wille.

Wir aber kurieren, wie es sich gehört. Wird der Kranke gesund, dann ist es unser Verdienst, uns gebührt die Ehre und der Ruhm.

Sie schicken sich an, auch die Cholera auf Ihre Art zu bekämpfen: Wannenbäder, Bürsten, Bastwische. Aber ich sage Ihnen, verehrte Herren und Kollegen, das alles sind nichtsnutzige Spielereien zur eigenen Beruhigung. Cholera hat es, solange ich lebe, in Russland nicht gegeben. Pest gab es und auch schwarze Blattern. Mein Großvater starb in Moskau an der Pest, das war vor sechzig Jahren unter der Zarin Katharina. Damals hat hier der Graf Grigorij Orlow die Pest bekämpft. Kühn hat er sie bekämpft. Befahl sofort, das Volk auseinanderzutreiben, damit die Leute sich nicht berührten. Sammelte sich irgendwo ein Häuflein an, ließ er geradewegs hineinschießen. Sogar auf die Beter bei der Kapelle der Iberischen Gottesmutter hat er schießen lassen. Bei dieser gräflichen Methode kamen viele um, viele wurden zu Krüppeln geschossen. Die Pest focht das nicht an. Sie widerstand den Kugeln. Ja-a, von der Pest ist bekannt, dass sie ansteckt, von Mensch zu Mensch springt. Und wie retteten sich unsere Väter und Großväter vor ihr? Durch geweihtes Wasser, Feuer und Dampf, sie räucherten mit Pech, und wer konnte, machte sich aus Moskau auf und davon, um die pestverseuchte Luft nicht einzuatmen.

Aber von der Cholera ist nichts bekannt. Die einen sagen, sie steckt an – genau wie die Pest, wird durch den Atem übertragen; andere behaupten, sie hocke im Vieh und im Wasser. Ich habe gehört, dass cholerakranke Vögel und cholerakranke Ratten die Infektionsträger sein sollen, und wenn die Cholera erst einen Menschen würge, dann sei er ansteckender als alle Ratten und Vögel...

Ich weiß, ich weiß, das ist barer Unsinn. Ich weiß aber nicht, was man darauf entgegnen soll, auch nicht, wie man der Krankheit begegnen kann. Ich weiß nicht, wie und womit ein Cholerakranker zu behandeln ist. Ich bekenne ehrlich, ich fürchte mich und habe selber Angst.

Noch ist die Cholera erst auf dem Wege zu uns. Die Rebellion bei den Franzosen hat gerade eben begonnen. Und bei uns herrscht Unruhe in vielen Gouvernements. Die Polen knurren und murren, in den Militärsiedlungen wurde wieder rebelliert. Die Bauern, von Aufwieglern aufgehetzt, erheben sich bald da, bald dort gegen ihre Herren. Überall Schrecken und Entsetzen, Furcht und Zittern! Kaum ist es Moskau gelungen, sich von der französischen Invasion und von dem Großen Brande zu erholen, und nun, mit Verlaub, muss man statt Kirchen und Paläste, statt Häuser für die friedlichen Bürger zu bauen, für Quarantäne sorgen, Krankenhäuser und Gefängnisse für allerlei Gesindel einrichten. Nicht Gärten und Parks werden angelegt, sondern Friedhöfe.

Wirklich, das ist die Apokalypse; es ist der Jüngste Tag."

\* \* \*

Im Herbst 1830 begannen reiche Adlige und Fabrikbesitzer Moskau zu verlassen.

Der Generalgouverneur berief den Großen Rat ein; er bestand aus dem Metropoliten Filaret, Senatoren, Ärzten, Zivil- und Polizeibeamten, Militärs und Großkaufleuten.

Der Garnisonkommandeur gab einen Rapport über die Quarantänewachen rings um die Stadt an allen Ausfallstraßen. Militär und Polizei sollten die ehrwürdige Hauptstadt vor der asiatischen Epidemie schützen. Moskau wurde in zwanzig Bezirke gegliedert mit je einem sonderbevollmächtigten Senator, einem Polizeichef, einem Arzt und einem Isolierkrankenhaus.

Der Leiter des Medizinischen Comptoirs sowie einige Ärzte betonten die Notwendigkeit einer strengen Kontrolle der Märkte und der Läden, um den Kontakt der Bevölkerung mit Auswärtigen sowie die Berührung untereinander auf ein Minimum zu beschränken. Die Cholera sei ansteckend und werde von Mensch zu Mensch übertragen. Haass widersprach:

„Nein, verehrte Herren, ich kann hier nicht zustimmen. Die Cholera ist eine epidemische Krankheit, aber nicht in der Weise wie die Pest. Sie entsteht durch unsauberes Wasser und unsaubere Luft. Wie dies zustande kommt, welche Teufelskräfte die Cholera in die Flüsse geleitet haben, wissen wir nicht. Die Krankheit ist gefährlich. Aber man darf die Bevölkerung nicht so erschrecken, sie nicht der Angst und dem Grauen ausliefern. Cholera ist heilbar, wie die medizinische Wissenschaft bewiesen hat. Unbekannt ist jedoch noch, warum heiße Bäder, Heilkräuter, Ruhe und Sauberkeit den einen Erkrankten genesen lassen, ein anderer aber trotz dieser Behandlung stirbt. Unbekannt ist auch, warum diese Krankheit so verschiedene Folgen hat. Notwendig ist, alle Erkrankten zu behandeln, selber zu hoffen und in den Erkrankten Hoffnung zu wecken."

Am 27. September (9. Oktober) 1830 schrieb Wilhelmine Haass an ihre Schwester Lieschen in Köln:

*Schon seit einem Monat gieng das Gerücht daß die tödtliche Krankheit Cholera morbus genannt, die diesen Sommer in Astrachan, anfangs Sept. in Saratoff sehr regiert hat, sich auch wohl über Moscou her ziehen könnte. Die Ärtzte glaubten für dies Jahr sey nichts zu befürchten, weil doch der Winter vor der Thür sey, und diese Krankheit bey herannahender Kälte sich verliert.*

*Die Ärtzte haben sich getäuscht und die Krankheit ist leider in der Stadt, welches so einen allarme gemacht hat, daß die welche die Mittel hatten, die Stadt verlassen haben. Be[i]nahe alle Fabriken stehen still, entweder giengen die Arbeiter von selbst oder sie wurden weggeschickt. Mehr als 30tausend Arbeiter sollen die Stadt verlassen haben. Vor 8 Tagen fieng man an die Stadt zu sperren und quarantaine zu machen. Man hat dieselbe wieder aufgegeben, weil die meisten Ärtzte versicherten die Cholera morbus sey jetzt epidemisch aber nicht ansteckend. Dieser Meynung ist besonders Fritz; er findet aber vielen Widerspruch, besondern jetzt wo die Krankheit sich mehr ausbreitet. Sonntag, d. 19. Sept. war die erste Sitzung eines großen medicinischen Conseil, wo der Erzbischof, der Generalgouv., 12 Senatoren, 10 Ärtzte, Kaufleuthe etc. zugegen waren. Täglich hat das Conseil der Ärtzte statt. Aus dem Vielen was ich abschreibe, welches F. Meynung ist die er schriftlich eingibt, sehe ich daß F. immer behaubtet die Cholera morbus sey nicht ansteckend. Er hat die 3 ersten damit befallenen Kranken behandelt, verbunden, angetastet ohne die geringste Vorsichtsmaßregel zu nehmen, und ist gleich von den Kranken ins große Conseil gegangen, wo er ja der ganzen Versammlung der gefährlichste Mensch würde gewesen seyn; aber wie ich höre hat er viel Widerspruch… F. war schon wie in Cronsdiensten angesehen, da er der Artzt der nach Sibirien verwiesenen Gefangenen ist, derer er sich mit bewunderungswürdigem Eifer und Ausdauer annimmt; jedoch hat er aus freien Willen noch ein Spital übernommen, wo er unermüdet arbeitet, ohne alle Vorsicht, als die der Göttlichen die ihn beschützen wolle…*

Im Hospital war der erste Cholerakranke eingeliefert worden: ein älterer Handwerker. Er atmete mühsam, stöhnte. Haass rief die jungen Ärzte zusammen:

„Hier also, Kollegen, haben wir unseren ersten Kranken… Guten Tag, mein Lieber, wir werden dich versorgen und mit Gottes Hilfe wirst du genesen."

Er beugte sich zu dem von Fieberschauern geschüttelten, in Wadenkrämpfen zuckenden Mann und küsste ihn.

„Um Gottes Willen, Fjodor Petrowitsch, was tun Sie da?"

„Ich tue, was der Herr befiehlt, ich bewillkomme meinen kranken Bruder. Sie sollten nicht so erschrocken auffahren, lieber Kollege. Die Krankheit ist nicht ansteckend; und ich vertraue nicht nur auf Gott, ich weiß auch sehr wohl, dass von der Berührung mit einem Kranken keine Gefahr droht."

Gemeinsam mit den Sanitätern hob Fjodor Petrowitsch den Kranken in den Badezuber, brachte ihn nach dem Bade ins Bett, umhüllte die krampfhaft zitternden Arme und Beine mit warmen Kompressen.

Haass, der die Erkrankten küsste, mithalf, sie zu baden und warm einzuhüllen, entzückte durch seine Besonnenheit viele und erschreckte andere. Manche erbosten sich auch:

„Dieser tolle Deutsche hat vollends den Verstand verloren; schont sich selbst nicht und verleitet auch noch andere zu Leichtsinn. Es ist geradezu ein Verbrechen, auf diese Weise die Ansteckung in der Stadt herumzutragen."

Auch Fürst Golizyn erfuhr von des Doktors Absonderlichkeiten. Er bat ihn, die ängstlichen Gefühle der Kollegen und Mitbürger ein wenig zu schonen, und erläuterte ihm seinen eigenen Standpunkt:

„Ich setze voraus, liebster Fjodor Petrowitsch, dass das, was Sie tun, Ihre Wahrheit ist. Ich vertraue Ihrem Wissen und Ihrer Erfahrung. Doch nicht alle Moskauer, nicht einmal alle Ihre Kollegen stimmen mit Ihnen überein. Darauf habe ich Rücksicht zu nehmen, noch dazu in der jetzigen schweren Zeit. Die meisten Menschen fühlen sich unsicher, sind von Angst niedergedrückt, weil sie am Morgen nicht wissen, ob sie den Abend noch erleben werden. Schon die allerkleinste Magenverstimmung jagt ihnen tödlichen Schrecken ein. Darum habe ich beschlossen, alles, was irgend geeignet ist, Schaden zu verhindern, zu unternehmen, auf dass die noch nicht Erkrankten mit Gottes Hilfe gesund bleiben, und denen, die von der verfluchten Krankheit befallen sind, jegliche Hilfe zuteil werde. Sie und jene Doktoren, die mit Ihnen eines Sinnes sind, mögen so verfahren, wie Wissenschaft und Gewissen es Ihnen befehlen. Aber alle übrigen verängstigten Bürger, seien es Moskauer, Petersburger oder Bewohner anderer Orte, müssen wir so gut wie möglich vor Furcht bewahren. Deswegen habe ich die Quarantäne befohlen, deswegen auch die strenge Marktordnung, die Sicherheitsvorschriften für Häuser, in denen sich Erkrankte befinden. Der Metropolit und die Geistlichkeit fühlen sich sehr getröstet von Ihren Ansichten über die Epidemie. Aber es gibt andere Menschen, die sich aus Angst vor Ansteckung nicht in die Kirche wagen. Die alten Leute erinnern sich noch gut daran, wie Graf Orlow während der Pest auf die Beter bei der Kapelle der Iberischen Gottesmutter feuern ließ.

Neulich erst wollte ein neunmalkluger Senator in seinem Bezirk sogar die Kirchen schließen. Die Popen, sagte er, sollen auf den Straßen vor den Häusern beten, und die Polizei muss aufpassen, dass sich keine Menschen ansammeln, damit sie sich nicht gegenseitig anstecken."

Golizyn verlas vor dem Medizinischen Rat einen Brief des Zaren Nikolaj. Der Imperator dankte den Ärzten und allen, die den leidenden Bewohnern seiner geliebten Stadt halfen, und fragte an, ob die Herren Ärzte der Ansicht seien, seine Anwesenheit könne dazu beitragen, die Menschen zu ermutigen und dem Volk einigen Trost zu spenden.

Einige Ärzte und Senatoren sprachen sich für den Besuch des Zaren aus, darunter auch manche, die Cholera für eine ansteckende Krankheit hielten und gleichzeitig hofften, dass, wenn der Zar höchstpersönlich bemerken würde, wie hingebungsvoll sie die Epidemie bekämpften, er mit Auszeichnungen und Lob nicht geizen würde. Sie verlangten lediglich, es müsse für den nötigen Schutz gesorgt werden. Seine Majestät dürfe sich nicht zu Fuß, sondern nur in der Karosse in den Straßen zeigen. Zweifellos würde die Anwesenheit Seiner Majestät die Zuversicht der Bevölkerung außerordentlich heben und fördern und auch die Liebe der Untertanen zum Herrscher stärken.

Haass widersprach dieser Meinung entschieden:

„Der Wunsch Seiner Kaiserlichen Majestät ist ein Zeichen seines edlen Geistes und seines großen Herzens. Es ist ein wunderschöner Wunsch. Doch wir Ärzte müssen uns diesem Wunsch widersetzen, auf das entschiedenste und ohne alle Einschränkung. Die Herren, welche Cholera morbus für eine ansteckende Krankheit halten, haben Angst und Entsetzen in den Gemütern der Bevölkerung erzeugt; und jetzt würden sie einen ungeheuren, frevelhaften Leichtsinn begehen, sich gröblichster Fahrlässigkeit schuldig machen, wollten sie die Reise Seiner Kaiserlichen Majestät zulassen. Denn Cholera morbus ist eine epidemische Krankheit. Wir kennen noch längst nicht alle ihre Wege und Pfade. Die schreckliche Krankheit breitet sich sehr schnell aus. Wir wissen und gehen davon aus, dass sie sich durch Wasser und durch Nahrung verbreitet. Aber wir wissen nicht, welches Wasser, welche Nahrung sie bringt. Vielleicht trägt auch die Luft, irgendein arglistiger Wind sie aus fernen südlichen Ländern herbei. Wir wissen, dass die Epidemie jetzt in Moskau grassiert. Manche Kranken sind genesen, andere starben. Warum der eine gesund wird, der andere stirbt, weiß nur Gott, und wir kurieren, wie wir es verstehen, wie wir es vermögen, und beten um Hilfe. Aber wir alle wissen, dass diese schreckliche Krankheit nicht nach Petersburg gekommen ist. Vielleicht verhindert das dortige Klima die südliche Epidemie. Auch die ansteckende Pest wütete nur in Moskau und drang nicht bis nach Petersburg vor. Aus diesem allen kann es nur eine Conclusion geben: wir dürfen nicht erlauben, dass Seine Majestät Sankt Petersburg verlässt. Wir müssen uns fortwährend vor Augen halten, dass diese Epidemie – genau wie jede andere Krankheit – nicht zwischen Arm und Reich, Hoch und Niedrig unterscheidet."

Der Zar kam dennoch nach Moskau. In offener Karosse fuhr er mehrmals durch die Straßen und über die Plätze der Stadt. Gardekavalleristen und Leibkosaken säumten die Trottoirs und achteten darauf, dass sich dem Wagen keine Bittsteller näherten.

Die Passanten schwenkten Hüte und Tücher, die Volksmenge strömte auf den Plätzen zusammen, schrie „Hurra". Manche fielen auf die Knie, Frauen schluchzten: „Du unser Engel, Gott schütze dich!" Der Zar in dunkelgrünem Uniformrock und Federhut hob leutselig die Hand im schneeweißen Handschuh.

Am Abend befahl der Zar den Generalgouverneur und den Polizeichef zum Rapport. Unter anderem berichteten die Herren auch von den Einwänden der Ärzte gegen den kaiserlichen Besuch.

„Ist das dieser gewisse Haass? Ich erinnere mich daran, dass meine Mama ihn lobte. Soll ein tüchtiger Arzt sein, aber wie man sagt, ein Sonderling und seltsames Original. Er hat sich übrigens bei meinem Schwager, dem preußischen Kronprinzen, über mich beklagt, hat geschrieben, dass wir hier unsere Gefangenen schlecht behandelten. Und jetzt wollte dieser Doktor mich nicht nach Moskau hereinlassen!"

Die Herren der kaiserlichen Suite lachten.

Nachdem die Epidemie abgeklungen war, erhielten einige Moskauer Senatoren, Offiziere, Polizeioffiziere, Ärzte und Beamte Auszeichnungen für ihren opferbereiten Dienst. Haass ging leer aus.

Er war ein bisschen betrübt, aber nicht lange. Freunde erzählten ihm, die Liste der Auszuzeichnenden sei in Abwesenheit des Fürsten Golizyn zusammengestellt worden, der seiner angegriffenen Gesundheit wegen zu einer Kur gereist war. Sein Stellvertreter aber war nicht gut auf Haass zu sprechen, diesen rastlos tätigen und daher lästigen Sekretär des Gefangenen-Fürsorgekomitees, der es ohne die geringste Scheu wagte, sich mit einflussreichen Generälen, ja sogar mit dem Innenminister anzulegen.

## VII. Der „outrierte Philanthrop"

Wegen der Cholera wurden alle Durchgangsgefängnisse aus der Stadt evakuiert und die Häftlinge zu einem zentralen Sammelpunkt auf den Sperlingsbergen gebracht. Dort hatte man noch zu Lebzeiten Zar Alexanders einen gewaltigen Bau in Angriff genommen – die Erlöserkirche zu Ehren der Siege von 1812 bis 1814. Der Architekt Alexander Wittberg, ein begabter – manche sagten ein genialer – Träumer, entwarf das Projekt. Alle, die es sahen, waren begeistert. Es sollte das größte Bauwerk Europas werden, majestätisch und prächtig, weithin über Moskau sichtbar. Die Berghänge bis hinab zum Flussufer sollten mit Marmor und Granit gepflastert werden.

Doch der Architekt verstand nicht, mit Geld umzugehen. Und noch weniger verstand er es, Menschen zu beurteilen. Er fiel auf Schlitzohren, Gauner und redegewandte Taugenichtse herein, weil er selber unfähig war, zu täuschen, zu betrügen, falsches Spiel zu treiben.

Die Bauarbeiten wurden eingestellt, die Pläne zu einem aberwitzigen Vorhaben erklärt. Der Architekt wanderte ins Gefängnis und wurde später nach Wjatka verbannt.

Doch auf den Sperlingsbergen waren riesige Mengen von Baumaterial liegengeblieben, Balken, Bretter, Steine, Ziegel, auch Baracken und einige Häuser, die für die Bauarbeiter errichtet worden waren, sowie Mauerteile und Holzzäune um die schon ausgehobenen Baugruben.

Auf diesem Gelände nun war mit dem vorhandenen Material bereits ein geräumiges Durchgangsgefängnis eingerichtet worden. Die Baulichkeiten wurden jetzt erweitert, und es entstand eine Sammelstelle für alle Sträflinge aus den nördlichen, nordwestlichen, westlichen und vielen zentralrussischen Gouvernements (die Häftlinge aus den anderen Gouvernements wurden über Kasan geleitet). Hierher brachte man auch die Bauern, die aus den verschiedensten Richtungen zu ihren Eigentümern eskortiert werden mussten, sowie Untersuchungshäftlinge und flüchtige Bauern, Vagabunden und Bettler, die ihre „Herkunft vergessen hatten". Von hier aus gingen alle Transporte nach Sibirien, nachdem die Verbannten an Kette oder Stange geschmiedet, den Zuchthäuslern ein Kopfhälfte geschoren und ihnen ihre Fesseln angelegt worden waren. Aus den Moskauer Gefängnissen und den Arrestlokalen der Polizeibezirke führte oder schleppte man Gefangene auf die Sperlingsberge hinauf, die das Spießrutenlaufen überlebt hatten oder von Henkersknuten öffentlich ausgepeitscht worden waren. Manche stöhnten leise, andere waren noch ohnmächtig; blutige Lumpen klebten an ihren zerschundenen Rücken.

Fjodor Petrowitsch untersuchte alle Neuankömmlinge und besonders gründlich alle jene, die bald auf Transport kommen sollten. Er wählte eine große Baracke aus, die sich für ein Lazarett mit 150 Betten eignete, und sorgte für eine ordentliche Ausstattung. Welchen Einwänden er dabei begegnen würde, hatte Haass im voraus gewusst. Ihn focht das nicht an, mochten Polizei-, Gefängnis- und Zivilbeamte noch so sehr darüber spotten. Er bestand darauf, Baderäume und Aborte für Männer und Frauen getrennt einzurichten; er ließ in den Baderäumen nicht nur Zuber aufstellen, sondern auch eine Gießkannenvorrichtung anbringen, damit sich nicht mehrere Leute im selben Wasser waschen mussten; er verlangte auch Tröge zum Wäschewaschen und Öfen, um daran Wäsche zu trocknen.

Zehn Jahre waren vergangen, seit er dies alles zum ersten Mal für gewöhnliche Krankenhäuser gefordert hatte, für das alte Katharinen-Hospital und für das große Gefängniskrankenhaus. Damals hatte man ihm ins Gesicht gesagt, seine Ideen seien reinste Hirngespinste, läppische Launen. Was soll das gewöhnliche Volk, was sollen Häftlinge, Landstreicher und Tagediebe mit solchem Luxus? Sie sind doch nicht daran gewöhnt, werden sofort alles besudeln, wie es bei ihnen eben üblich ist.

Haass gab nicht nach und erreichte trotz aller Widerstände, was er für notwendig hielt, bezahlte vieles aus seiner eigenen Tasche, und wenn auch das nicht reichte, borgte er Geld. Als das neue Durchgangsgefängnis auf den Sperlingsbergen eingerichtet wurde, wandte sich einer der Senatoren gegen den „überflüssigen Luxus", gegen diese „unseren Mushiki nicht bekömmliche Verzärtelung".

Die Gefängnisleitung, die Polizeioffiziere und die Platzadjutanten, die die Begleitmannschaften einteilten, sahen in Haass von Anfang an ihren Gegner, einen „vertrackten, streitsüchtigen Sonderling". Sie hielten seine Bemühungen, „jedem Gesindel" Erleichterungen zu verschaffen, für unschicklich, denn er hatte doch nicht den geringsten Vorteil davon, keinerlei Nutzen für sich selbst. Eine derart absurde Uneigennützigkeit, eine derartige Aufdringlichkeit, die ständigen Händel mit Männern von Rang und Namen, die ihre Pflichten treu nach den Gesetzen, Verordnungen und Regeln erfüllten, all dies ließ sich nicht, wie einige meinten, mit dem Wunsch erklären, „die Seele zu retten". Die Seele zu retten gelingt nur durch Gebete, Fasten und Almosen, nicht aber, indem man die Staatsdiener hindert, ihren traurigen, schwierigen, aber unumgänglich notwendigen, streng vorgeschriebenen Obliegenheiten nachzugehen; nicht, indem man Verbrecher verhätschelt, nicht, indem man bei Unbefugten gefährliche Zweifel weckt.

Anzeigen gegen Haass trafen ununterbrochen ein, sowohl beim Generalgouverneur wie beim Fürsorgekomitee und beim Metropoliten.

General Kapzewitsch beklagte sich über das Gefängnislazarett und über die neuen Zellen, die mit Holzpritschen ausgestattet waren. Als ob Häftlinge nicht auf dem Fußboden schlafen könnten! Und dann Aborte statt der Kübel: „Diese Unterkunft ist mehr als reichlich versorgt; sie ist geradezu üppig ausgestattet mit allem möglichen Firlefanz, wie ihn sich nur verstiegene Philanthropie ausdenken kann." Der General beschwerte sich:

*Doktor Haass, dieser outrierte Philanthrop, untersucht und behandelt nicht nur Kranke, er spricht auch mit den gesunden Delinquenten, fragt sie teilnahmsvoll aus, hört sich ihre Klagen an, achtet darauf, wie sie angeschmiedet werden, stört die Schmiede und die Begleitsoldaten bei ihrer Arbeit. Wenn eine Partie Gefangener auf Transport geht, tauscht Herr Haass sogar mit ihnen den Abschiedskuss.*

Nicht nur die Konvoi-Offiziere und die Gefängnisbeamten ärgerten sich über den „outrierten Philanthropen". So schrieb eine gewisse Frau Naumowa, Mitglied des Fürsorgekomitees der Damen, an Innenminister Sakrewskij:

*Der Doktor hat eine sehr gute, aber allzu weiche Seele: er lebt in einer selbst konstruierten Welt und verwöhnt die Sträflinge in nicht mehr vertretbarem Ausmaß.*

Das Gefängnispersonal und die Begleitsoldaten übernahmen das Verhalten ihres Vorgesetzten Haass gegenüber und suchten nach Gelegenheiten, seine Tätigkeit zu sabotieren oder ihm gar einen Streich zu spielen. Um den lästigen Querulanten zu ärgern, „vergaßen" sie seine Anordnungen und „vergaßen" auch wohl bei einem Kranken, ihn ins Krankenhaus zu bringen.

Entgegen seinem ausdrücklichen Verbot schickten sie einen Syphilitiker auf Transport. Als Haass es erfuhr, schrieb er entsetzt an den Minister und an den Generalgouverneur:

*...Dieser Unglückliche ist verschickt worden, er wird seine schreckliche Krankheit in fernen Gegenden verbreiten, während ich und der Polizeiarzt heimkehrten im Bewusstsein erfüllter Pflicht. All der Jammer, den dieser bedauernswerte Kranke verbreiten wird, wird auf das Konto des Moskauer Gefängnis-Fürsorgekomitees eingetragen, in jenes Buch, nach dem die Welt am Jüngsten Tage gerichtet werden wird.*

\* \* \*

Wilhelmine rüstete sich zur Rückkehr in die Heimat. Schwester Lieschen war Witwe geworden, sie kränkelte, brauchte Hilfe, jemand musste sich um die Kinder kümmern. Fjodor Petrowitsch sah ein: in Köln wurde Wilhelmine wirklich gebraucht. Ihm, dem unfruchtbaren Feigenbaum, war doch nicht zu helfen. Ihr Ort, ihr Wirkungskreis war das Haus, der häusliche Herd. Er aber hatte kein Haus, brauchte es nicht. Sein Zuhause war bei den Kranken. Sie waren seine Kinder, seine Brüder und Schwestern. Aber Wilhelmine mochte nicht in einem Krankenhaus leben. Sie wollte auch nicht, dass ihr nur noch ein Diener blieb, Jegor, mit dem sie sich nicht verständigen konnte und den sie für einen Spitzbuben hielt.

Wilhelmine ist gewiss eine gute, verständige Frau, eine liebevolle Schwester. Aber sie versteht ihn so gut wie gar nicht, sagt, er habe einen „difficilen Charakter". Er tut ihr leid, und die unglücklichen Häftlinge tun ihr auch aufrichtig leid; sie betet für sie. Aber ihre Furcht vor ihnen ist größer als ihr Mitleid. Sie versteht ihren Bruder ebensowenig wie ihn die Generäle, die Offiziere und die Gefängnisbeamten, ebensowenig wie ihn seine guten Freunde Dr. Pohl, Dr. Hofmann und der Fürst Golizyn verstehen. Sie bedauern ihn und die Unglücklichen, für die er sich einsetzt, aber sie verstehen ihn nicht, verstehen ihn überhaupt nicht.

Nach einer schlaflosen Nacht war sein Kopf schwer, die Augen brannten. Fjodor Petrowitsch wusch sich lange, erneuerte mehrmals das Wasser. Zum Frühstück ließ er sich kaum Zeit, schrieb sofort an den Generalgouverneur, an den Minister und an das Fürsorgekomitee. Denn er musste unverzüglich dem Konvoi-Offizier entgegentreten, der ihn angezeigt hatte, in Gegenwart der Häftlinge Offiziere beleidigt zu haben. Fjodor Petrowitsch legte unter anderem dar:

*Unter diesen Menschen gab es Genesende und wirklich sehr Geschwächte, die, als sie mich sahen, baten, ich möge sie von ihren Qualen befreien. Meine Fürsprache war vergebens, und ich war gezwungen, die Blicke der Verachtung zu ertragen, mit denen sie sich von mir abwandten, denn sie wußten, daß ihr Verlangen statthaft war und daß ich mich hier in Einklang mit dem Gesetz befand. Ausgestattet mit genügend Vollmacht, diesem Elend abzuhelfen, erlaubte ich mir in der Tat, dem Konvoi-Beamten zu sagen, er möge dessen eingedenk sein, daß Gott sein Richter sei.*

Golizyn selber war immer häufiger abwesend und überließ den Papierkrieg, darunter auch die Anzeigen gegen Fjodor Petrowitsch, seiner Kanzlei. Wieder einmal hatte sich General Kapzewitsch beschwert, und ein geschäftsmäßig-verbindlicher, kühl-höflicher Gouvernementsbeamter bat Haass, sich zu der Beschwerde zu äußern. Der General zeigte sich sehr ungehalten, weil der Doktor schon wieder Gefangene vom Transport zurückgehalten hatte, die auf die Ankunft ihrer Angehörigen warteten.

*...Dabei waren dem Bataillonsführer schon die fertigen Begleitpapiere der Arrestanten übergeben worden. Indem Doktor Haass bei der ärztlichen Untersuchung viele Verbannte wegen völlig nichtiger Bitten zurückhält, zwingt er die Begleitmannschaften, in voller Ausrüstung zu warten, bis er mit der Untersuchung fertig ist, Bitten angehört hat, sich von den zu verschickenden Verbrechern verabschiedet hat. Der Kommandoführer, der die Verpflegungskasse und die Liste der zu Eskortierenden führt, ist gezwungen, alles noch einmal abzuändern; so vertrödeln Konvoi und Arrestanten auf den Sperlingsbergen unnötig Zeit und erreichen das Nachtquartier zu spät, erschöpft vom langen Warten und vom Marsch.*

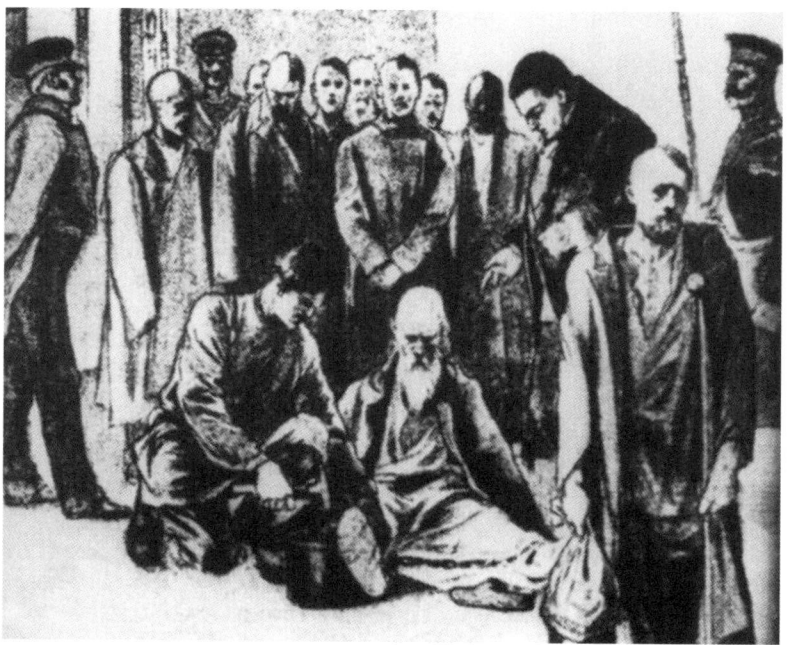

Hartnäckig versuchte General Kapzewitsch, die Fürsorgegesellschaft und das Fürsorgekomitee zu veranlassen, den Doktor Haass zu entfernen, *denn er bringt nicht nur keinen Nutzen, sondern er stiftet Schaden, indem er durch seine outrierte Philanthropie die verderbten Sträflinge zum Murren aufstachelt.*

*Dr. Haass besucht die Gefangenen und prüft, ob sie fachgerecht gefesselt sind und auf die Etappe geschickt werden können. Zeichnung von Jelena Samokisch-Sudkowskaja (entnommen aus Konis „Lebensskizze", 3. Aufl., St. Petersburg 1904)*

Fjodor Petrowitsch las die sauber beschriebenen Kanzleipapier-Bögen – Militärschreiber lassen sogar Buchstaben und Zeilen parademäßig stramm antreten – und versuchte, sich diesen General vorzustellen: ein finsterer Schnauzbart, in eng anliegendem Uniformrock, mit goldenen Epauletten, Ordenskreuzen, Sternen… Man sagte von ihm, er sei seinen Soldaten väterlich zugetan, er sei streng, aber gerecht. Warum nur ist dieser General so böse auf den Doktor? Warum hat er, der um das Wohlergehen seiner Soldaten so besorgt ist, überhaupt kein Mitleid mit den Gefangenen, die doch viel unglücklicher sind? Der General glaubt ja, was er schreibt… So trüben Vorurteile den Verstand, und bedingungsloser Gehorsam vor dem Buchstaben verhärtet das Herz.

Auf einer der regelmäßigen Sitzungen des Gefängnis-Fürsorgekomitees referierte Fjodor Petrowitsch:

„Im verflossenen Jahr 1833 betrug die Einwohnerzahl der Stadt Moskau 311 000, mehr als die Hälfte von ihnen sind Leibeigene – herrschaftliches Gesinde und Bauern. In diesem selben Jahr passierten das Durchgangsgefängnis auf den Sperlingsbergen 18 147 Personen beiderlei Geschlechts. Unter ihnen befanden sich 6 998 ‚Nicht-Häftlinge', die ihre Angehörigen begleiteten. In allen anderen Moskauer Gefängnissen zusammen wurden in diesem selben Jahr fast 60 000 Arretierte gezählt. Eine exakte Ziffer konnte vom Komitee nicht ermittelt werden.

Uns obliegt die Sorge für diese unglücklichen Menschen. Die einen sind wohl infolge eigener Sünden und Verfehlungen unglücklich, die anderen aber erleiden ihr trauriges Schicksal nicht aus eigener Schuld, sondern weil sie von anderen irregeleitet oder versehentlich falsch beschuldigt wurden. Sie alle sind unglücklich, bedürfen daher des Mitleids und der Pflege christlicher Mitmenschen, vor allem unseres Komitees.

Wenn ich hier stehe in diesem prächtigen, hellen Saale, vor so vielen verehrungswürdigen Herrschaften, und so viele edle, wohlmeinende Gesichter sehe, wenn ich nach unserer Sitzung heimfahre in mein wohleingerichtetes Haus oder auch einen guten Freund besuche, dann kann und darf ich nicht vergessen, dass im selben Augenblick – nur zwei oder drei Werst von hier entfernt – Menschen in Ketten schmachten, in Kälte und Schmutz, und auf engstem Raum mit rohen und übelgesinnten Schicksalsgenossen unfreiwillig zusammengepfercht sind, von denen sie sich nicht für eine winzige Minute entfernen können, nicht einen einzigen Schritt. Alle Türen und Tore sind ihnen verschlossen. Für sie gibt es keine Freunde, nicht die kleinste Erleichterung."

Fjodor Petrowitsch berichtete dem Komitee ausführlich über Vorkommnisse, die er selbst im vergangenen Monat in den Gefängnissen miterlebt hatte, wenn kranke Häftlinge oder auch bloß eskortierte Bauern oder ihre Frauen und Kinder durch die Begleitkompanie rücksichtslos und brutal behandelt wurden.

Einige Komiteemitglieder hörten teilnahmsvoll zu, nickten bekümmert. Andere flüsterten: „Da singt er wieder seine Jeremiaden, unser Heulmeier."

Metropolit Filaret beobachtete aufmerksam, wie Haass erregt gestikulierte und auch wohl mit dem Fuß aufstampfte, wenn er in seinem Papierwust ein benötigtes Blatt nicht gleich finden konnte oder wenn ihm ein Wort, ein Name nicht sofort einfielen.

„...Manche strengen Beamten und Offiziere werfen uns vor, wir gingen zu milde mit Verbrechern um. Ich gestatte mir, diese Vorwürfe ungerechtfertigt zu nennen: Sie widersprechen den christlichen Lebensgrundregeln und sind unvereinbar mit den geltenden Gesetzen. Wir sind auf das strikteste gehalten, nicht nur für Ordnung und Sauberkeit in den Gefängnissen zu sorgen, sondern auch alle Bitten der Verschickten und der Gefangenen wohlwollend anzuhören und zu prüfen.

*Ich habe meine mir unterstellten Mitarbeiter im Komitee angewiesen, das Wort ‚Mitleid' nicht anzuwenden. Manche guten Menschen besuchen aus Mitleid die Eingekerkerten, bringen ihnen Almosen, legen Fürsprache bei der Obrigkeit für sie ein. Sie tun dies aus Mitleid. Wir aber, die Mitglieder und Mitarbeiter des Fürsorgekomitees, tun nur, was unseres Amtes ist, erfüllen nach besten Kräften unsere heiligste und oberste Pflicht."*

Im „Journal", dem Sitzungsprotokoll, wurde aber vermerkt, das Komitee habe dankbar die Empfehlung des Vizepräsidenten, Seiner Eminenz, des Metropoliten Filaret, angenommen, nicht in eine große Diskussion bezüglich der Überlegungen Fjodor Petrowitschs über regelmäßige Gefangenenbesuche einzutreten. Es genüge festzuhalten, dass mildtätige Besuche zweifellos wünschenswert, wenn nicht gar erforderlich seien...

Dem Metropoliten Filaret wurde dieser unbezähmbare, redselige und unnachgiebige Doktor Haass zu einem Ärgernis. Es brachte ihn auf, wenn dieser andersgläubige Doktor sich für Ketzer verwendete, die wegen Widersetzlichkeit gegenüber der Kirche bestraft worden waren, für Altgläubige und andere Sektierer.

Über derartige Dinge mit einem Andersgläubigen zu diskutieren lag unter der Würde des Metropoliten. Doch ausgerechnet dieser Fjodor Petrowitsch hatte beim Generalgouverneur die Erlaubnis erwirkt, im Durchgangsgefängnis eine orthodoxe Kirche zu bauen. Die Mittel zu diesem Bau auf den Sperlingsbergen hatten seine Patienten, reiche Kaufleute, gespendet. Fjodor Petrowitsch sorgte auch für die Ausschmückung und dafür, dass alle Häftlinge regelmäßig zum Beten in die Kirche geführt wurden. Metropolit Filaret konnte nicht umhin, dieses Werk Fjodor Petrowitschs anzuerkennen, und ordnete, der Bitte des Doktors entsprechend, an, dass für jeden abgehenden Häftlingstrupp eine Messe gehalten würde.

\* \* \*

In den dreißiger Jahren war Moskau Zwischenstation für die großen Transporte aus Polen. Es waren die nach dem niedergeschlagenen Aufstand von 1831 zu Zuchthaus und sibirischer Verbannung Verurteilten: wirkliche Aufständische und solche, die wegen „Beihilfe" bestraft worden waren. Ihnen folgten häufig ihre Frauen und Kinder. Haass hielt diese Transporte stets so lange auf den Sperlingsbergen fest, bis alle Häftlinge gebeichtet und die Kommunion empfangen hatten. Er wurde denunziert wegen Bevorzugung von Katholiken gegenüber den Rechtgläubigen, von denen er noch keinen einzigen aus diesem Grunde zurückbehalten habe. Haass erwiderte:

„Für die rechtgläubigen Arrestanten gibt es auf dem ganzen Weg geistlichen Beistand. In allen Städten und manchen Dörfern gibt es Kirchen. Aber die Katholiken haben hier in Moskau die letzte Möglichkeit, zu beichten. Es heißt wohl, in Irkutsk solle eine katholische Kirche errichtet werden. Aber dorthin werden sie frühestens in einem Jahr gelangen."

Bei diesem Disput schwieg Filaret mit finsterer Miene.


Auf einer anderen Sitzung berichtete Haass über seine Bücherverteilungen in den Gefängnissen. Es waren mehrere hundert vom *ABC der christlichen Sittsamkeit* und Evangelien. Die Mittel zum Erwerb dieser Bücher hatte der englische Kaufmann Merilis[34] gespendet. Er hatte versprochen, auch weiterhin jährlich den notwendigen Betrag zu spenden. Dieser Kaufmann besaß ein großes Geschäft gegenüber dem Theater.

Als Haass ihn um Spenden für seine Schützlinge bat, appellierte er nicht nur an dessen mildtätiges, christliches Herz, er machte ihm auch klar, dass er sich auf diese Weise das Wohlwollen der Moskauer erwerben würde, *denn*, so schrieb er, *das russische Volk besitzt vor allen anderen Qualitäten die wunderbare Gabe des Erbarmens, die Bereitschaft und die Gewohnheit, mit Freude dem Nächsten zu helfen, ihm im Überfluß zu geben, wessen er bedarf.*

Haass klagte auf einer Komiteesitzung darüber, dass in Moskau kein Neues Testament in kirchenslawischer Sprache aufzutreiben sei.

Filaret unterbrach Haass' Ausführungen mit leiser, aber deutlicher und etwas näselnder Stimme:

„Sie grämen sich nutzlos, verehrtester Fjodor Petrowitsch, ganz nutzlos. Ihren Eifer kann ich überdies gar nicht gutheißen. Denn wenn ein einfacher Mensch, noch dazu ein sündiger, verbrecherischer, das Evangelium ohne stete Anleitung, ohne gute Anweisungen, Erklärungen und Belehrungen durch geistliche Personen liest, dann

---

[34] Archibald Merilis (richtig Mirrielees; ?-1877), Kaufmann schottischer Herkunft, Mitglied der St. Petersburger Bibelgesellschaft. (Anm. d. Herausgebers)

kann die Lektüre eine gefährliche Neigung zu willkürlicher, einseitiger und sogar schädlicher, ketzerischer Auslegung wecken. ‚Werft die Perlen nicht vor die Säue'."

Ein anderes Mal führte der Metropolit den Vorsitz der Komiteesitzung, auf der Haass berichtete, dass er von den Spenden unbekannter Wohltäter Kinder von solchen Leibeigenen freikaufte, die auf Befehl ihrer Herren verschickt wurden. Die Eltern hielt er so lange auf den Sperlingsbergen zurück, bis die freigekauften Kinder anlangten und dann ihre Eltern in die Verbannung begleiten konnten.

„Hier, mit Verlaub, ist die Liste. Am 24. August 1834 ging ein Trupp mit 132 Zuchthäuslern und Verbannten mit Gerichtsurteil ab, dazu kamen 57 leibeigene Bauern, die keine Sträflinge sind. Vierzig von ihnen sind einfach ‚Passlose', die zu ihren Eigentümern geleitet werden sollten, die übrigen siebzehn wurden auf Befehl von drei Gutsbesitzerinnen und einem Gutsbesitzer deportiert. Fünf Frauen waren von ihren Kindern getrennt worden. Sie flehten um Erbarmen, baten darum, ihnen die Kinder mitzugeben, wenigstens die kleinen, die noch nicht zwölf Jahre alt waren. Es gelang aber nur, ein zweijähriges Mädchen freizukaufen.

Im zweiten Trupp der nämlichen Woche befanden sich unter den auf Befehl ihres Gutsbesitzers nach Sibirien Verbannten zwei Knaben von zehn Jahren. Weder der Gefängniskommandant noch der Konvoi-Führer konnten mir erklären, warum Minderjährige so bestraft werden, es kann doch nicht im Namen des Gesetzes etwas so Furchtbares geschehen."

„Erlauben Sie, Fjodor Petrowitsch", unterbrach der Metropolit. „Es ist ja unmöglich, dass jemand gesetzwidrig verbannt wird; wenn es sich um Krankheiten des Leibes handelt, so ist das Ihr Bereich. Dafür haben Sie Ihre Kenntnisse und Bücher zur Hand. Aber wenn es sich um Krankheiten der Gesellschaft handelt, um Rechtsangelegenheiten, dann hören wir auf Menschen, die von diesen Dingen mehr verstehen als wir. Wenn Sie, verehrter Doktor, einen Fieber- oder Cholerakranken behandeln, werden Sie doch weder Generäle noch Richter noch Minister um Rat und Beistand bitten. Unser Komitee ist auf allerhöchsten kaiserlichen Befehl gegründet worden, und zwar zur Gefängnisfürsorge, nicht aber, um Gesetze zu geben. Also alterieren Sie sich nicht, Fjodor Petrowitsch, und Sie, mein Herr", wandte der Metropolit sich an einen Beamten der Gerichtsbehörde, „bitte ich, Stellung zu nehmen zu jenen Fällen, über die Fjodor Petrowitsch referiert hat."

Der dem Gefängniskomitee beigeordnete Jurist verbeugte sich vor dem Metropoliten, schlug eine schweinslederne Aktentasche auf, entnahm einer saffianledernen Mappe ein paar beschriebene Bögen und las: „,...In § 257 und § 258 Band 14 des Gesetzbuches steht zu lesen: ‚Der Landstreicherei und des Bettelns Überführte sind in Polizeigewahrsam zu nehmen, und zwar ohne jede Bedrückung und Einschüchterung, aber mit aller Behutsamkeit und Menschenfreundlichkeit...'"

Fjodor Petrowitsch, der sich gesetzt hatte, als der Beamte zu sprechen begann, hob die Hand und warf ein: „Hören Sie, hören Sie doch, Eminenz, das eben beachten die Herren Gefängnis- und Konvoi-Offiziere nicht: Menschenfreundlichkeit! Und dabei ist es ein so wundervolles Gesetz, christliche Menschenliebe ist in ihm verankert…"

Metropolit Filaret klopfte mit dem Bleistift auf den Tisch und bat, den Redner nicht zu unterbrechen.

„…'mit aller Behutsamkeit und Menschenfreundlichkeit, und in ihre Heimatorte zu ihren Gemeinden zu bringen zwecks gehöriger Unterbringung. Das bedeutet: die städtischen Gemeinden und die dörflichen Obrigkeiten haben dafür zu sorgen, dass ihrer Amtsgewalt unterstehende arme und besitzlose Menschen nicht vagabundieren und betteln. Die Gesunden sollen zu verschiedenen Arbeiten verwendet werden; Alte und Sonstige sind ihren Verwandten zu übergeben, die für sie aufzukommen haben; existieren keine Verwandten, so sind sie in Armenhäusern oder Spitälern unterzubringen.'

Laut § 335 und 337 desselben Bandes 14 unseres Gesetzbuches haben die Herren Gutsbesitzer das Recht, die ihnen gehörigen Leibeigenen zu bestrafen. Und dies nicht nur mit eigenen üblichen Mitteln, das heißt mit Rutenstreichen oder Stockschlägen oder Arrest, sondern in solchen Fällen, wo eigene Maßnahmen erfolglos blieben, haben die Gutsbesitzer das Recht, die Schuldigen in Arbeitshäuser, Strafkolonnen oder zur Ansiedlung in Sibirien für eine vom Besitzer selbst festgesetzte Zeit zu verbannen.

In einem Nachtrag des Regierungsukas aus dem Jahre 1822 wurde den Gouvernementsverwaltungen untersagt, eine Untersuchung der Gründe für die Unzufriedenheit der Gutsbesitzer vorzunehmen. Sie haben lediglich die Einlieferung des Delinquenten zu bescheinigen und im Falle seiner Militärdiensttauglichkeit ihn der Rekrutierungsbehörde zu überstellen, im anderen Falle ihn zur Ansiedlung nach Sibirien zu deportieren.

Laut § 352 des nämlichen Bandes 14 können einer solchen Bestrafung durch ihre Besitzer vermittels der Gouvernementsverwaltung auch Minderjährige vom 8. bis 17. Lebensjahr für freches Auftreten und unzulässiges Benehmen unterzogen werden."

Haass fragte, was das Gesetzbuch über minderjährige Kinder vorschreibe, deren Eltern auf Befehl ihres Besitzers verbannt werden, und ob ein Gesetz in Kraft sei, das befehle oder auch nur zulasse, Kinder von ihren Eltern zu trennen.

Ein derartiges Gesetz wurde nicht gefunden. Die zum Komitee gehörenden Richter erklärten, in solchen Fällen gelte das Eigentumsrecht des Gutsherrn. Kinder eines verbannten Leibeigenen gehörten nicht diesem und nicht dessen Frau, die ihm in die Verbannung folgt. Die Kinder gehörten ihrem gesetzlichen Eigentümer. Er könne sie, wenn er wolle, behalten. Es stehe in seinem Belieben, sie den Eltern aus Mitleid zu schenken oder sie ihnen für eine entsprechende Freikaufsumme zu überlassen.

Derartige Freikäufe gelangen Fjodor Petrowitsch oft, obwohl dies keineswegs zu seinen Obliegenheiten als Sekretär des Fürsorgekomitees gehörte. Er wurde dabei unterstützt von seinen Freunden, dem Kammerherrn Lwow und dem Zivilgouverneur Olssufjew. Lwow war es auch, der Haass geholfen hatte, eine Schule für Kinder von Gefangenen und minderjährige Häftlinge zu gründen, die dank reichlicher Spenden gebaut und eingerichtet werden konnte. Er und Kaufmann Rachmanow waren Fjodor Petrowitschs wichtigste Helfer und Beschützer. Sie unterstützten ihn in seinen Kämpfen mit den Behörden und halfen ihm, wenn es darum ging, Kinder von Verbannten freizukaufen. Für die Schule und die Krankenhäuser opferte Lwow fast sein ganzes Vermögen.

\* \* \*

Jedesmal, wenn der Metropolit Filaret einer Komiteesitzung präsidierte, hatte Haass einen besonders schweren Stand. Mit leiser, aber deutlich artikulierender Stimme unterbrach Filaret häufig dessen temperamentvolle Ausführungen. Ruhig und gelassen sprach er davon, dass der Doktor wohl wisse, dass, wer einen einzelnen Kranken pflege, zugleich auch an die Gesunden denken müsse, die womöglich angesteckt werden könnten. Nicht anders liege der Fall bei einem Verbrecher. Wenn man einen gefährlichen Feind des Staates und der Gesellschaft pflege, müsse dabei auch an jene gedacht werden, die er bestohlen, beraubt, ermordet habe. Und auch an jene sei zu denken, welche die Verantwortung dafür trügen, dass ein Verbrecher nicht fliehen, keine neuen Untaten und Morde verüben könne. Man dürfe nicht gestatten, dass Mitleid mit einem oder auch einem Dutzend gefährlich sündiger Menschen sich in Hartherzigkeit gegenüber vielen Hunderten, ja Tausenden von Menschen verkehre, denen die durch Milde verwöhnten Verbrecher noch schlimmere Leiden antun könnten als zuvor. Und die harten und strengen Gesetze seien eben aus Mitleid mit der großen Mehrzahl der schuldlosen Menschen entstanden.

Fjodor Petrowitsch erwiderte, das beste Gesetz gleiche wohl dem Gebot des Sabbats. Die Menschen seien aber nicht für den Sabbat da, sondern umgekehrt. Wichtiger aber als alle Gebote sei das Gesetz Christi.

Auf jeder Sitzung referierte Haass über Fälle von Ungerechtigkeit, von unangemessen strenger Verurteilung. Sein ständiger Gegenspieler war der Departement-Direktor im Justizministerium, Pawel Iwanowitsch Degaj[35]. Dieser kluge und gebildete Mann kannte sich nicht nur ausgezeichnet im russischen Rechtswesen aus, sondern ebensogut in dem anderer Länder und dem des klassischen Altertums. Er liebte elegante Rhetorik, glaubte an den Segen der Aufklärung und war Haass aufrichtig gewogen. Doch er hielt ihn für einen naiven herzensguten Träumer, den gerissene Ver-

---

[35] Pawel Iwanowitsch Degaj (?-1849), Absolvent der Charkower Universität; Jurist und Rechtswissenschaftler, Kenner des europäischen Rechtswesens. (Anm. d. Herausgebers)

brecher zum Narren hielten und dessen Vertrauensseligkeit von listigen Heuchlern missbraucht werde, da er unfähig sei, hinter frommen Reden Böses zu erkennen.

„Mein teuerster Fjodor Petrowitsch, ,dura lex, sed lex'[36], und da kann ich kein Jota nachgeben. In unserer noch so unaufgeklärten Zeit, bei unserem leider noch so unaufgeklärten Volk ist strikte Einhaltung der Gesetze unabdingbar, um den ordentlichen Bürgern und der Gesellschaft insgesamt ein friedliches Leben zu sichern. Auch die so dringend erwünschte Aufklärung kann nur dort Erfolge zeitigen, wo die Gesetze eingehalten werden.

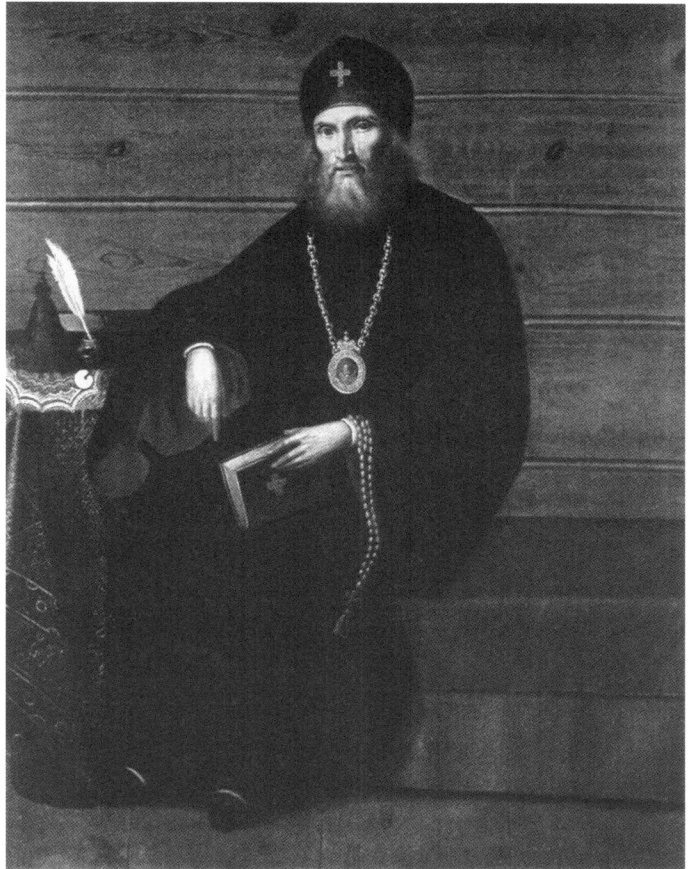

*Filaret (Drosdow), Metropolit von Moskau*

Wir dürfen uns selbst von den allerbesten Herzensregungen nicht leiten lassen, wenn sie im Widerspruch zum Gesetz stehen, wir dürfen nicht listig nach krummen Seitenwegen suchen, nach Spalten, Rissen und Lücken, wenn uns ein Gesetz zu streng erscheint.

Sie in Ihrer großen Herzensgüte wollen den Arrestanten nicht nur Arzt sein, sondern auch Anwalt und Fürsprecher. Deswegen geraten Sie in Konflikt mit den Konvoi-Kommandanten und den Gefängnisbeamten. Sie bekämpfen Gerichtsurteile und Anordnungen der Gouvernementsverwaltung und sind sogar geneigt, die Gerechtigkeit der geltenden gesetzlichen Bestimmungen anzuzweifeln.

Daher setze ich Sie in Kenntnis, mein bester, leider aber nicht immer genügend informierter und über jedes Maß weichherziger Fjodor Petrowitsch, dass mit dem allerhöchsten Ukas aus dem Jahre 1823 in Abänderung der äußerst strengen Gesetze des vergangenen Jahrhunderts den Leuten niederen Standes das Recht konzediert worden ist, Beschwerde zu führen bezüglich einer Bestrafung in einem Krimi-

---

[36] Hart ist das Gesetz, aber es ist Gesetz.

nalfall, wohlgemerkt: Beschwerde – keineswegs aber eine Appellation. Diese Beschwerde ist an den Regierungssenat zu richten. Erweist sich eine solche Beschwerde als ungerechtfertigt, unterliegt der Beschwerdeführer der Körperstrafe. So kann ein übermäßig mitleidiger Sachwalter seinen Schützling unter die Rute oder unter die Knute bringen.

Weiter laut Gesetz: diejenigen Personen, die durch einen Urteilsspruch sämtlicher Rechte verlustig gingen, dürfen bis zum Vollzug des Urteils, das heißt bis zur Ankunft in Sibirien, keine Beschwerde einreichen. Und denen, die zur Verbannung nach Sibirien verurteilt worden sind, ist es strengstens untersagt, Beziehungen mit in Russland lebenden Personen zu unterhalten, sie dürfen nicht einmal mit ihren Familienangehörigen korrespondieren.

Ich sehe Ihrem guten Gesicht an, dass diese außerordentlich strengen Gesetze Ihnen tiefsten Kummer bereiten. Und ich versichere Sie, wir werden uns für Milderung dieser Gesetze einsetzen. Wir werden bitten und flehen. Aber wir werden uns nicht unterfangen, die Gesetze zu verletzen, zu übertreten. Ich weiß, wie tief gläubig Sie sind, und erlaube mir daher, Sie an ein Wort des Evangeliums zu erinnern: Gebt dem Kaiser, was des Kaisers ist, und Gott, was Gottes ist."

„Ich weiß das alles sehr wohl, bester Pawel Iwanowitsch. Ich habe mich niemals unterfangen, den kaiserlichen Gesetzen zuwiderzuhandeln. Meine flehentlichen Bitten gehen ja nur dahin, dass die Gesetze auch eingehalten und nicht verletzt werden, dass diese Gesetze richtig und nicht zum Schaden der Menschen und des Staates ausgelegt werden…

Sie sagten zum Beispiel: ‚Beschwerde darf erst nach vollzogenem Urteil eingereicht werden.' Wie ist das auszulegen? Wenn ein Unglücklicher meint, er sei unschuldig zu vielen Knutenhieben und zur Verbannung nach Sibirien verurteilt worden, wann darf er sich dann beschweren? Erst nach der harten Bestrafung, wenn er in seinem Blute, vielleicht gar im Sterben liegt?... Verbannte brauchen etwa ein Jahr, bis sie Sibirien erreicht haben. Von wo aus darf der Häftling sich dann beschweren? Wie ist es, wenn er dort zur Ansiedlung nach Nertschinsk muss? Dann dauert es noch weitere Monate. ‚Nach Vollzug des Urteils!' Man könnte das auch so auffassen, als sei das Urteil erst nach Verbüßung der Verbannungsfrist vollzogen – das heißt nach zehn oder fünfzehn Jahren –, und der Unschuldige dürfe sich erst dann beschweren. Und was ist mit jenen, die zu lebenslänglichem Zuchthaus verurteilt sind? Sie können das Beschwerderecht dann ja überhaupt nicht nutzen."

Einige Komiteemitglieder nickten Haass beipflichtend zu. Sein Opponent hob nur lächelnd die Arme:

„Unser Fjodor Petrowitsch ist ein hervorragender Rhetor, er sollte eigentlich im Senat sitzen und nicht kranken Vagabunden Einläufe machen. Dennoch, ich kann nur wiederholen: ‚Gesetz ist Gesetz.'"

Der Metropolit erhob sich. Alle schwiegen erwartungsvoll. „Sie sprechen stets von unschuldig Verurteilten, Fjodor Petrowitsch. Doch unschuldig Verurteilte gibt es nicht. Wenn ein Gericht eine Strafe verhängt, so bedeutet dies, dass der Verurteilte schuldig ist."

Haass sprang auf:

„Eminenz, was sagen Sie da?! Sie haben Christus vergessen!"

Ringsum erschrockenes, beklommenes Schweigen.

Haass verstummte, setzte sich und barg seinen Kopf in den Händen.

Filaret schaute ihn aus zusammengekniffenen, ohnedies kleinen Augen an, neigte einige Sekunden den Kopf:

„Nein, Fjodor Petrowitsch, so ist es nicht. Ich habe Christus nicht vergessen. Aber als ich eben diese voreiligen Worte sprach, hatte Christus mich vergessen."

Er sprach leise und leidenschaftslos. Mit knappen Bewegungen seiner kleinen trockenen Hand segnete er die Anwesenden und verließ den Sitzungssaal.

## VIII. Don Quixote im abgewetzten Frack

Frühmorgens machte Haass Visite im alten Katharinen-Hospital, dem Krankenhaus für das arme Volk.

Er hatte sein eigenes Haus aufgegeben und war in zwei Räume des Krankenhauses übergesiedelt. Seitdem weckten die Pfleger ihn manchmal auch nachts, wenn sie sich nicht zu helfen wussten. Nach dem Morgentee ging Haass stets durch alle Krankensäle, prüfte den Zustand der am Vortag Behandelten, untersuchte neu eingelieferte Patienten. Anschließend inspizierte er den Fortgang der Bauarbeiten, die der Modernisierung und Erweiterung des Krankenhauses dienten.

Gewöhnlich begleitete ihn sein Zögling Norschin. Der jüdische Waisenknabe war als Zwölfjähriger in eine Abteilung litauischer Kantonisten[37] gesteckt worden. Auf dem Weg zum Ausbildungsort erkrankte er, war entweder zurückgeblieben und verlorengegangen, oder man hatte ihn wegen seiner Untauglichkeit einfach liegengelassen, jedenfalls geriet er mit hohem Fieber in ein Arrestlokal der Moskauer Polizei. Dort fand ihn Fjodor Petrowitsch, nahm ihn mit in sein Krankenhaus und pflegte ihn gesund. Der Junge, der anfänglich nur jiddisch sprach, war sehr wissbegierig und lerneifrig. So behielt Fjodor Petrowitsch ihn bei sich, unterrichtete und erzog ihn.

Norschin begleitete Haass durch die Krankensäle, freute sich über jeden ihm erteilten Auftrag, zeigte sich sehr anstellig und lernte mit glühendem Eifer. Er wurde katholisch getauft und erhielt den Vornamen des regierenden Zaren: Nikolaj.

---

[37] Vgl. Anm. 5.

Selbst der anspruchsvolle Doktor Andrej Iwanowitsch Pohl erkannte an, dass der Jüngling im Studium der medizinischen Wissenschaften rasche und gute Fortschritte machte und geschickt mit den Patienten umzugehen verstand.

Hatte Haass die morgendliche Visite im alten Katharinen-Hospital beendet, begab er sich in die Gefängniskrankenhäuser. Dreimal wöchentlich fuhr er auf die Sperlingsberge, versäumte nie, eine abgehende Partie zu verabschieden. Und nachdem er mit der finanziellen Hilfe von Frau Rachmanowa, des Kammerherrn Lwow und anderen Spendern die Halbetappe Rogoshsk hatte einrichten können, fuhr er stets auch auf ein letztes Lebewohl dorthin, brachte Esswaren und Almosen.

An manchen Abenden fand er auch noch Zeit, alte Freunde und neue junge Bekannte zu besuchen – Professoren, Journalisten, Literaten.

Es machte ihm Freude, der fröhlichen Jugend zuzuschauen und sich mit den Damen über ihre Familien, häusliche Sorgen und allerlei Krankheiten zu unterhalten. Freunde versuchten ihn zu überzeugen, dass er Wunsch und Wirklichkeit oft nicht auseinanderhalten könne, dass er nicht sehe, wie Verwalter, Bauführer, Vorarbeiter, Zulieferer ihn gnadenlos betrögen. Er winkte nur ab, warf den Freunden ihr unchristliches Misstrauen vor und erteilte weiterhin gern hauswirtschaftliche und geschäftliche Ratschläge. Im Unterschied zu seinen ärztlichen Anweisungen vergaß er solche Ratschläge allerdings häufig wieder, und es kränkte ihn auch nicht übermäßig, wenn sie nicht befolgt wurden.

Die Damen stopften seine Fracktaschen voll Geld, nötigten ihn, Paketchen mit Fleisch, Käse oder Obst mitzunehmen, und er bedankte sich gerührt, überzeugt, die Geschenke seien nicht für ihn, sondern für seine Schützlinge bestimmt, für die Kranken und Gefangenen.

„O merci, merci beaucoup! Danke von ganzer Seele, Madame, in ihrer aller Namen! Sie sind so unglücklich. Am Dienstag werden wieder einige Frauen mit Kleinkindern abgeschickt. Mittags werden sie schon in Rogoshsk sein. Wenn einer Ihrer Bekannten eine gute Tat tun möchte... Vergessen Sie nicht, Dienstagmittag. In Rogoshsk lässt man Besucher bis zum Dunkelwerden ein."

\* \* \*

An einem stürmischen Winterabend hatte Fjodor Petrowitsch noch spät einen dringenden Krankenbesuch zu machen. Schon den ganzen Tag über hatte wildes Schneetreiben geherrscht, gewaltige Schneewehen hatten sich aufgetürmt. Haass mühte sich zu Fuß durch den tiefen Schnee, seine alten Pferde hätten den Schlitten nicht durch diese Unwegsamkeit ziehen können. In seinen abgeschabten, aber doch immer noch gut wärmenden Wolfspelz gehüllt, stapfte er in den großen filzgefütterten Stiefeln dahin, bald im Schnee einsinkend, bald über Balken und Bretterplanken tappend. Vornübergebeugt stemmte er sich gegen den scharfen Wind, der ihm Schneekristalle ins Gesicht peitschte. Der gelbliche Schimmer der wenigen Öllaternen durchdrang kaum die dichte Finsternis. Die Straßen lagen wie ausgestorben. Niemand wagte sich bei diesem Wetter hinaus. Doch plötzlich kamen aus einer Seitengasse drei zerlumpte Männer mit tief in die Stirn gezogenen Mützen. Knorrige Knüppel schwingend, stürzten sie auf den alten Mann los:

„Los, Onkel, Pelz und Mütze her. Dalli, dalli. Und alles Geld!"

„Meinen Pelz wollt ihr? Gut, gut. Ich sehe ja, dass ihr sehr schlecht bekleidet seid. Geld habe ich nur wenig. Ich gebe es euch gern. Nur gewährt mir eine Gnade, gute Leute: Ich bin Doktor, Arzt, muss rasch zu einem Kranken, einem sehr kranken, guten Menschen, Vater einer großen Familie. Bis zu seinem Haus ist es noch eine halbe Werst. Ohne Pelz werde ich nicht hingelangen. Lasst uns zusammen gehen. Ihr habt nichts zu befürchten. Die Straßen sind nicht belebt. An der Haustür gebe ich euch meinen Pelz. Das Geld könnt ihr schon jetzt haben."

Einer der Burschen, ein baumlanger Kerl, lachte böse und hob drohend seinen schweren Knüppel. Ein anderer, schon älterer, hielt ihn zurück, trat dicht an Haass heran, betrachtete ihn:

„Wart, wart! Arzt bist du, hast du gesagt?... Brüder, das ist ja Fjodor Petrowitsch! Väterchen, allergnädigstes, wer wird denn wagen, dir was anzutun?! Verzeih, um Christi willen! Komm, Väterchen, wir werden dich begleiten, damit sich kein Halunke an dich rantraut. Nichts werden wir von dir nehmen. Wenn ich bloß eine einzige Kopeke hätte, ich würde sie dir für die guten Werke geben."

\* \* \*

Im dichten Zigarren- und Pfeifenqualm konnte man kaum die Gesichtszüge der Diskutierenden unterscheiden. Fjodor Petrowitsch saß am Fenster, neben dem geöffneten Klappfensterchen, wedelte mit dem Taschentuch den Rauch von sich fort und hörte dem lebhaften Disput interessiert zu:

„Nein, bester Freund, Sie werden mich niemals davon überzeugen, dass es ausgerechnet Russland bestimmt sein soll, den Völkern dieser Erde ein Licht aufzustecken, den rettenden Weg zu zeigen fort von Sünden, Eigennutz, Hass und jeglichem Verbrechen. Ich verehre, mehr noch, ich liebe jene gütigen Herzen, jene erlauchten Geister, in denen dieser herrliche Traum entstand, so herrlich und so illusionär wie eine Fata Morgana, eine Vision in der Wüste. Der Wanderer, von Durst gepeinigt, unerträglichem Durst, sieht plötzlich in der Ferne eine blühende Oase, schattige Bäume, Brunnen, Zelte. Sieht das alles leibhaftig vor sich, obwohl nichts davon existiert. Nur in seiner Phantasie gibt es diese Oase. So sind auch Ihre Träumereien von Russlands großer Zukunft. Woher soll sie denn kommen? Die hingebungsvollsten, opferwilligsten Träumer wurden entweder an jenem Dezembertag 1825 von Kartätschen zerfetzt oder später aufgehängt oder in die sibirischen

Bergwerke getrieben, wo sie sich noch immer abquälen, in Ketten schmachten, Erz hauen, frieren, hungern, auf den erlösenden Tod warten..."

„Du eiferst dich ganz und gar unnütz, mein Freund, hast ja den Kern der Sache überhaupt nicht erfasst. Uns bewegen keineswegs die Träume dieser opferbereiten, edlen, aber hoffnungslos irregeleiteten russischen Patrioten. Wir widersetzen uns der Staatsmacht nicht, erlauben nicht einmal den Gedanken daran, die Waffen auf unsere Landsleute zu richten, sie gegen den Thron zu erheben. Wir wissen! Begreife das doch, du ungläubiger Thomas, wir träumen nicht, wir glauben nicht, sondern wir wissen, dass das russische Volk – in allen Ständen – große geistige Kräfte besitzt, verborgene, erst im Keim vorhandene, und offen zutage liegende: in den alltäglichen Mühen unserer Ernährer, der Bauern, in den bescheidenen Heldentaten der Gottesdiener – der Priester und Beter –, in den Werken der Künstler und Gelehrten, den Schöpfungen des Wortes und der Hand..."

„Kräfte sind freilich wohl vorhanden, wenn wir sie auch bei weitem überschätzen. Man hat ja bereits Shukowskij[38] mit Homer gleichgestellt, Karamsin[39] mit Herodot, und Puschkin[40] hat sich selbst als Horaz aufgespielt. Ach, meine Herren, ihr Moskauer ‚Liebhaber der Weisheit'[41], all diese prächtigen Träume sind, wenn man sie genau betrachtet und bedenkt, doch nur Spiegelungen, Reflexe von Ereignissen, die durch ganz andere, keineswegs geistige Kräfte hervorgerufen wur-

**Der Moskauer Telegraph, Teil 4**
**Juli 1825**
*Über die neuesten kritischen Bemerkungen zur „Geschichte des Staates Russland", geschrieben von N.M. Karamsin*

Lange warteten wir auf die Geschichte unserer Heimat von Karamsin; lange beschäftigte sich dieser ehrenwerte Mann mit dem wichtigen Werk, dem es vergönnt war, den ersten Platz in der russischen Literatur einzunehmen. Nun sind bereits acht Jahre vergangen, seitdem dieses Vermächtnis an Geist und historiographischem Wissen vor das Gericht der wissenschaftlichen Welt getreten ist. <...>

---

[38] Wassilij Andrejewitsch Shukowskij (1783-1852), bedeutender Dichter der russischen Romantik, Lehrer und Förderer vieler russischer Schriftsteller, Freund Puschkins; lebte nach 1841 im Ausland, starb in Baden-Baden.
[39] Nikolaj Michajlowitsch Karamsin (1766-1826), Schriftsteller und Historiker; arbeitete an einer vielbändigen „Geschichte des russischen Staates".
[40] Alexander Sergejewitsch Puschkin (1799-1837), Russlands bedeutendster Dichter; wurde wiederholt wegen ungehöriger Äußerungen von Behörden und Hofschranzen verdächtigt und von der offiziösen Presse verleumdet; am 8. Februar 1837 in einem Duell tödlich verwundet.
[41] „Liebhaber der Weisheit" – vgl. Anm. 7.

den. Der siegreiche Marsch nach Paris, die Siege an der Donau und im Vorgebirge des Ararat, die Rückeroberung Warschaus[42], das alles lässt auch manch klugen Kopf schwindlig werden, der sich dann allerlei einbildet – über sich selbst, über uns alle und wer weiß, über wen sonst noch. Alle anderen Völker sind ihm nur Spreu oder einfach Unkraut, nur wir Russen sind echte, gottgesäte Pflanzen – das Neue Israel, das Dritte Rom[43]. Kommt doch zur Besinnung, Brüder! Bei Gott, ich liebe mein Vaterland nicht weniger als Sie, kenne meine Landsleute nicht schlechter, und Russlands Wohl ist mir teuer. Davon zeugen meine Narben und Schrammen, die ich von den Türken- und Tscherkessenkugeln heimgetragen habe, und leider auch von den Kugeln unserer polnischen Brüder. Aber meine Liebe ist vernünftig. Ich liebe euch Moskauer Philosophen, liebe eure Gedichte, eure Werke und eure flammende Beredsamkeit. Aber diejenigen, die sich Bärte wachsen lassen, in Trachtenhemden und Kaftanen herumstolzieren und Kwas statt Champagner trinken, die kann ich nur bedauern, ja bedauern. Sie machen mich lachen, aber es ist kein fröhliches Lachen. Ihrer Meinung nach braucht man bloß den General Benckendorff Wojewoda zu titulieren und seine Gendarmen ‚Strelizen' zu nennen, alle mondänen Damen im Sarafan paradieren zu lassen und ihnen zu verwehren, französisch zu schwätzen, und sofort wird bei uns ein neues Goldenes Zeitalter anbrechen: Sklaven werden zu freien Ackerbauern, Milch und Honig werden zwischen Ufern von roter Grütze fließen."

„Sie geruhen sarkastisch zu scherzen, mein Freund, ganz Voltaires Schule, Pariser Salz. Doch ehe Sie anderen törichte Pläne zuschreiben, geruhen Sie, vernünftiger Sohn des Vaterlandes, sich herbeizulassen, uns Unvernünftigen zu erklären, wie man sich Ihrer Meinung nach um das Aufblühen dieses Vaterlandes, dessen Größe und beispiellose Siege Sie ja selbst anerkennen, sorgen müsste. Wie könnten Wohlfahrt und Glück für alle Bewohner Russlands erreicht werden? Etwa durch englische Dampfschiffe und Dampfwagen, durch ausländische Maschinen und ausländische Einrichtungen? Wollen Sie denn allen Kaufleuten und Bauern deutsche Gehröcke anziehen, allen Beamten französische Causerie beibringen und schließlich auch noch Parlamente einführen, in denen eitle Schwätzer die göttlichen und staatlichen Gesetze schmähen? Wollen Sie Gazetten und Journale zulassen, in denen gewissenlose Schmierfinken das Heiligste – Thron und Altar – ver-

---

[42] Rückeroberung Warschaus – 1830/31 kämpften die Polen verzweifelt um die Befreiung vom russischen Zarenreich. Sie wurden von der militärischen Übermacht am 8. September 1831 zur Kapitulation gezwungen. Der Einmarsch der zaristischen Truppen in Warschau bedeutete das Ende des Aufstands bzw. des Volkskrieges.
[43] Das dritte Rom – Etwa um 1510 prägte der Mönch Filofej in Pskow die Formulierung „Denn zwei Rome sind gefallen, aber das dritte steht, und ein viertes wird es nicht geben." Sie wurde zur Devise der globalen Ansprüche extrem-chauvinistischer und fanatischer Verfechter des großrussischen Reichs.

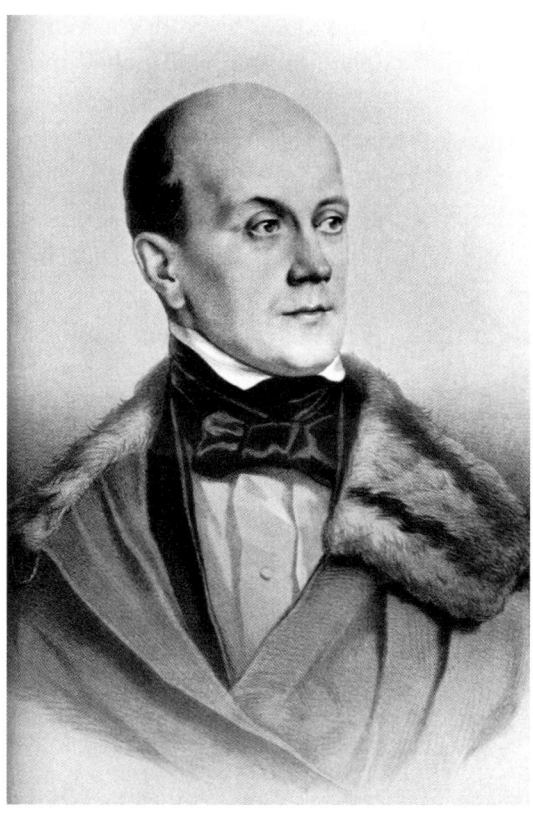

*Pjotr Jakowlewitsch Tschaadajew*

spotten? Gerade dies hatten ja diese Wahnwitzigen im Sinne, die an jenem berüchtigten Dezembermorgen des Jahres 1825 ihren Anschlag gegen den Bestand des russischen Imperiums verübten. Sie zu unterstützen, waren nicht nur die vorwitzigen jungen Gardeoffiziere bereit, die sich auf den Feldzügen in fremden Ländern mit dem Jakobinertum wie mit Krätze infiziert hatten. Nein, mit Verlaub, auch der berühmte Verseschmied, Herr Puschkin, den viele meiner Freunde als Genie bewundern, und auch unser Moskauer Sokrates, Herr Tschaadajew[44], haben sich dieser Afterweisheit anheimgegeben. Wir hatten geglaubt, das ehrwürdige Moskau, dieses Bollwerk russischer Rechtgläubigkeit, werde den schädlichen fremden Einflüssen nicht erliegen. Und auch ich hatte geglaubt, nur wenn es einen jungen Moskauer nach Petersburg verschlage, könne er in Verblendung geraten, so wie etwa dieser Michèl Lermontow[45]. In törichter Begeisterung für sein Idol Puschkin und angesteckt vom jakobinischen Geist in den Petersburger Husarenkasernen, verstieg er sich zu derart dreisten Gedichten, dass er sich den höchstpersönlichen Zorn Seiner Majestät zuzog. Dabei war er ein begabter Jüngling, ein tapferer Offizier. Und welch trauriges Ende! Er fiel nicht in der Schlacht fürs Vaterland, sondern in einem dummen Duell, geradeso wie sein Idol, dieser Puschkin.

Aber auch in der Moskauer Universität, vis-à-vis den Kremlmauern, hat die ansteckende Jakobinerkrätze die Herzen und Sinne der Studenten durchdrungen. Schuld daran sind, versteht sich, die Sophistereien der Professoren, die sich für

---

[44] Pjotr Jakowlewitsch Tschaadajew (1794-1856) veröffentlichte 1836 den ersten seiner „Philosophischen Briefe", der als rigorose Anklage gegen Russlands Staatssystem wirkte; daraufhin vom Zaren für geisteskrank erklärt, der über ihn einen Hausarrest verhängte und ihn unter ärztliche Aufsicht stellen ließ; ein Jahr später für geheilt erklärt, aber auf Lebenszeit mit Publikationsverbot belegt.

[45] Michail Jurjewitsch Lermontow (1814-1841), neben Puschkin bedeutendster russischer Dichter; wegen seines Gedichtes auf Puschkins Tod in den Kaukasus strafversetzt; fiel im Duell.

Leuchten der Aufklärung halten. Schon wieder haben sich Söhne edler Familien infiziert, junge Leute wie Nikolaj Ogarjow[46] und Sascha Herzen[47] – Sie wissen ja, dieser natürliche Sohn von Jakowlew und einem deutschen Dämchen, das er sich aus dem Ausland mitgebracht hatte –, diese beiden Verblendeten hatten mit ihren Kumpanen davon geträumt, wie die Pariser Barrikaden aufzubauen, nach Fouriers Rezept[48] *Phalanstères* in russischen Städten und Dörfern einzurichten. Man hätte sie tüchtig durchprügeln sollen, um ihnen Vernunft beizubringen, aber leider bewahrte sie ja der Ukas über die Adelsprivilegien vor der verdienten Rute.

Ich sehe, Fjodor Petrowitsch, unser gütiger Äskulap, runzelt die Stirn und wippt nervös mit dem Fuß; ihm gefallen meine Klagen nicht, sie bereiten ihm, dem Ausländer und Andersgläubigen, Unbehagen. Aber ihr, meine Herren, Sprösslinge altadliger Wurzeln, euch obliegt es, mit dem Verstand zu begreifen und mit dem Herzen zu fühlen, wie nahe verwandt die Worte Vätererbe und Vaterland sind. Nicht nur in Wort und Klang. Das Vaterland ist uns von den Vätern und Vorvätern als geheiligtes Erbe anvertraut. Darin liegt unsere Stärke, unser ganzes Sein. Selbst die allerbesten, allerklügsten Ausländer sind unfähig, Russland zu verstehen, und daher können wir von ihnen auch nichts lernen. Sie sollen nach ihrer Façon selig werden, uns ist unsere Armut lieber als all ihr Luxus, und noch lieber unsere Größe und unser Ruhm."

„Sie haben in diesem interessanten Zusammenhang vollkommen unangebracht Fjodor Petrowitsch erwähnt. Indem Sie ihn als Beispiel anführen, widerlegen Sie ja Ihre eigene These. Denn dieser gute Ausländer weiß von Russland nicht weniger als wir und versteht möglicherweise sogar noch mehr von ihm. Er ist ja nicht nur mit hohen Würdenträgern und gelehrten Herren bekannt. Täglich kommt er mit Bauern, Kaufleuten, Soldaten und den Allerärmsten der Armen aus allen Ecken und Enden unseres großen Russland zusammen. Er betrachtet sie nicht im Vorüberfahren aus den Fenstern seiner Kutsche, nicht von oben herab, durchs Lorgnon blinzelnd, von der Freitreppe seines Herrenhauses. Er pflegt und heilt ihre Körper, blickt in ihre Seelen, fühlt sich in sie ein. Ist es nicht so, Fjodor Petrowitsch?"

---

[46] Nikolaj Platonowitsch Ogarjow (1813-1877), Dichter und Schriftsteller, enger Freund und Mitarbeiter Alexander Herzens; lebte seit 1856 in England und der Schweiz.

[47] Alexander Iwanowitsch Herzen (1812-1870), Schriftsteller, Philosoph und Publizist; als Student 1834 verhaftet und dann auf mehrere Jahre verbannt; verließ 1847 Russland, lebte seitdem in Westeuropa und beteiligte sich aktiv an der europäischen demokratischen Bewegung. Der von ihm gemeinsam mit Ogarjow in London edierte Almanach „Polarstern" (*Poljarnaja svezda*, 1855-1862) sowie ihre Zeitschrift „Die Glocke" (*Kolokol*, 1857-1867) waren die ersten Organe einer freien russischen Presse, vertraten demokratische und liberal-sozialistische Ideen und hatten großen Einfluss auf die russische und westeuropäische Intelligenz.

[48] Fouriers Rezept – Charles Fourier (1772-1837), französischer Utopist; entwarf Pläne zu einer idealen sozialistischen Gesellschaft, in denen die Struktur der Siedlungen sogenannter „Phalanstères" [= gemeinschaftlich wirtschaftende Gruppe von ca. 1200 bis 1800 Personen] genau ausgearbeitet war.

„Wirklich, so ist es! Gerade so, liebwerter Herr. Und eben deswegen unterstehe ich mich, Ihnen – dem einen wie dem anderen – zu widersprechen. Ich habe Ihrem Disput mit größter Aufmerksamkeit zugehört. Ich achte Sie alle hoch und habe Sie herzlich gern. Doch ich kann Ihnen generaliter nicht beipflichten, wenn ich auch respektiere, dass Sie ernste und schwerwiegende Argumente für Ihre Thesen und Antithesen haben. Gestatten Sie mir, folgendes darzulegen:

Das Russische Imperium ist eine Großmacht, die größte Macht in Europa, in Asien und auf dem ganzen Planeten. Das ist die Wahrheit. Nun haben wir uns zu fragen: Warum ist das so? Wie ist das möglich geworden? Es hat Kiew gegeben und Nowgorod, dann kamen die wilden Tataren mit Zerstörung und Unterjochung. Das kleine Moskau entstand, entwickelte, entfaltete sich, wuchs, wurde zum Moskauer Reich, dann kam der große Peter und mit ihm das große Russische Imperium…"

„Erbarmen, Fjodor Petrowitsch! Willst du uns hier etwa den alten Karamsin nacherzählen?"

„Aber nein doch! Ich bitte um ein klein wenig Geduld. Diesen Rückblick tat ich nur, um daran zu erinnern, dass Großrussland sehr alte, sehr tiefe Wurzeln, sehr wichtige Quellen besitzt. Darum ist auch patriotischer Stolz durchaus natürlich, er ist sozusagen gesetzmäßig. Doch ich weiß auch etwas anderes. Ich weiß, dass es niemals und nirgendwo ein Land, einen Staat oder eine Nation gegeben hat, die nur aus einer einzigen Wurzel erwachsen, nur von einer einzigen Quelle gespeist worden wären.

Das Römische Reich hatte unter anderen auch Wurzeln in Griechenland; alle europäischen Staaten sind Enkel Roms. In den deutschen Staaten – ich bin im Rheinland geboren und aufgewachsen, studierte aber als Jüngling in verschiedenen deutschen Städten – habe ich Ideen kennengelernt, die denen, die heute hier in Moskau diskutiert werden, sehr ähnlich sind. Die deutschen Adelsleute sprechen besser Französisch als ihre eigene Muttersprache, und manche weilen lieber in Paris als zu Hause. Vor hundert Jahren sagten und schrieben aufgeklärte Deutsche: Frankreich, England, Italien haben eine hohe, uns überlegene Geisteskultur, die deutschen Staaten sind demgegenüber ärmliche Provinz, und die Deutschen selber sind die unaufgeklärten, armen Verwandten ihrer hochangesehenen Nachbarn… Solche Gedanken und ihnen entgegengesetzte Auffassungen gab es auch schon in früherer Zeit. Sie wissen, ich bin Katholik, in meiner rheinischen Heimat wohnen fast nur Katholiken. Für sie ist der wichtigste Mensch auf dieser Erde der Heilige Vater in Rom. Doch vor mehr als dreihundert Jahren hat der deutsche Mönch Martin Luther, ein sehr starker, sehr kluger, aber, wie ich glaube, auch ein sehr sündiger Mensch, laut verkündet: ‚Wir Deutsche brauchen keinen Papst in Rom. Wir brauchen keine Bibel in lateinischer Sprache.'

Er sagte das gleiche, was auch Sie sagen: ‚Wir haben von Ausländern nichts zu lernen.' Hundert Jahre nach Martin Luther kam es zu einem entsetzlichen Krieg, in dem deutsche Christenmenschen 30 Jahre lang einander ausrotteten. Und noch viel früher hatten sich die tschechischen Hussiten vom Papst losgesagt, weil sie den zumeist fremdländischen Bischöfen nicht untertan sein wollten. In anderen Ländern geschah Ähnliches. In Frankreich gab es zum Beispiel die Hugenotten. Auch sie wollten keinen Papst, wollten sich von italienischen und spanischen Papisten nicht belehren lassen.

Ja, ja, ich sehe, Sie wollen mir entgegenhalten, das seien Religionskriege gewesen. Freilich, viele kämpften für eine andere Glaubensauffassung. Aber bedenken Sie auch, dass eine neue Religion fast immer ihren Beginn darin hat, dass ein Stamm, ein Volk seine eigene autochthone Kirche haben will, unabhängig von fremdländischen Lehrern. In den deutschen Staaten, auch in den Niederlanden und England hatten die Religionskriege gewiss auch noch andere Gründe, machtpolitische Gründe. Doch das ist ein anderes Thema, darüber wollte ich nicht sprechen.

Ich frage mich vielmehr: Warum, wie, wodurch entstehen Feindschaft und Misstrauen gegenüber Menschen aus fremden Ländern?

Da gab es den preußischen König Friedrich II. Viele nennen ihn ‚den Großen', viele bezweifeln seine Größe. Denn er war ein Atheist und Zyniker, mit Voltaire befreundet. Überdies, obwohl er ein deutscher König war, sprach und schrieb er besser Französisch. Und die Franzosen in seinen Diensten – Beamte, Offiziere, Künstler, Handwerker – entlohnte er besser als die Deutschen. Diese Nichtachtung deutscher Sprache und deutscher Sitten seitens der großen Herren führte dazu, dass schon im vergangenen Jahrhundert bei vielen Deutschen Antipathie gegen die Franzosen entstand. Dann kam die Französische Revolution, ein Krieg folgte dem anderen. Französische Truppen eroberten meine Geburtsstadt und auch die Stadt, in der ich studierte. Die französischen Offiziere und viele Soldaten waren Atheisten. Nein, richtiger gesagt, sie frönten rationalistischen Ideen, zuerst republikanischen, später imperialen. Die Rationalisten aber erkennen keine Kirchen an. Alle Klöster und Kirchen wurden aufgehoben, auch die katholischen Schulen und Hochschulen. Die französischen Generäle, Offiziere und auch viele Soldaten glaubten, Frankreich sei die allen anderen überlegene, aufgeklärteste und wohltätigste Macht der Welt. Die Franzosen eroberten andere Länder, führten dort ihr Regime ein, ihre Gesetze, ihre Münze und ihren Kalender. Ich studierte in Köln, als diese alte, von den Römern gegründete katholische Stadt zur französischen Republik gehörte. Auf meinem Zeugnis der Kölner Akademie stand als Datum: XXI. Vendémiaire des 11. Jahres der Republik. Nach christlichem Kalender war das der 13. Oktober 1802. In jenen Jahren wollten viele gute Deutsche die Franzosen verachten, sich nur an die deutschen Wurzeln und Quellen halten, in der Gewissheit, sie seien die besten der Welt."

„Das verlangen exactement auch unsere ‚Liebhaber der Weisheit'."

„Ja, mein Herr, dieses Phänomenon möchte ich behandeln. Dabei muss ich betonen: Ich verstand die patriotischen Gefühle meiner deutschen Landsleute durchaus, aber ich konnte niemals ihre Feindseligkeit gegenüber den Franzosen teilen, auch nicht ihre Verachtung der französischen Sprache und Kultur. Eine solche Feindschaft ist nach meinem Dafürhalten unchristlich; es ist eine schwere Sünde und noch dazu schwärzeste Undankbarkeit. Viele Generationen von Deutschen haben aus französischen Büchern großen Nutzen gezogen – aus theologischen, philosophischen und anderen gelehrten Werken. Der heilige François de Sales[49] ist noch heute einer meiner liebsten Lehrer. Auch meinem verehrten Lehrer Schelling[50] habe ich diese Lektüre nachdrücklich empfohlen."

„Schelling gehört Ihnen keineswegs allein, Fjodor Petrowitsch! Auch bei unseren Patrioten steht er als Lehrer an erster Stelle. Sie mögen noch so wütend all die berüchtigten Westler attackieren, den Professor Granowskij[51] nicht minder als den Literaten Belinskij[52]. Sie mögen sie noch so gnadenlos beschimpfen, in ihnen Verräter der Nationalheiligtümer sehen, trotzdem verehren sie Goethe und Schelling weitaus mehr als alle ihre heimatlichen Ahnen. Auch Ihre Romantiker, die Jenaer und Heidelberger Träumer, sind unseren ‚Liebhabern der Weisheit' verständlicher und vertrauter als die größten Geister altrussischer Frömmigkeit. Übrigens, nicht nur die Deutschen haben es ihnen angetan. Homer – im Original und in der Übersetzung von Shukowskij, – Rousseau, Chateaubriand, Walter Scott waren ihnen ja von Kindheit an vertraut. Von unseren Bylinen und Chroniken aber, vom Igorlied und von der ‚Sadonschtschina'[53] haben sie allenfalls als Studenten zum ersten Mal gehört, wahrscheinlich sogar noch später."

„Und was folgt daraus? Wer die Wahrheit im reifen Alter gefunden hat, überwindet um so erfolgreicher die Verirrungen seiner Jugend."

---

[49] Franz von Sales (François de Sales) (1567-1622), französischer Theologe und Schriftsteller.
[50] Friedrich Wilhelm Joseph von Schelling (1775-1854), einer der einflussreichsten Philosophen des 19. Jahrhunderts; trat 1790 in das Tübinger Stift ein; dort Freundschaft mit Hegel und Hölderlin; durch Vermittlung von Goethe, Fichte und Schiller 1798 Professor in Jena; 1803 Professur in Würzburg, im gleichen Jahr Heirat mit Karoline Schlegel; 1820-1826 Vorlesungen in Erlangen; 1827 Professor in München, ab 1841 in Berlin. – Schellings Natur-, Geschichts- und Moralphilosophie beeinflusste vor allem die romantischen Dichter und Denker in Deutschland, Russland, Frankreich und anderen Ländern.
[51] Timofej Nikolajewitsch Granowskij (1813-1855), liberaler Historiker, ab 1839 Professor. Seine Geschichtsvorlesungen an der Moskauer Universität fanden großen Zulauf; er galt als einer der maßgeblichen „Westler".
[52] Wissarion Grigorjewitsch Belinskij (1811-1848), Literatur- und Sozialkritiker, der stärksten Einfluss auf das literarische und geistige Leben seiner Zeit ausübte. Er begann als romantischer Idealist, entwickelte sich zum Materialisten und utopischen Sozialisten.
[53] 'Igorlied' und 'Sadonschtschina' sind die beiden schönsten altrussischen Heldenlieder. Das 'Igorlied' ist einem tragisch ausgehenden Feldzug des Fürsten Igor Swjatoslawowitsch von Nowgorod-Sewersk gegen das Nomadenvolk der Polowzer (1185) gewidmet; die 'Sadonschtschina' schildert den ersten russischen Sieg über die Tataren unter Dmitrij Donskoj (1380).

„Soll das etwa heißen, teuerster Dialektiker, dass Goethe und Schelling für Sie Jugendsünden sind, die Wahrheit aber im seidenen Stehbörtchen-Hemd, samtenen Kaftan, kalbsledernen Stiefeln und, versteht sich, in der krampfhaften Nachahmung der Redeweise des Volkes liegt? ... In der vergangenen Woche ging einer von diesen Slawophilen in die Teestube auf der Twerskaja, um sich dem Volk zu nähern. Und ich hörte, wie die Droschkenkutscher sich über ihn unterhielten:

‚Das ist einer von den hiesigen verrückten Herrschaften. Für den ist jeder Tag Butterwochen-Karneval. Guck bloß, wie er sich herausgeputzt hat, wie 'n Gaukler auf 'm Jahrmarkt. Die nennen so was Maskerade.'

Daraufhin setzte ein älterer Mann, dem Aussehen nach ein Kaufmann, den Kutschern auseinander: ‚Nein, Brüder, Maskerade, das ist was für drinnen, die machen sie in ihren Sälen in den Palästen. Aber dieser Herr treibt sich in der ganzen Stadt herum und quatscht die Leute an. Dabei spricht er ganz und gar wunderlich, klingt ein bisschen wie Kirchensprache, aber auch noch anders. Die Wörter sind wohl irgendwie russisch, aber verstehen kann man nichts. Erst meinten die Leute, er wäre ein Gottesnarr, aber dann bedachten sie sich: Gottesnarren gehen ja im Büßerhemd, dieser aber geht in Samt und Seide, lebt in einem Palast, hat kein einziges göttliches Wort im Munde. Das ist einfach ein verrückt gewordener Herr. Unsereinen würde man für solches Herumstreunen ins Irrenhaus sperren und an die Kette legen. Einem Adelsherrn ist alles erlaubt, er darf ungehindert verrückt werden.'"

„So etwas sollten Sie nicht kolportieren, mein Herr, das ist ungehörig. Sie wissen sehr wohl, dass wir die Wahrheit nicht bei derartigen Spielereien suchen. Lesen Sie, was Kirejewskij, Chomjakow und die Aksakows[54] schreiben. Urteilen Sie nach den Gedanken und nicht nach den Kneipenabenteuern von irgendwelchen Stutzern."

„Einen Augenblick, meine Herren", unterbrach Fjodor Petrowitsch, „ich hatte noch keine Gelegenheit, zu Ende zu sprechen. Sie begannen einen neuen Disput über Schelling und schweifen ab zu Teestuben und Maskeraden. Gestatten Sie, zum Hauptgegenstand zurückzukehren. Werte Herren, ich liebe Russland sehr und glaube, auch die Russen ein wenig zu kennen. Sie, mein Herr, erwähnten dieses schon, ich danke Ihnen. Ich kenne die Russen, und darum liebe ich sie. Ich liebe sie nicht abstrakt-allgemein, ich liebe keine idealen Helden, sondern gewöhnliche Menschen. Ich liebe das große Moskau nicht weniger als mein kleines heimatliches Münstereifel, nicht weniger als das ehrwürdige Köln, als Jena und Göttingen, wo

---

[54] Die führenden Geister der Slawophilen: Iwan Wassiljewitsch Kirejewskij (1806-1856), Literaturkritiker, Publizist und Philosoph; Alexej Stepanowitsch Chomjakow (1804-1860), Lyriker Publizist und Religionsphilosoph; die Brüder Konstantin Sergejewitsch Aksakow (1817-1860) und Iwan Sergejewitsch Aksakow (1823-1886), Schriftsteller und Publizisten.

ich zu Füßen meiner geliebten und hochverehrten Lehrer saß. Ich bin Moskauer, ein treu ergebener Untertan des russischen Zaren. Aber ich würde nicht wagen zu behaupten: ‚Ich bin ein Russe.' Nein, ich bin Deutscher, bin Rheinländer. Doch ich lebe schon mehr als vierzig Jahre in Russland. Vierzig Jahre in Moskau, das sind mehr als zwei Drittel meines bisherigen Lebens, und ich wage zu glauben, dass ich inzwischen etwas von Russland verstehe. Sie, mein Herr, vertreten die Ansicht, dass ein Ausländer Sie nicht verstehen kann. Da bin ich anderer Meinung. Es kommt sogar häufig das Gegenteil vor: der Außenseiter kann vieles erkennen, was das Auge des Einheimischen nicht bemerkt... So sehe ich zum Beispiel, dass Sie, meine Herren, erbittert miteinander streiten und glauben, Sie seien unversöhnliche Feinde: hie russische Patrioten, dort – wie Sie sie nennen – ‚Westler'. Aber ich glaube, die Verschiedenheiten und die gegensätzlichen Auffassungen sind gar nicht so erheblich. Sie alle sind sich ja darin einig, dass Russland nicht zu einer Art Schweiz oder Frankreich werden soll. Gewiss soll man studieren, was in anderen Ländern gut ist. Doch wenn man nur nachahmt, kopiert, dann kann das beste Vorbild zu einer schlechten Imitation werden. Nehmen wir zum Beispiel eine schöne Villa mit großen Fenstern und Terrassen, aber ohne Ofen; darin kann man in Italien sehr gut wohnen, aber hier in Moskau würde man im Winter in so einer Villa schwerkrank werden.

In Russland fahren die Feldjäger sehr schnell – von Petersburg nach Moskau, von Moskau nach Kasan. Die Troika fährt, so schnell sie nur kann. Der Kutscher, und sei er noch so ein guter Mensch, schont die Pferde nicht. Seine Pferde sind ja auch sehr stark. In Russland muss man sehr schnell fahren, denn Russland ist groß und die Wege sind weit. Wenn in Deutschland oder Frankreich ein Postillon so schnell führe, würde er als Verrückter arretiert. Denn dort sind die Straßen kürzer und die Pferde schwächer."

„Richtig, Fjodor Petrowitsch. Nicht von ungefähr gibt es das Sprichwort: Was dem Russen gut, ist des Deutschen Tod."

„Ist Ihnen bekannt, mein Herr, dass dieses Sprichwort früher anders lautete? Im Siebenjährigen Krieg haben es sich unsere russischen Offiziere ausgedacht, als sie in Preußen zum ersten Mal Kartoffeln kosteten. Niemand wusste, wie sie zubereitet werden mussten, und so bekamen einige Leibschmerzen, andere starben sogar. Man folgerte daraus: Was dem Preußen gut, ist des Russen Tod. Nachher aber, weiß nicht mehr, wann, hat man das Sprichwort umgedreht. Und das alles aus Dünkel: Wir sind stärker als alle, wir sind kräftiger als alle. Unser Moskau ist das Haupt der ganzen Welt."

„Erlauben Sie, erlauben Sie, mein Herr! Hierzu muss ich etwas sagen. Sie rügen die slawisch-russischen Patrioten viel zu streng. Bei weitem nicht alle denken ernstlich so, wie sie manchmal in Streitgesprächen, im Affekt reden. Sie wollen, dass Russland friedlich und glücklich, christlich und nach seinen besten alten

Sitten und Gebräuchen leben kann. Sie predigen keineswegs Hass auf andere Völker, negieren die Aufklärung nicht. Herr Kirejewskij benannte ja sogar seine Zeitschrift *Der Europäer*. Schelling und Goethe kennen sie gut. Stepan Petrowitsch Schewyrjow[55] hat zum Beispiel mir gegenüber eine Lanze für Goethe gebrochen und gesagt, dass ich diesen großen Deutschen nicht genügend verehre."

„Ach, Fjodor Petrowitsch, Sie gute Seele! Sie wollen alle versöhnen. Man erzählt sich sogar, dass Sie Begleitsoldaten und Gefängniswärter mit den Häftlingen versöhnen wollen. Aber mit Ihrem Goethe stehen Sie auf Kriegsfuß? Und unser Puschkin dauert Sie nicht…"

„Nein, nein, so ist das nicht. Ich stehe mit Goethe nicht auf Kriegsfuß, aber er betrübt mich. Ich habe viel von ihm gelesen, habe ihn sogar selber in Jena gesehen, damals auf der Universität. Da gab es manche Studenten, die zu ihm aufschauten wie zu einem Imperator, gar wie zu einem Heiligen. Ich weiß, dass er ein hervorragender Dichter ist, sehr klug, sehr gebildet. Ich kann nicht alle seine Verdienste genügend würdigen, weil mir über Literatur und die schönen Künste kein Urteil zusteht. Aber es betrübt mich über die Maßen, dass er sein Talent, sein Wissen häufig zum Schaden der Religion und der guten Sitten benutzt hat. Er stellt die Sünde in verlockenden, wohlklingenden Worten dar. Sein Mephisto, Satan also, ist außerordentlich klug, sogar ein Wohltäter. Goethe lässt Mephisto über sich selbst sagen, er sei ‚ein Teil von jener Kraft, die stets das Böse will, und stets das Gute schafft.'"

„Nun ja, aber der Teufel erleidet ja bei Goethe eine Niederlage. Und gerade weil der Teufel so klug und stark ist, ist der Sieg über ihn um so herrlicher. Ist es denn Ihrer Meinung nach besser, den Teufel als Tölpel und Dummkopf darzustellen? Dann müsste Ihnen Puschkin doch gefallen. Bei ihm hat der einfältige Knecht Balda alle Teufel überlistet."

„Sie scherzen, lieber Herr, und ich spreche ernsthaft und bekümmert. Puschkin entzückt und bekümmert mich – genau wie Goethe. Großes Talent, reicher Verstand, herrliche Poesie. Doch wie viele gefährliche, sündhafte Verlockungen und sogar lasterhafte Unanständigkeiten. Nur selten finde ich bei ihm einen wahrhaft guten, nützlichen Gedanken. Ich halte dafür, dass christliche Dichtung Gott preisen, Sündern zur Einkehr verhelfen, Leidende trösten, Wohltätige in ihrem Tun stärken soll. Für mich ist die höchste Poesie die, welche in der Heiligen Schrift verkündet wurde."

„Du liebe Zeit, was für ein langweiliger Mensch sind Sie doch, Fjodor Petrowitsch. Nehmen Sie's mir nicht übel, mein Lieber. Sie sind ja so gut, Sie helfen den Menschen, wo Sie nur können, opfern sich für sie auf. Vielleicht sind Sie

---

[55] Stepan Petrowitsch Schewyrjow (1808-1864), Literaturwissenschaftler, Kritiker und Publizist, ebenfalls Slawophiler; übersetzte 1828 die Helena-Szenen aus „Faust II" ins Russische und schrieb einen Aufsatz über „Faust", den Goethe freundlich lobte.

sogar ein Heiliger. Aber… ein langweiliger. Goethe und Puschkin goutieren Sie nicht. Dichtung, die anders ist als die Psalter, erkennen Sie nicht an. Mein liebster Doktor, da leben Sie ja nur halb. Vielleicht verschmähen Sie es auch, Wein zu trinken? Aha, das dachte ich mir. Und was die holde Weiblichkeit anlangt, da wage ich schon gar nicht erst zu fragen. Sicher sind Sie nie verliebt gewesen? Mit andern Worten – ein echter Mönch im weltlichen Getriebe.

Zürnen Sie nicht, Fjodor Petrowitsch, erröten Sie nicht, und lächeln Sie nicht immer so traurig. Seien Sie doch ruhig ein Mönch. Auch Petrarca war ein Mönch, und welch herrliche Liebesgedichte hat er geschrieben."

„Sagen Sie, Fjodor Petrowitsch, stimmt es, dass Sie in Ihrer Wohnung ein Gemälde der Venus, der heidnischen Gottheit, verbrannt, ein wahres Autodafé vollzogen haben…?"

„Ja, mein Freund, das ist wahr. Nur der Grund liegt keineswegs im Heidentum. Es war ein schlechtes, unsittliches Bild, ein überaus unsittliches, die schmutzigste Darstellung fleischlicher Lüste. Dieses Bild hatte einem jungen Kaufmann gehört, und er zeigte es seinen Gästen nur insgeheim. Es hing verborgen hinter einem Vorhang. Er war mein Patient, und ich kurierte ihn. Er mochte mich gern. Und so bat ich ihn, mir dieses Bild zu verkaufen. Er willigte ein und nahm ein schönes Stück Geld dafür. Und dann habe ich dieses scheußliche Bild verbrannt."

„Aber Ihr Leben muss doch entsetzlich langweilig sein, Fjodor Petrowitsch. Nur die Psalmen als Lektüre, das ist doch wie Grütze ohne Salz. Von den Klistieren zu den Psaltern, von den Psaltern ins Gefängnis zu den trostbedürftigen Arrestanten. Das muss doch sterbenslangweilig sein?"

„Nein, nein, ganz gewiss nicht, mein junger Freund. Ihnen ist es vielleicht langweilig in meiner Gesellschaft. Aber ich habe nie Zeit gehabt, mich zu langweilen. Ich habe reichlich Arbeit und Sorgen. Tagein, tagaus sehe ich so viel Elend,

**Aus einer Ankündigung (1835/36) über die Gründung einer Galerie in Moskau und über die bevorstehende Kunstausstellung**

<…> uns sind mehrere Fakten bekannt, die auf die Gründung einer Gesellschaft zur Förderung von Künstlern hindeuten, womit wohl die Künstlerklasse der Moskauer Gesellschaft gemeint ist, die ihren Sitz in der Zeichen- und Handwerksschule des Grafen Stroganow und des neulich angereisten Herrn [Karl] Brüllow hat. <…>
Zur Gründung einer Galerie und zur Durchführung einer Kunstausstellung hat der Moskauer Generalgouverneur seine Genehmigung erteilt; 74 Gemälde – die Sammlung der Generalin Albini, vorzugsweise Bilder italienischer Schule – sind bereits beisammen. Es wurde angekündigt, weitere Kunstwerke einbringen zu wollen.

Krankheit, Leid und Unglück, wie Sie es, Gott geb's, Ihr ganzes Leben lang nicht erblicken werden. Daher habe ich auch keine Zeit für Poesie. Daher bin ich langweilig für gesunde, kluge, glückliche und fröhliche junge Menschen. Für Sie bin ich ein langweiliger alter Mann. Aber meinen Unglücklichen wäre es ohne mich noch langweiliger. Und nicht nur langweilig. So werde ich mich also auch nicht mehr ändern."

\* \* \*

Alexander Herzen schreibt in seinen Erinnerungen[56]:

*Doktor Haass war ein merkwürdiges Original. Die Erinnerung an diesen ‚armen Narren' darf nicht verloren gehen unter den offiziellen Nekrologen, in denen die Tugenden der zwei oberen Klassen beschrieben werden, die nie vor der Verwesung der Leiber zum Vorschein kommen.*

*Der alte, magere und wachsgelbe Herr[57] in schwarzem Frack, Kniehosen, schwarzen Seidenstrümpfen und Schnallenschuhen schien aus einem Drama des 18. Jahrhunderts entsprungen zu sein. In dieser großen Gala, die man nur bei Hochzeiten und Begräbnissen anzulegen pflegt, in dem angenehmen Klima des 59. Grades nördlicher Breite, fuhr Haass allwöchentlich auf die Sperlingsberge, von wo aus die Verbannten per Etappe nach ihrem Bestimmungsort befördert wurden. Als Gefängnisarzt durfte er sie besuchen; er kam, um sie zu visitieren, und brachte bei dieser Gelegenheit stets einen Korb mit allerlei guten Sachen, Eßwaren und Naschwerk, Walnüssen, Brezeln, Apfelsinen und Äpfeln für die Frauen mit. <...>*

*Haass wohnte im Krankenhaus. Einst kam ein Kranker vor dem Mittagessen zu ihm, um ihn zu konsultieren. Haass untersuchte ihn und ging dann in sein Arbeitszimmer, um ihm etwas zu verschreiben. Als er zurückkam, waren der Kranke und das silberne Besteck, das auf dem Tische gelegen hatte, verschwunden. Haass rief den Portier und fragte, ob außer dem Kranken noch jemand ins Haus gekommen sei. Der Portier roch den Braten, lief fort und kam nach einer Minute mit den silbernen Löffeln und dem Patienten zurück, den er mit Hilfe eines Soldaten, der im Hause diente, gefangen hatte. Der Kerl fiel dem Doktor zu Füßen und bat um Gnade. Haass wurde verlegen. ‚Geh und hole die Polizei', sagte er zu dem einen Wächter. ‚Und du', befahl er dem anderen, ‚ruf mir sofort den Schreiber.' Die Wächter, die über ihre Entdeckung, ihren Triumph und ihre Beteiligung an dem Vorgang sehr erfreut waren, eilten davon.*

*Haass benutzte ihre Abwesenheit und sagte zu dem Dieb: ‚Du bist ein falscher Mensch! Du hast mich betrogen und wolltest mich bestehlen. Gott wird dich dafür*

---

[56] Zitiert nach Alexander Herzen: Erinnerungen. Berlin 1907, Band I, S. 138 ff.
[57] Hier versagte Herzens Gedächtnis: Haass war groß und korpulent.

*strafen. Jetzt aber mach, daß du fortkommst, lauf zur Hintertür hinaus, bevor die Soldaten wiederkommen – aber warte, du hast wahrscheinlich kein Geld, da hast du 50 Kopeken; sieh zu, daß du dich besserst. Gott kannst du nicht entfliehen wie einem Wachsoldaten.'*

*Nach dieser Geschichte waren auch die Hausgenossen über Haass empört. Aber der unverbesserliche Doktor sagte nur: ‚Diebstahl ist ein großes Laster. Ich kenne aber auch die Polizei, ich weiß, wie sie die Menschen quält. Dieser Mann wäre verhört und ausgepeitscht worden. Seinen Nächsten auspeitschen zu lassen, das ist ein noch viel größeres Laster. Und wer weiß, vielleicht wird meine Handlungsweise sein Herz rühren, und er bessert sich.'*

*Die Hausgenossen sagten: ‚Er ist ein guter Mensch, aber er hat einen Raptus.'*

*Die ‚wohltätigen Damen' meinten: ‚C'est un brave homme, mais ce n'est pas tout à fait en règle là.'*[58] *Dabei zeigten sie mit dem Finger dezent an die Stirn.*

*Haass aber rieb sich die Hände und tat, was er wollte.*

\* \* \*

1839 konnte das Fürsorgekomitee auf sein zehnjähriges Bestehen zurückblicken. Und genau an diesem Jubiläumstag hatten die Gefängnisbeamten, die Konvoi-Offiziere, General Kapzewitsch und der Polizeichef den durch Krankheit und Kanzleifehden erschöpften Generalgouverneur Golizyn endlich bezwungen. Er verbot dem Doktor Haass, sich, in welcher Weise auch immer, in die Anordnungen der Gefängnisleitungen einzumischen.

Fjodor Petrowitsch war verzweifelt. Vergeblich bat er um Audienz bei Golizyn, vergeblich schrieb er flehentliche Briefe an den Zivilgouverneur Olssufjew.

Doch am Tag, an dem der nächste Trupp auf Transport geschickt wurde, fuhr er wie immer auf die Sperlingsberge, untersuchte die Häftlinge, wählte Kranke aus, brachte Geschenke.

Die Beamten, die über das Verbot Bescheid wussten, waren verblüfft über so viel kühne Standhaftigkeit. Selbst jene, die sonst nur über „den lästigen Doktor" schimpften, staunten mehr, als dass sie ihm zürnten.

Olssufjew, dem der gute Sonderling leid tat, besuchte ihn im Krankenhaus. Der diensthabende Arzt sagte, Fjodor Petrowitsch ruhe sich aus, und wies Olssufjew den Weg in den anderen Flügel, in dem Haass' Privaträume lagen. Als Olssufjew den engen Vorraum betrat, hörte er aus einem Zimmer gleichmäßiges Klirren. Er klopfte. Jegor, Diener und Kutscher zugleich, ein schlichter, gutmütiger Pfiffikus, blickte aus der Tür:

---

[58] Das ist ein guter Mensch, aber da oben ist nicht alles in Ordnung bei ihm.

„Bitte sehr, Euer Hochwohlgeboren, bitte sehr, zögern Sie nicht einzutreten, Fjodor Petrowitsch sind dort im großen Zimmer. Erschrecken Sie nur nicht. Fjodor Petrowitsch haben sich die Ketten angelegt, nicht zum Spaß, sondern für die ärztliche Überprüfung."

Doktor Haass, in Hand- und Fußfesseln, umschritt in gleichmäßigen Kreisen seinen Esstisch, wobei er die Kreise zählte. Nach jedem Dutzend nahm er eine Erbse von einem kleinen Haufen und legte sie auf ein anderes Erbsenhäuflein.

„Halten zu Gnaden, lieber Herr Gouverneur, halten zu Gnaden. Nehmen Sie Platz bitte, und verzeihen Sie gütigst, ich muss noch 250 Kreise gehen. Dies sind die neuen Fesseln, die ich empfehlen will. Ich muss nur noch prüfen, wie man damit fünf bis sechs Werst zurücklegt."

Und kettenklirrend zog er weiter seine Kreise. Als er fertig war, schloss Olssufjew den verwirrten alten Mann fest in seine Arme.

\* \* \*

Das alte Katharinen-Hospital für die arme Bevölkerung war Fjodor Petrowitschs Sorgenkind. Jede Verbesserung – die Baderäume mit Öfen, um Wasser zu erhitzen, die für Männer und Frauen getrennten Klosetts – hatte er nach langen, mühseligen Kämpfen verwirklichen können, indem er von der Stadt und von privaten Spendern Geld erflehte oder auch eigenmächtig Schulden machte, um die notwendigen Räumlichkeiten bauen zu lassen. Dass er dann hinterher mit Vorwürfen überschüttet wurde – von erbosten Bauunternehmern, von den Beamten des Medizinischen Comptoirs, von der Baukommission der Stadtverwaltung –, nahm er als unvermeidlich in Kauf.

Bei den Gefängniskrankenhäusern, die das Gefängniskomitee verwaltete, erging es ihm nicht anders: die Architekten, die Bauführer, der Baukommissionsleiter – ein anmaßender, engstirniger Beamter – führten ständig Klage über Haass: er ändere ihre Pläne und Voranschläge und verteure dadurch unverantwortlich Bauten und Umbauten. In einem Fall konnte Haass nachweisen, dass, wenn der neue Trakt dem „bestätigten Plan" entsprechend gebaut worden wäre, im Raum für die Kwas-Bereitung nicht einmal ein Topf Wasser hätte erhitz werden können: die Planer hatten den Ofen vergessen. In ein anderes Gebäude hätte man mit einer Anlegleiter klettern müssen, weil die Eingangstür viel höher lag als das Hofniveau und weder Stufen noch eine Treppe hinaufführten. Es war auch kein Flur eingeplant.

Geduldig erklärte er, wies nach, beantragte, bat, schrieb ausführliche, ins Einzelne gehende Berichte, erzürnte sich, schalt, geriet in Verzweiflung, bat um Verzeihung für seine Dreistigkeit, versprach, nichts zu unternehmen, ehe die Bewilligung vorliege.

Und dann verging eine Woche und noch eine, Regenwasser drang in den Keller, die Medikamentenvorräte drohten durch die Nässe zu verderben, die Betten reichten nicht, die Wäsche reichte nicht. Der Winter stand vor der Tür, in die zerbrochenen Fensterscheiben blies der Wind, die Öfen qualmten. Aber das Medizinische Comptoir reagierte nicht auf schriftliche Eingaben und Bitten. So musste er wieder auf eigene Faust Maurer und Ofensetzer bestellen, Glaser und Schreiner. Und wieder hagelte es Beschwerden über das selbstherrliche Regiment des Doktor Haass, über unerlaubte Ausgaben, über verschwenderische Verwöhnung der Bettler und des einfachen Volkes.

Immer wieder und immer erfolglos wies Fjodor Petrowitsch nach, dass die Kapazität des alten Katharinen-Hospitals nicht ausreiche. Die Zahl der Armen, die stationärer Behandlung bedurften, wuchs von Tag zu Tag. Täglich trafen von außerhalb Hunderte von Menschen in Moskau ein, um hier in Werkstätten, Manufakturen und auf Baustellen zu arbeiten. Gutsbesitzer, die für die Feldarbeit genügend Arbeitskräfte hatten, zogen es vor, den Zins statt in Naturalien in Geld einzuziehen, und sie schickten deswegen viele Leibeigene zur Arbeit in die Städte. Dass diese flüchten würden, war nicht sonderlich zu befürchten: in den Dörfern blieben ja ihre Familien zurück. Die städtische Polizei observierte sie streng, und die Handwerksmeister, Ladeninhaber, Bäcker, Bademeister, Gastwirte, bei denen diese „beurlaubten" Bauern arbeiteten, hatten ein nicht minder wachsames Auge auf sie als die Polizei. Einige dieser Bauern hatten Glück, sie wurden überaus erfolgreiche Handwerksmeister, Händler oder Kleinunternehmer und so reich, dass sie sich und ihre Familien freikaufen konnten.

Das Handel und Gewerbe treibende wohlhabende Moskau wuchs. Doch zugleich mehrte sich die Zahl der Armen, der Arbeitsuchenden, der Arbeitslosen, der vor Not und Krankheit Entkräfteten. Während der Schüttelfieber-Epidemie (Grippe) lagen die Kranken in überfüllten Korridoren, in Badezimmern und Waschhäusern. Die allerschwersten Fälle nahm Fjodor Petrowitsch in seiner Wohnung auf.

Ein paar Mal gelang es Haass doch noch, mit Golizyn zusammenzutreffen, als dieser, von einer Krankheit genesen, nach Moskau kam. Der Fürst stimmte mit ihm überein, dass die viel zu geringe Bettenzahl eine Gefahr für die gesunden Moskauer darstellte. Von ansteckenden Krankheiten befallene Arme ohne Wohnung, in der Angehörige sie versorgten, könnten für alle Bewohner gefährlich werden. Golizyn war mit Haass einer Meinung, dass nicht nur christliches Erbarmen mit diesen Armen, sondern ebenso die Sorge für alle Schichten der Bevölkerung es notwendig machten, das Armenkrankenhaus zu erweitern und ein neues Krankenhaus für Obdachlose zu bauen.

Fjodor Petrowitsch hatte für dieses Projekt schon längst ein Haus vorgesehen. Es lag in einer stillen Gasse nicht weit vom Pokrowskij-Tor und war das Gebäude des ehemaligen orthopädischen Instituts. Hier befand sich zur Zeit ein Polizeikrankenhaus für Landstreicher und Festgenommene, die noch nicht vom Polizeirevier ins Gefängnis überstellt worden waren. Haass schlug vor, den Bau in ein „Hospital für alle Obdachlosen" umzuwandeln, für vom Lande gekommene Bauern, für nicht ortsansässige Arme, für Arbeitslose und Bettler, für alle, die in den städtischen Krankenhäusern nicht aufgenommen werden konnten.

Der Befehl zum Umbau des Polizeikrankenhauses wurde auf Grund des Vortrags und der Bitte des Doktor Haass vom Generalgouverneur Fürst Golizyn im März 1844 unterzeichnet. Es war die letzte gute Tat des Fürsten Golizyn. Er starb am 27. März 1844.

Im Mai fand die Eröffnung des neuen Krankenhauses statt. Es hieß offiziell „Polizeikrankenhaus für Obdachlose". Ende des Jahrhunderts, nachdem es bedeutend erweitert und verbessert worden war, wurde es in Alexander-Krankenhaus umbenannt, zu Ehren Zar Alexanders III. Aber in Moskau nannten alle es vom ersten Tage an die „Hasowskaja Bolniza", das Haass-Krankenhaus.

Fjodor Petrowitsch übersiedelte aus dem alten Katharinen-Hospital sofort dorthin. Für sich und die wieder zu ihm zurückgekehrte Wilhelmine nahm er im zweiten Stock zwei Zimmer mit einem Vorzimmer. In der von ihm aufgestellten Hausordnung des neuen Krankenhauses hieß es: „Auf gnädigste Anordnung seiner Durchlaucht des Herrn Generalgouverneurs hat die Polizei das Recht und die Pflicht, Kranke hierherzubringen, die keine feste Wohnung haben oder aus anderen Gründen nicht in andere Krankenhäuser aufgenommen werden können."

Zwischen 1844 und 1853, dem Todesjahr Fjodor Petrowitschs, wurden in diesem Krankenhaus 30 000 Patienten behandelt. Von ihnen wurden 21 000 geheilt. Nach heutigen Begriffen ist dies eine hohe Sterblichkeitsrate: 1 000 Patienten im Jahr, fast drei Todesfälle im Tagesdurchschnitt. Sie erklärt sich daraus, dass viele hoffnungslos Kranke und Altersschwache eingeliefert wurden, aber viele starben auch durch Epidemien, vor allem durch die Choleraepidemie von 1848.

## IX. Der Fanatiker des Guten

Nachfolger von Fürst Golizyn wurde Fürst Schtscherbatow. Auch er war aktiver Offizier gewesen, war wie Golizyn ein gebildeter Aristokrat und gewissenhafter Administrator. Doch war er nicht so talentiert und weniger empfänglich für die Nöte der Stadt wie sein Vorgänger. Er kannte Fjodor Petrowitsch, denn er hatte Golizyn früher mehrmals vertreten. Im großen und ganzen war er Haass wohlgewogen, achtete ihn als Arzt, hielt ihn aber wie viele seiner Beamten für einen naiven Sonderling, der sich mit unrealisierbaren Projekten befasste.

Das Medizinische Comptoir und die Polizeibeamten beklagten sich bei dem neuen Generalgouverneur, dass Haass entgegen der Vorschrift die Bettenzahl in seinem Krankenhaus vermehre. Laut Anordnung und Kostenvoranschlag waren 150 Betten vorgesehen, aber es lagen fast dreihundert Kranke bei ihm.

Schtscherbatow ließ den Doktor kommen. Fjodor Petrowitsch berichtete, was für die Wohlfahrt der Kranken eingerichtet worden war, über neue Baderäume, neue Apothekenräume.

„Das ist alles gut und schön, teuerster Fjodor Petrowitsch, ich heiße es gut. Aber ich bin unzufrieden mit gewissen Eigenmächtigkeiten. Freundschaft ist Freundschaft und Dienst ist Dienst. Aus diesem Grunde sehe ich mich genötigt, Ihnen auf das strengste zu befehlen – nehmen Sie bitte zur Kenntnis, verehrter Herr! Es ist ein Befehl des Generalgouverneurs: Ihnen wird zur Pflicht gemacht, unverzüglich die Vorschriften Ihrer vorgesetzten Behörde einzuhalten. Ihrem Krankenhaus sind 150 Betten für obdachlose Kranke bewilligt. Das bedeutet 150 Betten und nicht ein einziges darüber hinaus."

„Aber Durchlaucht, was soll ich denn tun, wenn man mir eine schwerkranke Frau bringt... wenn es jemandem sehr schlecht geht...?"

„Fjodor Petrowitsch, ich habe Ihnen einen Befehl gegeben. Verstehen Sie, einen Befehl. Haben Sie die Güte, nicht darüber zu parlamentieren, sondern ihn auszuführen."

Haass stand auf. Er stand vor dem gewaltigen Schreibtisch mit den golden, bronzen und silbern glänzenden Schreibutensilien, Tintengefäßen, Schreibunterlagen, Kerzenleuchtern. Der große Mann mit dem altersgebeugten Rücken, den hängenden Schultern, dem vergilbten Jabot, dem verschossenen Frack stand vor diesem Schreibtisch und blickte auf den Generalgouverneur hinab. Der saß zurückgelehnt im Sessel unter dem gewaltigen, lebensgroßen Gemälde des Zaren Nikolaj in dem gleichen blauen Leibrock, wie der Zar ihn auf dem Gemälde trug, mit vergoldeten Epauletten und dem Ordensstern auf der Brust. Er blickte stirnrunzelnd und doch ein wenig lächelnd auf den Doktor.

Fjodor Petrowitsch ließ sich stumm auf die Knie nieder und verbarg sein Gesicht in den Händen, seine Schultern zuckten.

Schtscherbatow sprang auf, wollte ihn aufheben: „Was soll denn das? Um Himmels willen, lieber Freund, stehen Sie auf, mein Bester. Was tun Sie denn?"

Schtscherbatow hatte Mühe, dem schweren alten Mann aufzuhelfen. Er reichte ihm kaum bis an die Schulter. Der alte Frack roch nach Kamille und Essig und nach irgend etwas sehr Unangenehmem. Schtscherbatow zog sein parfümiertes Taschentuch hervor.

„Gott mit dir, Fjodor Petrowitsch. Gott mit Ihnen, mein Freund. Sie kann man tatsächlich nicht mehr ändern. Jedenfalls ich kann es nicht. Handeln Sie so, wie Sie können und müssen."

Es war nicht das erste Mal, dass Fjodor Petrowitsch einen Kniefall tat. Während einer Visite in Moskau besichtigte Zar Nikolaj auch die neuen Gebäude des Durchgangsgefängnisses, die Gefängniskirche und das Gefängniskrankenhaus. Außer seiner Suite begleiteten ihn Generäle und Offiziere der Inneren Wache sowie Moskauer Würdenträger. Sie zeigten dem Monarchen die Früchte ihrer unermüdlichen Sorgen und Mühen, freuten sich bescheiden und dankbar über seine lobenden Bemerkungen. Den Krankenhausbau zeigte ihm Fjodor Petrowitsch. Der Zar war offensichtlich zufrieden, fragte, ob irgendwelche Wünsche seitens der Gefängnisleitung für das Krankenhaus bestünden.

Der diensthabende Offizier gehörte zu jenen, die sich besonders erbittert über den „outrierten Philanthropen" ärgerten:

„Ich habe die Ehre, Eurer Kaiserlichen Majestät zu rapportieren, dass Versorgung und Unterbringung der Kranken absolut zufriedenstellend sind, in gewisser Weise sogar luxuriös. Jedoch Herr Doktor Haass behindert gelegentlich die Erfüllung der Gesetze, indem er den Arrestanten gegenüber zu viel Nachsicht walten lässt. Hier zum Beispiel befindet sich in jenem Winkel ein alter bärtiger Mann. Schon den dritten Monat ist er im Krankenhaus, ohne ersichtliche Krankheit, nur auf Grund der philanthropischen Willkür des Doktor Haass."

Der Zar erblickte einen mageren, graubärtigen alten Mann in langem Leinenhemd. Wie die anderen Kranken stand er mit gesenktem Kopf neben seinem Bett.

„Wessen wird er beschuldigt?"

Der alte Mann war außerstande, zu antworten. Der Gefängnisdirektor rapportierte, nachdem er in den Papieren seiner saffianledernen Mappe geblättert hatte:

„Er ist ein Altgläubiger, Kaiserliche Majestät. Zur unbefristeten Ansiedlung in Nertschinsk bestimmt."

Der Zar richtete seinen schweren, bleiernen Blick auf Haass – diesen Blick, vor dem manchen kampferprobten Generälen die Sinne schwanden.

„Du nimmst dir heraus, recht eigenwillig zu sein, Fjodor Petrowitsch."

Haass, der abseits gestanden hatte, tat einen Schritt vor, dann noch einen und ließ sich vor dem Imperator auf die Knie nieder, den Kopf tief gebeugt.

Wohlwollend lächelnd blickte der Zar auf die Umstehenden: „Es ist gut, Fjodor Petrowitsch, ich verzeihe dir. Aber sei in Zukunft vernünftiger. Was ist noch? Ich habe gesagt: ich verzeihe dir. Steh auf."

„Majestät, ich werde nicht aufstehen, wenn Eure Kaiserliche Majestät mich nicht erhören. Dieser arme alte Mann ist sehr schwächlich. Er kann nicht in Ketten nach Sibirien gehen. Er wird schon zu Anfang der langen Wanderung sterben. Majestät, ich wende mich an Ihre monarchische Großmut. Erbarmen Sie sich seiner. Erlauben Sie ihm, zu Hause, bei seiner Familie zu sterben."

Nikolaj runzelte die Stirn, blickte auf den alten Häftling, blickte auf Haass, der den Kopf gehoben hatte und seine vorgewölbten blauen Augen, in denen Tränen schimmerten, nicht vor dem durchdringenden Blick des Zaren senkte.

„Ich begnadige ihn! Er soll ganz und gar freigelassen werden! Auf dein Gewissen, Fjodor Petrowitsch."

Einige Herren der Suite eilten herbei und halfen Haass auf, der verwirrt und stotternd die kaiserliche Gnade pries. Der Zar schritt zum Ausgang, ihm war die Lust vergangen, noch mehr zu besichtigen. Er ging fort, wusste nicht, ob er zufrieden oder unzufrieden damit sein sollte, diesem eigensinnigen Arzt nachgegeben zu haben.

Plötzliche Großmut, plötzliche Gnade. So etwas hatte Zar Peter gekonnt! Dieser Ahnherr mochte Sonderlinge, Leute ohne Hinterlist, die nicht betrügen, nicht verraten. „In allem sei dem Vorfahr ähnlich..." Wer hatte das geschrieben? Es war doch wohl Puschkin. Der war gescheit, wusste, womit ich zu packen bin... Aber kann Großmut denn auch Nachgiebigkeit sein? Wo ist das rechte Maß?

Von diesen durchaus interessanten, vielleicht auch bedeutenden, aber auch verdrießlichen Gedanken lenkten ihn die untertänigen Fragen seiner Begleitung ab: Wohin geruhen Majestät nun zu fahren? Was war noch zu besichtigen erwünscht, wer war noch zu empfangen? Der Adjutant erinnerte an eilige Depeschen.

Auf Schtscherbatow folgte Graf Arsenij Sakrewskij als Generalgouverneur. Während seiner Amtszeit als Innenminister war er in die Papierfehden mit Fürst Golizyn um die „Stange" verwickelt gewesen. Er wusste, dass Haass dabei der Anstifter gewesen war, und er hatte den General Kapzewitsch in seinen Forderungen unterstützt, den „outrierten Philanthropen" zu entfernen und sogar zu bestrafen.

Als Sakrewskijs Ernennung bekannt wurde, gerieten Haass' Freunde in Sorge, und seine Gegner triumphierten. Die einen wie die anderen erwarteten, Haass werde sich nun zurückhalten – sein neues Krankenhaus machte ja auch genug Arbeit –, er würde seine Fahrten auf die Sperlingsberge und zur Halbetappe Rogoshsk einstellen, würde aufhören, sich mit der Gefängnisleitung und den Konvoi-Kommandanten anzulegen.

Mit dem neuen Generalgouverneur kamen auch neue Adjutanten, einige Beamte und Angestellte in der Gouvernementsverwaltung wurden ersetzt. Man wusste von Sakrewskij, dass er militärische Ordnung über alles schätzte, bedingungslose Einhaltung der Verordnungen, Sauberkeit und Akkuratesse.

Moskau holte auf, verschönerte sich. Fassaden, Gitter, Zäune, Amtsgebäude, Schilderhäuschen, Schlagbäume und Werstpfähle wurden frisch angestrichen, das Pflaster auf den Hauptstraßen und den Plätzen ausgebessert... Alle strengten sich aus Leibeskräften an, irgend etwas zu verbessern, zu verändern, um der neuen Obrigkeit zu gefallen.

Nur Fjodor Petrowitsch änderte sich nicht. Er hatte keine Angst vor dem zu erwartenden Wechsel, stand nicht verschüchtert in der Menge der scheu miteinander flüsternden Beamten und sonstigen Geladenen bei der ersten Audienz des neuen Herrn von Moskau und dem Generalgouvernement.

Graf Sakrewskij betrachtete ihn mit einer gewissen Neugier. Mit kaum merklichem ironischen Lächeln musterte er den abgetragenen Frack und die gestopften Strümpfe. Er fragte Haass nach dem Zustand des Krankenhauses.

Fjodor Petrowitsch begann zu rapportieren und dem Gouverneur die Bitten und Bedürfnisse vorzutragen.

„Über diese Gegenstände werden Sie meiner Kanzlei schriftlich berichten. Habe die Ehre…" Und damit ging der General zum nächsten Beamten, der ihm vorgestellt wurde.

\* \* \*

Fjodor Petrowitsch wusste, dass der neue Generalgouverneur ihn nicht mochte und jene Männer protegierte, die ihn seit eh und je anfeindeten. Er hatte sehr gut begriffen, dass er mit dem Tode von Schtscherbatow seinen letzten einflussreichen Gönner verloren hatte. Doch das änderte nichts an seiner Lebensauffassung, nichts an seinem Verhalten, seinem Auftreten, seinen Worten.

Bei Tagesanbruch stand er auf, auch an solchen Tagen, an denen er nachts gerufen worden war, um dem Feldscher beizustehen. Schwester Wilhelmine entsetzte sich immer von neuem, wie heruntergekommen der Bruder war, in welcher Dürftigkeit er lebte. Und vergeblich versuchte sie immer wieder, ihn davon zu überzeugen, dass Jegor lange Finger mache. Sie richtete ihm ein kleines Frühstück her: Brot, Butter, Grütze, manchmal ein Ei. Währenddessen bereitete Fjodor Petrowitsch Arzneien vor. Der Lehren des Vaters eingedenk, handhabte er geschickt Mörser, Rührstock und Apothekengewichte, drehte Pillen, mischte Mixturen.

Nach einem eiligen Frühstück begann er mit der Visite der Kranken und der Aufnahme neuer Patienten. Auch die Patienten aus der Stadt behandelte er kostenlos. Wer für Beratung und Arzneien etwas zahlen wollte und konnte, dem sagte er: „Legen Sie, was Sie wollen, dort in den Krug."

Dieser Krug hatte im Krankenhaus noch eine andere, sehr wichtige Bestimmung. Jedesmal, wenn einer der Ärzte, Pfleger, Aufräumer sich zur Arbeit verspätete oder angetrunken zum Dienst erschien, sich irgendein Versäumnis zuschulden kommen ließ oder grob mit den Kranken umging, aber auch wenn ein Krankenbett nicht sauber war usw., musste der Betreffende eine Strafe zahlen – ein paar Kopeken in den Krug legen. Die höchste Strafe war ein Tagesverdienst, sie wurde über jene verhängt, die entweder betrunken zum Dienst gekommen waren oder gelogen hatten.

Ein sehr hochgestellter Medizinalrat äußerte in Petersburg in Gegenwart des Zaren, Doktor Haass sei mehr Philanthrop als Arzt. In seinem Krankenhaus befänden sich mehr gerissene Bettler und Vagabunden als tatsächlich Kranke. Als der Generalgouverneur davon erfuhr, befahl er, dem Doktor Haass zu übermitteln, dass ein solcher Zustand unzulässig sei und aus dem Krankenhaus alle inzwischen Kurierten zu entlassen seien. Daraufhin verlangte Fjodor Petrowitsch, dass eine Kommission seine Kranken untersuchen solle, zu deren Stab jener Medizinalrat gehören müsse, der behauptet hatte, die Patienten seien gesund.

Die Kommission verbrachte mehrere Stunden in den Krankensälen. Auch der Medizinalrat untersuchte und befragte die Patienten.

„Nun wohl, Hochwohlgeboren Fjodor Petrowitsch, wir können feststellen: Die Ordnung in Ihrem Krankenhaus ist vorzüglich. Wir haben keinerlei Beanstandungen. Alles ist des höchsten Lobes würdig."

„Haben Sie Dank für die guten Worte. Sie bedeuten also, dass Hochwohlgeboren sich davon überzeugt haben, dass wir hier Kranken nützlich sind, aber keine Gesunden verzärteln?"

„Eben das, werter Fjodor Petrowitsch, ich habe es mit eigenen Augen gesehen. Es hat da unsinnige Gerüchte gegeben. Seien Sie nicht betrübt. Die Wahrheit liegt jetzt klar zutage."

Als Haass die Kommission zum Ausgang geleitete, streckte er dem Medizinalrat den Krug entgegen:

„Euer Hochwohlgeboren, dies ist unser Straf-Topf. Sie, Hochwohlgeboren, haben, wenn auch nicht in böser Absicht, Seiner Majestät dem Zaren die Unwahrheit gesagt. Geruhen Euer Hochwohlgeboren gütigst, die Strafe zu bezahlen?"

Der Medizinalrat schaute verdutzt drein, lachte dann und legte zwei Goldstücke in den Krug.

\* \* \*

Mittags, vorausgesetzt, es fanden keine Sitzungen statt oder irgendeine Kommission wollte nicht das Gefängniskrankenhaus besichtigen, fuhr Haass in die Gouvernementsverwaltung und in die Polizeireviere, um die Papiere von solchen Arrestanten einzusehen, die er überprüfen wollte.

Unterwegs erinnerte Jegor ihn manchmal:

„Väterchen, lieber Herr Fjodor Petrowitsch, wir verhungern schon fast, unsere Klepper können kaum noch weiter. Du selber, fühlst du denn nicht, wie leer dein Bauch ist?"

„Hast recht, Jegoruschka, danke, dass du mich erinnert hast. Fahr zur nächsten Bäckerei."

Und er kaufte jedesmal vier große Semmeln: eine für Jegor, eine für sich und für jedes Pferd auch eine.

Am Spätnachmittag kam er nach Hause. Wilhelmine hatte das Essen schon bereitet.

Jegor murrte:

„Dem Fräulein, unserem Fräulein Wilhelmine Petrowna tut's leid ums Fleisch, jeden Tag ist bei ihr Fasttag."

Abends las Fjodor Petrowitsch oder schrieb. Manchmal fuhr er auch auf ein Stündchen irgendwohin zu Besuch. Diese Fahrten liebte Jegor ganz besonders. Denn auch in den weniger wohlhabenden Häusern, in denen es keine Gesindestube neben der Küche gab, brachte man ihm doch immer eine Bewirtung an den Hintereingang, manchmal sogar ein Gläschen Schnaps. Währenddessen saß Fjodor Petrowitsch im Esszimmer oder im Salon, wo nach dem Abendessen der Kaffee getrunken wurde, man sich unterhielt oder Karten spielte. Er war müde vom Tag, hörte stumm den Gesprächen zu und antwortete einsilbig auf direkte Fragen. Doch wenn man ihn in einen Disput verwickelte, dann erhitzte er sich nach und nach, sprang vom Sessel auf, sprach laut und leidenschaftlich, griff sich an den Kopf, gestikulierte.

Ein junger Professor mit würzig duftender, gleichwohl heftig qualmender Zigarre sagte bei so einer Gelegenheit zu seinen beiden Gesprächspartnern, die er als Literaten titulierte:

„Nun, wie ist das, meine Herren Slawophilen, übertreiben Sie nicht ein wenig? Glauben Sie immer noch, unser Russland werde Führer der Menschheit werden? Werfen Sie doch mal einen Blick in die gestrige Zeitung. Bemühen Sie sich einmal, die Annoncen durchzusehen. Was steht alles zum Verkauf? Zwei Mädchen und ein Reisewagen, dann ein vorzüglicher Koch, der lesen und schreiben kann, dazu noch Französisch und Deutsch. Der wird sicher von einem jener großspurigen Seelenbesitzer verkauft, die nicht einmal richtig Russisch schreiben können, einem dieser stumpfsinnigen Herren aus der Provinz… Von wem soll denn um alles in der Welt dieses Licht kommen, das unseren Planeten erleuchten wird?"

„Ihr Blick ist nur zum Okzident gerichtet, für Sie kommt alles Licht von dort – wo die Sonne untergeht. Darum können Sie bei sich zu Hause nur Schmutz und Sklaverei erkennen. Im Westen aber, in Ihrem Gelobten Land, wollen Sie nichts anderes als pure Aufklärung erkennen. Sie sehen dort lauter wohlgehaltene Straßen, blühende Gärten und alle möglichen Dampfwagen… Sie haben uns die Moskauer Zeitung vorgelegt, aber nehmen Sie doch mal hier diese Pariser Zeitung und lesen Sie, wie in England mit all seinen hochgerühmten parlamentarischen Freiheiten, Geschworenengerichten und sonstigen großartigen Institutionen sechs- und siebenjährige Kinder in Qualm und Rauch arbeiten müssen. Sie kennen weder eine unbeschwerte Kindheit noch eine zukunftsfrohe Jugend, sind mit zehn Jahren verbrauchte Greise. Auch diese Kinder wurden wie Gegenstände verkauft, nur sind dort die „Seelenbesitzer" schlauer, heuchlerischer. Und Amerika, das wohl am allermeisten gelobte Land! Seine Washingtons und Jeffersons werden von allen französischen und englischen Liberalen als Lehrmeister gepriesen, und auch unsere hausbackenen Freiheitsnarren beten sie wie heilige Apostel an. Dort aber werden Menschen auf Märkten, auf Auktionen en gros und stückweise verkauft oder versteigert. Die sind eben anderer Hautfarbe, schwarz oder schokoladenbraun – aber auch getaufte, christliche Seelen. Hier bitte, lesen Sie ein Pariser Blatt: da hat ein Amerikaner, ein Pastor, sich für die schwarzen Sklaven verwendet. Dafür wurde er totgeschlagen. Und das drüben, im Lande der allergrößten Freiheit. Wir aber haben bei uns einen Mann wie Fjodor Petrowitsch. Der tritt nicht nur für die Leibeigenen ein, sondern selbst noch für die schlimmsten Verbrecher. Er widerspricht der Obrigkeit und lebt dennoch, Gott sei Lob und Dank, vollkommen unbehelligt.

Sagen Sie doch selbst, Fjodor Petrowitsch, Sie sind ja schon längst ein Moskauer geworden. Und Sie kennen Europa, haben großes Wissen. Was bedeutet Russland für Sie? Das gerade von Ihnen zu erfahren, wäre besonders interessant. Viele Ihrer Landsleute und Kollegen sind hier zu Ansehen und Wohlstand gekommen, erhielten Rang und Titel, haben Grundbesitz erworben, leben in Verhältnissen, von denen sie daheim in ihren kleinen Ländchen und engen Städtchen nicht einmal träumen konnten. Wer sind denn bei uns in Moskau die berühmtesten Ärzte? Professor Reuß, Professor Pohl, Doktor Hofmann, Doktor Albini... Sie leben auch dementsprechend im Wohlstand. Aber Sie, Fjodor Petrowitsch, das muss man offen sagen, leben jetzt in Armut, so als seien Sie in Ungnade gefallen. Erklären Sie doch unseren hochgebildeten Herren, die in Russland nur Schmutz und Finsternis sehen, was Sie an diesem Jammertal so anzieht. Warum Sie, ein Deutscher, Katholik und gelehrter Doktor, nicht vom Moskwa-Fluss an den Rhein zurückkehren – zu Ihren Glaubensgenossen, zu Ihren Landsleuten, in Licht und Überfluss?"

„Ich will versuchen, verehrter Herr, Ihre Fragen zu beantworten, obwohl sie mir ein wenig seltsam erscheinen. Ja freilich, ich bin Deutscher, aber an erster Stelle bin ich Christ. Und das heißt, für mich gibt es weder ‚Griechen noch Juden'. Warum ich hier lebe? Weil ich hier viele Menschen liebe, weil ich Moskau und Russland liebe und weil es meine Pflicht ist gegenüber allen Unglücklichen in Krankenhäusern und Gefängnissen; weil ich weiß, dass ich ihnen helfe, und ich glaube, ich kann ihnen mehr und besser helfen als irgend jemand sonst. Das ist auch kein sündiger Hochmut, es ist die Wahrheit."

„Wir kennen Sie, Fjodor Petrowitsch. Wer würde Sie nicht kennen – Sie ‚outrierter Philanthrop'!"

„Und das eben bedeutet: es ist meine Pflicht; es ist Gottes Wille, ich aber bin nur sein Werkzeug."

„Aber gibt es in anderen Ländern etwa keine Armen und Unglücklichen? Hier, in dieser Pariser Zeitung steht doch genug darüber geschrieben."

„Auch in anderen Ländern gibt es Not und Elend. Und Gott wird auch dorthin Helfer senden. Ich aber bin vor vierzig Jahren hierher gekommen. Damals war ich noch eitel, freute mich über Lob, Achtung, Wohlstand... Ich war sehr stolz, als mir der Rang eines Hofrates verliehen wurde und das Kreuz des Heiligen Wladimir.

Doch mit der Zeit wurde ich verständiger. Und in den Krankenhäusern für das arme Volk, in Gefängnissen und auch anderswo sah ich viele Unglückliche. Sah sie und hörte ihnen zu. Und da begriff ich, welches meine vornehmste Pflicht vor Gott und den Menschen ist. Alles andere ist Staub und Spreu, alles – Reichtum, Rang und Ehre. Als ich Hofrat geworden war, freute ich mich sehr, schrieb es gleich meinen Eltern und Geschwistern. Aber als man mir mitteilte, ich sei nun schon Staatsrat, dem Rang nach also wie ein Oberst oder gar General, freute ich mich nur deswegen, weil ich dachte, jetzt würden die Offiziere auf den Sperlingsbergen mehr auf mich hören…"

„Erlauben Sie, dass ich Sie umarme, Fjodor Petrowitsch, Sie haben eine echte russische Seele. Da sehen Sie, meine Herren Westler, merken Sie auf. Er kommt vom Okzident, aber hier bei uns hat er den Sinn des Lebens gefunden."

„Dafür gebühren ihm Ehre, Ruhm und unsere Hochachtung. Aber warum, mein Lieber, ereifern Sie sich denn so? Dieser gute Deutsche liebt Moskau. Auch ich liebe Moskau, obwohl ich aus Smolensk stamme und in Deutschland studiert habe. Aber meine Liebe ist nicht blind, und sie ist auch nicht überheblich. Ich sehe Armut, Elend und Unwissenheit und viele Mängel, Nöte und Unglück. Ich leide darunter, aber ich prahle nicht damit, schaue nicht von oben herab auf die Ausländer, als ob wir die Allerbesten wären, obwohl uns der Nacken im Joch steckt und der Arsch von Knutenhieben blutet; dafür aber steigt unser Geist so hoch wie kein anderer in der Welt. Aber wo bleiben die Kinder dieses Geistes? Seit zwanzig Jahren leben sie in Sibirien, erst als Zuchthäusler, dann als Verbannte. Und dafür noch Gott sei Dank? Puschkin wurde umgebracht, und man durfte ihn nicht mal würdig bestatten. Der Sarg wurde weggeschleppt, als läge ein Pesttoter darin. Lermontow hat man auch umgebracht, Tschaadajew für verrückt erklärt. An ihn erging ein strenger Befehl, er solle es ja nicht wagen, weiterhin zu schreiben… Und was erleben Ihre Freunde – die wahren Patrioten, die Slawophilen? Ihre Journale werden verboten. Der neue Moskauer Statthalter Graf Arsenij Andrejewitsch Sakrewskij sagt frank und frei, die Slawophilen seien Moskauer Carbonari, Enkel Pugatschows und Söhne der Dekabristen-Meuterer."

„Da reden Sie aber an der Sache vorbei, mein Herr! Denn der russische Geist kommt nicht aus Palästen; der Geist weht, wo er will. Puschkins Leib wurde getötet, aber sein Wort bleibt in Russland unsterblich. Wir stemmen uns dem Staat nicht entgegen, wir wollen weder Aufstände noch Parlamente. Das Zarenreich soll bestehenbleiben, Gesetze und Armee sollen es stützen. Aber das Reich des Geistes ist ein ganz anderes Reich. Gebt dem Kaiser, was des Kaisers ist, und dem Geist, was des Geistes ist. Im Volke heißt es: ‚Die Macht gehört dem Zaren, das Land aber Gott.' Um so mehr gilt das für die Gebiete des Geistes."

„Gestatte, mein Lieber, dass ich hinzufüge: unsere hochverehrten Westler wollen nicht oder können nicht unterscheiden zwischen dem heutigen Russland und dem ewigen, zwischen dem materiellen und dem geistigen Russland. Diese Unfähigkeit, zu unterscheiden, zeigt sich übrigens auch bei einigen unserer jungen Freunde, die es für erforderlich halten, sich altrussisch zu kleiden. Sie verurteilen den Zaren Peter recht hitzig und schroff. Manche gehen so weit, dass sie sich von Puschkin lossagen: er sei mehr Franzose und Äthiopier als Russe."

„Und die Westler meinen, dass gerade in diesen Hitzköpfen das Wesen unserer slawisch-russischen Idee beschlossen liege, dass wir allem Ausländischen gegenüber feindlich gesinnt seien und es geradewegs den Chinesen gleichtun wollten – uns mit einer Mauer vom Westen abschirmen und das Fenster, das Peter der Große nach Europa aufgerissen hatte, wieder vernageln. Aber das ist keineswegs so, das Gegenteil trifft zu. Russland soll geistig nach allen Himmelsrichtungen offen sein. Wir glauben an seine geistige Kraft, sie lebt seit tausend Jahren.

Aber wir erkennen auch andere Nöte, die Sie nicht sehen. Peter der Große öffnete das Fenster nach Europa zum Wohle Russlands, aber er ließ alles herein: das Gute und das Schlechte. Über die aufgeklärten Gäste, über die uns Wohlgesinnten können wir uns nur freuen – seid herzlich willkommen. Und wir freuen uns, sind stolz darauf, wenn manche dieser Ankömmlinge sich vom russischen Geist durchdringen lassen, wenn sie zu unseren echten Landsleuten werden, wie Fjodor Petrowitsch.

Wer wird am russischen Geist jener Dichter zweifeln, deren Ahnen in fremden Ländern ruhen: Kantemir, Chemnitzer, Delwig, auch der unglückliche Küchelbecker?[59] Und Wladimir Iwanowitsch Dahl[60] ist ja ein echter Russe, obwohl sein deutscher Vater noch als Offizier in dänischen Diensten stand. Sie alle sind heute Kinder des russischen Geistes, sind unsere geistigen Brüder.

Doch im materiellen Russland – in der höheren Verwaltung, im Militär und in der Wissenschaft – haben sich viele Ausländer breitgemacht. Unter ihnen gibt es gewissenhafte Staatsdiener, treue Untertanen des Zaren, nützliche Lehrer, tüchtige Ärzte, Handwerker, Negozianten. Es gibt unter ihnen aber auch solche, die Russland nicht kennen und nicht kennenlernen wollen, denen der russische Geist zuwider ist, die unsere Sitten, unsere Überlieferungen entweder aus Gewinnsucht

---

[59] Antioch Dmitrijewitsch Kantemir (1708-1744), russischer Dichter, Satiriker; Sohn des Fürsten von Moldau, geboren in Konstantinopel, 1732-1744 Botschafter in England und Frankreich; gestorben in Paris. – Iwan Iwanowitsch Chemnitzer (1745-1784), russischer Fabeldichter, Sohn eines sächsischen Militärarztes, geboren in der Türkei. – Baron Anton Antonowitsch Delwig (1798-1831), Dichter, Puschkins Schulkamerad. – Wilhelm Karlowitsch Küchelbecker (1797-1846), Schriftsteller, Sohn eines russifizierten deutschen Adligen, Puschkins und Delwigs Schulkamerad; als Dekabrist zu Zuchthaus (Katorga) und späterer Verbannung verurteilt; starb in Sibirien.
[60] Wladimir Iwanowitsch Dahl (1801-1872), Ethnologe und Naturforscher, Linguist und Schriftsteller (Pseudonym: Kasak Luganskij). Sein Lebenswerk, „Deutungswörterbuch der lebendigen großrussischen Sprache", ist bis heute von wissenschaftlicher Bedeutung (Neuauflage: Moskau 1980).

oder aus törichter Anmaßung verderben und dabei doch manchen hohen Herrschaften gefallen und hohe Ränge einheimsen... Puschkins Schicksal war wahrhaft symbolisch. Der baltendeutsche Benckendorff[61] versuchte, ihn zu belehren, zu kommandieren, der Pole Faddej Bulgarin[62] hetzte gegen ihn und denunzierte ihn, und am Ende hat der Franzose D'Anthès diesen größten Poeten Russlands ermordet."

„Aber meine Herren, meine Herren, wir sollten doch nicht abschweifen. Derartige Dispute führen viel zu weit, so weit, dass ein allzu hitziger Streiter noch Gefahr läuft, zu einem Schützling von Fjodor Petrowitsch zu werden."

\* \* \*

Nikolaj Agapitowitsch Norschin, Patensohn und Zögling Fjodor Petrowitschs, den dieser als obdachlosen Waisenknaben zu sich genommen hatte, wurde Arzt. Haass hatte ihn auf das Universitätsstudium vorbereitet, ihn in Mathematik, Latein, Pharmakologie unterrichtet. Der junge Mann absolvierte sein Studium erfolgreich und wurde in Rjasan angestellt. Zum Abschied gab Haass ihm folgende Ermahnung mit:

*Du bist ein junger Mensch, und das ganze Leben liegt noch vor Dir. Doch vergiß nicht, daß der Tod plötzlich eintreten kann, auch schon in der Blüte der Jahre. Daher sei immer auf ihn vorbereitet. Wenn Du schwer erkrankst, so bemühe Dich, bis zum Ende ein Christ zu bleiben und nicht zu sterben, ohne vor Gott bereut zu haben. Wenn dann kein katholischer Priester in Deiner Nähe sein sollte, so zögere nicht, einen rechtgläubigen Geistlichen zu rufen und ihn um das Abendmahl zu bitten.*

In seine morgendlichen und abendlichen Gebete schloss Fjodor Petrowitsch seine Freunde und Verwandten ein, gedachte der Eltern, der Fürsten Golizyn und Schtscherbatow und all jener, die in seinem Krankenhaus verstorben waren. Wenn er sich auch nicht an alle Namen erinnern konnte, so hatte er doch ihre Gesichter, ihre Augen deutlich im Gedächtnis.

Gewöhnlich verrichtete er seine Gebete zu Hause, an Feiertagen jedoch eilte er für kurze Zeit in die katholische Kirche in der Kleinen Lubjanka, beichtete und kommunizierte.

---

[61] Graf Alexander Benckendorff (1783-1844), Chef der Gendarmerie und der Geheimpolizei (der sog. „Dritten Abteilung").
[62] Faddej Wenediktowitsch Bulgarin (1789-1859), russifizierter polnischer Offizier, reaktionärer Journalist, Polizeispitzel; schrieb Romane, die zu Bestsellern wurden; beteiligte sich aktiv an der Hetze gegen Puschkin.

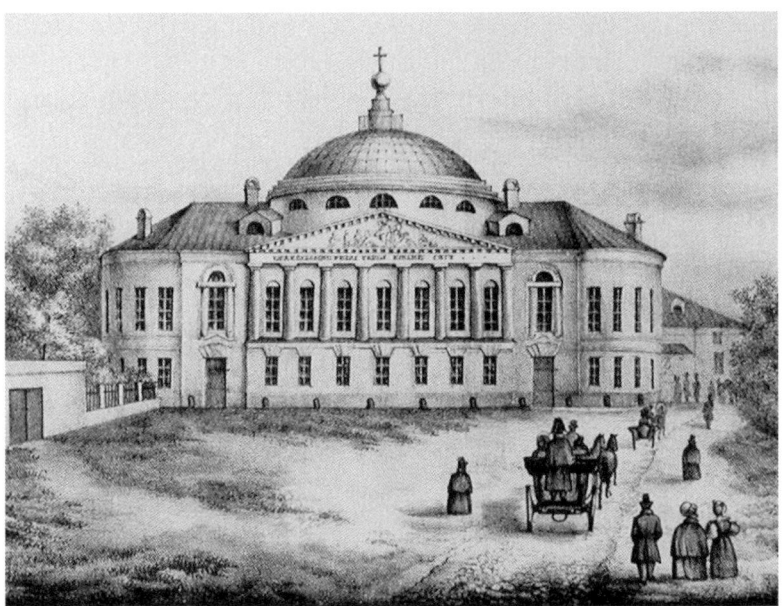
*Katholische Peter-und-Paul-Kirche in Moskau, deren Gemeindemitglied Haass war*

Fjodor Petrowitsch korrespondierte regelmäßig mit Norschin, der ihm ausführlich von seiner neuen Tätigkeit berichtete, von seinen ärztlichen Erfolgen und Misserfolgen, und ihm seine Gedanken über die verschiedensten Themen mitteilte. Als er sich in ein deutsches Mädchen, die Tochter eines Kollegen, verliebt hatte und heiraten wollte, schrieb Fjodor Petrowitsch ihm und ging nun zum feierlichen „Sie" über:

*18. Juli 1851. Sie wollen heiraten, lieber Freund. Möge Gott Ihre Absicht segnen, und möge das Familienglück Ihnen ein irdischer Lohn sein für das Gute, das Sie Ihren Nächsten zu erweisen sich bemüht haben und noch bemühen! Sie kennen meine Ansicht vom Glück. Es besteht darin, andere glücklich zu machen. Vermeiden Sie, mein Freund, alles, was Ihre Frau, Ihre Freundin, irgendwie betrüben könnte, und überdenken Sie Ihr Handeln vorsorglich so, daß es ihr angenehm sei. Haec fac ut felix vivis! Ich bin etwas besorgt wegen Ihrer unterschiedlichen Konfession. Ihre zukünftige Frau ist Protestantin. Aber schon Schelling hat 'mal in Jena gesagt, dass die Protestanten aufhören würden, solche zu sein, wenn sie nicht ständig protestieren würden. Zwischen Ehegatten müssen völlige Übereinstimmung und gegenseitiges Verständnis herrschen. Und das kann man nicht durch Streit und Widerspruch am besten erreichen, sondern indem man daran denkt, daß es nur einen Gott für alle gibt...*

\* \* \*

In der großen Zelle des Hauptgefängnisses fielen unter den Zuchthäuslern – finsteren Gesellen mit zur Hälfte kahlgeschorenen Köpfen – einige stille, reinlich gekleidete alte Männer auf. Sie hielten sich abseits, lasen die Heilige Schrift; die alten Bücher waren säuberlich in Papier oder Stofflappen eingeschlagen. Die Männer lasen bald still für sich, bald abwechselnd laut. Manchmal psalmodierten sie halblaut Gebete. In ihrer Nähe verhielten sich auch die verbittertsten Häftlinge, die sich noch kaum von den Knutenschlägen erholt hatten, und die mit dem roten Mal DIEB auf Stirn und Wange Gebrandmarkten ruhig und sogar achtungsvoll.

Zuweilen versuchte der eine oder andere junge Arrestant, die alten Männer zu hänseln:

„Na, was hat dir denn euer Glaube geholfen? Kannst du dir solche Ketten erflehen, die leichter als Flaumfedern sind, die im Frost wärmen und in der Hitze kühlen?"

Die älteren Gefangenen befahlen den Rüpeln zu schweigen. Einen besonders frechen Spötter traktierten die Zellengenossen mit Faustschlägen und Fußtritten und stießen ihn unter die Pritsche. Die Alten traten für ihn ein: „Der ist doch noch jung. Solche soll man nicht mit der Faust belehren, sondern mit dem Wort."

Fjodor Petrowitsch fragte sie, von woher man sie gebracht habe und warum. Sie waren „popenlose" Altgläubige aus nordrussischen Dörfern, verurteilt wegen „hartnäckiger Häresie und Sakrilegien". Sie erkannten die neuen Ikonen und die „staatlichen" Geistlichen nicht an.

Sie waren sehr mager, vom Fasten ausgemergelt, hatten die Gefängnisverpflegung oft zurückgewiesen. Gewöhnlich ernährten sie sich nur von Wasser und Brot. Aber sie klagten nicht über irgendwelche Krankheiten, ließen es nicht einmal zu, dass die Ärzte sie untersuchten.

„Unsere Körper und unsere Seelen sind in der Hand des Herrn. Er bestraft unsere Sünden, schlägt uns mit Krankheit, er erbarmt sich und heilt. Menschenweisheit brauchen wir nicht. Die ärztlichen Wissenschaften sind alle vom Teufel. Du verzeih bitte, Fjodor Petrowitsch, wir wissen, dass du eine gute Seele hast. Wir beten jeden Tag zu Gott, er möge dir den Unverstand verzeihen, dass du dich aus lauter Güte vom Teufel verführen ließest, Arzt und Hexenmeister geworden bist, mit Gott in Wettstreit getreten bist und versuchst, die von ihm geschickten Krankheiten wegzuheilen. Nein, wir brauchen keinerlei Arzneien, wir nehmen sie nicht. Wir haben bessere Arzneien – Gebete und ein reines Gewissen."

Haass sah, dass es sinnlos war, mit ihnen zu diskutieren. Er wollte ihnen deshalb ohne ihr Wissen helfen. Schon einmal war es ihm gelungen, einen bereits verurteilten Altgläubigen beim Zaren freizubitten. Doch er wusste, dass der Generalgouverneur Arsenij Sakrewskij, der ihm nicht gewogen war, sehr streng auf Subordination und dienstliche Reglements achtete. Deswegen richtete er seine Petition genau nach Vorschrift an den Präsidenten des Fürsorgekomitees:

*Euer Erlaucht ist bekannt, wie oft das Komitee in ähnlichen Fällen die Gnade des Zaren erbeten und erlangt hat. Geruhen Euer Erlaucht gütigst, die Mühe auf sich zu nehmen, unseren neuen Vorgesetzten, Grafen Arsenij Andrejewitsch, hiervon in Kenntnis zu setzen, damit er diesen Fall nutzen kann, bei seinem ersten Erscheinen in unserer Mitte einige in Finsternis schmachtende Unglückliche durch des Zaren gnädige Nachsicht zu beglücken, dadurch zugleich auch uns zu beglücken, die wir beauftragt sind, durch christlichen Umgang mit den Gefangenen ihnen den wahren Geist des Christentums beizubringen und sie zu lehren, auf christliche Weise zu leben.*

Eine Antwort erhielt er nicht. Doch schon bald wandte er sich erneut an den Generalgouverneur. Dieses Mal bat er um Gnade für drei kaukasische Geiseln.

Im Kaukasus herrschte seit vielen Jahren Krieg.[63] Die Generäle des Zaren bekämpften die hartnäckig Widerstand leistenden Bergvölker. Jedesmal, wenn der einheimische Fürst oder Älteste eines besiegten kaukasischen Stammes in den Ruinen seines verbrannten Aul Frieden schließen und schwören musste, dass er und die Seinen hinfort gehorsame, treu ergebene Untertanen des „weißen Zaren" sein wollten, mussten sie einige ihrer Söhne als Geiseln (Amanaty) hergeben. Diese Geiseln wurden wie gewöhnliche Häftlinge nach Russland eskortiert, und zwar in den Norden; dort sollten sie unter Polizeiaufsicht leben.

In Moskau waren drei junge Tscherkessen angekommen, erschöpft von der langen Fußreise und schwer erkältet. Sie sollten nördlich von Petersburg in einem finnischen Dorf angesiedelt werden. Haass pflegte sie, umsorgte sie und lehrte sie einige russische Wörter. Sie erholten und kräftigten sich.

Der älteste von ihnen war besonders gescheit und anstellig. Er begann, den Feldscheren zur Hand zu gehen, lernte rasch und eifrig Haass' Lektionen, ging sorgsam und fröhlich mit den Kranken um. Fjodor Petrowitsch hatte ihn besonders ins Herz

**Der russische Invalide,** Nr. 16
**19. Januar 1852**
Bei Buchhändler J.A. Jungmeister, dem Kommissionär für die Zeitung „Der russische Invalide", ist von der Kaiserlich Medizinisch-Chirurgischen Akademie und der Archäographischen Kommission im Departement für Volksbildung in St. Petersburg empfohlen und auf dem Newskij Prospekt (neben der Polizeibrücke) im Hause Kostomins erhältlich
*Das letzte Lied der Bergleute vor dem Kampf mit den Russen.*
Ein dramatisches Stück mit Gesang und Akkompagnement für
Pianoforte oder großes Orchester.
Die Musik von A.W. Lasarew ist seiner Kaiserlichen Majestät, dem Erbprinzen, gewidmet und am 2. und 22. Mai 1851 auf der russischen Bühne in Petersburg und Moskau aufgeführt worden. Der Komponist überlässt die Einnahmen aus dieser Edition den gegen die Bergvölker im Kaukasus kämpfenden und schwer verwundeten einfachen Soldaten und den Familien der Gefallenen.
Schmuckausgabe mit Kampfdarstellungen, auf bestem Papier, SPb 1851:
Preis 6 Silberrubel inklusive Porto für Versand.

---

[63] Die Eroberungspolitik im Kaukasus und im Transkaukasus hatte schon unter Katharina II. und Paul I. begonnen, war während der Napoleonischen Kriege zum Stillstand gekommen und 1816 verstärkt wieder aufgenommen worden. Der Widerstand der Bergvölker war hartnäckig und fanatisch. Erst 1864 konnte der Kaukasus „befriedet" werden.

geschlossen, und er bat den Präsidenten des Komitees schriftlich, sich für die Befreiung dreier junger Tscherkessen aus dem „Arrestantenstande" einzusetzen, da die doch keinerlei Verbrechen begangen hätten. Er wies darauf hin, dass sie zu nützlichen Gehilfen im Krankenhaus werden könnten und dies auch gerne wollten. Die Ansiedlung dieser Südländer im fernen Norden aber würde Krankheit und Tod für sie bedeuten.

Sakrewskij ließ dem Doktor Haass antworten, er habe in Zukunft alle Eingaben zu unterlassen, deren „Gegenstand außerhalb der Kompetenz des Komitees liegt".

Und nachdem Fjodor Petrowitsch sich wieder einmal über die unerbittliche Strenge eines Konvoi-Kommandanten beschwert hatte, der ihm zum Tort kranke und alte Häftlinge besonders hart behandelte, ließ Sakrewskij Haass mitteilen, er werde selbst aus Moskau verbannt werden, wenn er seine ungehörigen Streitereien mit Gefängnis- und Konvoi-Offizieren sowie mit den Beamten des Generalgouvernements nicht endlich einstelle.

Man hinterbrachte Fjodor Petrowitsch des Generals zornige Worte:

„Ich nehme keine Rücksicht darauf, dass er in den Ranglisten als Staatsrat geführt wird. Ich werde den Gendarmen befehlen, ihn in eine Kreisstadt weitab von der Straße nach Wladimir zu bringen, weitab von allen Straßen, auf denen Arrestanten eskortiert werden, in eine Stadt, in der es kein Gefängnis, wohl aber ein Krankenhaus gibt. Da kann er dann wirklich Kranke kurieren, aber keine Verbrecher mehr verwöhnen."

Seine Freunde flehten Haass an, sich zurückzuhalten, wenigstens eine Zeitlang die Gefängnisse seltener zu besuchen und mit seinen Fürbitten in Häftlingsangelegenheiten aufzuhören. Sakrewskij sei fähig, seine Drohung wahrzumachen.

\* \* \*

Gerade in diesen Tagen brach in Moskau erneut die Cholera aus. Fjodor Petrowitsch nahm selber die ersten Kranken auf. Und wie achtzehn Jahre zuvor küsste er sie zur Begrüßung, lehrte Ärzte und Feldschere, sich nicht vor Ansteckung zu fürchten. Und wie im Herbst 1830 verödeten auch jetzt die Straßen und Märkte.

Beim Generalgouverneur tagte ein permanentes Cholera-Komitee.

Die Professoren Reuß, Pohl und Netschajew versicherten Sakrewskij, in Moskau gäbe es keinen besseren Bekämpfer der Cholera als Fjodor Petrowitsch.

Auf den Sitzungen im Hause des Gouverneurs prophezeiten die alten Herren:

„Die Cholera kommt nicht von ungefähr. Ein solches Unheil ist immer ein Vorzeichen, dass noch anderes Unglück kommen wird. 1771 wurde Moskau von der Pest heimgesucht. Kaum war sie vorüber, da drang Pugatschow vom Jaik an die Wolga vor, verbrannte Städte und Dörfer, vergoss in Strömen unschuldiges Blut… Und kaum hatte 1825 die Fieberepidemie in Moskau und Petersburg Hunderte und

Tausende dahingerafft, da entschlief unser Zar Alexander Pawlowitsch, und die Garde rebellierte auf dem Senatsplatz... Zum ersten Mal kam die Cholera, als die Franzosen wieder eine Revolution angezettelt, ihren rechtmäßigen König davongejagt hatten und als bei uns die Polen sich gegen die russische Staatsmacht erhoben.

Und jetzt, kaum ist der erste Choleratote beerdigt, da gehen auch schon im Volk üble Redereien um. Die Leute rotten sich zusammen, beschimpfen Ärzte und Herrschaften mit schmutzigen Worten. Polizisten werden zusammengeschlagen. Wenn das so weitergeht, wird man Kanonen und Kartätschen einsetzen müssen wie damals auf dem Senatsplatz."

Die Meldungen über Unruhen in der Stadt häuften sich. Handwerksgesellen hatten in einem Polizeirevier die Fensterscheiben eingeschlagen. Weiber belagerten ein Krankenhaus und forderten die Herausgabe der Bösewichter, die die Cholera eingeschleppt hätten.

Sakrewskij ließ Haass kommen:

„Fjodor Petrowitsch, mein Freund, zwischen uns gab es Misshelligkeiten. Doch, wie man so sagt: wer wäre nicht sündig vor Gott und vor dem Zaren nicht schuldig. Jetzt haben wir eine gemeinsame große Sorge. Ich habe vernommen, wie kundig, ja geradezu tapfer und heldenmütig Sie Seuchen bekämpfen. Heute aber bitte ich Sie in einer anderen Sache um Ihre Hilfe. In der Stadt herrscht Unruhe. Unwissende und böswillige Elemente säen schändliche Gerüchte aus über die Obrigkeit und über die Ärzte, stacheln das einfache Volk zu Gewalt und Rebellion auf. In ganz Moskau kennt und liebt man Sie. Ihnen glaubt auch das gemeine Volk. Ich bitte Sie, fahren Sie durch die Stadt, und wo Sie Menschenansammlungen sehen, beruhigen Sie die Leute mit Ihren klugen und weisen Worten. Verlassen Sie heute und morgen für eine oder zwei Stunden Ihre Kranken und widmen Sie Ihre Kräfte der Stadt Moskau."

Langer Vorbereitungen bedurfte es nicht. Jegor allerdings war sehr ungehalten: „Und wohin wird uns dieser Leichtsinn bringen?! Oh, Väterchen Fjodor Petrowitsch, ich werde mich über dich bei der Schwester, beim Fräulein Wilhelmine, beklagen: diese Halunken könnten uns ja totschlagen."

Am Sucharewturm lärmte eine dichte Menschenmenge, wildes Geschrei klang auf. Man erkannte Fjodor Petrowitsch, und ein Bursche in Bastschuhen brüllte:

„Weg mit diesen deutschen Ärzten, sie haben die Cholera reingelassen. Werft den Hundesohn in den Kanal!"

Sofort gellten von überallher laute Rufe:

„Verrückter Teufel... Bist du toll geworden!?... Das ist doch Fjodor Petrowitsch, der Mann Gottes. Ohne ihn wären wir schutzlose Waisen..."

„...Väterchen, Fjodor Petrowitsch, was hat das alles zu bedeuten? Welcher Satan hat uns wieder die Cholera auf den Hals gehetzt?"

Haass stand aufrecht in seinem leichten Wagen, die eine Hand auf Jegors Schulter gestützt, mit der anderen wies er zum Himmel:

„Gott ist mein Zeuge, dass ich die reine Wahrheit sage…"

Während er sprach, wandte er sich bald zu dieser, bald zu jener Seite, forderte mit einladenden Gesten die Leute zum Zuhören auf.

Er sprach überzeugt, ruhig, deutlich vernehmbar, aber stets bemüht, nicht allzu laut zu sprechen, um seine Stimme zu schonen. Er musste ja noch an vielen anderen Stellen reden.

„Liebe Leute, die Cholera ist eine böse Krankheit, eine Strafe Gottes. Sie kommt auf verschiedenen Wegen, vor allem mit dem Wasser, über die Flüsse, über große und kleine Flüsse…"

„Richtig gesagt, Fjodor Petrowitsch, sie ist von der Wolga gekommen und von der Oka…"

„Da geht sie also von unten nach oben? Dem Flusslauf entlang?"

„Ja, sie geht auch der Strömung entgegen. Diese böse Krankheit besitzt sehr böse Kräfte. Ihre böse Kraft steckt im Wasser, in verschiedenen Gemüse und Früchten. Unser bester Schutz ist der Herrgott. Er straft und er verzeiht. Christus, der Erlöser, und die allerreinste Gottesmutter bitten für uns alle. Sie befehlen uns, den Ärzten, dass wir all unsere Kräfte daransetzen, die Kranken zu heilen und zu kräftigen, die böse Macht der Cholera zu überwinden. In meinem Krankenhaus habe ich bis heute 23 Cholerakranke; neun davon sind, Gott sei Lob und Dank, schon wieder ganz gesund, drei sind auf dem Wege der Besserung. Sieben Menschen starben. Und vier sind noch sehr krank, sie wurden erst letzte Nacht eingeliefert. Meine Gehilfen, die Ärzte, Feldscher und Studenten weichen nicht von ihren Betten. Ich will euch auch sagen, wie wir die Kranken behandeln: Wir legen sie in warmes, sauberes Badewasser, wärmen die Muskeln, die Adern, den ganzen Körper. Denn die Cholera ist eine kalte Kraft. Wir verabreichen den Kranken warme Arznei, vor allem Kamillentee. Das ist eine sehr gute Medizin. Und dann reiben wir auch mit sauberen Bürsten Beine, Rücken und Hände. Die Bürsten erwärmen das Blut, sorgen dafür, dass es schneller fließt und die Kraft der Cholera vertreibt.

Andere Mittel haben wir nicht. Ich sage euch die Wahrheit, gute Leute. Jede Krankheit hat ihr eigenes Geheimnis. Und alle Geheimnisse zusammen kennt nur Gott. Wir, die Ärzte, kennen nur einen kleinen Teil. So weiß ich zum Beispiel dieses: Wenn der Cholerakranke zwei Tage übersteht, kann man hoffen, dass er die Krankheit überleben und gesund werden wird. Wenn der Tod nicht am ersten Tag eintritt, in den ersten Stunden nach der Erkrankung, darf man hoffen. Übersteht er zwei Tage, dann wird er auch wieder gesund. Und ihr, liebe Leute, müsst wissen, dass ihr einen Erkrankten sofort ins Krankenhaus bringen müsst, ohne zu zögern. Wir werden ihn behandeln und sein Leben retten. Ihr braucht keine Angst zu haben, den Kranken anzufassen. Die Cholera steckt nicht von Mensch zu Mensch an, sie steckt im Wasser, in der Nahrung, im Schmutz…"

Sie hörten angespannt zu, stellten Fragen:

„Wie kann man erkennen, dass jemand die Cholera hat und nicht einfach Fieber oder Bauchweh?"

Die aufgeregten Menschen wurden nach und nach wieder ruhig. Mehrmals täglich kamen von der Polizei eilige Boten und riefen Fjodor Petrowitsch – mal zum Friedhof, mal zu anderen Krankenhäusern – überall dorthin, wo Menschen sich zusammengerottet hatten, verängstigte, wütende, verzweifelte Menschen. Er fuhr sofort hin, beruhigte, versprach, erklärte.

Auf kaiserlichen Erlass erhielten alle Ärzte, Feldschere und Sanitäter während der Cholera eine Gehaltsaufbesserung. Fjodor Petrowitsch fertigte eine Namensliste aller Ärzte und aller sonstigen Krankenhausbediensteten an, die ihm unterstanden.

Er selbst sollte 700 Rubel bekommen. Aber er lehnte sie entschieden ab: „Als Mitglied des Fürsorgekomitees schickt es sich für mich nicht, irgendeine Gratifikation anzunehmen."

Schon zwei Jahre vorher hatte das Komitee die Bezüge aller Mitarbeiter in den Gefängniskrankenhäusern erhöht und damit auch die des Doktor Haass als Chefarzt der Moskauer Gefängniskrankenhäuser, und zwar von 514 Rubel Jahresgehalt auf 1 000 Rubel. Auch damals hatte er die Erhöhung für sich abgelehnt und in der Komiteesitzung zu Protokoll gegeben:

*Mit der Gehaltserhöhung für die Angestellten in den Krankenhäusern bin ich einverstanden; aber ich möchte davon keinen Gebrauch machen. Ich beehre mich anzuzeigen, dass ich mit Rücksicht darauf, daß ich nicht mehr lange zu leben habe, beschlossen habe, das Komitee nicht mit irgendwelchen Vorstellungen dieser Art zu belästigen.*

Im Herbst erlosch die Cholera-Epidemie.

Jene alten Männer, die bei ihrem Ausbruch prophezeit hatten, die Cholera sei nur der Vorbote weiteren Unheils, versteiften sich jetzt darauf, richtig vorhergesagt zu haben, denn das ganze Jahr hindurch brachten die Zeitungen beunruhigende Nachrichten und Meldungen.

So hatten schon im Februar 1848 die Franzosen ihren König wieder davongejagt, und im Sommer rebellierten die Arbeiter in den Straßen von Paris, bauten Barrikaden. Die Kanonen donnerten.

Aus Preußen, Sachsen und Österreich hörte man von Aufständen, Barrikadenkämpfen. Und in Petersburg befürchtete man eine neue Rebellion der Polen.

* * *

Im Dezember 1849 ging in einem Zuchthäuslertransport ein magerer junger Mann, an Händen und Füßen gefesselt, durch Moskau – es war der Schriftsteller Fjodor

Dostojewskij. Er hatte einem Zirkel angehört, der in der Wohnung des Studenten Michail Petraschewskij[64] philosophische und politische Aufsätze gelesen und diskutiert hatte.

Die jungen Männer träumten von der Aufhebung der Leibeigenschaft und der Abschaffung der Standesprivilegien, von der Einführung einer Konstitution, von unabhängigen Gerichten, von Volksvertretungen. Die meisten der Teilnehmer begeisterten sich für die Ideen von Fourier und Saint-Simon, glaubten an eine friedliche Umgestaltung der Gesellschaft und waren überzeugt, dass gerade die russischen Bauern, die in traditionellen Dorfgemeinden mit gemeinsamem Bodenbesitz lebten, ihrer ureigensten Natur nach Sozialisten waren.

Auf einer Zusammenkunft des Zirkels hatte Dostojewskij Belinskijs Brief an Gogol vorgelesen.

Dostojewskij glaubte nicht eigentlich an die Möglichkeit einer sozialen Umgestaltung, er stimmte aber mit Belinskij überein, der dem geliebten großen Dichter Gogol vorwarf, er sei in seinem Buch „Ausgewählte Stellen aus dem Briefwechsel mit Freunden" von der Wahrheit abgewichen, die er in seinen künstlerischen Werken vertreten habe, und er habe begonnen, den wirklichen Bedürfnissen und Hoffnungen des Volkes zuwider, rückständige politische Ansichten zu verkünden, Leibeigenschaft, Polizeiregiment und scheinheilige Intoleranz zu verherrlichen.

Alle 18 Mitglieder des Zirkels – sie wurden nach dem Initiator „Petraschewzen" genannt – wurden verhaftet und zum Tode verurteilt, die Hinrichtung sollte öffentlich stattfinden. Sie wurden in der Morgenfrühe zur Richtstätte geführt. Die erste Gruppe der Verurteilten hatte man schon an die Pfähle gebunden und ihnen die Säcke über die Köpfe gezogen. Doch statt der tödlichen Salve ertönte die Stimme eines Beamten, der den kaiserlichen Gnadenerlass verlas. Die Todesstrafe war in Zuchthausstrafe umgewandelt worden.

Diese Dramaturgie hatte der Zar höchstpersönlich ausgearbeitet. Er liebte theatralische Effekte. Er hatte sich auch ausgedacht, Schriftsteller mit allerstrengstem Schreibverbot zu bestrafen, und befohlen, ihnen jegliche Schreibutensilien vorzuenthalten. Dieser Strafe unterlagen zum Beispiel der große ukrainischer Dichter Taras Schewtschenko und der junge Dichter Alexander Poleshajew.[65] Auch dem

---

[64] Michail Wassiljewitsch Petraschewskij (1821-1866), Jurist und Gründer des revolutionären Zirkels („Petraschewzen"); nach seiner Verhaftung zunächst zum Tode, dann durch Umwandlung der Strafe aber zu lebenslänglichem Zuchthaus verurteilt; in der Verbannung gestorben. (Anm. d. Herausgebers)

[65] Taras Hryhorowitsch Schewtschenko (1814-1861), bedeutender ukrainischer Dichter und Maler; als Jugendlicher noch Leibeigener; wegen Teilnahme an einem Freundesbund ukrainischer Patrioten 1847 verhaftet und als gemeiner Soldat in die Wüste östlich vom Kaspischen Meer versetzt – mit Schreib- und Malverbot; kam erst 1857 aus der Verbannung zurück. – Alexander Iwanowitsch Poleshajew (1804 oder 1805-1838), Lyriker; Sohn eines Gutsbesitzers und einer Leibeigenen; wegen eines satirischen Poems auf Befehl Nikolajs I. als Gemeiner in die Armee gesteckt.

Philosophen Pjotr Tschaadajew, den Seine Majestät für geisteskrank hatten erklären lassen, wurde verboten zu schreiben.

Mit Schreibverbot hatte die kaiserliche Gnade auch Dostojewskij belegt, der damals schon ein sehr bekannter Schriftsteller war. Seine Romane „Arme Leute", „Der Doppelgänger" und „Erniedrigte und Beleidigte" hatten ihn berühmt gemacht.

Die Petraschewzen wurden in jenen Tagen durch Moskau getrieben, als der Generalgouverneur Sakrewskij sich noch nicht von den durch die Cholera verursachten Sorgen und Ängsten und von den bedrohlichen Nachrichten über die revolutionären Vorgänge in Europa erholt hatte. Kürzlich erst hatten russische Truppen dem Kaiser von Österreich helfen müssen, die rebellischen Ungarn zur Räson zu bringen.

Was Wunder, dass auf den Sperlingsbergen das Reglement verschärft worden war. Doch Fjodor Petrowitsch ließ sich dadurch nicht einschüchtern.

Dostojewskij erinnerte sich noch viele Jahre später an Fjodor Petrowitsch. In seinen Konzepten zu „Schuld und Sühne" und im „Tagebuch eines Schriftstellers" stößt man mehrmals auf den Namen Haass als ein lebendiges Beispiel tätiger Güte. Im Roman „Der Idiot" widmete er ihm folgende Zeilen:

*In Moskau lebte früher ein alter General, das heißt, ein Militär war er nicht, führte jedoch den Titel Wirklicher Staatsrat und trug einen deutschen Namen. Sein ganzes Leben lang ging er in Gefängnissen und unter Verbrechern umher. Jeder Verbrechertrupp, der nach Sibirien abging, wusste schon im voraus, dass der ‚alte General' zur Visitation auf die Sperlingsberge kommen würde. Er erfüllte seine Pflicht mit Ernst und Andacht. Er erschien, ging die Reihen der Verschickten ab, blieb bei jedem einzelnen stehen, fragte jeden nach seinen Bedürfnissen, machte niemandem einen Vorwurf und redete sie alle mit ‚Täubchen' an. Er gab jedem von ihnen Geld, schickte ihnen die notwendigsten Dinge, Tücher, Fußlappen usw., er brachte ihnen zuweilen Andachtsbücher mit, gab sie denen, die lesen konnten, und war fest davon überzeugt, sie würden sie unterwegs auch tatsächlich lesen und den Gefährten, die nicht lesen konnten, daraus vorlesen.*

*Nach der Art des Vergehens fragte er nie, hörte aber geduldig zu, wenn der Gefangene selbst davon zu sprechen anfing. Alle Häftlinge standen bei ihm auf der gleichen Stufe, einen Unterschied gab es für ihn nicht. Er sprach mit ihnen wie mit Brüdern, und sie betrachteten ihn zuletzt als ihren Vater. Sah er eine Verschickte, die ein Kind auf dem Arm trug, so ging er zu ihr, streichelte das Kind und schnippte mit den Fingern, um es lächeln zu machen.*

*All das tat er viele Jahre bis zu seinem Tode. Alle Verbrecher in ganz Rußland und ganz Sibirien kannten ihn. Mir erzählte einmal ein ehemaliger Verschickter aus Sibirien, er sei Zeuge gewesen, wie sich die eingefleischtesten Verbrecher des ‚alten Generals' erinnerten, obgleich der nie mehr als zwanzig Kopeken jedem einzelnen geben konnte. Nicht, daß sie mit Dank oder mit Rührung seiner gedacht hätten! Irgendein*

*‚Unglücklicher', der vielleicht zwölf Seelen auf dem Gewissen und sechs Kinder nur so zu seinem Vergnügen getötet hatte – man sagt, es soll solche geben –, erinnerte sich plötzlich an ihn, mir nichts dir nichts, und vielleicht auch nur einmal in zwanzig Jahren, seufzte und sagte: ‚Sollte der alte General am Ende immer noch leben?' Und dabei lächelte er – und das war alles. Doch wer kann wissen, welch ein Samenkorn der ‚alte General', den er in zwanzig Jahren nicht vergessen hatte, ihm auf ewig in die Seele gepflanzt hat?*[66]

Manche Dostojewskij-Forscher vermuten, dass Fjodor Petrowitsch eines der Vorbilder für den Fürsten Myschkin, der Hauptgestalt des Romans „Der Idiot", gewesen ist.

Generalgouverneur Sakrewskij bedrohte nach Ende der Cholera und nach allem, was er über die unermüdliche, uneigennützige Arbeit Fjodor Petrowitschs hatte zur Kenntnis nehmen müssen, diesen nun nicht mehr. Doch da er im Unter-

---

[66] Übersetzung beim Autor nicht nachgewiesen; zum Vergleich die dem Original entsprechendste Variante: „In Moskau lebte einmal ein Greis, ein ‚General', das heißt ein wirklicher Staatsrat, der einen deutschen Namen führte; dieser verbrachte sein ganzes Leben, indem er von Gefängnis zu Gefängnis zog und sich mit den Verbrechern abgab; jeder Etappentransport nach Sibirien wusste genau, dass er beim Passieren der ‚Sperlingsberge' vom ‚alten General' besucht werden würde. Er widmete sich seiner Sache mit höchstem Ernst und größter Frömmigkeit; er erschien, schritt die Reihen der Verschickten, die sich alsbald um ihn drängten, ab, machte vor einem jeden halt, erkundigte sich eingehend nach den Bedürfnissen, kam ihnen fast niemals mit guten Lehren und nannte sie alle seine ‚Täubchen'. Er spendete Geld und sandte die benötigten Gegenstände – Fußlappen, Fußwickel, Leinwand –, zuweilen brachte er auch Erbauungsschriften mit und verteilte diese an alle, die des Lesens kundig waren, wobei er fest davon überzeugt war, dass die Bücher unterwegs auch wirklich gelesen und den des Lesens nicht Kundigen vorgelesen werden würden. Selten nur fragte er nach dem begangenen Verbrechen, meist hörte er still zu, wenn der Verbrecher selber zu erzählen anfing. Er behandelte alle Verbrecher gleich, für ihn gab es keine Ausnahmen. Er sprach mit ihnen wie mit Brüdern, sie jedoch sahen ihn schließlich wie ihren Vater an. Wenn er in der Schar eine verschickte Frau mit einem Kindchen auf dem Arm bemerkte, trat er unverzüglich heran und liebkoste das Kleine und schnippte mit den Fingern, um es zum Lachen zu bringen. So hielt er es viele Jahre bis zu seinem Tode; es kam so weit, dass man ihn in ganz Russland und ganz Sibirien kannte, das heißt es kannten ihn alle Verbrecher. Mir erzählte einer, der in Sibirien gewesen, er habe selber miterlebt, wie die allereingefleischtesten Verbrecher des Generals gedachten, und dabei war der General, wenn er einen Transport besuchte, kaum je in der Lage, dem Einzelnen mehr als zwanzig Kopeken zuzuwenden. Es ist wahr, man gedachte seiner nicht allzu glühend und nicht einmal mit sehr großem Ernst. Allein es konnte geschehen, dass einer dieser ‚Unglücklichen', der seine zwölf Seelen getötet, oder sechs Kinder rein zum Vergnügen umgebracht – solche, sagt man, hätte es auch gegeben –, plötzlich mir nichts dir nichts und vermutlich überhaupt nur ein einziges Mal während seiner ganzen zwanzig Jahre einen Seufzer ausstieß und fragte, ‚was mag wohl jetzt unser alter General machen, ob er noch lebt?' Und lachte vielleicht sogar dabei kurz auf, und damit basta. Woher aber wollen Sie wissen, welch ein Samenkorn durch diesen ‚alten General', den er während zwanzig Jahren nicht vergessen, für immer in seiner Seele Wurzel gefasst hatte?"
Zitiert nach F.M. Dostojewskij. Der Idiot. Aus dem Russischen von Johannes von Guenther. Olten 1956, S. 441 f. (Anm. d. Herausgebers)

schied zu seinen beiden Vorgängern ein wenig gebildeter, beschränkter und misstrauischer Bürokrat war, verhielt er sich Haass gegenüber nach wie vor gleichgültig, seine Bitten und Eingaben erachtete er als „keiner Beachtung wert".

Aus Tula war ein älterer Häftling angekommen. Von den schweren Fußfesseln waren seine Beine so geschwollen, dass er nur mit Mühe gehen konnte. Er bat darum, die Fußfesseln durch Handfesseln zu ersetzen. In der Regel wurde einem solchen Wunsch stattgegeben. Der Konvoi-Kommandant genehmigte daher auch Haass' Forderung. Aber der Beamte, der die Abfertigung der Transporte zu kontrollieren hatte, verbot den Austausch und weigerte sich, in der Häftlingsliste die Zeile „geht in Fußfesseln" in „geht in Handfesseln" zu verändern. Was dann folgte, meldete er dem Generalgouverneur:

*Haass trat auf den Schmied zu, der dem Arrestanten die Ketten anschmieden sollte, nahm die Fußfesseln ab und gab sie trotz des Protestes der anwesenden Beamten nicht wieder heraus.*

Der übereifrige Pedant befahl, dem kranken Arrestanten trotzdem Fußfesseln anzuschmieden. Daraufhin, wie er nachher meldete, *beschimpfte Haass in Anwesenheit der Arrestanten mit lauter Stimme die Gouvernementsbeamten als Missetäter, Tyrannen, Barbaren, Folterknechte... Während dieses Vorgangs konnte man in den Gesichtszügen der Arrestanten offenkundigen Zorn gegen alle Herren Beamten erkennen.*

Der Rapport endete wie viele zuvor. *Die Anwesenheit des Doktor Haass im Hauptverschickungsgefängnis ist nicht nur überflüssig, sie verursacht Schaden und behindert die ordnungsgemäße Erfüllung der Dienstobliegenheiten.*

Haass gab nicht auf, obwohl er immer häufiger mit Altersbeschwerden zu kämpfen hatte: Atemnot quälte ihn, und gegen Abend gehorchten ihm die Beine nicht mehr recht, weil sie so angeschwollen waren. Vor allem das schmerzhafte Podagra machte ihm mehr und mehr zu schaffen. Trotzdem versäumte er keine einzige Sitzung des Fürsorgekomitees, auch keinen einzigen Transport, der von den Sperlingsbergen abging.

Im August 1849 schrieb Haass an den Generalgouverneur:

*Am vergangenen Sonntag wurde eine vierzehnjährige Waise von ihrer Tante und Taufpatin, welche freiwillig ihrem Ehemann nach Sibirien folgte, weggerissen. Sozusagen vor den Augen Ihrer Erlaucht und Ihrer Eminenz wurde die Patin ihres Zöglings beraubt und die minderjährige Waise bar jeder Menschlichkeit auf die Straße geworfen.*

*Im tiefsten Innern halte ich dafür, daß die Ursachen des Unglücks, das uns anvertraute Menschen zu erdulden haben, bei uns, den Mitgliedern des Gefängnis-*

*Fürsorgekomitees zu suchen sind, da wir untereinander nicht Wahrheit und Frieden beachten...*

*Dieses Mädchen, in Tränen aufgelöst, wollte zu seiner Tante eilen, doch der Aufseher hielt sie am Arm fest, und die Tante konnte dem Kinde nicht einmal Lebewohl sagen.*

Der Vermerk des Grafen Sakrewskij zu diesem Brief lautete: *Verdient nicht, beachtet zu werden.*

\* \* \*

Der Präsident des Petersburger Fürsorgekomitees, Lebedew, kam 1861 nach Moskau zu einer Visitation der dortigen Haftanstalten. Er war aufs angenehmste überrascht, mit welch eifrigem, aufrichtigem Entgegenkommen ihm ein Polizeibeamter behilflich war.

Lebedew belobigte ihn für sein absolut ungewöhnliches und informelles Verhalten in Häftlingsangelegenheiten. Daraufhin erzählte ihm der Beamte, dass einmal im Herbst 1852 der alte Haass in strömendem Regen zu ihm gekommen und um eine Auskunft gebeten habe.

*Ich hatte damals schrecklich viel Arbeit. Die Unterlagen, die er hatte, waren nicht komplett. Das erklärte ich dem Doktor ziemlich ungeduldig. Der entgegnete gar nichts, verbeugte sich und ging hinaus. Aber dann, drei Stunden später – ich traute meinen Augen nicht –, erschien Fjodor Petrowitsch wieder bei mir, naß bis auf die Knochen, und überreichte mir mit entschuldigend-gütigem Lächeln die allergenaueste Aufstellung; er hatte alle nötigen Angaben bei den verschiedenen Polizeirevieren erfragt, war regelrecht hinter ihnen hergejagt, war in Regen und Sturm bis ans andere Ende der Stadt gefahren. Seit dieser Lektion habe ich nie mehr Häftlingsangelegenheiten verschleppt oder unbesehen abgelehnt.*

1891 erinnerte sich der Direktor der Moskauer Universitätsklinik, Professor Nowazkij, wie er Haass zum ersten Mal begegnete:

*Ich hatte als junger Assistenzarzt Dienst im Alten Katharinenhospital, dessen Chef Fjodor Petrowitsch war, und ich stellte ihm einen äußerst interessanten Neuzugang vor: ein elfjähriges Bauernmädchen. Sie war im Gesicht von der sehr seltenen und fürchterlichen Krankheit des Wasserkrebs befallen. Innerhalb von vier oder fünf Tagen hatte der Krebs bereits die eine Hälfte ihres Gesichtes verzehrt, dazu die Nase und ein Auge. Abgesehen vom rapiden Krankheitsverlauf und der unbeschreiblich fürchterlichen Schmerzen, die das Mädchen zu erdulden hatte, verbreiteten die sich zersetzenden Gewebe einen solch entsetzlichen Geruch, wie ich ihn in meiner vierzigjährigen Tätigkeit als Arzt nie wieder habe ertragen müssen. Weder die Ärzte noch das Pflegepersonal hielten diesem entsetzlichen Gestank stand.*

*Nicht einmal die liebende Mutter konnte es in dem Krankenzimmer aushalten. Nur Fjodor Petrowitsch, den ich gerufen hatte, brachte es fertig, drei Stunden an ihrem Bett auszuharren. Er nahm das Mädchen in die Arme, küßte und segnete es. Auch in den beiden nächsten Tagen saß er lange bei ihm. Am dritten Tag starb das Mädchen.*

\* \* \*

Anfang August 1853 erkrankte Fjodor Petrowitsch. Er hatte Karbunkel am Rücken, im Nacken, in den Leisten. Sie verursachten Fieber und Schüttelfrost. Er konnte nicht liegen und saß daher ständig in seinem alten Sessel. Jede Bewegung bereitete ihm Schmerzen. Er schlief sehr schlecht. Trotzdem verlangte er „Rapport" und gab seine Behandlungsanweisungen.

Der junge Doktor Shisnewskij wollte den alten Herrn gern ein wenig ablenken, der von Schmerzen, Schlaflosigkeit und Schüttelfrost so gequält wurde. So erzählte er ihm, wie er zum ersten Mal nach Moskau gekommen war. „Ich rief einen Droschkenkutscher und befahl ihm: ‚Bring mich in das Polizeikrankenhaus!' Der fragte zurück: ‚Meinen'se das Haass'sche?' ‚Ja, kennst du den Doktor Haass?'

‚Lieber Herr, wie soll ich den denn nicht kennen? Ganz Moskau kennt den doch! Fjodor Petrowitsch – jaaa – das ist einer, der hilft jedem. Allen Kranken und auch den Häftlingen…' Ja, und dieser Droschkenkutscher war es, der mich zu Ihnen gebracht hat, lieber Lehrer. Er brachte mich in eine neue, besondere Welt… Und ich bin glücklich, dass ich in Ihrer Welt leben darf."

„Danke, mein Lieber, danke vielmals für die guten Worte. Aber Sie exaggerieren, Sie übertreiben…"

Shisnewskij berichtete weiter über seinen Besuch:

*…Er saß in seinem Zimmer, ein wenig abgeschirmt vom übrigen Raum, im Voltairesessel, nicht mehr im abgenutzten Frack, sondern im Morgenrock. Sein Gesicht strahlte wie immer Ruhe und Güte aus. Und die Weihe, die von diesem Menschen ausging, ergriff mich, ich hätte so gerne seine Hand geküßt, aber ich beherrschte mich, weil ich fühlte, es wäre durchaus nicht in seinem Sinne, es würde ihn verwirren.*

Schwester Wilhelmine war schon ein Jahr zuvor zu den Verwandten nach Köln zurückgekehrt. Als Haass ernstlich erkrankte, wurde er von Feldscheren und Pflegern seines Krankenhauses und dem unermüdlichen Jegor versorgt, der auch die Besucher empfing und hinausbegleitete.

Fjodor Petrowitsch hatte angeordnet, jeden, der wollte, zu ihm zu lassen. Seinen Sessel hatte man in das größere seiner beiden Zimmer hinübergestellt.

Es kamen Kranke, die nicht bettlägerig waren. Er beriet sie und gab ihnen Anweisungen. Es kamen alte und neue Bekannte, Nachbarn und Patienten.

In den Gefängnissen sprach sich die Nachricht von seiner Krankheit herum, und die Arrestanten baten den Gefängnisgeistlichen Orlow, nach der Messe ein Bittgebet für seine Genesung zu lesen. Orlow besuchte den Metropoliten und fragte an, ob ein Bittgebet für die Genesung eines Andersgläubigen nicht irgendwelche kirchlichen Regeln verletze. Filaret hörte den Fragenden gar nicht erst zu Ende an:

„Gott hat uns aufgetragen, für alle Lebewesen zu beten, und ich beauftrage jetzt dich! Wann kannst du bei Fjodor Petrowitsch sein? Geh mit Gott. Auch ich werde ihn besuchen."

Als der Metropolit zu Haass ins Zimmer trat, versuchte dieser aufzustehen, um ihm entgegenzugehen. Doch Filaret hielt ihn mit einer entschiedenen Handbewegung zurück.

„Bleib sitzen, Lieber, bleib sitzen, ich werde mich zu dir setzen, und wir werden uns ein Weilchen friedlich miteinander besprechen. Ich sehe, du gönnst dir auch jetzt noch keine Ruhe, befassest dich mit Schriftsachen. Statt eines Arztes sitzt ein Schreiber bei dir."

Haass hatte gerade eine Ergänzung zu seinem Testament diktiert. Den Hauptteil hatte er schon ein Jahr zuvor selber auf russisch geschrieben.

Der Metropolit las auf dem ersten Blatt:

*Ich denke stets an die mir zuteil gewordene Gnade, die mich ruhig und zufrieden mit allem werden ließ außer dem einen Wunsch, der Wille Gottes möge an mir erfüllt werden. Führe mich nicht in Versuchung, gnädiger Gott, dessen Gnade höher ist als all Seine Werke. Auf Dich allein vertraue ich armer Sünder ganz und gar. Amen.*

Ein paar Minuten blickte der Metropolit schweigend auf diese Zeilen.

Haass hatte sich zusammengekrümmt, hielt den Kopf gesenkt, auf seiner Stirn erschienen Schweißtröpfchen, er unterdrückte ein Stöhnen.

Der Metropolit erhob sich und, für ihn selbst unerwartet, streichelte er vorsichtig und sanft die Schultern, die sich im Schmerz verkrampft hatten. Er schlug über Fjodor Petrowitsch mehrmals mit den raschen Bewegungen seiner trockenen kleinen Hand das Kreuz.

„Gott segne dich, Fjodor Petrowitsch. Hier steht die Wahrheit geschrieben, Gott hat dein ganzes Leben, alle deine Werke gesegnet. In dir haben sich die Worte des Erlösers erfüllt: ‚Selig sind die Sanftmütigen… Selig sind, die da hungert und dürstet nach der Gerechtigkeit… Selig sind die Barmherzigen… Selig sind, die reinen Herzens sind… Selig sind die Friedfertigen…' Stärke deinen Geist, mein Bruder Fjodor Petrowitsch, du wirst in die himmlische Seligkeit eingehen…"

Haass hob die tränenfeuchten Augen. Er presste die Lippen zusammen, unfähig zu sprechen, aber er versuchte zu lächeln, nickte dankbar, verbeugte sich.

Filaret ging.

Auch ganz fremde Menschen besuchten den Todkranken. Elegante, parfumduftende Damen trösteten den lieben, guten Fjodor Petrowitsch in französischer Sprache, Handwerker in schmutzigen Arbeitskitteln, Bauern in Bastschuhen verneigten sich tief, ohne die Türschwelle zu übertreten, berührten dabei mit der Hand den Boden.

„Lebwohl, Väterchen Fjodor Petrowitsch, lebwohl und verzeih uns. Sei uns vor dem Herrgott ein Fürbitter, bitte für uns Unglückliche und Schutzlose."

Die Schriftstellerin Jelisaweta Draschussowa besuchte ihn täglich und schrieb später:

*Trotz der Krankheit drückte das wohlgebildete Greisengesicht ungewöhnliche Güte und Freundlichkeit aus. Er klagte nicht nur nicht über seine Schmerzen, er sprach überhaupt nicht über sich selbst, beschäftigte sich nur mit seinen Schützlingen, den Armen, Kranken, Gefangenen. Er traf seine Verfügungen wie ein Mensch, der eine lange Reise vor sich hat und alles geordnet zurücklassen möchte.*

Seinem Testament[67], das viele Seiten umfasste, fügte er immer wieder neue Zusätze hinzu:

*Da ich als gänzlich unvermögend anerkannt bin, können meine Verwandten keinerlei Ansprüche auf das erheben, was ich hinterlassen kann. Ebenso werden meine Gläubiger, wenn sie alles verteilt haben, was ihnen das Gericht zuspricht, wohl keine weiteren Forderungen auf meinen eventuellen Nachlaß erheben. Daher wage ich anzunehmen, daß ich die Obrigkeit nicht durch meine ergebenste Bitte belasten werde, meine gesamte eventuelle Hinterlassenschaft möge nicht versiegelt und, auf meinen aufrichtigen Wunsch und meine Bitte, meinem alten treuen Freunde, dem Wirklichen Staatsrat Andrej Iwanowitsch Pohl, übergeben werden. Diesen bitte ich hiermit um seine Zustimmung, mein Testamentsvollstrecker zu sein, <...>. Ich überlasse es Andrej Iwanowitsch, ohne jede Rechenschaftspflicht über alles zu bestimmen, was getan werden muß. Ich bitte Andrej Iwanowitsch, jedem etwas zu schenken, der ein Andenken an mich haben möchte. <...>*

*Auf meinem Tisch steht ein kleiner Kasten, darin Tinte, Feder und die Reliquien des Hl. Franz von Sales. Dieses Kästchen soll man Bogoljuba Dawydowna Bojewskaja geben, die es mit der Zeit so einrichten wird, daß die Reliquien in der katholischen Kirche von Irkutsk aufbewahrt werden können. In der oberen Kommodenlade liegen zwei Bilder, von meinem Väterchen und von meinem Mütterchen. Ich überlasse sie ebenfalls ihr, damit sie sie ruhig bei sich aufhebt. <...>*

*Die Porträts meiner beiden Wohltäter, Graf Sotow und General Buturlin, überlasse ich meinem Freunde Andrej Iwanowitsch Pohl, der ihnen gegenüber meine Gefühle der Liebe und Ergebenheit teilt.*

---

[67] Der vollständige Text befindet sich in diesem Band: Kapitel VI – Haass-Schriften, S. 477. (Anm. d. Herausgebers)

*Bezüglich des Gemäldes von van Dyck, das der Ehrenbürger Fjodor Jegorowitsch Uwarow mir während meines Krankenlagers geschenkt hat, wofür ich nicht imstande bin, dem Gefühl der tiefsten Dankbarkeit Ausdruck zu verleihen, glaube ich, er hat mir mit diesem Geschenk das Angenehmste erwiesen, was es für mich auf dieser Welt geben konnte. <...> Ich bitte die Herren Geistlichen unserer Kirche, <...> daß sie einen geeigneten Weg finden, um das Bild neben dem Altar der Gottesmutter in unserer Kirche unterzubringen. Es soll auf einen vierkantigen Marmorsockel gestellt werden, auf dem die Worte geschrieben sind, die die Gottesmutter in Kana in Galiläa an alle gerichtet hat: Quodcunque vobis dixerit, facite (Tut alles, was Er sagen wird, Joh. 11,4)... Man sollte keine Ausgaben scheuen, um dies möglichst gut auszuführen. Mein guter Freund Andrej Iwanowitsch wird das für dieses Vorhaben nötige Geld schon auftreiben.*

*Zwei Dinge beschäftigen mich noch: Erstens: Mein Vorschlag von Krankenhaus-Bediensteten für eine Auszeichnung. <...>*

*Ferner vertraue ich ganz auf meinen guten Andrej Iwanowitsch, daß er einen Weg findet, alle diejenigen zu belohnen, die sich so sehr um mich bemüht haben. Gerne hätte ich, daß die kleinen Bücher ‚Problèmes de Socrate' zur Erinnerung an meine Freundschaft mit Nikolaj Nikolajewitsch Buturlin gedruckt würden, dem Sohne meines großen Wohltäters, des Generals Buturlin. Ich fühle, daß die ‚Betrachtungen' über das System des Sokrates vielen nützlich sein könnten. Doch bitte ich die Herren Pako, Tschedajew und Zurikow ergebenst, sich an diesem Werk christlich zu beteiligen und sich zu bemühen, diese ‚Betrachtungen' so zu Ende zu führen, wie es sich gehört.*

*Herrn Elarow habe ich gebeten, mich auf Kosten der Kirche zu begraben, mit einem Zweispänner und ohne allen Schmuck.*
*Moskau, den 21. Juni 1853. [richtig: 1852]*

\* \* \*

Am 16. August schlief Fjodor Petrowitsch um die Mittagszeit ein und wachte nicht wieder auf.

Als der Sarg hinausgetragen wurde, hatten sich Tausende von Menschen im Krankenhaushof, in den angrenzenden Gassen und weiter in der breiten Gartenstraße eingefunden. Die Menge verhielt sich ruhig, es gab kein Stoßen und Schieben. Das einfache Volk überwog – schäbige Filzmützen, abgetragene Soldatenmützen, verschiedenfarbige Kopftücher, Russenhemden, abgenutzte Kaftane, Leinen- und Lederschürzen, ausgetretene Schuhe, geflickte Stiefel und Bastschuhe. Doch es waren auch andere Stände zugegen: man sah Zylinder, breitkrempige Hüte, Uniformmützen von Beamten und Offizieren, Gehröcke in verschiedenen Farben, elegante Kleider von Adelsdamen und Kaufmannsfrauen.

**Moskauer Mitteilungen,** Nr. 81
**7. Juli 1853**

Das Moskauer Fürsorgekomitee der „Kaiserlichen Gesellschaft der Menschenliebe" äußert einem Wohltäter, der anonym bleiben möchte, seine tiefe Dankbarkeit für dessen Spende: 400 Baumwolldecken für das Waisenhaus von Marossejka. Möge ihm seine Gabe am Jüngsten Tag zu seiner unendlichen Freude vergolten werden.

**Moskauer Mitteilungen,** Nr. 87
**21. Juli 1853**

Am Samstag, dem 18. Juli, um 7 Uhr nachmittags beehrte uns Ihre Majestät, die niederländische Königinwitwe Anna Pawlowna, mit ihrem Besuch der alten Hauptstadt.

Der Generalgouverneur hatte dem Polizeichef Zinskij befohlen, für alle Fälle eine Kosakenabteilung und Gendarmerie zu Pferde in Bereitschaft zu halten.

Der Katafalk, von zwei Pferden gezogen – wie es der Verstorbene in seinem Testament verfügt hatte – bewegte sich langsam und bedächtig durch die dichte Menschenmenge. Viele Frauen weinten, einige klagten laut: „Wem hinterlässt du uns, du unser Wohltäter…" Die Männer nahmen die Mützen ab, alle bekreuzigten sich.

In der nahen Kirche läutete traurig die Sterbeglocke. Schon seit zwei Tagen wurden in einigen Kirchen Totenmessen gelesen; das hatte der Metropolit angeordnet.

Polizeioberst Zinskij, hoch zu Ross, nahm den Helm ab. Er sah Hunderte und Tausende die Trottoirs verlassen und sich dem Leichenzug anschließen.

Voran gingen in schwarz-weißem Ornat die katholischen Priester. Hinter ihnen, in der sich allmählich zu einer Prozession formierenden Menge, sah man die dunklen Röcke der orthodoxen Geistlichen und Mönche.

Der Kosakenwachtmeister ritt an den Polizeichef heran und flüsterte:

„Hochwohlgeboren, meine Leute haben gezählt: das hier sind mindestens 15 000 Menschen, wenn nicht noch mehr. Aber sie verhalten sich ruhig, keinerlei Ungehörigkeit zu bemerken."

Der Polizeioberst befahl den Kosaken und Gendarmen, in die Kasernen zurückzukehren. Er selber stieg vom Pferd und schritt zu Fuß im Trauerzug mit, den Säbel eng an sich gedrückt, damit er auf dem Straßenpflaster nicht klirrte. Sein Pferd ließ er in einiger Entfernung am Zügel hinterherführen.

Die Moskauer und Petersburger Presse, aber auch manche Gouvernementszeitung meldeten den Tod von Fjodor Petrowitsch Haass, dem großen Arzt und Menschenfreund, dem Tröster der Unglücklichen. Sie beschrieben auch seine Beerdigung.

Am 12. September trat eine außerordentliche Sitzung des Gefängnis-Fürsorgekomitees zusammen. Es war die erste Sitzung ohne Haass. Der Vizepräsident der Gesellschaft, der Moskauer Zivilgouverneur Iwan Wassiljewitsch Kapnist, hielt eine Ansprache:

*Verehrte Herren!*

*Als ich Sie zur heutigen Sitzung unserer Gesellschaft einlud, leitete mich die Forderung meines Herzens, jenen aufrichtigen Schmerz zum Ausdruck zu bringen, den Sie zweifellos alle mit mir teilen. Der Tod hat aus unserer Mitte eines unserer würdigsten Mitglieder gerissen – Fjodor Petrowitsch Haass!.. Fast ein halbes Jahrhundert lebte er in Moskau. Den größten Teil dieser Periode seines Lebens widmete er ausschließlich dem Ziel, Häftlingen ihr Schicksal zu erleichtern. Wer von uns, meine sehr verehrten Herren, war nicht Zeuge jenes aufopferungsvollen, wahrhaft christlichen Bemühens, in dem er Leidenden zu Hilfe eilte. Treu seinem Ziel und seiner Berufung, folgte er unbeirrbar dem Weg, den ihm sein gütiges Herz gewiesen hat. Niemals vermochten wie auch immer geartete Hindernisse seinen Eifer erkalten zu lassen. Im Gegenteil: Hindernisse weckten in ihm nur neue Kräfte. Seine Überzeugungen und seine Anstrengungen erreichten oft den Grad des Fanatismus, wenn es gestattet ist, seine edle Begeisterung so zu nennen. Es war ein Fanatismus für das Gute, Fanatismus des Mitleidens mit den Leidenden, Fanatismus im Wohltun, dieser segensreichen Herzensregung, welche die Menschennatur veredelt...*

Der Sekretär der Gesellschaft fügte hinzu, dass Fjodor Petrowitsch während des vierundzwanzigjährigen Bestehens der Gesellschaft nur einer einzigen Sitzung ferngeblieben sei, und dies erst, als er schon sehr schwer krank war. Einige alte Komiteemitglieder sprachen davon, dass sie nun, nach seinem Hinscheiden, begonnen hätten zu begreifen, was für sie, für ganz Moskau dieser ungewöhnliche Mensch bedeutet hatte, mit dem sie sich so viel herumgestritten hatten, böse und spottlustig.

Sie kamen auf Haass' „Einfälle" zu sprechen. Der Sekretär zählte auf, dass Haass 74 Bauernfrauen und Kinder freigekauft hatte, damit sie ihre vom Gutsherrn verschickten Familienväter begleiten konnten. Das Kaufgeld schickte er zuweilen im Namen einer „wohltätigen Person, die nicht genannt zu werden wünsche". Natürlich war er selber die „Person". Später allerdings fand er auch reiche Freunde, die ihm halfen. Seit 1840 gab ihm Fjodor Wassiljewitsch Samarin jährlich 200 Rubel zum Freikauf der Kinder von verschickten Leibeigenen. Bittgespräche mit Gutsbesitzern führte Fjodor Petrowitsch so, dass es ihm oft gelang, auch die borniertesten und herzlosesten Seelenbesitzer zu erweichen.

Die Komiteemitglieder erinnerten daran, wie er um die neuen Ketten gekämpft hatte, wie er sie zunächst auf eigene Rechnung herstellen ließ und dann hartnäckig darauf bestand, dass überall die längeren und leichteren Ketten angefertigt wurden. Häftlinge und Gefängnispersonal nannten sie „Haass-Ketten".

Stepan Schewyrjow, einer der ersten Moskauer „Liebhaber der Weisheit", ein Slawophiler, der Fjodor Petrowitsch gekannt und geliebt hatte, veröffentlichte in der Zeitschrift „Der Moskauer" ein Gedicht „Am Grabe von Fjodor Petrowitsch Haass", dessen letzte Zeilen lauten:

> Selig ist er, der bis zum Grab
> die Kraft der Worte des Heilands bewahrte,
> der sein Herz der Lehre
> des Heilands öffnete,
> dessen Leben von Mitleid
> für die Sünder erfüllt war.

\* \* \*

Noch über seinen Tod hinaus sprach Haass zu jenen, denen ehedem seine ganze Sorge gegolten hatte. Seine Testamentsvollstrecker gaben den Häftlingen und allen, die es wünschten, sein „ABC der christlichen Sittsamkeit". Dieses kleine Buch bestand aus Evangeliumszitaten mit Erläuterungen und Ratschlägen.

Zu Beginn ermahnt es den Leser, Grobheiten und hässliche Schimpfreden zu unterlassen, es zählt „unstatthafte Ausdrücke" auf, die beim einfachen Volk gebräuchlich sind: *Dämlack, Hohlkopf, Gewissenloser, Halunke, Miststück, Verfluchter, Teufel, Satansbraten, Höllenhund, verdammte Kanaille, Bestie, Dieb, Räuber, Zuchthäusler, Spitzbube, Schurke, Hundesohn, Nichtswürdiger, Dreckskerl, Blutsauger, Hexenmeister, Schweinigel, Rindvieh, Sau, Esel, Faultier* usw.

Unerschütterliche, stille Beharrlichkeit drückt sich in seinen eindringlichen Ermahnungen aus:

*Die Urteile über unsere Nächsten sind zum großen Teil falsch, denn wir kennen die innere Verfassung der anderen nicht, und darum urteilen wir meistens voreingenommen und können die Wahrheit nicht erkennen...*

*Die Lüge entspricht der menschlichen Natur nicht, gleichgültig, zu welcher Gesellschaftsschicht der Mensch auch gehören möge. Sie ist Eigenschaft und Ausgeburt des Teufels. Gewöhne dich daran, nie zu lügen...*

Sein „Appell an die Frauen", den zu veröffentlichen er ebenfalls in seinem Testament gebeten hatte, wurde von einem seiner Anhänger aus dem Französischen ins Russische übersetzt, doch erst viele Jahre später herausgegeben. In diesem kleinen Büchlein ertönt auf jeder Seite seine Stimme: die Diktion des Arztes und

Lehrers, der naiv, demütig, doch unbeugsam überzeugt ist von der Notwendigkeit gerade dieser Anweisungen:

*Die Berufung der Frau liegt nicht nur darin, an der Erhaltung der gesellschaftlichen Ordnung tätig mitzuwirken, sondern auch an deren Umgestaltung, wenn eine solche Umgestaltung sich als unabdingbar notwendig erweist. Alle Worte und Taten der Frau müssen aus christlichem Geist entspringen, der von Güte, Friedfertigkeit, Sorge um das Seelenheil, Nachsicht, Gerechtigkeit, Wahrheit, Duldsamkeit und Milde durchdrungen ist...*

*...Ihr seid dazu berufen, an der Wiedergeburt der Gesellschaft mitzuwirken... Scheut dabei vor materiellen Opfern nicht zurück; zögert nicht, auf Luxus und Überfluß zu verzichten. Wenn ihr keine eigenen Mittel habt zum Helfen, dann bittet bescheiden, aber beharrlich jene, die über solche Mittel verfügen. Laßt euch nicht verwirren durch die hohlen Konventionen und eitlen Regeln des mondänen Lebens.*

*Allein das Wohl eures Nächsten soll euer Tun lenken. Fürchtet nicht Demütigung, schreckt vor Absagen nicht zurück. Beeilt euch, Gutes zu tun! Lernt zu verzeihen, stiftet Frieden und Versöhnung, besiegt das Böse durch das Gute. Scheut euch nicht vor der kleinsten Hilfeleistung, die ihr im einen oder anderen Falle erweisen könnt. Und wenn es nur die Darreichung eines Glases Wasser ist, ein herzlicher Gruß, ein Wort des Trostes, der Anteilnahme, des Mitleids – auch das ist gut... Versucht, den Gefallenen aufzuheben, den Zornigen zu besänftigen, verdorbene Sittsamkeit wiederherzustellen.*

Die Jahre gingen dahin. Es schien, als habe man Haass längst vergessen. Doch in dem Krankenhaus, das im Volksmund nach wie vor „Haassowskaja" hieß, trug ein Bett seinen Namen, und in der Eingangshalle stand seine Büste. Sie war nach dem einzigen damals existierenden Porträt von Haass geschaffen worden. Wie oft man auch versucht hatte, ihn zu überreden, nie hatte er sich bereit erklärt, einem Maler als Modell für ein Bild zu sitzen. Einzig dem Fürsten Schtscherbatow war es gelungen, ihn zu überlisten. Er beorderte Haass mehrmals zu einem Sonderrapport über Krankenhaus- und Gefängnisangelegenheiten, hörte ihm aufmerksam zu, stellte Zwischenfragen. Währenddessen saß hinter einer spanischen Wand verborgen ein Maler, der mehrere Skizzen machte und danach ein Porträt malte.

\* \* \*

In den Zeitschriften „Der russische Veteran" und „Russisches Altertum" erschienen während der sechziger, siebziger und achtziger Jahre Lebenserinnerungen alter Moskauer. Sie alle gedachten in Liebe des Arztes und Wohltäters.

Der Präsident des Petersburger Gefängnis-Fürsorgekomitees, Lebedew, der in Moskau und in einigen anderen Gouvernements die Gefängnisse visitiert hatte, begann die Lebensgeschichte des Doktor Haass zu erforschen und schrieb eine ausführliche Monographie mit dem Titel *Fjodor Petrowitsch Haass*. Lebedew kam zu dem Schluss:

*Haass gelang es, während seiner vierundzwanzigjährigen Tätigkeit eine Wende in unserem Gefängniswesen herbeizuführen. Er fand unsere Moskauer Gefängnisse vor als Lasterhöhlen, als Stätten unwürdigster menschlicher Erniedrigung. Haass hat nicht nur die ersten Samenkörner in diesen Boden gesät, sondern es gelang ihm auch, einige seiner Unternehmungen zu Ende zu führen. Und er tat dies* allein *ohne andere Macht als die Kraft der Überzeugung, die stärker war als alle mit Macht ausgestatteten Komitees und Personen.*

Das Andenken an Haass lebte in seinem Krankenhaus, in den Gefängnissen, in den sibirischen Städten und Ansiedlungsorten für Deportierte, in den Familienüberlieferungen jener, deren Väter und Großväter Zuchthäusler oder Deportierte gewesen waren.

Es lebte auch in der russischen Literatur.

Die erste umfangreiche Arbeit über Fjodor Petrowitsch Haass gab Anatolij Fjodorowitsch Koni 1897 heraus. Er war ein gelehrter Jurist und Schriftsteller, Mitglied der Akademie der Wissenschaften. Zu seinen Freunden zählten Lew Tolstoj, Iwan Turgenjew, Fjodor Dostojewskij, Nikolaj Nekrassow, Wladimir Korolenko, Maxim Gorkij.

1891 hielt er die erste öffentliche Vorlesung über Haass, in den darauffolgenden Jahren publizierte er einige Aufsätze über ihn in Zeitschriften, Zeitungen und Nachschlagewerken.

Im November 1899 lud Maxim Gorkij Professor Koni nach Nishnij-Nowgorod zu Vorlesungen ein und schrieb dazu:

*…Über Haass muß unbedingt überall gesprochen werden, alle müssen von ihm erfahren, denn er ist ein Heiliger, heiliger noch als Feodossij von Tschernigow. Also sprechen Sie über Haass, stellen Sie ihn uns lebendig, in Fleisch und Blut, vor.*

Einige Jahre später schrieb Gorkij über die *Kraft des Mitleidens, die solche Charaktere hervorbrachte wie den berühmten Doktor Haass, der in der finsteren Epoche des Zaren Nikolaj I. lebte.*

Tschechow, der 1890 die Verbanneninsel Sachalin besucht und einen aufrüttelnden Bericht über diese Reise geschrieben hatte, erwähnte 1898 in einem Brief „Doktor Haass" und „sein wunderbares Leben", das „vollkommen glücklich geendet" habe.

Zwischen 1897 und 1914 wurde das Buch von Anatolij Koni fünfmal verlegt, sowohl als reich illustrierter Geschenkband als auch in billigen Volksausgaben. Während dieser Zeitspanne erschienen in Russland noch etwa dreißig Bücher und

Broschüren über Haass, darunter Kinderbücher, Kurzfassungen für ungebildete Leser und eine Menge von Artikeln und Essays über den „Freund der Unglücklichen", „den heiligen Doktor", den „Beschützer der Leidenden und Erniedrigten" usw.

1909 wurde im Hof des Krankenhauses, das er geschaffen und zehn Jahre lang geleitet hatte, das aber seit 1896 den Namen Alexanders III. trug, eine Büste von Haass aufgestellt. Der Bildhauer Andrejew hatte sie nach Zeichnungen des Malers Ostrouchow geschaffen. Der damalige Chefarzt Sergej Wassiljewitsch Putschkow verfasste zwei Arbeiten[68] über Haass.

In den Jahren 1910 und 1911 wurden am Haass-Denkmal Volksfeste veranstaltet, auf denen die Zöglinge aller Moskauer Waisenhäuser und die Gefängnischöre sangen. In diesen Tagen waren die Wagen der Pferdebahnen mit Bildern des heiligen Doktors geschmückt.

\* \* \*

Es kam der Erste Weltkrieg. Ihm folgten Revolution und Bürgerkrieg. Und nach einigen friedlichen Jahren begannen die fieberhafte Industrialisierung und die Vernichtung des Dorfes. Hunderttausende naiver Enthusiasten glaubten daran, dass sie den Sozialismus aufbauten. Dagegen zählten die Leiden und Unterdrückung von Millionen nicht, von vielen Millionen, die dazu verurteilt waren, „Schräubchen" in dem gewaltigen, unvorstellbaren Mechanismus der neuen, beispiellosen Zivilisation zu sein, oder „Späne", die fliegen, wo gehobelt wird. Auch Hunger, Vernichtung, Massenterror zählten nicht. Ebensowenig die Millionen von Gefangenen – rechtlosen Sklaven – in Zehntausenden von Gefängnissen und Lagern. Riesige Gebiete, größer als irgendein europäisches Land, wurden in Zuchthauskomplexe und Verbannungsgebiete verwandelt.

In diesem Chaos von Gewalt und Resignation, von Heldentaten und Missetaten, fruchtbarer Arbeit und barbarischer Zerstörung, diesem Chaos der Hoffnungen und Zweifel, des Glaubens und der Verzweiflung hätte die Erinnerung an einen einzelnen guten Menschen wohl verlöschen können – die Erinnerungen an den Don Quixote im schäbigen Frack.

In einem Staat, der als ideologische Macht entstand, gegründet auf dem staatsideologischen Prinzip des Klassenkampfes, der revolutionären Gewalt, des militanten Atheismus, der schonungslosen Ausmerzung aller Gegner, aller Andersdenkenden, konnte es wohl kaum Platz für die Erinnerung an einen „outrierten Philanthropen" und „Fanatiker des Guten" geben, der das Knie vor Zaren und Gouverneuren beugte, der fromm und bescheiden war und an die Heilsbotschaft des Evangeliums glaubte.

---

[68] Einer der oben erwähnten Beiträge ist abgedruckt in diesem Band, Kap. II, S. 259. (Anm. d. Herausgebers)

Doch entgegen aller Logik der neuen Sozialgeschichte ist die Erinnerung an Doktor Fjodor Petrowitsch Haass nicht erloschen. Und in den fünfziger und sechziger Jahren unseres Jahrhunderts, als die ideologische Zensur nachließ, wurde Haass in Russland immer häufiger erwähnt. Es erschienen Aufsätze, Buchkapitel, Zeitungsnotizen von Schriftstellern und Wissenschaftlern verschiedener Generationen. Dass die Erinnerungen an Dr. Haass immer wieder aufleben, ist natürlich, ist lebensnotwendig. Das hat der Moskauer Arzt A. Rajewskij wahrscheinlich am besten ausgedrückt. In der Studentenzeitung des Moskauer Medizinischen Instituts schrieb er im September 1978:

*Seine Devise lautete: ‚Beeilt euch, Gutes zu tun'. Diese Worte blieben bis heute lebendig. Beeilt euch, denn das Menschenleben ist kurz. Beeilt euch, denn rings um euch leiden viele an Krankheit, Unterdrückung, Ungerechtigkeit und Demütigung. Beeilt euch, denn wenn ihr euch nicht beeilt, gewinnt das Böse Macht über euch, und damit ergreifen Verzweiflung, Angst und Haß, die wiederum Böses erzeugen, von der Seele des Menschen Besitz.*

*Gutes gebiert Gutes. Auch das Andenken an den, der Gutes getan hat.*

*Besucht das Grab von Fjodor Petrowitsch Haass. Das ganze Jahr hindurch werdet ihr dort frische Blumen finden. Keine großartigen Kränze, aber rührende Asternsträußchen, Phlox und Georginen. Sie stehen nicht in Vasen, sondern in Weckgläsern, Konservendosen oder Milchflaschen. So bringt man auch Blumen zum Grabe Schukschins[69], zum Gedächtnis Puschkins. Dies kommt von Herzen. Es ist das Gedächtnis des Volkes.*

Moskau – Komarowo – Shukowka
Köln – Bad Münstereifel                                              1976-1982

---

[69] Wassilij Makarowitsch Schukschin (1929-1974), Schriftsteller, Regisseur und Filmschauspieler.

## Nachwort

Von dem guten Doktor Fjodor Petrowitsch Haass hörte ich zum ersten Mal, als ich neun oder zehn Jahre alt war. Unsere Lehrerin Lidija Lasarewna, die von all ihren Schülern sehr geliebt wurde, erzählte uns von dem deutschen Arzt in Moskau, der sein Tun und Können, sein Hab und Gut, sein ganzes Leben den Ärmsten der Armen – den Häftlingen, den Kranken, den Bettlern und Leibeigenen gewidmet hatte. Sie las darüber aus einem Bilderbuch vor, ihr kamen die Tränen, und wir weinten mit ihr. Es waren angenehme, süße Tränen des Mitleids und der Bewunderung.

Damals wollte ich Friedrich Haass' Aufforderung „Beeilt euch, Gutes zu tun!" zu meiner Devise wählen.

Doch in den darauffolgenden Jahren wurde ich Jungpionier, dann Komsomolze (Jungkommunist). Ich begeisterte mich für andere Ideale, für die Parolen der proletarischen Weltrevolution und des sozialistischen Aufbaus. Deswegen glaubte ich, verweichlichende Güte und besänftigende Barmherzigkeit könnten dabei bloß hinderlich sein; allein revolutionäre Gewalt, rücksichtloser Mut und zielbewusste Willenskraft könnten die Welt besser machen und alle Menschen von Armut, Ungerechtigkeit und Unterdrückung befreien.

Und wenn hin und wieder unversehens Erinnerungen an Lidija Lasarewna und auch an Doktor Haass in mir auftauchten und mir dabei so richtig warm ums Herz wurde, meinte ich, dies seien nur Anfälle einer noch nicht überwundenen kleinbürgerlich-intelligenzlerischen Schwäche, die von meiner ideologischen Unvollkommenheit zeugten.

Als ich Strafgefangener wurde, habe ich meinen Zellenkameraden manchmal von Haass erzählt, um zu beweisen, dass zwischen Russen und Deutschen schon immer gute menschliche Beziehungen möglich waren, oder um denen zu widersprechen, die behaupteten, unter den Zaren seien die Gefängnisse besser gewesen.

Meine eigenen Häftlingserfahrungen ließen mich die unvergleichliche Eigenart der großen Seele des Fjodor Petrowitsch Haass besser erkennen. Wie so viele meiner Schicksalsgenossen habe ich erst selbst hinter Schloss und Riegel sitzen, den Himmel schwarzkariert sehen und aus dem Blechnapf essen müssen, um zu fühlen und zu begreifen, was es bedeutet, gefangen zu sein.

Fjodor Petrowitsch Haass dagegen hatte Häftlinge und Haftanstalten nur von außen beobachtet und kennengelernt; dennoch vermochte er mit Unglücklichen zu fühlen, mit Erniedrigten zu leiden.

Dichtern und Schriftstellern gelingt es manchmal, sich so in die von ihnen geschaffenen Gestalten oder künstlerisch erforschten historischen Personen hineinzuversetzen, dass sie die Welt mit deren Augen sehen, ihre Zweifel und Hoffnungen, Leiden und Freuden wie die eigenen empfinden und dies in Worten und plastischen Sprachbildern verdichten.

Haass war kein Dichter, er brauchte nicht zu phantasieren, zu ersinnen. Er war ein Mensch, der selbstlos und furchtlos das verwirklichte, was ihm inneres Bedürfnis war und was die Apostel forderten: „Übet jemand Barmherzigkeit, so tue er's mit Lust" (Römer 12,8). „Seid allesamt... mitleidig, brüderlich, barmherzig, freundlich" (1. Ep. Petri 3,8).

Im Dezember 1975 musste ich mich einer schweren Operation unterziehen. Tagelang musste ich fast unbeweglich liegen. Man brachte mir daher nur kleine, dünne Bücher und Zeitschriften zum Lesen – größere konnte ich noch nicht halten. Darunter befand sich ein altes Büchlein: die Vorlesung von Anatolij Koni über den heiligen Doktor Fjodor Petrowitsch Haass aus dem Jahre 1896. Ich las es nach und nach und verspürte beim Lesen immer deutlicher seine wohltuende, erfrischende Ausstrahlung. Die guten Gedanken und Gefühle der Kindheit tauchten aus scheinbar verschütteter Tiefe wieder ins Bewusstsein empor, und ich erkannte, dass die viele Jahre lang verdrängten Vorstellungen und Empfindungen, die man als „sentimentale Illusionen" hatte verachten sollen, viel wahrer, wirklicher sind als manche hochgesteigerten Ideale und alle vergötterten Idole, denen ich so lange angehangen hatte.

Als Fritz Pleitgen, damals Korrespondent des Deutschen Fernsehens (ARD) in Moskau, im Februar 1976 ein Interview mit mir machen wollte, beschlossen wir, über Doktor Haass zu sprechen. Wir gingen zum Friedhof und staunten: Vor dem Grabstein lagen frische Blumen im Schnee.

Auch in den folgenden Jahren war es nicht anders. Jedesmal, wenn ich dorthin kam, lagen auf dem Grab von Doktor Haass Blumen – frische und auch künstliche aus Papier oder Stoff, wie sie in Russland einfache Menschen den Toten bringen.

Heute ist mir klar, dass ich Haass im Grunde nie vergessen habe, dass meine ideologische Entfernung von ihm nur zeitweilig und kurzatmig war. Denn selbst in jenen Jahren, als ich glaubte, ein waschechter Marxist-Leninist zu sein, blieben mir – wie auch den meisten meiner Freunde und Kameraden – die Werke von Puschkin, Gogol, Nekrassow, Tolstoj, Dostojewskij, Tschechow, Korolenko und anderen immer lebensnotwendig und geradezu heilig. In diesen Werken aber walten Mitleid, Verständnis, Nachsicht und Achtung für arme und „kleine" Leute, für Erniedrigte und Verfolgte, auch wenn sie Verbrecher waren.

Der deutsche Moskauer Friedrich-Fjodor Haass war diesen Dichtern und Schriftstellern wahlverwandt. Sein Denken und Tun, seine Weltauffassung und -empfindung, sein täglicher Umgang mit der russischen Wirklichkeit, ja sein ganzes Wesen waren von jenem Geist durchdrungen, der in der russischen Poesie und

Epik ausgedrückt und verdichtet wird. Eben dieser Geist war es, der Thomas Mann von der „heiligen russischen Literatur" sprechen ließ.

Die russische Seele des deutschen Arztes Haass hatten bereits manche seiner russischen Zeitgenossen erkannt – „Westler" und Slawophile, Konservative und Liberale, der asketische Metropolit und verwegene Zuchthäusler…

Ein junger Moskauer, dem ich von Haass erzählt hatte, meinte: „Dieser herzensgute Sonderling könnte ja von Tolstoj oder Dostojewskij erfunden sein. Ich kann ihn mir sehr gut unter den Gestalten ihrer Romane vorstellen."

* * *

Die Niederschrift dieses Buches, die ich in Moskau begonnen hatte, beendete ich in Bad Münstereifel, jener Stadt, in der Haass geboren wurde und wo er seine Kindheit und frühe Jugend verlebte.

Ich kam aus Moskau, aus der Wahlheimat von Haass, wo er lange lebte und starb, in das Land seiner Geburt, wo er gelernt und studiert hatte. Ich besuchte die fast 900 Jahre alte Kirche, in der Haass getauft worden war und die Erstkommunion

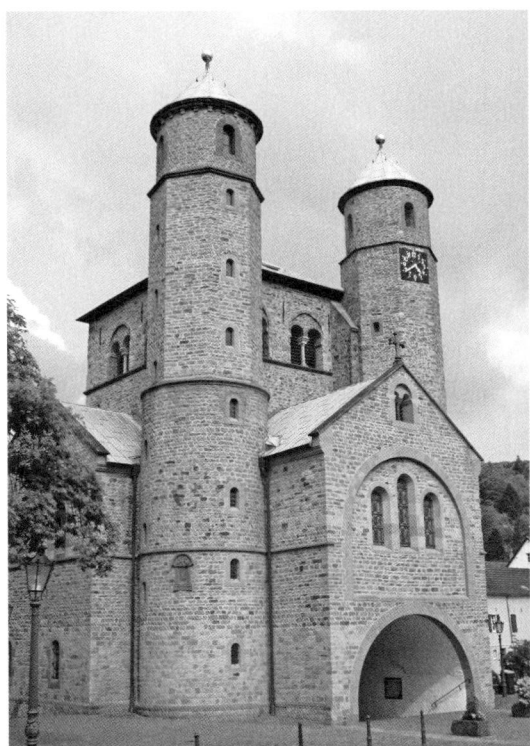 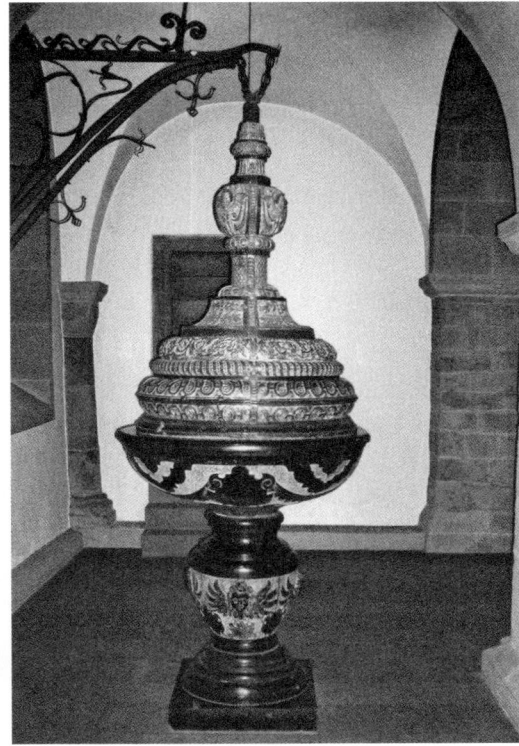

*Stiftskirche, in der Haass getauft wurde, und Taufbecken aus dem 17. Jahrhundert*

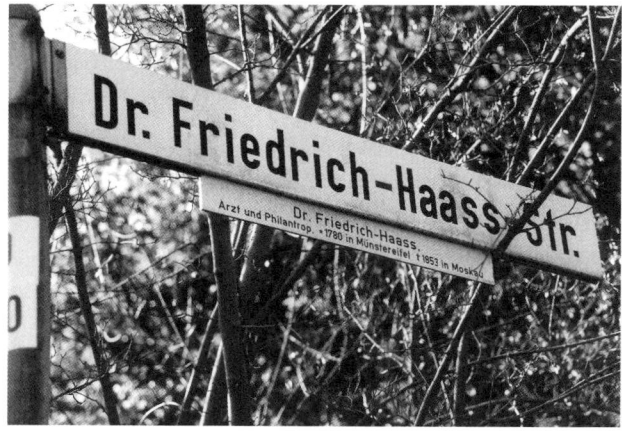

*Haass-Straße im heutigen Bad Münstereifel*

empfangen hatte, sah den großen barocken Taufstein. Ich ging durch die Straßen, durch die er Tag für Tag gegangen war, sah die Berge und Hügel der Umgebung, die Stadtmauern, die Türme, die alten Fachwerkhäuser, die auch er einst gesehen hatte, kam am Gymnasium vorbei, das er besucht hatte, hörte zu, wie Menschen in der Mundart sprachen, die auch ihm vertraut gewesen war.

Das Buch über Fjodor Petrowitsch Haass, an dem ich sechs Jahre lang arbeitete, entstand aus einer Notwendigkeit, deren Sinn mir erst im Laufe meiner Untersuchungen und mehr noch während des Schreibens allmählich bewusst wurde.

Dieses Buch erhebt weder künstlerische noch didaktische noch wissenschaftliche Ansprüche. Ich berichte nur die Wahrheit. Ich möchte, dass sie Menschen in Deutschland und Russland erreicht und auch diejenigen anspricht, die sonst nur fernsehen, Sportberichte oder Unterhaltungsmagazine lesen. Möglichst viele Deutsche und Russen sollten von Friedrich Joseph – Fjodor Petrowitsch – Haass erfahren, davon, wie er lebte, was

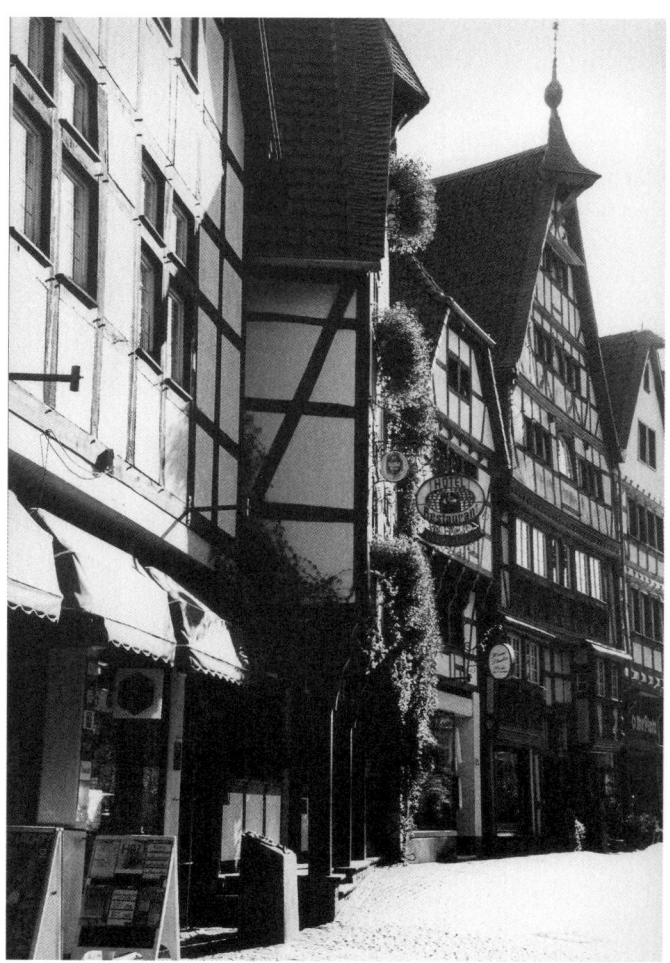

*Gasthaus „Windeck" in der Orchheimer Straße, zu Haass' Zeiten ein wichtiger Knotenpunkt auf der Route Paris-Köln-Berlin-Moskau*

er tat und was er lehrte. Dann werden sie erkennen, wie gegenwärtig er ist, wie äußerst wichtig gerade heute sein Beispiel für alle Erdenbewohner sein müsste.

Er war ein Deutscher, der im Herzen Russlands lebte, ein überzeugter Katholik inmitten überzeugter Russisch-Orthodoxer, in den ersten Jahren ein wohlhabender Beamter, zeitlebens ein anerkannter und hochangesehener Gelehrter, doch er wirkte unter den Allerärmsten, Verachteten, Analphabeten, Rechtlosen… Ihnen allen war er ein liebender *Bruder* im wahrsten Sinne dieses Wortes. Brüderliche Nächstenliebe, selbstlose Hilfsbereitschaft, aufrichtige Toleranz hat er nicht nur gelehrt – übrigens nie gepredigt –, sondern *vorgelebt* bis zu seinem letzten Atemzug.

Seinem Beispiel zu folgen, ihn wirklich nachzuahmen, ist gewiss nur einzelnen außerordentlichen Menschen vergönnt. Aber jeder kann seinen Geist erkennen und sich diesem Geist zu guten Taten, zu einer allen erreichbaren Menschlichkeit führen lassen.

*Beeilt euch, Gutes zu tun!*

Lew Kopelew

# II.
# Der Arzt und Wissenschaftler

# MA VISITE
## AUX
# EAUX D'ALEXANDRE
## EN 1809 ET 1810,
### PAR LE DOCTEUR
## FRÉDÉRIC-JOSEPH DE HAAS,

Conseiller de Cour, Médecin en chef de l'Hôpital Impérial de
PAUL à Moscou, et Chevalier de l'Ordre de St. Wladimir.

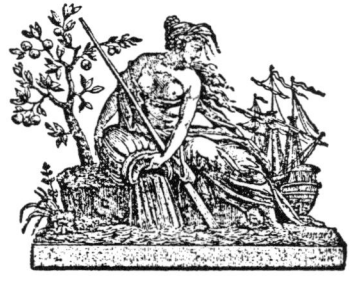
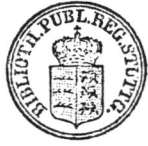

## MOSCOU,
### DE L'IMPRIMERIE DE N. S. VSÉVOLOJSKY.

### 1811.

*Titelblatt des Buches „Meine Reise zu den Alexander-Quellen
in den Jahren 1809 und 1810", das 1811 erschien*

*Iwan Pantelejew*

# Haass' Forschungen

## Die Entdeckung der Wasserquellen von Shelesnowodsk und Jessentuki[1]

Im ersten Jahrzehnt des 19. Jahrhunderts wurden im Auftrag der Akademie der Wissenschaften und anderer wissenschaftlicher Anstalten verschiedene Untersuchungen der Mineralwässer im Kaukasus durchgeführt. Dort forschten Wassilij Sewergin[2], Julius Klaproth[3], Alexander Schlegelmilch[4] und der bekannte Moskauer Arzt F.P. Haass.

Sewergin veröffentlichte die Forschungsergebnisse seiner Reise in den Kaukasus 1808/09 in seinem Hauptwerk „Die mineralogische Landbeschreibung des Russischen Staates". Schlegelmilch kennzeichnete die mineralogischen Gesteinsarten, die die Lakkolithen der Pjatigorje [wörtlich: fünf Berge] bilden[5]. Nach den Kriterien der Hydrographie beschrieb Klaproth interessante Beobachtungen an den heißen Quellen und an den Quellen von Narsan, die er 1807 besuchte, nur einige Monate nachdem russische Ärzte zum ersten Mal einen zeitweiligen Schwund einer der heißen Quellen festgestellt hatten. Laut Klaproths Bericht war diese Quelle plötzlich versiegt, während sich gleichzeitig eine höher gelegene, die sogenannte Kalmykische Quelle, mit merklich mehr Wasser füllte. Aus dieser Tatsache zog Klaproth eine wichtige Schlussfolgerung: dass zwischen den beiden Quellen eine Verbindung bestehe, wobei die Kalmykische Quelle die Hauptquelle sein musste und die heiße Quelle ihr abwärts fließender Zweig.

---

[1] Der vorliegende Text ist ein Fragment aus Pantelejews Hauptwerk „Umriss der Erforschungs- und Entwicklungsgeschichte der Kaukasischen Mineralwasserquellen", Moskau 1955.
[2] Wassilij Michajlowitsch Sewergin (1765-1826), Mineraloge und Chemiker; studierte in St. Petersburg und Göttingen; seit 1793 Professor an der Akademie der Wissenschaften Russlands.
[3] Julius Heinrich Klaproth (1783-1835), Orientalist, Sinologe und Forschungsreisender; 1805 als Adjunkt der Akademie für asiatische Sprachen nach St. Petersburg berufen; Ergebnisse seiner landeskundlichen Forschungen im Kaukasus enthalten seine Werke „Reise in den Kaukasus und nach Georgien in den Jahren 1807 und 1808" (2 Bde., Halle 1812-1814) sowie „Beschreibung der russischen Provinzen zwischen dem Kaspisee und Schwarzen Meere" (Berlin 1814).
[4] Alexander Karl Schlegelmilch (1777-1831), Mineraloge; seit 1808 Mitglied der Akademie der Wissenschaften Russlands.
[5] Lakkolith (griech.: lakkos = Grube; lithos = Stein): eine innerhalb der Erdkruste erstarrte saure, zähflüssige Magmamasse. – Die Pjatigorje: Bergregion an den Ausläufern des nördlichen Kaukasus, deren reiche Quellenvorkommen zur Gründung des Kurorts Pjatigorsk führten.

Zur Erforschung der kaukasischen Mineralwasserquellen leistete auch Fjodor Petrowitsch Haass einen bedeutenden Beitrag. Zweimal – 1809 und 1810 – besuchte er die Quellen des Kaukasus. Seine Beobachtungen schrieb er in einem Buch nieder, das 1811 unter dem Titel „Ma visite aux eaux d'Alexandre en 1809 et 1810" in Moskau erschien.

Darin schildert er die Geschichte der Entdeckung und Erforschung der Quellen und beschreibt das Klima und die Flora der Region, er analysiert die Ergebnisse der chemischen Untersuchungen und gibt Auskunft über die Nutzung der Quellen als Heilmittel. Ein gesondertes Kapitel ist der Gründung medizinischer Einrichtungen in den neu entstandenen Kurorten gewidmet.

Da das Buch in französischer Sprache herausgegeben wurde, blieb der Leserkreis eingeschränkt; außerdem fielen die meisten Exemplare dem Moskauer Brand von 1812 zum Opfer. Die erhalten gebliebenen und uns bekannten Exemplare befinden sich in der Staatlichen Lenin-Bibliothek und in der Bibliothek der Moskauer Lomonossow-Universität.

Haass' Buch wurde von seinen zeitgenössischen, aber auch von späteren Forschern hoch geschätzt. Alexander Neljubin[6] z.B. schrieb, dass „die Arbeit von Haass zweifellos zu den ersten und besten in ihrer Art gehört, die bis dahin über die kaukasischen Wasserquellen veröffentlicht wurden". Haass beschrieb sehr ausführlich alle zu der Zeit bekannten Quellen und führte Messungen zu Durchflussvolumen und Wassertemperatur durch. Mit Hilfe des georgischen Apothekers Sobolew untersuchte er vor Ort das Wasser nach seinen chemischen und seinen Gasanteilen.

Haass war der erste, der die Aufmerksamkeit der Ärzte und der Besucher auf die zwei neuen Quellen im nordöstlichen Teil des *Heißen Bergs* lenkte: Eine Quelle zählte er zu den heißen, die anderen zu den warmen. Die Temperatur der neuen heißen Quelle lag um 4 bis 5 Grad unter der der Hauptquelle, und ein Nebenausgang (Derivat) hatte nur 27°C. Die heiße Quelle und ihr Derivat nannte Haass Marien-Quellen. Eine der warmen Quellen nannte er Elisabeth-Quelle. Ihr wandte er seine besondere Aufmerksamkeit zu. Gerade wegen ihrer relativ niedrigen Temperatur und des erhöhten Kohlensäureanteils wurde sie später von Ärzten und Besuchern geschätzt; sie bekam den Beinamen Schwefelsaure Quelle und wurde zum hauptsächlichen Trinkbrunnen des Kurorts Pjatigorsk.

Alle Mineralwasserquellen des Bergs *Maschuk* nannte Haass Alexanderquellen; nur die Hauptquelle, da bereits sehr bekannt, behielt ihre Bezeichnung Heiße Quelle. Ausgerechnet diese Quelle war gemeint – und zwar als einzige –, wenn man später von der Alexanderquelle sprach; die anderen bekamen nach und

---

[6] Alexander Petrowitsch Neljubin (1785-1858), Arzt und Chirurg; mit dreißig Jahren zum Professor der Pharmazie ernannt; Erfinder von Hemostatin – einem blutstillenden Präparat; entdeckte nach Haass, im Herbst 1823, sieben weitere Wasserquellen in Shelesnowodsk und ca. zwanzig in Jessentuki.

nach ihre neuen Namen, wie etwa die Heißschwefelquelle, die Quelle von Konstaninogorsk oder die Quelle von Pjatigorsk.

In *Kislowodsk* [wörtlich: saures Wasser] machte Haass einige Beobachtungen an der Narsan-Quelle. Er bemerkte, dass der Boden um die Quelle herum nicht so sumpfig war, wie Pallas[7] dies schilderte. Der Brunnen war noch nicht befestigt und sein Wasser nach dem Austritt aus der Erde noch nicht vollständig gereinigt. Seine Tiefe hatte sich seit 1793 von 2,8 auf 1,8 Meter vermindert. Im Gegensatz zu der damals herrschenden Meinung, die Narsan-Quelle sei angeblich deswegen schlechter geworden, weil ein Fluss umgeleitet worden war, stellte Haass fest: „Personen, die diese Quelle seit 20 Jahren kennen, haben mir versichert, dass es noch heute so ist, wie es einst war; dass sie sogar im vergangenen Jahr gegen Ende August stärker als je war."[8]

Haass' Hauptverdienst besteht darin, dass er als erster die Mineralwasserquellen von Shelesnowodsk und Jessentuki beschrieb. Von der Existenz dieser Quellen, irgendwo zwischen dem Berg Beschtau und dem Eisenberg, wusste man durch Pallas' Aufzeichnungen. Auch die russischen Bewohner dieser Gegend erzählten davon, doch da sie diese Quellen nie gesehen hatten, kannten sie den Weg dorthin nicht. Das Tal zwischen dem Beschtau und dem Eisenberg bedeckte zu damaliger Zeit ein dichter Wald, der sich ununterbrochen nach Südosten ausbreitete und in die große Waldfläche am nördlichen Hang des Maschuk überging.

Dreimal versuchte Haass 1809 mit Hilfe ortskundiger Begleiter die Quellen [von *Shelesnowodsk*] zu erreichen und musste jedes Mal die Tour erfolglos abbrechen. 1810 kehrte mit dem festen Entschluss zurück, diesmal die geheimnisvollen Quellen zu finden. In jenem Jahr machte er zufällig die Bekanntschaft des kabardinischen Fürsten Ismail-Bey, der ihn auf einem Umweg (von Westen her) zu der heißen Quelle am südlichen Hang des Eisenbergs führte. Laut Haass befand sich die Quelle auf einem kleinen Hügel, ihr Austrittsvolumen maß 2 x 3 x 0,7 Meter. Das ins Wasser getauchte Thermometer zeigte 33,8 °C bei einer Lufttemperatur von 21,3 °C. Haass schätzte mit dem Auge, dass die Quelle ungefähr zehn Eimer Wasser pro Minute oder 2 Liter pro Sekunde ausstieß. Der Trockenrest betrug, nach modernen Maßeinheiten berechnet, 2,1 Gramm pro Liter, ein Ergebnis, das immer noch den heutigen Werten entspricht.

---

[7] Peter Simon Pallas (1741-1811), Naturwissenschaftler und Forschungsreisender; nahm 1768-1774 im Auftrag der Petersburger Akademie der Wissenschaften an einer Expedition durch Sibirien und das russische Asien teil und erkundete 1793/94 Südrussland und die Krim. Sein Bericht über die Akademie-Expedition erschien unter dem Titel „Reise durch verschiedene Provinzen des Russischen Reichs" (Teil 1-3) 1770-1776 in St. Petersburg.
[8] Zitiert nach „Friedrich Joseph Haass. Meine Reise zu den Alexanderquellen in den Jahren 1809 und 1810. Dr. Friedrich Joseph Haass als Arzt und Naturforscher im nördlichen Kaukasus". Aus dem Französischen übersetzt und bearbeitet von Dietrich M. Mathias. Aachen 2005, S. 42.

„Dieses Wasser", schreibt Haass, „ist, wenn man es in ein Glas gießt, ganz klar und rein, ohne Geruch, angenehm warm für den Mund und den Magen, von einem etwas salzigen und zusammenziehenden Geschmack wie alle eisenhaltigen Wasser."[9] Weiterhin bemerkt er: „Die heiße eisenhaltige Quelle, die ich auf dem Beschtau vorgefunden habe und die vor mir von niemandem gesehen worden ist, ist eine der interessantesten Quellen, die es geben kann. Man kennt in Europa kein Mineralwasser, das so eisenhaltig ist und gleichzeitig eine Temperatur von 34 Grad hat."[10]

Von Ismail-Bey erfuhr Haass von der Existenz noch einer anderen Quelle, die warm und von der Hauptquelle etwa eine Werst entfernt war. Haass trank das ihm gereichte Wasser dieser Quelle und fand es der vorherigen ähnlich. Am selben Tag zu der Quelle aufzubrechen, war es zu spät, so berichtete Haass, und später fehlte ihm ein Begleiter. (Erst 1812 begann man die Quellen von Shelesnowodsk zu nutzen, nachdem die ersten Besucher aus Russland unter dem Schutz eines Militärkonvois dorthin gekommen waren.)

Im gleichen Jahr 1810 erfuhr Haass durch einen Zufall von weiteren Mineralwasserquellen im Tal des Flusses Bugunty, – da, wo heute die Stadt *Jessentuki* liegt: Ein Kosakensoldat hatte ihm berichtet, wie bei der Überquerung des Flusses Jessentuk die Pferde sich immer wieder dieselbe Stelle aussuchten, um dort zu trinken, und dass diese Stelle 3-4 Werst von seinem Wachposten entfernt lag. Die Gegend, wo später der Kurort Jessentuki entstand, war damals nackte Steppe. Die erste Militärsiedlung wurde hier 1798 gegründet, als am Jessentuk, und zwar an seiner Mündung in den Podkumok, eine Feldschanze angelegt wurde: der Jessentuk-Grenzposten. Diese Stelle war ein militärstrategisch wichtiger Punkt, denn hier verlässt der Podkumok das enge Tal und breitet sich in den Steppenweiten aus.

Der Jessentuk galt eine Weile als Grenze zwischen Russland und dem Gebiet der Abassinen[11]. Als aber die russische Grenze nach Süden verschoben wurde und die Festung ihre militärische Bedeutung verlor, richtete man an gleicher Stelle einen kleinen Wachposten ein. Zur der Zeit, als Haass diese Gegend bereiste, bewachten die diensttuenden Soldaten den Weg zu den heißen Schwefelquellen bis Narsan. Außer diesem Posten gab es in der Umgebung keine Siedlungen, die Region war menschenleer. Friedliche Berghirten ließen hier hin und wieder ihr Vieh weiden. Selten fuhren einige Equipagen vorbei, entweder zu den Sauren Bädern [von *Kislowodsk*] oder zurück, aber immer in Konvoibegleitung. Der Weg führte steil in die Höhe und machte einen großen Bogen um den Bergkessel, den

---

[9] Ebenda, S. 36.
[10] Ebenda, S. 183 f.
[11] Abassinen oder Abassinzen (Stammesgenossen der Abchasen), Bewohner des westlichen Kaukasus, kamen im 17. Jahrhundert über dessen Hauptkamm und ließen sich zwischen dem Fluss Kuban und dem Gebirge nieder.

der Zusammenfluss von Bugunty und Podkumok bildete. Es hieß, dieser Bergkessel sei stark versumpft, und es gab kaum Neugierige, die bereit gewesen wären, ihn näher zu erkunden.

Als Haass von der „Pferde"-Quelle erfuhr, machte er sich sofort auf die Suche. Da er bis dahin alle Hindernisse zu den Eisenquellen erfolgreich bewältigt hatte, bereitete ihm der Weg zu der unbekannten Sumpfstelle keine besonderen Schwierigkeiten. Den Pferdespuren folgend, stieg er in ein ziemlich breites, aber kurzes Tal zum Bach Kisluschi hinunter. Dieser Bach ist, wie sich später herausstellte, hauptsächlich durch den Abfluss des Mineralwassers entstanden. Das nördliche Ufer des Tals ist sehr steil, und Haass hielt es für das alte Ufer des Podkumok. So schildert es der Forscher:

„Da, wo der Hang fast zu enden und in die Ebene überzugehen scheint, gibt es vor ihr einige Quellen, die unmittelbar nach ihrem Entstehen versiegen. Etwas tiefer findet man auf der mit einem Sandstrand bedeckten Ebene einen kleinen Brunnen, der drei Fuß im Durchmesser und einen halben Fuß Tiefe messen mag. Er ist mit einem ähnlichen Brunnen verbunden, der ein wenig kleiner ist und der von den Pferden geformt zu sein scheint, die hierher kommen, um gierig von diesem Wasser zu trinken. Aus diesem Grund findet man es fast immer von Lehm getrübt vor, den es so wie andere kalte schwefelhaltige Wasser ablagert und den die Pferde fortgesetzt aufwühlen.

An drei oder vier Stellen sprudelt es. Aber da es so wenig tief ist, ist es wie verstopft und spendet in seinem gegenwärtigen Zustand nicht viel Wasser. <…> Das Wasser, das man schöpft, wenn es sich beruhigt hat, ist sehr klar, von saurem, salzigem, schwefeligem und keineswegs unangenehmem Geschmack."[12]

Die beschriebene Quelle nannte Haass Katharina-Quelle, doch dieser Name hielt sich nicht lange. In den 70er Jahren des 19. Jahrhunderts, nachdem Doktor Ponomarjow diese Quelle fachgerecht aufbereitet hatte, wurde sie in Haass-Ponomarjow-Quelle umbenannt, und so heißt sie heute noch.

Außer der Katharina-Quelle erforschte Haass noch zwei benachbarte Quellen, die nur als Rinnsale von dem steilen Abhang heruntersickerten. Das Wasser schmeckte sehr salzig, doch die Mengen waren so gering, dass Haass diesen Quellen keine größere Bedeutung beimaß. Dabei enthielten sie kohlensaures salzig-alkalisches Wasser, was den heutigen Kurort Jessentuki weltbekannt machte. Da Haass den Wert dieser salzig-alkalischen Quellen nicht erkannte und folglich nicht eingehender erforschte, machte auch sein Bericht darüber weder Ärzte noch Besucher auf diesen Ort aufmerksam. So verlief die Entwicklung der dortigen Heilbäder mit ihren so seltenen wie wirksamen Quellen anders als die mit den heißen Quellen des Eisenbergs.

---

[12] Wie Anm. 8.

Kaum hatte Haass dort seinen letzten Schritt getan, als in Shelesnowodsk bereits die ersten Kranken anreisten. Die Jessentuki-Quellen mussten noch dreizehn Jahre auf ihre eigentliche Entdeckung warten. Dennoch darf Haass' Rolle dabei nicht unterschätzt werden, – war er doch der erste, der die Mineralwasserquellen von Jessentuki systematisch erforschte.

*Sergej Putschkow*[1]

# Zur Charakteristik des Doktor Fjodor Petrowitsch Haass

*Anatolij Koni gewidmet*

Das tatkräftige soziale Engagement von Fjodor Petrowitsch Haass beginnt in den 20er Jahren des vergangenen Jahrhunderts. Es kann kein Zweifel daran bestehen, dass seit dieser Zeit keine einzige auch nur annähernd wichtige Angelegenheit im sanitätsärztlichen Bereich der Stadt Moskau ohne seine Mitwirkung geregelt wurde. Im Gegenteil, in den meisten Fällen war Haass aktiv und energisch beteiligt.

Zu Beginn des Jahres 1825 bat ihn der Generalgouverneur Fürst Dmitrij Golizyn, für die Eindämmung der grassierenden Typhusepidemie im Schlossgefängnis zu sorgen. Zusammen mit seinem Freund Professor Pohl[2] bekämpfte Haass die Epidemie; zu diesem Zweck richtete er zunächst ein provisorisches Krankenhaus in den Pokrowka-Kaserenen mit einer Isolierstation für die erkrankten Arrestanten ein. Dank seiner Arbeit wurde eine weitere Ausbreitung der Epidemie im Schlossgefängnis verhindert.

Im gleichen Jahr wurde Fjodor Petrowitsch auf Veranlassung des Fürsten Golizyn zum Stadtphysikus des Medizinkontors ernannt, obwohl er sich gegen diese Ernennung sträubte, weil er sich, wie er schrieb, „wegen seiner Unvollkommenheit" nicht für geeignet hielt. Als Stadtphysikus gelang es ihm trotz einer äußerst unfreundlichen Arbeitsatmosphäre und der Feindseligkeiten seines Kollegen, des Inspektors Dobronrawow, ihm gegenüber, die Diensträume im Medizinkontor umzustrukturieren und eine Reihe schriftlicher Berichte und Projekte zu grundlegenden Problemen der allgemeinen medizinischen Versorgung einzureichen. 1826 wurde er gebeten, sich einer heftig grassierenden Augenkrankheit unter den Kantonisten[3] anzunehmen, und er erfüllte diese ihm gestellte Aufgabe mit großem Erfolg. Fürst Golizyn, dem die Einrichtung eines Augenkrankenhauses in Moskau am Herzen lag, wandte sich kurz darauf an Haass mit der Bitte, Mitglied

---

[1] Sergej Wassiljewitsch Putschkow (1865-1926), seit 1906 Chefarzt des „Haass'schen" Krankenhauses. Der vorliegende, leicht gekürzte Text entspricht der russischen Fassung: S. W. Putschkow: „Zur Charakteristik des Doktor F.P. Haass". 2. ergänzte Aufl. Moskau 1910.
[2] Zu Pohl vgl. Koni S. 29, Anm. 29.
[3] Zum Begriff Kantonisten vgl. Kopelew S. 127, Anm. 5.

des von ihm geleiteten Komitees zum Bau dieser Anstalt zu werden. In dem Brief, den der Fürst aus diesem Anlass an Haass schrieb, heißt es unter anderem: „Ihrer Kenntnisse versichert und von den ausgezeichneten Eigenschaften Ihres Herzens überzeugt, die in den langen Jahren Ihres Aufenthalts in dieser Stadt vielfach bestätigt wurden, fühle ich mich bewogen, Ihnen die Mitgliedschaft des oben erwähnten Komitees anzubieten." Es bedarf keines Wortes, dass Haass dieser Bitte des Fürsten Golizyn bereitwillig entsprach, und zwar um so mehr, als unter den Mitgliedern des gegründeten Komitees zwei seiner Freunde und ständigen Mitarbeiter waren, Professor Pohl und Doktor Brosse[4]. Die Arbeit im Komitee verlief so zügig und in so freundschaftlicher Atmosphäre, dass bereits nach fünf Monaten ein Provisorium des neuen Krankenhauses eingerichtet und eröffnet wurde. Haass wurde zu dessen beratendem Mitglied ernannt und blieb es bis zu seinem Tod; er unterstützte diese Institution, indem er seine Erfahrungen und Kenntnisse zur Verfügung stellte und Spenden sammelte.

Haass' erstaunliche Tatkraft als Mitglied des Gefängnis-Fürsorgekomitees ist ausführlich und einprägsam in Anatolij Konis „Lebensskizze" beschrieben. Darin werden viele Beispiele genannt, die belegen, für wie viele Arrestanten sich Haass einsetzte. Wen in diesen düsteren Zeiten das Los getroffen hatte, eine Häftlingskleidung und Fesseln zu tragen, kann man aus den beiden folgenden Episoden entnehmen, die ich im Archiv unter den Haass betreffenden Papieren fand.

1836 setzte sich Haass für einen Arrestanten Namens Orlow ein, der den Nekrassowzy[5] angehörte und dessen Schuld – laut einer Bittschrift an den Staatsanwalt, die offensichtlich von Haass diktiert war – in folgendem bestand:

1828, während des Krieges gegen die Türken, hatten die Nekrassowzy der russischen Armee bei der Überquerung der Donau große Hilfe geleistet. Als Dank dafür erließ Zar Nikolaj I. ein Manifest, in dem er allen, die es wollten, nach Russland zurückzukehren erlaubte und versprach, dass sie nicht nur straffrei bleiben, sondern als russische Untertanen behandelt würden und sich nach ihrem Wunsch frei ansiedeln dürften. Daraufhin kehrte Jegor Orlow nach Russland zurück und wurde im Gouvernement Kaluga ansässig. Doch statt dass die dortige

---

[4] Pjotr Fjodorowitsch Brosse (1793-1857), geboren in Riga; ging nach seinem Studium in Dorpat 1814 als junger Medizindoktor für fünf Jahre auf eigene Kosten ins Ausland zur Weiterbildung im Fach Ophthalmologie; 1826 zum Direktor und Chefarzt des von Fürst Dmitrij Golizyn gegründeten Augenkrankenhauses ernannt; Professor an der Moskauer Universität.

[5] Nekrassowzy – ein nach dem Ataman Ignat Nekrassa benannter slawischer Kosakenstamm, dessen Siedlungsgebiet zwischen Donaudelta und Schwarzmeer lag. Lange unter türkischer Herrschaft, sympathisierten die Nekrassowzy mit Russland, gerieten aber in einen Konflikt, der weniger politischer als religiöser Natur war: In der Mehrheit Altgläubige, erkannten die Nekrassowzy die offizielle russisch-orthodoxe Kirche nicht an und wurden deshalb im Zarenreich verfolgt.

Behörde ihm die Staatsangehörigkeit zuerkannte, nahm man ihm das in der Stadt Ismail ausgehändigte Dokument weg und verschickte ihn als Arrestanten über Moskau in seine Heimat, ins Gouvernement Wladimir. In Moskau bezeigte Haass Anteil an seinem Schicksal, nahm ihn im Krankenhaus auf und bemühte sich um seine Befreiung.

Im Jahre 1842 befand sich unter den Etappenhäftlingen der Arrestant Stanislaw Chlussewitsch, erst zehn Jahre alt; er war wegen Brandstiftung zu drei Jahren Zuchthaus verurteilt worden. Das Gefängnis-Fürsorgekomitee in der Gestalt des mitfühlenden Doktor Haass setzte sich für das arme Kind ein und bat um Neuaufnahme des Verfahrens. Die Allgemeine Senatsversammlung überprüfte den Fall, und der Junge wurde freigesprochen.

1830 leistete Haass enorme Arbeit, um eine große Gefahr für die Bevölkerung abzuwenden: In diesem Jahr kam in Moskau zum ersten Mal die asiatische Cholera auf, die besonders erschreckende Ausmaße annahm. Auf Golizyns Vorschlag wurde Haass zum Mitglied des Provisorischen Medizinrates berufen. Dieser Rat traf sämtliche sanitätsärztlichen Maßnahmen in der Stadt zur Bekämpfung der Epidemie. Haass' Leistungskraft während der Seuchenjahre ist staunenswert. Täglich um 11 Uhr versammelte sich der Provisorische Medizinrat im Hause des Generalgouverneurs, wenn es sein musste, auch nachmittags. Außerdem war Haass als Inspektor eines provisorischen Krankenhauses für Cholerakranke tätig, und überdies war ihm aufgetragen, die Registrierung aller Choleraerkrankungen in Moskau vorzunehmen.

Im Jahre 1840 bot der Gouverneur Senjawin Haass den Chefarztposten des Katharinen-Hospitals an. Fjodor Petrowitsch lehnte das Angebot ab, da er sich „nicht in der Lage fühle, den Erwartungen zu entsprechen". Daraufhin wandte sich der Moskauer Generalgouverneur Fürst Schtscherbatow mit der gleichen Bitte an Haass. Dieser sah sich zu antworten veranlasst: „Die mir erwiesene hohe Ehre kann die tiefe Überzeugung von meiner Unvollkommenheit nicht ändern, und so bleibt mein Entschluss fest, keinen irdischen Verlockungen zu folgen." Doch dem beharrlichen Drängen Schtscherbatows musste Haass nachgeben. Im Amt des Chefarztes begann er mit dem Umbau dieses damals baufälligen Hospitals.

Vor allem sorgte er dafür, dass eine Wasserleitung im Gebäude gelegt wurde. Nachdem sie eingebaut war, bat Haass den Generalgouverneur um Rückerstattung von 1500 Rubeln, die er aus der eigenen Tasche vorgestreckt hatte, und erklärte: „Ich habe meine sämtlichen Mittel dafür verwendet, und es fällt mir schwer, Geld von anderen zu leihen."

Als nächstes befasste er sich mit Reparaturarbeiten und der Neuplanung des Krankenhaushofes. Alle Arbeitsgänge beaufsichtigte er persönlich und achtete dabei auf Wirtschaftlichkeit. In dem Bestreben, die damals so alltäglichen wie kolossalen Missbräuche beim Bauen zu verhindern, bat Haass 1842 darum, künftige

**Aus dem Protokoll vom 31. Oktober 1840:**

21. Herr Direktor Doktor Haass berichtete, dass im vorigen Jahr, als es für sinnvoll befunden worden war, den Boden der Krankenhausräume mit Asphaltbelag zu versehen, der Moskauer Generalgouverneur diesen Vorschlag befürwortete, und man wollte versuchsweise zunächst den Boden des Krankenhauslabors im Schlossgefängnis mit Asphalt belegen. Da dies aber noch nicht durchgeführt ist, bittet Herr Haass darum, den ersten Versuch im Flur des alten Katharinen-Hospitals zu machen.
*Beschlossen*: Diese Bitte zur wohlwollenden Begutachtung beim Moskauer Generalgouverneur vorbringen.

Bauvorhaben in Form eines eigenen Unternehmens organisieren zu dürfen, denn, so schrieb er: „ich unterstelle mich allen Pflichten eines Unternehmers". In dem Wunsch, das Baurecht formell abzusichern, bat er 1843 den Generalgouverneur, ihm den Umbau der Holzbaracke zu überlassen und mit dem Preis „um acht Silberrubel gegenüber dem von den Händlern verlangten heruntergehen zu dürfen". Diesen Umbau führte Haass erfolgreich durch. Und außerdem wurden, den modernen Erfordernissen entsprechend, ein Schrank für Phosphorbäder, neue Badewannen, Duschen und Regenwannen installiert.

Für Bau- und Reparaturkosten sowie für wohltätige Zwecke gab Haass nicht nur ihm zur Verfügung gestellte Mittel aus, sondern auch seine eigenen und obendrein Geld, das er bei guten Freunden sammelte. Es ist nicht schwer, sein Erstaunen nachzuvollziehen, das er im Testament zum Ausdruck brachte: „Ich wunderte mich oft, dass das Geld, welches ich durch meine Praxis erworben und für meine eigenen Belange kaum ausgegeben habe, mir immer wieder zerrann."

Als Chefarzt des Katharinen-Krankenhauses kümmerte sich Haass um die Einrichtung einer besonderen Heilanstalt, in der Kranke behandelt werden sollten, die, aus welchem Grund auch immer, in keinem anderen Krankenhaus aufgenommen wurden. Seine Bemühungen waren von Erfolg gekrönt. Haass erreichte, dass ihm das unter der Verwaltung des Moskauer Generalgouverneurs stehende Haus in der Malo-Kasjonnyj Gasse übergeben wurde, in dem bis dahin das orthopädische Institut von Doktor Mendelini untergebracht war. Er sammelte bei vielen Wohltätigkeitsaktionen Spenden für den Umbau dieses Hauses, gab auch eigene Mittel dafür aus, die in dieser Zeit merklich dahinschmolzen. So wurde aus dem ehemaligen Polizeispital das Krankenhaus für Obdachlose, das heutige Alexander-Krankenhaus. Ganz besonders bemühte sich Haass, in dem neuen Krankenhaus auch Wasserkuren nach allen Regeln der Medizin, zumindest den Erfahrungen westeuropäischer Kliniken entsprechend, einzuführen. Am 2. Mai 1845 nahm das Krankenhaus für Obdachlose seine Tätigkeit auf; Haass wurde zu seinem Chefarzt ernannt. In zwei kleinen Räumen des Krankenhauses quartierte er sich ein und blieb dort bis zu seinem Lebensende.

Einer Bescheinigung des Medizinkontors, die 1830 an die Kanzlei des Generalgouverneurs geschickt wurde, ist zu entnehmen: „Auf dem Posten des Stadtphysikus nahm Doktor Haass sein Gehalt von 225 Rubeln und das Wohngeld nicht entgegen, sondern übergab dieselbigen dem ehemaligen Stadtphysikus Z., der aufgrund eines laufenden Strafverfahrens seines Dienstes enthoben worden war."[6]

An dieser Stelle ist anzumerken, dass Fjodor Petrowitsch im Laufe seines Lebens oft ähnlich handelte. Hier nur ein Beispiel. Während der Choleraepidemie der Jahre 1847/48 wurde auf Veranlassung Seiner Majestät beschlossen, den Ärzten jener Krankenhäuser, die eine Choleraabteilung hatten, zusätzlich zum Gehalt ein Tagegeld auszuzahlen. Haass als Chefarzt der Moskauer Gefängniskrankenhäuser standen mehr als 700 Rubel zu. Auf der Ärzteliste, die dem Generalgouverneur zwecks Auszahlung der Tagegelder eingereicht wurde, wies Haass darauf hin, dass

**Aus dem Protokoll vom 17. Oktober 1845:**
Vorgetragen wurde der Vorschlag des Direktors und Chefarztes der Moskauer Gefängniskrankenhäuser F.P. Haass.
32a. Der Apotheker Gaetan Hofmann ist der stellvertretende Leiter aller Apotheken in Moskauer Gefängniskrankenhäusern, und dies unentgeltlich; seine Pflicht erfüllt er bereits seit 1831 stets eifrig, indem er die Qualität der Medikamentenlieferungen in sämtlichen Gefängnisapotheken genau überprüft; ungeachtet großer Entfernungen zwischen dem Schlossgefängnis, dem alten Katharinen-Hospital und dem Etappengefängnis auf den Sperlingsbergen inspiziert er täglich die jeweiligen Apotheken, beaufsichtigt die richtige und rechtzeitige Zubereitung der Arznei und sorgt für die Einhaltung der Ordnung und für Sauberkeit in den Apotheken. Zur Förderung des wohltätigen Komitees hat er darüber hinaus die Apotheken aller drei Krankenhäuser auf eigene Rechnung mit verschiedenem Apothekengeschirr aus Glas, Porzellan und Holz versorgt und mit ordentlicher Beschriftung in Latein versehen, insgesamt, wie dies dem schriftlichen Bericht beigelegt ist, im Wert von 500 Silberrubeln. Nach dieser Inkenntnissetzung fragte Herr Haass das Komitee, ob dieses dem Apotheker Hofmann für seine elfjährige unentgeltliche und fleißige Betreuung der Gefängnisapotheken sowie für dessen Spenden in schriftlicher Form nicht seine Danksagung und Verbundenheit zum Ausdruck bringen möchte.
*Beschlossen*: Den Wunsch, der Vorstellung des Chefarztes der Moskauer Gefängniskrankenhäuser entsprechend, erfüllen.

---

[6] Zum Hintergrund dieser Mitteilung vgl. den Zusammenhang der Ereignisse bei Kopelew, S. 147.

er seinen Posten als Chefarzt mit dem des Mitglieds des Gefängnis-Fürsorgekomitees verbinde, und setzte hinzu: „In dieser Eigenschaft steht mir nicht zu, eine Belohnung zu wünschen, und daher fehlt mein Name in der Reihe derer, für welche um diese von Seiner Majestät gewährte Belohung hiermit gebeten wird."

Es ist kaum vorstellbar, unter welchen unglaublich schwierigen Bedingungen Fjodor Petrowitsch im Dienste der Allgemeinheit arbeiten musste. Das zeigen z.B. zwei Episoden aus dem Jahre 1830, als er die Choleraepidemie bekämpfte. Heutzutage hört man öfters Klagen, im Dienste der Allgemeinheit zu stehen sei besonders schwierig, denn bei uns in Russland fehle es an fähigen und der Sache treu ergebenen Fachleuten, und wenn es sie gäbe, dann sei es unmöglich, gute Helfer zu finden. Wie war es denn zu Haass' Zeiten, vor 80 Jahren? Nun die Beispiele. Im Cholerajahr 1830 wurde in Moskau das „Komitee zur Säuberung (Desinfektion) der Handelswaren" gegründet. Am 28. Oktober, als die Epidemie besonders wütete, schrieb der Vorsitzende dieses Komitees an den Generalgouverneur: „Zwei Komiteemitglieder aus dem kaufmännischen Stand – Pawel Prochorow, ein Analphabet, und Nikolaj Ossipow, kann nicht lesen und kaum seinen Namen schreiben – können bei all ihrem Bemühen die vom Komitee auferlegten Pflichten nicht erfüllen und bitten daher um ihre Entlassung."

Während der Epidemie der 30er Jahre leitete Fjodor Petrowitsch ein provisorisches Cholerakrankenhaus, das, obwohl großräumig angelegt, ständig überfüllt war. Da Haass nur zwei Assistenzärzte zur Verfügung standen, wurden ihm zur Unterstützung „am 21. Juli vier Studenten abkommandiert: zwei von der Medizinisch-Chirurgischen Akademie und zwei von der Universität, darüber hinaus drei Veterinäre, die an derselben Akademie einen Kurs absolvierten". Mit solchen Helfern musste Haass in diesem Krankenhaus arbeiten. Dabei muss man berücksichtigen, dass er täglich an den Sitzungen des provisorischen Medizinrates teilnahm, wie immer die Sitzungen des Gefängnis-Fürsorgekomitees besuchte und nicht vergaß, seine ständige Präsenz auf den Sperlingsbergen bei der Verschickung der Arrestanten nach Sibirien zu zeigen. Außerdem leitete er die Registrierung aller Choleraerkrankungen in Moskau; deren Anzahl stieg manchmal auf bis zu 5 000 im Monat, so etwa im Oktober 1830. Diese Arbeit war so umfangreich, dass Doktor Kettscher zu Haass' Hilfe abgeordnet wurde.

Unannehmlichkeiten, Ärger und Sorgen plagten Haass. Viel Zeit und Anstrengung kostete ihn die Rechtfertigung seiner Taten, wenn ihm vorgeworfen wurde, die Baukosten überschritten zu haben. Dabei lagen ihm die Anstalten, in denen er seine Dienste leistete, und ihre wohlgeordnete Einrichtung am Herzen. Seine Rechtfertigungsschreiben entsprachen nicht immer einer streng formalen Berichterstattung. Wenn bei den vorgelegten Rechnungen Missverständnisse aufkamen, pflegte Haass in folgender Weise zu schreiben: „In allen Ehren vermute ich, dass dieses Geld mir zusteht, und sollte sich bezüglich dieser Rechnung irgendeine

Inakkuratesse herausstellen, so verspreche ich, das Geld zurückzuzahlen, wenn dies für nötig befunden wird."

Fürst Golizyn und Fürst Schtscherbatow tadelten Haass oft wegen seiner freidenkerischen Einstellung zu den Erfordernissen einer staatlichen Rechnungslegung. Doch da sie wussten, wie streng er mit sich selbst ins Gericht ging, wie nachdrücklich er die Interessen der Sache vertrat und wie grundehrlich er war, wurden solche Streitfälle meistens zu Haass' Gunsten gelöst. Ganz anders wurde es unter Graf Sakrewskij. In dessen Amtszeit musste sich der alte Mann schweren Herzens bescheiden und seine Baupläne zurückstellen, um so mehr, als Haass aufgrund völlig ausbleibender Mittel gar keine Möglichkeit gehabt hätte zurückzugeben, was „für nötig befunden wird".

Welche Strapazen der arme Alte in dieser Hinsicht über sich ergehen lassen musste, kann man aus einer Bescheinigung für den Umbau des Polizeispitals ersehen. Im September 1845 begann man mit der Sanierung des Gebäudes, das laut Haass außerordentlich unzweckmäßig konzipiert war: „Im Erdgeschoss liegen 24 Frauen, genau so viele diensthabende Männer und Frauen hausen in einem kleinen Zimmer." „Seit drei Jahren", schrieb Haass 1849, „bemühe ich mich, diese Notlage zu beheben." Das von Haass vorgestellte Sanierungsprojekt entsprach dem von 1843 zum Umbau des alten Katharinen-Hospitals, das sich sehr gut bewährt hatte. Dieses Projekt fand jedoch nicht die Zustimmung des Komiteemitglieds und Architekten Bykowskij, über den sich Haass so äußerte: „Wie alle übrigen Beteiligten achte ich die Talente Herrn Bykowskijs, doch muss ich vermuten, dass er in der Auseinandersetzung über diese Fragen eine Abneigung mir gegenüber hegt." Im Jahre 1851 bat Haass erneut um „die Behebung der Notlage" in seinem Krankenhaus und appellierte an die Komiteebeauftragten, sich mit dem Modell des Sanierungsprojekts zu befassen. Aus den vorhandenen Unterlagen geht nicht hervor, ob diese Sanierung noch zu Haass' Lebzeiten, also vor 1853, durchgeführt wurde.

Aber nicht nur die Obrigkeit sah Haass wegen seines Bau- und Renovierungseifers schief an. Auch seine Arztkollegen hießen seine Neuerungen und Einfälle nicht immer gut. Als Haass 1843 bei der gründlichen Sanierung der alten Holzbaracke des Katharinen-Hospitals dort den schon erwähnten Schrank für die Schwefelbäder sowie Duschen und Regenwannen installieren ließ, schrieb sein Nachfolger in seinem offiziellen Rapport: „All diese Dinge, deren Einbau für die Schwefel- und andere Bäder Hr. Haass für notwendig hielt, erwiesen sich bei der Einweisung von Kranken aus der untersten Arbeiterschicht als überflüssig." Dagegen hatte Haass argumentiert: „Meines Erachtens kann es für ein Krankenhaus, in dem Arbeiter aus den unteren Schichten behandelt werden, keine Belastung sein, über derartige Einrichtungen zu verfügen, denn bei anderer Belegung [gemeint: mit Kranken höherer Schichten] wird man die Duschen und Bäder, die heutzutage in ganz Europa allgemein beliebt sind, wieder benötigen."

Die bittersten Seelenqualen und schwersten Beleidigungen musste Fjodor Petrowitsch jedoch wegen seiner ständigen Fürsorge um Häftlinge und Verbannte hinnehmen. In Anatolij Konis Buch findet man eine ganze Reihe von Fakten, die auf ergreifende Weise zeigen, unter welchen Spannungen Haass' Leben stand. Ich erlaube mir hier nur einige Fälle zu erwähnen, die ich im Gouvernementsarchiv fand.

Während einer Etappe auf den Sperlingsbergen bat im Jahre 1850 ein Arrestant aus Tula, der auf eigenen Wunsch mit den von ihm vorgezogenen Fußfesseln eintraf, ihm wieder Handfesseln anzulegen, weil die angeschwollenen Füße ihm das Gehen erschwerten. Der Konvoivorgesetzte war einverstanden, den gesetzlich zugelassenen Wunsch des Arrestanten zu erfüllen, doch der Beamte für Sonderangelegenheiten des Moskauer Generalgouverneurs weigerte sich, eine entsprechende Korrektur auf der Liste vorzunehmen, d.h. statt der Worte „folgt in Fußfesseln" – „folgt in Handfesseln" zu schreiben. Haass ging auf den Schmied zu, der gerade dabei war, dem Arrestanten die neuen Fußfesseln anzulegen, riss diese Fesseln an sich und gab sie gegen den Protest des Beamten nicht mehr heraus. Der aber blieb unnachgiebig und verlangte nach anderen Fesseln, die dem Arrestanten vor den Augen des bitter mitleidenden alten Haass angelegt wurden. Es ist nicht verwunderlich, dass unter solchen Bedingungen auch die Geduld des gütigen Haass sich erschöpfte. Sogleich wurde er von einem anderen Beamten der Gouvernementsverwaltung denunziert: „Mit lauter Stimme und im Beisein der Arrestanten warf er den Beamten vor, sie seien Verbrecher, Tyrannen, Barbaren und Peiniger." „Und dabei", berichtete dieser Beamte, „konnte man an den Gesichtern der Arrestanten offene Empörung über alle Herren Beamten ablesen." Es ist nachvollziehbar, dass der Rapport damit schließt, dass „Haass' Anwesenheit bei der Hauptetappe und im Schlossgefängnis überflüssig und für die Dienstabläufe schädlich und hinderlich ist".

Von Haass liegt eine Klage gegen den Sonderbeamten Koptew an den Generalgouverneur Sakrewskij vor. Sie lautet: „Am vergangenen Sonntag (25. September 1849) traf eine vierjährige Waise hier ein, um sich ihrer Tante anzuschließen, die freiwillig dem Ehemann nach Sibirien folgte. Das Mädchen wurde sozusagen vor den Augen Ihrer Durchlaucht und vor den Augen Seiner geistlichen Eminenz seiner Tante entrissen, und so ist die minderjährige Waise auf unmenschliche Art auf die Straße geworfen. Mein Gewissen sagt mir, dass die Gründe für das Unglück, das Menschen erleiden müssen, die unserer Obhut anvertraut sind, nicht in einem Koptew, sondern in uns, den Mitgliedern des Gefängnis-Fürsorgekomitees, liegen, die in sich selber die Suche nach Wahrheit und Frieden vermissen lassen, ohne die aber, wie der Prophet Sacharja sagt, ‚Gerechtigkeit nicht zu erreichen ist'. Und obwohl ich nicht vorhersehen kann, wann dieses Elend abgeschafft wird, fühle ich mich dennoch verpflichtet, wenn es denn zu ganz schrecklichen Zwischenfällen kommt, Euer Durchlaucht zu ersuchen, das Schicksal der auf die Etappe verschickten Arrestanten nicht in die willkürlichen Hände des Herrn Koptew zu legen. Das Mädchen, in Tränen zusammengebrochen, wollte zu ihrer Tante. Doch der Aufseher nahm es an der Hand, so dass die Tante sich von dem Kind nicht einmal verabschieden konnte." Dass Koptew so handelte, hatte seinen Grund darin, dass die Kleine nicht auf der Liste stand. Sakrewskij legte Haass' Klage als „nicht beachtenswert" beiseite.

Ein anderes Dokument enthält einen Bericht, den Haass 1850 verfasste: „Auf der Sitzung des Komitees am 30. Juni d. J. habe ich bei Seiner Durchlaucht um eine Klärung gebeten, denn zu meinem Unglück müssen arme Menschen durch mein Verschulden leiden: Wegen der verbreiteten falschen Meinung, ich sei diesen Menschen gegenüber zu nachsichtig, werden sie nun um so strenger behandelt. Mein Unglück wurde zusätzlich erschwert durch meine Bitte vom 20. Januar dieses Jahres, den Arrestanten Handfesseln anlegen lassen zu dürfen, wenn die Fußfesseln sie zu sehr schmerzen. In meinem Bittschreiben habe ich dargelegt, dass alle entsprechenden Erschwernisse entfielen, wenn der Vorgesetzte des Invalidenkommandos die Vorschrift erhielte, den Arrestanten die Fesseln in solchen Fällen ihrem Wunsch gemäß abnehmen und diese in ihren eigenen Säcken tragen zu lassen, so wie die verbannten Frauen bereits ihre Handfesseln in den Säcken tragen, aber nicht angelegt bekommen. Mein Bittschreiben wurde von der Gouvernementsverwaltung an den Vorgesetzten der hiesigen Inneren Wache weitergeleitet, und der wiederum richtete seine Frage an den Vorgesetzten des Invalidenkommandos auf den Sperlingsbergen: Warum tragen diese Frauen ihre Handfesseln in den Säcken? Seitdem vergießen die nach Sibirien verbannten Arrestantinnen heiße Tränen, denn jetzt werden sie an den Händen gefesselt und haben es, wie man dem beigelegten Zeugnis entnehmen kann, schrecklich schwer. Dabei wird auf den Sperlingsbergen öffentlich verkündet, diese Qual verdankten sie dem Haass, der sich bei der Regierung über die unnötigen Ausgaben für nicht oder äußerst selten gebrauchte Frauenhandfesseln beklagt habe. Und die Situation wird noch dadurch verschärft, dass, wenn die Unglücklichen weinen und erfahren, Haass sei der Grund für ihre Leiden, die Komiteemitglieder und anderen Beamten lächeln oder gar offen lachen."

Allerdings konnte der grenzenlos gütige Haass, wenn es sein musste, auch mutig und streitbar auftreten. So schrieb er 1843 an den Moskauer Gouverneur Senjawin: „In den Jahren 1839/40 gab es öfters Fälle, in denen Arrestanten unterwegs ihre Kleider, wie sie selber gestanden, aus Mangel an Brot verkauften. Das Brot war damals teuer, ein Pfund kostete 10 Kopeken (in Assignaten), dabei betrugen die Tagesspesen nur 12 Kopeken. Manchmal kam es vor, dass mehrere Tage lang auf den Etappenstationen auch für 12 Kopeken nichts zu bekommen war. Es ist nicht bekannt, dass die Gouvernementsverwaltung Maßnahmen getroffen hätte, um diese Menschen mit der notwendigen Menge Brot zu versorgen. Dagegen ist bekannt, dass die Gouvernementsverwaltung anordnete, diejenigen, die den Verkauf ihrer Kleider zugaben, zu bestrafen. Erlauben Sie mir als einem Mitglied des Gefängnis-Fürsorgekomitees, Euer Durchlaucht, dem vorrangigsten Mitglied desselben Komitees, aus vollem Herzen zu gestehen: das war unmenschlich. Die Regierung kann in sich selber keinen Frieden, keine Kraft und keinen Ruhm haben, wenn nicht alle ihre Handlungen und Beziehungen auf christlicher Frömmigkeit fußen. Nicht umsonst schließt der Prophet mit den zornigen Worten: ‚Der [Prophet Elia] soll das Herz der Väter bekehren zu den Kindern und das Herz der Kinder zu ihren Vätern, dass ich nicht komme und das Erdenreich mit dem Bann schlage' (Mal 3,24)."

Diese Einstellung den Unglücklichen gegenüber zwang den gutmütigen Haass sogar, ironisch zu reden. „Die Gouvernementsverwaltung", schrieb er, „ermahnt uns dauernd, dem Gesetz zu folgen. Würde man die einzelnen Gesetzesvorschriften nicht kennen, könnte man glauben, es reiche aus, nur das Handeln jener Verwaltung zu beobachten und sich damit zu begnügen, sie nachzuahmen, um, vor aller Art Zweifel und Fehler geschützt, das Rechte zu tun."

Manchmal fanden Haass' Sorgen und Mühen, die menschlichen Leiden zu mildern, nicht einmal dort Widerhall, wo man es am ehesten hätte erwarten können. Fjodor Petrowitsch wusste sehr wohl, dass das gütige und zarte Herz einer Frau mitfühlender auf das Leid anderer reagiert als das Herz eines Mannes, der sich nicht selten vom kalten Verstand leiten lässt. Nicht von ungefähr wandte er sich darum mit seinem glühenden Aufruf an die Frauen („Appel aux femmes", Moskau 1897). Im Freundeskreis und unter seinen Helfern gab es viele Frauen, die ihn eifrig unterstützten. Aber auch da gab es Ausnahmen. Hier ein Beispiel.

Frau Naumowa, Mitglied des Gefängnis-Frauenfürsorgekomitees, schrieb an Graf Sakrewskij bezüglich des Frauengefängnisses und des Krankenhauses für Arrestanten: „Haass ist die gütigste, aber eine schwache Seele: er lebt in seiner eigenen Welt und verwöhnt seine Arrestanten bis zum Unmöglichen. Mit meinen eigenen Ohren habe ich gehört, wie eine Arrestantin sagte: ‚Ich bin zum ersten Mal hier, und gebe mir Gott, das ganze Leben so verbringen zu können.'"

Freilich kennen wir nur einen kleinen Bruchteil all der Leiden und seelischen Qualen, die dieser mutige und unermüdliche Kämpfer für die Wahrheit, dieser Apostel der Liebe und der Barmherzigkeit über sich ergehen lassen musste. Doch Haass erlebte auch freudige Augenblicke, sogar glückliche Tage, die ihn beseelten, ihm neue Kraft verliehen und ihn beflügelten, weiter zu kämpfen und auf den Sieg der Wahrheit zu hoffen. Denn sein Glücksideal bestand, wie er seinem Zögling Norschin schrieb, nicht im Streben nach eigenem Wohlergehen, sondern darin, andere glücklich zu machen. Wenn man sich Haass' ganzen Lebensweg, alles, was er für Menschen getan hat, vor Augen führt, kann man nicht übersehen, dass Fjodor Petrowitsch viel glücklicher war, als dies vielen und besonders seinen Zeitgenossen schien.

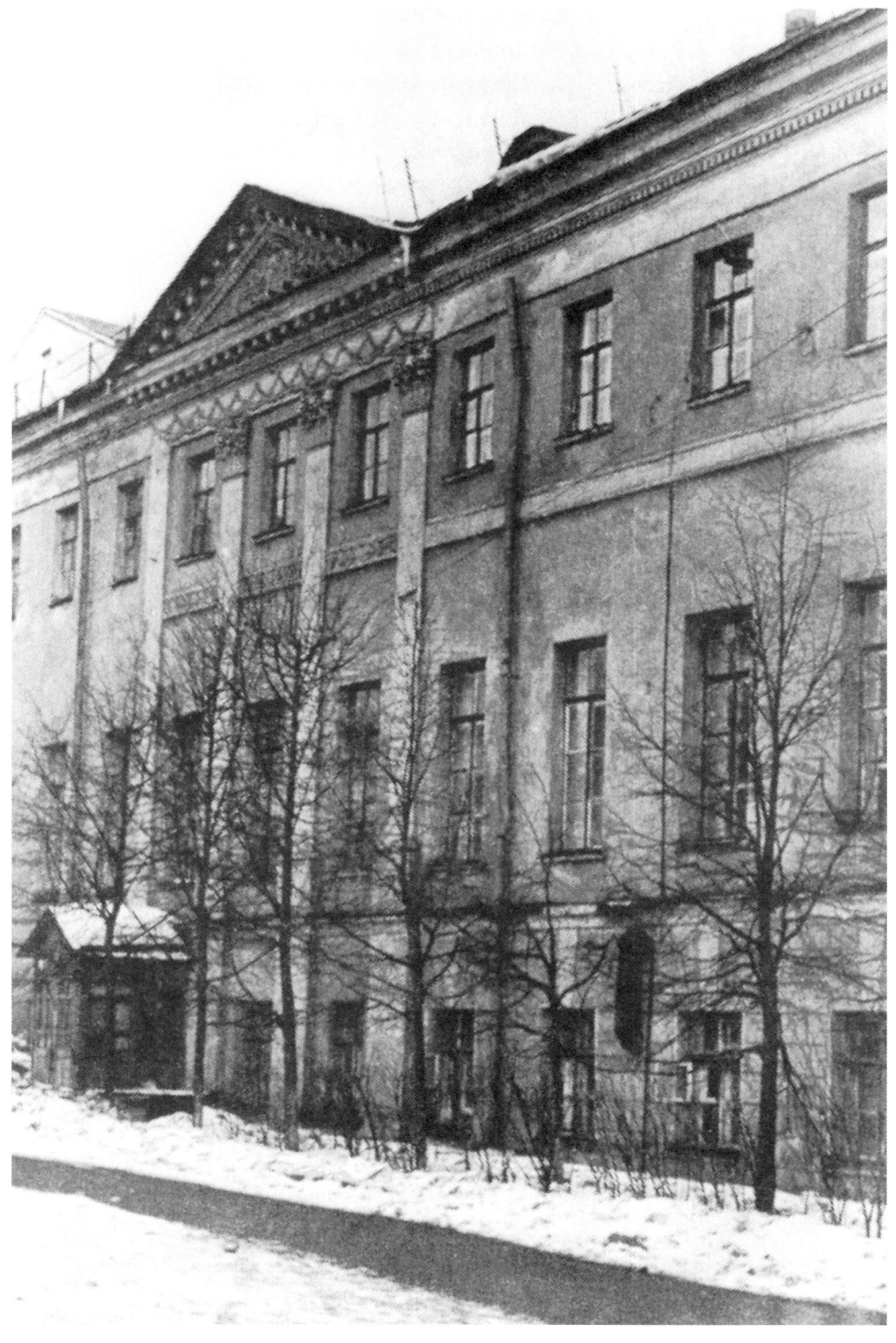

*Gebäude des ehemaligen Polizeikrankenhauses für Obdachlose,
im Volksmund „Haassowka" genannt*

Zu den herausragenden Glückstagen zählte Haass den 8. April 1829 und den 8. Mai 1845. An dem erstgenannten Datum besuchte der Moskauer Generalgouverneur Fürst Golizyn die Pokrowsker Kasernen; er folgte damit Fjodor Petrowitschs Bitte, sich ein eigenes Bild davon zu machen, wie den Arrestanten die Ketten angelegt und dann an einem Eisenstab befestigt werden. Von Haass' zu Recht vorgetragenen Einwänden überzeugt, verordnete er die Abschaffung dieser Fesselungsmethode und führte stattdessen die Fußfesseln ein. „Das Ereignis vom 8. April", schrieb Haass, „betrachte ich als das wichtigste und glücklichste in meinem Leben." Am 8. Mai 1845 wurde ausschließlich dank Haass' Bemühen das Krankenhaus für Obdachlose eröffnet. Aus diesem Anlass schrieb er: „Als im Jahre 1844 das Bedürfnis entstand, die verbliebenen obdachlosen Kranken aus dem Katharinen-Krankenhaus zu verlegen und sie in der Zukunft unter einem ihren Nöten entsprechenden Dach unterzubringen, war es ein glücklicher Zufall und Gottes Fügung, dass dieses Haus sich unter der Verwaltung des Statthalters befand, der es uns für diesen Zweck zur Verfügung stellte." Zweifellos gehörte auch der 8. Mai 1845 zu einem der glücklichsten Tage im Leben Fjodor Petrowitschs. Und er war auch deswegen ein glücklicher Mensch, weil er keine Todesfurcht kannte und, den Geboten Christi folgend, immer bereit war, ins ewige Leben hinüberzugehen. In diesem Zusammenhang bietet sich eine rührende Episode aus einem Lebensabschnitt an, in dem er nicht nur Haus und Pferde aufgeben, sondern mit ungleich größeren Entbehrungen zurechtkommen musste. Im Jahre 1850 befasste sich das Gefängnis-Fürsorgekomitee mit dem Projekt zur Erweiterung neuer Gefängniskrankenhäuser, das die Gehaltserhöhung eines Chefarztes von 514 Rubeln auf 1 000 Rubel vorsah. Seine Meinung dazu gab Haass schriftlich zu Protokoll: „Mit der Gehaltserhöhung für die Angestellten der Krankenhäuser bin ich einverstanden, doch ich selber möchte davon keinen Gebrauch machen. Ich beehre mich zu erläutern, dass ich im Gedanken daran, wie wenig ich noch zu leben habe, zu dem Entschluss gekommen bin, das Komitee für meine Person von allen Anliegen dieser Art zu verschonen."

Erst neulich, 1910, wurde im Archiv des aufgelösten Moskauer Hofgerichts Haass' Testament gefunden. Die ersten Zeilen seines Testaments, das er ein Jahr vor seinem Tod niederschrieb, lauten: „Ich denke stets an die Gnade, die mich ruhig und zufrieden macht und keinen anderen Wunsch aufkommen lässt, als dass Gottes Wille an mir geschehe. Führe mich nicht in Versuchung, barmherziger Gott, dessen Gnade über all Seinen Werken steht! Auf Ihn vertraue ich armer Sünder voll und ganz. Amen." An dieser Stelle mag es angebracht sein, einiges über Haass' Vermächtnis zu sagen.

Seit Anfang der 30er Jahre begannen Fjodor Petrowitschs finanzielle Mittel rasch zu schrumpfen. Einer der hauptsächlichen Gründe dafür war der – von irgend jemandem empfohlene – Kauf des Gutes Tischkowo (2000 Dessjatinen[7]), auf des-

---

[7] 1 Dessjatine (ehem. russ. Flächenmaß) = 1,09 Hektar

sen Grund und Boden er auch eine Tuchfabrik errichtete. Kann man sich Haass in der Rolle eines Fabrikanten und Gutsbesitzers vorstellen? Man halte sich zwei Szenen vor Augen. Als Fjodor Petrowitsch einst mit der Troika von seinem Gut nach Moskau fuhr, erblickte er unterwegs einen Bauern, der neben dem noch eingespannten, aber tot zusammengebrochenen Pferd saß und bitterlich um den verendeten Ernährer weinte. Haass hielt seine Pferde an, stieg aus der Kutsche, tröstete den Unglücklichen, befahl, eins seiner Pferde auszuspannen, und schenkte es dem Bauern. So kehrte der Fabrikant auf einem Zweigespann nach Moskau zurück. Den geschäftstüchtigen Gutsherrn Haass zeigt folgende Begebenheit. Im Jahre 1829 verkaufte er für 2 000 Rubel Holz von seinem Gut an einen Kaufmann. Der lieferte dieses Holz an die Polizeihäuser und erhielt das Geld dafür; doch den Gewinnanteil für Haass, obwohl mehrmals versprochen, zahlte er nicht. Also wandte sich Haass 1830 an den Oberpolizeimeister mit der Bitte, diesen Kaufmann zu zwingen, die ausgehandelte Summe für das Holz zu zahlen. Der vom Polizeivorgesetzten vorgeladene Kaufmann verpflichtete sich schriftlich, Haass das ausstehende Geld zu übergeben, kam jedoch dieser Pflicht nie nach. (So die Akte des Gouvernementsarchivs von 1831.)

Es liegt auf der Hand, dass unter solchen Bedingungen Gut und Fabrik statt der Gewinne nur Verluste einbrachten. Zudem war Haass ständig dermaßen in soziale Angelegenheiten und Wohltätigkeitsprojekte eingebunden, dass er zu wenig Zeit hatte, seine private Arztpraxis zu führen. Seine Lage verschlimmerte sich so sehr, dass die Arbeit in der Fabrik 1838 vorläufig eingestellt werden musste. Freunde und Gönner, die ihm helfen wollten, sammelten Geld und kauften in Orenburg 3 700 Pud[8] kirgisischer Wolle, die sie in die Fabrik liefern ließen. Das rettete Fjodor Petrowitsch aber nicht vor der Katastrophe: Bald musste er seine Insolvenz erklären, und sein Gut samt Fabrik wurde versteigert.

(Nach Haass' Tod fanden Polizeibeamte, wie man deren Protokoll entnimmt, in seiner Wohnung „einen Gehrock und andere Gegenstände des täglichen Bedarfs, jedoch kein Geld, keine Pfandscheine und keine wertvollen Gegenstände".)

Fjodor Petrowitsch wurde sich dessen bewusst, dass er nach seinem Tod nur zwei wertvolle Sachen hinterlassen würde: seine Bibliothek und seine guten Freunde. Zu seinem Testamentsvollstrecker ernannte er Professor Pohl und bat ihn, einen Teil seiner Bücher der katholischen Kirche und dem Polizeikrankenhaus zu übergeben, den anderen Teil zu verkaufen und das erwirtschaftete Geld unter den Armen zu verteilen. An seine Freunde richtete er sich mit Worten tiefer Dankbarkeit und inständigen Bitten, den Unglücklichen zu helfen. So bat er den „gütigsten Alexej Bachmetjew[9], seine barmherzigen Augen auf den armen Filipp

---
[8] 1 Pud (ehem. russ. Gewichtseinheit) = 16,38 kg
[9] Alexej Nikolajewitsch Bachmetjew, Inhaber einer Kristallglasfabrik im Gouvernement Pensa.

**Aus dem Protokoll vom 2. November 1845:**
34. Es wurde der Bericht des Chefarztes der Moskauer Gefängniskrankenhäuser, des Staatsrats F.P. Haass, verlesen, den er an Seine Durchlaucht, den Vizepräsidenten Fürst Alexej Schtscherbatow, mit folgender Bitte richtete: Der vom Innenministerium als Konsultant der Moskauer Gefängniskrankenhäuser beauftragte Arzt Goldenberg inspizierte seit 1841 dieselbigen regelmäßig; überdies führte er in der Abteilung des alten Katharinen-Hospitals eine homöopathische Behandlungsmethode ein und brachte sie mit unermüdlichem Eifer den Feldscheren bei, und das ohne jegliches Entgelt. Herr Haass stellte das Dienstbuch des Arztes Goldenberg vor und bat um die Ernennung des letzteren zum ordentlichen Ratsherrn nach allgemeiner Bestimmung für den 3. Stand, zu dem er als Ausländer gezählt wird. Mit Zustimmung des Komitees äußerte der Vizepräsident den Wunsch, sich in Sachen Auszeichnung des Konsultanten Goldenberg an den Innenminister zu wenden.
*Beschlossen*: Dies schriftlich festhalten, eine Abschrift an die Kanzlei des Generalgouverneurs zur Weiterleitung an Seine Majestät richten.

Andrianow zu werfen, denn", schrieb Haass weiter, „die Vorsehung wollte ihn in unser beider Hände geben". Dann bat er seinen „gütigsten Wohltäter Nikolaj Muchanow[10], die monatlichen Zahlungen fortzuführen: 10 Rubel an die arme gute Bojewskaja", die, wie Haass ergänzte, „für mich wie eine geistige Tochter und Schwester ist". [Es folgen weitere Namen und entsprechende Geldsummen.] Seinem Testamentsvollstrecker Doktor Pohl vermachte Haass zwei Porträts seiner Wohltäter, des Grafen Sotow und des Generals Buturlin, und bat ihn, sie sorgfältig aufzubewahren; auch trug er ihm den Wunsch an, seine Arbeit „Problèmes de Socrate" zu veröffentlichen und Nikolaj Buturlin[11], dem Sohn des Generals, mit dem er befreundet war, zu widmen. Des Testamentsvollstreckers selber gedenkt Haass im Testament mit folgenden Worten: „Ich vertraue auf den gütigen Andrej Iwanowitsch, dass er Wege findet, all diejenigen, die für mich so viel getan haben, zu belohnen" und „jedem, der es wünscht, zur Erinnerung an mich irgend etwas zu schenken".

Seinem Freund Professor Ower[12] legte Haass ans Herz, dafür zu sorgen, dass die von ihm eingereichten Wünsche hinsichtlich der Beförderung seiner Kranken-

---
[10] Nikolaj Alexejewitsch Muchanow (1802-1871), Staatsmann und Mäzen.
[11] Nikolaj Alexandrowitsch Buturlin (1801-1867), Generalleutnant und Mitglied des Militärrates.
[12] Alexander Iwanowitsch Ower (1804-1864), Professor der Medizin (behandelte Nikolaj Gogol kurz vor dessen Tod).

hausmitarbeiter erfüllt würden. Sein Testament endet mit den Worten: „Ich habe Herrn Elarow gebeten, dass mein Begräbnis auf Kosten der Kirche, mit einem Zweispänner und ohne jeglichen Schmuck stattfindet."

Zum Schluss seien einige Auszüge aus Haass' Rapporten [über die Sitzungen des Gefängnis-Fürsorgekomitees an Fürst Golizyn] zitiert, in denen die Tiefe seines religiösen Gefühls zum Ausdruck kommt. Vielleicht werden diese Auszüge auch von den Seelenhirten der russisch-orthodoxen Kirche gelesen, die wegen ihrer religiösen Intoleranz oder aus anderen Gründen für den verstorbenen Knecht Gottes Fjodor Petrowitsch nicht beten zu können meinen, weil er Katholik war.

„'…wer aber der Zurechtweisung nicht achtet, der bleibt in der Irre', besagt ein Spruch Salomos, oder in einer anderen Übersetzung, ‚In der Fülle der Rechtsprechung liegt außerordentliche Kraft'. Daher mag es einem ausreichend und gerecht scheinen, wenn er sich nur an die Gesetzte hält. Doch in Wahrheit ist es nicht ausreichend und nicht befriedigend. An vielen Stellen der Heiligen Schrift wird gezeigt, wie notwendig und wichtig es ist, das Recht mit der Barmherzigkeit zu verbinden. Im Neuen Testament sagt der Erlöser: ‚Selig sind die Sanftmütigen; denn sie werden das Erdreich besitzen.' Diese Worte kann man so verstehen, dass wir durch unseren sanftmütigen, liebevollen Umgang die Herzen der Menschen anziehen werden und, wenn wir ihre Herzen gewonnen haben, in dieser Welt zu allem fähig werden können."

„Aufgrund der Erfahrung und des natürlichen menschlichen Gefühls ist zu erwarten, dass die Arrestanten nur dann zur Aufnahme religiöser und moralischer Überzeugungen fähig sind, wenn ihr Verstand beruhigt und ihr Herz durch aufrichtige Anteilnahme an ihrer Situation gewonnen ist. Diese notwendige Zuversicht kann nur aufkommen, wenn sie vollständige Gewissheit darüber haben, dass unser einziger und aufrichtiger Wunsch ist, das Gute für sie zu wollen. Dies nur zu beteuern oder zu versprechen, genügt den Arrestanten nicht. Sie vergleichen in ihrer – übrigens einer ganz natürlichen – Denkweise die Worte mit den Taten und öffnen ihre Herzen nur dann, wenn sie überzeugt sind, dass ihnen Gerechtigkeit widerfuhr. Auch wenn absolute Gerechtigkeit äußerst selten erreicht werden kann, muss man doch in dem aufrichtigen Wunsch, sie zu erreichen, ebenso große Mühe von sich verlangen. Diese Zuversicht muss auf unauffällige Weise unter den Arrestanten wachsen, als würde sie von den Kerkerwänden ausgestrahlt."

\* \* \*

Fjodor Petrowitsch Haass starb im Jahre 1853. An die zweitausend Menschen folgten seinem Sarg und begleiteten ihn in Tränen bis zum Friedhof. Die Freunde Fjodor Petrowitschs errichteten auf seinem Grab ein bescheidenes Denkmal. Mit den Jahren verfiel das Grab, und die Erinnerung an den „heiligen Doktor" verblasste.

Auf Betreiben des Moskauer Gefängnis-Fürsorgekomitees wurden Grabstein und schmiedeeiserne Umzäunung 1891 wieder hergerichtet. Mit dem Ableben der Zeitzeugen fiel Haass, sein Leben und seine guten Taten, immer mehr dem Vergessen anheim. Erst Anatolij Koni ließ ihn in seiner biographischen Skizze wieder aufleben und schuf ihm damit ein würdiges Denkmal, das Namen und Werk dieser Lichtgestalt unsterblich macht.

Schon vor der Veröffentlichung dieses Buches hatte der Chefarzt des Alexander-Krankenhauses L.S. Schajkewitsch 1885 in dem Bemühen, die Erinnerung an Haass wachzuhalten, 5000 Rubel gesammelt, die als Fonds für ein Krankenbett bereitgehalten wurden, später kurz als Haass-Bett bezeichnet, das für soziale Härtefälle zur Verfügung stehen sollte. In diesem Krankenhaus befinden sich auch ein Haass-Porträt – eine Gravüre, die heute zu den großen Raritäten zählt –, ein Teil von Haass' medizinischer Bibliothek und sein Sessel, außerdem eine Büste Fjodor Petrowitschs, die Anatolij Koni von Haass' Freund August Shisnewskij als Geschenk erhielt und später dem Krankenhaus übergab.

Im Jahre 1904 reichten die Vertreter der Moskauer Stadtduma N.I. Gutschkow[13] und S.W. Putschkow bei dieser Institution eine Petition ein, in der es unter anderem wörtlich hieß: „Aus dem Gefühl der Verehrung und Achtung Fjodor Petrowitsch Haass gegenüber, der die besten Jahre seines Lebens und seiner Kraft der Stadt Moskau widmete, sollte es, wie wir meinen, für die Stadtverwaltung eine heilige Pflicht sein, sich um den Zustand seines Grabes zu kümmern und es, dem selbstlosen Leben des heiligen Doktors entsprechend, in würdigem Zustand zu halten." Daraufhin beschloss die Stadtduma: 1. die Duma-Vertreter, die diese Petition eingereicht hatten, mit der Neugestaltung des Haass-Grabes zu beauftragen; 2. die Stadtverwaltung mit der Erarbeitung eines Bauplans für ein Haass-Heim mit 25 Betten für alte und chronisch kranke Menschen zu beauftragen; 3. eine Sammelaktion zur Errichtung eines Haass-Denkmals in Moskau zu organisieren. Der von der Duma erteilte Auftrag an Gutschkow und Putschkow wurde im Jahre 1905 erfüllt.

Das Grabdenkmal wurde erneuert und auf eine Granitplatte gesetzt, auf der Haass' Leitspruch „Beeilt euch, Gutes zu tun" in goldenen Buchstaben eingemeißelt wurde. Statt des alten verfallenen Gitters wurde ein neues mit einem bronzenen Basrelief des Verstorbenen errichtet; schmiedeeiserne Symbole weisen auf Haass' wohltätiges Wirken hin: brennende Fackeln an den Ecken und gesprengte Fesseln an der Front und den Seiten der Umzäunung. Diese Erneuerung kostete 2000 Rubel. Aus Achtung vor dem Verstorbenen übernahm das „Friedhof-Fürsorgekomitee für Andersgläubige" die Kosten für die Pflege des Grabes.

---

[13] Nikolaj Iwanowitsch Gutschkow (1860-1935), Jurist und Staatsrat; emigrierte 1920 nach Frankreich.

Zwei weitere Beschlüsse der Duma wurden wegen ungünstiger Umstände nicht umgesetzt: Es kam der Krieg[14], danach folgten politische Unruhen und Finanzprobleme der Stadt. Obwohl die Sammelaktion für den Bau des Denkmals begonnen wurde, belief sich die zusammengekommene Summe nur auf lächerliche 36 Rubel und 40 Kopeken.

Infolge dieser Umstände entschloss ich mich gegen Ende des Jahres 1908, die Errichtung eines Haass-Denkmals vor dem Alexander-Krankenhaus auf mich zu nehmen, und gab im Frühling 1909 der Öffentlichkeit bekannt, das Denkmal werde noch im Herbst desselben Jahres stehen. Diesen Schritt konnte ich mir nur erlauben dank der tatkräftigen Unterstützung des Moskauer Oberhaupts Nikolaj Gutschkow sowie der Künstler Ilja Ostrouchow[15] und Nikolaj Andrejew[16] wie auch des Kurators des Alexander-Krankenhauses, Baron Andrej Knop[17], der mir zusicherte, für dieses Vorhaben 1 000 Rubel spenden zu wollen. Überall traf ich auf so viel Zuspruch, dass auf meinen Aufruf hin mehr als 5 200 Rubel für das Denkmal gespendet wurden. Für das Gießen der Büste und das Granitpostament zahlte ich nur 3 200 Rubel. Die verbliebene Summe wurde aufgeteilt wie folgt: 1 000 Rubel gingen an die Kasse des Alexander-Krankenhauses für die Begrünung des Hofes, in dem das Denkmal aufgestellt werden sollte; der Metallzaun und das Blumenbeet wurden nach Andrejews Skizzen gestaltet. Außerdem wurden 1 000 Rubel zur Zukunftssicherung der Haass-Stiftung bei der wohltätigen Gesellschaft „Olga" angelegt. Diese Stiftung (10 000 Rubel) war im Jahre 1899 gegründet worden, und am Tag der Denkmaleinweihung belief sich das Stiftungskapital bereits auf 19 000 Rubel. Das hatte seinen Grund darin, dass auf der Mitgliederversammlung der Gesellschaft am 21. August 1909 beschlossen worden war, zur Einweihung des Denkmals Anfang Oktober 9 000 Rubel als Kapitaleinlage für wohltätige Zwecke zu überweisen und die Gesellschaft zu Haass' Ehren umzubenennen in „Wohltätige Olga-Gesellschaft im Alexander-Krankenhaus zum Gedenken an Doktor Haass". Zur Zeit verfügt die Haass-Stiftung über 20 000 Rubel.

---

[14] Gemeint ist der Russisch-Japanische Krieg 1904/05.
[15] Ilja Semjonowitsch Ostrouchow (1858-1929), Maler, Vertreter der „Peredwishniki" (Wandermaler).
[16] Nikolaj Andrejewitsch Andrejew (1873-1932), Bildhauer und Graphiker. Näheres über ihn im Beitrag von Natalja Semjonowa, S. 361-368.
[17] Andrej Lwowitsch Knop, Sohn des aus Bremen stammenden Tuchfabrikanten Ludwig Knop (eigtl. Knopf), der 1839 als Vertreter des englischen Stoffherstellers „De Jersey" nach Russland kam.

## Die Einweihung des Haass-Denkmals

Die festliche Denkmaleinweihung fand am 1. Oktober 1909 statt. An diesem Tag wurde um zehn Uhr morgens an Haass' Grab eine Totenmesse nach dem Ritus der römisch-katholischen Kirche gefeiert. Grab und Grabstein waren mit Blumen und Zierpflanzen reich geschmückt. Die Totenmesse zelebrierte der Dekan der polnischen Peter-und-Paulskirche A.M. Wasilewski im Beisein des Moskauer Stadtoberhauptes Gutschkow, des Chefarztes des Alexander-Krankenhauses Putschkow, des Vorsitzenden und der Mitglieder des Friedhof-Fürsorgekomitees sowie der Verehrer des heiligen Doktors.

Die feierliche Denkmaleinweihung im Hof des Alexander-Krankenhauses war für zwei Uhr mittags angesetzt. Zu dieser Zeit füllte sich die Malo-Kasjonnyj Gasse, in der sich das Krankenhausgebäude befindet, mit Kutschen und Menschen. Der Hof und das Gebäude waren mit Nationalflaggen prächtig geschmückt. Mitten im Hof erhob sich das verhüllte Denkmal. Am Eingang war ein Torbogen aus grünen Zweigen und bunten Schleifen in den Nationalfarben aufgestellt, darüber ein Schild mit der Inschrift „Beeilt euch, Gutes zu tun" in einem Lorbeerkranz. Gegen zwei Uhr nahmen die geladenen Personen ihre Plätze ein: Vertreter der Stadtadministration und verschiedener Behörden, Wohltätigkeits- und Wissenschaftsgesellschaften sowie das Krankenhauspersonal und die Kranken. Drei Chöre, auf drei Bühnen verteilt, stellten sich auf: die Zöglinge der städtischen Besserungsanstalt „Rukawischnikowo", der Arrestantenchor, in graue Jacken und Mützen gekleidet, und der Kinderchor des Heims der Barmherzige-Schwestern-Gemeinde, die von der Fürstin Schachowskaja gegründet worden war. Am Ende des Hofes saß das Orchester der Rukawischnikowo-Anstalt.

Um drei Uhr begann die feierliche Trauermesse, die von russisch-orthodoxen Geistlichen und dem Oberpriester Dobronrawow zelebriert wurde; ihnen assistierten die Priester des Moskauer Etappengefängnisses Georgijew und des Alexander-Krankenhauses Winogradow, der Oberdiakon der Uspenskij-Kathedrale Rosow und der Diakon der Krankenhauskirche Smirnow. Der Höhepunkt des Festaktes war erreicht, als eine kräftige Stimme ausrief: „Ewiges Gedenken dem Knecht Gottes Fjodor...". Die Klänge des Kinderchors vereinigten sich harmonisch mit den Stimmen jener in den grauen Jacken. Die Anwesenden knieten, viele mit Tränen in den Augen. In diesem Augenblick kam die Sonne heraus, und das Denkmal wurde enthüllt. Und vor den sichtlich bewegten Anwesenden erschien, in Bronze gegossen, Fjodor Petrowitsch Haass mit seinem gütigen und klugen Antlitz.

Die Geistlichen besprengten das Denkmal mit Weihwasser, und dann begannen dank einer gut organisierten Hilfe von Studenten unter Orchesterklängen die Kranzniederlegungen. <...>[18]

Danach begaben sich die geladenen Gäste in den Festsaal des Krankenhauses zur feierlichen Versammlung, während die bisher draußen wartenden Menschen ungeduldig zum Denkmal strömten. In der Mitte des feierlich geschmückten Saals wurden die Großporträts des Zaren und der Zarengemahlin aufgestellt und an der Seite eine mit Pflanzengrün umrahmte Büste von Haass.

Auf dem Podium nahmen die Ehrengäste Platz. Als erster redete der Oberpriester Dobronrawow, der von Haass als von einer Lichtgestalt sprach, die sich in ihrem ganzen Leben stets und treu nur von christlichen Idealen leiten ließ. Als Katholik sei er immer ein Feind religiöser Intoleranz gewesen; Verfolgungen wegen religiöser Überzeugungen hätten ihn zutiefst empört. „Seine Persönlichkeit", sagte der Redner, „die eine starke moralische Kraft ausstrahlt, beweist uns, dass man auch in unseren grausamen Zeiten nach hohen Idealen der christlichen Lehre leben und handeln kann."

Der Dekan Wasilewski betonte, die unter seiner Obhut stehende Gemeinde der römisch-katholischen Peter-und-Paulskirche habe Haass' religiöse Gefühle außerordentlich geschätzt und ihn damals zum Kirchenrat gewählt. Bezeichnend sei, dass gerade in jener Zeit von der Kirchengemeinde ein Heim für alte Frauen gegründet worden sei; die Vermutung lege nahe, dass diese gute Tat auf Haass' Initiative zurückging. Die Einweihung des Denkmals brachte die Gemeindemitglieder auf den Gedanken, noch im selben Jahr in der römisch-katholischen Kapelle des Moskauer Zentralgefängnisses eine Haass-Bibliothek einzurichten, deren Ziel es sein sollte, inhaftierten Katholiken die Möglichkeit zu geben, die religiösen und moralischen Grundlagen in ihrer [deutschen und polnischen] Muttersprache zu stärken, ihr schweres Los zu erleichtern und die Ideale anzustreben, denen Doktor Haass so selbstlos gedient hatte.

Nach den Reden der Geistlichen erhoben sich auf Bitten des Versammlungsvorsitzenden alle Gäste zu einer Gedenkminute für Fjodor Petrowitsch Haass. Danach folgte die Rede des Chefarztes des Alexander-Krankenhauses Putschkow. Das Stadtoberhaupt Gutschkow unterbreitete der Versammlung folgende Erklärung: „Ihre Kaiserliche Majestät, die Großfürstin Jelisaweta Fjodorowna, hat mir aufgetragen, der Versammlung ihre Grüße auszurichten. Ihre Hoheit drückt ihre innige Anteilnahme an der heutigen Feier aus und bedauert tief, nicht persönlich

---

[18] Es folgt die Aufzählung sämtlicher Aufschriften auf den Schleifen von 34 Kränzen, darunter die von hohen Adligen, vom Moskauer Generalgouverneur, von verschiedenen Moskauer Behörden, von mehreren Krankenhäusern, vom Roten Kreuz, von den Gefängnisärzten, von Wohltätigkeitsgesellschaften, von Heimen und Zeitschriftenredaktionen.

anwesend sein zu können. Unsere Großfürstin stellt in ihrer Person einen hellen Lichtstrahl jener christlichen Liebe dar, von der unser unvergessener Fjodor Petrowitsch Haass erfüllt war. So soll der heutige Gruß der Großfürstin für uns ein neuer Impuls zur Vereinigung der hohen Ideale sein, der Liebe, der Güte und der Wahrheit."

*Natalja Blochina*[1]

# Doktor Haass
# Arzt, Humanist, Wissenschaftler

## 1. „Nur ein moralischer Mensch kann Arzt sein"

Der besonderen Stellung, die Doktor Haass als Arzt und Humanist in der Medizingeschichte der ersten Hälfte des 19. Jahrhunderts einnimmt, sind sich die Medizinhistoriker noch nicht in vollem Umfang bewusst.

Haass' Entwicklung als Arzt begann um die Wende vom 18. zum 19. Jahrhundert. In den Jahren 1800-1803 hörte er Vorlesungen in den Fächern Medizin und Philosophie an der Universität Jena, wo seit 1793 der Arzt und Gelehrte Christoph Wilhelm Hufeland[2] als Professor der Medizin bis zum Ende des Jahrhunderts gewirkt hatte. In seinen Vorlesungen wie in seinen Büchern hob Hufeland nachdrücklich die Notwendigkeit hervor, mit den Kranken Mitleid zu haben und die Medizin als Wissenschaft und Kunst zu achten, womit er die Wertschätzung des ärztlichen Dienstes in der Gesellschaft erhöhte. Seine Grundgedanken sind bis heute gültig. „Leben für Andere, nicht für sich", schrieb Christoph Wilhelm Hufeland, an die jungen Ärzte gerichtet, „das ist das Wesen seines Berufs. Nicht allein Ruhe, Vorteile, Bequemlichkeiten und Annehmlichkeiten des Lebens, sondern Gesundheit

---

[1] Natalja Blochina, Absolventin des Moskauer Medizinischen Setschenow-Instituts; arbeitete in den 1970er Jahren als Ärztin im Notfalldienst; zur Zeit wissenschaftliche Mitarbeiterin des Semaschko-Forschungsinstituts für soziale Hygiene und wirtschaftliche Verwaltung im Gesundheitswesen an der Akademie der Medizinwissenschaften Russlands; Autorin zahlreicher wissenschaftlicher Publikationen zur Geschichte der russischen Medizin. Ihr erster, Haass gewidmeter Beitrag erschien 1975; ihre neueste Monographie, die sich mit dem wissenschaftlichen Nachlass von F.J.Haass beschäftigt, ist bislang unveröffentlicht.

[2] Christoph Wilhelm Hufeland (1762-1836), praktizierte zunächst als Arzt in Weimar; erhielt 1793 eine Professur für Medizin in Jena, ging 1798 als Direktor des Collegium medicum, königlicher Leibarzt und erster Arzt an der Charité nach Berlin, wo er bei der Gründung der Universität 1809 die Professur für Pathologie und Therapie übernahm. Hufelands wissenschaftliche Tätigkeit erstreckte sich auf fast alle Teile der Heilkunde und der Heilbehandlung. Zu den bis heute bedeutenden Titeln seiner mehr als 400 Veröffentlichungen gehören „Makrobiotik, oder die Kunst, das menschliche Leben zu verlängern" (Jena 1796) – das Werk, mit dem er zum Begründer der modernen Geriatrie und Gerontologie wurde –, „System der praktischen Heilkunde" (2 Teile, Jena 1818 bis 1828) sowie „Enchiridion medicum, oder Anleitung zur medizinischen Praxis" (Berlin 1836). Seine „Makrobiotik..." wurde in alle europäischen Sprachen übersetzt und mehrmals aufgelegt; allein in russischer Übersetzung gab es zwischen 1803 und 1856 fünf in Russland verlegte Ausgaben. Seit 1833 war Hufeland Ehrenmitglied der St. Petersburger Akademie der Wissenschaften.

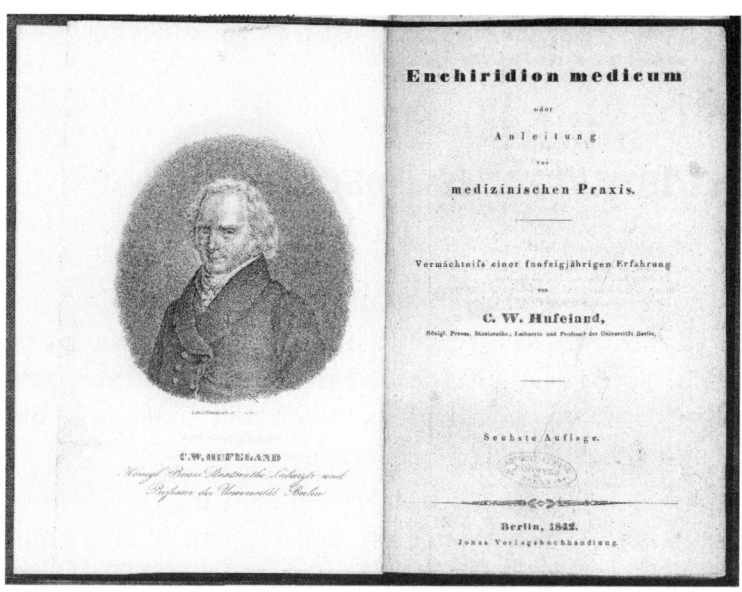

*Titelbild der Hufeland-Schrift, die Haass sich mit hoher Wahrscheinlichkeit nach Russland schicken ließ*

und Leben selbst, ja, was mehr als dies alles ist, Ehre und Ruhm, muss er dem höchsten Zwecke, Rettung des Lebens und der Gesundheit Anderer, aufopfern."[3] Er betonte: „Die Heilkunst ist demnach eine der erhabensten und göttlichsten, indem ihre Verpflichtungen mit den ersten und heiligsten Gesetzen der Religion und Menschenliebe genau zusammenfließen, und ihre Ausübung durchaus Selbstverleugnung und Erhebung des Gemüts über die gemeinen Rücksichten des Lebens erfordert und darin übt."[4]

Unter denen, die Hufelands Lehren folgten und die ethischen Grundlagen der Medizin zum Maßstab des eigenen Handelns machten, war Friedrich Joseph Haass. Sein Selbstverständnis als Arzt bildete und festigte sich unter dem Einfluss der Ideen Hufelands. In seinem Buch „Meine Reise zu den Alexanderquellen in den Jahren 1809 und 1810" legte er später die Prinzipien der ärztlichen Tätigkeit dar; sie beziehen sich auf seinen Begriff der Medizin, der Stellung des Arztes in der Gesellschaft sowie seiner Pflicht und seines Gewissens in der Ausübung seines Berufs. In diesem Zusammenhang gibt er einige Definitionen von Medizin, die nicht nur das Niveau der damaligen Wissenschaft widerspiegeln, sondern auch seine Auffassung von den ethischen Grundlagen der Medizin vermitteln.

Mit der ersten Definition verdeutlicht er, welchen Stellenwert die Medizin im System der Wissenschaften einnimmt und was ein Menschenleben bedeutet: „Die Medizin ist die Königin der Wissenschaften. Sie ist es nicht, weil das Leben, um das sie sich sorgt, eine so erfreuliche und teure Sache für die Menschen ist (es mag da durchaus Menschen geben, die Anderes ihrer Gesundheit vorziehen); sie ist es, weil die Gesundheit des Menschen, um die sie sich sorgt, die Voraussetzung ist, ohne die nichts Großes und Schönes in der Welt entsteht; weil das Leben im

---

[3] Zitiert nach „Enchiridion medicum ..." (wie Anm. 2), 6. Aufl., Berlin 1842, S. 477.
[4] Ebenda.

Allgemeinen, das sie im Auge hat, die Quelle, das Ziel und die Regel von allem ist; weil das Leben, von dem sie die Wissenschaft ist, die Essenz sogar in dem Sinne ist, dass alle anderen Wissenschaften Hinzufügungen, Ausströmungen und unterschiedliche Reflexe von ihr sind."[5]

Die zweite Definition weist auf den komplexen Charakter der Medizinwissenschaft und auf ihre interdisziplinären Beziehungen hin: „Die Medizin ist die schwierigste Wissenschaft. Sie ist es nicht aufgrund der unbegrenzten Zahl der Krankheiten oder weil sie so viele Hilfswissenschaften nötig hat, sondern weil die Elemente aller ihrer Probleme nie genau berechnet werden können, sondern immer annäherungsweise geschätzt werden müssen, integriert durch das Genie des Arztes, und das erfordern, was man das praktische Feingefühl nennt, eine der kostbarsten Eigenschaften, die ein Mensch besitzen kann."[6]

Die dritte Definition unterstreicht das gesamte Gefühlsspektrum in der Beziehung eines Arztes zur Medizin: „Obwohl die Medizin schon einen so hohen Rang unter den Wissenschaften bereits einnimmt, hat sie noch Anrechte auf einen Unterschied und einen besonderen Vorzug durch den unvergleichlichen Zauber, an dem sie den teilnehmen lässt, der sie studiert, durch die unaussprechliche Genugtuung, die sie dem bereitet, der sie ausübt, durch die tröstende Zuversicht, die sie dem einflößt, der sie erforscht, durch die milde und gefällige Ergebenheit, mit der sie den entflammt, der von ihr Nutzen gehabt hat, und durch den unwiderstehlichen Respekt, zu dem sie jeden zwingt, der ihr begegnet. Alles das, was sich unter Bezug auf die Medizin <...> sagen lässt und vollzieht, scheint sich noch steigern zu können durch eine gewisse besondere Nachsicht und eine gewisse Garantie, dass das zugelassen wird, was die außergewöhnlichen Schwierigkeiten ihres Aufgabenfeldes und der achtbare Zweck ihrer Forschungen ihr gleichermaßen zubilligen und versichern."[7] Und Haass weist auf das Recht einer besonderen Achtung jeder Gesellschaftsschicht dem Arzt gegenüber hin, wenn er schreibt: „Die Wissenschaft der Medizin fordert Verehrung, sein [des Arztes] Stand verlangt Ehrerbietung."[8] Will er aber einerseits die schwere und verantwortungsvolle Tätigkeit des Arztes geachtet sehen, so erwartet er andererseits vom Arzt die Bereitschaft, bestimmte Pflichten dem Patienten gegenüber zu erfüllen: „Das Wohl dieser Kranken sollte das erste Ziel des Arztes sein."[9]

---

[5] Zitiert nach „Friedrich Joseph Haass. Meine Reise zu den Alexanderquellen in den Jahren 1809 und 1810. Dr. Friedrich Joseph Haass als Arzt und Naturforscher im nördlichen Kaukasus." Aus dem Französischen übersetzt und überarbeitet von Dietrich M. Mathias. Aachen 2005, S. 5f.
[6] Ebenda, S. 6.
[7] Ebenda, S. 6f.
[8] Ebenda, S. 6.
[9] Ebenda, S. 6.

Diese Anschauungen sind den Äußerungen Hufelands verwandt, der schrieb: „Nur ein reiner, moralischer Mensch kann Arzt im wahren Sinne des Wortes sein, und nur ein solcher Arzt kann sein Glück in seinem Berufe finden."[10] Voll und ganz im Einklang mit Hufeland setzt Haass diesen Gedanken fort, aber mehr noch beschäftigt ihn die Frage, wie das Verhältnis der Kranken zu solch einem selbstlosen asketischen Arzt sein wird: „Wenn der Arzt so großartige Wissenschaften studieren soll, um sie zum Nutzen der Leidenden anzuwenden, und wenn er sogar von der Wesensart seines Standes dazu gebracht wird, sein Wohlbefinden aufzuopfern und seine Existenz selbst den Kranken zu weihen, wie sollten diese sich ihrerseits gegen ihn stellen?"[11]

In dem Buch, das sich mit den kaukasischen Quellen beschäftigt, befasst sich Haass immer wieder mit den Eigenschaften, die einen Arzt auszeichnen sollten: „Die umfassendsten Kenntnisse, die feinste Unterscheidung, die tiefste Durchdringung, und das, was den wahren Wert ausmacht und die Krone auf jede menschliche Fähigkeit setzt, nämlich der gute Wille, alle seine Kenntnisse und alle Mittel zur Linderung der Leiden einzusetzen, ein edles Streben danach bis zum Wunsch, sich selbst für dieses Ziel aufzuopfern, sollen die Eigenschaften eines vollkommenen Arztes sein."[12]

Aufopferungsbereitschaft also, so betont Haass schlussfolgernd, ist das Wesensmerkmal des Arztberufs.

Er verurteilt jene Vertreter der Medizin, die den Titel eines Arztes nicht verdienen: „Wir weisen als Mitglieder dieser heiligen Zunft die Söldnernaturen zurück, die aus schändlicher Pflichtvergessenheit gleichgültig das Heil der Kranken ihrem Dünkel und ihrer Begehrlichkeit und (selbst) ihre eigene Ehre den erniedrigenden Launen der Scheinkranken opfern."[13]

In die Geschichte der Medizin ist Haass vor allem mit seinem Appell eingegangen, den viele Veröffentlichungen erwähnen und der sowohl auf seinem Denkmal im Hof des ehemaligen Alexander-Armenkrankenhauses als auch auf dem Grabstein auf dem Deutschen Friedhof zu lesen ist: „Beeilt euch, Gutes zu tun". Diese Worte vereinigen in konzentrierter Form vieles, was zu den unabdingbaren Eigenschaften eines jeden Mediziners gehören müsste, und erinnert vor allem an die Berufung, die seiner gesamten Tätigkeit und deren Hauptziel zugrunde liegt – nämlich dem Wohl des Kranken.

Haass' klare geistig-moralische und berufliche Einstellung bestimmte auch sein Verhältnis zu Strafe und Inhaftierung von Verurteilten: Er verstand diese Maßnah-

---

[10] Wie Anm. 3, S. 477.
[11] Wie Anm. 5, S. 6.
[12] Ebenda, S. 6.
[13] Ebenda, S. 6.

me in erster Linie als eine Form der bürgerlichen Buße. Damit war jedweder Anschein ziviler (politischer) Rache an den Menschen, die irgendein Verbrechen begangen hatten, ausgeschlossen. Das Mitleiden mit dem Gefangenen war kein Mitleid mit dem Verbrecher, sondern ein Verhalten, das seine Reue ebenso wie seinen Gesinnungswandel förderte.

Das Bild von Haass als Arzt, der in seiner praktischen Tätigkeit von der Erfahrung vergangener Zeiten fleißig Gebrauch machte, wäre nicht vollständig, ließe man seine Versuche außer acht, sich das Gedankengut des Philosophen Sokrates zu vergegenwärtigen.

Leider finden sich in Haass' Nachlass keine philosophischen Schriften, denn in seinem Testament erwähnt Haass seine Arbeit „Problèmes de Socrate" mit der Bitte, Dr. Andreas Pohl[14] möge sie nach seinem Tod veröffentlichen. Die bisher unternommenen Versuche, dieses Manuskript zu finden, blieben erfolglos. In Haass' Testament heißt es: „Ich fühle, dass die Betrachtungen über das System des Sokrates vielen nützlich sein können." Schon im Jahre 1811 äußerte Haass in seinem Buch über die kaukasischen Mineralquellen Gedanken, die sich an Sokrates anlehnen, – zwar ohne ihn namentlich zu nennen, aber in der Formulierung durchaus zu erkennen: „Wenn Philosophen geglaubt haben, einen hohen Grad in der intellektuellen Vervollkommnung erreicht zu haben, weil sie erkannt haben, nichts zu wissen, warum sollten die Ärzte die missliche Scham haben einzugestehen, dass die Natur der Dinge für sie noch ein Geheimnis ist?"[15]

Man kann nur vermuten, warum sich Haass der Philosophie des griechischen Weisen zuwandte. Wollte er Sinn und Inhalt der Sokratischen Lehre ergründen, um seine Fragen – die Fragen eines Moskauer Arztes – beantworten zu können? Fühlte Haass sich dem Philosophen in seinem Geist und seiner moralischen Suche, mit seinen Überzeugungen und in seiner kompromisslosen Haltung, mit seinem tiefen Glauben an die Würde der Persönlichkeit nahe?

Möglich, dass Friedrich Joseph Haass an seinem Lebensabend im Nachdenken über Sokrates gleichzeitig eine Bilanz des eigenen Handelns zog. Der berühmte „sokratische Zweifel" – „ich weiß, dass ich nichts weiß" – sollte zur Selbsterkenntnis führen – „erkenne dich selbst". Sokrates ermahnte seine Schüler, sich über die Antriebe ihres Handelns bewusst zu werden, was unumgänglich dazu führen musste, dass damit das Gewissen geweckt wurde. Nicht zufällig belehrte er sie, er habe keine Gesetze des Seins entdeckt, wie dies andere Philosophen taten, er habe nur „das Tun und Lassen der Menschen" erforscht und versuche zu erklären, wie man sich im einen oder anderen Fall verhalten solle.

---

[14] Andreas (Andrej Iwanowitsch) Pohl (1794-1864), Chirurg, Chefarzt des Armenkrankenhauses; Näheres zu Pohl im nachfolgenden Artikel von Alexej Martynow, S. 319-324.
[15] Wie Anm. 5, S. 112.

Für Haas sind Pflicht und Gewissen die Grundlage, auf der seine moralische Haltung fußt. Das Wichtigste für ihn ist, gewissenhaft zu leben und sich zu bemühen, mit dem erworbenen Pflichtgefühl in Einklang zu sein. Daraus folgt, dass derjenige, der sich an diese Maxime hält, sich über sein Verhalten immer wieder Rechenschaft ablegt. Nach seinem Gewissen zu handeln bedeutet für Haass, sich stets des Zusammenhangs zwischen seinem Tun und dem Wohl der Menschen bewusst zu sein.

Haass' menschliches und berufliches Ethos trat besonders deutlich in seiner Tätigkeit als Gefängnisarzt zutage.

Im Jahre 1828 wurde in Moskau auf Initiative des Fürsten Golizyn das Gefängnis-Fürsorgekomitee gegründet, dessen Mitglied auch Friedrich Joseph Haass wurde.

In der gesamten darauf folgenden Zeit gehörte es zur Grundüberzeugung des Gefängnisarztes Haas, dass „Verbrechen, Unglück und Krankheit miteinander so eng verbunden sind, dass man manchmal das eine vom anderen kaum trennen kann und dass sich daraus drei verschiedene Verhaltensweisen zur Freiheitsberaubung ergeben. Notwendig ist ein gerechtes Verhalten ohne unnötige Grausamkeit dem Schuldigen gegenüber, ein tatkräftiges Mitleiden mit dem Unglücklichen und eine pflegerische Versorgung des Kranken."[16]

Seine im Laufe eines langen Lebens schwer erkämpften Überzeugungen bemühte sich Haass als eine ethische Grundlage für alle Gefängnisärzte zu behaupten. „Der Arzt", schrieb er in der Anleitung für den Arzt eines Etappengefängnisses, „soll daran denken, dass die Vollmacht, mit der die Kranken sozusagen in seine Willkür überstellt werden, von ihm Aufrichtigkeit verlangt, vollkommene Selbstlosigkeit, freundliche Fürsorge ihren Nöten gegenüber, Zuneigung wie die eines Vaters zu seinen Kindern oder eines Patrons zu seinen Zöglingen." Haass rief die Gefängnisärzte auf, jede Möglichkeit zu nutzen, um die seelisch-moralische Verfassung der Gefangenen zu verbessern. Nach seiner Meinung war das nicht schwer zu erreichen, man sollte nur „ein guter Christ sein, d.h. fürsorglich, gerecht und fromm".

„Die Fürsorge muss sich in allem ausdrücken", schreibt er weiterhin in derselben Anleitung, „im Bezug auf die Gesundheit der Verbannten, auf ihre Ernährung, Kleidung und Schuhwerk und darauf, wie sie gefesselt werden. Die Gerechtigkeit gewährleistet die wohlwollende Beachtung von Nöten der Verbannten, das umsichtige und freundliche Eingehen auf ihre Klagen und Wünsche, indem man sie zu befriedigen versucht…" Haass war der Meinung, dass „keiner der leidenden Verbannten Moskau verlassen darf, bevor er Hilfe und Trost erfahren hätte, auf die

---

[16] Haass im Brief vom 2. April 1829 an das Moskauer Gefängnis-Fürsorgekomitee; Zentrales Staatsarchiv Russlands (ZGAOR), Fundus 564, 1, laufende Nr. 271.

er sowohl wegen seiner Krankheit das Anrecht hat, als aber auch wegen der auferlegten Pflicht des Gefängnis-Fürsorgekomitees und wegen der Auffassung, die ein russischer Mensch von der Großherzigkeit und Wohltätigkeit des Mütterchens Moskau zu haben pflegt".

In dieser von Haass verfassten Anleitung geht es nicht nur um die menschliche Anteilnahme der Gefängnisärzte am Leben der Arrestanten, sondern auch um das, was man heute unter Sozialhilfe versteht.

Der Gedanke, die Heiltätigkeit sei ein Handwerk, war ihm fremd; er erkannte in einem Kranken die leidende Seele, so dass er sich nie auf die Betreuung nur der zweifellos kranken Arrestanten beschränkte. Die Arznei stand bei ihm an zweiter Stelle. Fürsorge, herzliche Anteilname und, wenn nötig, eine glühende Verteidigung – das waren seine hauptsächlichen Heilmittel. Deswegen übernahm er zu all seinen Verpflichtungen auch noch die Funktion eines Sachwalters der Häftlingsanliegen.

Haass trennte offensichtlich zwischen dem Vollzug einer Strafe und einer unnötigen Erschwernis des ohnehin bitteren Schicksals eines Schuldigen. Hoch und heilig erfüllte er, was er als seine moralische Pflicht als Arzt und als Mensch begriff.

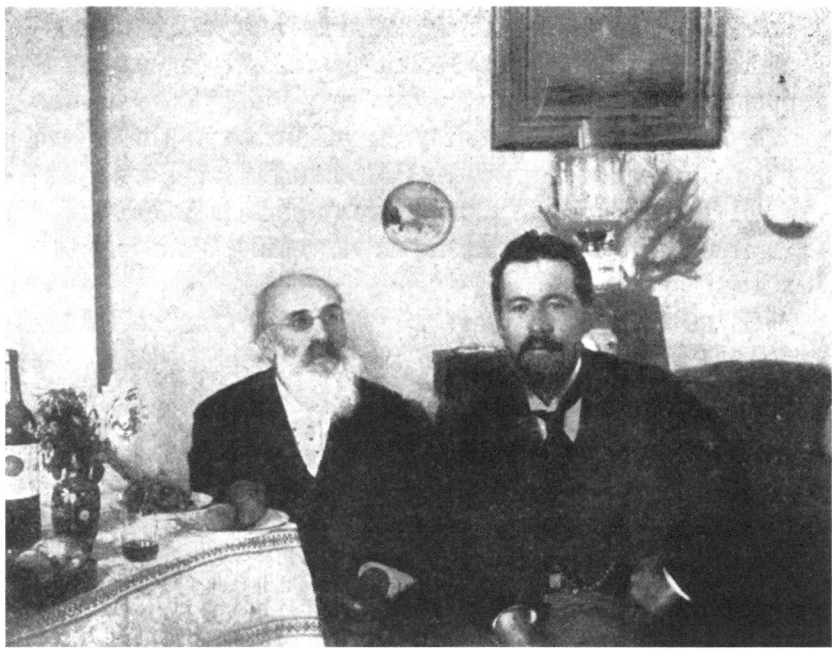

*1899 trifft der 68jährige Maximow in Jalta den Schriftsteller und Arzt Anton Tschechow, der vor seiner Reise nach Sachalin (Juli bis Dezember 1890) Maximows 1871 erschienenes Buch „Sibirien und Zwangsarbeit" las und zur Vorbereitung auf einen im Juni 1890 stattfindenden internationalen Kongress zum Problem des Gefängniswesens studierte; Maximows Aufzeichnungen dienten ihm zu Orientierung und Vergleich während seiner eigenen Untersuchungen der Verbannten auf Sachalin (Juli bis Oktober 1890).*

Der seinerzeit in Russland bekannte Schriftsteller und Ethnograph Sergej Maximow erinnert sich in den 1860er Jahren: „Was ich über Haass weiß, beschränkt sich auf einige privaten Erinnerungen. Als ich Anfang der 1850er Jahre Student an der Universität war, kannten wir Mediziner[17] ihn nicht nur vom Namen her, wir suchten auch nach einer Gelegenheit, einen Blick auf diesen außergewöhnlichen Mann werfen zu können. Ich erinnere mich gut an seine langen grauen Haare und vor allem daran, dass er schon damals zu den Heiligen gezählt und als ein solcher in allen Bevölkerungsschichten Moskaus angesehen wurde." An anderer Stelle schreibt er: „Ebenso war mir bekannt, dass sein [Haass'] Nachfolger, der Chefarzt der Gefängniskrankenhäuser, sicher und tatkräftig in die so tief und gründlich gelegten Fußstapfen des berühmten Philanthropen getreten war."[18]

Haass' Nachfolger als Chefarzt des Gefängniskrankenhauses in Moskau wurde 1858 **Nikolaj Kononowitsch Berkut** (1823-1890), vom damaligen Militärgouverneur Moskaus Pawel Tutschkow ernannt. Bei seinem Dienstantritt fand er das Gebäude des Gefängniskrankenhauses in völlig verwahrlostem Zustand vor – eine Folge der Tatsache, dass das Gefängnis-Fürsorgekomitee nach Haass' Tod bis 1858 keinen würdigen Nachfolger fand. Das Krankenhaus war von Haass' Assistenzarzt weitergeführt worden. Der Posten des Gefängnisarztes erwies sich für Nikolaj Berkut als eine äußerst schwere und verantwortungsvolle Aufgabe – nicht zuletzt auch deswegen, weil sich herausstellte, dass bei der Planung des Personalbestands im Etat keinerlei Gehaltszahlung vorgesehen war: Haass hatte die Arbeit „um Gotteslohn" auf sich genommen. Doch nach Zeugnissen von Zeitgenossen, vor allem von Maximow, setzte Berkut den von Haass eingeschlagenen Weg konsequent fort.

Von den Gefängnisärzten, die ihre Pflicht im Butyrski-Gefängnis in einer geistigen Haass-Nachfolge später selbstvergessen erfüllten, ist vor anderen der Arzt **Manuil Jakowlewitsch Protopopow** (1855-1911) zu nennen. 1879 schloss er sein Studium an der Medizinfakultät der Universität Moskau ab und erhielt das ehren-

---

[17] Maximow beendete ein begonnenes Medizinstudium nicht. – Eine medizinhistorische Zusatzinformation: Zusammen mit Maximow studierte in den 1850er Jahren an der Medizinischen Fakultät der Moskauer Universität auch der spätere Kliniker und Chirurg Sergej Botkin (1832-1889); im Krimkrieg war er als Lazarettarzt tätig; danach unterzog er sich einer Fortbildung im Ausland, arbeitete in Paris und in Berlin bei Prof. Traube sowie im Virchow-Institut; zurück in Russland, gründete er als erster eine Klinik nach europäischem Muster; Mitglied der Russischen Akademie der Wissenschaften und des Medizinischen Rates im Innenministerium; seit 1886 Vorsitzender der Kommission zur Verbesserung des Gesundheitswesens in Russland.
[18] Zu Sergej Maximows Buch „Sibirien und Zwangsarbeit", das 1871 in St. Petersburg erschien, vgl. Koni S. 108, Anm. 74.

volle Angebot, an der Universitätsklinik zu bleiben. Aus familiären Gründen konnte er diesem Angebot nicht folgen. Er ließ sich im Provinzort Meschtschowsk des Gouvernements Kaluga als Landarzt nieder, doch seine Vorstellungen von Gesundheitswesen auf dem Lande gingen den örtlichen Behörden dermaßen gegen den Strich, dass Protopopow, in der Ausübung seiner Tätigkeit mehr und mehr behindert, nach Moskau zurückkehrte und nach einer Übergangszeit bald den Posten eines festangestellten Doktors aller Gefängniskrankenhäuser annahm. 1883 wurde er Arzt des Butyrski-Gefängnisses. Ein Zeitgenosse erinnert sich: „Während er deren [der Inhaftierten] Gebrechen behandelte, öffnete er ihnen sein Herz, half ihnen liebevoll und tröstete sie, und nicht selten erweichte er die Herzen hartgesottener Verbrecher." Schon im Jahr 1885 quittierte Protopopow allerdings seinen Dienst, – ein Zeichnen, das nur die Meinung darüber bestätigt, wie unsäglich schwer die Arbeit in den Gefängnissen war. In einem 1911 erschienenen Nachruf auf ihn ist zu lesen: „Bei einem ungewöhnlich geraden Charakter <...> blieb er außerordentlich konsequent und beharrlich in der Verwirklichung seiner Ideale."

Ein anderer unter den humanen Gefängnisärzten war **Wladimir Jakowlewitsch Kokossow** (1845-1911), der nach Äußerungen von Menschen, die ihn erlebt hatten, der Lichtgestalt des weithin bekannten Doktor Haass ähnelte.

Als Arzt des Karijski-Zuchthauses musste er bei den Folterungen und Hinrichtungen der Lagerhäftlinge anwesend sein. Über seine Erfahrungen und Erlebnisse berichtete er in Erzählungen und Essays, die er nach Petersburg an die Redaktion „Russischer Reichtum" (*Russkoje bogatstvo*) und dessen Chefredakteur Nikolaj Michajlowskij schickte. Später erschienen seine Erzählungen in einem Sammelband: „Im Karijski-Zuchthaus". Für den Arzt Kokossow war das Zuchthaus „das Reich der Willkür und Rechtlosigkeit", in dem „ich bittere Tränen neben einem Häftling, der mit der Peitsche zusammengeschlagen und zur Genesung ins Lazarett gebracht worden war, vergossen habe, – besonders dann, wenn es eine zusammengeschlagene Frau war". Nach den Erinnerungen von Wladimir Solotnizkij[19] ließ Kokossow die leidenden Unglücklichen nicht allein, sondern „bemühte sich immer, den leiblich gemarterten und seelisch gequälten Menschen mit einem herzlichen Wort zu trösten". Einmal verbrachte er eine ganze Nacht mit einem zum Tode Verurteilten, und am nächsten Morgen begleitete er ihn zum Schafott und blieb bei der Hinrichtung anwesend.

---

[19] Wladimir Nikolajewitsch Solotnizkij (1853-1930), Freund und Nachlassverwalter Kokossows; gegen den Wunsch seiner Familie (zu deren Tradition das Amt des Geistlichen gehörte) studierte er Medizin, engagierte sich später beim Aufbau des Gesundheitswesens in der Provinz, zuletzt in Nishnij Nowgorod; Militärarzt im Russisch-Türkischen Krieg (1877/78) und Russisch-Japanischen Krieg (1904/05); gehörte zu den Gründern der Ausbildungskurse für die Barmherzigen Schwestern.

Der Dienstpflicht folgend, reichte Kokossow der Obrigkeit mehrere Schreiben mit einer Aufzählung von Versäumnissen im Sanitätsbereich des Zuchthauses ein. Es wurden ihm Rügen dafür erteilt, dass er mit zu großer Aufmerksamkeit die Interessen der Straftäter vertrete. Manchmal stellte man ihn unter einen zwei- oder gar vierwöchigen Arrest. Und einmal wurde er sogar, angeblich versehentlich, mit einem Häftling in der Zelle eingeschlossen.

Im Jahre 1881 reiste Kokossow an seinen neuen Dienstort Akscha am Baikalsee. Dort war er Chefarzt der 2. Militärabteilung des Baikal-Kosakenheeres. Zudem hatte er die dortige Bevölkerung ärztlich zu versorgen – 50 000 Menschen, die auf einer Fläche von 60 000 Werst zerstreut wohnten. Oft musste er lange Reisen antreten. Von 1890 bis 1896 bekleidete er den Direktorenposten des Militärhospitals in Tschita, danach war er wieder in Akscha. Erst 1903, nach 33 Jahren in der Baikal-Region, kehrte er ins europäische Russland zurück: Er arbeitete in Woronesh, Bobrujsk und Minsk. Seine letzten leiderfüllten Lebensjahre verbrachte er in Nishnij Nowgorod, als Pensionär vollauf der publizistischen Vermittlung seiner Erfahrungen hingegeben. Seine Zuchthaus-Erzählungen, von tiefem Mitleid mit unglücklichen Häftlingen erfüllt und realistisch, ehrlich und ungekünstelt geschrieben, reihen sich ebenbürtig in die Zahl der Gefangenen- und Verbanntenliteratur ein, die mit Dostojewskijs „Aufzeichnungen aus einem Totenhaus" begann.

In der Öffentlichkeit genoss Kokossow die verdiente Achtung. Der Vorsitzende der Ärztegesellschaft von Nishnij Nowgorod sagte auf der ersten Sitzung nach Kokossows Tod: „Er war einer der humansten und fleißigsten Ärzte, und wenn man die Vertreter unseres Standes als Freunde der Menschheit bezeichnet, so hat der gütige Wladimir Jakowlewitsch diesen Ehrentitel in vollem Umfang verdient. Als Arzt des Zuchthausgefängnisses strahlte er im Laufe der Jahre mehr und mehr von der Leuchtkraft des uns allen bekannten Doktor Haass aus – sowohl durch sein reines Herz als auch durch seine aufrichtige Liebe, mit der er sich den verstoßenen

**Der russische Invalide,** Nr. 196
**7. September 1852**
*Über die Gymnastik im Bezug auf das Militär*
Dieser Artikel, verfasst von Dr. Champulon, Professor für Hygiene und Gerichtsmedizin an der Medizinischen Militärschule (à l'école d'application de la médicine militaire), hat unsere Erwartungen durchaus erfüllt. Der Wissenschaftler und Professor hat den Nutzen gymnastischer Übungen und den Schaden zu schnellen Marschierens begründet. Diese Meinung, basierend auf Fakten und Langzeitbeobachtungen, wurde mit der Vorsicht des Praktikers geäußert, der die Grenzen seines Fachs nicht überschreitet. <…>

Sträflingen zuwandte, indem er in ihnen vor allem Menschen sah und sich bemühte, ihre schwere Lage, soweit es in seiner Macht stand, zu erleichtern."

Als eine Helferin der Armen betrat Fürstin **Marija Michajlowna Dondukowa-Korsakowa** (1827-1909) schon in jungen Jahren den Weg der Barmherzigkeit. Ihre Besuche bei den Barmherzigen Schwestern[20] [in St. Petersburg] verschwieg sie den Eltern, die ihren Entschluss, dieser Gemeinschaft beizutreten, nicht billigten. Nach einer längeren schweren Krankheit der jungen Fürstin lenkte die Familie jedoch ein. Der Vater schenkte seiner Tochter ein Gut im Gouvernement Pskow und versah sie mit dem nötigen Kapital, das sie sofort zur Gründung einer Schwesterngemeinde verwandte. Marija Michajlowna war außerordentlich bescheiden und lebte als Gleiche unter Gleichen in der Gemeinschaft der Schwestern, die vorwiegend aus einfachen Bauernfamilien stammten.

Sobald das Leben der jungen Gemeinde in geordnete Bahnen gelenkt war, verließ sie sie und wandte sich den Leidenden in den Gefängnissen zu. Sie suchte Diebe und Mörder, namenlose Landstreicher und Prostituierte in den Krankenhäusern auf, redete mutig unter vier Augen mit den Schwerverbrechern in deren Zellen.

Hauptgegenstand ihrer Fürsorge waren die kranken Häftlinge, denn sie hielt sie für ganz besonders „Unglückliche". Die meisten von ihnen kamen mit chronischen und unheilbaren Krankheiten aus dem Krankenhaus. Danach wurden sie in keiner anderen Heilanstalt mehr aufgenommen, – waren Todgeweihte.

Marija Michajlowna kämpfte für die Zulassung der Barmherzigen Schwestern zur Pflege dieser Kranken in Gefängniskrankenhäusern. Große Achtung und Autorität genoss sie bei den Häftlingen von Schlüsselburg[21]. Während des Russisch-Türkischen Krieges war sie gar an der Front.

---

[20] Zur Entstehungsgeschichte der Barmherzigen Schwestern in Russland: Während des Krimkriegs gründete Fürstin Jelena Pawlowna Romanow 1854 die erste Gemeinde der Barmherzigen Schwestern, um die Verwundeten und Kranken an der Front zu pflegen. Unter Leitung des Chirurgen Nikolaj Pirogow arbeiteten etwa 250 Schwestern auf der Krim; ihr Einsatz während des Kriegs überstieg die Erwartungen aller Skeptiker: Die Barmherzigen Schwestern versorgten die Kranken, assistierten bei den Operationen, achteten auf Kleidung und Ernährung der Kranken, trösteten die Sterbenden, ertrugen den Alltag des Krieges ohne Klagen und machten keinen Unterschied zwischen „eigenen" und „feindlichen" Verwundeten. In friedlichen Zeiten taten sie in Lazaretten und Hospitälern Dienst. 1894 wurde die Gemeinde der Barmherzigen Schwestern der Leitung des Roten Kreuzes unterstellt. Bei Epidemien und Naturkatastrophen wurden sie in die jeweiligen Brennpunkte geschickt.

[21] Schlüsselburg (russ. Schlisselburg) – am Ausfluss der Newa aus dem Ladogasee gelegen; 1323 auf der Insel Orechow als Festung gegründet zur Sicherung der Schifffahrtsverbindung Nowgorods mit der Ostsee; seit 1348 Zankapfel zwischen Russland und Schweden, in dessen Hände die Festung 1611 fiel und in Nöteborg umbenannt wurde; 1702 von Peter dem Großen (zurück)erobert; 1810 als Festung aufgehoben, ab 1882 Haftort für politische Häftlinge; 1944 umbenannt in Petrokrepost (d.i. Peterfestung).

Sie verdiente wahrhaftig die Worte, die 1909 im Nachruf auf sie zu lesen waren: „Dem Dienst am Nächsten – im weitesten Sinne des Wortes – widmete die Fürstin fast ihr ganzes Leben. Die grausamen Qualen, die sie während ihrer letzten Krankheit erleiden musste, hinderten sie nicht, ständig an jene zu denken, die ihrer Hilfe bedurften. Die Erinnerung an sie, rein und hell, wird noch lange währen. In den Chroniken der russischen Gefängnisse wird ihr Name, wie der von Doktor Haass, einen Ehrenplatz einnehmen."

Mit dem Namen Haass verband man um die Wende zum 20. Jahrhundert in Russland den Zustand der Gefängnisse und die Situation der dort einsitzenden Häftlinge.

Ein besonderer Stellenwert kam in diesem Zusammenhang der Position des Gefängnisarztes und seiner Rolle nicht nur bei der medizinischen Hilfe, sondern auch bei der sozialpsychologischen Betreuung und Rehabilitation der Gefangenen sowie bei der Bewahrung ihrer menschlichen Handlungs- und Empfindungsfähigkeit zu.

Schon bevor Konis erster Artikel über Doktor Haass erschien, vertrat der seinerzeit bekannte Mediziner **Weniamin Portugalow**[22] die Meinung, ein Gefängnisarzt sollte „eine ihm gebührende Stelle in der Gefängnisverwaltung haben. Ein solcher Arzt soll ein humaner Mensch sein; sodann soll er ein Freund der Straftäter sein, und zwar so, wie es Doktor Haass in Moskau war. Gleichzeitig muss er sich in der Kriminalanthropologie gut auskennen; so wie ein Psychiater die Geisteskranken behandelt, muss ein Gefängnisarzt an die Behandlung der moralisch gestörten Seelen der Verbrecher herangehen. Die Gefängnisse müssen aufhören Lasterschulen zu sein, in denen die Gefangenen moralisch gänzlich zugrunde gehen; sie müssen aufhören Brutstätten von Schwindsucht und Flecktyphus und jene Hölle zu sein, die zum Wahnsinn oder zum Rückfall ins Verbrechen führt, – kurzum: zum physischen und moralischen Verfall."

Wenn es in der zweiten Hälfte des 19. Jahrhunderts um das Verbot der Körperstrafe in Russland ging, betrachtete man das Problem nicht nur im Blick auf das Gefängnis oder das Zuchthaus, sondern auch im Blick auf die Armee und das zivile Gerichtsverfahren und verband es in der Regel mit dem Namen Haass. So

---

[22] Weniamin Ossipowitsch Portugalow (1835-1896), Sohn einer wohlhabenden jüdischen Familie bei Poltawa; studierte Medizin in Charkow und Kiew; wegen seiner offen sozialkritischen Haltung nach Sibirien versetzt und zeitweise mit Berufsverbot belegt; danach als Arzt in verschiedenen Städten des Uralgebiets tätig und in Fragen der Hygiene wie insbesondere der sanitären Bedingungen für Arbeiter im Bergbau stark engagiert; einer der ersten und aktivsten Bekämpfer des Alkoholismus; veröffentlichte zu diesem Thema sowohl populäre Broschüren als auch zahlreiche Fachartikel in renommierten Zeitschriften. – Die Quelle des nachfolgenden Zitats konnte nicht ermittelt werden.

> **Der russische Invalide,** Nr. 3
> **4. Januar 1852**
> In den letzten Spalten der deutschen Zeitungen bieten Scharlatane je nach Geschmack und Portemonnaie jede mögliche Behandlungsart an; da ist die Wasser-, Weintrauben-, Milch- und Hungerkur und die modernste Gymnastik, die verspricht, den Rheumatismus auszurotten und die Podagra-Kranken tanzen zu lassen. All diese Behandlungsmethoden sind Gegenstand einer Therapie. Doch neulich meldete sich ein Arzt, der zur Heilung der Menschheit den Rückzug zum wilden Leben unserer Vorfahren anrät.

schrieb zum Beispiel ein Autor namens W. F. Buschujew in seinem 1897 erschienenen Buch „In der Angelegenheit der Körperstrafe in der Armee": „Ein Arzt hat von allen existierenden Standpunkten hinsichtlich des Verbrechers und dessen Tat nur einen einzigen, meiner Meinung nach einzig richtigen, einzunehmen, nämlich den, dass ein Verbrecher ein kranker Mensch und sein Verbrechen eine Erscheinung seiner Krankheit ist. Daraus folgt, dass ein Arzt den Verbrecher dementsprechend behandeln muss, also wie einen Kranken; d.h. er muss ihn heilen, wenn es möglich ist, und wenn dieser Verbrecher für die Öffentlichkeit eine Gefahr darstellt, so muss man mit ihm so umgehen, wie wir mit entsprechenden Kranken umgehen. Es ist nur natürlich, dass bei dieser Betrachtungsweise kein Arzt, auch kein Militärarzt, die körperlichen Strafen je befürworten könnte. <...> Bis dahin sollten wir von unserem Vetorecht überall, wo es nur möglich ist, kräftig Gebrauch machen und dort, wo es nicht möglich ist, dem Beispiel des großen Arztes Haass folgen und für die Schuldigen bitten und beten!"

Über die hohen Arbeitsanforderungen an die Gefängnisärzte schrieb auch Jewgenij Eichgolz, Chefarzt des Schlüsselburger Zuchthauses, ausführlich in seinem Buch „Der Gefängnisarzt und seine Patienten", das 1916 in Petrograd veröffentlicht wurde. Der Autor, zweifellos ein Haass-Anhänger, setzt sich hauptsächlich mit der Behandlung und Versorgung der Tuberkulosekranken unter Gefängnisbedingungen auseinander. Viele Seiten widmet er den Fragen der Ethik der Gefängnisärzte zu Beginn des 20. Jahrhunderts. An sie richtet er den Appell: „Nur wenn man seinen Beruf als Gefängnisarzt gewissenhaft ausübt, wird man mit aller Bescheidenheit dem Vorbild gerecht werden, das der Moskauer Doktor Haass den russischen Gefängnisärzten gab." Und der Autor zählt die persönlichen Anforderungen auf, die ausdrücklich an die Gefängnisärzte gestellt werden müssen: „Wenn der Täter zu einer langen Haft verurteilt worden ist, so ist das Ziel eines Gefängnisarztes, nicht nur sich zu bemühen, dem Häftling das Leben bis zu seiner Entlassung zu erhalten, sondern sich zu verpflichten, ihn gesund und arbeitsfähig in die Freiheit zu entlassen. Ein Gefängnisarzt ist kein Richter, er darf keine

Unterschiede bei der Behandlung eines kriminellen oder eines politischen Verbrechers, eines Verurteilten mit kurzer oder ‚ewiger' Haftfrist machen." Wie man sieht, überstiegen die Anforderungen an einen Gefängnisarzt die an einen frei praktizierenden, und auch seine Verantwortung war entsprechend größer. Sympathie oder Antipathie durfte bei der medizinischen Versorgung keine Rolle spielen. Eindringlich betont Eichgolz: „Der Beruf eines Gefängnisarztes ist weder Karriere noch Profession, sondern Berufung. Wenn er sich nicht berufen fühlt, sollte er die Schwelle des Gefängnisses nicht übertreten und keine Last auf sich nehmen, die zu tragen er nicht fähig ist." Durch das ganze Buch geht wie ein roter Faden die Erinnerung an die Gestalt des Moskauer Gefängnisarztes Haass, der als moralischer Leuchtturm beispielgebend war für Generationen von Gefängnisärzten.

Noch zu seinen Lebzeiten lenkte seine starke Persönlichkeit ebenso wie seine selbstlose Hilfe für die Kranken, Armen und Unglücklichen die Aufmerksamkeit auf sich. So heißt es im „Bericht des Gefängnis-Fürsorgekomitees für das Jahr 1829": „Eine besondere Betreuung aller Verbannten nahm das Komiteemitglied Doktor Haass auf sich, der dies aus seiner Pflicht und aus seinem Gefühl der christlichen Nächstenliebe als Fürsprecher in allen Fragen zu tun gedenkt <...>."

Im selben Bericht wird ein Mitglied des Gefängnis-Fürsorgekomitees von Perm erwähnt, der Arzt ***Fjodor Christophorowitsch Grahl*** (1770-1835), den sowohl Zeitgenossen als auch spätere Historiker „unseren Haass" nannten. Diese Bezeichnung ist allerdings nicht ganz korrekt, denn Fjodor Grahl wurde wegen seines humanen Umgangs mit Kranken und Gefangenen schon früher bekannt als Friedrich Joseph Haass. Als Gefängnisarzt arbeitete er bereits von 1828 bis zu seinem Todesjahr 1835, das ihn aus seinem heilsamen Wirken herausriss.

Fjodor Grahl wurde 1770 in Kiew in der Familie eines lutherischen Pastors geboren. Nach dem Studium an der Medizinisch-Chirurgischen Hochschule in Petersburg ging er nach Deutschland, um an der Universität Jena seine Medizinkenntnisse zu vervollkommen. 1790 schrieb er eine Dissertation mit dem Thema „Über die häuslichen Heilmittel in Russland" und erlangte den Titel ‚Doktor der Medizin'. Seit 1797 war er als Arzt im Gouvernement Perm und in den Kreisen Ochansk und Kungursk tätig. Manchmal musste er die Funktion eines Gerichtsmediziners übernehmen oder eine militärmedizinische Expertise erstellen; er war zuständig für Kranken- und Armenhäuser, für Erziehungs- und Geburtsheime und für Gefängnisse, zudem für die Bekämpfung von Epidemien... Fast zwei Jahre lang arbeitete der Gouvernementsarzt Grahl ohne Gehalt; erst im Jahr 1800 wurde ihm ein Salär von 100 Rubeln bewilligt.

Viele Jahre hindurch begann Grahls Arbeitstag um fünf Uhr morgens. Bis sieben Uhr empfing er die Kranken in seinem Haus; dann begab er sich in die städtischen Lehranstalten, zu denen auch ein Priesterseminar gehörte, und in das Lazarett in Werchnije Mully, in dem Handwerker bäuerlicher Herkunft vom Gut des Fürsten Golizyn behandelt wurden.

Im Jahre 1802 schrieb Grahl [in einem Brief]: „Täglich muss ich fast hundert, manchmal sogar mehr Kranke untersuchen, hin und wieder auch operieren; darüber hinaus leite ich vier Krankenhäuser: ein Hospital, ein Berglazarett, ein Krankenhaus im Waisenheim und eins im Priesterseminar. Dabei habe ich außer zwei Famuli keine weitere Hilfe." Und zwanzig Jahre später, 1822, berichtete ein ausführlicher Artikel in der Zeitschrift „Inländische Notizen" über den Doktor von Perm: „Um 8 Uhr fährt Fjodor Christophorowitsch zur Visite seiner Kranken, von denen er nicht weniger als 150, manchmal auch bis zu 300 und mehr besucht. Er besucht jeden, ganz gleich, ob der in einem Palast oder in einer Hütte wohnt, ob er ein angesehener Herr oder der niedrigste Diener ist, ob ein reicher Bürger oder ein armer Arbeiter; eingehend untersucht er den Kranken, verschreibt Arznei und Kost, und wenn er merkt, dass jemand Not leidet und kaum etwas zu essen hat, versorgt er ihn mit eigenen Mitteln von zu Hause. Nachmittags erlaubt er sich nicht einen einzigen Augenblick Ruhe und besucht Kranke, deren Zustand besonders kritisch ist, oder inspiziert Krankenhäuser und Apotheken."

Abends, wenn Grahl nach Hause kam, führte er seine meteorologischen Beobachtungen durch und informierte sich über die neuesten Entdeckungen und Verbesserungen in der Medizin. Oft wurde er auch nachts noch zu den Kranken gerufen, und niemals lehnte er ab zu kommen.

Fjodor Grahl zeichnete sich durch besondere Aufmerksamkeit und humanes Verhalten den Leidenden gegenüber aus. Das hob ihn vor den anderen Ärzten hervor. Einer seiner Zeitgenossen bemerkte: „Mit seiner Fröhlichkeit und seiner glücklichen Art, seinem freundlichen und offenen Umgang ohne jede Überheblichkeit konnte er einen Kranken trösten und dessen Leiden mildern. Viele machten die Erfahrung, dass nur ein einziger Krankenbesuch dieses Menschen Freude und Erleichterung der schweren Leiden mit sich brachte."[23] Grahl verkörperte die Vorstellung eines vorbildlichen Arztes, der sich selbstlos seiner wichtigen und verantwortungsvollen Sache widmet, die ihm am Herzen liegt. Jeder Bürger der Stadt, ob Adliger oder Kaufmann, Gutsherr oder Bauer, – sie alle wussten, dass „ein einziges Wort der Bitte genügt, um die Hilfe dieses Wohltäters zu erfahren. Seine stete Bereitschaft zum Dienen beweist <...> seine Herzensgüte, die sich auch darin bestätigt, dass dieser ehrenhafte Mann niemals und mit niemandem wegen seiner Bezahlung verhandelt und nichts verlangt; er hält es für seine Pflicht, seinem Nächsten unentgeltlich Hilfe zu leisten".

---

[23] Die Quelle der nachfolgenden Zitate konnte nicht ermittelt werden.

Ein anderer Permer Mitbürger schrieb über Grahls Persönlichkeit: „Seine umfassenden Medizinkenntnisse, sein gütiges Herz und sein unermüdlicher Tatendrang kamen besonders den Bewohnern von Perm zugute. Denn im Laufe langer Jahre, die er in Perm verbrachte, erforschte er besonders eingehend die für diese Gegend typischen Krankheiten, die mit dem örtlichen Klima ursächlich zusammenzuhängen schienen. Er kannte sich sehr gut mit dem Alltag dieser Stadt aus, kannte die Lebensweise jeder Familie und alle Familienmitglieder."

Spätere Generationen haben Fjodor Grahl nicht vergessen. Bis heute trägt eine Straße in Perm seinen Namen.[24]

Russland hatte immer Ärzte, die sich durch ihre humane Behandlung der Gefangenen auszeichneten. Wenn die Häftlinge, die zu Zuchthausarbeiten verurteilt waren, für einige Tage in größeren Städten Rast machen mussten, wurden sie von Ärzten in Empfang genommen, die bereit waren, den Leidenden die nötige Hilfe zu leisten. Von einem solchen Arzt berichtet Dostojewskij in seinen „Aufzeichnungen aus einem Totenhaus": „Ich sage nochmals, dass die Sträflinge ihre Ärzte nicht genug loben konnten, sie ihre Väter nannten und die größte Hochachtung für sie empfanden. Ein jeder sah sich freundlich von ihnen behandelt, hörte ein gutes Wort, was der Sträfling, der von allen verstoßen ist, um so mehr zu schätzen weiß, als er die Unverfälschtheit, die von Herzen kommende Aufrichtigkeit dieses guten Wortes und dieser Freundlichkeit erkennt."[25] Diese Aufrichtigkeit entsprang wahrer Menschenliebe.

Prototyp des Chefarztes in einem solchen „Totenhaus" war **Iwan Iwanowitsch Troizkij**. Doktor Troizkij trat seinen Dienst als Assistenzarzt in einem Militärhospital des Gouvernements Nowgorod an. Im Jahre 1831 wurde er Zeuge des Aufstands der Militärsiedler[26], den er nur deshalb überlebte, weil er die Zuneigung der ihm unterstellten Soldaten besaß. In eine Soldatenuniform gekleidet, übernahm er zusammen mit Angehörigen niedrigerer Ränge drei Tage lang die

---

[24] Zu Grahls Begräbnis kamen in Perm nicht nur die Bewohner der Stadt zusammen, sondern auch Bauern aus allen umliegenden Dörfern. Alle Behörden und Schulen waren an diesem Tag geschlossen. Da es in Perm keine lutherische Gemeinde gab, wurde Grahl nach russisch-orthodoxem Ritus auf dem Kirchhof neben der Hauptkathedrale bestattet. Das Grabdenkmal aus Gusseisen trug die schlichte Inschrift „Doktor Grahl". Als die Sowjets an die Macht kamen, wurde dieses Denkmal zerstört. Erst in Jahre 2002 schrieb die Stadtverwaltung gemeinsam mit der neu gegründeten Grahl-Stiftung einen architektonischen Wettbewerb zur Errichtung eines neuen Denkmals für den Arzt und Philanthropen aus.
[25] Zitiert nach Fjodor M. Dostojewski: „Aufzeichnungen aus einem Totenhaus". Aus dem Russischen von E.K. Rahsin. Erstmals erschienen in der Ausgabe der Werke Dosotjewskis im Piper Verlag 1906 bis 1919; hier wiedergegeben nach der von E.K. Rahsin neu durchgesehenen Ausgabe der Jahre 1952 bis 1963, München 1977, und seitengleich München und Zürich 1996, S. 259.
[26] Militärsiedler: vgl. Kopelew S. 149, Anm. 12.

Funktion eines Hospitalgehilfen. Unter den Zeitgenossen verbreitete sich die Meinung, er habe später den nach Sibirien verbannten Aufständischen Hilfe zukommen lassen. Dank Dostojewskijs Tagebüchern und Aufzeichnungen wurde die Erinnerung an Doktor Troizkij bewahrt.

## 2. Jedes Volk hat seinen Haass

Die dritte Auflage seiner Haass-Biographie widmete Anatolij Koni Leonhard Hirschmann, dem Professor der Charkower Universität und Direktor ihrer Hauptklinik. In seinem Vorwort begründete Koni, was ihn zu dieser Widmung bewog: „Jeder, dem es vergönnt war, auf seinem Lebensweg Doktor Hirschmann zu begegnen, der diese reine und von Menschenliebe erfüllte Seele, diesen Diener und Freund der Leidenden erlebte, wird meine Gefühle verstehen, die mich veranlassten, ausgerechnet ihm meine Lebensskizze über Haass zu widmen."[27]

***Leonhard Leopoldowitsch Hirschmann*** wurde 1839 in der Stadt Tukkuma geboren. Nach dem Studium an der Medizinischen Fakultät der Universität Charkow ging er 1860 ins Ausland zur Fortbildung im Fach Chirurgie. Zurück in der Heimat, hielt er an der Charkower Universität eine Vorlesungsreihe über Ophthalmologie. Sein ganzes Leben lang war Hirschmann außergewöhnlich arbeitsfähig und unerschöpflich tatkräftig in dem Bestreben, dem leidenden Kranken zu helfen. Sein Arbeitstag begann morgens früh mit Vorlesungen und Seminaren in der Klinik. Danach folgten ausgedehnte ambulante Sprechstunden, dann Operationen und Visiten bei den stationär aufgenommenen Kranken; so ging es bis drei, vier Uhr nachmittags. Ab fünf Uhr machte er bis in die Nacht hinein Hausbesuche bei seinen Kranken; in jedem Haus, ob reich oder arm, stand ihm die Tür offen.

Was ihm die Heranbildung des medizinischen Nachwuchses bedeutete, geht aus dem „Glückwunschschreiben der Medizinstudenten" hervor, das, in einer Jubiläumsfestschrift für Leonhard Hirschmann veröffentlicht, den ethischen Aspekt des Arztberufs hervorhebt: „Jenes wage Bestreben, das Ideal des Guten, der Liebe und der Gerechtigkeit zu erreichen, das im Herzen eines jeden von uns wohnt, findet sich in Ihnen sichtbar verkörpert. <...> Sie haben viele Generationen ausgebildet, und jetzt, da wir an der Reihe sind, kommen wir zu Ihnen und bitten Sie: Lehren Sie auch uns die schwere Wissenschaft, unter Menschen Mensch zu bleiben; lehren Sie uns, im Kranken den Bruder zu sehen, ohne zu unterscheiden, zu welcher Konfession oder Gesellschaftsschicht er gehört; lehren Sie uns nur die Wahrheit zu lieben und nur vor ihr uns zu demütigen. Indem wir mit ganzem Herzen dem augenblicklichen Drang zum Guten nachgeben, verlieren wir oft den Mut. Lehren Sie uns also, die Kraft zu schöpfen, die unsere Ideale bis ins hohe

---

[27] Die 3. Auflage erschien 1904.

Alter rein und frisch erhält, damit wir unser Leben zwar mit gebeugtem Körper, aber mit unbeugsamem und jungem Geist bis zum Ende leben.

Lehren Sie uns noch viele, viele Jahre, lieber Lehrer, unsere Kraft und unsere Gedanken in den Dienst unseres kranken Bruders zu stellen, keine Vorteile aus dem Unglück unseres Nächsten zu ziehen und kein Handwerk aus unserer heiligen Berufung zu machen."[28]

Der Chirurg **Fjodor Alexandrowitsch Rejn** (1866-1925) beendete 1890 sein Medizinstudium an der Moskauer Universität und arbeitete anschließend am dortigen Krankenaus im Fachbereich für Topographische Anatomie und Operative Chirurgie, damals unter der Leitung von Alexander Bobrow[29]. Seine Unterrichtstätigkeit verband Rejn mit der Arbeit als Arzt an mehreren Moskauer Krankenhäusern. 1894 verteidigte er seine Dissertation zum Thema „Nierenunterhautverletzungen". In den Jahren 1902-1911 war er Professor an der Moskauer Universität; von 1912 bis zu seinem Lebensende leitete er das 1. Städtische Pirogow-Krankenhaus als Chefarzt.

Fjodor Rejn war die Personifizierung von Arbeitsamkeit und Wohlwollen allem und jedem gegenüber. In den Jahren des Bürgerkriegs nach 1917 „ging die tägliche Arbeit in Krankenzimmern, während der Visiten, im Operationssaal und in den Hörsälen wie gewohnt vor sich, obwohl überall nur Zerstörung herrschte. Nachts übernahm er die Aufgaben der anderen: korrigierte oder schrieb unzulänglich dargestellte Krankengeschichten neu. Als Chefchirurg wohnte er im Krankenhaustrakt und wurde auf diese Weise zum Wachhabenden ohne Ablösung. Selten gab es eine Nacht, in der er ungestört schlafen konnte, beim ersten Notruf stand er auf – still und schweigsam, ohne ein Wort des Unwillens. All dies geschah unauffällig, wirkte aber wohltuend auf das Personal und die Studenten."[30]

Es ist nicht verwunderlich, dass der Name dieses Mediziners, der viele Jahre die „Gesellschaft der russischen Ärzte zum Andenken an Nikolaj Pirogow" leitete, mit dem Wirken von Fjodor Petrowitsch Haass und Nikolaj Iwanowitsch Pirogow[31] in Verbindung gebracht wurde. „Das Pantheon der großen Sachwalter

---

[28] Die Festschrift erschien im September 1895 in Charkow und war Hirschmann zum 35jährigen Jubiläum seiner Tätigkeit als Arzt gewidmet.
[29] Alexander Alexejewitsch Bobrow (1850-1905), Chirurg, Professor der Moskauer Universität, an der er auch sein Medizinstudium absolvierte; während des Russisch-Türkischen Krieges 1877 Chef eines Lazaretts; Gründer – und bis zu seinem Tode auch Leiter – eines Sanatoriums für an Knochentuberkulose erkrankte Kinder in Alupka (Krim).
[30] Quelle nicht zu ermitteln.
[31] Nikolaj Iwanowitsch Pirogow (1810-1881), Chirurg und Anatom, Professor an der Universität Dorpat; studierte in St. Petersburg, Berlin und Göttingen; Begründer der modernen Militärchirurgie in Russland.

menschlicher Leiden", heißt es in einem Nachruf auf Fjodor Rejn, „beherbergt nicht nur einen Namen mit Leuchtkraft. Neben Nikolaj Pirogow und dem ‚heiligen Doktor' Friedrich Joseph Haass wird sich der Russlanddeutsche Friedrich Karl Rejn als neues Symbol der selbstlosen Nächstenliebe in die Reihe dieser Vorbilder würdig einfügen."

*Pawel Nikolajewitsch Serebrennikow* (1849-1917) war vor allem im vorrevolutionären Perm bekannt – ein erfahrener Praktiker, begabter Organisator und Leiter zahlreicher Unternehmen im Bereich der Gesundheitsaufklärung.

Nach dem Studium an der Medizinisch-Chirurgischen Akademie in Petersburg verfasste er zur Erlangung des Doktortitels eine Dissertation zum Thema „Medizinisch-topographische Beschreibung der Stadt Irbit" und ließ sich, zusammen mit seiner Frau, Jewegenija Serebrennikowa-Soloninina (1854-1897), einer namhaften Ophthalmologin, in Perm nieder. Dort eröffnete er seine Praxis, setzte seine Forschungen fort und engagierte sich sozial, z.B. bei der Gründung verschiedener Erziehungsanstalten. 1887 rief er die „Gesellschaft für Blindenhilfe" ins Leben. Auf seine Initiative wurde ein zweistöckiges Haus gebaut und als Blindenschule eingerichtet. Sechs Jahre lang blieb er ihr Kurator. 1914, drei Jahre vor seinem Tod, verhalf er dem Permer Kinderheim zu einem Umbau, und während des Ersten Weltkriegs leitete er ein Lazarett. Hier setzte er seine Methode der Wundbehandlung ein, erstellte während der Beobachtung der Fälle eine detaillierte Statistik und organisierte einen Unterricht für Kranke und Verwundete, damit sie lesen und schreiben lernten.

Pawel Serebrennikow war in erster Linie Armenarzt von Perm. Kostenlos behandelte er die Bedürftigen ambulant und zu Hause. Gegen Gehalt arbeitete er nur in den Ausbildungsstätten der Kirchenbehörde.

Als Arzt ohne Gehalt brachte er sein Wissen und Können auch in der „Gesellschaft der Druckereiarbeiter" und der „Gesellschaft der [Guts]Verwalter", in Sonntags- und Abendschulen und in den Landkrankenhäusern[32] ein. Auch die Pockenimpfung führte er in den städtischen Schulen von Perm kostenlos durch. Seine Aktivitäten weitete er auch auf die umliegenden Kreise aus, wofür ihm viele Kreisverwaltungen sehr dankbar waren.

Jeder Arzt, so äußerte sich Pawel Serebrennikow einmal, bemühe sich mehr oder weniger, den Philanthropen Haass nachzuahmen. So verwundert es nicht, dass auch er selber der „Haass von Perm" genannt wurde.

---

[32] Landkrankenhäuser: Krankenhäuser auf dem Lande, die von der Semwsto, einem Organ der Selbstverwaltung, geleitet wurden.

Auch einen „Haass von Nishnij Nowgorod" gab es unter den humanitär engagierten Ärzten: **Nifont Iwanowitsch Dolgopolow** (1857-1922), geboren in der Familie eines Kanzleiangestellten in Birjutsch, Gouvernement Woronesh. Sein Medizinstudium schloss er an der Universität Charkow ab. Wegen seiner Teilnahme an der rebellischen Studentenbewegung der 1880er Jahre musste er das Studium unterbrechen.[33] Im Gefängnis seines Verbannungsorts Kurgansk begegnete er Wladimir Korolenko[34] und freundete sich mit ihm an. Im dortigen Krankenhaus arbeitete er 18 Stunden am Tag, führte Operationen durch, unter anderem entfernte er den grauen Star bei Menschen, die zu erblinden drohten. Die Verbannungsorte wechselten: Von Kurgansk ging es nach Ischim, von dort nach Semipalatinsk, wo er die Kasachen eines Steppenauls kostenlos behandelte, – die meisten von ihnen waren an Pocken, Trachom, Krätze oder Tuberkulose erkrankt.

Nach dem Studienabschluss 1887 in Charkow arbeitete Dolgopolow in Jekaterinoslaw, in Kursk und Tula, wo er Lew Tolstoj kennenlernte.

1898 übersiedelte er nach Nishnij Nowgorod. Wegen seiner Verbindungen zu revolutionären Kreisen wurde er abermals verhaftet und zuerst ins Gefängnis von Nishnij Nowgorod, später ins Butyrski-Gefängnis in Moskau eingesperrt. Ihn erwartete die Verbannung nach Sibirien, doch das Urteil fiel milder aus: Verbannung nach Astrachan.

Im Laufe der Jahre erwarb er den Ruf eines hervorragenden Arztes und so mitfühlenden wie aufmerksamen Menschen, der die Armen umsonst behandelte und ihnen sogar Geld für Behandlung und Nahrung gab.

1907 wurde Dolgopolow zum Mitglied der II. Staatlichen Duma gewählt[35], wo er in einer seiner Reden für die Abschaffung der Todesstrafe für politisch Andersdenkende sowie für die Abschaffung der Militär-Frontgerichte plädierte.

Nifont Dolgopolow war aktiver Teilnehmer an den Pirogow-Tagungen, auf denen er über Probleme in der medizinischen Praxis der russischen Ärzte sprach. Er forderte z.B. eine bessere Versorgung der Fabrikarbeiter. Auf der 13. Pirogow-Tagung wurde er zum Vorsitzenden und zum Mitglied der „Gesellschaft der russischen Ärzte zum Andenken an Nikolaj Pirogow" gewählt.

Nach den Oktoberereignissen des Jahres 1917 wurde in Astrachan eine Medizinhochschule eröffnet, an der Dolgopolow Vorlesungen für künftige Ärzte hielt.

---

[33] Die „Unterbrechung" wurde verursacht durch Verhaftung und Verurteilung wegen „revolutionärer Umtriebe".
[34] Wladimir Galaktionowitsch Korolenko (1853-1921), Schriftsteller und Publizist; verbrachte wegen regierungskritischer Aktivitäten vier Jahre in sibirischer Verbannung; Mitgründer und Redakteur der gesellschaftskritischen Zeitschrift „Russischer Reichtum" (*Russkoje bogatstvo*).
[35] Voraussetzung für diese Wahl war die Revolution von 1905, die dem Zaren eine Teildemokratisierung abtrotzte: Eine Reichsduma wurde geschaffen, in die – ein Novum – Vertreter der bürgerlichen Schichten als Abgeordnete hineingewählt werden konnten.

Seine Studenten lehrte er, nicht nur gute Ärzte zu sein, sondern dem Hilfesuchenden auch selbstlos beizustehen.

Viele Arbeiterfamilien in Astrachan lebten in schlimmen sanitäteren Verhältnissen und hungerten. Der Flecktyphus forderte immer neue Opfer. Dolgopolow, selber nicht mehr jung, nahm sich ihrer an – und wurde infiziert. Die Krankheit geriet in ein kritisches Stadium, die Lage wurde aussichtslos. Am 16. Januar 1922 starb Dolgopolow.

\*   \*   \*

Mit Fjodor Petrowitsch Haass verglich man nicht nur praktizierende Ärzte, die sich auch sozial engagierten, sondern auch namhafte Professoren und Wissenschaftler von Weltruf.

Als 1911 auf der ersten Tagung des „Russischen Verbands für Psychiater und Neuropathologen" Professor Wladimir Serbskij[36] über die Tätigkeit des Arztes ***Sergej Korsakow***[37] sprach, äußerte er folgenden Gedanken: „…Sergej Sergejewitschs Herz war offen – nicht nur für die Kranken; mit demselben durchdringenden Interesse ging er auf die Gesunden zu. Beispiele nenne ich nicht – es gibt ja so viele und so rührende im Leben Sergej Sergejewitschs –, der den Titel ‚Philanthrop' in keinem geringeren Maße verdient als Doktor Haass. Wir sind ja verpflichtet, einander zu helfen, und wir tun es mit Freude. Und helfen können wir dann am besten, wenn wir einander besser verstehen. Deswegen ist die Rede nicht nur von einer großzügigen materiellen Hilfe, sondern von einer noch wichtigeren: der geistigen."

Im Buch des Militärarztes Alexander Awtschinnikow, dem Jekaterinoslawler Arzt ***Iwan Leschko-Popel*** (1860-1903) gewidmet, heißt es im Vorwort: „Das Gedächtnis an Menschen wie Doktor Haass muss wie eine Fackel mit leuchtender und versöhnender Flamme hochgehalten werden. Dieses Gedächtnis ist die einzige Belohnung für die selbstlose heilige Arbeit solcher Menschen. Solange es anhält, findet derjenige Trost, der in seiner schwachen Stunde den Glauben an das Gute und Gerechte auf Erden zu verlieren droht. Menschen wie Haass müssen der Gesellschaft lieb und teuer sein, besonders wenn sie im alltäglichen Wirrwarr ihres

---

[36] Wladimir Petrowitsch Serbskij (1858-1917), nach dem Medizinstudium in Moskau und im Ausland zunächst Chefarzt einer Klinik für Geisteskranke in der Provinzstadt Tambow, später Professor und Leiter des Fachbereichs Psychiatrie an der Universität Moskau; einer der Begründer der russischen Gerichtspsychologie.

[37] Sergej Sergejewitsch Korsakow (1854-1900), Psychiater, Professor an der Moskauer Universität; einer der Begründer der Psychiatrie als Wissenschaft in Russland.

berechnenden Egoismus nicht völlig versinken will. Zu solchen leuchtenden Vorbildern gehört auch der selige Iwan Wassiljewitsch Leschko-Popel."[38]

Den Arzt von Jekaterinoslawl bezeichnete man als einen „Freund der Armen" und „Volksdoktor", er galt als ein herausragender Arzt und Mensch zugleich. Der Name Leschko-Popel war nicht nur in Russland, sondern auch jenseits der Grenze bekannt. Auch er wurde von seinen Zeitgenossen mit Doktor Haass verglichen – als ein Mensch, der seine ärztliche Pflicht mit großem Einfühlungsvermögen und steter Hilfsbereitschaft verband. Legenden über das außergewöhnliche Fachwissen des „Wunderdoktors" waren im Umlauf, so z.B., dass er seine Kranken nicht nur mit Mixturen und Pulvern, sondern auch mit seiner Güte und Großherzigkeit heile.

Nach seinem Medizinstudium an der Militärakademie in Petersburg wurde Iwan Leschko-Popel 1886 als Assistenzarzt zum 54. Reservebataillon nach Jekaterinoslawl versetzt. Viele Patienten behandelte er kostenlos, und „öfters ließ er insgeheim, um die Familien nicht zu kränken, einen Geldschein auf dem Tisch liegen, damit sie für ihren abgemagerten und nur durch eine bessere Ernährung zu rettenden Jungen etwas Milch kaufen konnten"[39].

Er war ein Mitglied der Medizinischen Gesellschaft von Jekaterinoslawl und gehörte zu einem der drei örtlichen Vertreter einer Filiale der „Petersburger Gesellschaft für gegenseitige Hilfe". Als in den Fachkreisen entschieden wurde, unentgeltliche Nachtdienste in der Stadt einzuführen, begrüßte Leschko-Popel diesen Beschluss und erfüllte seine Pflicht als Diensthabender mit Eifer.

Die Armen behandelte er grundsätzlich kostenlos. Beim Verschreiben eines Rezepts machte er darauf einen Vermerk, der besagte, dass die Arznei zum reduzierten Preis zu verkaufen sei. In seiner Fürsorge für die Kranken dachte er selten an sich selber. Bei der Behandlung eines hoch infektiösen Kindes steckte er sich an und starb bald darauf.

Der Stadtrat von Jekaterinoslawl beschloss 1903, das Andenken an Leschko-Popel für die Dauer in Ehren zu halten. Ein kostenloses Krankenhaus für Arme und eine Straße in der Stadt tragen seinen Namen.

Ebenso geistesverwandt mit Friedrich Joseph Haass in seinen menschlichen, bürgerlichen und beruflichen Überzeugungen war **Wladislaw Andrejewitsch Frankowskij**, ein Arzt aus Charkow. Nach seinem Medizinstudium wurde er 1840 Assistenzarzt der Therapie- und Entbindungsklinik. Von 1847 bis 1848 half er bei

---

[38] Alexander Awtschinnikow: „Ein Freund der Armen. Zum Andenken an I.W. Leschko-Popel." Jekaterinoslawl 1904, 28 S. mit Illustrationen. (Nach seinem Austritt aus der Armee trat der ehemalige Mediziner Awtschinnikow publizistisch hervor, veröffentlichte mehrere Bücher und übernahm Redaktion und Herausgabe des „Südrussischen Jahrbuchs".)
[39] Evtl. ebenda?

der Bekämpfung der Cholera und 1849 bei der Eindämmung des epidemischen Skorbuts im Süden Russlands, der infolge einer Dürre ausgebrochen war. Bei der Einrichtung eines provisorischen Krankenhauses für Skorbutpatienten in Charkow übernahm er dessen Leitung.

Viele Jahre war Frankowskij aktives Mitglied der Charkower Wohltätigkeitsgesellschaft. Im Charkower Gouvernementskrankenhaus und im provisorischen Militärhospital behandelte er die Kranken unentgeltlich. Auf seine Initiative geht die Gründung des städtischen Kinderkrankenhauses zurück, das 1878 eingeweiht wurde. Bald hatte es Erfolge zu verzeichnen und wurde auf 60 Betten erweitert.

1889 verlieh das Rote Kreuz Frankowskij eine Auszeichnung für seine selbstlose Hilfe, die er für die Kranken und Verwundeten im Russisch-Türkischen Krieg 1878/79 geleistet hatte.

1890 hielt der von seinen Zeitgenossen mit einer Festschrift zum 50jährigen Dienstjubiläum geehrte Frankowskij eine Dankrede[40], die er, den Tränen nahe, nicht zu Ende bringen konnte. Aus dieser Rede, die nicht nur Ärzten, sondern auch Medizinhistorikern bekannt wurde, sei hier ein Ausschnitt zitiert, der die Berufsauffassung des Arztes Mitte des 19. Jahrhunderts veranschaulicht:

„Die Kraft unserer Wirkung auf einen Kranken besteht in der Intensität unserer Anteilnahme. Indem wir uns aufmerksam seine Klagen anhören und ihm unser natürliches Mitgefühl entgegenbringen, treten wir in eine moralische Beziehung zu ihm und vermitteln ihm ein uneingeschränktes Vertrauen, das in ihm Hoffnung auf Hilfe weckt. Unsere tröstenden Worte und ärztlichen Anweisungen wirken wie Balsam auf den Kranken und bringen ihm nicht nur Erleichterung, sondern oft auch Heilung. Ein Kranker, der hoffnungslos und mutlos kam, geht ermutigt und gestärkt in seiner Hoffnung auf Genesung. Die Freude darüber ist der Lohn unserer Berufung.

Doch leider haben wir nicht selten mit Patienten zu tun, denen wir keine Erleichterung verschaffen können und für die wir nicht einmal Worte der Hoffnung und des Trostes finden. Dann leiden auch wir mit ganzer Seele und teilen das Unglück des Kranken. In diesen Fällen entspricht die Kraft unseres Mitleidens der Kraft des Vertrauens, das ein Kranker uns entgegenbringt. Dies ist die andere, die düstere Seite unseres Berufes. Aber auch hier bleibt unsere herzliche Anteilnahme nicht ohne Wirkung und Bedeutung."

Und noch einen Menschen gab es, der Haass als Arzt wie als Mensch sehr nahe kam: *Nikolaj Agapitowitsch Norschin* (1809-1897), der als Fjodor Petrowitschs Zögling seinen Ziehvater Haass öfters bei den Visiten im alten Katharinen-Hospital hatte begleiteten dürfen. Näher zueinander hatten die beiden gefunden, als Haass

---

[40] Die Rede sowie die Beiträge seiner Kollegen sind in der Festschrift abgedruckt.

im Polizeikrankenhaus den jüdischen Jungen von hohem Fieber heilte. Er war mit einem Trupp sogenannter Kantonisten – d.h. fremdländischen Waisen, Soldatensöhnen und Heimzöglingen ohne Verwandte – aus Litauen gekommen. Haass pflegte ihn gesund und begann ihm das weiterzugeben, was er selber wusste. Der Junge nahm alle Anweisungen des „guten Doktors" aufmerksam auf und lernte fleißig. Und er wurde getauft – auf den Namen Nikolaj. Seine medizinischen Kenntnisse vervollständigte er mit Eifer und pflegte die Kranken fürsorglich. Mit der Zeit gelang es Nikolaj Norschin, an der Moskauer Universität ein Medizinstudium zu absolvieren, und Haass half seinem Schützling, sich diese Wissenschaft zu eigen zu machen.

Im Staatlichen Zentralarchiv Moskau (ZGA) befinden sich zwei Briefe von Haass' bevollmächtigtem Mitarbeiter W. Düme an Norschin. In dem einen schreibt Düme in Haass' Auftrag:

„...Ihrem letzten Brief ist zu entnehmen, dass Sie die Absicht haben, um Ihre Versetzung nach Staraja Russa zu bitten. Dazu sage ich Ihnen, dass Fjodor Petrowitsch und Andrej Iwanowitsch [Pohl] Ihr Vorhaben durchaus begrüßen und Ihnen sogar raten, die Vorgesetzten um Ihre Versetzung nach Staraj Russa unbedingt zu bitten, was für Sie von großem Vorteil sein wird. Was die von Ihnen gewünschte Überstellung in das Moskauer Militärhospital angeht, so meint Andrej Iwanowitsch, Sie sollten sich nach Ihrer Rückkehr aus Staraja Russa etwas gedulden und eine günstige Gelegenheit abwarten. Dann sollte man sich unmittelbar an den Pelikan[41] wenden und uns über alles, was er sagt, berichten."

Dieser Brief verrät, dass Haass und sein Freund, der Chirurg Doktor Pohl, es für wichtig hielten, dass der junge Norschin seine ersten Erfahrungen als Arzt zunächst in der Provinz sammelte. Dort hatte er ein großes Betätigungsfeld, und wenn er von seinem „großen Vorteil" Gebrauch gemacht hätte, könnte er seine Kenntnisse im Moskauer Hospital vervollkommnen.

In dem anderen Brief, datiert vom 4. Dezember 1846, schreibt Düme, man habe sich im Waisenkrankenhaus an folgende Regeln zu halten:

„...jedem Menschen solle man jede seiner Fragen so aufrichtig beantworten, wie man sie selber beantwortet haben möchte <...>; das Versprochene sei zu halten; man solle sich nach den im ‚ABC der christlichen Sittsamkeit' aufgestellten Regeln richten, keine harten Getränke zu sich nehmen <...> und sich bemühen, andere Mitarbeiter vom Sinn der Einhaltung dieser Regel zu überzeugen."

Der hohe Anspruch an die Mitarbeiter des Krankenhauses, an die Kollegen und folglich auch an den jungen Norschin ermöglichte die berufliche, humane und ethi-

---

[41] Pelikan – umgangssprachliches Fachkürzel unter jungen Ärzten für die Behörde der Kaiserin Marija Fjodorowna, deren Wappen, der Pelikan als christliches Symbol der Selbstaufopferung, Barmherzigkeit verbildlicht.

**„Der russische Invalide", Nr. 195**
**6. September 1852**
Bei Buchhändler J.A. Jungmeister erhältlich
*Über die Verlängerung des menschlichen Lebens*
*oder Der hausärztliche Ratgeber*,
in dem zu lesen ist, wie man ein gesundes, fröhliches und hohes Alter erreicht, wie man mit zuverlässigsten Mitteln für seine Gesundheit vorsorgt, wie man mit einer Krankheit und ihren Ursachen umgeht und welche Arzneien dagegen fast überall vor unseren Augen zu finden sind. Mit einem medizinischen Glossar im Anhang.
Zusammengestellt von P. Jengalytschew. In 7 Teilen, 4 Bänden, 6. Auflage, SPb 1848: Preis 4 Silberrubel (mit Versand 5 Silberrubel)

sche Bildung dieses Arztes. Der machte seinem Beruf alle Ehre. „Von klein auf genoss er die Erziehung des Philanthropen Fjodor Petrowitsch Haass", hieß es in der Fachzeitschrift „Der Arzt", und in einer Lebensbeschreibung Norschins wurde bemerkt, „in all den Jahren in Rjasan und bis zu seinem Tode genoss er [Norschin] allgemeine Hochachtung. Als würdiger Zögling des Doktor Haass tat sich der vielseitig gebildete Nikolaj Agapitowitsch durch seinen stets aufrichtigen Charakter und seine Güte hervor. Für die ihm unterstellten Ärzte war er wie ein Fels in der Brandung."

Nicht umsonst hatte einst Haass an Norschin geschrieben: „Der richtige Weg zum Glück besteht nicht darin, selber glücklich zu sein, sondern darin, die anderen glücklich zu machen. Dafür muss man den Nöten der Menschen gegenüber offen sein, sich um sie kümmern, keine Arbeit scheuen, ihnen mit Rat und Tat und mit dem Wort zu Hilfe kommen und sie lieben."

## 3. Nachfolger und Anhänger

Die Ärzte des von Haass gegründeten Polizeikrankenhauses für Obdachlose waren auch seine Mitstreiter in der unermüdlichen Bewältigung schwerer Leiden, die die Bewohner Moskaus plagten: Flecktyphus, Pocken, Rückfallfieber usw. Es gab auch Kranke, die die Hilfe eines Psychiaters brauchten.

Zum unmittelbaren Nachfolger von Haass auf dem Chefposten dieses Polizeikrankenhauses wurde **Christophor Pahl**. Als er 1841 seinen Dienst in dieser Anstalt antrat, wurde er Zeuge, wie Haass seine Idee zur Gründung eines Krankenhauses für Obdachlose nach und nach umsetzte. Als Chefarzt setzte Pahl das von

Haass begonnene Werk fort. Später bemerkte sein Kollege Wassilij Sobakinskij [in der Abschiedsrede zur Pensionierung], sich an Pahl wendend: „Als Sie den Posten übernahmen, hatten Sie weder die Kontakte noch die Autorität und die Kraft, über die unser seliger Fjodor Petrowitsch verfügte, aber Sie setzten alle Mittel ein, um den Alltag des Krankenhauses und der Ärzte wenigstens etwas zu verbessern. Und Ihre Mühe brachte Erfolg! Das Krankenhaus ist umgestaltet, die Zahl der Ärzte und die Gehälter sind erhöht. Dank Ihrer Fürsorge ist unser Krankenhaus selbständig geworden…" Sobakinskij unterstrich Pahls moralische Eigenschaften: „Mit Ihrem Wissen und Ihrer Erfahrung stellten Sie sich nie über uns und behandelten uns stets wie Ihre Kollegen. In allem waren Sie nachsichtig und gerecht. <…> Keiner von uns hörte aus Ihrem Munde nur irgendein vorsätzlich verletzendes oder erniedrigendes Wort." Diese Zitate bestätigen die geistig-moralische Verwandtschaft zwischen Haass und Pahl.

Der Erste Assistenzarzt **Wassilij Filippowitsch Sobakinskij** gehörte mit Doktor Pahl zu den ersten Ärzten des Polizeikrankenhauses. Auch er war ein würdiger Haass-Nachfolger. Im Jahre 1874 äußerste der Mediziner Iwan Nejding[42]: „Aus Überlieferungen wissen wir, dass Sie von Anfang an seine [Haass'] Zuneigung genossen. Und ich erinnere mich daran, wie Sie einmal erzählten, Fjodor Petrowitsch von Ihrem ersten Gehalt fünfundzwanzig Rubel in Assignaten für die Armen übergeben zu haben. Das hatte ihm sehr gefallen, und er prophezeite Ihnen eine glückliche Zukunft…" Nejding hob schon damals hervor, dass Sobakinskij im Laufe seines ganzen mehr als dreißig Jahre währenden Berufslebens im Krankenhaus „von dem auf Veranlassung Seiner Majestät geschenkten Recht auf Urlaub für Angestellte" keinen Gebrauch machte.

Sobakinskij selbst meinte, seine guten Eigenschaften seien nur ein schwacher Ausdruck jener Qualitäten, durch die sich Doktor Haass ausgezeichnet hatte. „Auf seine große philanthropische Idee geht die Entstehung und Daseinsberechtigung unseres Krankenhauses zurück. Die Nächstenliebe und das Mitgefühl mit den Leidenden ist dieser wohltätigen Anstalt zu eigen geworden, so wie der Name – das Haass'sche Krankenhaus."

Bemerkenswert sind die Worte von Christophor Pahl, mit denen er, an Wassilij Sobakinskij gerichtet, an ihre gemeinsamen Arbeitsjahre mit Haass erinnerte: „Die ersten fünfzehn Jahre arbeiteten wir unter der Leitung unseres unvergesslichen Vorgesetzen und Freundes, Fjodor Petrowitsch Haass. Diese fünfzehn Jahre waren für uns unersetzlich. Wir hatten ein Muster der höchsten christlichen Wohltätigkeit, Bescheidenheit, Geduld, Nächstenliebe und Uneigennützigkeit vor Augen! Das war die Schule, in der Sie, Wassilij Filippowitsch, gearbeitet haben, wo das Gute

---

[42] Iwan Iwanowitsch Nejding (1838-1904), Professor für Gerichtsmedizin an der Moskauer Universität. – Dieses wie auch die drei folgenden Zitate sind ohne Quellennachweis wiedergegeben.

den Grund und Boden bildete und wo sich Ihr selbständiger Charakter, der Sie so auszeichnet, entwickelte. <…> Ihre Belohung finden Sie, wenn auch nur ein einziger ihrer Geisteskranken seinen Verstand mit Ihrer Hilfe zurückerhält. Ich bitte Sie, bleiben Sie als Erster Facharzt für Psychiatrie im Moskauer Polizeikrankenhaus, solange Ihre Kraft reicht."

Die hier zitierten Ansprachen von Haass' Zeitgenossen und Mitstreitern lagen lange vergessen in Archiven. Erst jetzt finden sie ihren Platz in der Medizingeschichte.

Der von Haass vorgelebte Grundsatz, seiner ärztlichen Pflicht und dem Gebot der Barmherzigkeit treu zu bleiben, förderte den Wissenszuwachs wie die Gewissenhaftigkeit der Ärzte im Polizeikrankenhaus und bestärkte sie in ihrem Bestreben, ihre neu errungenen medizinischen Kenntnisse so gut wie möglich einzusetzen.

Fast alle Ärzte dieses Krankenhauses waren promovierte Mediziner. Das Polizeikrankenhaus war und blieb – das muss betont werden – ein Krankenhaus mit den schwersten Krankheitsfällen. Laut Satzung wurden in vielen anderen städtischen Krankenhäusern keine Kranken mit Fieber oder Schüttelfrost (d.h. mit Verdacht auf Infektion) aufgenommen, auch keine Kranken, die von tollwütigen Tieren gebissen worden waren. Nur im Polizeikrankenhaus, das die obdachlosen Landstreicher aufnahm, wurde medizinische Hilfe für akute chirurgisch-pathologische Notfälle, für Traumatisierte, aber auch für Schwangere mit Fieber und Kranke mit schweren psychischen Störungen geleistet. Dieses Bestreben, die wissenschaftlichen Errungenschaften umfassend einzusetzen, erklärt offenbar die Einrichtung der ersten Pasteur-Abteilung[43] am Moskauer Polizeikrankenhaus.

Dort arbeiteten tatkräftig und unermüdlich Ärzte, die ihr Ziel, den Leidenden zu helfen, selbstlos verfolgten, die dabei die Wissenschaft nicht vernachlässigten und alle Schwierigkeiten überwanden.

**Iwan Iwanowitsch Nejding** trat seinen Dienst 1860 im Polizeikrankenhaus an, nachdem er das Medizinstudium an der Moskauer Universität „mit Auszeichnung" absolviert hatte. 1866 erlangte er für seine Dissertation „Über die Atheromasie der Arterien" den Doktortitel und wurde Assistent an der Gerichtsmedizinischen Fakultät der Universität. Später wurde er Prosektor[44] im Fachbereich Pathologische Anatomie, 1878 Dozent und 1879 Professor der Gerichtsmedizin. Fast zwanzig Jahre hatte er die Funktion des Stellvertretenden Dekans der Medizinischen Fakultät inne. Zudem ist er Autor einer Reihe gerichtsmedizinischer Forschungsarbeiten.

---

[43] Pasteur-Abteilung – Isolierstation für Kranke mit Infektionen
[44] Leiter des Seziersaals

Zum internationalen Ärztekongress, der 1897 in Moskau stattfand, verfasste Nejding die Monographie „Die Medizingesellschaften in Russland".

Der Assistenzarzt **S.S. Kaminskij**, der [gegen Ende des 19. Jahrhunderts] eine wissenschaftliche Arbeit „Zur Lehre des Schwangerschaftsverlaufs bei Typhus und rückfälligem Fieber" verfasste (ein Exemplar trägt die handschriftliche Widmung: „...meinen Kollegen des Moskauer Polizeikrankenhauses"), schreibt dort: „Von Doktor Haass gegründet, dient das Moskauer Polizeikrankenhaus derjenigen Volksschicht wahrhaft wohltätig, die am meisten Hilfe braucht und am wenigsten die Möglichkeit hat, sie zu erhalten. Das sind die Obdachlosen, die zu jeder Zeit, ob Tag oder Nacht, aufgenommen werden; es sind die Kranken, die im Sterben liegen, dazu zählen auch die Unglücklichen, die auf der Straße, im Hause, in der Stadt oder ihrer Umgebung zufällig zusammenbrechen, aber keiner Gesellschaftsschicht, keinem Stamm und keiner Nation angehören. <...>

Als Frucht dieser Arbeit ernten wir eine große Belohnung: die Erfahrung, die für uns und alle, die Hilfe brauchen, überaus wertvoll ist. Unter ‚Erfahrung' verstehen wir nicht ihre überholte Bedeutung, d.h. nicht die Summe verschiedener Krankheitsfälle, die uns zu behaupten berechtigt: ‚ich sah 1000 Patienten mit ähnlicher Krankheit', nicht das Chaos der mit eigenen Augen registrierten Krankheitserscheinungen, nicht die Mischung verschiedenartiger Begriffe, nicht einfache und gewohnte Formeln kombinierbarer oder nicht kombinierbarer Mittel, sondern eine klare, vom Verstand erfasste und durch Wissen erklärte Umwandlung des Erlebten in den Stoff, der für die weitere Anwendung tauglich ist."

Die Ärzte des Polizeikrankenhauses taten nicht wenig, damit die „moralische Schule von Doktor Haass", durch die sie im Krankenhaus für Obdachlose gingen, auch weiterhin ihre wohltuende Wirkung auf die Ärzteschaft ausübte. Die ältere Generation nahm die undankbare und schwere Alltagsarbeit während der Zeit auf sich, in der die jüngere voller Wissenseifer die ersten Schritte im Beruf machte.

Voller Dankbarkeit bekennt Kaminskij, dass „das Polizeikrankenhaus für mich nicht nur ein Ort war, an dem täglich angespannt gearbeitet wurde, sondern auch eine Gemeinschaft von Wissenschaftlern, in der jeder jedem half".

Seit Haass' Zeiten erhielt sich unter den Ärzten des Polizeikrankenhauses ein Klima gegenseitiger Achtung und gegenseitigen Vertrauens. Nicht ohne Verwunderung liest man die Aussagen von Ärzten über ihre Kollegen.

Ein eindrucksvolles Beispiel dafür ist der Nachruf des Arztes Sergej Putschkow[45] auf seinen Kollegen Nikolaj Fiwejskij:

---

[45] Zu Putschkow vgl. auch den vorangehenden Artikel, S. 259-278, u. die nachfolgenden Bemerkungen, S. 307 f.

„Seine Bescheidenheit war von magischer Ausstrahlungskraft. Seine Beziehung zu allen, die ihm begegneten, war ungewöhnlich: mit Eifer achtete er darauf, dass er niemandem die Unwahrheit sagte oder jemanden kränkte; die Nöte und Leiden der Nächsten nahm er sich sehr zu Herzen und beeilte sich, in solchen Fällen sofort zu helfen, ob mit herzlicher Anteilnahme, gutem Rat oder materieller Unterstützung. Seine stets rührend fürsorgliche Art, allen Freude zu bereiten, einen ihm erwiesenen Dienst, und sei er noch so gering, nicht nur niemals zu vergessen, sondern über Gebühr zu vergelten, seine Neigung, Gutes zu tun – das sind die persönlichen Eigenschaften des Verstorbenen, die seinen Angehörigen so vertraut waren."

Mit seinem Berufsethos führte Nikolaj Fiwejskij den von Doktor Haass geebneten Weg fort und wurde damit zu dessen wirklichem Nachfolger. Deshalb schreibt Putschkow weiterhin:

„Auf seinem Tätigkeitsfeld als Arzt war Fiwejskij Altruist in vollem Wortsinn. Er unterhielt eine große Praxis und führte das bescheidene Leben eines Alleinstehenden. Auf diese Weise ein großes Vermögen zusammenzusparen wäre ein leichtes gewesen, doch Fiwejskijs Ideale waren anderer Art. Er hinterließ nur eine bewegliche Habe, die er bereits zwei Monate vor seinem Tod verteilte, und eine unbedeutende Geldsumme. Anders konnte es auch gar nicht sein. Die meisten Kranken, die ihn in seiner Sprechstunde aufgesucht hatten, waren unentgeltlich behandelt worden. <…> sein Leben lang war er nur einem Leitspruch gefolgt: ‚Beeilt euch, Gutes zu tun'."

***Sergej Wassiljewitsch Putschkow***, der Autor des zitierten Nachrufs, wurde 1865 in Moskau geboren. Nach dem Studium an der Moskauer Universität arbeitete er seit 1881 im Alexander-Krankenhaus[46] – so nannte man das ehemalige Polizeikrankenhaus, das von Fjodor Petrowitsch Haass gründlich umgebaut und erweitert worden war – und blieb dort 36 Jahre lang, zunächst als Assistenzarzt, ab 1906 als Chefarzt. Seinem selbstlosen Bemühen ist es zu verdanken, dass die Erinnerung an den „heiligen Doktor von Moskau" bewahrt wurde. Das schon erwähnte Haass-Buch von Anatolij Koni basiert nämlich in hohem Maße auf Materialien, die Putschkow gesammelt hatte. Dessen 1910 erschienene Broschüre „Zur Charakteristik des Doktor F.P. Haass", die gleichzeitig in Moskau und in St. Petersburg herausgegeben wurde, ergänzte Konis inzwischen weitbekannte „Lebensskizze".

Sergej Putschkow war Initiator einer Spendensammlung zur Errichtung eines Denkmals für den „guten Doktor", das 1909 im Hof des Alexander-Krankenhauses feierlich eingeweiht wurde. Und er war es auch, der im Moskauer Stadtrat den

---

[46] Als im März 1881 Alexander III. den Zarenthron übernahm, wurde das Polizeikrankenhaus in Alexander-Krankenhaus umbenannt, blieb jedoch im Volksmund nach wie vor die „Haassowka".

Vorschlag einbrachte, das Haass-Grab auf dem Wwedenskij-Friedhof instand zu setzen. Im Laufe vieler Jahre, noch vor der Revolution, sorgte er dafür, dass vor dem Haass-Denkmal mit der Inschrift „Beeilt euch, Gutes zu tun" jährlich Kinderfeste stattfanden unter dem Motto „Zu Gast beim guten Opa Haass".

Während seiner langjährigen Tätigkeit bei der städtischen Kommission für allgemeine Gesundheit hielt Putschkow Vorträge über den Bau neuer Krankenhäuser: über das 3. städtische Krankenhaus für Infektionserkrankte in Sokolniki, über das Alexejew-Hauptkrankenhaus, über das Morosow-Kinderkrankenhaus (in Zusammenarbeit mit dessen Chefarzt Nikolaj Alexejew), über das Soldatjonkow-Krankenhaus (in Zusammenarbeit mit dem Arzt Fjodor Getje). Bei der Gründung all dieser Krankenhäuser hatte Putschkow aktiv mitgewirkt.

Während des Ersten Weltkriegs wurde Sergej Putschkow zweiter Vorsitzender der Moskauer Kommission zum Aufbau der Rote-Kreuz-Zentrale gewählt. An dieser Zentralstelle wurde der Erste Lazarett-Basispunkt mit 900 Betten für die nach Moskau evakuierten Soldaten eingerichtet. Doch zusätzlich zu einer der Hauptaufgaben dieser Jahre übernahm Putschkow die Sorge für die Anlage eines Soldatenfriedhofs, der im Februar 1915 eingeweiht wurde und über den Putschkow eine Broschüre herausgab.

Jahre vergingen, von der täglichen Arbeit im Krankenhaus, im Stadtrat und in verschiedenen öffentlichen Organisationen erfüllt, und in Putschkows unmittelbarer Nähe wuchs ein Nachfolger heran: sein Sohn **Alexander Putschkow** (1887-1952). Putschkow junior wurde nicht nur Arzt wie sein Vater, sondern er setzte auch die Familientradition fort, indem er sich „beeilte, Gutes zu tun". 1906 beendete er das 4. Moskauer Gymnasium, und 1911 schloss er sein Medizinstudium an der Moskauer Universität „mit Auszeichnung" ab. Danach arbeitete er als Externer in städtischen Krankenhäusern. 1914 wurde er in die Armee einberufen und dem Kommando des Roten Kreuzes unterstellt. Bereits damals erwies sich der noch junge Arzt laut Aussage des späteren Akademiemitglieds Nikolaj Burdenko[47], der in jener Zeit mit ihm zusammenarbeitete, als brillanter Organisator. Von 1918 bis 1921 diente er in der Roten Armee als Verantwortlicher für die Militärsanitätszüge. 1921 war er in der Moskauer Stadtverwaltung für Gesundheitsfragen zuständig, 1922 stand er der Zentralstelle für den Krankentransport vor, und seit 1923 leitete er den gesamten Not- und Rettungsdienst für die Stadt Moskau. Alexander Putschkow wirkte bei der Gründung von sieben Schnellrettungsdienststellen der Stadt sowie bei der Schaffung und Ausrüstung eines speziellen Transportwesens mit. Im Zweiten Weltkrieg oblag ihm die Einteilung des mobilen Rettungsdienstes zu den Brennpunkten der Stadt.

---

[47] Nikolaj Nilowitsch Burdenko (1876-1946), Chirurg; absolvierte 1906 die Universität von Tartu (Dorpat) mit Auszeichnung; Mitbegründer der russischen Neurochirurgie.

Wie für seinen Vater war auch für Alexander Putschkow selbstlose Pflichttreue oberstes Gebot. Das belegen unter anderem seine erhaltenen Briefe an Anatolij Koni. Am 8. Mai 1923 schrieb er ihm: „Ich habe Ihnen schon erzählt, dass Ihre Bücher für mich immer eine Art moralischen Leuchtturm bedeuteten, der mir viele dunkle Fragen des Alltagslebens erhellte." Und weiter: „Von morgens früh bis spät in der Nacht befasse ich mich mit administrativen Dingen (Schnellrettungsdienst) und habe überhaupt keine Zeit, ich selber zu sein, was mir sehr schwer fällt." In einem zwei Jahre später verfassten Brief (24. Dezember 1925) berichtet er Koni: „<...> im Januar will ich nach Petersburg reisen, um die Notrettungsstation zu besichtigen, und träume davon, Sie zu besuchen. <...> Momentan arbeite ich nur beim Notrettungsdienst, aber zu meiner eigenen Verwunderung habe ich nicht weniger, sondern mehr zu tun als früher."

Man erinnere sich: 1811 hatte Fjodor Petrowitsch Haass als erster eine schnelle medizinische Nothilfe in Moskau gegründet. Fast ein Jahrhundert später baute Alexander Putschkow diesen Dienst neu auf; er leitete diesen städtischen Notrettungsdienst dreißig Jahre lang, von 1922 bis 1952.

### 4. Der Kampf gegen den Krupp[48]

Als von 1813 bis 1818 eine Krupp-Epidemie in Russland grassierte, befasste sich Haass mit dem Problem der Diagnostik und der Behandlung dieser Erkrankung, die, besonders um die Wende zum 19. Jahrhundert, von allen Ärzten intensiv diskutiert wurde.

Im Jahre 1807 regte Napoleon, durch die hohe Kindersterblichkeit beunruhigt (auch sein Neffe, der holländische Königssohn, fiel dem Krupp zum Opfer), einen Wettbewerb um die beste pathologisch-anatomische Erforschung und Therapie dieser Krankheit an. An diesem Wettbewerb nahmen 83 Personen teil. Hervorgehoben wurden die Arbeiten des Augen- und Kinderarztes Johann Abraham Albers[49] und Louis Jurine[50]. Doch die Jury urteilte, alle Teilnehmer des Wettbewerbs hätten „nichts Besonderes herausgefunden und keinen Wendepunkt in der Wissenschaft herbeigeführt".

---

[48] Krupp = Kehlkopfdiphterie, betrifft vorwiegend Kinder.
[49] Johann Abraham Albers (1772-1821), Augen- und Kinderarzt; seine preisgekrönte Arbeit erschien zunächst in französischer Sprache, dann 1816 in Leipzig unter dem Titel „Über die Natur und Behandlung des Croup".
[50] Louis Jurine (1751-1819), schweizer. Arzt, in Paris als Chirurg tätig.

*Titelblatt der 1817 in französischer Sprache erschienenen „Untersuchungen zum Krupp oder Das Erstickungsasthma"
mit handschriftlichem Vermerk von Prof. Reiss
„i.e.: Friedr. Jos. v. Haas"*

Vier Jahrzehnte zuvor war das Buch von Home[51] erschienen, in dem zum ersten Mal der Begriff „Krupp" erwähnt wurde und seitdem zum Fachterminus in der Medizin geworden war. Laut Überlieferung wurde der Begriff aus der schottischen Umgangssprache übernommen, in der er die weiße Membrane beim Huhn bezeichnet, die der bei dieser Krankheit sich bildenden Rachenhautfalte ähnelt. Home war der erste, der eine Reihe von Krupp-Symptomen und ihren Unterschied zu ähnlichen Symptomen anderer Krankheiten beschrieb.

Zu den ersten Forschungsarbeiten über den Krupp in Russland gehören zwei wissenschaftliche Monographien von Doktor Haass: „Untersuchungen zum Krupp oder Das Erstickungsasthma" (Découverte sur le croup, ou L'asthma synanchicum acutum; Moskau 1817) und „Beyträge zu den Zeichen des Croups" (Moskau 1818).

Das erste Buch erschien anonym, – ein Beweis dafür, dass Haass die Eitelkeit des Wissenschaftlers nicht kannte. In seiner Forschungsarbeit zur Krupp-Problematik sah er nicht etwa einen Weg zum Ruhm, sondern die Möglichkeit, die Leiden von Menschen zu mildern. Statt seines Namens steht auf der Titelseite in

---

[51] Francis Home war Professor in Edingburg; 1765 veröffentlichte er einen Fachartikel über Krupp (Croup) bei Kindern. Vgl. Joh. von Bókay: „Unsere Kenntnisse über den Krupp von Fr. Home (1765) bis zum Ausschreiben der internationalen Napoleonischen Preisfrage (1807) und die Ergebnisse der letzteren", in: Sudhoff Archiv 24, 1931, S. 79.

gotischen Buchstaben und etwas abgehoben von der übrigen Schrift das Wort „Sutamilli".[52]

Im Vorwort zu seinem Buch erklärt Haass, die sich häufenden Anfälle von Krupp bei Kindern hätten ihn veranlasst, sich mit dieser für die Ärzte weithin ungeklärten Krankheit eingehender zu beschäftigen. Sie widerstehe den ärztlichen Bemühungen, schreite schnell fort und würge ihre Opfer. Teils unter der Einwirkung der Behandlung, teils dem gewöhnlichen Krankheitsverlauf folgend, könne sie zum Stillstand kommen, dann aber wieder verstärkt auftreten und schließlich zum Tode führen, wodurch die Hoffnung der Eltern wie auch das Vertrauen des Arztes in seine Kunst zerstört werde.

Haass äußerte sich empört über Doktor Albers, der, 1807 als Preisträger aus dem Napoleonischen Wettbewerb hervorgegangen, im Vorwort seines Buchs bekannt hatte, die Auszeichnung sei der hauptsächliche Antrieb für seine Forschungsarbeit gewesen. Haass, nach dessen Auffassung von der ärztlichen Pflicht es in erster Linie darum zu gehen hatte, den leidenden Kindern zu helfen, hielt dem entgegen: „Ist es etwa nicht mehr das Stöhnen eines erstickenden Kindes und das beharrliche Flehen einer verzweifelten Mutter <...>, das seit dem Anfang dieses Jahrhunderts für uns richtungweisend ist, um all unsere Fähigkeiten in der Erfüllung dieser Pflicht zu Verfügung zu stellen?"

Haass verdeutlicht die erschwerte Lage, in die er als Arzt nach der Veröffentlichung eines Buches von Johann Ernst Wichmann[53] geriet, der sowohl den echten als auch den falschen Krupp[54] unterschiedslos unter dem einheitlichen Terminus „Asthma acutum Millari" subsumierte. Mit dem Hinweis darauf, dass die Wichmann-Kriterien von allen Moskauer Medizinern übernommen worden waren, nennt Haass das Problem erstmals exakt bei Namen, und es gelingt ihm, auf die wesentlichen Unterschiede zwischen dem echten und dem falschen Krupp aufmerksam zu machen. Zunächst tat er das in einem Vortrag, den er am 8. Januar 1816 in der Moskauer Physikalisch-Medizinischen Gesellschaft hielt, danach in einem zweiten Vortrag am 4. März und zuletzt in seinem Buch „Untersuchungen

---

[52] In den Katalogen der wissenschaftlichen Zentralbibliotheken von Moskau und St. Petersburg ist der Autor nicht identifiziert; bibliographische Verzeichnisse zeigen das Buch mit dem Zusatz „Sutamilli" an, als wäre dies der Name des Autors. Nur die wissenschaftliche Bibliothek der Moskauer Universität vermerkt auf der Katalogkarte mit dem Buchtitel neben dem Wort „Sutamilli" den Namen: Haass, F.J. Diese Karte stammt vom Anfang des 19. Jahrhunderts, als die Universitätsbibliothek von Haass' Freund, dem Chemie-Professor und Chirurgen Ferdinand-Friedrich Reiss (1778-1852) geleitet wurde.
[53] Zu der bekanntesten Veröffentlichung Johann Ernest Wichmanns gehört die Abhandlung „Ätiologie der Krätze" (Hannover 1786).
[54] Falscher Krupp oder Pseudokrupp = Bezeichnung für verschiedene Krankheitsbilder vor allen Dingen im Kindesalter, die ähnliche Symptome aufweisen wie der echte Krupp, z.B. eine akute Einengung der Atemwege.

zum Krupp oder Das Erstickungsasthma".

Dieses Buch, 1817 in Moskau erschienen, besteht aus zehn Kapiteln, die hier stichwortartig aufgelistet seien:

- Kapitel I-III: Haass' Bericht über seine eigenen in Moskau durchgeführten Beobachtungen und seine Schlussfolgerungen daraus.
- Kapitel IV: Hypothese über die Pathologie des Krupp.
- Kapitel V: Vergleichende Analyse von Monographien anderer Autoren über diese Krankheit.
- Kapitel VI: Beschreibung der Krankheit, die von dem englischen Arzt John Millar (1733-1805) „akutes Asthma" und – mit Bezug auf ihn – von Wichmann „Asthma Millari" genannt wird.
- Kapitel VII: Fortsetzung der Krankheitsbeschreibung unter dem Titel „Croup Home seu Asthma Millari" mit Rückverweis auf die von Home 1765 veröffentlichten Beobachtungen.
- Kapitel VIII: Beschreibung der Therapie für das Erstickungsasthma.
- Kapitel IX: Analyse der von Doktor Albers vertretenen These zur Natur der Tracheitis oder des Krupp.
- Kapitel X: Darstellung einer Reihe verschiedener Beobachtungen beim Erstickungsasthma.

*Titelblatt desselben 1818 in deutscher Sprache erschienenen Buchs, ebenfalls mit Prof. Reiss' Vermerk*

Außer der Aufgabe, Analogien zwischen dem akuten Asthma nach Millar und dem Krupp nach Home festzustellen, setzt sich Haass zum Ziel, die vielen Standpunkte der Ärzte im Westeuropa des 17. und 18. Jahrhunderts mit Blick auf den Krupp zu systematisieren. „Das Vorhaben dieser Arbeit besteht darin, den Ärzten so viele Meinungen zur Geschichte dieser Krankheit anbieten zu können, wie festzustellen mir gelungen war."

Haass bemühte sich, die Aufmerksamkeit der praktizierenden Ärzte auf die Notwendigkeit der professionellen Sorgfalt und der äußersten Achtsamkeit bei Erkennung dieser Krankheit zu lenken. Er schrieb: „Die Symptome sind nicht eindeutig. Die Gründe für den Ausbruch und alle Erscheinungen dieser Krankheit sind so unterschiedlich, dass die Kenntnis einiger konkreter Einzelfälle die Natur der Krankheit nicht zweifelsfrei erkennen lässt. Wenn man ihre verschiedenen Formen berücksichtigt, so ließe sich sagen, dass sie – wie die Pest – die Gabe des Proteus[55] hat…"

Das Buch enthält einen ausführlichen Überblick über die Arbeiten von mehr als sechzig Autoren, die Abhandlungen zum Thema Krupp veröffentlichten. Haass legte ihre Forschungsergebnisse offen und ergänzte sie mit denen der eigenen Erfahrung. So versuchte er die Unterscheidungsmerkmale festzustellen, mit deren Hilfe ein Arzt imstande wäre, die richtige Diagnose zu stellen. Für die Medizin des ersten Dezenniums des 19. Jahrhunderts zog Haass eine wichtige Schlussfolgerung: „Akutes Asthma nach Millar und Croup nach Home ist eine und dieselbe Krankheit. Die Krankheit, die Wichmann als Asthma nach Millar zu bezeichnen vorschlug, ist in Wirklichkeit der echte Krupp." Diese Schlussfolgerung war für Haass eine Entdeckung, die es möglich machte, einen Ausweg aus den diagnostischen Irrtümern zu finden und auf die Weiterentwicklung der Kenntnisse über den Krupp hinzuweisen.

Haass' Buch und die vorangehenden Vorträge vor der Physikalisch-Medizinischen Gesellschaft waren in der Tat ein bedeutender Fortschritt in der Lehre über den Krupp. Was allerdings im Blick auf Haass' Schlussfolgerungen für die Wissenschaft zu Beginn des 19. Jahrhunderts als Entdeckung galt, erschien manchen Ärzten nicht überzeugend genug. Das bewog Haass, 1818 eine weitere Schrift (diesmal in deutscher Sprache) mit dem Titel „Beyträge zu den Zeichen des Croups" in Moskau zu publizieren. Der Gegenstand der Forschung blieb nach wie vor aktuell, und die heiße Diskussion um diese Krankheit hörte nicht auf. Im Vorwort zu seinem neuen Buch appellierte Haass an alle Ärzte, so schnell wie möglich zu einen einheitlichen Kenntnisstand über dieses Krankheitsbild zu kommen: „Denn immer neue Opfer von Asthma, die aufgrund ungenügender Kenntnisse über diese Krankheit zu verzeichnen sind, müssen die Ärzte zur Pflichterfüllung und zur Analyse ihrer eigenen Erfahrungen bewegen."

Haass lenkte die Aufmerksamkeit der Leser auf die mögliche Gefahr, dass bei Kindern mit anderen Erkrankungen (wie z.B. Scharlach, Masern oder Pocken) sich auch ein Krupp ausbilden kann. Er schreibt: „Ein Katarrhalhusten ist freilich noch kein Krupp. Asthmatische Anfälle sind jedoch bereits ein böser Krupp." Haass wies

---

[55] Proteus – nach dem griechischen Mythos weissagender Meergreis mit der Gabe der Verwandlung in viele Gestalten; nur wer ihn festhielt, konnte eine Weissagung von ihm erzwingen.

auf die Notwendigkeit hin, im fortgeschrittenen Stadium unbedingt zu klären, welche Erkrankung Ursache für die Entwicklung des Krupp war. „Zur Pflicht der Diagnostik gehört nicht nur, ein Krankheitsbild zu beschreiben, denn die Krankheit kann man aufgrund des Vergleichs aller pathologischen Erscheinungen feststellen, sondern nicht außer acht zu lassen, welche Art der Erkrankung sich daraus entwickelt."

Haass' Publikation über – wie man heute sagen würde – die Differentialdiagnostik erforderte eine aufwendige und sorgfältige Arbeit. Er betonte: „Wie in keinem anderen Fall muss hier der Arzt die Kenntnisse nach den Fakten richten und nicht die Fakten an seine Kenntnisse anpassen."

Haass' „Beyträge zu den Zeichen des Croups" setzten die Diskussion über die Probleme dieser Krankheit unter folgenden Aspekten fort:

In den ersten beiden Kapiteln analysiert er die Diagnostik des Krupp und benutzt dabei Informationen aus anderen Arbeiten namhafter europäischer Wissenschaftler und Ärzte. In Kapitel III beleuchtet er die Krankheitsgeschichten von 21 Krupp-Patienten, wobei jeder einzelne Krankheitsbericht das emotionale Engagement im Kampf um die Gesundheit des Kranken erkennen lässt. Es wird deutlich, dass Haass oft mit schweren toxischen Formen des Krupp konfrontiert war. Unter anderem beschreibt er das doppelseitige geschwulstartige Ödem im Bereich der oberen Lymphknoten und des umgebenden Weichgewebes; in diesem Zusammenhang weist er auf Komplikationen des Krupp durch Reaktionen des Nervensystems hin. So bemerkt er, dass z. B. ein an Krupp erkrankter Säugling nicht trinken kann, weil die Flüssigkeit durch die Nase zurückläuft. Haass liefert keine Erklärung für die Genese dieser Erscheinung, sondern er beschreibt nur das beobachtete klinische Bild, dessen Folge die Paralyse des weichen Gaumens ist. Er bemerkt, dass kurz vor dem Tod des Säuglings auch die Extremitäten gelähmt waren und dass der Säugling nicht erhöht auf einem Kissen, sondern völlig horizontal lag. In der medizinischen Fachliteratur Russlands ist dies die erste Beschreibung einer Muskelparalyse von Extremitäten und Körper im späten Krankheitsstadium, die in der Folgezeit als „Spätparalyse" bezeichnet wird. Haass weist darauf hin, dass während eines Kruppanfalls (bei der Entwicklung der Kehlkopfstenose) der Puls sich verändert, der, „als wäre er mit Luft gefüllt, unter den Fingern verschwindet", – jenes Symptom, das später mit dem Terminus „paradoxer Puls" belegt wird und die Absenkung der Pulsamplitude während der Einatmung bedeutet. Dieses Symptom weist auf einen deutlich negativen Druck im Brustbereich hin, der die Entleerung des Herzens im Moment der Systole sowie den Blutfluss in die peripheren Gefäße verhindert.

Im IV. Kapitel versucht Haass Antwort auf die Fragen zu geben, die er bereits in seiner ersten Monographie über den Krupp stellte. Er lenkt seine Aufmerksamkeit auf das Symptom der Speichelabsonderung und erklärt, dass der Speichelfluss im Falle des Krupp zunimmt, der Patient aber nicht schlucken kann.

Haass konstatiert: „Bis jetzt schenkte man diesem Symptom kaum Beachtung. Aber ich bemerkte die wichtige Bedeutung dieser Absonderung."

Im Bezug auf die Therapie des Krupp meint Haass, es gebe gegen diese Krankheit keine spezifischen Heilmittel. Unter den Ärzten der Jahrhundertwende fanden Brechmittel bei der Behandlung der kruppartigen Entzündung des Kehlkopfs und der Luftröhre die häufigste Anwendung. Auch Haass benutzte in seiner Praxis Eibischabsud mit Calciitartari, der, wie man früher glaubte, gegen die Entzündung wirkte, die Blutzusammensetzung änderte, die Kruppmembranen weicher machte und lockerte und somit den toxischen Ausfluss erleichterte. Breite Anwendung fanden damals auch Präparate mit Quecksilber (Kalomel). Auch Haass machte Gebrauch davon, denn es herrschte die Meinung, das Quecksilber fördere die Verdünnung und das Aufsaugen der Entzündungsprodukte und schränke somit den Entzündungsprozess ein. Ebenso verwendete Haass bei Krupp auch das Zugpflaster und Blutegel. Den Luftröhrenschnitt (Tracheotomie) beurteilte Haass durchaus realistisch: „Die Verschreibung einer Tracheotomie sollte auf die Angaben der Prozesslokalisation begründet sein. Da wir annehmen, dass bei den meisten Fällen die Trachea und die Bronchien beschädigt werden, so tritt die Erstickung eher wegen der Verstopfung der Bronchien ein als wegen der Beschädigung der Trachea. Deswegen können wir nicht hoffen, mit der Öffnung der Trachea die Durchlässigkeit der Atemwege wiederherzustellen." Viele Ärzte des 19. Jahrhunderts teilten noch lange diese Meinung.

In seiner Analyse der über sechzig Abhandlungen zum Thema Krupp ließ Haass keine noch so unbedeutenden Symptome unbeachtet. Auf diese Weise zeigte er den praktischen Ärzten die Krankheit in ihrer Verlaufsvielfalt. Seine Publikationen mit den ausführlichen Untersuchungen und Syndrombeschreibungen des Krupp sowie der von ihm zusammengestellte Begriffsapparat zu dieser Erkrankung förderten die weitere Entwicklung der nosologischen[56] Ausrichtung in der Medizin. Nicht zufällig wählte er als Epigraph seines ersten Buchs über den Krupp die Worte eines Klinikers: „Die Entwickelung einer einzigen bisher Dunkleren oder mit einer andern leicht zu verwechselnden Krankheit hat gewiß unendlich mehr praktischen Werth als die Erfindung von einem Dutzend neuer Mittel, deren wir vollends immer um so weniger bedürfen, je weiter wir in der Diagnostik der Krankheiten fortrücken."[57]

Auch die zeitgenössische Presse nahm Haass' Veröffentlichungen zu einem damals aktuellen Thema zur Kenntnis. Die Rezension auf seine erste „mit Verstand

---

[56] Nosologie – Krankheitslehre; systematische Beschreibung der Krankheiten, Teilgebiet der Pathologie.
[57] Samuel Gottlieb Vogels Handbuch IV, Teil XI; Samuel Gottlieb von Vogel (1750-1837) begann bereits mit 14 Jahren das Medizinstudium in Göttingen, promovierte 1771 und habilitierte sich 1776; seit 1789 Professor der Medizinischen Fakultät an der Universität Rostock; veröffentlichte mehrere Medizinbücher.

geschriebene" Arbeit erschien in Band 3 der „Medicinischen chir<urgischen> Zeitung" 1818 (Nr. 53, S. 11-15). In der Schriftenreihe der Physikalisch-Medizinischen Gesellschaft (Commentationes societatis physico-medicae, Moskau 1821) wurden Haass' Publikationen über den Krupp mit hoher Wertschätzung gewürdigt.

Die Fakten und Schlussfolgerungen, die Haass in seinen Büchern zieht, wurden europaweit in den Arbeiten vieler Wissenschaftler des 19. Jahrhunderts aufgegriffen, so etwa von C. Gerhardt[58] (1859), A. Millet (1863) und T. Paul (1865). Im Russland der ersten Jahrhunderthälfte bezog sich der namhafte Arzt und Literat A. N. Nikitin (1763-1858) auf Haass.

Dessen beide wissenschaftliche Monographien über den Krupp, für die er umfangreiches klinisches Material in Moskau gesammelt hatte, werden in Russland mit Recht zu den ersten fundamentalen Arbeiten auf dem Gebiet der Pädiatrie gezählt. Sie vermitteln auch die ersten ausführlichen Untersuchungen zum Krupp, die in Russland verfasst und veröffentlicht wurden. Ihre Publikation spielte zweifellos eine positive Rolle für die Entwicklung der Krankheitslehre über den Krupp und später über die Diphtherie – nicht nur in der russischen Medizin der ersten Hälfte des 19. Jahrhunderts, sondern auch in der westeuropäischen Wissenschaft.

## 5. Barmherzige Schwestern und Witwen

Von einem Historiker des 19. Jahrhunderts wurde folgendes festgehalten: „Im Jahre 1808 wurde auf Initiative der Kaiserin Marija Fjodorowna[59] beschlossen, dass im Moskauer Pawlowschen Krankenhaus zur Verbesserung der Krankenpflege nur noch weibliche Dienstkräfte gegen Besoldung beschäftigt werden sollten, d.h. Krankenschwestern statt der Kriegsinvaliden und ihrer Frauen sowie Köchinnen statt der Köche."[60] Der Chefarzt dieses Krankenhauses war damals Fjodor Petrowitsch Haass. So wurde er einer der ersten, der als Direktor eines Moskauer Krankenhauses Frauen zur Pflege der Kranken einstellte. Und er war es auch, der es als erster zur Norm machte, dass das Pflegepersonal in erster Linie weiblich war.

Im Januar 1814 wurden aus dem Petersburger Witwenhaus verwitwete Frauen auf freiwilliger Basis in das St. Petersburger Armenkrankenhaus eingeladen, damit sie konkrete Erfahrungen darüber sammelten, wie man Kranke pflegt und beaufsichtigt. Nach einjähriger Probezeit wurden am 12. März 1815 sechzehn von vierundzwanzig dieser Frauen vereidigt. Daraufhin hängte Kaiserin Marija

---

[58] Carl Gerhardt (1833-1902), Internist; seit 1862 Direktor der Medizinischen Klinik Jena, 1872 Direktor der Medizinischen Klinik in Würzburg und ab 1885 Ordinarius in Berlin. – Zu Millet und Paul waren keine Informationen zu ermitteln.
[59] Zu Kaiserin Marija Fjodorowna vgl. Koni S. 32, Anm. 32.
[60] Historiker und Quelle werden nicht genannt.

Fjodorwna jeder Zugelassenen ein Goldkreuz um, das auf einer Seite die Inschrift „Barmherzigkeit" trug und lebenslang an einer grünen Schleife um den Hals getragen werden sollte. Vorgeschrieben war auch eine einheitliche dunkelbraune Tracht. Im Krimkrieg 1854-1856 leisteten diese Witwen den Verwundeten an der Front die gleiche Hilfe wie die Barmherzigen Schwestern.

In Moskau gründete der Chefarzt des Armenkrankenhauses Christophor von Oppel (1768-1835), ein enger Freund von Haass, das „Institut für barmherzige Witwen". 1822 veröffentlichte er die in russischer Sprache verfasste „Anleitung und Regel, wie man Kranke pflegt, zum Wohle eines jeden, der sich mit dieser Sache beschäftigt, vor allem für barmherzige Witwen, die sich besonders dazu berufen fühlen". Oppels „Anleitung" wurde zur Grundlage der professionellen Ausbildung von „barmherzigen Witwen".

Haass' Einstellung zur weiblichen Krankenpflege teilte auch sein Moskauer Kollege Doktor Pohl. Während der Choleraepidemie in Moskau schrieb Pohl 1830: „Das Wichtigste ist, für die Pflege der Kranken die tüchtigsten und die fähigsten Frauen einzusetzen; gerade bei dieser Krankheit, wie bei keiner anderen, sollten sie die rechte Hand des Arztes sein, denn von ihrem Bemühen hängt nicht selten die Rettung eines Todgeweihten ab..."[61] Haass war ständig von Menschen umgeben, die bestrebt waren, die altehrwürdigen Tugenden der Barmherzigkeit und der Wohltätigkeit im wörtlichen Sinne gesellschaftsfähig zu machen, darunter auch die der weiblichen Krankenfürsorge in Russland.

Bereits in Wien hatte Haass 1806 die Fürstin Warwara Repnina-Wolkonskaja (1778-1864) getroffen und mit ihr einen Vertrag geschlossen, durch den er zum Hausarzt der Fürstin avancierte. Diese außergewöhnliche Russin leitete 1812 während des Napoleonischen Überfalls auf Russland die St. Petersburger Frauengesellschaft und errichtete 1813 in Prag ein Lazarett für russische Soldaten.

Im Moskauer Bezirk Ssuschtschewsk gründeten 1848 Doktor Haass und die Frau des Moskauer Generalgouverneurs Fürstin Sofja Schtscherbatowa (1798-1885) die erste Gemeinde der Barmherzigen Schwestern. An der Gründung dieser Nikolaj-Gemeinde beteiligte sich außer Frau Schtscherbatowa auch die Schriftstellerin Jelisaweta Draschussowa, ebenfalls ein Mitglied des Frauenfürsorge-Kuratoriums, das sich um die Armen kümmerte.

Da Haass die Bedeutung der ethischen Gesinnung von Frauen im Dienst an ihren Nächsten erkannte, schrieb er seinen „Appell an die Frauen", der nach seinem Tod von Doktor Pohl herausgegeben wurde. Darin mahnt er: „Beeilt euch, Gutes zu tun! Lernt verzeihen, sucht Versöhnung, besiegt das Böse durch das Gute. Grämt euch nicht wegen der geringen Hilfe, die ihr im einen oder anderen Fall leisten könnt, – mag sie sich auch nur darin zeigen, dass ihr ein Glas frisches Wasser reicht, ein freundliches oder tröstendes Wort spricht, ein Wort des Mitgefühls und

---

[61] Ohne Quellenangabe

Mitleids, auch das ist gut. <...> Bemüht euch, Fallende aufzurichten, Erboste zu erweichen, das moralisch Zerstörte wiederherzustellen."

Als erster führte Haass in den Gefängniskrankenhäusern Frauenpersonal ein. Sein Zeitgenosse, der Jurist Pjotr Lebedew[62], erinnerte sich: „Fjodor Petrowitsch hat früher als alle anderen verstanden und zu schätzen gewusst, welche Vorteile die weibliche Krankenpflege vor der männlichen hat, und so führte er sie in seinen Krankenhäusern ein. Im Jahre 1860 sah ich 14 Sitzwächterinnen in den Etappengefängniskrankenhäusern des Gouvernements. Sie arbeiten gegen Entlohnung, verteilen Wäsche und Medikamente unter den Kranken, sorgen für Sauberkeit, helfen beim Verbinden, beaufsichtigen tagsüber die Ordnung in den Krankenzimmern und wachen nachts bei den Schwerkranken. Die Feldschere dagegen führen die Anweisungen des Medikus aus."[63] Nach Haass' Tod wurde „sein Kind", das Polizeikrankenhaus für Obdachlose, Ausbildungsstätte für viele Frauen, die den Weg der Barmherzigen Schwestern gehen wollten.

Fürstin Natalja Schachowskaja (1820-1906), die seit jungen Jahren den wohltuenden Einfluss des alten Familienfreundes Haass empfand, bezog 1853 ein Krankenzimmer des Polizeikrankenhauses und entschloss sich, den Leidenden zu dienen. Nach einem Jahr Arbeit unter schweren Bedingungen fühlte sie sich sicher und kräftig genug, im Nowitschenkowa-Haus, neben dem Polizeikrankenhaus, eine Gemeinde der Moskauer Barmherzigen Schwestern ins Leben zu rufen, die später den Namen „Tröste meine Trauer" erhielt.

Nataljas Schwester, Fürstin Nadeshda Trubezkaja (1812-1909), gehörte dem Moskauer Frauenfürsorgekomitee für kranke und verwundete Soldaten an. Während des Russisch-Türkischen Kriegs 1877/78 half sie in verschiedenen Lazaretten den Verwundeten. Beide Schwestern kannten Haass seit ihrer Kindheit und standen bis zum Ende ihrer Tage unter dem Eindruck seiner Persönlichkeit.

Auf diese Weise säte der Arzt und Menschenfreund Haass den Samen der Barmherzigkeit in die Herzen seiner Zeitgenossen, und die Ernte der späteren Jahre war reich.

Als Haass nicht mehr lebte, zogen Vertreterinnen der ältesten Gemeinde der Barmherzigen Schwestern in den Krieg um Sewastopol (1854-1856). Für die „eifrige Erfüllung ihrer Pflicht als Barmherzige Schwestern" wurden sie von der Kaiserin Alexandra Fjodorowna mit dem Kreuz der Barmherzigkeit und der silbernen Tapferkeits- und Gedenkmedaille ausgezeichnet. Die Schwestern der Nikolaj-Gemeinde, die später in „Gemeinde zum Gedenken an Fürstin Schtscherbatowa und Doktor Haass" umbenannt wurde, versorgten während des Ersten Weltkriegs die Verwundeten an der Front und arbeiteten selbstlos in Hospitälern und Krankenhäusern – getreu dem Aufruf „*Beeilt euch, Gutes zu tun*".

---

[62] Ausführlich zu Lebedew und seinem Artikel vgl. Kap. III, S. 327-352.
[63] „Der russische Bote" (*Russkij vestnik*), Nr. 11, 1868, S. 344 f.

*Alexej Martynow*[1]

# Der „alte treue Freund"
# Andrej Iwanowitsch Pohl

Vor fünfzig Jahren beendete Andrej Iwanowitsch Pohl seine Tätigkeit im Katharinen-Krankenhaus. Der erste Professor der chirurgischen Klinik an der Moskauer Universität verdient es, dass sein Andenken nicht nur im Katharinen-Krankenhaus bewahrt wird, in dem er fast vierzig Jahre lang als Chefarzt tätig war, sondern weit darüber hinaus.

Pohls Wirken als Chirurg gehört in jene bewegte Zeit, als die Chirurgie in Moskau ihren Anfang nahm. So war er einer der ersten Moskauer Chirurgen und im Laufe vieler Jahre einer der herausragenden.

Im vorliegenden kurzen Artikel will ich versuchen, soweit es in meinen Kräften steht, die schon verblassende Erinnerung an diesen bemerkenswerten Menschen wachzurufen.

Andrej Iwanowitsch Pohl, Sohn eines „Ausländers preußischer Nation", wurde am 2. Februar 1794 in Petersburg geboren. Nach der Beendigung der St. Petersburger deutschen Peter-und-Paul-Schule wurde er 1809 auf Wunsch seines Vaters im Kontor des dänischen Konsuls, des Kaufmanns Nieman, in Kronstadt als Lehrling angenommen und verbrachte dort anderthalb Jahre. Doch mit dem Gefühl, fürs Kommerzielle nicht geeignet zu sein, folgte Pohl dem Rat seines Bruders, eines Medizinstudenten, und ließ sich an der St. Petersburger Medizinisch-Chirurgischen Akademie einschreiben. In der Akademie genoss er die besondere Zuneigung des damals namhaften Chirurgen und Professors Iwan Busch[2], von dem er seine ersten Kenntnisse und Erfahrungen in der praktischen Chirurgie erwarb. 1815 schloss Pohl sein Studium ab. Zweieinhalb Jahre machte er ein Volontariat im Obuchow-Krankenhaus unter der gründlichen Anleitung von Doktor Lerche[3], der seinen Zögling intensiv förderte. Ein glücklicher Zufall ermöglichte Pohl eine Reise ins

---

[1] Alexej Wassiljewitsch Martynow (1868-1934), Arzt, Chirurg und Wissenschaftler. – Den vorliegenden Text veröffentlichte Martynow 1909 in Moskau unter dem Titel „A.I. Pohl (1794-1864), der erste Professor der chirurgischen Klinik an der Moskauer Universität".
[2] Iwan Fjodorowitsch Busch (1771-1843), Militärarzt im Russisch-Schwedischen Krieg 1788-1790, Chirurg; gründete 1800 die erste chirurgische Fakultät an der Akademie Russlands.
[3] Theodor Heinrich Lerche (1791-1847), im Harz geboren, kam 1808 nach Russland, um in Dorpat Medizin zu studieren; ließ sich nach dem Zusatzstudium in Deutschland und Holland 1815 als Ophthalmologe in St. Petersburg nieder; Herausgeber der deutschsprachigen Fachzeitschrift „Vermischte Abhandlungen aus dem Gebiete der Heilkunde".

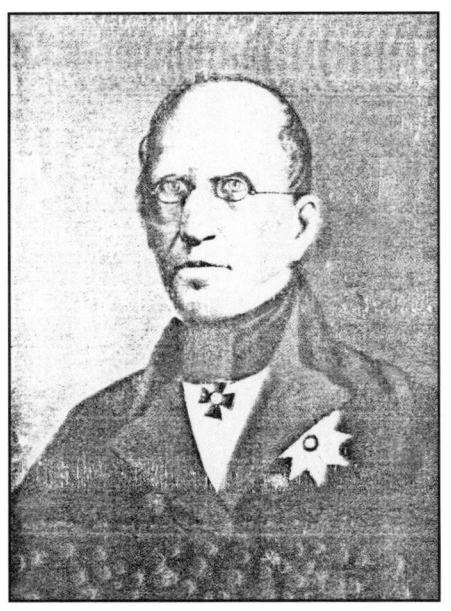
*Andrej Iwanowitsch Pohl*

Ausland: Er nahm die Einladung eines Arztes namens Poltika an, ihn zwei Jahre lang auf einer Reise zu begleiten. Pohl nutzte die Gelegenheit und besuchte Universitäten und Heilanstalten in Wien, Berlin, Paris, London, Neapel und anderen Städten. Anschließend war Pohl ein Jahr lang als Leibarzt der Fürstenfamilie Golizyn tätig. Anfangs lebte er mit dieser Familie in Wladimir, doch bald darauf zog sie nach Moskau, wo Fürst Dmitrij Wladimirowitsch Golizyn zum militärischen Generalgouverneur ernannt wurde. „Menschen verschiedener Parteizugehörigkeit und völlig entgegengesetzter Meinungen schätzten die geistigen und seelischen Eigenschaften dieses Menschen sehr hoch", äußerte sich Anatolij Koni über Golizyn und ergänzte: „…er war freier Hörer an einigen deutschen Universitäten, tapfer im Kampf, in seinen Gedanken und materiell unabhängig, <…> ein Würdenträger von Katharinas Gnaden, ein fortschrittlicher Mensch seiner Zeit und voller Ideen." Wie man weiß, hatte Haass den Erfolg vieler seiner Unternehmungen dem Mitgefühl und Beistand dieses Mannes zu verdanken. Auch für Andrej Pohl war die Begegnung mit dem neuen Militärgouverneur von großer Bedeutung.

Während der Jahre bei der Familie Golizyn arbeitete Pohl zugleich für seine berufliche Zukunft: Er schrieb seine Doktorarbeit, die er 1820 an der Moskauer Medizinisch-Chirurgischen Akademie verteidigte. Der Titel lautete „Dissertatio inauguralis medicopractica de rubefacientium et vesicantium ac praecipue de cantharidum externo usu"[4].

Eben zu dieser Zeit starb der Chefarzt des Katharinen-Hospitals, der Stabsarzt Fjodor Iwanowitsch Grave. Am 2. August 1820 besetzte Fürst Golizyn diese Stelle mit seinem Leibarzt. Ein solches Amt konnte man damals fast nur durch Protektion erlangen. Doch bei der Protektion dieses tüchtigen jungen Chirurgen hatte der Generalgouverneur eine glückliche Hand. Der neue Chefarzt inspizierte sein Krankenhaus und fand es „in sehr desolatem Zustand". Alle Mängel wurden von Pohl ausführlich in der von ihm verfassten Broschüre „Sur l'etat actuel de l'hôpital de Cathérine a Moscou" dargelegt und 1821 während der Versammlung der

---

[4] „Heilpraktische Inauguraldissertation über die äußere Anwendung [haut]rötender und blasenbildender Mittel, insbesondere der Spanischen Fliege". 1824 schrieb Pohl eine weitere Arbeit, „De tumore lymphatico" („Über den Lymphtumor"), die er als zweite Dissertation an der gleichen Akademie verteidigte, und erhielt daraufhin den Doktortitel in der Medizin und in der Chirurgie.

Physikalisch-Medizinischen Gesellschaft im Beisein des Generalgouverneurs Golizyn vorgetragen. Pohls Vortrag zeigte Wirkung, und Golizyn veranlasste, alle von Pohl aufgezeigten Mängel im Hospital, „soweit dieser Altbau es zulässt", zu beheben. Das Gebäude war in der Tat sehr alt und heruntergekommen. So begann Pohl, die Unterstützung des Fürsten Golizyn im Rücken, sich gleich nach einem anderen, passenden Krankenhausgebäude umzuschauen.

Ganz besonders widmete sich Pohl dem Aufbau einer chirurgischen Abteilung und erwies sich als ein herausragender Chirurg. Fast alle im Krankenhaus anfallenden Operationen führte er selbst durch. Die Anzahl der Eingriffe bei Steinleiden nahm rapide zu. Im Laufe nur weniger Jahre wurde die chirurgische Abteilung des Krankenhauses deutlich weiterentwickelt. Außer im Marien-Krankenhaus wurden hier mehr Operationen durchgeführt als in allen anderen Moskauer Krankenhäusern zusammen, allein bis zu 30 Steinschnitten pro Jahr. Auf diesem Gebiet schien Pohl ohne Konkurrenz. Einen Seitensteinschnitt einschließlich der Anlegung eines Verbands nahm er in nur vier Minuten vor. Unter seiner Anleitung und von ihm selbst wurden im Katharinen-Krankenhaus 1500 Steinschnitt- und cirka 200 Steinbrechoperationen durchgeführt.

Neben der Chirurgie befasste sich Pohl – zumal wenn die Umstände ihn dazu zwangen – mit Problemen in anderen medizinischen Bereichen. So musste er mehrmals in seinem Krankenhaus Stationen für Cholerapatienten einrichten. Als Chefarzt musste und wollte er sich auch mit dieser Krankheit befassen. Als Ergebnis seiner Studien veröffentlichte er 1830 in Moskau eine populäre Broschüre mit dem Titel „Kurze Beschreibung der Cholera. Anleitung zur Behandlung dieser Krankheit sowie dazu, welche Maßnahmen während dieser Krankheit zu treffen sind, und Regeln für die Bevölkerung, wie sie sich davor schützen soll". Im Jahre 1831 erschien dieses Buch in deutscher Sprache; die russische Ausgabe kam 1847 in zweiter Auflage heraus.

Erwähnenswert sind auch Pohls Versuche zu einer wirksameren Behandlung der Tollwut. Von der These ausgehend, dass das Wesen dieser Krankheit – und es gab nicht wenige Patienten im Katharinen-Krankenhaus, die davon befallen waren – durch die Untersuchung tollwütiger Tiere zu erkennen sein müsse, entschloss sich Pohl, im Garten des Krankenhauses eine Tierklinik einzurichten. Bei der Umsetzung seines Vorhabens stellten sich ihm allerdings massive Hindernisse von seiten der Medizinbehörde entgegen. Doch dank seiner Beharrlichkeit und Energie wurden mehrere Räume für Hunde gebaut. Bezüglich dieses Baus (genau gesagt, handelte es sich um sieben Hundehütten) argumentierte die Behörde für allgemeine Fürsorge unter anderem wie folgt: „Wenn es dort viele Hunde geben wird, steht dann ausreichend Futter zur Verfügung? Wenn die Abfälle der Krankenhausküche nicht genügen sollten, wozu dann die tollwütigen Tiere behalten, die ja für Menschen eine Gefahr darstellen? Oder ist daran gedacht, sie auch zu behandeln, oder bleiben sie da nur als Versuchstiere, und wenn nicht, wozu dann? Über welche Mittel verfügt er (Pohl), um die Tiere zu halten und dabei niemandem zu schaden?" Die Idee mit der „Hundeklinik" nahm ein erfolgloses Ende. Das Geheimnis der Tollwut wurde nicht entdeckt – die Zeit war noch nicht reif dazu. Aus historischer Sicht aber müssen Doktor Pohls Vorsatz und Bestrebungen mit Hochachtung gewürdigt werden.

Zu erwähnen sind auch Pohls Eigenschaften einer administrativen und öffentlichen Wirksamkeit. Für das Katharinen-Krankenhaus leistete er große Dienste, indem es ihm gelang, das Krankenhaus in dem Gebäude unterzubringen, in dem es sich noch heute befindet. Auf einem großen Grundstück mit viel Grünfläche gelegen, wurde das Haus für 45 000 Silberrubel gekauft und nach den Plänen, die Pohl zusammen mit dem Architekten Bowe[5] ausgearbeitet hatte, umgebaut. Zehn Jahre später, 1843, ließ Pohl mit Hilfe des Architekten Tschitschagow[6] eine Sommerstation aus Holz errichten, in der die Patienten untergebracht wurden, wenn das Krankenhaus nach dem Winter renoviert werden musste. Dieser Anbau ging sehr schnell vonstatten: Im Juni angefangen, wurde er schon im Dezember in Betrieb genommen. Die Krankenzimmer wurden zweckmäßig entlang eines Korridors eingerichtet. Diese Station gibt es noch heute, allerdings in ziemlich verfallenem Zustand.

Bei der steten Bewältigung der Alltagsprobleme im Katharinen-Krankenhaus blieb es für Pohl nicht; des öfteren musste er bei der Umsetzung von Plänen für andere Krankenhäuser mit Rat und Tat helfen. So arbeitete er in den 20er Jahren im Komitee zum Bau des Städtischen Krankenhauses für 500 Betten mit. Später ließ er in den Pokrowka-Kasernen ein provisorisches Arrestanten-Krankenhaus mit 150 Betten einrichten. Er verfasste ein Programm, in dem er die „Anforderungen des modernen Krankenhauswesens" formulierte. Dieses Programm legte das Komitee beim Bau des Polizeikrankenhauses[7] zugrunde. Auch bei der Einrichtung der Augenklinik wirkte Pohl mit. Wahrscheinlich unter dem Einfluss seines Freundes Fjodor Petrowitsch Haass beteiligte er sich an vielen ärztlichen und sozialen Aktivitäten der Gefängnisbehörde – im Gefängnis-Fürsorgekomitee und im Gefängniskrankenhaus, das ganz nach seinen Plänen eingerichtet wurde und dessen erster Chefarzt er war.[8] In seiner Ernennungsurkunde ist zu lesen: „Seine

---

[5] Ossip Iwanowitsch Bowe (1784-1834), Architekt; als Sohn eines italienischen Malers in St. Petersburg geboren, im Kindesalter mit der Familie nach Moskau umgezogen; in die Geschichte eingegangen als Chefarchitekt beim Wiederaufbau Moskaus nach dem Brand von 1812.
[6] Nikolaj Iwanowitsch Tschitschagow (1803-1858), Chefarchitekt des Katharinen-Krankenhauses und seit 1838 des großen Kremlpalastes.
[7] Vgl. Ower: „Materialien und anderes". Teil II, S. 58-61. (Anm. d. Autors)
[8] Nach Pohl wurde zunächst M.A. Shukowskij, danach F.J. Haass Chefarzt des Gefängniskrankenhauses.

**Der Russische Invalide,** Nr. 125
**8. Juni 1852**
Bei Buchhändler J.A. Jungmeister erhältlich

*Anleitung zum richtigen Gebrauch kalten Wassers bei der Behandlung von Krankheiten und die Hydroartie-Bäder nach der Priesnitz-Methode*

zusammengestellt von Dr. Wenzel.
SPb 1846: Preis 1 Rubel 50 Kopeken, mit Versand 1 Silberrubel 75 Kop.

*Über die Brustkrankheiten*

Dieses Buch enthält eine vollständige Anleitung zur Erforschung und Erkennung aller Brustkrankheiten und der mit ihr zusammenhängenden Beschwerden wie Seitenstechen, Husten, Schwindsucht im Hals, in der Lunge und in den Schleimhäuten, mit Beschreibung eines Beispiels und einer erfolgreichen Heilungsmethode.
Da der Sommer die bessere Zeit zum Kurieren ist, wird dieses Buch den Leidenden jetzt empfohlen.
SPb 1842: Preis 80 Kop., mit Versand 1 Silberrubel.

Erlaucht, der Moskauer Militär-Generalgouverneur (d.i. Fürst Dmitrij Golizyn), erachtet es in Kenntnis der Leistung, mit der er (Dr. Pohl) zur Erleichterung des Schicksals kranker Arrestanten des Schlossgefängnisses beitrug, für durchaus nützlich, ihn als Chefarzt des Krankenhauses des o. g. Gefängnisses zu ernennen, und bleibt vollkommen zuversichtlich, dass er mit dem ihm eigentümlichen Fleiß auf diesem Posten zum Nutze der leidenden Menschheit alle Erwartungen erfüllen wird. <…> man setze in ihn volles Vertrauen."

Pohls administrative Aufgabe konzentrierte sich auf das Katharinen-Krankenhaus, doch reichte sein Einfluss weit über diese Grenzen hinaus, so dass kaum ein neuer Krankenhausbau in Moskau ohne seine Hilfe vonstatten ging. Nach dem Katharinen-Krankenhaus schenkte Pohl seine größte Aufmerksamkeit der Einrichtung und Verwaltung des Gefängniskrankenhauses. Golizyns Lobesworte bei Pohls Ernennung zum Chefarzt waren somit keine Komplimente auf einem offiziellen Papier, sondern tatsächlich begründet.

Es bleibt noch, einige Worte über den Menschen Pohl zu sagen. Aus allen hier erwähnten Beispielen geht hervor, wie energisch, arbeitsam und der Wissenschaft ergeben er war. Seine Zeitgenossen erinnerten sich zudem an zwei Eigenschaften, für die sie Pohl achteten und verehrten: seine Herzensgüte und seine Religiosität.

Kurz nach seinem Tod (1864) erschien dieser Nachruf:

„Noch in den 20er Jahren freundete er sich mit dem verstorbenen F.P. Haass an. Die Freundschaft dieser beiden Persönlichkeiten – mit einem liebenden Herzen, mit einer umfassenden Bildung und tiefer Religiosität gleichermaßen ausgestattet – machte sie zu eifrigen Philanthropen. Beide wurden höchst aktive Mitglieder vieler wohltätiger Gesellschaften, unter anderem auch des Moskauer Gefängnis-Fürsorgekomitees. Dank dem Einsatz der beiden Freunde wurde das Polizeikrankenhaus errichtet. <...> Später gründeten sie eine Schule, ein Armenhaus und ein Komitee zur materiellen Unterstützung für Arme an der katholischen Kirche. Mit jedem Tag wuchs Andrej Iwanowitschs Sorge um die Benachteiligten und Bedürftigen, und so verließ er 1859 das Krankenhaus und die Universität und widmete sich gänzlich den Armen, die in ihm einen wahren Freund der Menschheit fanden."

Sag, wer dein Freund ist, und ich sage dir, wer du bist – so heißt es im Volksmund. Wer Haass' Freund war, verdient allein deswegen eine Beurteilung im moralischen Sinne. Fjodor Petrowitsch Haass schätzte Pohl als Menschen so sehr, dass er ihn zu seinem Testamentsvollstrecker und Nachlassverwalter wählte. In seinem Testament erwähnt Haass eine Fülle von Plänen für wohltätige Zwecke, die man mit Hilfe der ihm versprochenen Spenden verwirklichen sollte. Doch die Versprechen wurden nicht eingelöst, und so blieb in Pohls Händen nur Haass' Manuskript „Appel aux femmes", das er, um den letzten Wunsch seines Freundes zu erfüllen, auf eigene Kosten drucken ließ.

Begraben liegt Pohl auf den Wwedenskij-Hügeln – neben Haass.

# III.
# Der Humanist und Reformer

*Pjotr Lebedew*[1]

# Fjodor Petrowitsch Haass – Streiter für die Entrechteten

Würde man in unseren gebildeten Kreisen die Namen Howard[2], Bentham[3] oder die der anderen Streiter für bessere Bedingungen in den Gefängnissen nennen, wird man zu seiner Schande gestehen müssen, dass man über die Tätigkeit und die Verdienste dieser Männer nichts weiß. Doch viele wissen ebenso wenig, dass auch bei uns in Moskau von 1829 bis 1853 ein Mann wirkte, der für das Gefängniswesen und für leidende Menschen nicht weniger tat als die erwähnten berühmten Persönlichkeiten. Die Verdienste dieses Mannes sind schon deswegen bedeutender, weil er keinen einflussreichen Posten in der Öffentlichkeit hatte, weil er, ganz allein auf sich selbst gestellt, eine völlig neue Denk- und Arbeitsweise einführte, wobei er auf Schritt und Tritt Hindernisse zu bewältigen hatte, und weil ihm die Macht fehlte, die eigenen Ideen umzusetzen, vielmehr um Erlaubnis und Unterstützung betteln musste, damit er diese oder jene Reform durchführen konnte.

Dieser Mann war Chefarzt der Gefängniskrankenhäuser und Mitglied des Gefängnis-Fürsorgekomitees in Moskau – er hieß Fjodor Petrowitsch Haass. Dieser Name kann nur mit Ehrfurcht genannt werden. Doch bekannt ist er nur einem engen Kreis gebildeter Moskauer, die Zeugen seines Wirkens waren. Dafür kennt das einfache Volk aber die „Haassowka", das Moskauer Krankenhaus für Obdachlose, und die Arrestanten, die auf die Etappe geschickt werden, bitten um die „Haass'schen Fesseln" wie um eine Gnade. Wie man weiß, bleibt im Gedächtnis des russischen Volkes nur, was wirklich außerordentlich bedeutend war.

I

Im Juli 1859 besuchte ich zum erstenmal das Moskauer Schlossgefängnis und alle anderen Gefängnisse der Stadt. Seit einem Jahr war ich bereits Direktor des St. Petersburger Gefängnis-Fürsorgekomitees. Dieses Amt und das in mich gesetz-

---
[1] Pjotr Semjonowitsch Lebedew (1816-1875), Jurist und Publizist; 1855-1861 Chefredakteur der Zeitschrift „Der russische Invalide" (*Russkij invalid*), seit 1859 Direktor des Petersburger Gefängnis-Fürsorgekomitees. – Der Originaltext erschien 1868 in der Monatsschrift „Der russische Bote" (*Russkij vestnik*). Die hier wiedergegebene Übersetzung ist eine gekürzte Fassung.
[2] Zu Howard vgl. Koni S. 17, Anm. 3.
[3] Zu Bentham vgl. ebenda.

te Vertrauen bestärkten mich in der Absicht, mich als besonders nützlich zu erweisen. Damals verfügten wir über wenig Fachliteratur zu gesellschaftlichen Problemen; in unseren Zeitschriften und Zeitungen wurden keine Artikel über russische Gefängnisse veröffentlicht, so dass wir über die Verbesserung der Zustände in den Gefängnissen Frankreichs, Deutschlands, Englands oder Amerikas besser informiert waren als über die Zustände in unseren heimischen Haftanstalten, die noch so viel zu wünschen übrig ließen.

Das St. Petersburger Schlossgefängnis z.B. hatte zwar ein ansehnliches Äußeres, aber innen war es voller Mängel und für die vorgesehenen Funktionen ein völlig untaugliches Gebäude. Betrachtete man den Alltag in diesen Wänden näher, tauchten unwillkürlich Fragen über Fragen auf. Der Stand der Dinge war dermaßen unbefriedigend, ja inakzeptabel, dass ich mich entschloss, nach Moskau zu fahren, um mir die dortigen Gefängnisse genau anzuschauen.

Das Moskauer Gouvernementsgefängnis und das Etappengefängnis machten auf mich den gleichen Eindruck wie die Petersburger Haftanstalten, aber einige Besonderheiten, die mir sofort auffielen, überzeugten mich davon, dass die Menschen des Moskauer Komitees im Hinblick auf die Verbesserung der Gefängnisse viel umfassender und autonomer handelten. Im Gegensatz zu den Petersburgern bemühten sie sich, bei dieser Verbesserung die Gesundheit und die Moral der Arrestanten mitzuberücksichtigen. Unter anderem waren das Moskauer Gefängniskrankenhaus und dessen Abteilung im Etappengefängnis in tadellosem Zustand. Auf meine Nachfrage, wer diesen soliden Grundstein für die medizinische Versorgung auf einem so hohen Niveau gelegt habe, hörte ich zum erstenmal den Namen Fjodor Petrowitsch Haass. Ich war so beeindruckt, dass ich im gleichen Jahr 1859 in der Zeitschrift „Der russische Invalide" (Nr. 160) einen Artikel „Über die Gefängnisse überhaupt und über die Moskauer Gefängnisse im besonderen" veröffentlichte. Darin schrieb ich:

„Das von Doktor Haass errichtete Gefängniskrankenhaus vereinigt Bequemlichkeiten in sich, die wir in anderen Hospitälern und Krankenhäusern nicht gewöhnt sind. Bis heute wird dort Haass' Name mit Ehrfurcht ausgesprochen; seine Büste steht im Büro des Krankenhauses, dem er seine ganze Tatkraft widmete. <…> Dieses Krankenhaus, ein zweistöckiges Gebäude auf einem hohen Fundament mit Keller, befindet sich in einem geräumigen und sauberen Hof; im Keller wohnt das Dienstpersonal, Labor und Küche sind ebenfalls dort untergebracht. Das Haus verfügt über eine eigene hervorragend ausgestatte Apotheke. Überhaupt herrscht im Krankenhaus unglaubliche Sauberkeit; jede Etage ist durch einen breiten Korridor geteilt, zu dessen beiden Seiten mehrere geräumige und helle Krankenzimmer für jeweils zwölf Patienten eingerichtet sind; die Luft in allen Räumen ist rein. <…> Als ich mir das Krankenhaus genau ansah, musste ich immer wieder mit Bewunderung an den ehrwürdigen Doktor Haass denken. Wie schade, dass bei uns noch keine Biographie über diesen Menschen erschienen ist, in dem ausführlich erzählt würde, wie viel er zur Erleichterung der Gefangenenschicksale beigetragen hat. Haass hat die Arrestanten nicht nur ärztlich behandelt, sondern aufgrund seines Bekanntheitsgrades und seiner Achtung, die er in der Gesellschaft genoss, übernahm er die Rolle des Fürsorgers seiner Patienten – vor Gericht ebenso wie vor der Obrigkeit. <…> Ruhm, Ehre und ewiges Gedenken gebührt dem edlen Diener der Menschlichkeit und des Guten!"

Seitdem sind fast zehn Jahre vergangen; einige Male wurde in unseren Publikationen an Fjodor Petrowitsch Haass erinnert. So las ich am 25. Februar [1868] in den „Zeitgenössischen Chroniken" (Nr. 6) im Artikel über das Scheremetjewo-Krankenhaus, geschrieben von einem Herrn Pochwisnew, mit Freude folgende Zeilen: „Unsere öffentliche Aufmerksamkeit wird leider nicht in die gewünschte Richtung gelenkt; Lob und Zustimmung ernten jene, die es gar nicht verdienen. Wir sind eine junge Gesellschaft, die sich an unbedeutenden Nebensächlichkeiten ergötzt. Dabei wäre zu fragen, wie jene Gesellschaft eine Persönlichkeit wie den verstorbenen Doktor Haass behandelte, der sein ganzes Leben den leidenden Menschen widmete. Warum schrieb keiner der Ärzte, die ihn noch persönlich gekannt haben, ein Buch über ihn? Dabei würde jeder Leser aus dem Leben dieses überaus bedeutenden Mannes viel Nützliches und Lehrreiches lernen."

Doch Haass' Name gehört nicht nur der Medizin. Für ihn war sie eher ein Mittel, sich in den Dienst anderer zu stellen, und diese anderen waren diejenigen, die wir nicht gerade freundlich als „Unterschicht" bezeichnen. Da ich nicht über das Material verfüge, eine vollständige Lebensbeschreibung von Haass zu geben, bemühte ich mich im vorliegenden Beitrag, über seine Tätigkeit als Mitglied des Moskauer Gefängnis-Fürsorgekomitees und als Gründer mehrerer Krankenhäuser zu berichten.

Die Quellen sind die im verstaubten Archiv aufgefundenen Briefe und Rapporte Fjodor Petrowitschs sowie Briefe und Berichte seiner Gönner und Gegner. Diese Schriftstücke sind Zeugnisse dafür, wie mutig und entschlossen der in seinem Wesen bescheidene und sanftmütige Doktor Haass handelte, wenn es um Menschlichkeit ging, und sie beweisen, dass die Beharrlichkeit im Einsatz für eine gute Tat mit Erfolg gekrönt wird, selbst wenn nur eine Minderheit diese gute Tat unterstützt.

## II

Im Jahre 1818 kam John Venning[4], Nachfolger des 1790 in Cherson verstorbenen Howard, nach Russland mit dem Ziel, die Fürsorge im Gefängniswesen aufzubau-

---
[4] Zu John Venning vgl. Koni S. 22 f.

en. Zunächst inspizierte Venning die St. Petersburger Gefängnisse und berichtete darüber in aller Ausführlichkeit. Der Beamte Waradinow[5] kommentiert Vennings Bericht in der „Geschichte des Innenministeriums" (Teil II, S. 549), die im Departementsarchiv der zuständigen Polizeibehörde aufbewahrt wird, wie folgt: „Die meisten Gebäude fand er [Venning] in sehr unsauberem und unzumutbarem Zustand vor, völlig ungeeignet für die Unterbringung von Menschen; in den Haftzellen, so behauptet er, seien Männer und Frauen nicht getrennt, ebensowenig Alte und Junge oder Schuldige und Unschuldige; in allen Räumen, ausschließlich Kellerräume, stehe Feuchtigkeit und herrsche Dunkelheit, die Luft sei schlecht; es fehle an Betten; die Arrestanten beschweren sich, nicht genügend Brot zu bekommen. Venning berichtete, dass in einigen Zellen bis zu hundert Menschen zusammengepfercht saßen, die sich weder am Tage noch nachts hinlegen konnten. Ebenso erwähnte er, dass die Körperstrafe missbräuchlich an der Tagesordnung sei." Voller Entrüstung schrieb Venning: „Man kann nicht ohne Abscheu an die verderblichen Folgen dieser unzüchtigen Anstalten denken. Gesundheit und Moral werden hier bestimmt zugrunde gehen, ganz gleich, wie kurz die Haftdauer für die unglücklichen Opfer ausfällt."

Waradinow schließt seinen Bericht mit den Worten: „Obwohl Venning in vielen Darlegungen sehr übertreibt, kann man doch aus seinem Rapport entnehmen, dass unsere Haftanstalten damals in schlechtem Zustand und das Gegenteil dessen waren, was sie heute unter der Obhut der Obrigkeit und der Gefängnis-Fürsorgegesellschaft darstellen."

Im Jahre 1829 wurde in Moskau unter der Schirmherrschaft des damaligen Generalgouverneurs Fürst Golizyn[6] das Gefängnis-Fürsorgekomitee gegründet, dessen Mitglied auch der Stadtphysikus und spätere Chefarzt aller Moskauer Gefängniskrankenhäuser Fjodor Petrowitsch Haass war. Schon damals war Haass als Arzt bekannt und beliebt. Für seine neue Aufgabe opferte er mit großer Bereitschaft seine Zeit und seine eigenen Mittel. Golizyn, der 1820 zum Moskauer Generalgouverneur ernannt worden war, wusste diese menschlichen Eigenschaften zu schätzen, und so hatte er Haass kennen und lieben gelernt, machte ihn zum Freund der Familie und unterstützte alle seine Vorhaben zur Verbesserung der Gefängnisse und der Lage der Arrestanten.

Der Name des Fürsten Dmitrij Golizyn, der vierundzwanzig Jahre lang die alte Hauptstadt regierte, bleibt Moskau und Russland in guter Erinnerung. Unter seiner Obhut erstand die 1812 von den Bränden zerstörte Stadt neu wie ein Phönix aus der

---

[5] Nikolaj Wassiljewitsch Waradinow (1817-1886), Jurist; seit 1849 im Dienst des Innenministeriums in St. Petersburg u.a. als Zensor tätig; Autor des dreibändigen Werks „Geschichte des Innenministeriums", St. Petersburg 1858-1863.
[6] Zu Dmitrij Golizyn vgl. Koni S. 24, Anm. 17.

Asche; sie wurde wie von einem Gürtel von Boulevards umgeben, mit Parks und Gärten begrünt, mit einer Wasserleitung versehen; Ruinen und Brachland verwandelten sich in reiche Straßen, ohne dass dabei die ursprüngliche Anlage der Stadt verlorenging. Wohltätigkeit ohne bürokratische Hürden und Formalitäten wurde unter Fürst Golizyn in der Gesellschaft groß geschrieben und funktionierte im übrigen ganz unabhängig; das beweist die Vielzahl der Gründungen von Waisen- und Krankenhäusern. An solchen Aktivitäten nahmen Russisch-Orthodoxe und Altgläubige, Aristokraten, Kaufleute und Kleinbürger einmütig teil. Um die Wette bemühten sie sich, ein gutes Werk zu vollbringen. In Moskau wehte der aufklärerische Geist Katharinas II.

Als Mitglied des Gefängnis-Fürsorgekomitees fand der Philanthrop und Träumer Haass in dem mächtigen Generalgouverneur, der das Vertrauen des Kaisers genoss, tatkräftige Unterstützung. Zwischen beiden entwickelte sich ein Briefwechsel, der am 10. Oktober 1829 begann und im Februar 1838 endete. Darin spiegelt sich auch der Konflikt mit dem Vorgesetzten der Gefängniswache, General Kapzewitsch[7], wider, der dienstliche Vorgänge zu seiner Privatangelegenheit machte, indem er z.B. Mitglieder des Fürsorgekomitees in der Weise attackierte, dass er darauf bestand, den „outrierten Philanthropen" Haass von seinem Amt zu entfernen, weil dieser, laut Kapzewitsch, für lasterhafte Menschen und Verbrecher mehr Mitleid zeige als für die Begleitsoldaten, die, Invaliden und verdiente Veteranen, im Falle einer Flucht von Arrestanten eine große Verantwortung trügen. Auf diese Unterstellung hin distanzierten sich sogar einige Kollegen aus dem Fürsorgekomitee von Haass. Doch Haass' Sache siegte, soweit man von einem Sieg reden kann, und das Ergebnis ist die erste Umbildung der Etappentransporte, die in der von Haass geplanten Form und dem ursprünglichen Ziel entsprechend erst jetzt, im Jahre 1863, also einunddreißig Jahre nach Haass' ersten Reformbemühungen, mit Gottes Hilfe und von Kaisers Gnaden[8] verwirklicht wurde.

Aus einigen Beispielen, die dem erwähnten Briefwechsel entnommen sind, ist zu ersehen, dass Fjodor Petrowitsch sich nie mit ersten Erfolgen begnügte und jede Sache, die er anfing, mit wahrhaft erstaunlicher Beharrlichkeit bis zum Ende durchfocht, was allerdings ohne Golizyns Unterstützung nur schwer möglich gewesen wäre.

Bis 1824 wurden die für leichte Vergehen mit der Verbannung nach Sibirien Bestraften in frei gehenden Kolonnen auf die Etappe geschickt. Nur den zu strengem Zuchthaus Verurteilten wurden unmittelbar nach dem Verlesen des Urteils Fußfesseln angelegt. Am 4. April des gleichen Jahres erfolgte vom Innenministerium die Anweisung, allen nach Sibirien verbannten Arrestanten leichte Hand-

---

[7] Zu Kapzewitsch vgl. Koni S. 45, Anm. 42.
[8] Gemeint sind die Reformen Alexanders II., darunter die Aufhebung der Leibeigenschaft 1861.

fesseln anzulegen, sie zusätzlich gruppenweise an Eisenstäben anzuketten und sie in dieser Form den Fußmarsch durch die Gouvernements Kasan, Perm und Orenburg bis nach Sibirien antreten zu lassen. Die Zuchthäusler mussten nach alter Verordnung den Weg in Fußfesseln zurücklegen, wobei es keine Vorschrift dafür gab, wie schwer die Fußfesseln sein durften. Im Jahre 1825 forderte der Kommandeur der Gefängniswache, Graf Komarowskij[9], zufrieden, dass sich durch die Eisenstäbe sowohl die Begleitmannschaft

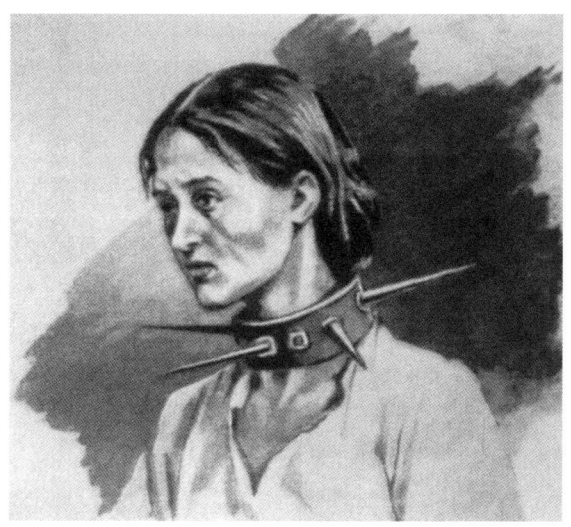

*Gefangene mit Stachelhalsband*

als auch die Zahl der Fluchtversuche reduzieren ließ, diese Maßnahmen auf sämtlichen Etappenstationen einzuführen. Seiner Forderung wurde am 12. Mai stattgegeben, so dass die „leichten" Handfesseln an Eisenstäben in ganz Russland zur Regel wurden.

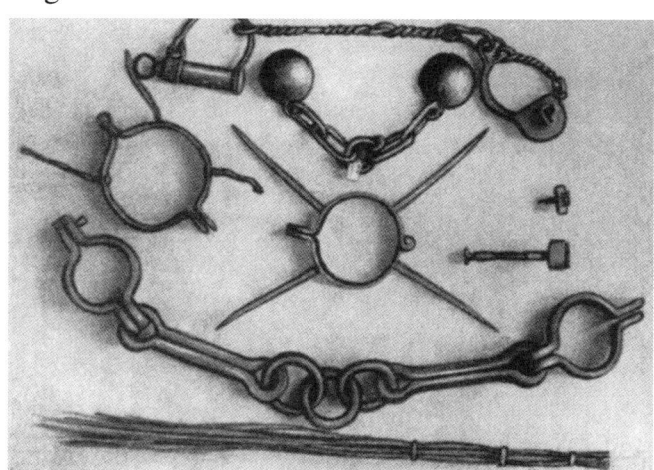

*Halsbänder und Fesseln vom Ende des 18. und Anfang des 19. Jahrhunderts, die in Russland verwendet wurden*

Es ist schwer nachzuvollziehen, auf welchen Wegen diese grässlichen Erfindungen der spanischen Inquisition Russland erreichten und obendrein noch als „leicht" bezeichnet wurden. So kann man sich gut vorstellen, wie die Arrestanten, an den Eisenstab angekettet, besonders im Herbst und im Winter gelitten haben müssen, wenn sie von sich aus darum baten, sie lieber wie die Zuchthäusler in Fußfesseln gehen zu lassen.

Dabei ist zu bedenken, dass an den Eisenstäben oft auch Menschen gefesselt waren, die überhaupt kein Verbrechen begangen hatten, sondern in die Heimat zurückgeführt wurden, etwa weil sie vorher wegen eines abgelaufenen Passes ver-

---

[9] Jewgraf Fedotowitsch Komarowskij, General; seit 1816 Kommandeur der Wache des Gefängnisschlosses in Moskau, einer Abteilung der mit Wachdienst beauftragten Truppen, der sog. „Inneren Wache"; zu „Innere Wache" vgl. Kopelew S. 167, Anm. 32.

haftet worden waren oder weil ihr Gutsherr sie oder ihre Kinder zurückbeorderte. Keine einzige Proteststimme erhob sich gegen diese Maßnahme, die aus einem einzigen Grund eingeführt worden war: Verminderung der Fluchtversuche und Erleichterung für den Konvoi. So peinlich genau wie kleinlich führten die bis dahin bestehenden Fürsorgekomitees ihre Rechenschafsberichte und ihre Wirtschaftsbücher, während mehr als Zehntausende Menschen jährlich unter schwersten körperlichen Misshandlungen durch ganz Russland zogen.

Im August 1829 lenkte Fürst Golizyn die Aufmerksamkeit des Innenministers General Sakrewskij[10] auf diese Zustände. Sein Bericht wurde vom Ministerrat zur Kenntnis genommen und sogar an den Zaren weitergeleitet, der in seiner Antwort an den Innenminister riet, „entsprechende Überlegungen diesbezüglich anzustellen und den Gouvernementsvorstehern Anordnungen zu erteilen, wie die Handfesseln und Eisenstäbe auszusehen haben und auf welche Weise sie eingesetzt werden sollen, damit den Arrestanten keine unnötige Erschöpfung zugemutet wird". Dass Fürst Golizyn sich in diese Angelegenheit eingemischt hatte, gefiel dem Innenminister wohl nicht, so dass er ohne Absprache mit den einzelnen Gouverneuren Berichte direkt von für den jeweiligen Konvoi zuständigen Etappenvorstehern sammeln ließ. Diese Berichte sollten laut einer Erhebung vom 10. Oktober 1829 unter anderem auf folgende Fragen antworten: „Sind die Eisenstäbe tatsächlich so schwer, dass sie die Arrestanten bis zur Erschöpfung belasten, wie dies der Moskauer Generalgouverneur behauptet?" Die Vorgesetzten der örtlichen Kommandos wussten natürlich über die tatsächliche Situation Bescheid, im Ministerium aber besaß man „keine Informationen über die Unbequemlichkeiten, die Eisenstäbe mit Handfesseln verursacht haben sollen".

Die ganze Angelegenheit nahm auch deswegen diesen komplizierten Verlauf, weil der damalige Verteidigungsminister Graf Tschernyschow[11] dem Fürsten Golizyn nicht wohlgesonnen war und der Kommandeur der Gefängniswache Kapzewitsch zwar seinen Soldaten eine väterliche Fürsorge zuteil werden ließ, es aber gar nicht mochte, wenn – dem russischen Sprichwort gemäß – „im eigenen Kloster jemand mit fremden Regeln eindringt".

Zu General Kapzewitsch einige Worte. Von allen Zöglingen der Gattschina-Schule[12] blieb er seinen Zeitgenossen in guter Erinnerung: Er war ein tapferer und umsichtiger General, etwas unansehnlich und mit harschen Manieren, wurde aber trotzdem für seine Einfachheit im menschlichen Umgang von seinen Untergebenen geliebt; er wusste, wo sein Platz war, und gehörte zu den Kommandeuren mit ruhiger Hand, ganz gleich, ob während der Schlacht bei Borodino oder bei Leipzig.

---

[10] Zu Sakrewskij vgl. Koni S. 40, Anm. 39.
[11] Zu Tschernyschow vgl. Koni S. 45, Anm. 41.
[12] Zur Gattschina-Schule vgl. Kopelew S. 168, Anm. 33.

Doch bei all seinen Vorzügen konnte er aufbrausend und stur sein; da er mit ganzem persönlichen Einsatz alles für seine Truppe tat, fühlte er sich in seiner Ehre zutiefst verletzt, wenn er dabei auf geringste Mängel hingewiesen wurde. Als er von 1822 bis 1828 Generalgouverneur Westsibiriens war, verbesserte und erleichterte er unter anderem das Alltagsleben der Verbannten. Aber als er zum Vorgesetzten der Gefängniswache [in Moskau] wurde, stellte er sich auf die Seite der Invaliden, die verpflichtet waren, die Arrestanten zu bewachen und auf die Etappe zu begleiten. Jede Maßnahme, die eventuelle Fluchtversuche verhindern konnte, war in seinen Augen notwendig. Ebenso war Kapzewitsch ein entschiedener Gegner des Gefängnis-Fürsorgekomitees, das sich in die Angelegenheiten der Haftanstalten „einmischte". Auch Golizyns Schirmherrschaft im Komitee ärgerte ihn; oft und gegen sein gutes Herz griff er zu Maßnahmen, die er kaum gebilligt hätte, wäre er ein Außenstehender gewesen.

Auf die Umfrage wegen der Eisenstäbe reagierte Kapzewitsch sichtlich erregt; das Schriftstück des Ministeriums vom 18. Oktober 1824 enthält Kapzewitschs eigenhändig geschriebene Anweisung: „Da uns diesbezüglich keine Berichte vorliegen, unverzüglich die Bataillonskommandeure von Moskau, Wladimir und Nishegorodsk befragen, was sie dazu zu melden haben; ebenso soll erfragt werden, welche Maßnahmen zur Erleichterung der Arrestanten getroffen werden können und warum die Arrestanten nicht in Fußfesseln, sondern in Handfesseln nach Sibirien gingen und welche Arrestanten namentlich es waren?"

Sowohl Sakrewskijs Schreiben als auch die oben zitierte Order beweisen, dass weder das Innenministerium noch die Vorgesetzten der Gefängniswache auch nur eine Ahnung hatten, auf welche Weise die Arrestanten auf die Etappe geschickt wurden, und höchstwahrscheinlich hätten sie auch nichts erfahren, wenn Doktor Haass sich nicht mit diesem Problem befasst hätte. So sehr sich Kapzewitsch auch wünschte, die Befragung der Bataillonskommandeure möchte eine moderate Schilderung der Lage ergeben, die Rapporte seiner Untergebenen sprachen eine eindeutige Sprache – das Übel war groß. Einige der üblichen Maßnahmen waren so drastisch geschildert, dass sie sein gütiges Herz erschütterten und seine ehrliche Seele empörten. Doch obwohl er einsah, dass das Moskauer Fürsorgekomitee im Recht war, konnte er eine Einmischung in „seine" Angelegenheiten nicht zulassen; das führte zu einer unentschlossenen Haltung und zu einer Reihe halbherziger Maßnahmen, die das Übel nur zeitweilig verringerten, aber nicht behoben. Im Endeffekt blieb Kapzewitsch weiterhin voller Wut auf das Gefängnis-Fürsorgekomitee und dessen Mitglieder.

Die Rapporte, die bis Ende 1829 nach und nach in Kapzewitschs Büro eintrafen, überzeugten ihn, dass Fürst Golizyn nicht nur mit seiner Kritik Recht hatte, sondern dass es noch viele andere Mängel gab, von denen das Komitee nichts wusste. In dem Wunsch, die Leiden der Arrestanten zu erleichtern, jedoch so, dass keine Fluchtmöglichkeit bestünde und die invaliden Wach- und Begleitsoldaten in ihrer Verantwortung entlastet und ohne Angst vor Strafe wären, wandte sich Kapzewitsch an die Kreisgeneräle und an den Kasaner Kommandanten mit der Bitte, nach Mitteln zu suchen, damit die Bewegungsfreiheit der Arrestanten auf der Etappe nicht beeinträchtigt, dabei aber jeder Fluchtversuch ausgeschlossen wäre.

Auf diese Anfrage erfolgte eine Vielzahl von Angeboten. Und so wurde erst im September 1830 der Eisenstab durch eine lange Kette ersetzt, an die schwere Handfesseln angeschlossen waren. Bedenkt man die Entfernungen zwischen den Städten im östlichen Teil Russlands, so kann man sich leicht vorstellen, wie viele Tage und Nächte die Arrestanten vordem zu sechsen an einem Stab festgehalten worden waren, ohne dass ihre Scheuer- und Frostwunden verbunden wurden. Dieses Leben machte jede Rücksicht und Scham in ihnen zunichte; wenn einer stehenblieb, mussten alle anhalten; wollte einer mitten in der Nacht aufstehen, waren alle anderen ebenfalls gezwungen aufzustehen. Nicht selten führte das zu grausamen Schlägereien. Wenn einer der Angeketteten unglücklicherweise unterwegs erkrankte, mussten die übrigen ihn bis zur nächsten Etappenstation mitschleppen, wo er dann auf einen Karren gelegt wurde, während die anderen fünf nebenher gehen mussten, und zwar mit hoch über dem Karren gehaltenem Eisenstab.

Während General Kapzewitsch alles mögliche unternahm, um Fürst Golizyn die Modelle der neuen Ketten und Handfesseln bald zeigen zu können, erfand der unermüdliche Haass, um die sogenannten „leichten" Eisenstäbe endgültig zu beseitigen, seine neuen Fußfesseln mit runden Eisenklammern an der Kette, die das Wundscheuern vermieden – sogar dann, wenn die Fesseln nicht gepolstert waren. Ihre Größe, ihr Gewicht und ihre Form waren so beschaffen, dass die Häftlinge bis heute darum flehen, die „Haass'schen Fußfesseln" tragen zu dürfen. Wie man erzählt, prüfte Haass diese Fesseln an sich selber; jeden Tag schloss er sich in seinem Zimmer ein und ging mehrere Stunden darin umher. Wenn ich mich nicht täusche, war es der Zivilgouverneur Senjawin[13], der ihn während einer solchen Prozedur überraschte und davon so bewegt war, dass er den verlegenen Haass vor Rührung fest umarmte.

Da die offizielle Anweisung zur Abschaffung der Eisenstäbe lange Zeit nicht eintraf und ihre Mängel durch vorgeschlagene Verbesserungen immer noch nicht behoben wurden, entschlossen sich Haass und das Komitee, beim Generalgouverneur um die Genehmigung zu bitten, die nächste Gruppe der Arrestanten in den von Haass entworfenen Fußfesseln zu verschicken. Nur schweren Herzens rang man sich zu dieser Maßnahme durch, von den Arrestanten dagegen wurde sie mit tiefer Dankbarkeit aufgenommen. Noch heute, fast vierzig Jahre nach der

---

[13] Iwan Grigorjewitsch Senjawin (1801-1851), Staatsrat, 1840-1845 Zivilgouverneur von Moskau.

Abschaffung der Eisenstäbe und der Einführung einer langen Kette, bevorzugen viele Verschickte diese Art von Fesselung. Ich selber kaufte dreißig Paar solcher Fesseln für das Petersburger Schlossgefängnis, und sie wurden auf der Etappe nur an die Arrestanten mit guter Führung ausgeliehen.

Als Golizyn sah, wie lange die offizielle Umstellung von den Eisenstäben auf die Fußfesseln dauern würde, wartete er nicht auf die Antwort des Innenministers und reichte am 1. März 1830 einen an Kaiser Nikolaus I. gerichteten schriftlichen Bericht ein, in dem er referierte, aus welchem Grund die „leichten" Eisenstäbe eingeführt worden waren, welche Erschwernisse sie für die Arrestanten darstellten und welche Gegenmaßnahmen die Mitglieder des Moskauer Gefängnis-Fürsorgekomitees getroffen hatten. Seinen Bericht schloss er mit den Worten: „Schrecken und Mutlosigkeit, die die Arrestanten zeigen, während sie an die Eisenstäbe geführt und angekettet werden, verwandeln sich in allgemeine Freude und Dankbarkeit, wenn sie den Weg als einzelne in Fußfesseln antreten dürfen. Das ist ein überzeugender Beweis dafür, dass die Eisenstäbe für sie ohne jeden Zweifel eine viel schwerere Last sind als die Fußfesseln."

Von diesem Bericht erfuhr General Kapzewitsch durch das Verteidigungsministerium und war sichtlich verärgert darüber. Denn nun ging es nicht mehr nur um eine Verbesserung der Verschickungspraxis, sondern darum, dass bekannt geworden war, dass Fluchtversuche bislang durch eine unmenschliche Maßnahme verhindert worden waren, und das schon seit sechs Jahren und mit Wissen der Gefängniswache. Auch der Verteidigungsminister äußerte sein Missfallen. Zum großen Verdruss Kapzewitschs wurde dieser Bericht vom Ministerrat zur Kenntnis genommen und für wichtig befunden.

Die Erklärung für Kapzewitschs ständige Reizbarkeit und Aggressivität gegenüber dem Gefängnis-Fürsorgekomitee insgesamt und gegenüber Doktor Haass im besonderen liegt in der eben geschilderten Situation. Aus dem Schriftverkehr ist zu ersehen, dass der Kommandeur der Gefängniswache auf Golizyns Brief einsichtig reagierte; die von Doktor Haass entworfenen Fußfesseln schaute er sich aufmerksam an und fand sie tragbar. Doch zur gleichen Zeit wurden fünf weitere Modelle von verbesserten Eisenstäben mit Handschellen an kurzer Kette angefertigt. Kapzewitsch prüfte sie im Sommer 1830, fand sie gelungen und war fest entschlossen, auf keinen Fall die Eisenstäbe durch bloße Fußfesseln ersetzen zu lassen. Harsch griff er die Mitglieder des Komitees an, sie seien um Arrestanten und Verbrecher besorgt und vergäßen dabei die den Konvoi anführenden Invaliden. Kapzewitschs Eifer lag ein tiefes menschliches Mitleid mit den ihm unterstellten Soldaten zugrunde, aber seine Ausfälle gegenüber dem Komitee waren ungerecht und einseitig.

Mit Bedauern ist festzustellen, dass – unter anderem wegen Kapzewitschs Starrköpfigkeit – die Eisenstäbe mit Handfesseln nicht abgeschafft wurden und auch später, als die Eisenstäbe durch längere Ketten mit jeweils sechs Handschellen ersetzt wurden, für Arrestanten wie für Begleitsoldaten viele Erschwernisse mit sich brachten. In Frankreich z.B. wurden die Fußketten, die einem Arrestanten beim Transport mit dem Karren angelegt wurden, 1839 abgeschafft. In England wurden, wie bei uns, mit den Handfesseln nur die schlimmsten und verstocktesten Verbrecher verschickt, die zu langjährigen Zuchthausstrafen verurteilt worden waren, während an eine größere gemeinsame Kette mehrere Häftlinge nur in der kurzen Transportzeit mit der Eisenbahn gefesselt wurden. Bei uns jedoch, wo ein Arrestant monatelang unterwegs ist, bis er seinen Verbannungsort in Sibirien erreicht – darunter auch wegen eines abgelaufenen Passes oder einer anderen Bagatelle Verschickte –, mussten die Menschen Tausende Werst von Etappe zu Etappe, von Gefängnis zu Gefängnis umherziehen, und das zu sechsen an einer Kette…

Am 12. Februar 1832 beschloss der Militärrat, Kapzewitschs Vorschlag anzunehmen und die Eisenstäbe durch Ketten zu ersetzten; am 2. März trat der neue Erlass in Kraft. General Kapzewitsch fühlte sich als Sieger im Kampf um die von ihm erfundene Kette und hielt die Sache für beendet. Das Moskauer Gefängnis-Fürsorgekomitee aber sah es anders. Auf Golizyns Befehl und unter seinem persönlichen Vorsitz wurde ein Sonderkomitee, bestehend aus dem Anwalt des Moskauer Gouvernements Ljubimow, dem Oberst und Bataillonskommandeur Shaglewskij, dem Oberauditor des Ordonnanzhauses Baryschnikow und dem Staatsrat Doktor Haass, einberufen, um die Stab- und Kettenmodelle, die auf den Sperlingsbergen für die Etappenverschickung verwendet wurden, zu begutachten und sie mit den neuen Modellen für Hand- und Fußfesseln zu vergleichen, die vom Moskauer Gefängnis-Fürsorgekomitee zur offiziellen Einführung vorgeschlagen worden waren.

Im ersten Sitzungsprotokoll dieses Sonderkomitees vom 28. Juli 1832 ist festgehalten, welche Aufgaben den jeweiligen Komiteemitgliedern zugeteilt wurden; unter Punkt 2 heißt es: „Dem Mitglied des Gefängnis-Fürsorgekomitees Haass ist aufgetragen, einen schriftlichen Bericht zu erstellen, in dem die Vorzüge der zurzeit auf den Etappen von St. Petersburg über Moskau (Sperlingsberge) nach Sibirien geprüften Ketten gegenüber dem üblichen Eisenstab dargelegt werden. Sollte diese Kette erschwerend sein, worin besteht diese Erschwernis? Hat das von Haass vorgelegte Fesselmodell irgendwelche Vorzüge der zurzeit geprüften Kette gegenüber und wenn ja, welche? Wie kann man die beiden Modelle verbessern, damit die Arrestanten auf der Etappe, aber besonders bei Rast und Nächtigung eine Erleichterung erfahren?"

In mehreren Berichten, die Haass daraufhin verfasste, leugnete er nicht, dass die neu eingeführte Kette dem Eisenstab gegenüber in der Tat eine Verbesserung sei, doch seine stete Empörung galt nach wie vor der Tatsache, dass an diese Kette mehrere Menschen gefesselt wurden. Wichtiger als die dadurch entstehenden physischen Erschwernisse war ihm der moralische Schaden, denn die sechs Menschen, die an *eine* Kette gefesselt wurden, waren unterschiedlich nach Alter, sozialer Herkunft und Neigungen, aber sie mussten mehrere Monate, Tag und Nacht, untrennbar miteinander verbringen und manchmal bis zu dreitausend Werst zurücklegen. Am Ende der Etappe mochte sich ein junger und wenig verdorbener Mann zu einem verstockten Verbrecher gewandelt haben.

Haass behauptete und führte Beispiele dafür an, dass die Handfesseln mehr Gelegenheiten zu Fluchtversuchen boten als andere Fesselungsarten. Auch zitierte er Äußerungen der Etappenoffiziere, Unteroffiziere des Konvois und Soldaten, die bestätigten, dass „die Fußfesseln das sicherste und einfachste Mittel gegen Fluchtversuche" sei. Aufgrund dieser Tatsachen bat er, die für leichtes Vergehen verurteilten Arrestanten je nach Wunsch in den leichteren von ihm entworfenen Fußfesseln verschicken zu dürfen und die Alten und Schwachen den ganzen Weg bis nach Sibirien überhaupt ohne Fesseln gehen zu lassen. Die Kapzewitsch-Kette lehnte Haass ab.

Die Einführung dieser Kette betrachtete Haass als provisorisch (was sie eigentlich auch war), und so schickte er die Arrestanten, falls sie es wünschten, in den neuen und von ihnen als Eigentum erworbenen Fußfesseln auf die Etappe; für diejenigen, die sich keine Fußfesseln kaufen konnten, sammelte er Spenden und besorgte dafür Fußfesseln, die er verschenkte. Da die Vorgesetzten der Inneren Wache auch die Sperlingsberge streng kontrollierten und von ihren Untergebenen die Einhaltung des Gesetzesbuchstabens verlangten, weigerte sich der Etappenkommandeur ständig, Haass' Anordnungen Folge zu leisten. Haass dagegen pflegte daraufhin den einen oder anderen Arrestanten ganz bei sich [im Krankenhaus] zu behalten und richtete sich mit seinen Bitten unmittelbar an Golizyn. Meistens gab dieser ihm recht und billigte sein Handeln, denn beide Männer schöpften aus einer und derselben Quelle des Mitleids und der Anteilnahme am Schicksal der Leidenden.

Aus Fjodor Petrowitschs Rapporten spricht eine innige Zuneigung zu den leidenden Brüdern, wenn diese auch Verbrecher waren. Mit seinem sanften und gutherzigen Charakter konnte er für seine Überzeugungen kämpfen, beharrlich und entschlossen trat er für die gerechte Sache ein und ließ sich durch nichts aufhalten, auch dann nicht, als sein großzügiger und mächtiger Gönner Golizyn nicht mehr lebte.

Fürst Golizyn teilte ganz und gar Haass' Überzeugungen und wandte sich am 9. April 1833 an den neuen Innenminister[14], indem er ihm die von Haass verbesserten Fesseln vorstellte und um einen endgültigen Beschluss zur Freigabe der neuen Form der Verschickung von Arrestanten bat. Er betonte, der Minister solle

---

[14] Dmitrij Nikolajewitsch Bludow (1785-1864), Staatsmann in diplomatischen Diensten in Holland, in der Schweiz und (1817-1820) in England; 1832-1839 Innenminister; nach 1839 Justizminister und Wegbereiter der Reformen von 1861, u.a. zur Abschaffung der Leibeigenschaft.

strengstens darauf achten, dass die Herstellung neuer Fesseln in keiner Weise von den vorgelegten Mustern abweiche. Besonders freundlich äußerte sich Golizyn über Haass und schrieb: „Es ist uns bekannt, gnädiger Herr, dass in keinem anderen Gouvernement als in Moskau so viele Arrestanten von überallher eintreffen und dann in Gruppen nach Sibirien verschickt werden. Folglich ist es nirgendwo so praktisch zu prüfen, welche Art der Verschickung am besten geeignet ist. Wahrscheinlich gibt es niemanden, der diesem Umstand so viel Aufmerksamkeit schenkt wie das Mitglied unseres Moskauer Gefängnis-Fürsorgekomitees, der Staatsrat Doktor Haass, und das allein dank seiner Großherzigkeit und schon im fünften Jahr. Keine einzige Gruppe kommt in Moskau an oder verlässt es ohne seine Prüfung und Aufsicht."

Golizyns Gesuch war diesmal von Erfolg gekrönt, wenn auch nicht mit einem vollen: Der Innenminister nahm sich der Sache ernsthaft an und ließ den Zivilgouverneuren am 15. Juni 1833 ein Rundschreiben zukommen, in dem er bekannt machte, dass „aufgrund der Bittschrift des Moskauer Generalgouverneurs an Seine Majestät folgendes von Seiner Hoheit befohlen wird: den für ein leichtes Vergehen verurteilten Arrestanten die gleichen Fußfesseln wie den Schwerverbrechern anzulegen, falls sie, statt an den Eisenstab gefesselt zu werden, dies selber wünschen und von der Wachobrigkeit als Zeichen besonderer Nachsicht und Gnade erbitten. Diese Erlaubnis gilt für die Dauer der Prüfung des Gesuchs die Eignung oder Nichteignung der Eisenstäbe betreffend."

Man könnte meinen, das Problem wäre nun endgültig gelöst gewesen und man hätte nur abzuwarten brauchen, bis die von Moskau gelieferten Versuchsmodelle der Fußfesseln für geeignet befunden und zur allgemeinen Verwendung eingeführt worden wären. Doch Kapzewitsch hörte mit seinen Gegenvorschlägen nicht auf. Anstatt die Herstellung der Ketten zu drosseln, bis die hohe Instanz in dieser Frage einen Beschluss getroffen hätte, setzte er um so tatkräftiger alles daran, damit die von ihm bestellten und vom Finanzminister genehmigten 14 106 Ketten mit Handfesseln hergestellt und in ganz Russland verteilt wurden. Gleichzeitig richtete er sich empört an den Oberst Shaglewskij mit der Frage, wer ihm erlaubt habe, Mitglied des unter Golizyns Schirmherrschaft stehenden Gefängnis-Fürsorgekomitees zu werden, und warum er seinen Vorgesetzten nicht rechtzeitig darüber Bericht erstattet habe? Mit Mühe und Not gelang es dem eingeschüchterten Shaglewskij, diese Zornattacke von sich zu weisen und alles auf Haass abzuwälzen.

Mit der Frage, ob Ketten durch Fußfesseln ersetzt werden sollten, wollte sich Kapzewitsch entgegen Golizyns Erwartungen nicht befassen. Er stützte sich auf den vorherigen Beschluss des Ministerrates und schickte das neue Modell der Kette mit Handfesseln zur Prüfung an ein Bataillon in Witebsk, von wo einige Mängel gemeldet wurden. Kapzewitsch erachtete diese Mängel für wichtig und berichtete darüber dem Verteidigungsminister.

Jeder andere hätte nach so viel gescheiterten Versuchen nicht mehr den Mut gehabt, in dieser Frage noch einmal zu intervenieren, aber Fjodor Petrowitsch gab nicht auf. Noch zu Golizyns Lebzeiten regelte Haass die Sache so, dass auf den Sperlingsbergen die Arrestanten, wenn sie darum baten, in Fußfesseln auf die Etappe verschickt wurden. Der General der Inneren Kreiswache Latschinow wusste davon, schwieg aber, um einerseits nicht gegen den Willen Golizyns auftreten zu müssen und andererseits Kapzewitsch nicht zu verärgern. So vergingen noch zwei Jahre. Die Unglücklichen lobten Haass' Namen bis in den Himmel, doch unter Kollegen im Gefängnis-Fürsorgekomitee galt er bereits als Fanatiker, und in den Augen Kapzewitschs war er ein Verrückter, mit dem die Verbrecher machten, was sie wollten.

Am 8. Januar 1836 berichtete Haass dem Komitee, er habe bei einigen Arrestanten Frostwunden an den Händen festgestellt, die durch das Scheuern der Eisenschellen hervorgerufen wurden. Also bat er darum, die Handschellen mit Leder polstern zu lassen. Zwei Tage später leitete Fürst Golizyn ein Gesuch an den Innenminister, und nach einer Weile wurden die Handschellen in ganz Russland mit Leder verkleidet.

Indes stand es um Golizyns Gesundheit immer schlechter, eine schlimme Krankheit zwang ihn, 1837 und 1838 zur Kur ins Ausland zu fahren; während der zweiten Reise verbreiteten sich gar Gerüchte, er würde sein Amt niederlegen. Golizyns Abwesenheit wirkte sich sofort auf den Umgang des Wachpersonals und der Gefängnisleitung Doktor Haass gegenüber aus. Aber von allen Golizyn nahestehenden Menschen war Haass, mit seinen Gedanken nur auf seine Kranken und Inhaftierten konzentriert, der einzige, der nicht merkte, dass die Atmosphäre sich radikal geändert hatte und dass er durch seinen Einsatz, statt Unterstützung zu erhalten, eher Unmut auf sich zog. Erfolglos versuchte Haass, bei Golizyns Nachfolgern zu protestieren. Als im Dezember 1837 der Vorgesetzte des Konvois sich strikt weigerte, auf Haass zu hören, und bekräftigte, demnächst alle Arrestanten nur mit Handfesseln befördern zu wollen, reichte Fjodor Petrowitsch dem kommissarischen Generalgouverneur Neidhart[15] eine Klage ein, mit dem Ersuchen, gegen die Willkür der Inneren Wache vorzugehen.

In seinem Schreiben stellte Haass in aller Ausführlichkeit das Problem der Fesselung dar und erwähnte in diesem Zusammenhang, die Wache weigere sich, alte und schwache Menschen von der Fesselung zu befreien, weil ihnen die Absicht eines Fluchtversuchs unterstellt werde. Um Golizyns Amtsführung zu entsprechen, musste Neidhart als dessen zeitweiliger Vertreter Haass' Schreiben auf dem Dienstweg weiterleiten. Seinem Rang nach war er dem Verteidigungsminister

---

[15] Alexander Iwanowitsch Neidhart (1784-1845), aus einer österreichischen Adelsfamilie; bekleidete zeitweise den Posten des Moskauer Generalgouverneurs; übernahm nach 1842 das Kommando über ein Militärkorps im Kaukasus.

unterstellt und fühlte sich somit nicht berechtigt, auf ein fehlerhaftes Verhalten der Inneren Wache hinzuweisen. Um es mit beiden Seiten nicht zu verderben, entschloss sich Neidhart für die, wie er meinte, beste Lösung, indem er Haass' Eingabe mit seinem Begleitbrief an General Kapzewitsch schickte.

Wie empört und verärgert Kapzewitsch über Haass' Klage war, wird deutlich in seiner Stellungnahme, die er Neidharts Brief beilegte: „In ganz Russland gibt es keinen zweiten, der so streitsüchtig und erfindungsreich wäre wie der Moskauer Doktor Haass; diesem Komiteemitglied geht es um nichts anderes, als seine Philanthropie zu demonstrieren, der Obrigkeit Schwierigkeiten zu machen und seiner Dienstpflicht auszuweichen; er küsst die Verbrecher und erfüllt ihnen widersinnige Wünsche, dabei belügen sie ihn. Zum Beispiel bittet ein Arrestant darum, ihn nicht mit der nächsten Gruppe auf die Etappe zu schicken, weil er seinen Bruder oder einen anderen Verwandten aus Riga oder aus einer anderen vom Arrestanten erdachten Stadt erwarte, – und Haass hält so einen ein halbes Jahr und länger zurück, wo doch der Bataillonskommandeur schon alle Papiere ausgefertigt hat und die Listen umschreiben müsste. Meiner Meinung nach sollte dieser Doktor von seinen Pflichten entbunden werden. (9. Januar 1838)"

Die Stellungnahme wurde in der Antwort vom 18. Januar 1838 an Neidhart fast wortwörtlich wiedergegeben. Beigelegt wurde auch die schriftliche Bestätigung eines Kommandeurs der Inneren Wache, dass, seitdem die Handfesseln eingeführt worden seien, man aufmerksam beobachtet habe, ob von seiten der Arrestanten irgendwelche Beschwerden kämen, jedoch sei bis dahin noch keine einzige Klage laut geworden – außer der der Arrestanten aus Moskau, die „von dem outrierten Philanthropen Haass auf widersinnige Weise aufgestachelt werden, sich zu beschweren".

Alles deutete darauf hin, dass mit diesem unmissverständlichen Bescheid sowohl Haass selber als auch seine Sache erledigt sei. Doch Fürst Golizyn, der gute Geist, kehrte für kurze Zeit nach Moskau zurück und wandte sich, wie erwartet, an den Innenminister mit der Bitte, in diesen langandauernden Fall einzugreifen und Haass' Vorschlag, die Handfesseln abzuschaffen, zu unterstützen. Der Innenminister richtete sich seinerseits an den Verteidigungsminister. Diese – in Kapzewitschs Augen – neue Dreistigkeit von Haass brachte den alten General in Rage. In einem Schreiben vom 12. Juli 1838 zählte er alles, was er an Beschuldigungen gegen Haass vorzubringen hatte, der Reihe nach auf. Unter anderem verglich er die Lage der Arrestanten mit der der Begleitsoldaten: „Die Arrestanten werden im Gegensatz zu den Invaliden – man kann sagen: im Luxus gehalten, besonders in den Gouvernementsgefängnissen. Zum Wohle der Häftlinge sind Fürsorgekomitees gegründet worden, die ständig deren Lage zu verbessern suchen. Die sie bewachenden und begleitenden Invaliden sind dagegen in Vergessenheit geraten; sie sind pausenlos unterwegs, immer im Dienst, obendrein treffen sie auf Etappenstationen ein, wo sie nur trockenes Brot ohne irgendein Getränk dazu bekommen und keine Möglichkeit haben, sich halbwegs ordentlich einzuquartieren. Obwohl sie strenge Wache halten, können sie nicht allen bösen Absichten der Verbrecher zuvorkommen und Fluchtversuche verhindern. Dabei sind die Invaliden nach den endlosen Etappen ebenso erschöpft, und wenn sie Fehler machen, werden sie auch noch bestraft, indem sie ihren Dienst quittieren müssen, keine Auszeichnungen erhalten oder sogar zu einer Körperstrafe verurteilt werden."

An diesen Worten ist viel Wahres, aber wer war denn daran schuld, dass die Invaliden in einer noch schlechteren Lage waren als die Arrestanten? Die Gefängnis-Fürsorgekomitees konnte man nicht beschuldigen, dass sie das, was der Staat für die Arrestanten bestimmte, mit aller Kraft in die Tat umzusetzen trachteten. Es blieb nur, die Invaliden dafür zu bemitleiden, dass sie von ihrer Obrigkeit im Stich gelassen wurden. Wer musste sich also diesen Vorwurf gefallen lassen? Gewiss nicht die Gefängnis-Fürsorgekomitees, die ausführen wollten, was zwar verordnet war, aber immer noch auf Hindernisse stieß. Eine Reihe von Problemen, Finanzen, Technik und Organisation betreffend, versuchten die Komitees zu bewältigen, aber in vieler Hinsicht bleiben ihre Wünsche bis heute im Bereich der Träume.[16]

Sein Schreiben endete Kapzewitsch mit einem harschen Angriff auf Haass: „Aus dem mehrjährigen Briefwechsel diesbezüglich ersieht man, dass alle Komplikationen und Erschwernisse nur auf die überflüssige Philanthropie des Moskauer Fürsorgekomiteemitglieds Doktor Haass zurückzuführen sind, der, meiner Meinung nach, auf diesem Posten nicht nur nutzlos, sondern geradezu schädlich ist <...>." Zum Schluss erwähnt Kapzewitsch, er habe General Neidhart bereits darum gebeten, Haass' „willkürlichen Aktivitäten" ein Ende zu setzen und ihm das Recht zu entziehen, die Arrestanten vor der Verschickung auf die Etappe zu inspizieren, und ihm auf jeden Fall zu verbieten, einige der Arrestanten einzubehalten und unbegründete Klagen und Bitten von ihnen entgegenzunehmen.

Die dem gutherzigen und mitleidigen Doktor angelasteten Beschuldigungen wurden immer maßloser. Nach neun Jahren seines unermüdlichen Einsatzes zugunsten der Unglücklichen wurde er nicht nur für *nutzlos*, sondern sogar für *schädlich* befunden, schädlich für die Sache, der er sich so selbstlos gewidmet hatte!

Zar Nikolaj Pawlowitsch betrachtete die Bemühungen des „russischen Howard" indes mit Wohlwollen und schenkte der Beschwerde gegen den gütigen alten Mann keine Beachtung. Die Auseinandersetzungen wegen der Abschaffung

---

[16] Mit hoher Achtung denke ich an die Jahre 1861-1864 zurück, als Fürst Grigorij Schtscherbatow Vizepräsident des St. Petersburger Gefängnis-Fürsorgekomitees war: Zu seiner Zeit wurden grundlegende Verbesserungen in allen Petersburger Haftanstalten durchgeführt, und dennoch konnte eine beträchtliche Geldsumme eingespart werden, die wiederum den Bedürfnissen der Arrestanten zugute kam. (Anm. des Autors)

der Handfesseln wurden wieder einmal vertagt und verliefen später im Sande; auch erlaubte es die schwere Erkrankung des Fürsten Golizyn nicht mehr, ihn öfters mit dieser Angelegenheit zu behelligen. Haass blieb wie gewohnt auf den Sperlingsbergen, und seine Aktivitäten wurden noch umfänglicher: Er setzte sich durch mit der Errichtung der Etappenstation Rogoshsk und mit dem Bau des Polizeikrankenhauses, wovon später die Rede sein wird.

Hier sei noch hinzugefügt, dass das heutige Verteidigungsministerium, als hätte es die alten Querelen wiedergutmachen wollen, sich 1861 mit der Frage befasste, ob es nicht angebracht sei, die Arrestanten per Eisenbahn, Fuhrwerk oder Schiff transportieren zu lassen, und trotz vieler Hindernisse den neuen Beschluss in die Tat umsetzte. Das änderte die Art der Arrestantenverschickung grundlegend; schließlich hat das Verteidigungsministerium am 28. Januar dieses Jahres [1868] die Instruktionen für den Konvoi öffentlich verkündet und somit keinen Spielraum für die frühere Willkür gelassen.

Auf diese Art und Weise ist die von Haass begonnene Sache erst dreißig Jahre später gerade von jenem Ministerium gesetzlich verankert worden, das ihn so lange daran hinderte und dafür tadelte.

### III

Seit der Gründung des Moskauer Gefängnis-Fürsorgekomitees im Jahre 1829 hatte Haass als dessen Mitglied und als Chefarzt aller Gefängniskrankenhäuser die Aufgabe, die auf die Etappe geschickten Arrestanten, die in großer Zahl und aus allen Winkeln Russlands in Moskau zusammenkamen, zu untersuchen. Ohne jeden Zweifel schenkte ihnen, laut Golizyn, „kein anderer so viel Aufmerksamkeit wie Haass, einzig und allein aus beispielloser Gutherzigkeit". Keine einzige Gruppe traf in Moskau ein oder verließ die Stadt, ohne dass Haass sie in Augenschein nahm. Mit wahrhaft christlicher Nachsicht bemühte er sich, das Herz und die Seele der verstocktesten Verbrecher zu erreichen; er erfüllte ihre Bitten und suchte nach ihren Angehörigen; er hielt sie zurück, bis ihre Familien nachkamen; er versorgte sie mit Fußfesseln, die er auf eigene Rechnung herstellen ließ; er umarmte und küsste diejenigen, die ihre Taten bereuten; er unterstützte die Hinterbliebenen materiell, zum Teil aus eigenen Mitteln, zum Teil aus der Komiteekasse und zum Teil aus Spenden seiner Wohltäter. Denn dem Hilfeaufruf des ehrenwerten Doktors folgten die Moskauer Kaufleute, die ihm immer mehr Solidarität bezeugten.

Mir war es vergönnt, noch von Zeitzeugen zu erfahren, wie Haass seine Arrestanten auf die Etappe verabschiedete. Die Gefangenen drängten sich alle an ihn, er untersuchte jeden einzelnen, stritt oft mit den Vorgesetzten und bat ständig um irgendeine Milderung für irgendeinen Häftling. Wenn die Gruppe bereits zum Abmarsch aufgestellt war, ging er noch einmal die Reihen entlang, sprach Worte der Liebe und des Trostes und versuchte die Unglücklichen bis zuletzt zu überzeugen, wie wichtig ihre Reue vor Gott und den Menschen sei.

Ich selbst war Zeuge einer solchen Situation, als ich 1860 bei einer Besichtigung der Etappenstation Rogoshsk erlebte, wie Arrestanten einen Vertreter des dortigen Fürsorgekomitees um die „Haass'schen Fußfesseln" baten. Einer von ihnen erklärte mir prompt und in allen Einzelheiten, worin die Vorzüge dieser Fesseln bestehen. Es wird berichtet, dass Arrestanten, die den Fußmarsch nach Sibirien bewältig hatten, ihre Fußfesseln, die Haass ihnen geschenkt hatte, verkauften und von dem Erlös zum Gedenken an Fjodor Petrowitsch eine Ikone des heiligen Fjodor Tiron[17] erstanden, um sie der Gefängniskapelle zu stiften.

Eine solche Liebe zu den Unglücklichen könnte manchem durchaus vernünftigen Menschen übertrieben erscheinen, aber wo sind die Grenzen des Mitleids, wenn es von einem Herzen kommt, das so mitleidsfähig ist? Haass war ein friedfertiger Mensch und konnte daher dem Buchstaben des Gesetzes getreu leben; er rebellierte aber gegen stumpfsinnige Sturheit, Willkür und Grausamkeit.

Während der Cholera, die 1830 in Moskau grassierte, wies Haass als erster darauf hin, dass die Arrestanten bis zum Ende der Epidemie nicht auf die Etappe geschickt werden dürften, weil diese Krankheit sonst in allen Teilen Russlands verbreitet zu werden drohte. Da aber das Moskauer Gouvernementsgefängnis kaum ausreichend Platz hatte, um sämtliche Arrestanten unterzubringen, richtete man provisorische Räume in allen alten Bauten auf den Sperlingsbergen ein. So entstand das Etappengefängnis mit dazugehörigem Krankenhaus, das noch bis zum Ende der 1850er Jahre existierte. Die Aufsicht über dieses Etappengefängniss übernahm voll und ganz Doktor Haass, und weder die große Entfernung [von der Stadt] noch die schlechten Wege hielten ihn davon ab, dort täglich Visiten abzustatten. Viele Moskauer erinnern sich noch heute an die uralte Equipage des Doktors mit

**Moskauer Mitteilungen, Nr. 89**
**6. November 1829**
*Aus Odessa, vom 11. Oktober*
Wegen der Hafenquarantäne bleiben noch drei Genesende im Pestbezirk. Viele sind bereits gesund und in die Stadt entlassen. Der Sohn des Herrn Krug wurde vollständig geheilt und beendet seine Quarantänezeit unter Aufsicht.

---

[17] Fjodor (Theodor) Tiron, Märtyrer des 4. Jahrhunderts: Zur Verleugnung Christi gezwungen, schwor er seinem Glauben ab und wurde römischer Soldat; von Schuldgefühlen geplagt, zündete er einen römischen Tempel an und bekannte sich wieder zu Christus; er wurde gefoltert und im Jahre 306 auf dem Scheiterhaufen verbrannt.

zwei vorsintflutlichen Stuten und dem weißhaarigen Kutscher. Dieses wundersame Fuhrwerk tauchte zu allen möglichen Tageszeiten und bei jedem erdenklichen Wetter auf den Sperlingsbergen und in allen Winkeln der Stadt auf. Stets war der Doktor unterwegs, um Bitten seiner Gefangenen zu erfüllen oder um ihre Angehörigen ausfindig zu machen; am nächsten Morgen eilte er wieder ins Gefängnis, um gute Nachrichten zu überbringen.

Bald wurde dank großzügiger Spenden das neue Etappengefängnis – das umgebaute alte Schlossgefängnis – solide ausgestattet. In seinen Mauern befand sich eine Kirche, deren Sakristei mit ihrer Pracht bis heute die Besucher in Erstaunen versetzt; sie beherbergt ein Evangeliar, dessen silberne Buchdeckel mit Gold verziert sind, – ein Geschenk des ehemaligen Moskauer Metropoliten Philaret. Auch außerhalb des Kirchenraumes wollte Fjodor Petrowitsch den Gefangenen den guten Geist nahebringen und ließ mehrere große Schilder herstellen, auf denen mit roten Buchstaben auf weißem Grund moralische Regeln und fromme Gedanken geschrieben standen. Noch im Jahre 1860 waren diese Schilder zu beiden Seiten im Flur des Gefängniskrankenhauses zu sehen. Zu Haass' tatkräftigen Helfern und Weggefährten zählten fast zwanzig Jahre lang der Moskauer Kaufmann Rachmanow und dessen Gattin Agafja Filippowna, die auch nach dem Tod ihres Mannes die Wohltätigkeit für Arrestanten nicht einstellte. Von ihr erfuhr ich viele Details über Fjodor Petrowitsch.

Da das Gefängnis auf den Sperlingsbergen von der Stadt und von der ersten Etappenstation auf der „Wladimir-Straße" weit entfernt war und die Arrestanten diese Strecke nur mit Mühe und Not bewältigten, wurde nach Haass' Vorstellungen eine Zwischenstation hinter dem Rogoshsker Tor eingerichtet, wo die Verschickten einen Tag vor dem Abmarsch nach Sibirien eintrafen. Diese Zwischenstation existierte bis vor kurzem; inzwischen wurde beschlossen, den Arrestantentransport per Eisenbahn zu bewerkstelligen.

Um zu verdeutlichen, welche Gabe Haass besaß, die Herzen der Moskauer zu erweichen, ihre Hilfsbereitschaft zu wecken und für die konkrete Unterstützung der Leidenden dienstbar zu machen, zitiere ich an dieser Stelle, was ich 1860, sieben Jahre nach Fjodor Petrowitschs Tod, über die Etappenstation bei Rogoshsk schrieb:

„Es gibt in Moskau eine Einrichtung, die jeden, der sie besichtigt, mit Ehrfurcht vor denjenigen Bürgern unserer alten Hauptstadt erfüllen sollte, die den Unglücklichen und Leidenden so viel Mitgefühl und Fürsorge angedeihen ließen. Ich rede vom Rogoshsker Etappenhaus, dessen Gründung auf die Idee des ehrwürdigen Fjodor Petrowitsch Haass zurückgeht. Diesem Philanthropen und ersten Verfechter eines verbesserten Gefängniswesens in Russland hätte man schon längst ein Denkmal setzen sollen. Das Etappenhaus sieht erfreulicherweise gar nicht düster aus, das Dach ist frisch gestrichen, in den Räumen stehen Betten mit sauberen Matratzen und Kissen. Dieser Zustand ist dem eifrigen Leiter dieses Hauses zu verdanken, Vater Warsonofij, Priester des Pokrowskij-Klosters. Seit fast fünf Jahren widmet er sich ganz und gar den Unglücklichen <…>.

In der Regel treffen die auf die Etappe zu schickenden Arrestanten aus dem Schlossgefängnis jeweils montags um 11 Uhr morgens ein, bleiben einen ganzen Tag, übernachten hier und machen sich erst dienstags am frühen Morgen auf den Weg. Während ihres Aufenthalts ist das Etappenhaus von Besuchern überfüllt. Sie kommen und gehen, treffen sich mit den Unglücklichen, stecken ihnen Geld zu, verteilen Brot und Brezeln. Jeder Beschenkte nimmt alles schweigend und mit einer Verneigung entgegen, hin und wieder hört man von einem Ältesten die Aufforderung: ‚Brüder, bedankt euch bei unseren Wohltätern', und darauf folgen aus allen Richtungen die Rufe ‚Gott schütze und bewahre Euch für Eure Wohltat'. Tief beeindruckt schaute ich mir die schweigende Menschenmenge an; geduldig wartete jeder, bis er an der Reihe war. Mit den Augen verfolgte ich jeden einzelnen, der auf einen Arrestanten zuging, und ich sah, wie jeder von ihnen sich freudig bekreuzigte, nachdem er sein Geschenk übergeben hatte. Ich selber dankte Gott dafür, dass wir uns die Überzeugung hatten bewahren können, dass man den Verbrecher wegen seines Verbrechens nicht gleich verstoßen sollte, sondern dass er nach der gesetzlichen Verurteilung unserer Anteilnahme bedarf, um seine Strafe geduldig ertragen zu können. Obwohl in dem Etappenhaus jedem Besucher freier Zugang gewährt ist, sind die Bewachungsmaßnahmen so wirksam, dass es bislang nie Fluchtversuche gegeben hat."

Unter Haass' glücklicher Leitung war schon vorher zunächst das Gefängniskrankenhaus und dann das Polizeikrankenhaus umgebaut und eingerichtet worden. Das frühere Gefängniskrankenhaus war in den Fluren des Schlossgefängnisses untergebracht gewesen, und erst 1825, als die Epidemie ausbrach, verlagerte man es provisorisch in die Pokrowka-Kasernen, wo es bis 1830 blieb. Noch im gleichen Jahr 1825 wurde allerdings beschlossen, mithilfe einer Spendensammlung im Schlossgefängnis ein Krankenhaus mit 48 Betten für Männer und 24 Betten für Frauen nach den Plänen Doktor Pohls bauen zu lassen. Später wurde dieses Gebäude um zwei weitere Etagen mit jeweils fünf Krankenzimmern aufgestockt. Heute steht dieses Krankenhaus unter der Obhut des Moskauer Gefängnis-Fürsorgekomitees und ist in einem beispielhaften Zustand; in der gut ausgestatteten Apotheke stand 1860 auf einer Fensterbank eine Haass-Büste.

Fjodor Petrowitsch hat früher als alle anderen verstanden und zu schätzen gewusst, welche Vorteile die weibliche Krankenpflege vor der männlichen hat, und so führte er sie in seinen Krankenhäusern ein. Im Jahre 1860 sah ich 14 Sitzwächterinnen in den Gefängniskrankenhäusern des Gouvernements. Sie arbeiten gegen Entlohnung, verteilen Wäsche und Medikamente unter den Kranken, sorgen für

**Aus dem Protokoll vom 13. und 22. August 1847:**
54b. Mitglied Doktor F.P. Haass unterbreitete die Bitte, die Moskauer Bürgerin Warwara Dragutina als Vorleserin für kranke Arrestanten im Krankenhaus des Etappengefängnisses in Dienst zu nehmen, damit sie morgens und abends Gebete aus der Heiligen Schrift sowie aus belehrenden Büchern vorliest und den Analphabeten das Lesen beibringt; ebenso bat er darum, die Dragutina, falls das Komitee damit einverstanden wäre, mit Erlaubnis des Oberpolizeimeisters im Etappengefängnis unter den Arrestanten wohnen zu lassen, wo sie als Helferin und eine Art Aufseherin in der Frauenabteilung des Gefängnisses eingesetzt und dafür mit dreißig Silberrubeln jährlich entlohnt werden sollte, da die gleiche Summe auch einer Vorleserin im Krankenhaus des Gouvernementsgefängnisses [Schlossgefängnisses] zusteht.
*Beschlossen*: Dieser Bitte stattgeben und sich wegen der Genehmigung zum Einzug der Bürgerin Dragutina im Etappengefängnis an den Herrn Oberpolizeimeister wenden; über die Regelung ihrer Entlohnung aus der Wohltätigkeitskasse den Schatzmeister benachrichtigen und den Herrn Kontrolleur darüber in Kenntnis setzen.

Sauberkeit, helfen beim Verbinden, sorgen tagsüber für Ordnung in den Krankenzimmern und wachen nachts bei den Schwerkranken. Die Feldschere dagegen führen die Anweisungen des Arztes aus.

Im Jahre 1837 wurde die Frauenstation des Gefängniskrankenhauses aufgrund steigender Patientenzahlen aus dem Schlossgefängnis ins Katharinen-Krankenhaus verlegt. Dieses wiederum wurde während der Fieberepidemie 1840 in der Weise erweitert, dass man 400 Kranke beiden Geschlechts unterbringen konnte. Als die Epidemie abgeklungen war, erlaubte Fürst Golizyn – auf Haass' Bitte – der Polizei, Menschen mit Krätze und venerischen Erkrankungen in diese Station einzuweisen, wo sie kostenlos behandelt wurden.

Am 20. Oktober 1844 wurde – ebenfalls auf Haass' Vorschlag – ein Krankenhaus für Tagelöhner und Obdachlose in den Räumen des alten Katharinen-Hospitals eingerichtet; die dort noch darniederliegenden Arrestanten wurden im Schlossgefängnis untergebracht und die restlichen 150 Patienten ins Gebäude des ehemaligen orthopädischen Instituts verlegt. Haass hatte dieses Gebäude ausfindig gemacht und es, teils auf eigene Kosten, teils dank Spenden, instand setzen lassen. Nach Fjodor Petrowitschs Vorstellungen sollte dieses Krankenhaus „Asyl für obdachlose Kranke" genannt werden, aber im Volk bürgerte sich schnell die Bezeichnung „das Haass'sche Krankenhaus" ein, und so heißt es bis heute.

Auf Bemühen Golizyns war schon 1840 beschlossen worden, von der Kreisstadtkasse für jeden Kranken 29 $^1/_2$ Kopeken [pro Tag] zur Verfügung zu stellen, zusätzlich je 3 Kopeken für Medikamente und 1 Rubel 15 Kopeken für die Bestattung eines verstorbenen Patienten.

Um zu zeigen, wie Haass mit diesem Geld umging, seien hier einige Beispiele aus seinem Bericht für das Jahr 1846 angeführt: durchschnittliche Patientenzahl 155; Zahl der behandelten Kranken pro Jahr 56 689; dafür zur Verfügung gestellte Summe 17 857 Rubel 3 1/2 Kopeken, davon für 255 Verstorbene 293 Rubel 25 Kopeken; insgesamt 18 150 Rubel 28 1/2 Kopeken; von der Gesamtsumme verbraucht ca. 12 000 Rubel. Die übriggebliebenen mehr als 6 000 Rubel wurden dem Gefängnis-Fürsorgekomitee übergeben.

Wie tröstlich auch diese Zahlen klingen mögen, im Komitee erhoben sich dennoch Gegenstimmen, die fragten, ob es gerecht sei, für die Kranken im Polizeikrankenhaus die gleiche Summe zur Verfügung zu stellen wie für Arrestanten und Patienten im Obdachlosenkrankenhaus. Wie erwartet, verteidigte Fjodor Petrowitsch seine Schützlinge leidenschaftlich und pflegte den Gegnern in seiner Aufrichtigkeit zu antworten: „Ein Kranker, der zum Beispiel von einem städtischen Krankenhaus abgelehnt wird, auf der Straße bleibt und nicht um Geld und Brot, sondern um Obdach und medizinische Behandlung bittet, ist ein Bettelarmer, der das Recht hat, gegen diese Armut vom Gesetz geschützt zu werden."

Am 27. März 1844 war Fürst Golizyn gestorben. Das von ihm bewilligte Projekt zum Bau des Obdachlosenkrankenhauses war die letzte gute Tat, die er für Moskau vollbrachte, und gleichsam das Abschiedsgeschenk für Haass, der bei ihm fast ein Vierteljahrhundert als Bittsteller für die Armen und Unglücklichen eingetreten war…

Seit Golizyns Tod war Haass wie verwaist, doch durch seinen starken Glauben fühlte er sich berufen, nach wie vor seine ganze Energie zum Wohle seiner Nächsten einzusetzen. Langsam, aber stetig wuchs die Zahl der Patienten im Polizeikrankenhaus, die anfangs 150 Betten mussten auf 240 vermehrt werden. Von überallher brachte man Menschen zu Haass, da es bekanntlich, wie der Volksmund sagte, „bei Haass kein Nein gibt". Die Kranken wurden hier mit mehr Aufmerksamkeit gepflegt, und man konnte sie leichter besuchen. Dabei musste Haass auf Schritt und Tritt gegen dienstlichen Kleinkram ankämpfen, der ihn von seiner wichtigen Arbeit abhielt. Das Krankenhaus für Obdachlose gehörte administrativ zur Behörde des Moskauer Oberpolizeimeisters, wirtschaftlich dagegen hing es vom Kontor für die Gefängniskrankenhäuser ab. Doch war das Kontor ohne vorherige Kenntnisnahme und Zustimmung des Gefängnis-Fürsorgekomitees nicht befugt, irgend etwas zu unternehmen, – das Komitee aber tagte nur einmal im Monat.

Das Wirtschaftsressort des Komitees konzentrierte bei sich die gesamte Haushaltsführung des Krankenhauses: Durch einen Ökonomen ließ es aus den Vorräten des Schlossgefängnisses Brot, Grütze, Mehl, Bohnen und Salz verteilen; den Rest besorgten Lieferanten, die mit günstigen Preisen aufwarten konnten,

> **Aus dem Protokoll vom 23. November 1840:**
> 23d. Herr Direktor Doktor Haass berichtete, dass am 4. Mai d. J. auf Vorschlag des Vorsitzenden der Arbeitsabteilung, Herrn I.A. Von-Wiesen, er [Haass] mit dieser Aufgabe betraut werden sollte, was das Komitee daraufhin auch beschloss. In den letzten zwei Sitzungen dieser Abteilung wurden folgende Maßnahmen getroffen: Die im Schlossgefängnis inhaftierten Frauen sollen ständig mit Leinenspinnen beschäfig werden; ebenso wurde ein Bauplan zur Einrichtung zweier Arbeitskammern für Männer beschlossen. Herr Haass stellte den Kostenplan vor, gemäß dem der Bau ca. 9 000 Silberrubel kosten würde, und fügte hinzu, dass er der Arbeitsabteilung seine Überlegungen unterbreitet habe: wie hoch der Reingewinn der Arrestantenarbeit sei, und ob diese Summe nicht ausreiche, die man zum Bau einer Arbeitskaserne benötige. Doch da er diese Berechnungen nicht durchführen und auf den beiden letzten Sitzungen diesbezüglich keine Ergebnisse vorweisen konnte, bat er die Komiteemitglieder, ihn vom Vorsitz der Arbeitsabteilung zu entbinden.
> *Beschlossen*: Den Bau- und Kostenplan für die Arbeitskaserne an das Baukomitee weiterzuleiten und Herrn Direktor Nikolaj Golochwastow, der seine Zustimmung bereits geäußert hatte, mit dem Vorsitz der Arbeitsabteilung zu betrauen, bis Herr Iwan Von-Wiesen dieses Amt wieder übernimmt.

andernfalls hätten sich die Komiteedirektoren darum kümmern müssen. Die Versorgung mit Holz übernahm meistens das Wirtschaftsressort des Komitees, ebenso war es zuständig für die Lieferung der Särge; für die Verglasung und Winterabdichtung der Fenster dagegen war der Aufseher verantwortlich, und diese Arbeit musste das mit seinen eigenen Aufgaben überlastete Dienstpersonal des Krankenhauses selber bewerkstelligen.

Das Polizeikrankenhaus, das dem Fürsorgekomitee mehr als 6 000 Rubel jährlich zurückzahlte, erhielt von ihm ca. 50 Silberrubel im Monat für kleinere Ausgaben; davon wurden 25 Rubel für Arzneimittel und 25 Rubel für Haushaltsbedarf verbraucht. Wenn man zusätzliche Ausgaben zu melden hatte, folgten seitens des Komitees empörte Fragen, warum und wozu sie nötig seien.

Komitees neigen grundsätzlich dazu, neu aufkommende Probleme von sich zu weisen; manchmal genehmigen sie routinemäßig einen Bau, der Millionen kostet, oder erlauben, im Gefängnis – Gott weiß, wozu – ein Fotokabinett einzurichten, doch sie überschütten einen mit Fragen über Fragen, wenn man im selben Gefängnis eine Wäscherei einrichten will.

Kein Wunder, dass Haass, der die ganze Zeit so furchtlos für die Wahrheit gegen mächtige Gegner gestritten hatte, irgendwann des Kampfes und der alltäglichen bürokratischen Hürden im Krankenhaus müde war. Um nicht mit dem Fürsorgekomitee im Dauerstreit zu sein, fand er sich zuletzt mit den Gegebenheiten ab und ließ den Krankenhausaufseher endlose Berichte darüber schreiben, warum so viel Siegellack, Papier und Holz verbraucht worden war. Er selber aber blieb Tag und Nacht bei seinen Unglücklichen, und wenn er sie für eine Weile verließ, dann nur, um deren unzählige Bitten zu erfüllen.

Neun Jahre nach Haass' Tod erinnerte sich eine unserer Schriftstellerinnen[18] an diese Zeit und schrieb mit viel Mitgefühl:

„Wer hat schon bei uns in Russland die Namen Lwow[19] und Haass gehört? Das waren hervorragende Menschen. Hätten sie in einem anderen Land gelebt, wären schon längst Bücher über sie geschrieben worden. Beide haben ihr Vermögen unter die Armen verteilt; beide haben sich in den Dienst der Menschlichkeit gestellt; beide haben sich bemüht, Verbrecher auf den rechten Weg zu leiten und den Unglücklichen zu helfen; beide haben die christliche Caritas gepredigt und waren zugleich deren lebendige Verkörperung.

Ich habe Doktor Haass gesehen, sein wunderbares Gesicht und seine bemerkenswerte Erscheinung: Edelmut, grenzenlose Bescheidenheit und Güte strahlten aus jedem Zug dieses lauteren Antlitzes. Wir hörten, wie von ihm erzählt wurde, er habe sein Vermögen für andere ausgegeben; da er sich eine Karosse nicht mehr habe leisten können, habe ihn der ärmste Moskauer Mushik in einer simplen Kutsche gefahren, mit der er ständig zum Schlossgefängnis unterwegs gewesen sei, um seine christlichen Taten zu vollbringen; wohlhabende Moskauer hätten aus ihren Fenstern geschaut und mit dem Finger auf den ‚verrückten Haass' gezeigt. Für Haass, scheint es, war es ein ungleicher Kampf: Inmitten himmelschreiender Übelstände aller Art, gesellschaftlicher Gleichgültigkeit und menschenverachtender Anordnungen kämpfte er gegen die Unwahrheit und verbrauchte dabei seine ganze Kraft. Was musste er nicht alles ertragen, erfahren, erleben und erleiden! Und als er starb, wusste man nicht, auf wessen Kosten er bestattet werden sollte. Auf seinen Biographen muss er noch warten, doch schon jetzt kann man mit Gewissheit sagen: Er war im wahrsten Sinne des Wortes ein Mann Gottes."

So richtig dieser traurige Bericht auch sein mag, birgt er dennoch einige Übertreibungen: Haass hatte in der Tat auf Schritt und Tritt Hindernisse zu bewältigen, aber das hat seinen energischen Einsatz nur angespornt. Es stimmt, dass die soge-

---

[18] J. Tur veröffentlichte im Beiheft der Zeitschrift „Die Zeit" (Vremja) ihren Artikel „Erinnerungen und Gedanken". (Anm. des Autors). Zu Jewgenija (Eugenie) Tur vgl. auch Koni S. 102, Anm. 73.
[19] Alexander Nikolajewitsch Lwow (1790-1855), Kammerherr, Geheimrat und Mitglied des Moskauer Gefängnis-Fürsorgekomitees.

nannten vernünftigen Leute sich über ihn lustig machten. Die kleinen Beamten haben, wie sie es unter allen Machthabern tun, sich immer gegen Haass' Tätigkeit quergelegt. Doch alle Moskauer kannten Haass; seinerzeit genoss er sogar die Achtung und das grenzenlose Vertrauen zweier der edelmütigsten und bekanntesten Persönlichkeiten: des Fürsten Dmitrij Golizyn und Iwan Senjawins. Beide waren Haass' glühende Verteidiger und konsequente Vollstrecker seiner Ideen zur Verbesserung des Alltags Unglücklicher und Leidender. In der Tat blieb Fjodor Petrowitsch nach Golizyns Tod einsam, und doch wusste er immer andere für sich und seine Überzeugungen zu gewinnen; nach und nach traten ja auch Verbesserungen ein. Ja, sein gesamtes Hab und Gut hatte er verteilt, aber sein Leben verbrachte er in dem Milieu, in dem nicht Geld und materielle Güter, sondern Mitgefühl und Mitleid an erster Stelle standen. Gefangene, arme und obdachlose Kranke verstanden und liebten ihren Wohltäter. Haass war wirklich ein „Mann Gottes"; bescheiden, ruhig und friedfertig in häuslicher Atmosphäre, konnte er bedingungslos hart, beharrlich und entschlossen für eine Sache von öffentlichem Belang eintreten. Mit diesen Eigenschaften war es ihm gelungen, in den vierundzwanzig Jahren seiner Tätigkeit das Gefängniswesen Russlands grundlegend zu verändern. Als er unsere Gefängnisse in Moskau erstmals besichtigte, glichen sie Orten des Verderbens und menschlicher Erniedrigung, doch er brachte es fertig, nicht nur die ersten Keime einer Reform zu legen, sondern einige konkrete Unternehmungen durchzuführen – meist allein, mit keiner anderen Macht als seiner Überzeugungskraft. Und das, was er erreicht hat, war mehr als das, was später sämtliche Komitees und mit allen Vollmachten ausgestatteten Personen bewirken konnten.

Am 16. August 1853 verbreitete sich wie ein Lauffeuer in der Stadt die Nachricht, Doktor Haass sei nicht mehr… Sein letztes Eigentum, eine Ikone mit Mutter Gottes und ein Kruzifix, hatte er weggeschenkt: die Ikone an die katholische Kirche (er war Katholik) und das Kruzifix an die Kirche des Etappengefängnisses. Als ich 1860 dort war, habe ich dieses Kreuz am Eingang hängen sehen.

Ganz Moskau hat Haass zu Grabe getragen: Russisch-Orthodoxe und Altgläubige, Prominente und Arme; sie alle weinten von Herzen, weil ein guter Mensch von ihnen gegangen war. Beerdigt wurde er auf dem Deutschen Friedhof; eine Bronzestatue, die sein Bild ziemlich genau wiedergibt, schmückt sein Grabmal; größere und kleinere Gipskopien dieser Büste wurden an Haass' Freunde verteilt.[20]

Auf der außerordentlichen Sitzung des Moskauer Gefängnis-Fürsorgekomitees am 12. September 1853 hielt sein Vizepräsident, der Moskauer Zivilgouverneur

---
[20] Die Einzelheiten über Haass' Begräbnis und Denkmal erfuhr ich von einem Feldscher, dessen Vorgesetzter Haass war. Dieser Feldscher verhalf mir zu einer Büste von Fjodor Petrowitsch und zu einer Kopie aus dem Protokoll des Moskauer Gefängnis-Fürsorgekomitees, in dem die Gründung einer Haass-Stiftung zur materiellen Unterstützung der Arrestantenfamilien festgehalten wird. (Anm. des Autors)

Iwan Kapnist[21], eine bewegende Rede zum Tode Fjodor Petrowitschs. Er sagte: „Es war mir ein Herzensanliegen, Sie zu dieser Sitzung einzuladen, um der aufrichtigen Trauer Ausdruck zu verleihen, die Sie gewiss mit mir teilen. Der Tod entriss uns eines unserer würdigsten Mitglieder – Fjodor Petrowitsch Haass. Im Laufe seines fast ein halbes Jahrhundert lang währenden Aufenthalts in Moskau widmete er sich ausschließlich der Aufgabe, das Schicksal der Arrestanten zu erleichtern. Wir alle waren Zeugen jener wahrhaft christlichen Bestrebung, mit der er sich beeilte, Leidenden zu helfen. Seinen Zielen und seiner Berufung treu, ging er unbeirrt den Weg, den ihm sein Herz wies."

Von tiefem Mitgefühl ergriffen, äußerten Haass' ehemalige Mitstreiter ihre spontane Bereitschaft, den Vorschlag des Vizepräsidenten zur Gründung einer Haass-Stiftung zu unterstützen; die Zinserträge des angelegten Kapitals sollten jährlich am 16. August, Haass' Todestag, an arme Arrestantenfamilien verteilt werden, denn „diese Art der Wohltat entspricht voll und ganz Haass' Vorstellungen, und sie zu leisten wäre auch ganz in seinem Sinne".

Ein erster Grundstock kam sogleich zustande: Mehrere Komiteemitglieder spendeten insgesamt 1 050 Silberrubel, von denen 1 000 Silberrubel auf ein entsprechendes Konto des Komitees eingezahlt wurden. Zudem wurden Spendenlisten zusammengestellt und verteilt. Es ist nicht bekannt, wie hoch das Stiftungskapital derzeit ist und ob das Moskauer Gefängnis-Fürsorgekomitee seine Hilfszuwendungen an Haass' Todestag immer noch leistet, doch das Gedächtnis an Fjodor Petrowitsch Haass lebt fort in der hochherzigen Arbeit seiner würdigen Mitstreiter und Nachfolger – Mitglieder des Moskauer Gefängnis-Fürsorgekomitees.

---

[21] Iwan Wassiljewitsch Kapnist (1794-1860), seit 1814 Beamter im Justizministerium; genoss Autorität im Kreise der Dekabristen; zeitweilig Gouverneur in Poltawa und Smolensk; 1844-1855 Zivilgouverneur in Moskau; zuletzt als Senator für die Erarbeitung der Dokumente zur Reform der Bauernfrage 1861 zuständig.

*Grigorij Petrow*[1]

# Ein Freund der Unglücklichen

„Beeilt euch, Gutes zu tun!"

Mitte August 1853 fand in Moskau ein ungewöhnliches Begräbnis statt. Ein Zweiergespann aus erschöpften Polizeipferden schleppte langsam den Karren mit einem schlichten Sarg. Und hinter dem Karren gingen in unzähligen Mengen die Moskauer Armen. Es waren mehr als zwanzigtausend Menschen; viele von ihnen weinten wie die Kinder. Man trug den „Arrestanten-Doktor" Fjodor Petrowitsch Haass zu Grabe.

Haass war kein gebürtiger Sohn Moskaus; er war ein Zugewanderter von weither. Im Ausland war er zur Welt gekommen, dort hatte er auch studiert. Der Zufall führte ihn nach Russland. Der russische Würdenträger Fürst Repnin war im Ausland zur Behandlung. Der junge zweiundzwanzigjährige Doktor Haass behandelte ihn erfolgreich und wurde vom Fürsten nach Moskau eingeladen. In Moskau wurde Haass schnell berühmt, man lud ihn in die besten und reichsten Häuser ein. Bald wurde er selber wohlhabend, kaufte sich ein Haus, ein Gut und betrieb eine Tuchfabrik. Durch die Stadt ließ er sich von einem Vierergespann mit weißen Pferden kutschieren.

Es schien, als hätte dem Menschen an Glück nichts gefehlt. Haass war jung, reich, begabt und hoch geehrt; doch das genügte ihm nicht. Sein Herz war auf der Suche nach anderen Reichen, wo die Liebe herrscht, und wurde bald fündig. Denn Kranke gab es nicht nur in vornehmen Gemächern, im Gegenteil, es gab sie im Übermaß in Kellern und Hinterhöfen. An sie dachte Haass. Kostenlose Sprechstunden bot er den Armen bei sich zu Hause an. Und die Kranken kamen in Strömen zu dem berühmten Arzt. Die offiziellen Sprechstunden gingen zu Ende, doch die Schlange der Patienten nahm nicht ab. Also mussten die Sprechstunden ausgedehnt werden. Außerdem stellte sich öfters heraus, dass die vielen Besucher zu Hause weitere Kranke hatten, die nicht imstande waren aufzustehen. So stattete Haass häusliche Visiten ab. Die Zeit für die Visiten bei den Reichen wurde immer knapper. So entschied Haass, der Reiche fände für gutes Geld immer einen guten Arzt, zu den Armen dagegen ginge keiner, aber weil sie von ihm Hilfe erwarteten, dürfe

---
[1] Grigorij Spiridonowitsch Petrow (1867-1925), Geistlicher und Publizist; Mitarbeiter der Zeitschrift „Das russische Wort" (*Russkoje slovo*), Redakteur der Zeitung „Gottes Wahrheit" (*Boshja pravda*); 1908 wegen seiner an den politischen Verhältnissen geäußerten Kritik aus der russisch-orthodoxen Kirche exkommuniziert; Mitglied der II. Staatsduma. – Der vorliegende Text ist ein Beitrag aus dem Sammelband „Gottes Arbeiter", Moskau 1912.

er sie nicht im Stich lassen. Gänzlich gab er sich der Linderung ihrer Leiden hin: Er besuchte die Kranken, brachte ihnen Arzneien, gab ihnen Geld für bessere Nahrungsmittel. In den meisten Fällen lebten diese Kranken in schrecklichen Wohnverhältnissen, in kalten, stickigen und feuchten Räumen. Haass bemühte sich, sie aus ihrer Lage zu befreien, und bekam dafür ein Haus, das der Polizei gehörte. Dort richtete er ein kleines Krankenhaus ein. Später taufte das Volk dieses Krankenhaus „Haassowka". Hier wurden auch erkrankte Arrestanten untergebracht. Haass behandelte sie mit besonderer Liebe und betrachtete sie als doppelt Kranke: an Leib und an Seele. Und je besser Haass die Arrestanten kennenlernte, desto mehr fühlte er sich ihnen verbunden. Er sah sie alle als gequälte und vom Leben gezeichnete und gebrochene Menschen, die jedes Gefühl für das Gute verloren, die durch die Gleichgültigkeit ihrer Umwelt verbittert waren. Von ganzem Herzen hatte Haass Mitleid mit ihnen. Er verstand, dass auch sie Menschen sind, dass auch sie ein Gewissen haben und den „göttlichen Funken" in sich tragen, dass alles aber bei ihnen mit dem Schmutz des Lebens zugeschüttet ist, so dass es den Anschein hat, als wäre Gottes Anteil in ihnen niemals zu finden. Deswegen bemühte sich Haass mit Liebe, zärtlicher Fürsorge und brüderlicher Hilfe, in den Verurteilten und verstockten Verbrechern menschliche Gefühle zum Leben zu erwecken. Wenn schon der Arzt sich freut, meinte Haass, einen todkranken Menschen geheilt zu haben, um wie viel größer ist seine Freude, wenn er einen Menschen geistig-moralisch wiederbelebt.

Damals behandelte man die Arrestanten sehr grob, grausam und unmenschlich. Fesseln, Peitsche, Verunstaltung durch die Kahlrasur einer Kopfhälfte waren das übliche Los der Schwerverbrecher. Das Gefängnis war eine Art Hölle, in der die Arrestanten für ihre Sünden schreckliche Qualen zu ertragen hatten. Mit den Gefangenen wurde wie mit Tieren umgegangen, und dadurch wurden sie immer mehr wie Tiere. Besonders schwer hatten es die Zuchthäusler. Zu acht oder zu zehn wurden sie an einem Eisenstab gefesselt und mussten auf diese Art den ganzen Weg von Moskau nach Sibirien, von Etappe zu Etappe zurücklegen. Ob darunter ein Schwacher oder ein Kranker war, spielte keine Rolle, jeder musste sich den übrigen am Eisenstab anpassen, wobei die Fesseln direkt am nackten Körper angelegt wurden und beim Gehen Wunden bis ins Fleisch und in die Knochen verursachten. In der sibirischen Kälte vereisten die Eisenfesseln an den Wunden. Und alle nahmen es hin und meinten, das müsse so sein. Doch als Haass, zum Mitglied des Gefängnis-Fürsorgekomitees gewählt, jede neue Verschickung der Verbannten nach Sibirien miterlebte, war er zutiefst erschüttert. Beharrlich bestand er auf der Abschaffung des Eisenstabs.

„Sie sind doch ohnehin gefesselt, wozu die Leiden der Unglücklichen erschweren, wenn es nicht nötig ist?"

Der Eisenstab wurde abgeschafft. Fjodor Petrowitsch beließ es nicht dabei und setzte sich diesmal für die Verbesserung der Fesseln ein: Die Eisenringe sollten von innen mit Leder gepolstert werden, damit die Füße vor dem scheuernden Eisen geschützt wären. Die Fesseln wurden gepolstert. Doch Haass trug eine neue Bitte vor. Die Fesseln wogen 5 bis 6 Pfund, – zu schwer für die Arrestanten, um dieses Gewicht den ganzen Weg am Bein oder an den Händen zu tragen. Der großherzige Fürsprecher der Unglücklichen bat, die Fesseln nicht schwerer als 3 oder 3,5 Pfund zu machen.

Das Gefängnis-Fürsorgekomitee wurde bald Haass' ständiger Bitten überdrüssig.

„Sie, Fjodor Petrowitsch, verhätscheln die Zuchthäusler, als seien es kleine Kinder", sagte man ihm. „Sie vergessen, dass es Verbrecher sind, die wegen ihrer Untat verurteilt worden sind."

„Nicht wir sind ihre Richter", antwortete Haass, „sie sind bereits verurteilt, unsere Aufgabe ist, nicht zu vergessen, dass sie auch Menschen sind, dass ihre Tränen genau so bitter sind wie die unseren. Sie sind unsere unglücklichen Brüder, denen zu helfen wir verpflichtet sind. Ja, sie alle haben viel Böses angerichtet, doch hat ihnen irgend jemand im Leben auch Gutes beigebracht? Sie sind böse und kriminell, aber wie sollen wir von ihnen das Gute erwarten, wenn wir selber kein Mitleid mit ihnen haben? Vor dem Gesetz sind sie Verbrecher, für uns sind sie bemitleidenswerte und zutiefst unglückliche Brüder."

Solche Reden gefielen dem Komitee nicht. Viele Mitglieder äußerten ihren Unmut laut und behaupteten, durch seine Güte verderbe Haass die Arrestanten und fördere nur ihre Undiszipliniertheit. Nichtsdestotrotz wurde seinen Bitten stattgegeben. Der damalige Moskauer Generalgouverneur Fürst Golizyn war ein gütiger

**Aus dem Protokoll vom 15. Juni 1840:**

35. Direktor und Staatsrat Doktor Haass unterbreitete folgende Bitte: Der Verbannte Prokofij Jerjomenkow aus dem Gouvernement Tobolsk, Dorf Kisseljowo (er passierte das Etappengefängnis auf den Sperlingsbergen im Jahre 1829), äußert den Wunsch, sich auf seine alten Tage dem Lesen zu widmen, und bittet um Zusendung von Büchern: Psalter, Bibel, „Über die christliche Pflicht", Werke des Protodiakons Tichon von Woronesh und „Die Taten der heiligen Apostel". Dieser Bitte ist eine Bestätigung der Kreisverwaltung darüber beigelegt, dass der Verbannte Jerjomenkow für eigene Verpflegung selbst aufkommt und ein nüchternes und ordentliches Leben führt.

*Beschlossen*: Herrn Doktor Haass mit der Beschaffung der gewünschten Bücher zu beauftragen und dieselbigen an den Verbannten Jerjomenkow mittels Semstwo-Gericht vor Ort zukommen zu lassen.

und edler Mensch. Einst besuchte er Haass nach so einer Komiteesitzung zu Hause und hörte, wie im Nebenzimmer etwas klirrte und rasselte. Golizyn öffnete die Tür und sah Haass, blass und erschöpft in den Fesseln im Zimmer umhergehend und irgend etwas murmelnd.

„Was machen Sie, Fjodor Petrowitsch?"

„Verzeihen Sie mir, Euer Durchlaucht", antwortete Haass, „ich habe nur gezählt, wieviel Mal ich in meinem Zimmer umhergehen muss, um die Strecke einer Etappe zurückzulegen. Und jetzt versuche ich an mir auszuprobieren, ob es leicht ist, eine Tagesstrecke mit Sechspfundfesseln zu schaffen."

Der Fürst war zu Tränen gerührt. Daraufhin wurden die leichteren Fesseln genehmigt. Die Arrestanten tauften die neuen Fesseln „die Haass'schen".

Um den Arrestanten näher zu sein, nahm Fjodor Petrowitsch die Stelle eines Chefarztes der [Moskauer] Gefängnisse an, und seitdem wurde keine einzige Zuchthäuslergruppe auf die Etappe nach Sibirien verschickt ohne Haass' freundliche und fürsorgliche Begleitung. In ganz Russland sprachen die Arrestanten von „ihrem" Doktor. Den von Smolensk oder Kursk nach Sibirien verschickten und in Moskauer Etappe weilenden Verbannten pflegte man zu sagen: „In Moskau wird dir der Doktor helfen."

Fjodor Petrowitsch achtete auf jede seelische Regung der Verurteilten. Stundenlang konnte er mit ihnen reden und geduldig auf den kleinsten Funken Reue warten. Er tröstete die von Sehnsucht Geplagten, ermunterte die vom Mut Verlassenen und bemühte sich, in das düstere Reich der Verbitterten und Unglücklichen etwas Licht zu bringen. Wenn ein Arrestant krank oder auch vor Sehnsucht nach seiner Mutter oder Frau mutlos wurde, verlegte ihn Haass ins Krankenhaus, um ihn wenigstens auf diese Art und Weise für einige Tage von den Fesseln „zu befreien". Doch gerade deswegen bekam Haass Ärger, ihm wurde unterstellt, er verzögere die Weiterverschickung der Arrestanten und verstoße damit gegen die Ordnung. Haass' Fürsorge bezeichnete man als „schädliche Zärtlichkeiten", und ihn selber hielt man für einen „Narren" und einen unangenehmen, lästigen Menschen.

Einmal trafen mit einer Arrestantengruppe zwei junge Schwestern in Moskau ein. Eine von ihnen erkrankte plötzlich und musste bleiben, die andere sollte weitergehen. Die gesunde Schwester bat um die Erlaubnis, bei ihrer kranken Schwester bleiben und sie pflegen zu dürfen. Doch man ließ sie wissen, sie sei bereits in die Etappenliste eingetragen und müsse gehen. Daraufhin entschloss sich die Kranke, lieber unterwegs zu sterben als ohne die Schwester zurückzubleiben. Haass setzte sich vehement für die beiden Frauen ein und meinte, die Kranke auf die Etappe zu schicken und die Sterbende ihrer Schwester zu berauben, beides sei unmenschlich. Harsch wurde ihm entgegnet, hier sei nicht der Ort, den Katechismus zu predigen, die Listen seien längst erstellt, und wegen einer Arrestantin werde man sie nicht durcheinanderbringen.

Haass protestierte: „Wie ein Mensch handeln sollte man an jedem Ort – und nicht wie ein Tier. Und was die Listen angeht, so denke ich, dass im Himmel auch Listen geführt werden, wo die Taten der Obrigkeit ebenso wie die der ihrer Obhut anvertrauten Unglücklichen festgehalten sind."

Die Schwestern durften bleiben, aber die Wut der Gefängnisleitung auf Haass wurde von Tag zu Tag größer. Man reichte Klagen über ihn nach St. Petersburg ein und denunzierte ihn beim Zaren persönlich.

Als Nikolaus I. während seiner Moskauer Visite das Schlossgefängnis besuchte, zeigten Haass' Gegenspieler dem Zaren einen 70jährigen Alten, der zur Verbannung nach Sibirien verurteilt worden war, den Haass aber nicht aus Moskau entließ, sondern ins Krankenhaus verlegt hatte. Bei diesem Rundgang war auch Haass dabei. Der Zar kannte Haass persönlich, also wandte er sich mit strengem Blick direkt an ihn: „Was soll das bedeuten?"

„Verzeihen Sie mir, mein Herrscher!", sagte Fjodor Petrowitsch und kniete nieder.

Der Zar war verstört: „Steh auf! Ich bin dir nicht böse, steh auf, Fjodor Petrowitsch."

„Nicht mir, verzeihen Sie dem Alten!", sprach Haass, immer noch kniend. „Ich bitte für den Alten. Er hat nicht mehr lange zu leben. Er war sein Leben lang auf der Flucht, von Gefängnis zu Gefängnis. Er wurde wie ein Wolf gejagt. Erlauben Sie ihm, Eure Majestät, wenigstens in Ruhe, hier im Krankenhaus und nicht irgendwo unterwegs auf der Etappe zu sterben."

Der Zar half Haass aufzustehen, wurde nachdenklich und sagte: „Wenn dein Gewissen das auf sich nimmt… soll er bleiben!"

Um das Los seiner Unglücklichen zu erleichtern, scheute Fjodor Petrowitsch kein Mittel. Er bat und bettelte, ertrug harsche Absagen, erneuerte seine Bitten und beruhigte sich erst dann, wenn er sein Ziel erreicht hatte.

Wegen der Arrestanten hatte Haass auch eine bittere Auseinandersetzung mit dem berühmten und mächtigen Moskauer Metropoliten Philaret. Der machtbewusste Metropolit wurde Haass' ständiger Bitten für „unschuldig Verurteilte" überdrüssig. Einmal bemerkte er verärgert: „Was reden Sie, Fjodor Petrowitsch, von den unschuldig Verurteilten? Solche gibt es nicht! Wenn ein Mensch verurteilt wurde, dann gab es auch einen Grund dafür und derjenige hat es verdient."

Auch Haass wurde heftig und aufbrausend und sagte fast ausschreiend: „Haben Sie Christus vergessen? Auch er wurde verurteilt! Hat er das also auch verdient?"

Allgemeine Verwirrung kam auf. Philaret neigte den Kopf und wurde nachdenklich. Zwei, drei Minuten vergingen in betretenem Schweigen. Dann erhob sich der Metropolit.

„Nein, Fjodor Petrowitsch, als ich so unbedacht gesprochen habe, habe nicht ich Christus vergessen, sondern Christus hat mich vergessen."

**Aus dem Protokoll vom 14. März 1845:**

44. [Angehört wurde] Hr. Direktor Doktor Haass, der über 19 Briefe berichtete, die ihm die über Moskau nach Sibirien verschickten Arrestanten übergaben, bevor sie auf die Etappe geschickt wurden. Das Komitee wird gebeten, diese für die Verwandten bestimmten Briefe mit einem jeweils beigelegten Silberrubel den Adressaten zukommen zu lassen.

*Beschlossen*: Diese Briefe an die Adressaten über ihre entsprechenden örtlichen Vorgesetzten zu schicken.

So vergingen Haass' Jahre, in denen er sich den Verstoßenen und Unglücklichen widmete. Mit der Zeit ließen auch seine Kräfte nach, und seine Mittel wurden immer weniger. Fjodor Petrowitsch lebte bescheiden, verbrauchte für sich kaum etwas. Von der Fabrik, dem Gut und dem Moskauer Haus war nichts geblieben. Geblieben waren nur die alte wackelige Droschke und ein Paar magerer alter Stuten. In seinem zerschlissenen Rock fuhr er täglich durch die ganze Stadt auf die weit entlegenen Sperlingsberge – ins Gefängnis, zu seinen Freunden. Manchmal war er mit Körben, Paketen und Tüten voll bepackt. Das waren Geschenke – Obst, Kuchen, Süßigkeiten – ehemaliger reicher Patienten von Haass, die sie dem „alten Narren" entweder zum Geburtstag oder aus einem anderen Anlass zukommen ließen. Doch alles bis auf das letzte Stück brachte Haass entweder ins Krankenhaus oder ins Gefängnis für seine „Unglücklichen".

Ihnen war sein ganzes Leben gewidmet, und an sich selber hat er nie wirklich gedacht. Kurz vor seinem Tod fand er in einem Moskauer Krankenhaus ein elfjähriges Mädchen, das an einer seltenen und qualvollen Krankheit litt – Wasserkrebs im Gesicht. Die Krankheit schritt schnell voran: In vier Tagen war eine Gesichtshälfte zerstört. Die Schmerzensqual und vor allem ein starker Geruch der Verwesung machten es nicht nur dem medizinischen Personal, sondern auch der eigenen, ihre Tochter zärtlich liebenden und leidgeplagten Mutter schwer, länger als zwei bis drei Minuten bei dem Mädchen zu verweilen. Und nur Haass blieb jeden Tag mehrere Stunden am Bett des sterbenden Mädchens und spendete ihr Trost und Liebe.

1853 war er nicht mehr. Er starb in Armut; sein Begräbnis übernahm die Polizeikasse. Doch reich ist sein Erbe: die Herzensgüte und die unerschöpfliche christliche Liebe zu allen Leidenden und Unterdrückten.

„Beeilt euch, Gutes zu tun!", pflegte Fjodor Petrowitsch zu mahnen. „Lernt verzeihen, sucht Versöhnung, besiegt das Böse durch das Gute. Grämt euch nicht wegen der geringen Hilfe, <…> mag sie sich auch nur darin zeigen, dass ihr ein Glas frisches Wasser reicht, ein freundliches oder tröstendes Wort sprecht, ein Wort des Mitgefühls und Mitleids, auch das ist gut. <…> Bemüht euch, Fallende aufzurichten, Erboste zu erweichen <…>. Liebe und Barmherzigkeit wohnen im Herzen eines jeden! Ich will und ich kann mir nicht vorstellen, dass man den Menschen absichtlich Leiden zufügt. Die heiligen Worte ‚Denn sie wissen nicht, was sie tun' mildern die Schuld der einen und sind der Trost der anderen. <…> Deswegen muss man vor allem Nachsicht üben."

Haass' treue Liebe zu den Unglücklichen, seine herzliche Fürsprache, die er sogar den groben Zuchthäuslern und verstockten Verbrechern angedeihen ließ, blieb vielen eindrucksvoll und einprägsam in der Erinnerung. In dieser Gefängnishölle erschien Fjodor Petrowitsch wie ein Engel Gottes, und die Verbannten nahmen die Erinnerung an seine Lichtgestalt nach Sibirien mit. Im Zuchthaus von Nertschinks errichteten die Häftlinge von ihren im Bergwerk hart erarbeiteten Groschen eine Kapelle mit der Ikone des Heiligen Fjodor Tiron, als sie die Nachricht vom Tode des „heiligen Doktors von Moskau" erreichte. Das Lichtchen vor dieser Ikone hört bis heute nicht auf zu leuchten.

Dieses Licht zum Gedenken an Fjodor Petrowitsch Haass, der aus der Fremde zu uns kam und den Unglücklichen sein ganzes Wissen und Können, seine Kraft und seine Seele gab, soll in den Herzen aller Russen nie erlöschen. „Das Andenken an Menschen wie ihn sollte wie eine sanftes, versöhnendes Licht ausstrahlende Leuchte gepflegt werden", schreibt Anatolij Koni in seinem Buch über Haass. „Dieses Andenken bildet die einzige Belohung der uneigennützigen heiligen Arbeit der Ärzte; in seiner Dauer liegt ein Trost für diejenigen, die augenblicklich von kleinmütigem Misstrauen befallen werden könnten, dass eine Verwirklichung des Guten und der Gerechtigkeit auf Erden nicht möglich sei." Menschen wie Haass sind Leitsterne, und ihnen zu folgen bedeutet, sich dem Reich des Lichts, der Liebe und des Guten zu nähern.

**Das russische Wort, Nr. 224**
**1. (14.) Oktober 1909**
*Dem Menschen*
Heute wird in einem Moskauer Krankenhaus ein Denkmal für „den Menschen" eingeweiht. <…> Bisher wurden bei uns Denkmäler eingeweiht, die Helden, Dichter und Wissenschaftler ehrten; noch nie gab es ein Denkmal, das einem Menschen für seine Menschlichkeit gewidmet ist.
Doktor Haass, dessen Denkmal heute enthüllt wird, war so ein Mensch, und erst danach war er Arzt, Organisator der Krankenversorgung im Gefängniswesen, Gründer mehrerer Krankenhäuser und so weiter und so fort.
In erster Linie war er ein Mensch, mit dem sich zu messen wir nicht zu träumen wagen; einer wie er, eine Jahrhunderterscheinung, wird, wenn er auftritt, nicht verstanden, eher betrachtet man einen solchen Menschen als einen Wahnsinnigen.

Aber ist es nicht auch wahnsinnig, sein gesamtes Hab und Gut an Bedürftige zu veräußern, eine gutgehende Praxis aufzugeben, Verbrecher zu seinen Brüdern und zu „Unglücklichen" zu erklären und sich mit aller Kraft für sie einzusetzen? <...>

Er war der erste Mensch in Russland, der darauf bestand, auch die unglücklichen Verbrecher menschlich zu behandeln; in Menschen mit großen Lastern vermochte er das Gefühl der Ehre, der Güte und der Reue hervorzurufen; für viele von ihnen erlangte er Strafmilderung; er führte eine Reihe von Reformen durch und kümmerte sich ernsthaft um Kinder, die von ihren verbrecherischen Eltern alleingelassen wurden.

Er war ein Mensch, den die Beamten nicht ausstehen konnten – und den das Volk für einen Heiligen hielt. Im Volk hieß er „der heilige Doktor", und genauso nannten ihn auch die Arrestanten.

Heute wird auf dem Grab des Doktors ein ungewöhnlicher Kranz liegen, nämlich der von Häftlingen. Heute werden zwei Chöre für ihn singen, ein Waisenchor und ein Arrestantenchor.

Der fruchtbare Same der Liebe, den Doktor Haass zu Lebzeiten in die Herzen der Unglücklichen pflanzte, ist nicht erstorben. Die Erinnerung an ihn lebt unter den dunklen Gefängnisgewölben und berührt die Menschenseelen. <...>

Und wir alle mögen uns am heutigen Tag mit der Seele dieses großen Menschen vereint fühlen, und sollten uns wieder die Tage des Zorns, der Rache und des unüberwindbaren Schreckens ereilen, möge uns das Vermächtnis des heiligen Gefängnisarztes durchdringen.

Sergej Jablonowskij

*Natalja Semjonowa*[1]

# Schöpfer des Haass-Denkmals:
# Der Bildhauer Nikolaj Andrejew

Nikolaj Andrejew wurde 1873 in Moskau geboren. 1892 beendete er sein Studium an der Stroganow-Kunstschule und schloss unmittelbar danach seine Ausbildung als Maler an der Hochschule für Malerei, Bildhauerei und Baukunst an. Nach kurzer Zeit musste er in die Klasse für Bildhauerei wechseln, in der die Unterrichtsstunden abends stattfanden, denn vormittags unterrichtete der achtzehnjährige „Meister des Zeichnens" selbst an der Stroganow-Kunstschule. So kann man behaupten, dass die Umstände ihn zwangen, Bildhauer zu werden.

Andrejew studierte bei dem Bildhauer Sergej Wolnuchin[2], der als Schöpfer des Denkmals für Iwan Fjodorow, den ersten russischen Buchdrucker, in die Geschichte einging, aber mehr noch als Pädagoge, der eine ganze Reihe berühmter Künstler aus seiner Schule entließ. Nach den Worten Wladimir Domogazkijs[3], ebenfalls ein namhafter Bildhauer und Kunstprofessor, wurde mit Wolnuchin die „neue russische Linie in der Bildhauerei" geboren. Dank seinem Einfluss blieb Andrejew für immer der Natur eng verbunden.

Dem Aufruf des Meisters folgend, „die formende Hand im Ton" zu bewahren, begeisterte sich Andrejew für die impressionistische Studie, die er jedoch, ohne ihr als einem Selbstzweck zu verfallen, nur als Teilelement des Ganzen anwandte. Plastizität, präzise Silhouette und stets stabile Form machten Andrejews Stil aus.

Wie jeder Zögling der Stroganow-Schule war er ein hervorragender Zeichner; er beherrschte die Kunst der Komposition und des Details, und das ermöglichte ihm, mit jeder – auch mit einer nicht ausgesprochen künstlerischen – Aufgabe fertig zu werden. Andrejews Pragmatismus (nach dem Tod seines Vaters musste er den Unterhalt für seine Mutter und seine vier Geschwister verdienen) verärgerte öfters

---

[1] Natalja Semjonowa, Moskauer Kunstwissenschaftlerin; seit Ende der 1990er Jahre Chefredakteurin des Kunstverlags „Trilistnik" (Kleeblatt). Die russischsprachige Textvorlage wurde für den deutschen Leser gekürzt.
[2] Sergej Michajlowitsch Wolnuchin (1859-1921), Absolvent der St. Petersburger Kunstakademie; einer der Gründer des Symbolismus und der modernen Kunst in der russischen Malerei und Bildhauerei.
[3] Wladimir Nikolajewitsch Domogazkij (1876-1939), ursprünglich Jurist; widmete sich nach mehrjährigem Auslandsaufenthalt als Maler und Bildhauer wie auch als Theoretiker der Kunst; seit 1937 Professor an der Moskauer Kunsthochschule.

seine Kollegen, die die Kunst, von deren merkantilem Aspekt gänzlich unberührt, nur in ihrer „reinen" Form akzeptierten. Manche seiner Zeitgenossen hielten Andrejew lediglich für einen Handwerker, anerkannten jedoch alle ausnahmslos seine Professionalität.

Als 1902 der Wettbewerb für das beste Fjodorow-Denkmal ausgeschrieben wurde, nahm Andrejew zum ersten Mal an einer derartigen Veranstaltung teil und gewann den dritten Preis. Sieger wurde sein Lehrer Wolnuchin, der sowohl den ersten als auch den zweiten Preis gewann. Doch noch bevor der Wettbewerb zu Ende ging, erhielt Andrejew von der Baufirma, die das Hotel „Metropol" errichtete, den Auftrag, dessen Fassade zu gestalten.

In Moskau stehen noch viele Häuser, die mit Andrejews Basreliefs geschmückt sind. Nicht alles, was aus seiner Hand stammte, entsprach dem Geschmack der Betrachter und Kritiker. Aber hätte dieser Künstler nichts als das Gogol-Denkmal geschaffen, wäre ihm allein wegen dieser einen Skulptur ein Platz in der Geschichte der Stadt Moskau sicher gewesen.

Dass Andrejew bei seiner ersten Teilnahme an einer öffentlichen Ausschreibung gleich einen Auftrag erhielt, verdankte er auch dem Maler und Kunstsammler Ilja Ostrouchow[4]. Als langjähriger Kurator der Tretjakow-Galerie sorgte dieser dafür, dass die Galerie auch Werke von Andrejew kaufte – so im Jahre 1905 das Tolstoj-Porträt –, vermittelte dem jungen Künstler private Aufträge und schlug ihn sogar, leider ohne Erfolg, für die Wahl zum Mitglied der Kunstakademie vor. Ostrouchow war es auch gelungen, das Wettbewerbskomitee davon zu überzeugen, dass Andrejew der einzige, der einzige Fähige sei, ein würdiges Gogol-Denkmal zu schaffen; eine Ausschreibung würde nicht zu den gewünschten Ergebnissen führen.

Dank Ostrouchows Einmischung hatte Andrejew den Auftrag erhalten und bereits zwei Monate später ein fertiges Projekt vorgelegt, das von allen Komiteemitgliedern einmütig angenommen worden war.

Andrejew erledigte alle Arbeiten eigenhändig: die große Skulptur des Schriftstellers im Mantel und vier Basreliefs mit Motiven aus Gogols Werken für das Postament. Den Platz auf dem Arbat, wo das Denkmal aufgestellt werden sollte, entwarf er auch ohne Hilfe eines Architekten, und zwar so professionell, dass man bis heute zu Unrecht behauptet, er hätte dies nicht alleine bewerkstelligen können.

Die Grundsteinlegung des Denkmals fand im Mai 1907 statt, und im April 1909 wurde es eingeweiht. Der völlig erschöpfte Andrejew erschien zur Einweihung gegen alle Gewohnheit unrasiert und im alten zerschlissenen Hut und weigerte sich, das Denkmal eigenhändig zu enthüllen, – als hätte er geahnt, dass seine Arbeit nicht jedermanns Geschmack treffen würde. Ein Zeitzeuge erinnerte sich: „Die Mehrheit erwartete das gewohnte Bild des Klassikers… Statt dessen sah man eine

---

[4] Zu Ostrouchow vgl. Putschkow S. 275, Anm. 15.

tragische, düstere Gestalt <...> mit finsterem Blick, die eine unmenschliche Trauer verriet." Eine bemerkenswerte Tagebuchnotiz machte eine andere Zeitzeugin, Andrejews Nachbarin Ludmila Gold: „Ich mag Denkmäler sonst nicht, aber dieses gefällt mir in seiner Schlichtheit und Kraft. Darin zeigt sich auch Andrejews Seele, <...> die nur auf das eine bedacht ist, der Lächerlichkeit und Vulgarität stets kritisch zu begegnen."

Am 1. Oktober desselben Jahres 1909 wurde in der Malo-Kasjonnyj-Gasse eine weitere Arbeit von Andrejew eingeweiht: das Haass-Denkmal – eine Bronzebüste auf einem hohen olivgrünen Postament aus Granit, darauf die Inschrift „Beeilt euch, Gutes zu tun", das Credo eines wunderbaren Menschen, dessen Gedenken man zu verewigen beschlossen hatte.

Fünfzig Jahre nach Haass' Tod war in einer Moskauer Zeitung ein kurzer Artikel darüber erschienen, dass die „Verehrer des großen Humanisten Doktor Haass planen, ihm im bevorstehenden Herbst ein Denkmal zu errichten". Initiator der Spendenaktion war Sergej Putschkow[5], der Chefarzt des Alexander-Krankenhauses, dessen Leiter Haass früher gewesen war und das in Moskau immer noch „das Haass'sche Krankenhaus" genannt wurde. Putschkow hatte vorgeschlagen, alle gesammelten Mittel für das Denkmal zu verwenden, das Grab von Haass aber unverändert zu lassen. Die Stadtverwaltung mischte sich ein, immerhin wollte auch sie ihren Beitrag leisten, denn einst hatte sie vor der Presse versprochen, das Grab auf eigene Kosten neu zu gestalten, zumindest das Eisengitter.

Mit der Anfertigung dieses Gitters war ebenfalls Andrejew beauftragt worden. Als Absolvent der Stroganow-Kunstschule beherrschte er die Kunst der Komposition und schuf aus mehreren Details ein metallenes Symbol. Das relativ hohe Eisengitter, das den

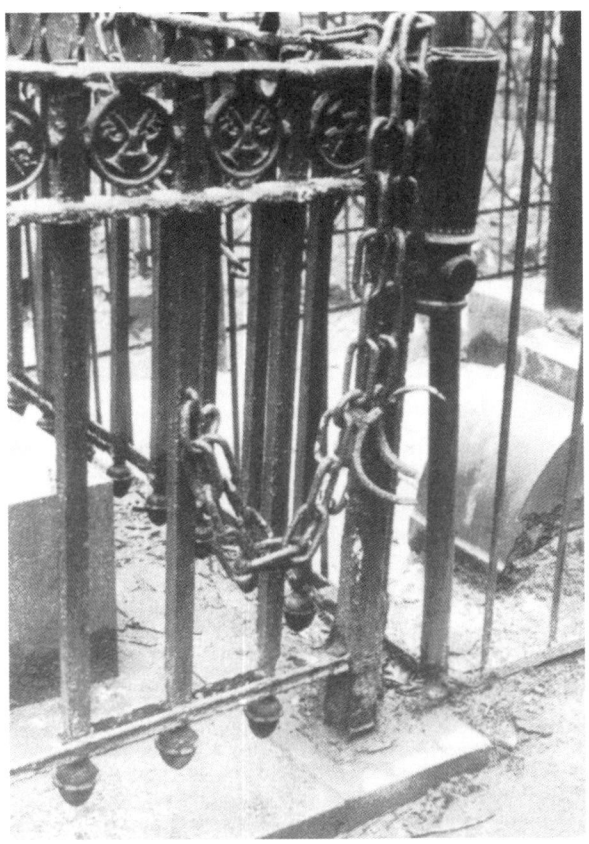

*Gitter mit der Nachbildung gesprengter Fesseln*

---

[5] Zu Putschkow vgl. Putschkow S. 259, Anm. 1.

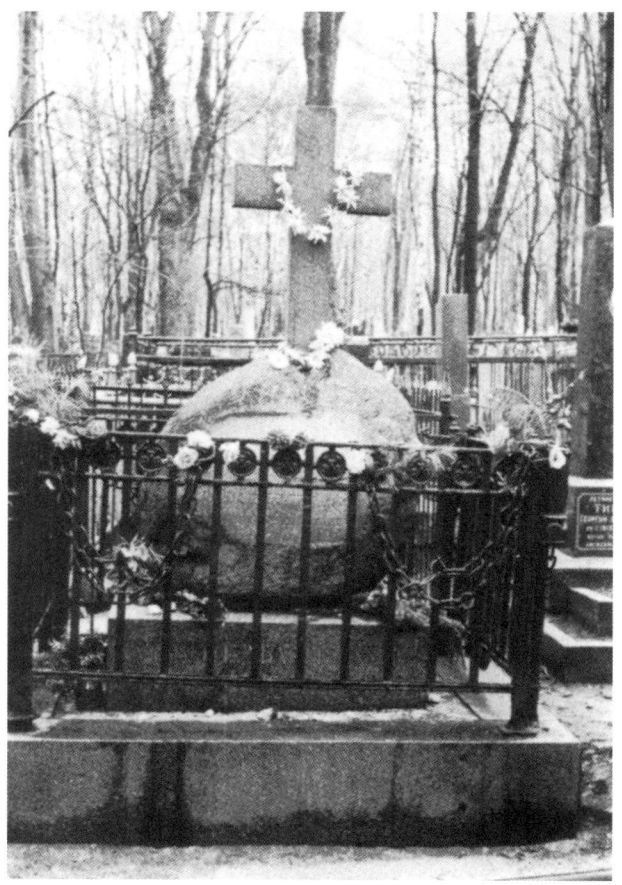
*Haass' Grab, neu gestaltet*

massiven Granitstein mit dem ebenso großen Steinkreuz – als wäre es das Schandholz auf Golgatha – umfasst, lässt die Gesamtgestaltung des Grabes vollendet erscheinen: An den vier Ecken bilden Stäbe die Form einer brennenden Fackel, und Nachbildungen der Haassschen Fesseln den oberen Teil des Gitters wellenartig umschließen. Mit dieser Form des Gitters brachte er den Zeitgeist jener Jahre, in denen Haass gelebt hatte, zum Ausdruck; mit jedem Element ergänzte er auf effektvolle Weise das Grabdenkmal.

Grundsätzlich bevorzugte Andrejew, nach der Natur zu arbeiten. Doch wenn er Verstorbene darstellen sollte, griff er auf lebensnahe Porträts oder Daguerrotypien zurück; manchmal lud er auch Verwandte dieser Verstorbenen ein – in der Hoffnung, familientypische Gesichtszüge erkennen zu können. Doch in Haass' Fall fehlte ihm jeder Anhaltspunkt. Man weiß, dass Haass auf jedes Interesse an seiner Person ablehnend reagierte. Als die Londoner Bibelgesellschaft ihn offiziell darum bat, sein Bild in ihre Porträtgalerie aufnehmen zu dürfen, erhielt sie eine Absage. Wie bedauerlich wäre es aber, wenn von dieser außergewöhnlichen Persönlichkeit nicht eine einzige, wenn auch unvollkommene Abbildung erhalten geblieben wäre! Indes – es existierte eine Zeichnung. Fürst Schtscherbatow, der Haass' Abneigung gegen jedes Posieren kannte, versteckte einst, als Doktor Haass bei ihm zu Besuch war, einen Maler hinter einer Schirmwand, dem es gelang, in der Kürze der Besuchszeit ein Porträt zu zeichnen. Leider handelt es sich um eine Bleistiftzeichnung eines unbekannten und nicht besonders begabten Zeichners.

Auch die wenigen schriftlichen Haass-Porträts waren ziemlich ungenau. Manche schilderten den Doktor in ihren Erinnerungen als großen, breitschultrigen Menschen in leicht gekrümmter Haltung mit den Gesichtszügen eines Sanguinikers, – eine Darstellung, die nicht gerade attraktiv wirkte. Den alten Haass beschrieb man ganz anders, so dass der Eindruck erweckt wurde, kurz vor seinem Tode sei er bedeutend kleiner und dünner geworden. Unverändert blieben nur sein zärtlich mildes Lächeln und seine Augen, die stets Güte ausstrahlten. Es war gerade dieser in vielen Memoiren erwähnte charakteristische Zug, der Andrejew bei seiner Arbeit half.

Der Bildhauer stellte Haass mit mächtigem Schädel und starkem Hals dar; auf der breiten Brust ist ein Spitzenjabot leicht angedeutet. Das eigentlich wenig schöne Gesicht des Doktors – große Nase und aufgeworfene Lippen – überstrahlt ein geheimnisvoll gütiges Lächeln.

Während seiner Arbeit am Denkmal las Andrejew alles, was bis dahin über Haass geschrieben und veröffentlicht worden war, einschließlich der Erinnerungen von Alexander Herzen und Fjodor Dostojewskij sowie der „Lebensskizze" des Juristen Anatolij Koni. Sogar Andrejew, kaum sentimental veranlagt, beeindruckte und erschütterte Haass' Schicksal, der ein wahrlich staunenswertes Mitleid mit den Unglücklichen vorlebte.

Dass Andrejew sich entschlossen hatte, diesen Auftrag anzunehmen und auszuführen, wurde in der Öffentlichkeit – wie so vieles, was er tat – unter-

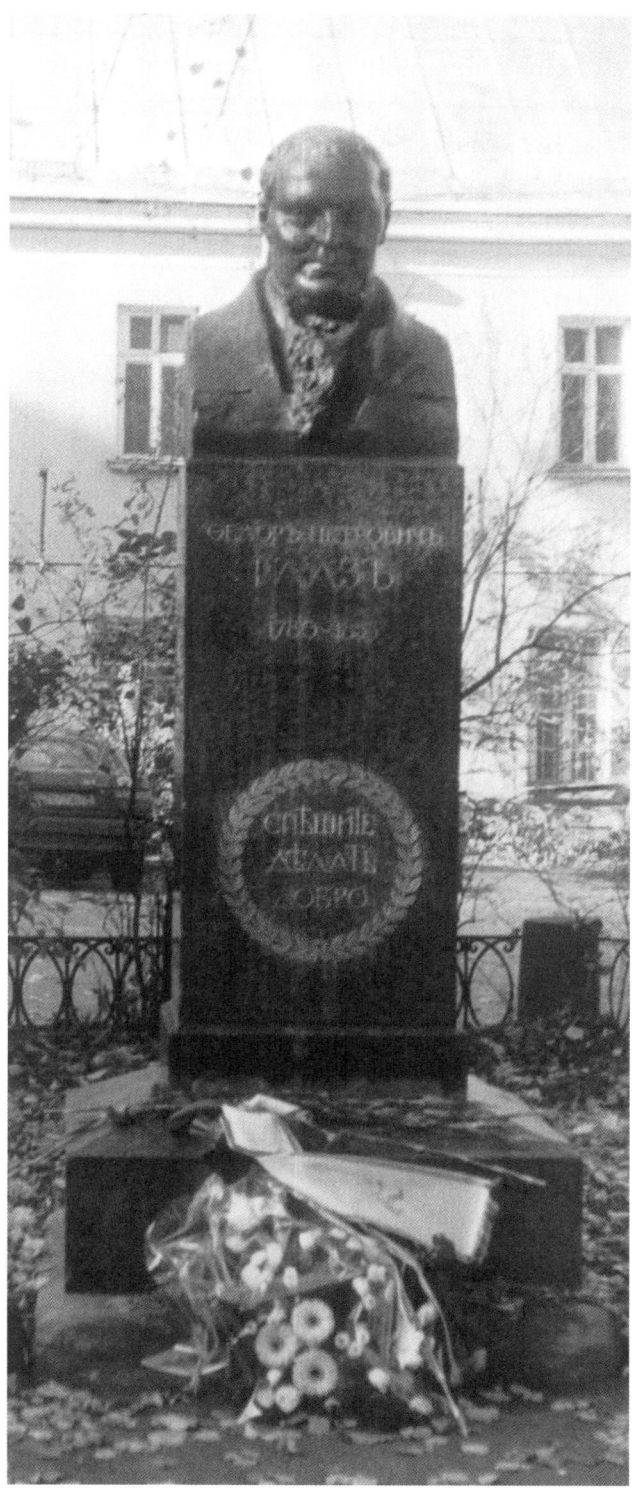

*Haass-Denkmal im Hof des Krankenhauses, das im Volksmund seinen Namen erhielt*

schiedlich beurteilt. Die einen meinten, man sei in einem Moment an ihn herangetreten, in dem er gütig gestimmt war; die anderen vermuteten, er verstehe das feine Spiel mit dem Publikum, das jeden Schritt des berühmten Künstlers registrierte. Tatsache ist, dass Andrejew, nachdem er das Modell des Denkmals fertiggestellt hatte, offiziell verkündete, er verzichte auf das Honorar und übergebe das Denkmal der Stadt als Schenkung.

Am Tage der Denkmaleinweihung versammelten sich viele Menschen im Hof des Krankenhauses. Ein Kinderchor sang. Eine Arrestantenkolonne nahm unter Aufsicht an der Feier teil. Es gab viele Reden, Blumen und Kränze... Gegen Abend wurde es still in der Gasse und im Hof. Nur selten war das Geräusch vorbeifahrender Pferdekutschen den Ssadowoje Kolzo (Gartenring) entlang zu hören. Hinter dem hohen Zaun sah man im Dunkel das alte Polizei-, das Haass-Krankenhaus, dessen Wände mittlerweile in die Erde einzusinken begannen. Die Bronzebüste stand nun, von einem Blumenbeet umgeben, vor dem Hauptgebäude des Krankenhauses und war durch das Tor leicht zu sehen. Wegen des schwachen Lichts der Laterne waren die Gesichtszüge des Dargestellten kaum erkennbar, wohl aber die umkränzte Goldinschrift auf dem Postament, die lautet: „Beeilt euch, Gutes zu tun".

**Neue Zeit,** Nr. 12054
**2. (15.) Oktober 1909**
Moskauer Chronik (telephonisch mitgeteilt)
Moskau, 1. Oktober
*Einweihung des Haass-Denkmals.*
Heute fand die feierliche Einweihung des Denkmals für den Arzt und Philanthropen Fjodor Petrowitsch Haass statt, dessen ganzes Leben der Schicksalserleichterung der Leidenden und Kranken, der Bedürftigen und Gefangenen gewidmet war. Als Direktor des Moskauer Gefängnis-Fürsorgekomitees in den vierziger Jahren des vergangenen Jahrhunderts sorgte Haass für die Milderung der Lage von Arrestanten in Gefängnissen und auf der Etappe, half den Familien der Gefangenen, setzte sich für die Verbesserung der Gefängnisse ein und gründete in Moskau das Haass'sche Krankenhaus, das heute Alexander-Krankenhaus heißt. Sein gesamtes Vermögen, das er als praktizierender Arzt erarbeitet hatte, spendete Haass für die Bedürftigen und Arrestanten. Als er starb, musste er auf Kosten der Polizei bestattet werden. In jeder Beziehung war er ein wunderbarer Mensch und ein seltener Humanist. Und heute ehrte ihn Moskau mit der Einweihung des Denkmals, das im Hof des Krankenhauses

Der Bildhauer Nikolaj Andrejew

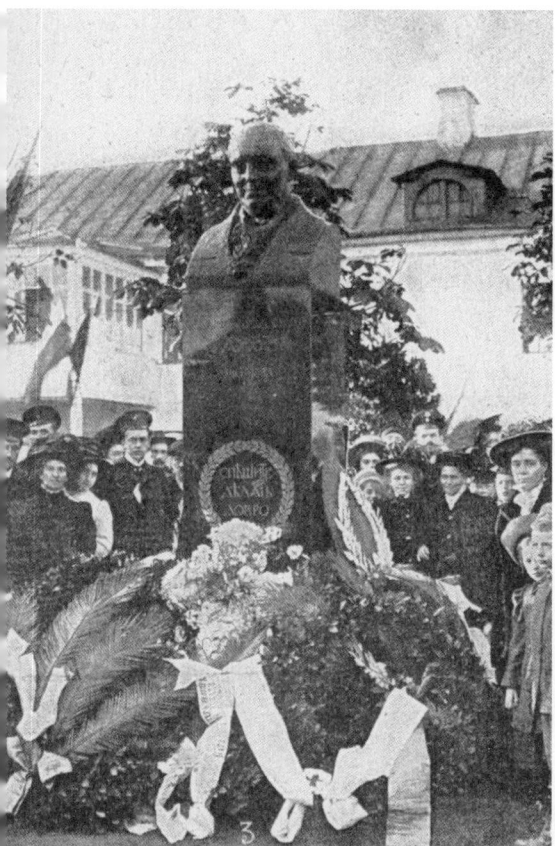
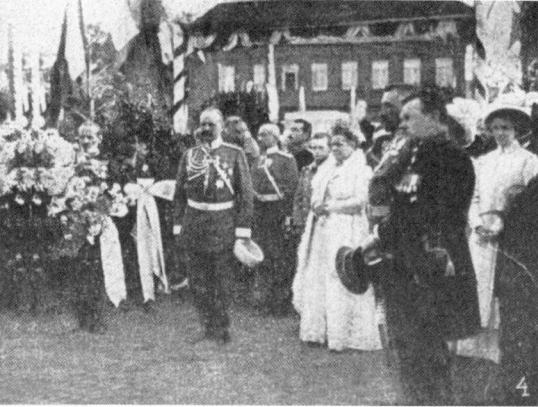
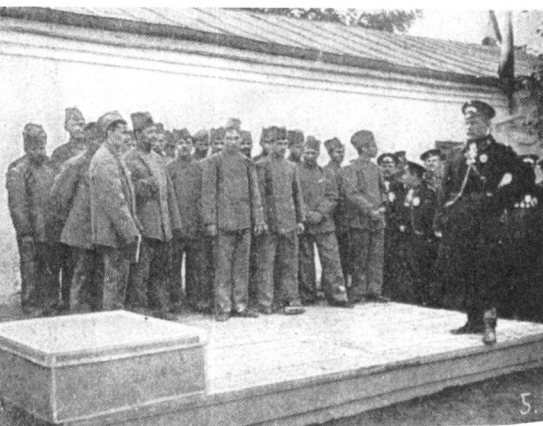
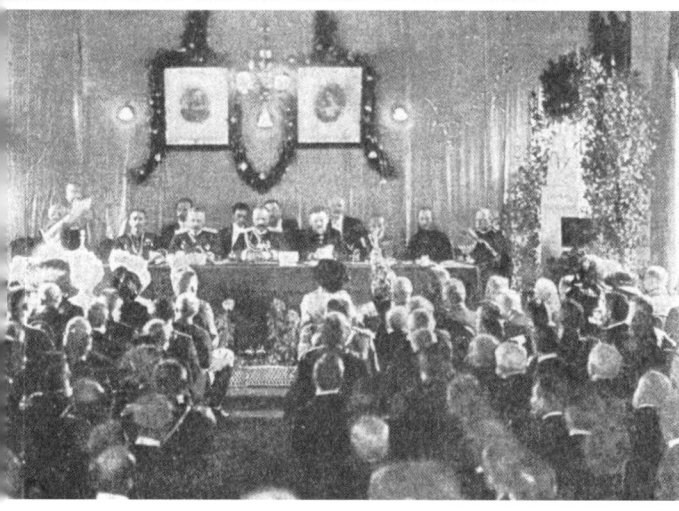
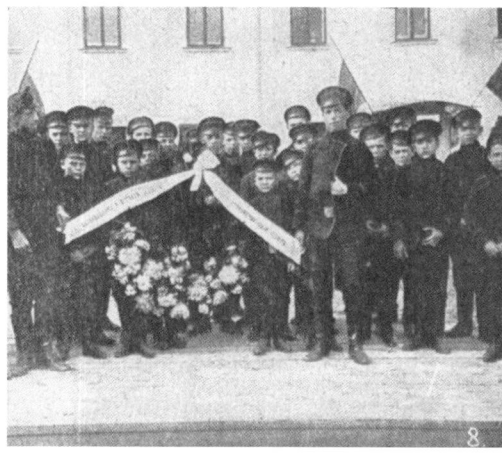

Oben links:    Gruppenbild nach der Kranzniederlegung
Unten links:   Festsitzung im Saal des Haass'schen Krankenhauses
Oben rechts:   Moskauer Generalgouverneur mit Ehrengästen
Mitte rechts:  Der Arrestantenchor auf der Bühne
Unten rechts:  Der Knabenchor des Kinderheims Rukawischnikowo mit Kranz

errichtet wurde, das er gegründet hatte. Die Feierlichkeiten begannen morgens früh mit einer Andacht an Haass' Grab auf den Wwedenskij-Hügeln, dann, gegen zwei Uhr mittags, feierte man vor dem verhüllten Denkmal eine Liturgie. Anwesend waren Generalgouverneur und Stadtoberhaupt, Vertreter des Friedensgerichts, der Magistratur und der Staatsanwaltschaft, Ärzte aus allen städtischen Krankenhäusern, eine Delegation von 20 Arrestanten der Moskauer Gefängnisse und Delegierte vom Erziehungsheim Rukawischnikowo. Gesungen haben der Arrestantenchor und zwei Knabenchöre, die von den Veranstaltern mit Rücksicht auf Haass' besondere Liebe zu Kindern und Jugendlichen eingeladen worden waren. Nach der Liturgie wurde zum Klang der Volkshymne das Denkmal enthüllt. Dieses Denkmal ist groß. Auf dem Postament steht eine Platte, auf der die Büste des „heiligen Doktors" – wie Haass genannt wurde – angebracht ist. Das Denkmal trägt die Inschrift „F.P. Haass. 1780-1853. Beeilt euch, Gutes zu tun." Vor dem Denkmal wurde zuallererst ein Kreuz aus weißen Blumen von Ihrer Kaiserlichen Majestät, der Großfürstin Jelisaweta Fjodorowna, niedergelegt, danach folgten Kränze von der Stadtverwaltung, der Hauptgefängnisverwaltung, von 12 städtischen Krankenhäusern mit rührenden Widmungen, von den Friedensrichtern, dem Kreisgericht und der Staatsanwaltschaft (ein Kranz aus Silber). Insgesamt wurden 50 Kränze niedergelegt, darunter einer von den Arrestanten des Gouvernementsgefängnisses, von den Häftlingen des Butyrki-Gefängnisses, vom Frauengefängnis und vom Waisenheim Rukawischnikowo. Die Denkmaleinweihung endete mit einer feierlichen Sitzung, auf der Referate und Reden gehalten wurden, dem Andenken des berühmten Philanthropen gewidmet.

# IV.
# Der „heilige Doktor" als literarische Gestalt

*Viktor Frolow*[1]

# ... und er gab mir den Glauben zurück

An einem langen Winterabend saßen zwei alte Mönche in der stillen Klosterzelle zusammen. Der eine, ehemals Gefängnisgeistlicher, sah in seinem Zellenbruder den seelischen Mentor und hatte jetzt das Bedürfnis, ihm sein Herz auszuschütten und zu erzählen, welche Rolle Doktor Haass in seinem Leben spielte, den er gut gekannt hatte. Hier seine Geschichte.

Mein geistiger Vater, ich habe wohl nicht mehr lange zu leben; bald werde ich dieses Tal der Tränen und der Leiden verlassen, vor den Allmächtigen treten und für meine guten und schlechten Taten Rechenschaft geben müssen. Also beichte ich jetzt nicht, um mich von meinen Sünden reinzuwaschen – das kann nur Er, vor Dem wir alle gleich sind –, sondern weil ich, der selber als Geistlicher Tausende Beichten abgenommen hat, weiß, dass man reiner wird, wenn man noch vor seinem Tode mit jemandem über sein Leben spricht und seine Sünden bekennt, denn eine Sünde, deren man sich bewusst wird und sie mit ganzer Seele bereut, ist keine Sünde mehr.

Bis zu meinem siebenundzwanzigsten Lebensjahr führte ich ein weltliches Leben. Ich bin aus adligem Geschlecht und von den besten Gouvernanten erzogen worden, beherrsche nicht nur die englische und französische Sprache, sondern auch die der göttlichen Hellenen und strengen Lateiner. Da Großvater und Vater Militärs waren, erwartete auch mich das gleiche Schicksal. Von der Umwelt verwöhnt, fiel mir alles zu, das Leben erschien mir als nicht enden wollendes Fest, bis zu dem Tag, als...

Unser Regiment war in Polen stationiert. Unser Dienst verlief wie immer: Es wurde gezecht, mit schönen Polinnen getändelt, und ich war überall unter den ersten. So ging es bis zu dem besagten Tag, als der Herr mich prüfen wollte und ich der Versuchung nicht widerstand. Wir spielten Karten beim Fürsten Sangushskij: Zunächst hatte ich eine Glücksströhne und gewann so viel, dass meine Taschen platzten; dann aber begann ich zu verlieren und konnte trotzdem nicht aufhören zu spielen. Also machte ich Schulden bis zu dreitausend Rubel. Ich hoffte, mein Vater würde mir das Geld schicken, und versprach dem Fürsten, es in zwei Wochen zurückzugeben. Doch mein Vater weigerte sich, meine Schulden zu begleichen.

---

[1] Viktor Alexejewitsch Frolow (*1936), Professor für Medizin im Fachbereich Pathophysiologie an der Moskauer Universität; Autor zahlreicher literarischer Publikationen, u. a. mit medizinhistorischem Hintergrund. – Kurzfassung des Originaltextes.

Unter Blicken voller Spott und Verachtung musste ich mein Regiment verlassen und den Dienst quittieren. Als mein Vater davon erfuhr, schickte er dem Fürsten sofort das Geld, doch es war zu spät. Ich fuhr aufs Landgut und suchte im Wein Vergessen, es half aber nicht. Bald starb mein Vater, der sich von der Schande, die ich über unser Geschlecht gebracht hatte, nicht mehr erholte. Die Sünden, die ich begangen hatte, und meine Schuld am Tod des Vaters drückten mich so sehr nieder, dass es mich trieb, alles Weltliche zu verlassen. Ich begab mich ins Sergijew-Kloster und nahm die Kutte. Den Prior flehte ich an, mir eine besonders schwere Bürde aufzuerlegen, und so wurde ich als Priester in die Gefängnisse geschickt, damit ich mit Wort und Tat jenen beistände, die von Gott verlassen schienen.

Ich bin jetzt achtzig Jahre alt, habe ein langes Leben gelebt und verstanden, dass nicht alles Sünde ist, was wir dafür halten. Schon als junger Mensch sehnte ich mich nach einer Frau und machte mir Vorwürfe, das Mönchtum gewählt zu haben. Aber das war ja bloß ein Kampf zwischen Körper und Geist. Es wäre eher unnatürlich, wenn dieser Kampf nicht stattgefunden hätte. Also will ich auch nicht meine weltlichen Schwächen beichten. Wie ein Stein drückt eine andere schwere Sünde auf mein Gewissen: Es gab Zeiten, da hörte ich auf, an Gott und die Menschen zu glauben.

Es begann im Moskauer Gefängnis. Dort sah ich Häftlinge mit großen Fußklötzen und gezackten Halsbändern angekettet. Heute findet man eine derartige Fesselung kaum noch vor, aber früher war sie gang und gäbe, und die Arrestanten wurden für das geringste Vergehen damit bestraft. Mit so einem gezackten Halsband konnte der Gefangene weder liegen noch den Kopf neigen, denn sonst drückten die Stacheln in seinen Hals. So saß er einige Tage ohne Schlaf da; manche von ihnen fielen ohnmächtig um, und einige starben gar daran.

Noch schlimmer war das Bild an den Sammelplätzen, von wo aus die Verbannten auf die Etappe verschickt wurden. Wenn die Vorgesetzten damit rechneten, dass einige erkrankte Häftlinge die Etappe nicht lebend überstehen würden, schickten sie mich als Begleiter, damit ich denen die letzte Beichte abnähme. Auf die Etappe wurden sie, zu acht oder zu zehnt an einem Eisenstab angekettet, geschickt, damit keiner flüchten konnte. An so einem Stab waren kräftige und kranke Männer, alte Leute, Frauen und Kinder aneinandergefesselt. Wenn einer von ihnen unterwegs starb, mussten die anderen die Leiche am Stab bis zur nächsten Station mitschleppen. Erst dort wurde der Verstorbene von der Kette genommen und beerdigt. Ich erinnere mich an eine junge Mutter, die während der Etappe an Fieber starb, und die Gefangenen haben noch mehrere Stunden lang der Reihe nach ihren Säugling auf der jeweils freien Hand getragen. Doch das Kind war hungrig und schrie, dass es einem das Herz zerriss, bis es schließlich der Mutter in den Tod folgte. Jeden Tag musste ich mir solche Bilder anschauen. Und ich begann mit Gott zu hadern; ich bat Ihn, das Schicksal dieser Menschen zu erleichtern, doch all meine

Bitten blieben unbeantwortet. Wenn ich mir früher einzureden versucht hatte, die Menschen müssten mit diesen Leiden für ihre Verbrechen büßen, so blieb mir nach dem Tod des unschuldigen Säuglings nur, Gott zu fragen: „Wofür?" Dass meine Gedanken lasterhaft waren, wurde mir bewusst, aber ich konnte nichts dagegen tun. Um meinen Glauben nicht endgültig zu verlieren, richtete ich meinen Zorn gegen die Menschen: Ich hasste die Wache und die Soldaten, die die Arrestanten begleiteten, und verstand nicht, wie sie daran Gefallen finden konnten, andere Menschen zu quälen. Ich schaute nicht tatenlos zu, sondern wandte mich an die weltlichen und kirchlichen Behörden mit der Bitte, das Schicksal der Unglücklichen zu erleichtern. Doch alles war vergeblich.

In meinem ganzen Leben habe ich zwei schreckliche Beichten abgenommen, die mir immer noch auf der Seele brennen und die mir damals den letzten Funken meines Glaubens an die Gerechtigkeit, an Gott, an den Zaren und an die Menschen auslöschten.

Eines Nachts wurde ich in die Peter-und-Paul-Festung gerufen. Der Gefängnisaufseher sagte mir, ich solle vier Gefangenen die Beichte abnehmen, denn am nächsten Morgen würden sie hingerichtet. Man führte mich zu diesen Unglücklichen. Die ganze Nacht hörte ich ihnen zu und fragte mich am Ende selber, ob sie wirklich schuldig waren. Alle gaben zu, gegen den Zaren aufgestanden zu sein, aber nur, weil sie das Leben in Russland zum Besseren wenden wollten. Je länger ich ihnen zuhörte, desto inständiger fragte ich mich, warum ich meine jungen Jahre so nutzlos verprasst hatte und nicht so geworden war wie diese vier? Noch in derselben Nacht schrieb ich einen Brief an den Zaren und bat ihn um Begnadigung dieser verirrten, aber aufrichtigen Männer.

Die Antwort: Am frühen Morgen wurde ich unter Bewachung ins Kloster abgeführt, und in der Peter-und-Paul-Festung begleitete ein anderer Geistlicher die vier Verurteilten auf ihrem letzten Weg. Seitdem ließ mich die Frage nicht mehr los: Warum ist der Zar, der von Gott gesandte, so grausam und unbarmherzig?

Vor zwölf Jahren fand der Zar es abermals nötig, Blut fließen zu lassen. Mehrere Menschen wurden verhaftet, die man einer Verschwörung gegen den Zaren beschuldigte. Sie kamen vor Gericht und wurden zum Tode verurteilt. Und wieder bat man mich, ihnen die letzte Beichte abzunehmen. Alle Verurteilten ausnahmslos verzichteten darauf. Das war kein Zeichen des Hochmuts, sondern eher der Überzeugung, recht getan zu haben. Diesmal schrieb ich keinen Bittbrief, ich wollte die Todgeweihten auf ihrem letzten Gang begleiten.

Sie wurden an die Pfähle gefesselt, und ihre Köpfe wurden mit groben Leinensäcken verhüllt. Zuvor ging ich mit dem Kreuz auf jeden zu, aber sie drehten ihre Köpfe zur Seite und wandten sich von mir ab. Nur einer von ihnen sagte: „Geh weg, Alter, und bete für uns, wenn du noch an Gott glaubst, vielleicht hilft dir das." Zitternd verließ ich das Schafott und hörte, wie der General das Urteil verkündete.

Der Trommelwirbel setzte ein, der General hob seine Hand, um das letzte Zeichen zur Vollstreckung zu geben, – da kam ein anderer General herbei, winkte mit einem weißen Tuch und unterbrach die Hinrichtung. Den Schuldiggesprochenen wurde ein Begnadigungserlass des Zaren vorgelesen, der ihr Todesurteil in Zuchthausstrafe umwandelte. Den Begnadigten wurden die Leinensäcke von den Köpfen genommen, und diese lebendig Toten stiegen langsam vom Schafott herunter. Ich schaute auf sie und dachte: Wozu das Ganze? warum dieser Spott und Hohn? warum lässt Gott diese Grausamkeit zu? An diesem schrecklichen Tag habe ich meinen Glauben verloren.

Doch das war eine vorübergehende Trübung meiner Seele, und ich habe meinen Glauben wiedergewonnen, aber dafür bedurfte es des Menschen, von dem ich eigentlich erzählen will.

Das war der Gefängnisarzt Fjodor Petrowitsch Haass. Über ihn hatte ich vieles sagen hören, hatte ihn auch öfters gesehen, aber näher kennengelernt habe ich ihn gerade in der schweren Zeit, als mir danach zumute war, meinem Leben ein Ende zu setzen. Ich wurde als Gefängnisgeistlicher des Moskauer Etappengefängnisses auf den Sperlingsbergen eingesetzt. Während meiner Besuche dort kam ich Fjodor Petrowitsch näher. Er war groß und korpulent, sein Gesichtsausdruck war etwas streng, doch kaum fing er an zu reden, erhellte sein Gesicht ein Lächeln, das eine unendliche Güte ausstrahlte, und die Gefangenen fühlten sich sofort besser. Ich sah Fjodor Petrowitsch immer in demselben dunkelgrünen und völlig zerschlissenen Gehrock, jedoch immer akkurat und sauber.

Während eines Besuches im Gefängniskrankenhaus hörte ich Haass' laute Stimme. Er stritt mit dem Gefängnisaufseher und Polizeimeister, die eine Gruppe von Arrestanten zur Etappe vorbereiteten.

„Ich versichere Ihnen", sagte Fjodor Petrowitsch, „dass dieser Gefangene krank ist und die Etappe nicht überstehen wird. Er muss im Krankenhaus bleiben."

„Herr Haass", erwiderte ihm der Aufseher, „erlauben Sie mir zu bemerken, dass dieser junge Jude gesund wie ein Ochse ist und völlig zu Unrecht ein Bett im Krankenhaus besetzt hält. Ich werde mich bei Fürst Schtscherbatow und bei seiner Exzellenz Metropolit Philaret über Sie beschweren."

Fjodor Petrowitsch antwortete gelassener und etwas belehrend: „Gnädiger Herr, erlauben Sie mir, meinerseits die Vermutung zu äußern, dass, wenn ich mich nicht bemühe, diejenigen Verbannten, deren Zustand es erfordert, in Moskau zurückzubehalten, die Zeiten wiederkehren werden, als die Häftlinge bei der geringsten Bitte aufs gröbste beschimpft, geschlagen und an den Haaren gezerrt wurden – alles Handlungen, die man eher bei den Wilden erwartet, aber nicht an einem Ort, wo einem Menschen Frömmigkeit und Moral beigebracht werden sollten, damit er gebessert und nicht verbittert werde."

„Der Herr Doktor sollte nicht so klug daherreden", unterbrach ihn der Polizeimeister, „sieht man doch gleich, dass Sie kein russischer Mensch und in Ihrem Europa erzogen worden sind."

„Schon gut, Herr Doktor", murmelte der Aufseher, „diesmal lassen wir Ihnen Ihren Kranken, aber bei der nächsten Etappe ist er fällig, egal, was Sie verlangen."

Mir wurde sofort klar, um wen es ging. Der junge Mann mosaischen Glaubens Moische Garfunkel hatte seinen Pass verloren; in seiner Heimatstadt Shitomir war er verhaftet und ohne jegliche Aufklärung über Moskau in sibirische Verbannung geschickt worden. Besonders unglücklich war er, weil er drei Tage nach seiner Hochzeit von seiner Frau getrennt wurde. Wegen einer Erkrankung konnte sie ihn nicht sofort begleiten, und der junge Mann hatte schreckliche Angst, sie würde ihn in Sibirien nicht mehr finden. Vor Kummer wurde er tatsächlich krank, und Fjodor Petrowitsch nutzte die Lage und ließ den Mann ins Gefängniskrankenhaus einweisen. Zweimal verlängerte Haass dem Mann seinen Krankenhausaufenthalt, aber die Frau traf immer noch nicht ein. Bald nach dem Streit, dessen Zeuge ich war, wurde der Mann auf die Etappe geschickt, und zwei Tage später meldete sich die Erwartete, immer noch krank und geschwächt, im Moskauer Gefängnis. Doktor Haass war in diesem Augenblick nicht da, und so machte sich die junge Frau sofort auf den Weg, um ihren Mann einzuholen. Doch es war Winter, und die Entkräftete starb unterwegs.

Mich als Zeugen dieser traurigen Geschichte beeindruckte nicht deren tragischer Ausgang – in meinem Leben habe ich viel Schlimmeres gesehen –, sondern die Tatsache, dass ich zum erstenmal einem Menschen begegnete, der mit aller Kraft und allen ihm zur Verfügung stehenden Mitteln versuchte, die Bitte eines anderen zu erfüllen. Von vielen Gefangenen und vom Gefängnispersonal erfuhr ich später, dass Fjodor Petrowitsch sich wegen jeder Kleinigkeit und immer mit gleicher Beharrlichkeit ins Zeug legte, wenn er den Häftlingen nur irgendwie helfen konnte. Was immer ihm möglich war, das setzte er durch.

Einmal hielt er einen Verbannten für eine ganze Woche zurück, da dessen Frau nur zehn Werst vor Moskau durch die Geburt eines Kindes verhindert war, ihrem Mann zu folgen. Ein andermal erklärte er drei Arrestanten für krank, damit die später anreisenden Frauen und Kinder von ihren Männern und Vätern Abschied nehmen konnten. Diesen Begegnungen konnte man nicht ohne Mitgefühl und Rührung zusehen. Zwei Bauern hielt Haass vierzehn Tage von der Etappe fern, weil er von einer Bauerngemeinde erfuhr, sie sei dabei, für die Frauen und Kinder, die ihren Ernährern in die Verbannung folgen wollten, ein Pferd zu besorgen.

Wie schwer es doch für Haass war, das alles zu bewerkstelligen! Die gesamte Gefängnisverwaltung betrachtete ihn nur als Störenfried. Nach der Geschichte mit dem Pferd besuchte der Moskauer Generalgouverneur Fürst Schtscherbatow das Gefängnis. Auf seine Art mochte er Fjodor Petrowitsch, und trotzdem begann er ihn zu tadeln, seine Handlungen widersprächen der Ordnung und dem vorgeschriebenen Tagesablauf im Gefängnis.

„Worin sind meine Handlungen schädlich?", fragte Haass, „etwa darin, dass einige Häftlinge nicht unterwegs, sondern hier im Krankenhaus ihr Leben endeten? darin, dass viele von ihnen erst als Genesene auf die Etappe geschickt wurden? Wenn die Arrestanten Moskau verlassen, wird keiner mehr zu ihnen sagen können: geht weiter, dort werdet ihr eure Bitten äußern dürfen. Und was die Gefängnisordnung betrifft, so sollte die Gefängnisleitung damit genauso verfahren, wie unser Herr, als er sprach: ‚Der Sabbat ist um des Menschen willen gemacht, und nicht der Mensch um des Sabbat willen.' Auch diese Gefängnisordnung wurde für die Häftlinge gemacht und nicht die Häftlinge für die Ordnung."

Als der gescheite Fürst Schtscherbatow, zu Tränen gerührt, dies hörte, beschied er die Gefängnisleitung: „Hindert ihn nicht."

Danach begann auch mein Herz aufzutauen, und mein Glaube an die Menschen keimte wieder. Doktor Haass hörte nicht auf, so zu handeln, wie er schon immer handelte, und das tat meiner Seele gut.

Als er schon auf die Siebzig ging, dachte er noch nicht im entferntesten daran, weniger zu arbeiten oder sich mehr Ruhe zu gönnen. Folgendes blieb in meiner Erinnerung. Wenn die Gefangenen auf die Etappe geschickt wurden, mussten sie den langen Weg von den Sperlingsbergen durch die ganze Stadt bis zum Rogoshski-Tor und weiter nach Bogorodsk zurücklegen. Begann die Etappe um drei, vier Uhr nachmittags, kam man in Bogorodsk erst bei Anbruch des nächsten Tages an. Viele Arrestanten ermüdeten schnell, konnten nicht weitergehen und erkrankten unterwegs. Fjodor Petrowitsch bestand darauf, am Rogoshski-Tor eine Raststelle einzurichten, an der die Gefangenen sich bis zum Morgen ausruhen konnten. Er erwirkte die Erlaubnis des Vorgesetzten, allerdings keine finanzielle Unterstützung. Also ging Fjodor Petrowitsch bei wohlhabenden Moskauern betteln. Ob er sie mit Gottes Strafe einschüchterte oder überzeugte, dass ihnen für ihre gute Tat auf Erden im Jenseits eine Wiedergutmachung zuteil werden wird, ist mir nicht bekannt, doch die Kaufleute spendeten. Als erster gab der Kaufmann Rachmanow, andere folgten ihm. Insgesamt war es nicht viel Geld, das zusammenkam, aber das Arrestantenrasthaus wurde errichtet.

Seit dieser Zeit erschien Fjodor Petrowitsch nicht nur auf den Sperlingsbergen, wenn Gefangene auf die Etappe vorbereitet wurden, sondern fuhr regelmäßig mit seiner Droschke bis zum Rogoshski-Tor, und manchmal begleitete er sie sogar bis nach Bogorodsk, um sich zu vergewissern, dass die Gefängnisleitung auch alle seine Anweisungen befolgte. Oft ging er neben den Häftlingen her – im Sommer in seinem Gehrock und den alten Schnallenschuhen, im Winter in zerschlissenen Stiefeln und im Wolfspelz; mit manchen redete er, einigen sprach er Mut zu, verteilte dabei wie immer seine kleinen Gaben, und erst als die Etappe in Bogorodsk

**Aus dem Protokoll vom 13. Juli 1840:**
23. Von Herrn Direktor Doktor Haass wurde vorgetragen, dass am Karsamstag eine wohltätige Person während ihrer Visite des Etappengefängnisses ihn [Haass] beauftragte, sich um die Freilassung zweier Schuldner zu kümmern, und dafür 400 Rubel in Assignaten zur Verfügung stellte. Noch am gleichen Abend wurde einer der Schuldner freigekauft und entlassen; der andere Bürger, Pawlow, konnte bei allen Bemühungen des Fürsorgekomitees und des unbekannt bleibenden Wohltäters in der Karwoche nicht freigelassen werden, da er sich unter Aufsicht des Kommerzgerichts befindet und <…> nicht geklärt werden konnte, mit welcher Summe Pawlow verschuldet ist. <…>
*Beschlossen*: Ein Schreiben an das Komiteemitglied und den Vorsitzenden des Kommerzgerichts Semjon Ljubimow richten und um seine Stellungnahme bitten.

zum Atemholen eintraf, stieg er in seine Droschke, die die ganze Zeit langsam hinter ihm her gefahren war, und kehrte nach Moskau zurück.

Wie viel er für kleine Kinder getan hat! In unserem Land, wo immer noch die abscheuliche Leibeigenschaft herrscht, gibt es eine schreckliche Verordnung: Wenn der Gutsherr einen Leibeigenen für irgendein kleines Vergehen nach Sibirien verbannt, so hat er zwar kein Recht, die Frau des Leibeigenen zurückzubehalten – sie darf ihrem unglücklichen Mann in die Verbannung folgen, doch für die Kinder gilt dieses Recht nicht, und wenn die Frau ihrem Mann folgt, muss sie ihre Kinder beim Gutsherrn zurücklassen. Wie viele herzzerreißende Szenen habe ich in meinem Leben gesehen! Fjodor Petrowitsch konnte zwar an den Vorschriften nichts ändern, aber nach allen Kräften bemühte er sich, den Eltern wie auch den Kindern zu helfen. Viele dieser Kinder hat er selbst freigekauft, solange seine eigenen Mittel dazu reichten; für andere suchte er nach Wohltätern und Spenden; oft konnte er erwirken, dass Kinder wieder mit ihren Eltern vereint wurden. Viele Familien in Russland behalten Haass in guter Erinnerung. Die Gefangenen nannten ihn „der heilige Doktor", von dem es hieß: „Bei Haass gibt's kein Nein!"

Er war wirklich heilig. Wenn ein Häftling in seinem Beisein beschimpft und erniedrigt oder wenn auf dessen seelischen Wunden herumgetrampelt wurde, litt Haass aufrichtig mit. Ich erinnere mich an den hohen Besuch einer Kommission mit dem Senator Annenkow, der mit der Aufgabe betraut worden war, die Zustände im Gefängnis und den Alltag der Häftlinge zu verbessern. Während dieser Visite wollte irgendein Dümmling von der Gefängnisverwaltung den hohen Gästen eine Art Unterhaltung bieten, indem er einen Arrestanten zwang, von seinem schweren Verbrechen zu erzählen.

Der Betroffene hatte, kurz bevor er in die Armee rekrutiert worden war, geheiratet. Gedient hatte er im Kaukasus; weil er dort von einem Felsenstein überrollt worden war, durfte er unerwartet einen kurzen Heimaturlaub antreten. Zu Hause erwischte er seine Frau mit einem Liebhaber. In blinder Wut tötete er beide mit der Axt. Er wurde zu lebenslangem Zuchthaus verurteilt. Der Unglückliche litt sehr; ständig erschien ihm seine blutüberströmte Frau im Traum. Seine seelischen Qualen hatten seinen Verstand so getrübt, dass er vor der Etappe ins Gefängniskrankenhaus eingeliefert wurde, und dank Doktor Haass' gütiger und fürsorglicher Behandlung kam er langsam zu sich.

Ausgerechnet diesen Arrestanten ließ der Beamte aus der Reihe treten und forderte ihn auf zu erzählen, weshalb und wie er seine Frau ins Jenseits befördert hatte. Der Häftling schaute zu Boden, schwieg eine Weile und begann langsam mit gedämpfter Stimme zu erzählen. Kaum hatte er zwei Sätze gesprochen, stürzte Fjodor Petrowitsch zur Tür herein. Mit stark geröteten Wangen und zornigem Blick schrie er den Beamten an: „Schämen Sie sich nicht, den Unglücklichen mit solchen Fragen zu quälen? Müssen diese Herren von dem Unglück seiner Familie erfahren? Hören Sie sofort mit dieser Verhöhnung auf!" Dann wandte sich Fjodor Petrowitsch an den Gefangenen: „Täubchen, du hast ihnen nichts zu sagen", legte seinen Arm um die Schulter des Häftlings und begleitete ihn aus dem Raum. „Erlauben Sie bitte!", erwiderte der Beamte. Darauf Haass: „Niemals erlaube ich, dass man mit einer Menschenseele seinen Spott treibt. Sie sollten sich schämen, junger Mann! Stellen Sie sich doch an seiner Stelle Ihren Bruder oder Ihren Vater vor!" Ohne die Anwesenden mit einem Blick zu würdigen, führte Haass den Arrestanten in den Flur hinaus, drehte sich in der Tür noch einmal um und sagte: „Auch Sie, meine Herren, sollten sich schämen. Ein Mensch ist kein Spielzeug."

„Was ist das für ein Alter?", fragte der General, der die Kommission leitete. „Das ist unser Arzt, Fjodor Petrowitsch Haass", antwortete der sichtlich empörte Beamte. „Der ist ja völlig verrückt geworden. Verzeiht, Eure Exzellenz, diesen Vorfall. Ich hoffe, er wird bald selber in der Klapsmühle landen oder ins Gras beißen." Der General betrachtete den jungen Beamten mit durchbohrendem Blick und sagte: „Im Gegenteil, Sie werden bald von dieser Dienststelle entfernt, dafür werde ich sorgen." Rasch drehte sich der General um und verließ den Raum; der Rest der Kommission folgte ihm.

Besonders deutlich in meiner Erinnerung geblieben ist der Streit zwischen Fjodor Petrowitsch und meinem höchsten Vorsteher, dem Metropoliten Philaret. Das war im Sergijew-Kloster. Ich liebe dieses Kloster, dort spürt man Gottes Nähe. Für jeden Russen ist es ein heiliger Ort.

So stand ich eines Morgens im Klosterhof und sah, wie durch das Tor eine Kutsche hereinfuhr und ein müder Fjodor Petrowitsch ausstieg, der wahrscheinlich die ganze Nacht unterwegs gewesen war. Vater Philaret lud ihn ein, den Ostersonntag gemeinsam zu feiern. Doch der Doktor erschien erst nach dem Gottesdienst, denn als Katholik war er in seiner Kirche zur Messe gegangen. Vater Philaret liebte Haass, auch wenn er öfters ziemlich hart mit ihm umgehen konnte und viele seiner Bitten ablehnte. Als Kirchenmann war Philaret für die Moskauer Gefängnisse zuständig; er achtete darauf, dass Häftlinge streng und in christlicher Demut gehalten wurden. Trotzdem achtete er Fjodor Petrowitsch hoch und schätze ihn als christlichen Wohltäter und als Wegbereiter einer fortschrittlichen Medizin über alle Maßen. Im übrigen war Fjodor Petrowitsch ein gebildeter und kluger Mann, und es schien, als sähe der Metropolit allein in ihm den ebenbürtigen Gesprächspartner. Daher auch die Einladung. Fjodor Petrowitsch mochte sonst keine Feierlichkeiten, aber er kam, weil er Vater Philaret achtete und weil er mit Sicherheit die Gelegenheit ergreifen wollte, für seine Unglücklichen um etwas zu bitten.

So war es auch. Wir trafen uns im Refektorium. Ich saß nicht weit von Fjodor Petrowitsch entfernt und konnte ihn gut beobachten. Sonst gesprächig und aufgeschlossen, saß er diesmal still und nachdenklich. Vater Philaret war im Gegenteil sehr gesprächig und war als scharfsinniger und brillanter Redner am runden Tisch ein unterhaltsamer Gastgeber. Ich liebte Vater Philaret sehr, obwohl er streng und manchmal harsch sein konnte. Wie man erzählte, war dieser hochgebildete Mann einer unglücklichen Liebe wegen ins Kloster gegangen. Aber das Klostergemäuer bedeutete für ihn keine Flucht vor weltlichen Schmerzen, sondern den eifrigen Dienst zum Wohle der Kirche. Dank seinem Eifer stieg er in der kirchlichen Hierarchieleiter ziemlich schnell – und er stieg hoch. Charismatisch zog er viele Menschen an; er schätzte die Tüchtigkeit anderer, und obwohl ein herrischer Mensch, war er dennoch fähig, die Wahrheit auch aus dem Munde der Opponenten anzuerkennen und nicht auf seinem Recht zu beharren.

Als das Gespräch am Tisch mehr als lebhaft wurde, wandte sich der Metropolit an Haass: „Fjodor Petrowitsch, du bist heute so still."

„Ich denke darüber nach", antwortete Haass, „dass man eigentlich nicht dann glücklich ist, wenn man von anderen beschenkt wird, sondern wenn man den anderen ihre Wünsche erfüllt."

"Fjodor Petrowitsch, deine Freude darüber soll keine Grenzen haben. Das tust du doch die ganze Zeit. Vielleicht denkt manch einer, dies seien kleine Taten, aber nicht so unser Herr – bei Ihm gibt es keine kleinen guten Taten. Tröste dich damit."

„Recht haben Sie, Exzellenz, es sind kleine und wenig bedeutende Taten. Deswegen bin ich so traurig, weil ich nicht mehr bewirken kann."

„Demut steht über Hochmut", sagte Philaret, „und außerdem stellst du dich, Fjodor Petrowitsch, manchmal merkwürdig an; du begreifst nicht, wie deine Taten von Außenstehenden gesehen werden. Weißt du noch, wie Montaigne sich dazu äußerte: ‚Jene Taten, die über die Grenzen des Gewöhnlichen hinausgehen, werden ziemlich übel gedeutet, denn unser Geschmack widerstrebt all dem, was allzu hoch hinaus will.' Denke daran, nicht von ungefähr nennt man dich den ‚outrierten Philanthropen'. Die Leute verstehen dich nicht immer und heißen nicht immer gut, was du tust. Manche meinen, du tust es, um dich über die anderen zu erheben."

Fjodor Petrowitschs errötete. „Halten Sie mich, Vater Philaret, nicht für einen hochmutigen Starrkopf. Nicht einmal gedacht habe ich daran. Doch gestatten Sie mir, zu bemerken, dass Sie den Gedanken Montaignes nicht zu Ende zitiert haben. Der Satz endet mit den Worten: ‚…aber auch dem überaus Niedrigen widerstrebt unser Geschmack'."

Jetzt war es am Metropoliten, rot zu werden. „Hast du denn, Fjodor Petrowitsch, in meinen Taten etwas Niedriges gefunden? Meinst du, wenn ich nicht alle deine Phantastereien unterstütze, so handele ich niedrig? Die Kirche, die ich, ein unwürdiger Knecht Gottes, vertrete, ist wohlwollend, aber vor allem streng."

Haass entgegnete: „Vor allem muss man Menschen lieben und Gutes tun, die Strenge kommt an zweiter Stelle. Und die Strenge schließt Gerechtigkeit und Barmherzigkeit nicht aus. Besonders in unserer Sache, Vater Philaret, denn uns sind die unglücklichen Menschen anvertraut. Viele von ihnen haben ein Verbrechen begangen, doch dadurch sind sie noch unglücklicher geworden. Das ganze Unglück besteht ja darin, dass sie gegen Gottes- und Menschengesetze verstoßen haben. Man muss ihnen verzeihen, denn sie wissen nicht, was sie tun. Aber was widerfährt ihnen im Gefängnis? Es wird alles getan, damit sie als Unmenschen gelten. Ich verstehe, dass viele von ihnen bestraft werden müssen, aber gerecht und so, dass sie auf den rechten Weg zurückfinden können. Bei uns jedoch herrscht Bürokratie und Herzlosigkeit, die den Glauben an die Vernunft und Gerechtigkeit nur zerstören. Die Häftlinge verlassen unsere Gefängnisse nicht gebessert, sondern verbittert, und das Böse pflanzt sich fort."

„Beruhigen Sie sich, Fjodor Petrowitsch", unterbrach ihn Philaret, „man muss unterscheiden können; es gibt bei uns auch vernünftige und umsichtige Menschen…"

„Exzellenz", sagte Haass flehentlich, „zurzeit sitzt im Moskauer Etappengefängnis ein siebzigjähriger Mann, Denis Koroljow. Seine Schuld ist seine Gutgläubigkeit: Als Ladenbesitzer überließ er viele Sachen seinem Gehilfen, der nach links und nach rechts Schuldscheine unterschrieb und dann verschwand. Der Ladenbesitzer wurde beschuldigt und zur Verbannung nach Sibirien verurteilt. Sein Alter und sein Gesundheitszustand lassen es gar nicht zu, ihn auf die Etappe zu schicken. Die Leute von der Gouvernementsverwaltung registrierten zwar, dass der Alte abgemagert und schwach sei, aber schrieben ihn für die Etappe tauglich. Spott und Hohn! In den letzten zwei Jahren im Gefängnis bildeten sich an den Beinen des Alten Geschwüre, er kann kaum von der Pritsche herunter, und nun: ‚Zur Verschickung tauglich'! Dabei berufen Sie sich, Exzellenz, auf Ihre Anordnungen und Ihre Strenge. Als ich protestierte, entgegneten die Beamten, sie würden sich bei Ihnen beschweren. Dabei ist jedem Kind klar, dass dieser Greis unschuldig ist."

„Wenn er verurteilt worden ist", unterbrach ihn Philaret, „dann ist er auch schuldig."

Eine Weile schwieg Haass, schaute unverwandt auf den Metropoliten, dann erhob er sich und sagte: „Exzellenz, haben sie Christus vergessen?"

Eine Totenstille trat ein. Waren die übrigen Gäste zuvor in ihre Gespräche vertieft gewesen und hatten nur am Rande diesen Streit verfolgt, so erstarrten auch sie jetzt in Spannung. Noch niemand hatte sich erlaubt, dem Metropoliten so dreist zu widersprechen. Als die Stille kaum noch zu ertragen war, neigte Philaret sein Haupt und sagte: „Nein, Fjodor Petrowitsch, als ich meine unbedachten Worte aussprach, habe nicht ich Christus vergessen, sondern Christus mich."

Die Anwesenden waren über Philarets Reaktion nicht weniger verwundert als über Haass' Heftigkeit. Doch Philaret redete weiter: „Sie haben Recht, Fjodor Petrowitsch. Und auch die lateinischen Juristen hatten Recht, als sie entschieden, lieber zehn Schuldige freizusprechen als einen Unschuldigen zu verurteilen. Dafür, dass wir das vergessen haben, wird uns der Herr verfluchen, und nicht nur uns, sondern auch unsere Nachfahren."

Philaret hielt inne, dachte nach und fuhr etwas gelassener fort: „Siehst du, Fjodor Petrowitsch, beinahe bin ich ein Idealist geworden wie du. Meine ehrenwerten Gäste werden noch denken, dass ihr Hirte den Verstand verloren hat. In der Tat muss man die Gebote der Heiligen Schrift einhalten, doch es gelingt nicht immer. Also bleibt alles beim alten: Gesetz ist Gesetz, nach dessen Wortlaut der Verurteilte schuldig ist. Egal, was ich darüber denke, – dein Denis Koroljow wird auf die Etappe gehen müssen, und er wird höchstwahrscheinlich noch unterwegs ins Reich Gottes eingehen… Verzeiht, meine Kinder, ich entferne mich." Philaret segnete die Gäste und verließ das Refektorium.

Noch eine Weile herrschte Stille im Raum, doch allmählich belebte sich das Gespräch wieder, und nach einer halben Stunde schien der Zwischenfall vergessen zu sein. Fjodor Petrowitsch saß wieder nachdenklich da und hielt seine Hand auf die linke Brust. Als die Gäste im Begriff waren auseinanderzugehen, fragte ich Fjodor Petrowitsch, ob er sich im Kloster erholen möchte, denn mir schien, es ginge ihm nicht gut.

„Vielen Dank, mein Lieber", erwiderte Haass, „aber ich mache mich doch auf den Weg. Dabei ist Eile geboten, denn morgen wird Seine Majestät das Gefängnis besuchen. Ich muss auf jeden Fall anwesend sein, und vor allem muss ich auf das heutige Gespräch zurückkommen."

Weil Fjodor Petrowitsch sehr schlecht aussah, bat ich Vater Philaret, Doktor Haass nach Moskau begleiten zu dürfen. Am nächsten Tag traf auch der Metropolit in der Stadt ein, denn er sollte den Zaren persönlich in Empfang nehmen.

Seit dem frühen Morgen wurde das Moskauer Schlossgefängnis vom gesamten Dienstpersonal auf Hochglanz gebracht; die Arrestanten bekamen neue Hemden und wurden gezwungen, ihre Fesseln mit Sand zu polieren. Gegen drei Uhr nachmittags hielt vor dem Tor die kaiserliche Karosse an, und der Zar mit seinem Gefolge betrat das Gefängnis.

Zum erstenmal sah ich Nikolaus I. so nahe: ein korpulenter Mann in Militärrobe, mit blassem, durchfurchtem Gesicht und mit etwas hervorquellenden bleiernen Augen. Sein Blick fesselte und zwang einen, zu schweigen und sich unterzuordnen. Der Zar wandte sich an den Gefängniskommandanten mit den Worten: „Nun, lass uns sehen, wie es hier zugeht."

Der Kommandant meldete etwas stotternd, aber forsch, wie viele Arrestanten sich derzeit im Gefängnis befanden, wie groß die Anzahl der Kranken war und wie viele bald auf die Etappe geschickt werden sollten. Schweigend inspizierte der Zar einige Zellen. In einer erblickte er einen alten Mann auf der Pritsche, der sich kaum erheben konnte, als Seine Majestät den Raum betrat.

„Wer ist das", fragte Nikolaus den Kommandanten.

„Das ist der Verbrecher Denis Koroljow", antwortete jener, „er müsste schon längst in Sibirien sein, aber Doktor Haass findet immer wieder Vorwände, ihn hierzubehalten."

„Was soll das bedeuten, Fjodor Petrowitsch", richtete sich der Zar an Haass, den er schon von früher persönlich kannte. „Erkläre mir, warum du diesen Verbrecher zurückhältst und die Urteilsvollstreckung verhinderst? Ich hörte, du hast eine Manier, dich der Obrigkeit zu widersetzen."

Statt einer Antwort kniete Fjodor Petrowitsch nieder. Der Zar fasste es so auf, als würde Haass für seine Vergehen um Entschuldigung bitten, und forderte Haass auf, sich zu erheben.

„Ich stehe nicht auf", sagte Haass entschieden.

„Wenn ich doch sage, dass ich dir nicht böse bin – oder was willst du noch?"

„Ich bitte nicht für mich", antwortete Fjodor Petrowitsch, „Majestät, habt Erbarmen mit diesem alten Mann, er hat nicht mehr lange zu leben, er ist krank und kraftlos, die Etappe nach Sibirien wird er nicht überstehen. Sprecht Eure Gnade über ihn! Ich stehe nicht auf, bis Sie ihn begnadigen."

Der Zar wurde nachdenklich. „Gut, Fjodor Petrowitsch, magst du es auf dein Gewissen nehmen – ich verzeihe ihm."

Glücklich erregt erhob sich Haass, und ohne Dankesworte ging er ungeachtet aller Anwesenden zu der Pritsche, umarmte den Alten und flüsterte ihm zu: „Denis, hörst du, du bist frei, du musst nicht nach Sibirien, du darfst nach Hause gehen. Warte, bis ich die Majestät noch begleite und dann wiederkomme, denn du brauchst Geld auf den Weg…"

Als Haass an Philaret vorbeiging, sagte er: „Damit endet unser Streit."

„Nein, kein Ende des Streits", erwiderte der Metropolit, „denn begnadigt heißt nicht freigesprochen."

„Aber in die Freiheit entlassen", sagte Haass zufrieden und eilte dem Zaren nach, der die Zelle bereits verließ.

Im Flur konnte ich von hinten das Gefolge beobachten: Haass ging neben dem Zaren und schien ihm etwas Wichtiges zu erzählen; beide waren groß und korpulent. Von weitem glichen sie fast einander, nur dass der Zar eine goldbestickte Uniform trug und Haass einen zerschlissenen dunkelgrünen Gehrock. Der eine war Kaiser von Russland, Enkel des Kaisers Pjotr Fjodorowitsch, eines deutschen Prinzen von Holstein, wie übrigens auch seine Großmutter und seine Mutter Deutsche waren – doch er selber galt als der oberste Russe. Der andere war Friedrich Joseph Haass, ein Deutscher, den die Russen auf den Namen Fjodor Petrowitsch tauften, der ihre Seele und ihren Schmerz verstand und ihnen ein Bruder wurde. Der erste hätte es vermocht, mit seiner bloßen Unterschrift das russische Volk von der Leibeigenschaft zu befreien, – aber er tat es nicht, weil er selber der mächtigste Gutsherr Russlands war. Der zweite hätte ein vergnügliches Leben führen können, wenn er als Arzt nur die reichen und zahlungskräftigen Kunden behandelt hätte, – doch er schenkte sein Talent und seine Seele bis zur Selbstaufgabe den Bedürftigen.

So gingen sie nebeneinander den Gefängnisflur entlang – diese beiden Deutschen. Und ich dachte: Gott hat die Menschen nicht in Nationen geteilt, Er schuf sie als Brüder, sie aber teilten sich in Nationen, in Reiche und Arme, in Menschen und Unmenschen. Aber warum ausgerechnet die Unmenschen die Oberhand bekamen, konnte ich nicht begreifen. Etwa deswegen, damit die Guten eindrucksvoller zeigen können, wie ein wahrhafter Mensch sein soll? damit solche wie ich den Glauben an Gott und die Menschen nicht verlieren? Noch lange suchte ich nach einer Antwort für meine Fragen, aber nach diesen Begegnungen mit Doktor Haass ging es mir viel besser, die seelische Verbitterung legte sich allmählich, und ich begann zu verstehen, dass sogar diejenigen, die in ihrer Selbstzufriedenheit die anderen unterdrücken, nicht wirklich wissen, was sie tun. Und ich sah, dass es Menschen gibt, wenn auch nur sehr wenige, die allein durch ihr Dasein dem Namen Mensch alle Ehre machen. Doch dann quälte mich die Frage, wozu es diese guten Menschen und ihre selbstlosen Taten gibt, wenn diejenigen, um derentwillen diese Taten vollbracht werden, dies weder verstehen noch damit umgehen können? Werden denn alle guten Taten untergehen wie die Stimme eines Rufenden in der Wüste? Ich musste das Gegenteil erfahren, um meinen Glauben wiederzufinden. Und der barmherzige Gott gab mir diese Gelegenheit.

Vor etwa fünf Jahren begleitete ich den Geheimrat und Senator Arzimowitsch auf seiner Dienstreise: Von der Kaiserlichen Hoheit war er beauftragt, die Lage der

Verbannten in Sibirien zu inspizieren. In diesen Gegenden kannte ich mich aus dienstlichen Gründen gut aus, war schon vorher in mehreren Zuchthäusern gewesen. Arzimowitsch bat mich, ihm bei seiner wichtigen und schwierigen Aufgabe zu helfen. Er war ein guter Mensch, mit Rängen und Titeln reichlich ausgestattet, blieb er trotzdem im Umgang einfach und herzlich. In unseren Gesprächen erinnerte er sich öfters an Doktor Haass und war über ihn voll des Lobes.

Er erzählte mir, wie er einst von einer ähnlichen Inspektion aus Sibirien nach St. Petersburg über Moskau reiste und dort für eine Nacht blieb. Nach Mitternacht klopfte es an seiner Tür, – das war Fjodor Petrowitsch, der ihn unbedingt sprechen wollte. Haass setzte sich auf den Rand des Bettes, in dem sich Arzimowitsch bereits schlafen gelegt hatte, hielt dessen Hand und fragte mit zitternder Stimme: „Sie haben *sie* dort gesehen, wie geht es *ihnen*? Haben *sie* es sehr schwer? Was benötigen *sie* dort am dringendsten? Verzeihen Sie mir, aber *sie* tun mir so leid!" Arzimowitsch war sehr bewegt, erzählte die ganze Nacht über vom Leben der Gefangenen in den sibirischen Zuchthäusern und beantwortete die Fragen des Doktors.

Auf unserer Reise machten wir Rast in einem kleinen Dorf bei Tobolsk, im Haus eines ehemaligen Verbannten, der seine Strafzeit längst hinter sich hatte und mit seiner Familie dort ziemlich wohlhabend lebte. Der Hausherr, ein schöner alter Bauer mit dichtem Bart, empfing uns sehr freundlich und in allen Ehren. Zunächst wusste er nicht, in welcher Angelegenheit wir unterwegs waren, aber als er es erfuhr, behandelte er uns mit noch mehr Respekt. Beim Abschied kniete er vor dem Geheimrat nieder und küsste ihm die Hand. Arzimowitsch war sehr überrascht und vermutete, der Haussherr hätte eine Bitte vorzutragen, und so fragte er ihn, welche Bitte er denn habe.

„Ich habe keine Bitte, Euer Exzellenz", sagte der Mann, „ich bin mit allem zufrieden. Doch möchte ich etwas von Ihnen wissen, was mir niemand anders sagen kann. Lebt Doktor Fjodor Petrowitsch Haass in Moskau noch?"

„Nein, mein Freund", antwortete Arzimowitsch, „Fjodor Petrowitsch ist vor zwei Jahren vor Gottes Richterstuhl getreten."

Die Augen des alten Mannes füllten sich mit Tränen, und so kniete er da, den Kopf gesenkt, bis unsere Kutsche hinter einer Straßenecke verschwand.

Arzimowitsch wandte sich unterwegs zu mir: „Der russische Mensch hat also doch ein langes Gedächtnis." Das war auch eine Antwort auf meine Frage, die mich insgeheim verfolgte: ob nämlich Haass' Taten in den Menschen weiterleben werden.

Vor einigen Monaten, als ich einem sterbenden Häftling die Beichte abgenommen habe, sind meine Zweifel endgültig gewichen. Für seine Verbrechen wurde er mit Schwerstarbeit bestraft: Er musste mit Fußfesseln unter Tage im Erzbergbau schuften. Dort holte er sich das Erzfieber, und er spürte, obwohl noch ziemlich jung, dass er sterben würde. Lange lag er da unten bewusstlos, und als er wieder zu sich kam, bat er die Bewacher zu ihrer Verwunderung, nach einem Priester zu rufen. Vorher pflegte er alle Kirchendiener nicht anders als Satansbrut zu verunglimpfen. Als ich von diesem Vorfall hörte, begab ich mich trotz meiner angeschlagenen Gesundheit und meines hohen Alters in das Bergwerk: Ich wollte einem Menschen den letzten Wunsch erfüllen, aber auch meine Neugier stillen, da ein Gottloser sich im Angesicht des Todes doch noch bekehren wollte. Seine schreckliche Beichte prägte sich tief in meine Erinnerung ein.

„Hör mal, Priester", sprach er mich an, „denk bloß nicht, ich ließ dich rufen, um für meine Sünden von dir Absolution zu bekommen. Das kann nur Gott... Aber meine Kameraden haben mir gesagt, du bist kein gewöhnlicher Priester, du schielst nicht nach Gewinn. Deswegen will ich dich, bevor ich sterbe, fragen, ob ich einmal eine schwere Sünde auf mich geladen habe, – das quält mich so sehr. Dass ich Kaufleute überfiel, Gutshäuser und Kirchen ausraubte, dafür werde ich vor Gottes Gericht stehen. Aber auf meiner Seele liegt ein anderer Brocken, und ich kann nicht sterben, solange ich den nicht weg habe.

In unserem Stollen schickten sie mir als Partner einen Kumpel, der war so schwach, dass er sich kaum auf den Beinen halten konnte. Wir wurden beide an eine Kette gefesselt, aber als es ans Arbeiten ging, konnte er mit der Hacke nicht umgehen. Er war auch gar nicht wie unsereiner für ein Verbrechen verbannt worden, er hatte irgendwas gegen den Zaren gelesen oder geschrieben. Eigentlich sollte er hingerichtet werden, aber im letzten Augenblick hat man ihm verziehen, aber nicht ganz. Das Leben haben sie ihm nicht genommen, aber in die Freiheit haben sie ihn auch nicht entlassen, haben ihn nach Tobolsk verbannt. So hacke ich also das Gestein neben ihm und denke mir, hätte man ihn doch besser erschossen oder aufgehängt, statt ihn so zu quälen. Völlig entkräftet, die Brust eingedrückt, jeden Augenblick vor Husten am Ersticken, als würde er die Seele aus dem Leib husten; er spuckte Blut. Dann lag er eine Weile, bis er sich wieder bekriegte und die Hacke in die Hand nahm. Dabei spaßte er noch: ‚Na, Verbrecher, du denkst wohl, die Bücherwürmer können nicht arbeiten? Doch, können sie, bloß wozu, wenn man eh bald stirbt?' War ein guter Mann, machte mir die ganze Zeit klar, wie die nach uns besser leben werden; wollte mir Lesen und Schreiben beibringen, aber ich meinte, im Jenseits werden Gebildete wie Analphabeten aufgenommen.

Mit ihm ging's bergab. Die Hacke hat er nicht mehr berührt, lag nur da, blass und durchsichtig. Da fing er an, mich anzuflehen: ‚Töte mich, um Gottes willen, ich kann diese Qual nicht mehr ertragen.' Wie ich ihn so reden hörte, sah ich nur rot. ‚Willst du aus mir einen Mörder machen? Wenn ich auch einiges auf dem Kerbholz habe, mit so einer Sünde belaste ich meine Seele nicht. Ich kann doch einem Geschöpf Gottes nicht das Leben nehmen!'

Zwei, drei Wochen sind vergangen, und wieder hat er mich angefleht, seinen Qualen ein Ende zu machen; schaute mir direkt in die Augen und flehte mich an. Wieder sagte ich ihm, dass ich mir so eine schwere Sünde auf Erden selber nicht verzeihe und Gott im Himmel schon gar nicht. Der Arme hustete eine ganze Weile, und dann sagte er: ‚Was habe ich dir Schlechtes getan, dass du mich von den Qualen nicht befreien willst? Hat dir noch niemand etwas Gutes im Leben getan, dass du deswegen auch anderen nichts Gutes tun kannst?'

Ich musste an die Zeit denken, als ich zu lebenslänglich verurteilt worden war, wie schlecht es mir auf der Etappe gegangen ist und wie ich begriffen habe, dass ich aus Sibirien niemals freikomme. Dabei war ich noch jung und gesund, man fesselte und kettete uns zu sechs oder sieben Mann an den Eisenstab. Damals habe ich mir geschworen, dass ich mir bei der nächsten Gelegenheit was antue, egal, – die Sehnen durchbeißen und verbluten oder mit dem Kopf gegen die Mauer rennen und krepieren.

Als die Etappe am Rogoshski-Tor ankam, holte uns der heilige Doktor ein, so nannten die Gefangenen den Doktor Haass. Gesehen hatte ich ihn vorher nie, aber viel von ihm gehört. Wir standen da und warteten aufs Kommando. Da hielt eine Droschke, aus der stieg ein großer Mann aus, ging auf Arrestanten zu und teilte ihnen was aus. Auch zu mir kam er und gab mir ein warmes Brötchen und sagte: ‚Geh mit Gott, mein Täubchen, Gott schütze dich'. Und als er das sagte, verschlug es mir die Sprache; noch niemand hatte zu mir ‚Täubchen' gesagt, nicht mal meine eigene Mutter. Und dieser Alte schaute mich zärtlich an und redete auf mich ein: ‚Mein Lieber, schlecht hast du's, aber zermartere dich nicht, vielleicht wird sich noch alles zum Besseren wenden.' Er umarmte und küsste mich und strich mir mit der Hand übers Haar. Wie erstarrt stand ich da, betrachtete das Brötchen in meiner Hand, weinte und dachte: ‚Warum willst du dir das Leben nehmen, wenn es auf der Welt Menschen gibt, die so viel Mitleid mit dir haben?' Tausende von Werst habe ich zurückgelegt, viel Zeit ist seitdem vergangen, aber an dieses Brötchen denke ich bis heute. Und als ich wieder mal daran dachte, musste ich mir gestehen, dass das Gute, was ich von Doktor Haass erfahren habe, auch mein Kumpel bekommen wollte, nur – ich hatte damals ein Brötchen erhalten, er wollte von Qualen befreit werden. Und wenn ich ihm nicht helfen würde, müsste er langsam sterben, bis er alle seine Innereien mit Blut ausgespuckt hätte.

So dachte ich bei mir, und wartete, bis er einschlief. Dann habe ich einen Steinbrocken über ihm gelockert und den herunterfallen lassen. Nicht ein Wort konnte der Arme ausrufen, so schnell war er im Jenseits. Ich schrie aus vollem Halse um Hilfe, schwor, es wäre ein Unfall geschehen, einer wäre schon tot, und sie sollten mich schnell nach oben ziehen. Die Obrigkeit wollte natürlich überprüfen, ob ich nicht gelogen und meinen Kumpel womöglich erledigt hätte. Aber der Fall sah echt aus. Mein Kumpel wurde von den Fesseln befreit und weggetragen.

Seitdem bin ich wieder allein. Und seit damals plagen mich Schuldgefühle, denn ich habe getötet – das ist eine schreckliche und unverzeihliche Sünde. Aber ich habe einen guten Menschen von seinen Qualen erlöst. Also, Priester, sag mir, habe ich gesündigt oder nicht?"

Ich erteilte ihm die Absolution, wartete, bis er wieder bewusstlos wurde, und ging davon. Nach diesem Vorfall fühlte ich meinen Glauben an Gott und die Menschen wieder erstarken. Und ich erinnerte mich, wie ich mich damals in Moskau über Fjodor Petrowitschs Gefangenen-Brötchen mokiert und gedacht hatte: Warum macht er das? Für eine ganze Etappe wird's eh nicht reichen, warum muss er die Häftlinge damit durcheinanderbringen? Denn dort, wohin sie verbannt werden, kriegen sie nur Abfälle zu essen. Jetzt wurde mir klar, dass diese Brötchen eine andere, eine wichtigere Bedeutung hatten: Durch sie erfuhren die Häftlinge, obwohl schuldig, menschliche Liebe und Zuwendung, durch sie konnten die Unglücklichen wieder an das Gute glauben.

Nun bedrückt meine Seele nichts mehr. Meine Sünde war schwer, aber der heilige Doktor Haass löste mein erstarrtes Herz und gab mir den Glauben zurück.

*Wardwan Warshapetjan[1]*

# Die dreizehnte Leidenschaft

*Doktor Boris Schubin
gewidmet*

„Die Summe unsrer Existenz, durch Vernunft dividiert, geht niemals rein auf…"

Johann Wolfgang Goethe

### 1

**In dieser schwülen Augustnacht 1853** schlief Arsenij Iljitsch Pustoschin[2] so selig wie schon lange nicht mehr, vielleicht wie nur in seiner Kindheit. Gegen elf Uhr morgens wurde er wach, und es überkam ihn ein unerklärliches Gefühl solcher Freude, dass er, ohne seinen Diener Onissim zu rufen, sich den dunkelroten Samtmorgenrock selbst anzog und lange vor dem von Palisanderholz eingerahmten und an den Ecken mit geschnitzten Amoretten verzierten Spiegel stehenblieb. Es war ihm, als ob darin nicht er sich selbst, sondern sein Porträt ihn betrachtete: das Gesicht ein wenig kränklich gelb, aber noch ziemlich attraktiv für einen Zweiundvierzigjährigen, buschig dunkelblonder Backenbart und blaue Augen unter borstigen Augenbrauen…

\* \* \*

Ich ließ mir von Onissim eine Flasche Champagner bringen und leerte gleich ein volles Glas. Das Leben ist doch wirklich schön! Mein Gleichgewicht war da, und der Augusttag begann wie immer: Morgenappell beim Generalgouverneur Graf Sakrewskij, Mittagessen bei Fürst Belosselskij, danach eine Wohltätigkeitsveranstaltung und am Abend Kaffee im Englischen Club. Nach dem Besuch beim Grafen begab ich mich voller Unternehmungslust direkt die Twerskaja entlang zum Ober-

---

[1] Wardwan Wartkessowitsch Warshapetjan (*1941), armenischer Journalist und Literat; Autor zahlreicher Bücher, die die Biographien herausragender Persönlichkeiten in deren historischem Kontext zum Thema haben; 1992-2001 Herausgeber und Redakteur der armenisch-jüdischen Internetseite „Noah"; lebt in Moskau. – Die wiedergegebene Übersetzung ist eine Kurzfassung des 1982-1984 geschriebenen Originaltextes.

[2] Der Name „Pustóschin" entstammt dem Wort ‚Pustotá' = Leere, bedeutet also sinngemäß ‚Leermann'.

polizeimeister Lew Michajlowitsch Zinskij. Ihn wollte ich zu einem Junggesellengelage einladen, obwohl eine Einladung zum Theaterbesuch auch denkbar gewesen wäre; unsere Sitzplätze waren in der ersten Reihe, und obendrein hatte er, um die Wichtigkeit seiner Person anzudeuten, es so einzurichten gewusst, dass jeweils ein Platz links und rechts frei blieb.

Übrigens lernte ich Zinskij in einem Petersburger Theater kennen, als er noch Oberstleutnant und ich Leutnant war. Aus irgendeinem Grund hielt er sich damals in St. Petersburg auf.

Ende 1835 war ich fünfundzwanzig Jahre alt, diente in Petersburg und gab mich gänzlich den Vergnügungen hin, die mich ziemlich bald anödeten. Also verband ich das Vergnügliche mit dem Schönen und wurde zu einem Theaternarren. Jeden Abend saß ich im Theater, verkehrte in den Kreisen der Theaterliebhaber und erfuhr bald darauf, dass es eine vergnügliche geheime Gesellschaft gab, die aus nur zwölf Mitgliedern und einem Vorsitzenden bestand. Von einem Junker der Gardeoffiziersschule wurde ich als Gast dort eingeführt.

Diese Gesellschaft, genannt „Gesellschaft der gezwungenen Tänzer", gefiel mir außerordentlich, und 1836, als ein Platz vakant wurde, nahm sie mich auf. Zu ihrem Statut gehörte folgende Pflicht: Sollte, ganz gleich, wo, die Tanzmelodie aus der „Zauberflöte" erklingen, waren die Mitglieder gezwungen zu tanzen; wenn die Umstände dies erschwerten, sollte man wenigstens mit einem Bein oder einer Hand oder auch nur einem Finger die Bewegungen zum Takt der Melodie ausführen. Es ist zwar lächerlich, aber diese Gewohnheit haben wir bis heute beibehalten.

Das Ziel dieser Gesellschaft war ein angenehmer Zeitvertreib, Freundschaft, völlige Freiheit im Benehmen miteinander und obligatorische Liaisons mit Dienerinnen der Muse Melpomene; wer nicht hinter einer Tänzerin, Schauspielerin oder wenigstens einer Chorsängerin her war, unterlag einem schändlichen Ausschluss. Deswegen machte ich mich gleich an die Eroberung einer hübschen Kleinen aus der Theaterschule, die kurz vor ihrem Examen stand. Jedesmal, wenn sie auf der Bühne war, gab sie mir pantomimische Zeichen oder schickte mir Zettelchen.

Als ich in die Gesellschaft aufgenommen wurde, war ihr Vorsitzender – wir nannten ihn „Archimandrit" – Pawel Stepanowitsch Fjodorow, Autor vieler Theaterstücke, später Leiter der Theaterschule und zuständig für das Repertoire; Alexander Petrowitsch Mundt nannten wir „Protodiakon", weil er eine kräftige Bassstimme besaß und auf unseren Sitzungen feierliche Ansagen machte, Ziergold war Sekretär und Archivar; die übrigen waren ordentliche Mitglieder. Ich nahm den Platz eines Offiziers ein, der in den Kaukasus versetzt worden war, weil er eine junge Schauspielschülerin entführt hatte. Ja, das war unser Theaterleben! All meine jungen Jahre hatte ich im Alexandrinskij Theater verbracht…

**[Randnotizen aus Journalen der 1830er Jahre]**
*Eine Laienoper in Moskau*
Wie viele neue und frische Eindrücke hat unsere Seele aufgenommen! In Moskau wird man wohl gleich erraten, dass hier von der Oper „Der Barbier von Sevilla" die Rede ist, die von musikalischen Laien im Kleinen Saal der Adelsversammlung gesungen und gespielt wurde. Das war ein italienischer Abend <…>, das war Italien – mit Rossini, mit wechselvollen Melodien, mit Stimmen und Gesang, mit Klängen, die bereits allen gebildeten Völkern Europas vertraut sind. <…> Aber was ganz besonders tröstlich ist: In diesen Genuss sind wir durch unsere eigenen nationalen Mittel gekommen, und wo? – im besten Kreis unserer Gesellschaft.


**Randnotizen aus Journalen, 1836**
*Jules Janins neuer Roman „Le chemin de traverse"*
Sich den Sieg der Moral und der Wohltätigkeit in unserer Zeit vorzustellen, würde das Gleiche bedeuten, als wenn man ein Zaubermärchen schriebe oder sich ganz den Träumen hingäbe. An diese Art von Schriften, die durchaus unterhaltend sein können, glauben vernünftige Menschen schon längst nicht mehr. <…>


Ich erwischte Zinskij unterwegs in voller Parademontur, und man konnte den Eindruck haben, unser tapferer Lew Michajlowitsch würde gleich in den Krieg gegen die Türken ziehen, so zornig war sein Blick, mit dem er das Kosakenschwader beobachtete. Nachdem ich aus der Kutsche gestiegen war, fragte ich ihn etwas theatralisch: „Euer Durchlaucht, können Sie den Leutnant a. D. gebrauchen?"

„Ihre Scherze sind jetzt fehl am Platz, Arsenij Iljitsch!"

„Ist es wirklich so ernst?"

„Das ist es."

„Ist die Cholera wieder ausgebrochen? oder Brände?"

„Doktor Haass ist gestorben. Mir ist aufgetragen, die ganze Trauerprozession bis zu den Wwedenskij-Hügeln zu begleiten, damit keine Unruhen aufkommen."

In meinem Kopf drehte sich alles. Ich schaute den Oberpolizeimeister an, sah, wie er seinen Mund mit gefärbtem Schnurbart über der Oberlippe zum Kommando formte, hörte aber gar nichts, als wären meine Ohren verstopft. Hatte ich mich nicht verhört? In der Tat war Haass in letzter Zeit krank gewesen, aber warum hatte mir heute morgen niemand etwas von seinem Tod gesagt?

„Schnell in die Kasjonnyj-Gasse, in die Haassowka!", befahl ich dem Kutscher.

Die steinernen Löwen auf dem weit geöffneten Eisentor wirkten schläfrig, im Hof und im Innern des Krankenhauses war weder ein Invalide noch ein Aufseher zu sehen; erst auf der ersten Etage begegnete ich schreienden Geistesgestörten und sah die Wärterin Tatjana, die ihnen ihre Trinkmixtur verabreichte. Ich kannte Tatjana aus jener Zeit, als sie noch in gewissen Etablissements für ausschließlich männliche Bedürfnisse da war – ein verspieltes freches Ding; als sie aber krank wurde, kam sie in dieses Krankenhaus – und blieb als Pflegerin.

„Tatjana, wo sind denn alle?"

„Sie geben Fjodor Petrowitsch das letzte Geleit."

„Und du?"

„Einer muss doch bei den Unglücklichen bleiben", antwortete sie, ohne den Blick zu heben.

Schon wieder diese „Unglücklichen": ein Bösewicht, der eine ganze Familie samt Kindern ausgerottet hatte, ein Kranker ohne menschliches Antlitz, eine bettelarme Alte, ein Saufbold, ein Lakai – alles „Unglückliche". Aber wer ist schon in Russland glücklich? Etwa ich mit meinen vier Leibeigenen und zweitausend Rubeln Gehalt? Oder der verrückte Doktor Fjodor Petrowitsch, der gerade zu Grabe getragen wird?

Erst bei Lefortowo holte ich die Prozession ein. Obwohl mir, genauer gesagt, war, als hätte ich eine Insel erreicht und um mich herum wäre ein Riesenfluss aus den Ufern getreten. Tausende und Abertausende bevölkerten alle Straßen und Gassen. Ich bat den Kutscher, am Lefortowo-Palast stehenzubleiben, und begab mich unter die Menschenmenge. Neben mir erblickte ich eine ältere Frau mit einem großen Dahlienstrauß und fragte sie sofort, für welchen Preis sie ihn mir verkaufen würde, doch die Frau antwortete mir mit einem Blick, als wollte ich ihr etwas antun. Von allen Seiten wurde dermaßen gedrängelt, dass ich meine Hände kaum bewegen konnte. So kämpfte ich mich mit den Ellbogen durch und war bald völlig durchgeschwitzt. Irgendwann spürte ich eine Hand, die mich kräftig am Arm packte.

„Werter Herr, bemühen Sie sich, die Anstandsregeln einzuhalten."

Erbost drehte ich mich um und sah – den Philosophen Iwan Kirejewskij.

Ich bat um Verzeihung, Kirejewskij nickte höflich mit dem Kopf und wandte sich wieder seinen Begleitern zu; den einen erkannte ich sofort, es war der Slawophile Jurij Samarin, der andere war der Universitätsprofessor Granowskij. Ich überholte sie, hörte aber noch deutlich Kirijewskijs Stimme: „Am dreizehnten waren wir bei Haass..., ja, nur zwei Tage vor seinem... Nicht ein klagendes Wort von ihm... In Fjodor Petrowitschs bedingungsloser Menschenliebe war etwas ungeheuerlich Erhabenes und Großes..."

Mit seiner Meinung über Haass' bedingungslose Menschenliebe hatte Kirejewskij wirklich Recht. Um zu dieser Meinung zu kommen, hätte ich nicht den sterbenden Haass sehen müssen, denn viele Jahre lang war ich Zeuge dieser Menschenliebe und wusste nicht, in welche Kategorie Mensch ich Haass einordnen sollte: Manchmal habe ich ihn vergöttert, manchmal gehasst...

Eine Riesenmenschenmenge, deren Ende nicht abzusehen war, bewegte sich langsam auf den Friedhof zu, sogar an den Laternenpfählen hingen Menschen und hielten sich fest. Auf Gogols Beerdigung hatte ich Granowskij sagen hören: „Einen Größeren als ihn, den wir zu Grabe tragen, wird es wohl nicht mehr geben." Doch wie man sah, gab es ihn. Ganz Moskau war vertreten: In der Menge waren die Familie des Fürsten Golizyn neben alten Armen zu sehen, Senator Bulatow neben einem Invaliden, der kahle Schädel Tschaadajews und Kettschers Löwenmähne; hinter der Frau mit den Dahlien entdeckte ich den Oberpolizeimeister Zinskij ohne Kopfbedeckung – wahrlich das achte Weltwunder!

Meine Kräfte ließen stark nach, die Beine zitterten, und ich musste nach Luft schnappen. Um mich herum weinten viele, so dass ich die Worte des Gouverneurs Kapnist nicht gleich verstehen konnte. Zuvor war der kräftige Bass des Protodiakons verklungen, – ein Zeichen, dass der Trauergottesdienst beendet und nun der Gouverneur mit seiner Rede an der Reihe war:

„Der Tod nahm uns einen der ehrwürdigsten Menschen – Fjodor Petrowitsch Haass. Im Laufe seines fast ein halbes Jahrhundert lang währenden Aufenthalts in Moskau widmete er sich ausschließlich der Aufgabe, das Schicksal der Arrestanten zu erleichtern. Wir alle waren Zeugen jener selbstlosen Aufopferung und wahrhaft christlichen Bestrebung, mit der er sich beeilte, Leidenden zu helfen. Seinen Zielen und seiner Berufung treu, ging er unbeirrt den Weg, den ihm sein Herz wies."

Plötzlich wurde es vor meinen Augen dunkel, der Körper wurde weich wie Watte, und ich fiel zu Boden... Was dann mit mir geschah, weiß ich nicht.

Über zwei Wochen plagte mich schlimmes Fieber, jeden Tag wartete ich auf den erlösenden Schlaf und betete mein einfaches Gebet: „Herr, vergib mir meine Sünden, lass mich den morgigen Tag erblicken und überleben." Nicht, dass ich die Strafe für meine Unterlassungen fürchtete, aber jeden Tag rechnete ich mit meinem letzten Stündlein und konnte an nichts anderes mehr denken. Und an jedem Morgen, an dem ich wieder erwachte, fühlte ich bestätigt: Mein Gebet wurde erhört, also war es dem Herrn angenehm.

Vielleicht bin ich wieder zu mir gekommen, weil Fjodor Petrowitsch Haass noch eine letzte gute Tat vollbracht und an den armseligen Arsenij Pustoschin gedacht hat, bevor er uns verließ, und die Heiligkeit seiner Gedanken so das eingerostete Tor meiner Seele öffnete.

Haass hatte zuletzt sehr gelitten, er hatte einen großen Karbunkel, der tödlich war. Die letzten drei Wochen konnte er nicht schlafen; er saß in seinem Lieblingssessel hinter einem Paravent, und sein Gesicht strahlte wie immer Ruhe und Güte aus. So schilderte es mir später der Hauptmann Decharvaire, der während seines Abschiedsbesuches Haass' Hand küssen wollte, sich aber nicht traute, um den Sterbenden nicht zu erregen. Dabei war es Haass gewesen, der, einst zum Ärztekonsilium bei Decharvaires krankem Vater gehörend, dem Sohn ziemlich offen gesagt hatte, der Vater werde sterben, doch seine Worte waren mit so viel Mitgefühl gesprochen, dass der junge Decharvaire seitdem tiefe Zuneigung dem Doktor gegenüber empfand.

Als Haass den Tod nahen spürte, soll er darum gebeten haben, ihn aus dem Schlafzimmer ins Wohnzimmer zu bringen, die Eingangstür zu öffnen und alle Bekannten und Unbekannten hereinzulassen, die kommen wollten. Auch ich hätte unter ihnen sein können…

Metropolit Philaret besuchte Haass am 15. August, und am nächsten Tag war Fjodor Petrowitsch nicht mehr unter den Lebenden. Von den schwierigen Beziehungen zwischen dem Doktor und dem Metropoliten wusste ich, war selbst unmittelbarer Zeuge ihrer Streitigkeiten geworden, und nun hatte sich sogar das kirchliche Operhaupt Moskaus mit dem einstigen Gegner versöhnt. Ich aber trug Haass immer noch Böses nach. Was war es eigentlich?

*

**Als wäre es gestern, sehe ich** Fjodor Petrowitsch im langen Flur des Katharinen-Krankenhauses; die Wände aus weißen und akkurat nahtlos aneinandergefliesten Kacheln; weicher Boden, so dass man kaum seine Schritte hört; Öllampen erhellen die Gewölbedecken. An dem Tag war ich außer mir, schon auf den Sperlingsbergen hatten wir uns gestritten, weil Haass einen Mann, der acht Menschenleben auf dem Gewissen hatte, wegen irgendeiner leichten Erkrankung vor der Etappe bewahrt hatte.

„Wie konnten Sie nur? Er hat die Kinder vor den Augen der Mutter erstochen, und Sie überreichen ihm Büchlein, Apfelsine! Er lacht doch nur über Sie, Sie Blinder! Diesen Mörder sollte man bei lebendigem Leibe zerfleischen!"

Haass schwankte etwas zurück, als hätte er einen Schuss bekommen, fasste mit der Hand an seine Brust und sagte: „Arsenij Iljitsch, ich bitte um Verzeihung, doch belasten Sie Ihre Seele nicht mit solchen Worten."

„Gefällt Ihnen etwa die Wahrheit nicht? Mit *ihnen* haben Sie Mitleid, und wer hatte Mitleid mit mir?", schrie ich und stampfte mit den Füßen.

Fjodor Petrowitsch umarmte mich: „Mein Lieber, um Christi willen, verzeihen Sie..."

Ich riss mich los und lief von ihm weg den Korridor entlang.

Noch am gleichen Abend besuchte Kaiser Nikolaj Pawlowitsch das Moskauer Schlossgefängnis Butyrki. Seine Kaiserliche Hoheit kam in Begleitung des Fürsten Dmitrij Golizyn, des Moskauer Kommandanten Graf Pjotr Tolstoj und des Generals Pjotr Kapzewitsch. Als Haass sich während der Visite beim Zaren wieder wegen der Eisenstäbe beklagte, an die die Arrestanten in Moskau nach wie vor gefesselt wurden, brachte General Kapzewitsch aufbrausend seine Gegenargumente vor.

Der Kaiser schaute finster drein und wandte sich dann an Haass: „Nun, was sagst du über diese Verbrecher? Du verhätschelst sie, als wären sie kleine Kinder, dabei sind es Übeltäter."

„Euer Majestät, sie sind bereits verurteilt. Es ist an uns, nicht zu vergessen, dass auch sie Menschen und ihre Tränen bitter sind. Sie sind Unglückliche, denen zu helfen wir verpflichtet sind. Natürlich haben sie viel Böses angerichtet, doch wer hat ihnen je Gutes getan? Sie sind Verbrecher, aber wie können wir von ihnen Güte verlangen, wenn nicht einmal wir mit ihnen Mitleid haben? Vor dem Gesetz bleiben sie Verbrecher, für uns sind sie unsere unglücklichen Brüder."

Der Doktor wurde von Fürst Golizyn unterstützt, den der Zar nicht nur achtete, sondern von Herzen gern hatte. Um so verärgerter war General Kapzewitsch, der, um Haass nicht weiter zu Wort kommen zu lassen, sagte: „Majestät, außer in Moskau kennt man in ganz Russland nicht solche Widerstände und Fantastereien wie die von Doktor Haass. Dieses Mitglied des Gefängnis-Fürsorgekomitees erschwert durch seine outrierte Philanthropie die Arbeit der Vorgesetzten, geht seinen eigentlichen Verpflichtungen nicht nach und verführt die Verbrecher, indem er sie küsst und ihnen die sinnlosesten Wünsche erfüllt."

Der Kaiser sah mit zusammengekniffenen Augen den Doktor an, der sich unter diesem Blick auf den schmutzigen Boden kniete. Keiner traute sich, den Alten mit geneigtem Kopf und leicht verrutschter Perücke aufzurichten.

„Schon gut, Fjodor Petrowitsch, was soll das, steh auf!", sagte der Kaiser.

„Das kann ich nicht", entgegnete Haass.

„Ich bin dir nicht böse, sage ich doch. Oder was willst du?"

„Majestät, begnadigen Sie den alten Mann, der nicht mehr lange zu leben hat; er ist erschöpft und gebrechlich, sein Weg nach Sibirien wird sehr beschwerlich sein. Haben Sie Erbarmen mit dem Greis!"

In diesen Minuten konnte ich meinen Blick nicht vom Antlitz unseres Monarchen abwenden, und ich danke der Vorsehung, die mich den bewunderten Zaren aus solcher Nähe beobachten ließ.

„Auf dein Gewissen, Fjodor Petrowitsch, begnadige ich ihn", sagte endlich der Zar und wandte sich entschiedenen Schrittes zur Tür. Bevor er hinausging, drehte er sich noch einmal um, Fjodor Petrowitsch kniete immer noch – im zerschlissenen Gehrock, in schwarzen Strümpfen und Pantalons, mit Spitzenjabot; er wirkte bemitleidenswert – und zugleich lächerlich. Manch einer im Gefolge des Zaren prustete in sein Taschentuch, mir aber wurde klar, dass in diesem mitleiderregenden Alten eine unermessliche Kraft verborgen war. Weder der Innenminister noch der Gefängnisvorgesetzte und schon gar nicht alle Polizeimeister zusammengenommen hätten es vermocht, den Willen des Herrschers zu beeinflussen, doch Haass vermochte es. Dieser einfache Gedanke überwältigte mich. Dass der Zar, von Gott gesandt, seine Last dem Gewissen dieses Narren anvertraute… das überstieg alle meine Vorstellungen.

Vom Schlossgefängnis aus begab ich mich in Windeseile nach Hause. Ohne den Mantel abzulegen, lief ich sofort zum Schreibtisch; die Feder glitt über das Papier, ohne zu klecksen, Seite für Seite schrieb ich voll und streute Sand darauf; alles ging so schnell, als würde mein Leben davon abhängen – was heißt hier: *mein* Leben? das Leben *Russlands*!

Russland darf keine Gesellschaft mit eigener Meinung sein; der Gesellschaft soll nur der Monarch voranstehen, seine Untertanen unter ihm und die Sklaven unter den Untertanen. Meine Idee war klar wie Kristall und originell: Die Gesellschaft darf keine anderen Ideale haben, denn sie sind der Grund allen Übels. Für alle Untertanen sollte es nur ein Ideal geben: den Herrscher, der von Gott auserwählt ist. Ich verurteilte den verstorbenen Kaiser Alexander I. für seine täglichen Spaziergänge, vom Winterpalais die Uferstraße Fontanka entlang und dann auf dem Newskij Prospekt zurück, bei denen er durch die Lorgnette die Damen ins Visier nahm und die Grüße der Passanten erwiderte. So konnte ja jedermann ihn ansprechen!

Wir brauchen Zustände wie in China, wo die Untertanen, von Todesstrafe bedroht, den Sohn des Himmels nicht sehen dürfen. Über China hat mir der Staatsrat Franz Junie[3], ein Gelehrter, übrigens mit Haass eng befreundet, viel erzählt. Jawohl, seien wir wie China, ein Imperium von Sklaven. Sonst droht uns wieder der Senatsplatz[4] oder noch Schlimmeres.

Zwischen dem ruhmreichen Jahr 1814, dem Sieg über Napoleon, und dem schrecklichen Jahr 1825 war bei uns eine Vielzahl von Geheimgesellschaften, Bünden und Freimaurerlogen entstanden. Nach dem 14. Dezember [1825] schien

---

[3] Franz Alexandrowitsch Junie (1782-1830), Beamter im Moskauer Archivkollegium des Auswärtigen Amtes; sammelte Dokumente zur Geschichte Sibiriens.
[4] Gemeint ist der Dekabristenaufstand von 1825 auf dem Senatsplatz in St. Petersburg, der am 14. Dezember (russ. Dekabr) blutig niedergeschlagen wurde; ausführlicher zum Dekabristenaufstand vgl. Kopelew S. 148, Anm. 8.

es, als wären sie alle wie vom Wind weggefegt, doch der Drang zu Versammlungen, zum Austausch geheimer Zeichen war geblieben, mehr noch, er wurde zur Tradition. Was in aufgeklärten Ländern schon lange zur Gewohnheit geworden war – eine eigene Meinung zu haben und sie mündlich wie schriftlich frei äußern zu können –, war bei uns ein Verbrechen. Bei uns war bereits derjenige ein Held, der das Wort „Freiheit" von anderen hörte, dabei vieldeutig hüstelte und – sie nicht denunzierte. Unsere Gesellschaft führte ein Doppelleben: das äußere und das innere; das Geheime war verlockend, eine leere Phrase, die inbrünstig, aber bei verschlossener Tür ausgesprochen wurde, verdrehte einem den Kopf.

Doch es ist ganz gleich, was in aufgeklärten Ländern Usus geworden ist. Sie haben ihre Normen, wir haben Russland! Recht hatte Zar Peter der Große: Wir sind kein Land – wir sind ein Teil der Welt. Sollen doch die Deutschen und die Franzosen uns vorwerfen, uns fehle Geschichte. Dafür fehlt ihnen Geographie. Schon mein Vater notierte während des Napoleonischen Krieges in seinem Tagebuch, dass sein Regiment in drei Tagen drei Fürstentümer durchquerte: Braunschweig, Westfalen und Hannover, und das zu Fuß und im Winter. So sieht deren Geographie aus! Dagegen bei uns: Europa, Asien, Amerika! Diese Geographie ist unsere Geschichte, und die Sklaverei ist unsere Demokratie.

Das war mein erstes Memorandum, das ich in jener Nacht schrieb. Es ist nicht so sehr von Bedeutung, worüber oder über wen. Aber eins war mir klar, es würde von Interesse sein für die Dritte Abteilung[5] der Persönlichen Kanzlei Seiner Kaiserlichen Hoheit.

Mit viel Anstrengung gelang es mir, die Handschrift zu verändern, meine kalligraphischen Fähigkeiten waren mir in diesem Fall nützlich. Als ich nach dem letzten Satz den Punkt gemacht hatte, dachte ich eine Weile darüber nach, wie ich dieses Papier unterschreiben sollte. Vor meinem inneren Auge ließ ich eine ganze Reihe Namen aus literarischen Werken vorüberziehen, von Don Quichotte bis Rinaldo Rinaldini, doch sie passten alle nicht. Diese Suche ermüdete mich mehr als das Schreiben selbst, und beinahe hätte ich in meiner Verzweiflung dieses Papier zerrissen. Doch auf die qualvolle Frage „wer?" kam mir plötzlich die einfachste Antwort: „niemand". Denn mit diesem Namen stellte sich der schlaue Odysseus dem einäugigen Zyklopen vor und rettete sich damit das Leben. Ich unterschieb: Niemand.

\*

**Hinter der Tür waren Schritte zu hören**. War etwa Doktor Bolz wieder da? Soll er nur kommen, dem werde ich meine Meinung über die Medizin sagen. Doch es war Onissim, der gerade dabei war, meine Stiefel zu putzen.

---

[5] Dritte Abteilung – unter Nikolaus I. entstandener Geheimdienst, dessen Gründer und Chef von 1826 bis 1839 Graf Benckendorff war, danach General Dubelt von 1839 bis 1856.

„Ist der Arzt da?", fragte ich ihn.

„Das weiß ich nicht, Euer Wohlgeboren, aber nach seinem Äußeren ist es ein ehrwürdiger Herr."

„Sag, ich empfange niemanden, ich bin krank und nicht angezogen."

„Seine Herrschaft bitten, auch im Morgenrock empfangen zu werden, da sie wissen, dass Sie krank sind."

Kaum hatte ich meine kleine Zigarre zu Ende geraucht, trat ein etwa dreißigjähriger Mann ins Zimmer, gut gekleidet, mittelgroß und kräftig gebaut, das Gesicht ernst und mit großen dunklen Augen, auf dem Kopf modisch gelegte dunkle Haarlocken.

„Obwohl mir bekannt war, wie krank Sie sind, verehrtester Arsenij Iljitsch, habe ich mich dennoch entschlossen, Ihre Ruhe zu stören. Sie waren sehr schwer aufzufinden…"

„Warum denn schwer? Ich stehe im Grundbuch der Hausbesitzer mit voller Adresse."

„Ach, Sie Schelm!", drohte mir mit dem Zeigefinger etwas neckisch der Unbekannte, als hätte ich etwas Belustigendes gesagt. Das gefiel mir nicht.

„In welchem Ton reden Sie mit mir, mein Herr? Sie platzen ungeniert bei einem Kranken herein und erlauben sich Bemerkungen, die sich nicht gehören."

„Regen Sie sich nicht so auf, Doktor Bolz hat Ihnen Ruhe verordnet."

„Sind Sie also Arzt? Hätten Sie das doch gleich gesagt!"

„Wie man's nimmt, vielleicht bin ich einer, für Geisteserkrankungen. Heutzutage leiden viele an der Seele. Es sind viel zu viele Geheimnisse um uns herum, daher auch viele Geisteskranke." Der unverfrorene Gast nahm am Kamin Platz, rieb sich wie ein Pianist vor dem Konzert die Hände und fuhr fort: „Ist auf dieser Miniature Ihre verehrte Frau Mutter abgebildet? Sie sehen ihr erstaunlich ähnlich. Und ist das Ihr Vater? Wie geht es ihm?"

„Mein Vater ist 1814 gefallen."

„Verzeihung, fast hätte ich das vergessen! Dieser traurige Vorfall geschah, wenn ich mich nicht irre, in Meaux…"

„Woher wollen Sie das wissen?"

„Wir wissen eine ganze Menge, nur wir reden nicht immer darüber. Aber der Fall mit Ihrem Herrn Vater, der während eines Nachteinsatzes, zusammen mit dem Kornett Olssufjew, die Unbedachtheit hatte, in französischer Sprache zu kommunizieren, ließ einen auf dem Posten stehenden Soldaten den Feind vermuten und daraufhin einen Schuss abgeben. Ihr ehrwürdiger Vater wurde sofort ins Lazarett gebracht und operiert, doch nach einer Nacht im Fieber ist der Major Pustoschin am frühen Morgen verstorben."

„Sie reden darüber so sicher, – dabei weiß ich nicht einmal, ob Sie damals schon auf der Welt waren."

„Wir wissen mehr als das, dessen Zeugen wir selbst waren. Ich kann Ihnen sogar den Namen des Arztes nennen, der die Kugel aus dem Körper Ihres Vaters herausoperierte. Er hätte Ihnen freilich genauer über die letzten Minuten des tapferen Offiziers berichten können, doch der gnadenlose Thanatos hat neulich auch ihn zu sich geholt."

„Wenn Sie den Namen kennen, dann nennen Sie ihn mir."

„Nun ja, ihn zu fragen, ist bereits zu spät, doch da Sie darauf bestehen, bitte – es war Fjodor Petrowitsch Haass. Sie haben ihn gekannt, nicht wahr? Übrigens, in seinem Testament werden Sie, Arsenij Iljitsch, erwähnt, und wenn Sie sich in die Zweite Moskauer Kammer des Zivilgerichts begeben, können Sie die Ihnen zustehenden Papiere und eine Ikone mit dem heiligen Fjodor Tiron abholen."

„Und jetzt nennen Sie mir endlich Ihren Namen. Wer sind Sie, zum Teufel?"

„Wer ich bin?", antwortete der Besucher sichtlich erfreut, machte es sich im Sessel noch bequemer und lachte. „Haben Sie das immer noch nicht erraten? Ich bin ein Jemand. Bemerken Sie das Wortspiel? Gnädiger Herr, seit fünfzehn Jahren unterschreiben Sie Ihre Berichte an die Dritte Abteilung mit dem Pseudonym Niemand. Nun, jetzt besucht Sie ein Jemand. Mein Vorgesetzter, General Dubelt, weiß Ihre Bescheidenheit und Ihren Scharfsinn zu schätzen und meint, Ihre Beschreibungen der Geheimgesellschaften seien ausgezeichnet. Er befahl mir, Sie ausfindig zu machen, Sie Ihres Talents zu versichern und für Ihre Mühe zu belohnen. Hier ist ein Briefumschlag für Sie, Arsenij Iljitsch, mit dreitausend Rubeln – bitte quittieren Sie mir den Erhalt."

„Fort mit Ihnen, Sie Schuft!"

„Sie wollen wohl meine gesamte Familie entehren? Sie bilden sich ein, mich noch nie gesehen zu haben. Überhaupt scheint Ihr Vorstellungsvermögen sich zum Schaden Ihres logischen Denkens zu entwickeln. Erinnern Sie sich an das Jahr 1837? Damals wurde auf Veranlassung der Moskauer Gouvernementsverwaltung eine Kommission gegründet, die wegen der Rückzahlung von Haass' Schulden – einhundertfünfzigtausend Rubel an Privatpersonen und zweiundzwanzigtausend an das Moskauer Fürsorgekomitee – vermitteln sollte. Erinnern Sie sich? Es war mein Vater, der Haass einige Jahre zuvor überredet hatte, sein Vermögen in Geschäfte zu investieren und eine Tuchfabrik einzurichten. Aus England wurden damals die besten Webstühle bestellt. Aber das wissen Sie doch."

„Ja, ich war in Tischki."

„Auf dem Gut Fjodor Petrowitschs, nicht wahr? Was für eine herrliche Landschaft! Jetzt gehört es jemandem aus der Familie Aksakow. Die Arbeit in der Tuchfabrik musste eingestellt werden, obwohl aus der Wolle kirgisischer Schafe ausgezeichnete Stoffe produziert wurden. Auch mein Vater hat sein gesamtes Kapital – fünfzigtausend – in diese Fabrik investiert und alles verloren. Die einige tausend Pfund Wolle, die Haass' Freunde auf eigene Rechnung gekauft hatten – in der Hoffnung, damit Abhilfe zu schaffen –, konnten leider die Fabrikbesitzer nicht vor dem Bankrott retten.

Erinnern Sie sich jetzt, Arsenij Iljitsch? Damals sind Sie bei uns zu Hause auf meinen Vater zugegangen und, laut schimpfend: ‚Herr, Sie sind ein Schuft!', ohrfeigten ihn. Einen kleinen Jungen, der sich gerade am Waschbecken die Hände wusch, haben Sie natürlich nicht bemerkt. Aber dieser Junge hat jene erniedrigende Ohrfeige und die Tränen in den Augen des Vaters niemals vergessen können.

In meinem Vater sahen Sie den Schurken, der Doktor Haass in den Ruin getrieben hatte, und Sie fühlten sich berechtigt, sein Rächer zu sein. Damals haben Sie Fjodor Petrowitsch abgöttisch geliebt und seine philanthropische Haltung bewundert; wie ein Schatten begleiteten Sie ihn in den Gefängnissen, sammelten Spenden für Arrestanten und polterten im Gefängnis-Fürsorgekomitee.

Leider konnte mein armer Vater Ihre Herausforderung nicht annehmen – er war kein Adliger. Als Sohn eines Webers aus Lyon konnte er einen erstklassigen Samtstoff weben; aber unter seinem Imperator Napoleon sollte er Russland erobern – erfolglos, wie Sie wissen; halb erfroren und kaum lebensfähig, wurde er von einer barmherzigen russischen Frau aufgenommen, die ich mich glücklich schätze, meine Mutter zu nennen. Nun ja, mein Vater hielt sich für einen großen Finanzier, so wie Sie sich für einen großen Patrioten. Doch erlauben Sie mir, für die Irrtümer meines Vaters mehr Verständnis zu haben als für die Ihrigen.

Fast sechs Jahre lang mussten wir in der letzten Absteige hausen – unter Typen, schlimmer als Verbrecher."

Der Unbekannte stand auf und ging auf den Kamin zu, schaute lange in die Flamme und sprach so leise weiter, dass ich nicht alle Worte verstand: „In diesem Elend starb mein Vater, aber in Fjodor Petrowitschs Armen und mit ihm versöhnt. Erzählt habe ich das alles nur, weil nicht einmal Verbrecher sich trauten, Haass auszurauben, Sie aber die Frechheit besaßen, Haass in Ihren Berichten seines Ehrennamens zu berauben und ihn als einen gegen das Gesetz aufbegehrenden Rebellen darzustellen. Aus diesem Grund lassen Sie mich Ihnen versichern", der Unbekannte drehte sich um und ging direkt auf mich zu, „Sie sind ein Schuft, und zwar ein Schuft ohnegleichen. Und sollten Sie Satisfaktion wünschen, stehe ich zu Ihrer Verfügung. Meines Standes wegen machen Sie sich keine Sorgen, meine Verdienste um den Staat haben mir den Adelstitel verschafft. Hier meine Visitenkarte. Ich bleibe den ganzen Oktober in Moskau, Sie finden mich im Hotel ‚England'."

„Noch morgen schicke ich Ihnen meinen Sekundanten."

„Ach ja, Sie haben mir noch nicht quittiert… Sie müssen schon verstehen, dass altruistische Berichte Verdächtigungen erzeugen, denn wer gibt, der nimmt auch. General Dubelt, auf dessen Befehl ich hier bin, lässt Ihnen auftragen, Sie sollen ab heute Ihre besondere Aufmerksamkeit auf den Rittmeister a. D. Pjotr Tschaadajew[6] und seine Umgebung richten. Ihre Berichte können Sie, Ihrer Liebe für die homerische Sprache gemäß, wie gehabt unterschreiben und an den ebenso schreibwütigen Staatsrat Chotinskij[7] senden, der Ihnen ja bekannt ist. Das war's. Und denken Sie an die Ikone des heiligen Fjodor Tiron, – in Ihrem Haus hängt überhaupt keine Ikone, dabei müssten Sie, Arsenij Iljitsch, viel beten."

Auf dem Sekretär lag die Visitenkarte des Unbekannten. Ohne sie in die Hand zu nehmen, las ich durch die Lorgnette den in Schönschrift geschriebenen Namen „Major Jewgenij Armanowitsch Leurredorer[8]". Was für ein theatralisch klingender Name!

Im Zimmer umhergehend, ertappte ich mich dabei, dass ich bereits die Schritte zählte. Ich öffnete die Schublade des Sekretärs und betrachtete meine Pistole mit abgebrochenem Hahn (ich wollte sie schon die ganze Zeit dem Waffenschmied zur Reparatur bringen lassen und war nicht dazu gekommen). Ich setzte mich ans Klavier und die Finger begannen wie von selbst jene Melodie aus der „Zauberflöte" zu spielen. Das war meine Jugend! Und wie automatisch holten die Finger weitere Melodien aus der Erinnerung … auch das Nocturne von John Field[9]. Einst war ganz St. Petersburg in die Harmonien dieses Irländers vernarrt. Was fand er an Russland so anziehend, das ihn aus dem Nebel Albions in den von Petersburg trieb? Und was führte Haass nach Moskau? Statt den Wohlklängen seines geliebten Händel zu lauschen, musste er sich fast ein halbes Jahrhundert lang das Rasseln der Fesseln anhören; dabei war Haass ein ausgezeichneter Musiker, der Stücke des Fürsten Odojewskij kraftvoll spielte, als wären sie aus einer Händel-Messe. Er hätte durchaus als Konzertpianist das Publikum begeistern und ihm viel Beifall ent-

---

[6] Zu Tschaadajew vgl. Kopelew S. 198, Anm. 44.
[7] Matwej Stepanowitsch Chotinskij (1813-1866) trug als Autor vieler Publikationen aus dem Themenbereich „Aufklärung" zur Popularisierung der Naturwissenschaften in Russland bei. – Haass' Zeitgenosse Alexander Herzen, der im westeuropäischen Exil lebende Kritiker des Zarenregimes und Herausgeber der Zeitschrift „Die Glocke" (*Kolokol*), veröffentlichte über Chotinskijs Enttarnung als Informant der III. Abteilung (mit dem Decknamen „Zwetkow") zwei Artikel: „Der Astronom und Missionär Chotinskij" (1863) und „Der ordentliche Staatsrat und Kavalier Chotinskij" (1866).
[8] Leurredorer – zusammengesetzt aus *Leurre* = Köder, Lockmittel und *dorer* = vergolden, beschönigen, versüßen, schmackhaft machen.
[9] John Field (1782-1837), einer Musikerfamilie entstammender irischer Pianist und Komponist; gilt als Vater des Nocturne und Vertreter der sog. Londoner Schule; seit 1803 in Russland ansässig; starb in Moskau und liegt auf dem Deutschen Friedhof (auf den Wwedenskij-Hügeln) begraben.

locken können; genauso gut hätte er Theologe oder Jurist oder auch Apotheker wie sein Vater sein können.

Geduld und Akkuratesse – Eigenschaften anständiger und ordentlicher Menschen, die immer wissen, was sie wollen, – den Geruch von Baldrian, Anis und Minze, Eichenschränke voller Gefäße aus Porzellan, in denen Salben und Kräuteraufgüsse aufbewahrt werden, schwere Mörser und von den Schränken herabblickende Büsten von Äskulap, Aristoteles und Galen – das alles hatte ich vor Jahren im Hause des Vaters von Haass in der Wertherstraße wahrgenommen...

*

**Nach Münstereifel war ich über Liège und Aachen aus Brüssel mit der Postkutsche gekommen.** Vom Stadttor aus fragte ich mich nach der Adresse durch, ging die gepflasterte Wertherstraße langsam entlang und erwiderte die höflichen „Guten Tag"-Wünsche. Das Flüsschen Erft erschien mir, einem Russen, so winzig, dass man glaubte, es überspringen zu können. Die Apotheke erkannte ich sofort an den Schaufenstern. Kaum hatte ich an der Tür geklopft, öffnete sich auf der ersten Etage ein Fenster, aus dem eine ältere Frau mit eckigem Häubchen auf dem Kopf herausschaute und, mit den Händen gestikulierend, sagte: „Mein Gott, Herr Pustoschin!". So sah ich Frau Wilhelmine, Fjodor Petrowitschs Schwester, wieder. Obwohl sie viele Jahre in Moskau verbracht hatte, sprach sie kaum ein Wort Russisch. Während des ganzen Mittagessens redete sie nur von ihrem Bruder und vergaß dabei nicht, meinen Teller immer wieder nachzufüllen.

„Als unsere Mutter im Sterben lag, bat sie mich, ich solle unverheiratet bleiben, mich um meinen Bruder kümmern. Und so bin ich nach Moskau gefahren. Obwohl Fritz damals ein großes Haus bewohnte, fand ich ihn in schlimmem Zustand vor, – er trug noch denselben Mantel, den er sich in Wien gekauft hatte. Solange ich seinen Haushalt führte, war er stets ordentlich gekleidet und satt, und zu Hause herrschte Ordnung. Doch bei meinem jüngsten Bruder Peter starb die Frau, und die Kinder brauchten Fürsorge. Natürlich bin ich gleich zu ihnen gefahren. Als ich zwei Jahre später wieder nach Moskau kam, war Fritz ein bettelarmer Mann; er hatte alles verloren: sein schönes Haus, das Gut und die Fabrik. Sie können sich gar nicht vorstellen, wie schrecklich jener Tag war, an dem die Sonderkommission deswegen tagte. Neun Stunden hat es gedauert. Sie wissen doch, seine Freunde, Professor Reuß und Professor Pohl, hatten zur Rettung der Fabrik sehr viel Geld gegeben: siebzigtausend – und verloren. Nur aus Achtung meinem Bruder gegenüber bestanden sie nicht auf der Rückzahlung, und er blieb ohne einen einzigen Heller. Ich wohnte damals in irgendeiner kleinen Rumpelkammer, stopfte Fritzens Strümpfe und weinte unentwegt. Er ist immer noch wie ein Kind, glaubt alle Märchen, die ihm dort aufgetischt werden. Ich dachte, ich würde sterben in diesem schrecklichen Moskau. – Ein schreckliches Land und schreckliche Leute! Erinnern Sie sich noch an den Gerichtsprozess, als Fritz zum Stadtphysikus ernannt wurde?"

Diese üble Geschichte kannte ich. Im Jahre 1825 war Fjodor Petrowitsch wieder in den Staatsdienst berufen und zum Stadtphysikus ernannt worden, das heißt: er war zuständig für die Versorgung aller Militärs mit Medikamenten. Das ihm zustehende Salär – eintausendfünfhundert Rubel und siebenhundertfünfzig für Logierkost – war keine kleine Summe, man kann sagen: ein Kapital, doch Fjodor Petrowitsch verzichtete auf dieses Geld zugunsten der Familie seines Vorgängers, der wegen Unterschlagung von Staatsgeldern verurteilt worden war. Doch Haass meinte, die Kinder können nichts dafür, dass ihr Vater seinen Dienst mit unehrlicher Hand getan hat, und essen wollen sie nach wie vor jeden Tag. Eine derartige Philanthropie konnte nicht ohne Folgen bleiben; prompt schrieb der Inspekteur des Medizinkontors Dobronrawow einen Bericht an die höhere Instanz – ich habe diesen Schrieb persönlich gelesen –, in dem er auf „den verwirrten Geisteszustand des Doktor Haass" hinwies. Doch Fürst Golizyn unterstützte Haass und sorgte dafür, dass der Ministerrat Dobronrawows Klage ablehnte und ihm sogar eine strenge Rüge erteilte, er solle seine Denunziationen einstellen. Das aber hatte zur Folge, dass alle Beamten des Medizinkontors ihren neuen Stadtphysikus regelrecht verachteten und jede Möglichkeit nutzten, die Angelegenheiten, in die Haass verwickelt war, zu komplizieren: So unterstellten sie ihm z.B. die Veruntreuung von Geldern beim Umbau einer Apotheke und irgendeines Lebensmitteldepots. Und obwohl Fjodor Petrowitsch die angeblichen Mehrausgaben zurückerstattete, dauerte die Gerichtsverhandlung fast neunzehn Jahre lang. In einem aber irrte Frau Wilhelmine: Ihr Bruder wurde nicht verurteilt, sondern freigesprochen, und die Gerechtigkeit siegte...

In den zwei Tagen, die ich in Münstereifel verbrachte, lernte ich die gesamte Verwandtschaft des Doktor Haass kennen, sogar seinen Schulkameraden vom Jesuitengymnasium, den Ratsherrn Hagen, traf ich, und ich wurde vom Bürgermeister Seyberlich zum Diner eingeladen. Alle Bürger der Stadt erschienen mir fromm und anständig. Ach, was soll ich sagen, nicht nur die Bürger! Kein einziges Mal hörte ich in Münstereifel einen Hund laut bellen, die Hunde hier waren friedlich und griffen keinen Menschen an, ich dachte sogar, wahrscheinlich trinken die hiesigen Hunde auch Bier und gehen in die Kirche. Und all jenen Haassen, Hagens und Seyberlichs erschien Russland als ein mystischer und unbewohnbarer Planet, wie der neulich entdeckte Neptun.

Bei meiner Rückkehr nach Russland war ich zuallererst in das Polizeikrankenhaus zu Fjodor Petrowitsch geeilt. Seit 1844, nachdem dank Haass' Bemühungen das Krankenhaus seine endgültige Gestalt erhalten hatte, bewohnte er hier zwei Zimmer am Ende des Flurs auf der ersten Etage. Öfters, wenn ich die massive

Eisentreppe emporstieg, hörte ich aus seinen Räumen hin und wieder ein Field-Nocturne erklingen, blieb an der halbgeöffneten Tür stehen und bewunderte die kräftige Gestalt am Klavier. Sein Kabinett mit zwei Fenstern sehe ich noch heute vor mir: vor einem der Fenster das Teleskop auf einem Dreibein, in der Wandnische auf einem Untergestell die Sokratesbüste, in der rechten Ecke des Zimmers die Ikone des heiligen Fjodor Tiron, davor ein brennendes Öllämpchen, und über dem Sofa an der gegenüberliegenden Wand van Dycks Gemälde „Mutter Gottes mit Kind", ein Ofen und ein Waschbecken aus Steingut – das war sein ganzes Kabinett; die eine Tür führte ins Schlafzimmer und die andere in den Flur.

Ich hatte angeklopft, und als Fjodor Petrowitsch mir öffnete, sah ich ihn mit Handschellen an beiden Händen, auf dem Kopf die etwas verrutschte Perücke und das gedunsene kränkliche Gesicht voller Schweißperlen.

„Lieber Arsenij Iljitsch, erschrecken Sie nicht, ich versuche hier nur die Strecke von den Sperlingsbergen bis Bogorodsk, bis zur ersten Etappenstation, zurückzulegen; dabei marschiere ich auf einem Holzboden und in der Wärme, und *sie* müssen durch Schlamm und Schnee… Ich habe neue Schrauben entwickelt und die Schellen gepolstert, damit die Hände weniger frieren. Mein Lieber, Sie stehen im Dienste und in der Gunst des Grafen Sakrewskij, sagen Sie ihm bitte, man darf die Unglücklichen nicht so quälen, er soll sie in meinen Fesseln auf die Etappe schicken lassen, meine sind vier Pfund leichter und bequemer. Ich kann und will nicht glauben, dass man bewusst und kaltblütig Menschen quälen und sie tausend Tode durchleiden lässt, noch bevor der eigentliche Tod eintritt."

Um den unglücklichen Alten so schnell wie möglich zu trösten, holte ich aus meiner Reisetasche den Brief und ein Dutzend Batisttücher von Frau Wilhelmine. Fjodor Petrowitschs Augen füllten sich mit Tränen, und er drückte meine Hand ganz fest.

„Mein Lieber, Sie haben mir eine große Freude bereitet! Dafür möchte ich Ihnen dieses Büchlein ‚Die Ewigkeit ist vergangen, doch wir denken nicht an sie' schenken, lesen Sie es unbedingt."

„Wenn die Ewigkeit bereits vergangen ist, dann soll man auch nicht mehr darüber nachdenken."

„Das ist ein schrecklicher Irrtum. Auch ich war einmal jung und hätte ein Leben wie Sie führen können, aber ein Zufall änderte das. Als ich von Fürst Golizyn berufen wurde, die Choleraepidemie im Moskauer Schlossgefängnis einzudämmen, hatte ich Gelegenheit, die Zellen in der Butyrka zu besichtigen. Das erste, was ich sah, war ein Gefangener, der mit dem Eisenhalsband an die Wand angekettet war, wie ein Sklave oder ein Hund. Ich kann Ihnen nicht beschreiben, was ich bei diesem Anblick empfunden habe. Ich musste weinen, und mein vorheriges Leben erschien mir wie ein schlimmes Verbrechen. Schon vorher habe ich

Häftlinge auf der Etappe zum Rogoshsker Tor gesehen, habe ihnen auch immer einige Silbermünzen zugesteckt, aber nicht einen einzigen Gedanken verlor ich darüber, wer sie eigentlich sind, von wem und warum sie dazu verurteilt worden waren, Tausende von Werst bis zum Eismeer zurückzulegen. Jeder europäische Gelehrte, der sich dieselbe Route im Pelzmantel, mit einem Dreigespann und in Begleitung eines Feldjägers vorgenommen hätte, wäre auf jeder Station mit einer üppigen Mahlzeit und Champagner empfangen worden und hätte am Ende seiner Reise den Ruhm eines neuen Columbus erworben. Und hier gingen Tausende und Abertausende, an den Eisenstab gekettet, schleppten die unterwegs Verstorbenen bis zur nächsten Station mit, und kein einziges Christenherz schrie ein ‚Halt! Das sind doch auch unsere Brüder!' Ich war im Krieg und sah, wie getötet und verwundet wurde, aber die Gefängnisse sind schlimmer."

\*

**Wie gut habe ich eigentlich Haass gekannt?** Zweifellos besser als mancher andere, und ich kannte ihn aufgrund meiner beruflichen und privaten Neigungen.

Als Zögling der Universitäten Göttingen und Jena hatte er solide Praxiserfahrungen bei dem besten europäischen Ophthalmologen, dem Wiener Chirurgen Adam Schmidt, gesammelt und den alten Fürsten Repnin erfolgreich operiert, der bei der Schlacht von Austerlitz in Gefangenschaft geraten und später von Bonaparte begnadigt worden war. Repnin lud Haass nach Moskau ein und versprach ihm Ruhm und Reichtum. Und dieser Einladung war 1806 – nicht Fjodor Petrowitsch, sondern damals noch Friedrich Joseph Haass, der fünfundzwanzigjährige Doktor der Medizin, nachgekommen. Seine Erfolge in Moskau waren bald so groß gewesen, dass die Kaiserin Marija Fjodorowna ihn zum Chefarzt des Paul-Hospitals zu ernennen wünschte. Erst zwei Jahre in Russland und noch kaum der russischen Sprache mächtig, wurde Haass tatsächlich Ruhm und Reichtum zuteil – und der Orden des Heiligen Wladimir, eine überaus seltene Auszeichnung für einen Ausländer, denn sie erhob ihn in den russischen Adelsstand.

Haass war kein Narr und kein gutmütiger Tölpel, oder hat man schon so einen Kerl mit Skalpell und blutverschmierter Schürze gesehen? Im Krieg gegen Napoleon wurde er als Stabsarzt der Artillerie in die Armee einberufen – es wurde erzählt, er habe den verwundeten Fürsten Bagration operiert – und war von Smolensk bis nach Paris gekommen. Mein Vater wurde in diesem Krieg verwundet und starb in einem Feldlazarett bei Meaux. Haass ließ sich nach dem Krieg beurlauben und machte sich auf direktem Wege von Frankreich auf nach Münstereifel. Sein Vater lag im Sterben, und in seinen letzten Stunden erblickte er noch den älteren Sohn, seinen Fritz. Nachdem er die Sohnespflicht erfüllt hatte, verabschiedete Fritz sich von Mutter und Geschwistern und kehrte, diesmal für immer, nach Moskau zurück.

Mir steht nicht zu, über fremdes Glück zu urteilen, aber ich kann sagen, Fjodor Petrowitschs Leben war nie mehr so vom Wohlstand gesegnet wie in den zehn Jahren der Nachkriegszeit: eine große Praxis, Patienten wie die Golizyns, die Scheremetjews und die Rostoptschins – und unser unvergesslicher Dichter Iwan Dmitrijew[10] starb in seinen Armen. Haass war reich, hatte Dienstpersonal, besaß das Gut Tischki, eine Tuchfabrik, eine Karosse mit einem Vierergespann weißer Pferde. Er war ein wohlhabender Junggeselle, seine Schwester führte ihm den Haushalt – und musste fassungslos zusehen, wie das Riesenvermögen ihres Bruders in nur wenigen Jahren zugrunde gerichtet wurde. Als Haass 1829 zum Direktor des Gefängnis-Fürsorgekomitees und zum Chefarzt der Gefängniskrankenhäuser ernannt wurde, schien es mir, als würde sich Fjodor Petrowitsch absichtlich beeilen, sein Kapital für die Nöte der Arrestanten auszugeben, als wünsche er sich, genau so arm zu werden wie seine Unglücklichen. Tagein, tagaus verbrachte er freiwillig in Gefängnissen, Gefängniskrankenhäusern und auf Etappenstationen; er beobachtete das Unglück und die Leiden der anderen und fühlte sich glücklicher als jeder angeberische Glückspilz, weil seine Taten seinem Glauben und seiner Überzeugung niemals widersprachen. Ihm war es gelungen, den unmenschlichen Eisenstab abzuschaffen und den Verbannten die Rasur der einen Kopfhälfte zu ersparen; er sammelte Mittel und kaufte vierundsiebzig Leibeigene frei; er brachte im Fürsorgekomitee einhundertzweiundvierzig Vorschläge zur Wiederaufnahme verschiedener Verfahren ein und erreichte dadurch Strafmilderungen oder gar Freisprüche; er ließ für die Gefangenen Krankenhäuser, Kirchen, Schulen und Werkstätten einrichten; er tröstete, hörte sich Klagen an und küsste wahrscheinlich jeden einzelnen von den zweihunderttausend auf die Etappe Verschickten, die in einem Vierteljahrhundert Moskau passierten.

Normalerweise stand Fjodor Petrowitsch frühmorgens um sechs Uhr auf, trank Tee und las etwas, dann folgten die Sprechstunden; die Arzneimischungen für die Patienten stellte er selber her. Um zwölf Uhr begann sein Arbeitstag im Polizeikrankenhaus, danach ging er ins Stadtgefängnis und dann ins Etappengefängnis. Seine Mittagsmahlzeit war die gleiche wie die seiner Kranken, und wenn Fjodor Petrowitsch zum Mittagessen auswärts eingeladen wurde, stopfte er sich die Taschen mit Bonbons und anderen Leckereien voll – für seine Unglücklichen. Spät nachmittags besuchte er seine Bekannten – meistens, um für irgendeinen Häftling ein Wort einzulegen. Wenn er wieder in seine „Haassowka" zurückkam, schrieb er Briefe – vor allem Bittbriefe – an das Komitee, nach St. Petersburg,

---

[10] Iwan Iwanowitsch Dmitrijew (1760-1837), Lyriker, Schriftsteller und Staatsmann; Mitstreiter und Kollege bei den publizistischen Unternehmungen des Historikers Nikolaj Karamsin, dessen entfernter Verwandter er war; als Kind war er Zeuge der öffentlichen Hinrichtung des Rebellen Pugatschow und schilderte sie später in einer memoiren-historischen Abhandlung. – Zu Pugatschow vgl. Kopelew S. 149, Anm. 10.

an die Gefängnis-Fürsorgegesellschaft und sogar an den Zaren, aber auch an den preußischen König Friedrich, in der Hoffnung, dieser möchte seiner Schwester, der russischen Kaiserin, über die schreckliche Lage russischer Arrestanten berichten. Manchmal, wenn es tiefe Nacht war, legte der Doktor die Feder zur Seite, vertrat sich die Beine und betrachtete den sternenübersäten Himmel durch das Teleskop, und das tat er wohl sehr gerne, – er, der die Finsternis der irdischen Hölle betrat, bedurfte eines himmlischen, eines ewigen Lichts.

In diesen fast fünfzig Jahren zugebrachten Lebens in der alten Hauptstadt waren Fjodor Petrowitschs rötliche Perücke, sein Spitzenjabot und die Schnallenschuhe für die Moskauer genausowenig wegzudenken wie der kahle Kopf des Philosophen Tschaadajew, der Bart des Slawophilen Chomjakow, die Brille des Fürsten Wjasemskij[11] und die Zigarre des Chirurgen Hildebrandt[12], des einzigen Menschen in Moskau übrigens, dem das Rauchen auf offener Straße von oben gestattet wurde. Doch was wussten von all diesen Honoratioren die Menschen hinter dem Rogoshsker Tor, erst recht die in Orenburg, Irkutsk oder Tobolsk? Haass dagegen wurde von allen Verbannten Russlands vergöttert! Mörder und Diebe, polnische Rebellen, Raskolniki, Juden, Leibeigene, Altgläubige, Soldaten auf der Flucht und bestrafte Schuldner – sie alle erblickten in ihm einen neuen Erretter. Das weiß ich nicht nur vom Hörensagen, ich selbst las Hunderte von Briefen, die an Fjodor Petrowitsch gerichtet waren; in ihm und in seiner Barmherzigkeit sahen die Bittsteller ihre letzte Hoffnung auf Erden.

Charles Fourier, der alle Leidenschaften, die die menschlichen Handlungen steuern, in zwölf Kategorien einteilte, betrachtete eine dreizehnte Leidenschaft als Sonderfall: die des Harmoniesierungsdrangs. Menschen mit dieser Leidenschaft, so meinte er, seien nicht fähig, sich mit etwas abzufinden, was für die Mehrheit schon längst zur Norm geworden war; sie seien vielmehr um alles in der Welt bestrebt, ihr eigenes Glück mit dem der gesamten Menschheit in Einklang zu bringen. Eine solch zugespitzte Moral und diese Leidenschaft gehörten, laut Fourier, zum Wesen aller Reformatoren, Asketen und Revolutionäre. Haass hat ohne Zweifel diese dreizehnte Leidenschaft besessen.

Einmal hatte ich auf der Sitzung des Gefängnis-Fürsorgekomitees einen ausführlichen Bericht über meine Teilnahme an dem Kongress zum Gefängniswesen zu erstatten, zu dem ich auf Kosten des Komitees nach Brüssel delegiert worden war. Die Sitzung fand in den Gemächern des Metropoliten Philaret statt.

---

[11] Alexej Stepanowitsch Chomjakow (1804-1860), Lyriker und Publizist; Mitglied des Zirkels „Liebhaber der Weisheit" (*Ljubomudry*); Kritiker des Zarenregimes und Gegner der Leibeigenschaft. – Pjotr Andrejewitsch Wjasemskij (1792-1878), Lyriker, Literaturkritiker, Staatsmann; seit 1839 ordentliches Mitglied der Russischen Akademie der Wissenschaften in St. Petersburg; hielt sich lange Zeit in Westeuropa auf, starb in Baden-Baden.
[12] Iwan Fjodorowitsch Hildebrandt (1806-1859), Chirurg und Ophthalmologe; Professor an der Medizinischen Fakultät der Moskauer Universität.

Gleich nach mir trafen Gouverneur Senjawin und Senator Stern ein, und fast vollzählig warteten wir auf Graf Sakrewskij. Als endlich auch er hereinkam, nahm der etwas finster dreinschauende Metropolit seinen Platz als Vorsitzender ein. Meinem Bericht hörten alle aufmerksam zu, obwohl einige Komiteemitglieder – das entging mir nicht – ihrem Unmut über das Berichtete einen Ausdruck gaben.

„Wie wurde denn auf dem Kongress die Einzelhaft beurteilt?", fragte der Sekretär Pjotr Karepin[13], und weiter: „Welche Neuerungen gibt es in den zivilisierten Ländern nach Bentham, Beccaria und John Howard[14]? Ich hörte, in Hamburg soll eine neue Methode gefunden worden sein, das Verbrechen künftig auszurotten, und die Methode sei angeblich sehr einfach: In erster Linie müsse man alle Maßnahmen zur politischen Unterstützung der Moral treffen."

„Der Gedanke ist alt, darüber wurde schon tausendmal gesprochen. Was ist denn dabei neu?", ließ das Stadtoberhaupt Ilja Schtschjokin[15] seine tiefe Stimme hören.

„Bedenken Sie, meine Herren! In der Regel ist es der Pöbel, der Verbrechen begeht; daraus folgt, dass man zuerst die Armut ausrotten muss, denn sie ist es, die zusammen mit Unwissen und Freiheitsbeschränkung eine Vielfalt von Lastern schafft. Es wäre also wünschenswert, wenn zehn oder zwölf der namhaftesten und reichsten Männer unserer Stadt sich dem Wohl der Gemeinschaft widmen und jeweils einen armen Stadtteil unter ihre Obhut nehmen könnten. Ich bin überzeugt, wir würden ähnliche Wohltäter wie den Stallmeister Fjodor Samarin oder den Ehrenbürger Rachmanow finden, die ihr Geld ausschließlich für einen guten Zweck spendeten."

„Das ist uns alles bekannt, Herr Karepin!", sagte zum wiederholten Mal Schtschjokin. Karepins Ausführungen hatten auch den Generalgouverneur Sakrewskij verärgert. „Mein Lieber, ich habe genug Geschichten über Samarins und Rachmanows Liebesgaben vernommen und halte diese Verbrecherfürsorge für schädlich, und zwar sowohl für die Wohltäter selber als auch für den Pöbel. Warum, glauben Sie, sind die Mushiks auf meinem Gut mit allem zufrieden?" Er erhob sich dabei von seinem Sessel. „Warum sehen meine Mushiks gesund aus? Warum sind ihre Häuser solide und die Kleidung anständig? Womit habe ich die Zufriedenheit meiner Leute erreicht? Damit, dass ich sie für Nachlässigkeit und Trunksucht streng bestrafe. Bei mir gibt es keine Kneipen. Faulheit und überflüssige Freiheit führen zu Freidenkerei. Nein, meine Herren, ich habe bestraft und werde weiterhin bestrafen und auspeitschen lassen!"

---

[13] Pjotr Andrejewitsch Karepin (? -1850), Hofrat; heiratete 1840 Dostojewskijs Schwester Warwara.
[14] Zu Howard, Bentham und Beccaria vgl. Koni S. 17 u. 19, Anm. 3, 4 und 6.
[15] Ilja Afanasjewitsch Schtschjokin (1792-1864) entstammte einer wohlhabenden Moskauer Kaufmannsfamilie; 1849-1851 Oberhaupt (= Bürgermeister) der Stadt Moskau.

Mit etwas schwacher und beruhigender Stimme mischte sich der Metropolit ein: „Herr Graf, beschießen Sie uns nicht mit Ihren giftigen Pfeilen. Und was die Neuerungen angeht, über die Ihr Beamter, Herr Pustoschin, dessen jugendlichem Eifer und Unerfahrenheit wir Verständnis entgegenbringen, soeben referierte, so sind wir dankbar, darüber unterrichtet worden zu sein, sind uns aber auch bewusst, dass vieles, was in den europäischen Metropolen gang und gäbe ist, für unsere alte Hauptstadt nicht passt und geradezu aus dem Bereich der Fantasterei stammt."

„Ach, wozu so viel Gerede", sagte lebhaft Senator Shicharew[16], „sind wir nicht alle wer weiß wie fortschrittlich, bloß in die falsche Richtung? Ein Gefängnis ist meiner Meinung nach ein Gefängnis, ganz gleich, ob es aus Holz oder aus Marmor, rund oder eckig ist, ob man in Einzelhaft oder mit anderen zusammensitzt, – wo ist der Unterschied?"

Mich wunderte es, dass Haass die ganze Zeit schwieg, denn ich wusste, wie vehement er gegen die Einzelhaft aufgetreten war und sie nicht anders als eine raffinierte Folter nannte.

Doch es folgte der Bericht des Schatzmeisters Rosenstrauch, eines lutherischen Pastors: Es ging um den Umbau des alten Katharinen-Hospitals und um die fünf-

> **Der Moskauer Beobachter.** Enzyklopädisches Journal, herausgegeben in der Druckerei an der Kaiserlichen Medizinisch-chemischen Akademie. Heft I, **März 1836.**
> Aus: ***Statistische Notizen zum Außenhandel Russlands***, zusammengestellt von Grigorij Nebolsin.
> <...> In unserem aufgeklärten Jahrhundert gibt es keine improvisierten Ereignisse mehr: Sie bilden sich unauffällig von allein heraus nach einem bedachten, gegründeten Plan und in eine unausweichliche Richtung, die beide auf den wesentlichen Nutzen der Gesellschaft aus sind. In unserem Jahrhundert sind die Ideen klarer denn je; wir begreifen ihre Heiligkeit und sind bereit, uns vor ihnen zu verneigen; doch in unseren Taten lassen wir nur die Ideen zum Zuge kommen, die uns keine Opfer in der Gegenwart abverlangen und keine Entbehrungen in der Zukunft bedeuten. Wir verzichten nicht auf den Glauben an die Idee, aber ihr hingebungsvoll zu dienen sind wir nicht bereit; mit Eifer verkünden wir ihre Daseinsberechtigung und Verwirklichung, doch dieser Eifer belebt unsere Kräfte nicht, denn einer inneren moralischen Überzeugung sollen nicht Worte, sondern Taten folgen, nicht Begriffe, sondern Dinge, nicht Zeitungen, sondern Geschichte.

---

[16] Stepan Petrowitsch Shicharew (1788-1860), Oberstaatsanwalt des Moskauer Senats, später Senator; Schriftsteller, gehörte zur sog. „goldenen Moskauer Jugend", das waren wohlhabende, begabte, hochgebildete, für alles interessierte, aber keinen Beruf ausübende junge Moskauer.

undvierzig Rubel, die Haass für die Bandagen eingezahlt und an Arrestanten mit Leistenbruch verteilt hatte. Die damit verbundenen Unkosten wollte das Komitee nicht übernehmen. Der für das Wirtschaftsressort zuständige Geheimrat Nebolsin[17] unterstützte diese Meinung: „Denn Herr Haass handelte damit gegen die Paragraphen unserer Satzung, das ist ein Verstoß gegen die Regel…"

Fjodor Petrowitsch stand von seinem Sessel auf und sagte entschieden: „Sollte Herr Nebolsin sich nur auf beleidigende Andeutungen beschränken, fühle ich mich verpflichtet, darauf näher einzugehen."

Ich bemerkte, wie Doktor Pohl Fjodor Petrowitsch heimlich am Rockschoß zupfte und ihm etwas zuflüsterte. Haass setzte sich wieder. Doch Nebolsin fuhr in gleicher Manier fort: „Herr Karepin kann mir bestätigen, dass Herr Haass sehr wohl in mehreren Fällen gegen die Regel verstoßen hat."

„So ist es", stimmte unangenehm vorauseilend der Sekretär zu, „besonders in der Sache mit dem Kostenplan für den Umbau des Krankenhauses."

Wie sehr sich Pohl auch bemühte, seinen Freund im Sessel festzuhalten, Fjodor Petrowitsch stand wieder auf: „Die Kostenpläne an sich sind eine merkwürdige Angelegenheit. Da sie von den Herren Nebolsin und Karepin für wichtiger erachtet werden als die Sorge für die Arrestanten, ist eine angemessene Verwaltung der Gefängniskrankenhäuser kaum möglich; die durch dieses Missverhältnis entstandene heillose Unordnung geht zu Lasten der Kranken. Hätte ich mich beim Umbau des Butyrki-Nordflügels an die Kostenpläne gehalten, hätten wir eine Küche gehabt, in der man wegen eines fehlenden Ofens nicht hätte kochen können, wären viele Räume ohne Luftzufuhr geblieben, mehrere Eingänge ohne Treppenstufen, Speicher ohne Leitern und das Zimmer für minderjährige Häftlinge überhaupt ohne Eingang, denn der Ofensetzer musste mich fragen, wie er am Ende aus dem Raum herauskäme, da die einzige Öffnung mit dem Ofen zugebaut worden wäre."

Haass zog umständlich ein Taschentuch aus seiner Hosentasche – und zugleich mehrere Batisttücher, die zu Boden fielen. Zinskij lachte laut auf, doch der Metropolit schaute den Oberpolizeimeister streng an. Ich sammelte die Tücher schnell auf und reichte sie Haass.

„Ich verstehe", fuhr dieser fort, „meine Ungeschicklichkeit – nicht nur mit Taschentüchern – mag zum Lachen verleiten, aber es ist unwürdig, daran zu zweifeln, dass meine Bemühungen, mit den hohen Zielen des Komitees im Einklang zu handeln, aufrichtig sind."

„Fjodor Petrowitsch", sagte der Metropolit leise, aber für alle gut hörbar, „sollte jemand sich für fromm erachten, aber seine Zunge nicht im Zaun halten können

---

[17] Grigorij Pawlowitsch Nebolsin (1811-1896), Staatsmann im Dienst des Finanzministeriums; 1829-1859 Redakteur der „Kommerz-Zeitung" (*Kommertscheskaja Gaseta*); seit 1863 im Vorstand der Außenhandelskommission.

und sich an seiner Frömmigkeit berauschen, so ist diese Frömmigkeit nichts als Leere."

„Verzeihen Sie mir, Exzellenz, aber damit in Gefängnissen Frömmigkeit und Rechtsprechung ihren festen Platz einnehmen, reicht Bestrafung nicht aus; die Mitglieder des Fürsorgekomitees müssen darauf achten, dass die Arrestanten genug zu essen bekommen und ausreichend bekleidet sind; sie müssen die Räumlichkeiten, die medizinische Versorgung und die Art der Fesselung überprüfen, und sie müssen den Klagen der Häftlinge, gleich, aus welchem Anlass, nachgehen."

„Mit so einer Einstellung, Herr Haass", mischte sich Zinskij ein, „werden Sie noch erleben, dass das Komitee Sie demnächst zu den Sitzungen überhaupt nicht mehr einladen wird."

„Dann, Herr Oberpolizeimeister, komme ich von mir aus, allein schon deshalb, um Sie als Vorgesetzten der Moskauer Polizei zu fragen: Warum haben Herr Sachwalter Rowinskij und ich im Stadtteil Basmannaja sieben Kerker vorgefunden, in die nicht ein einziger Lichtstrahl dringt und in denen Menschen erblinden? Warum verlangen die Polizeibeamten, die die Raskolniki verhören, Bestechungsgelder? Warum habe ich auf meine elf Bittschreiben zu unschuldig Inhaftierten in der Butyrka keine Antwort erhalten?"

„Mit Ihren Bitten wenden Sie sich an die dafür zuständige Kommission, wenn Sie dies für begründet halten", meinte der Metropolit.

„Wie, Exzellenz? Wenn ich meine Bitten für begründet halte? Unbedingt halte ich sie für begründet! Erinnern wir uns an die Stelle im Evangelium, wo ein bettelarmer Blinder am Straßenrand saß und Jesus an ihm vorbeiging. Der Blinde sah nichts und konnte folglich auch nicht nach Ihm rufen und Ihn um Heilung bitten. Der Herr hätte weitergehen können, aber Er blieb von sich aus stehen und handelte. Und warum? Weil die Menschenliebe und das Gute im Menschen dies verlangt, weil eine gute Tat, die hier und jetzt vollbracht werden kann, nicht auf morgen verschoben werden soll. Christus hatte Mitleid mit allen Unglücklichen, wir dagegen benötigen für eine gute Tat eine Genehmigung auf einem Papier mit Wappen und Siegel, mit Laufnummer und Unterschrift. Warum sind unsere Seelen so fromm, wenn wir uns im Tempel Gottes aufhalten, und warum sind wir so hartherzig, wenn wir seine Pforten hinter uns geschlossen haben?"

„Fjodor Petrowitsch, Sie reden mit uns wie mit kleinen Kindern", sagte mit leichtem Lächeln Senator Stern. „Und Sie reden nur von Ihren Unglücklichen und Unschuldigen. Dabei sind wir nicht in Deutschland, hier werden keine anständigen Menschen in Gefängnisse eingesperrt. Und wenn Sie wirklich ein so gütiger Mensch sind, wie Sie uns das glauben machen wollen, so haben Sie um Christi willen auch Mitleid mit uns, denn es ist schon längst an der Zeit, uns an einen anderen Tisch zu begeben und uns zu stärken."

„Euer Durchlaucht, unser Komitee tagt nicht oft; im Frühling und Sommer einmal im Monat und im Herbst und Winter noch seltener. Wenn wir uns doch genauso beeilen könnten, Gutes zu tun, wie wir uns beeilen, zum Mittagstisch zu kommen! Ja, ich halte meine Bitten für sehr wohl begründet, sonst hätte ich weder das Komitee noch gar den Kaiser damit behelligt, wie ich es im Falle der Kosaken-Nekrassowzy[18] tat. Es ist allgemein bekannt, dass diese während des türkischen Kriegs der russischen Armee bei der Überquerung der Donau Hilfe geleistet haben und der Zar ihnen nach Russland zurückzukehren erlaubte, ohne sie irgendeiner Strafe zu unterziehen. Und wie hat die Gouvernementsverwaltung den Aufruf des Zaren befolgt? In Fesseln hat man die Heimkehrer auf die Etappe geschickt. Und somit ergänze ich meine alten Bitten um eine neue für drei im Etappengefängnis angekommene Altgläubige."

„Sie sind schlimmer als Mörder", sagte der Metropolit mit lauter Stimme, „denn selbst ein Mörder bewahrt in der Tiefe seiner Seele einen Rest Demut; diese aber weigern sich aus boshafter Verstocktheit, der gläubigen Kirche beizutreten. Also haben sie ihre Qualen verdient!"

„Meine feste Überzeugung ist", entgegnete Haass, „diese Menschen sind unwissend, daher ist es nicht angebracht, ihre Hartnäckigkeit als Boshaftigkeit auszulegen."

Haass' Unnachgiebigkeit gerade in Glaubenssachen erzürnte Philaret dermaßen, dass er aufstand und seinen Sessel zur Seite schob: „Hören Sie doch endlich auf, Fjodor Petrowitsch, von diesen Schurken zu reden. Wenn sie im Kerker gelandet sind, so taugen sie für nichts anderes, und wenn sie bestraft wurden, dann waren sie auch schuldig!"

„Sie haben Christus vergessen, Exzellenz!", rief Haass laut.

Alle, sogar Graf Sakrewskij, erstarrten – solche Worte an den Oberhirten zu richten, hatte sich bis dahin noch niemand erdreistet. Alle senkten ihre Blicke, weil sie sich nicht trauten, den Metropoliten anzuschauen. Totenstille erfüllte den Raum, so dass man die Dochte der dicken brennenden Kerzen knistern hörte.

„Nein, Fjodor Petrowitsch! Als ich voreilig meine Worte aussprach, habe nicht ich Christus vergessen, sondern Christus mich. Verzeiht mir, um Gottes willen…"

Philaret segnete alle und verließ mit gesenktem Kopf den Saal.

Dieser Vorfall zeigte mir den Doktor in einem klareren Licht. Für einen Augenblick erkannte ich, wie von einem Blitz erleuchtet, was ich zuvor nie vermutet hatte: Der Mensch wird nicht nur in Sünde geboren, sondern auch mit der Möglichkeit, heilig zu werden.

Als Philaret schweren Schrittes zur Tür ging, schaute ich verstohlen zu Fjodor Petrowitsch hinüber: das Gesicht gerötet und mit Schweißperlen bedeckt, die

---
[18] Zu Kosaken-Nekrassowzy vgl. Putschkow S. 260, Anm. 5.

Perücke ein wenig verschoben; er atmete schwer, doch sein wenig schönes Antlitz strahlte Licht aus – Licht, aber auch Leid, den tiefen Ausdruck des Mitgefühls mit jenen Hunderttausenden Menschen, die von Jahr zu Jahr in russischen Gefängnissen schmachteten, und schmerzliche Scham darüber, dass in Bogorodsk keine ordentliche Etappenstation eingerichtet und im Arrestantenhaus von Tambow die Wäsche seit einem halben Jahrhundert nicht mehr gewaschen wurde…

## 2

**Am 3. Oktober 1853** nahm ich, wie gewohnt, um acht Uhr morgens meinen Platz im Wartezimmer des Generalgouverneurs ein. Seit dem Vortag regnete es unaufhörlich. In der Regel wachte Graf Sakrewskij um fünf Uhr morgens auf und ging durch die Hallen der oberen Etage. Er trug seinen seidenen Morgenrock und pflegte seine rechte Hand hinter das Revers seines Rocks zu schieben. Meistens, wenn ich meinen Dienst antrat, fand ich ihn so hin und her laufend vor. Dann begab er sich in die Garderobe, kleidete sich an und begann seinen Arbeitstag.

An diesem 3. Oktober ging mein Dienst schnell zu Ende. Ich nahm eine Kutsche und eilte in die Kammer des Zivilgerichts, danach zur Verwaltung und zum Blockwart des Jausa-Viertels – bei allen Instanzen musste ich den jeweiligen Beamten bestechen, je nach Rang: Es drängte mich, die Sache mit Haass' Vermächtnis so schnell wie möglich hinter mich zu bringen. Der Blockwart entfernte die Versiegelung an der Tür und ließ mich in Haass' Wohnung. In beiden Zimmern lagen Reste von Papieren herum, fast alle Möbelstücke standen nicht an ihrem ursprünglichen Platz, auf einer Fensterbank stand ein Glas, mit Wasser gefüllt, die Luft war stickig.

Im Schlafzimmer hing die Ikone, das Öllämpchen davor war ausgebrannt. Ich schob die Gardine zur Seite, um das Fenster aufzumachen, doch der Winterrahmen war bereits eingesetzt, die Fensterscheiben waren beschlagen, und nur mit Mühe konnte man nach draußen auf den Park schauen und sehen, wie die Wäscherinnen im Teich die Krankenhauswäsche spülten, der Straßenkehrer im Hof das Laub auf einen Haufen zusammenkehrte und ein invalider Soldat etwas träge mit dem soeben angekommenen Kutscher stritt.

*Jetzt erinnerte ich mich, wann ich Fjodor Petrowitsch zum letzten Mal gesehen hatte – das war im letzten Herbst.* Während meines ganz normalen Dienstes im Vorzimmer des Grafen Sakrewskij – die Mitarbeiter führten eben eine belanglose private Unterhaltung – machte uns der am Fenster stehende Schriftführer ein Zeichen, wir sollten schnell dorthin kommen, und sagte: „Herrschaften, schaut euch den verrückten Haass an! Heute morgen wollte er bei mir ein Papier abholen, da habe ich ihn extra in die Kanzlei des Oberpolizeimeisters geschickt – soll sie doch den alten Narren in die Gouvernementsverwaltung weiterschicken. Das wird noch ein Spaziergang werden! Als Fjodor Petrowitsch nämlich hier hereinkam, war er völlig vom Regen durchnässt; ich habe ihm angeboten, etwas länger zu bleiben und seine Kleidung am Ofen trocknen zu lassen, aber nein, er musste unbedingt schnell ins Krankenhaus. Es war schon eine Kunst, ihn zu überreden, doch abzuwarten, bis der Gendarm einen Kutscher gesucht hatte."

Am Abend desselben Tages, als ich nach Hause fuhr, war es schon dunkel; die Laternenanzünder sorgten bereits für die Straßenbeleuchtung, doch davon wurde es nicht wesentlich heller, – vielleicht lag das aber am Regen. Obwohl ich kurz zuvor in einem Restaurant einen kräftigen Schluck zu mir genommen hatte, erkannte ich Haass auf der Straße sofort: Er stritt mit einem Kutscher. Meine Equipage geriet in irgendeine ausgefahrene Spurrille, so dass der Wagen beinahe kippte. Die Laternen gaben nur ein schwaches Licht, von oben schüttete es, man versank knöcheltief im Straßenschmutz, und der nasse Wind peitschte. Während mein Kutscher sich um den Wagen kümmerte, hörte ich Fjodor Petrwotisch mit dem anderen Kutscher streiten – oder eigentlich umgekehrt: der Kutscher war es, der schimpfte:

„Nein, Euer Wohlgeboren, umsonst gibt es nur eine Runde um die Laterne, und bis zur Haassowka kostet es nicht weniger als einen Fünfziger, die Stute braucht ihren Hafer und ich meine Brezel."

„Mein Lieber", antwortete Haass, „bring mich hin, dort zahle ich dich."

„So geht's nicht. Ich finde schon einen, der sofort zahlen kann, und Sie werden eben zu Fuß gehen müssen."

„Warum bist du nur so misstrauisch", flehte ihn Haass an, „ich werde dich doch nicht belügen."

Beinahe hätte ich die Tür meines Wagens geöffnet, um dem frechen Kutscher eins aufs Maul zu geben, aber der Gedanke, dass ich dann Fjodor Petrowitsch wieder begegnen würde, hielt mich zurück. Unbeholfen und gebeugt lief Haass die schmutzige Straße entlang und hielt mit einer Hand seine Mütze fest. Mein Wagen holte ihn schnell ein und – und fuhr an ihm vorüber… Warum habe ich Onissim nicht anhalten lassen? warum habe ich den durchnässten Alten nicht neben mich gesetzt? Ich kann es nicht erklären.

*

**Der Blockwart rasselte hinter mir mit dem Schlüsselbund**. Schnell nahm ich die Ikone von der Wand, suchte nach etwas Papier, um sie einzuwickeln, doch auf dem Boden lag nur Abfall. So verließ ich Haass' Wohnung, die Ikone fest an die Brust gedrückt, und ging die Eisentreppe hinunter.

Zu Hause betrachtete ich die Ikone in aller Ruhe. Am schönsten waren die Augen des heiligen Fjodor, sie strahlten den Edelmut eines begeisterten jungen Mannes und die beharrliche Entschlossenheit eines Kriegers aus: ein Gesicht mit zartem dunkelblonden Bärtchen, ein blauer Umhang mit einer Schnalle an der rechten Schulter.

Einst hatte mir Fjodor Petrowitsch über ihn erzählt: Gelebt und gedient haben soll er in einer kleinasiatischen Stadt, bekannte sich vor seinen Waffenbrüdern zu Christus und zündete einen Götzentempel an. „Tiron" heißt auf griechisch „Wächter". Warum aber „Fjodor der Wächter" und nicht „Fjodor der Krieger"? Wächter des Christenglaubens? Vielleicht wollte er kein Wächter in feindlichen Kerkern sein und hat deswegen im Jahre 306 den Märtyrertod auf sich genommen.

Die Ikone war ohne metallenen Beschlag und ähnelte daher eher einem Porträt. Vom Öllämpchen ein wenig angerußt, schien das Heiligenantlitz etwas auszustrahlen, das ich nur bei kleinen Kindern beobachtet hatte, wenn sie ihre ersten Schritte machen und sich vom Ammenrock versehentlich lösen: Angst, Schutzlosigkeit und – Entzücken. Habe auch ich jemals solche Gefühle durchlebt? Wahrscheinlich, aber da lebte meine Mutter noch; das war vor meiner Zeit im Kadettenkorps, denn dort war es mit den Zärtlichkeiten vorbei, dort spielte eine ganz andere Musik.

Apropos Musik. In meiner Jugend war ich ein glühender Musikverehrer. Drei Jahre war ich Mitglied der „Gesellschaft der gezwungenen Tänzer", danach kamen andere Interessen hinzu; auch viele Mitglieder wurden etwas vernünftiger: Einige heirateten, andere nahmen sich eine Geliebte. Aus dieser schönen Zeit behielt ich meine Vorliebe für die Musik und das Junggesellendasein. Einmal allerdings musste die Musik meiner Liebe zu einer unübertroffenen Polina weichen. Doch irgendwie verliefen meine Heiratspläne im Sande, danach überfiel Moskau die Cholera und dann… Mein Dorf kam unter den Hammer. Haass' Vorbild hatte mich zu der Einbildung verleitet, auch ein großer Retter der Unglücklichen sein zu können, und so machte ich Schulden, indem ich mein Silber zur Beschaffung von Stiefeln und Decken für Arrestanten und zur Einrichtung der Schule im Butyrki-Gefängnis vergeudete. Ich weiß nicht, ob das alles jemandem genutzt hat, – mir selber brachte es nur Schaden ein. Mir blieb bloß eine kleine Wohnung mit einem Kammerdiener, einem Koch und einem Diener, der zugleich Kutscher war, – das war mein ganzer Besitz.

Mit einem schiefen Lächeln musste ich jetzt an den neulich eingetroffenen Brief meiner Tante denken, die mir für dreitausend Rubel ihren Koch ausleihen wollte. Und ausgerechnet jetzt wurden mir genau dreitausend angeboten, als hätte General Dubelt etwas geahnt. Kostete etwa die aristokratische Ehre nicht mehr als die kulinarischen Künste? So also schätzte Dubelt mich ein.

Viel billiger waren zwei Pistolen, die nun über mein Leben entscheiden würden. Wie gerne hätte ich gewusst, worin die Verdienste jenes Besuchers der Dritten

**Moskauer Mitteilungen,** Nr. 96
**11. August 1853**
Die von Seiner Hoheit beschlossene Erweiterung der Moskauer Wasserleitung gilt für den Stadtteil Samoskworetschje; das Wasser wird mit Hilfe einer Dampfmaschine und eines Wasserrads durch Eisenröhren zu fünf Brunnen auf folgenden Plätzen geleitet werden: Sazepskaja, Serpuchowskaja, Kalushskaja und Poljanskaja sowie auf der Straße Pjatnizkaja. <...>

Abteilung um den Staat bestanden. War es seine Fähigkeit, fremde Briefe zu lesen oder die in London und Genf geheim publizierenden Autoren auszuschnüffeln? Nun, dieser verlockende Weg war auch mir bekannt. Die Sache an sich, die Konspiration, das Geheime zieht an und fördert Eingebungen: Jemand verliert ein unvorsichtiges Wort, ein anderer steckt dir ein Zettelchen mit freundlich Ausgeplaudertem zu, und du trägst den Namen des einen oder anderen mit kalligraphischer Schrift in dein „Buch der Richter" ein und schaust zu, wie du als kleines Rädchen das große Rad des Staates in Bewegung versetzt hast... Und nicht irgendein kleiner Mann, sondern irgendein General muss plötzlich erzittern und sich vorsichtig umschauen. Eine Beschäftigung voller Leidenschaft!

Verdienste dieser Art sind keine Neuigkeit für mich. Warten wir also ab, wie tapfer Major Leurredorer sein wird, wenn wir nur zwölf Schritte voneinander entfernt sind. Wer sagt denn, dass Blaublütige sich nicht duellieren dürfen? Seid also nachsichtig mit dem unglücklichen Arsenij Pustoschin, denn morgen wird sein Los besiegelt. Ein Duell zwischen einem Gendarmen und einem Denunzianten – ist das kein russisches Boulevardstück?

Entschlossen griff ich nach dem Briefumschlag mit den dreitausend Rubeln und zerdrückte den Siegellack in viele kleine Stücke...


Als der Wagen die Mjasnizkaja-Gasse passierte, befahl ich dem Kutscher, am Hotel „Venedig" anzuhalten, dessen Küche einen schlechten Ruf hat. Im Restaurant nahm ich den Platz am Fenster. Zumindest war die Tischdecke sauber und die Kerzen tropften nicht. Der Kellner kam sofort und nahm die Bestellung entgegen. Ich zündete mir eine Zigarette an, schaute mich im Saal um und war gespannt, ob mein geheimer Wunsch, hier womöglich einen Bekannten zu treffen, in Erfüllung gehen würde, doch ich sah niemanden, den ich kannte. Ich schob die Gardine zur Seite und schaute eine Weile aus dem Fenster.

„Sie sind so nachdenklich, Arsenij Iljitsch, dass Sie Ihren alten Bekannten nicht mehr erkennen." Vor mir stand Michail Skarjatin, mein ehemaliger Zimmernachbar in der St. Petersburger Wohnung und wie ich ehemaliges Mitglied der „Gesellschaft der gezwungenen Tänzer".

„Michail Naumowitsch!"

„Zum Teufel mit dieser Förmlichkeit, Arsenij, ich bin immer noch dein Michèle, der Champagnerfreund! Mein Gott, achtzehn Jahre ist es schon her, und ich habe alles so lebendig in Erinnerung. Warum sitzt du hier, lass uns in den Saal zu meinen Gardekameraden gehen, mein Regiment ist zurzeit in Wladimir stationiert."

„Setze dich zu mir, Michèle, du ahnst nicht, wie froh ich bin, dich zu sehen!"

„Erzähl von dir, Arsenij: Was machst du? hast du geheiratet? bist du gesund?"

„Bin gesund und ledig und stehe in Sonderdiensten beim Grafen Sakrewskij. Michèle, darf ich auf dich zählen? Wenn du mein Freund bist, lass uns sofort von hier weggehen. Du bist doch mein Freund?" Ich bat den Kellner, meinem Kutscher ein halbes Dutzend Champagnerflaschen zu geben, und wir verließen das Restaurant. Die unebenen Straßen voller Schlaglöcher rüttelten unseren Wagen durch und durch, so dass die Flaschen im Korb klirrten.

„Ach, Michèle, auch ich denke oft an unser Leben von damals – eine schöne Zeit war das. Wenn ich an das Alexandrinka-Theater zurückdenke: die herrlichen Logen, die Dunkelheit im Zuschauerraum, und auf der Bühne die Andrejanowa, die mir durch Zeichen zu verstehen gibt, wo wir uns am nächsten Tag nach der Probe sehen werden…"

„Hast du gewusst, Arsenij, dass deine Andrejanowa von Gedeonow ausgehalten wurde?"

„Das war nach mir, als sie von ihm ein Kind erwartete. Noch kurz vor der Niederkunft traute sie sich, auf der Bühne zu tanzen… Nun, Michèle, wir sind angekommen. Onissim, nimm unsere Mäntel, Champagner ins Zimmer und Pfeifen, aber schnell! Also, mein Bruder, auf unsere Jugend, auf unser Glück und auf unsere Freundschaft! Wundere dich nicht, aber ich bitte dich, mein Sekundant zu sein."

„Du hast wohl völlig den Verstand verloren, Arsenij!"

„Noch nicht, wie du siehst."

„Das ist eine Dummheit, glaube mir. Ich habe in meinem Leben so viele Duelle gesehen, so viele gute Menschen, die sich wegen einer Lappalie vor die Kugel stellten… Pure Dummheit, Eitelkeit und Prahlerei! Ich würde dir ja Recht geben, wenn es wirklich um die Ehre geht, aber viele schießen Gott weiß weswegen aufeinander, später können sie es nicht einmal vernünftig erklären. Diese Tapferkeit à la francaise ist purer Dünkel, der *russische* Mut hat sich nur im Kriegskampf zu bewähren."

„Ich bin mit dir einverstanden, Michèle, aber es geht gerade um meine Ehre."

Skarjatin strich mit der Hand über sein schon angegrautes Haar und fragte: „Und wer ist dein Beleidiger?"

„Woher willst du wissen, dass er mich und nicht ich ihn beleidigt habe? Übrigens ist es auch ganz gleich, er ist im Hotel ‚England' abgestiegen, hier ist seine Visitenkarte."

„Jewgenij Armanowitsch Leurredorer? Habe ich doch gesagt, dass es hier nach französischer Küche riecht. Un, deux, trois! À la barriere!"

„Ich habe ihm versprochen, meinen Sekundanten noch heute bei ihm vorbeizuschicken."

„Kann man das wirklich nicht auf andere Art schlichten? Ich bin überzeugt, es war ein Missverständnis. Bei uns im Regiment…"

„Michèle, meine Bedingungen sind: Pistolenschießen auf zwölf Schritt Entfernung, auf dem Kaluga-Weg, drei Werst hinter dem Stadttor, unweit vom Friedhof, und zwar übermorgen früh."

„Erbarme dich, Gütiger! Gibt es denn keinen anderen Platz als neben dem Friedhof?"

„Spielt das noch eine Rolle?"

„Nun gut, wenn es unbedingt ein Friedhof sein muss. Aber wenn ich dein Sekundant sein soll, dann bestehe ich auf nur einem Schuss für jede Seite, sonst mache ich nicht mit."

„Es soll so sein, Michèle, hier ist das Geld… Ich weiß ja nicht, welche Unkosten du noch haben wirst."

„Eine Pistole und eine Kugel – das sind alle Unkosten. Nein, zum Teufel nochmal! So viele Jahre haben wir uns nicht gesehen, und jetzt – ein Duell! Wie du willst, Arsenij, aber ich trinke darauf, dass dieses Duell nicht stattfindet."

Dass ein Duell eine Dummheit ist, war mir nicht weniger bewusst als Skarjatin. Ich hätte sogar Montesquieu mit seinem Werk „Vom Geist der Gesetze" als Verbündeten zitieren können: „Prinzip der despotischen Staaten ist keineswegs die *Ehre*. Hier kann man sich nicht vor den andern auszeichnen, da hier alle Menschen gleich sind. Hier kann man sich überhaupt nicht auszeichnen, da hier alle Sklaven sind."[19]…Und trotzdem wollen sie sich auszeichnen.

„Kannst du mir versprechen, Michèle…?" ich drückte seine Hand. Er nickte mir zu: „Gut. Aber jetzt lass uns noch einen trinken, und weg mit den Sorgen."

„Da ist ein Mann, der von Herrn Tschaadajew kommt", meldete Onissim.

„Was redest du, Vogelscheuche! Ich erwarte den Oberst Skarjatin."

„Nein, Herr, die Herrschaft sagt, sie sei von Herrn Tschaadajew, mit einem Brief."

---

[19] Zitiert nach Montesquieu: Vom Geist der Gesetze. Eingeleitet, ausgewählt und übersetzt von Kurt Weigand. Reclam Verlag, Stuttgart 1965, S. 125.

„Und wo ist der Brief?"

„Hier."

Kraftlos ließ ich mich auf ein Kissen nieder und öffnete den Brief.

„Gnädiger Herr,

es ist mir und Adolf Pascault[20] auf Wunsch von Herrn Haass aufgetragen worden, dessen Manuskript ‚Problèmes de Socrate' herauszugeben. Da dieses Manuskript im Nachlass des Verstorbenen nicht aufzufinden ist, wende ich mich, da Sie Fjodor Petrowitsch gut kannten, an Sie, in der Hoffnung, dass Ihnen über den Verbleib dieses Manuskriptes mehr bekannt ist. Ich wäre Ihnen verbunden, wenn Sie auf meinen Brief antworten oder aber die Güte haben könnten, mich am kommenden Montag in meiner Abgeschiedenheit zu besuchen. Meine Wohnung befindet sich im Hause von Schulz auf der Neuen Basmannaja-Straße.

Mit Achtung, Pjotr Tschaadajew."

„Onissim, reiche mir eine Feder, oder – lass nur, ich mache es selber, bring mir meinen Morgenrock."

Es war wie verhext, es fand sich keine angespitzte Feder, ich musste mir erst eine zuschneiden… Ich konnte keine Zeile zustande bringen, in meinem Kopf stürmte es wild, und das Herz klopfte wie außer Rand und Band. Pjotr Tschaadajew! Kaum war ich wach geworden – und obendrein in verkaterter Stimmung –, da erhielt ich einen Brief unseres größten Denkers, wie man in ganz Europa weit und breit kaum einen vergleichbaren findet, selbst wenn man sämtliche Universitäten auf den Kopf stellte.

Auch ich besitze – sicher versteckt und verschlossen – das unheilvolle fünfzehnte „Teleskop"-Heft aus dem Jahr 1836, in dem Tschaadajews Artikel unter dem harmlosen Titel „Philosophische Briefe an Frau N."[21] veröffentlicht wurde. Wenn der Verleger hätte ahnen können, dass er dafür nach Sibirien verbannt werden würde!

Im selben Versteck befinden sich ebenso akkurat nummerierte Kopien von Tschaadajews Briefen, die in Moskau kursierten, und sein „Les mots". Darunter ein Zitat wie dieses: „Russland ist eine besondere Welt, die dem Willen und der Phan-

---

[20] Adolf Pascault (1800-1854), frz. Philologe; kam 1824 nach Moskau; war Dozent für alte Sprachen und Französisch an der Moskauer Universität und Mitglied der Gesellschaft für Naturforschung.
[21] Auf dem Kongress der Heiligen Allianz in Troppau (1820) quittierte Tschaadajew nach einem Gespräch mit Zar Alexander I. überraschend seinen Dienst, unternahm eine längere Auslandsreise und verfasste danach acht „Philosophische Briefe" in französischer Sprache. Als 1836 in der Zeitschrift „Teleskop" der erste „Philosophische Brief" in russischer Übersetzung erschien, wurde die Zeitschrift verboten und der Redakteur für kurze Zeit verbannt. Nikolaus I. erklärte den Autor für verrückt und stellte ihn vorübergehend unter „medizinisch-politische Aufsicht".

tasie nur eines einzigen Mannes unterstellt ist, und es ist ganz gleich, ob er Peter oder Iwan heißt, er repräsentiert in allen Fällen das eine: die Verkörperung der Willkür. Gegen alle Gesetze des menschlichen Zusammenlebens schreitet Russland nur in Richtung der Eigenunterwerfung und der Unterwerfung aller Nachbarvölker." Oder ein anderes: „Als Moskauer Sehenswürdigkeit wird jedem Fremden die Große Kanone und die Große Glocke gezeigt; aus dieser Kanone kann man nicht schießen, und die Glocke fiel herunter, noch bevor sie nur einmal erklang. Eine merkwürdige Stadt, deren Sehenswürdigkeiten sich durch eine besondere Absurdität auszeichnen…"

Im Butyrka-Gefängnis sah ich den Käfig, in dem der Rebell Pugatschow festgehalten worden war. Haass bat, diesen Käfig einzumauern, damit er die Arrestanten nicht einschüchterte. Heute ist er verrostet, die Eisenstäbe sind gelockert, und für einen Pugatschow wäre es ein leichtes, ihn aufzubrechen. Wenn so ein Mushik rebelliert, dann können sich die Soldaten auf dem Senatsplatz hinter ihm verstecken. Und wenn der Mushik auf seine Art nach einer europäischen Verfassung mit all ihrer liberté, égalité, fraternité brüllen wird, dann werdet ihr noch an Arsenij Pustoschins Warnungen denken.

Schon möglich, dass meine Dienste zum Schutz des Staates ziemlich dilettantisch sind, doch einem enthusiastischen Informanten wie mir ist so viel Naivität zu verzeihen. Die Herren ganz oben aber, die für ihre Dienste vom Kaiser Gehalt, Ränge und Auszeichnungen bekommen, sollen mit ihrem falschen Spiel aufhören! Statt dass sie es selber tun, beauftragen sie mich, Berichte an den Staatsrat Chotinskij zu schicken, die Idioten! Den Rittmeister a.D. Tschaadajew soll ich beobachten… Habe ich denn nicht schon früher gewarnt? Habe ich nicht schon früher über Tschaadajew berichtet? und über Haass? und über eine Verbindung zwischen den beiden? Nun, jetzt wissen wir, dass Fjodor Petrowitsch die Veröffentlichung seiner Überlegungen zu Sokrates ausgerechnet Tschaadajew aufgetragen hat. Und diese Überlegungen haben es in sich – da heißt es z.B.: „Das Schwierigste ist, zusammen mit dem Volk gegen die Machthabenden vorzugehen." Hier liegt eine Mine verborgen, die das gesamte Imperium in die Luft sprengen kann.

Schöne Geschichte, nicht wahr, Herr General Dubelt? Ihr Preis ist dreitausend Rubel in Assignaten. Seele ist Ihnen unbekannt, Euer Hochwohlgeboren! Für Sie ist unvorstellbar, dass auf dem neunundfünfzigsten Grad nördlicher Breite und im kontinentalen Klima Philosophen leben. Russland ist ein sonderbares Land: ich und Haass, Dubelt und Tschaadajew…

Völlig selbstvergessen, während Onissim mich rasierte, musste ich plötzlich husten; mein Coiffeur verletzte meine Oberlippe und erschrak darüber mehr als ich.

„Willst du mich erstechen, du Blutsauger!"

„Verzeihen Sie, Herr, das ist mir nur so ausgerutscht…"

"Ausgerutscht! Reiche mir Wasser und Handtuch... Und jetzt nimm diese Aktentasche und bringe sie Herrn Pjotr Tschaadajew in die Nowaja-Basmannaja Straße, er wohnt im Hause von Schulz. Du übergibst ihm das persönlich und sagst... nein, ich schreibe lieber selber, damit du nichts durcheinanderbringst."

Es war nur eine kleine Notiz, doch wie viel Zeit habe ich dafür gebraucht! Ein ungutes Gefühl bedrückte mich, aber die Würfel waren gefallen, und ich streute entschlossen etwas Sand auf das frisch beschriebene Blatt.

„Gnädiger Herr Pjotr Jakowlewitsch,

in dieser Aktentasche finden Sie Unterlagen, die Ihnen von Interesse sein könnten. Beigelegt ist ebenso der Traktat ‚Problèmes de Socrate', den der Staatsrat und Kavalier Doktor Haass mir schenkte.

Wenn Sie meinen Besuch in absehbarer Zeit für möglich halten, würde ich mich zu den glücklichsten Menschen zählen.

Mit aufrichtiger Ergebenheit

Arsenij Pustoschin."

Das war der einzige Ausweg, auch wenn ich es nicht mag, keine Wahl zu haben. Herr Jemand hat mir keine gelassen, und ein Mensch, der keine Wahl hat, hat auch nichts zu verlieren. Wahrscheinlich sollte es so sein, es war mir also nicht vergönnt, in die Abgeschiedenheit des Eremiten in der Nowaja-Basmannaja einzudringen; ein anderer Glückspilz würde einen Brief erhalten mit der Unterschrift „Ihr ergebener P. Tschaadajew". Dafür werde ich nicht lesen müssen „von Ihnen verratener P. Tschaadajew"...


Ich schwieg. Skarjatin versuchte mich zu beruhigen:

„Arsenij, ich habe absichtlich Pistolen russischer Herstellung gekauft, aus der Waffenschmiede von Tula. Eine russische Kugel wird den Russen nicht treffen."

Ich wickelte mich fester in meinen Pelz ein und schaute aus dem fahrenden Wagen. Es war noch dunkel; auf der Straße sah man hauptsächlich einfaches Volk umherlaufen und alte Frauen zur Morgenmesse gehen; Kioskhändler öffneten ihre Fensterläden mit lautem Klappern, das das Schnauben der Pferde übertönte; Räder rumpelten über die Pflastersteine, hie und da hörte man das Rufen der Straßenverkäufer...

Wir fuhren die Ssennaja-Straße entlang und dann am Prachtbau des Ehrenbürgers Schulz vorbei; dort irgendwo in einem Seitenflügel schlief der, der in Russland das Unvorstellbare vollbrachte: In einem Staat, in dem die Meinung der Gesellschaft nicht öffentlich war und die Öffentlichkeit keine Meinung hatte, wurde die Stimme dieses Einzelnen die öffentliche Meinung. Gott schütze dich, Pjotr Tschaadajew, behalte Arsenij Pustoschin nicht in schlechter Erinnerung.

Donnerstag, der 8. Oktober 1853; ob es noch den Freitag geben wird…?

Wer schon einmal im Herbst bei Regen den Weg hinter dem Kaluga-Stadttor gefahren ist, weiß, wie schwer passierbar diese Straße ist, wie man nach allen Seiten durchgeschüttelt wird und bis zum Knöchel im Schlamm steckenbleibt. Dem armen Fahrgast bleibt nichts anderes übrig, als sich festzuhalten und dabei den Regen, den Schlamm, die Straßenlöcher und das ganze Leben zu verfluchen.

Der Friedhof war bereits zu sehen. Während der letzten Choleraepidemie brachten die als Fuhrleute dienenden Tataren alle Verstorbenen von Moskau hierher und warfen die Särge in die Gruben, als wären es Holzscheite. Jetzt erkennt man von diesem Friedhof nur den Zaun aus langen dünnen Espenstangen und ein hölzernes Wärterhäuschen.

Dem Kutscher rief ich zu, er solle bis zum Wärterhäuschen fahren, dorthin, wo es etwas trockener ist. Meine Füße waren ganz steif, die Hände brannten. Aus der Manteltasche holte ich ein versiegeltes Päckchen.

„Michèle, hier ist mein letzter Wille. Wenn ich erschossen werde, möchte ich eine Totenmesse in der Kirche Ioanns des Kriegers auf Jakimanka haben. Wenn ich verwundet werde, fahre mich in die Haassowka zu Doktor Sobakinskij. Verzeih mir, dass ich dich in diese dumme Geschichte verwickelt habe."

Michail umarmte mich: „Arsenij, es wird alles gut, und wir werden noch gemeinsam manch eine Schauspielerin erobern… Was hast du? Bist du überhaupt gesund? Hast du Schmerzen?"

„Mir platzt der Kopf."

„Sollen wir das Ganze vertagen?"

„Du meinst, ich soll mich kurieren lassen, um später erschossen zu werden? Bravo, Michèle!"

Schellengeräusche waren zu hören, hinter dem Birkenhügel sah man eine Troika gefahren kommen – schön und schnell, herrliche Pferde. Nicht einmal meine Kopfschmerzen konnten mich davon abhalten, diese Troika fasziniert anzuschauen, Skarjatin erstarrte vor Bewunderung.

„Guck dir diesen Schuft an! Mit welchen hochrassigen Donpferden er ankommt, eins schöner als das andere."

So schnell sie auch liefen – sie blieben blitzartig stehen, wie angewurzelt. Als erster stieg der Sekundant meines Gegners aus, der in ganz Moskau bekannte Fürst Golygin, mit bildschöner Frisur und von Flecken übersäter Uniform, als hätte man ihn eben von einem Saufgelage weggeholt.

Wir tauschten die rituellen Höflichkeiten aus. Leurredorer und Golygin standen ohne Mäntel da, beide in blauen Uniformen mit silbern schimmernden Gürteln und Knöpfen in zwei Reihen; auf Leurredorers Revers funkelte eine scharlachrote

Emaillemedaille – für welche Verdienste wohl? Diesmal war er sehr schweigsam und ernst, sogar etwas blass, aber in diesem Augenblick waren auch meine Wangen nicht rosig.

Skarjatin ging mit Golygin zum Wärterhäuschen. Ich hob den Kopf und betrachtete den Himmel: kühl und grau, eine einzige leichte Wolke zog vorbei, und es schien, als hätte dieses schöne, anmutige Bild über die schmutzig zerfurchte Erde hinwegtrösten wollen. Im Kopf hämmerte es, und ich wünschte mir, vom Schmerz geplagt, dass alles so schnell wie möglich vorbei wäre.

Endlich kamen die Sekundanten zurück.

Golygin ergriff als erster das Wort: „Meine Herren, es ist früher Morgen, Sie sind sehr jung. Mein Sekundantenkollege teilt absolut meine Meinung, und somit äußere ich jetzt unser gemeinsames Anliegen: In Ihrer Bereitschaft, die Waffe zu ergreifen, handelten Sie beide nach allen Regeln der Ehre. Doch wäre es sehr begrüßenswert, wenn Sie jetzt mit gleicher Entschlossenheit Ihren bon sens walten ließen, sich aussprächen und Frieden schlössen. Es lohnt sich doch nicht, sein Leben aufs Spiel zu setzen, cela n'a pas le sens commun[22]."

Golygin schaute mich freundlich an und wartete. Ich war völlig verwirrt, und nicht ein einziger klarer Gedanke war aus diesem Wirrknäuel herauszuholen, aber eins war mir bewusst: Sollte der erste Schuss Leurredorer gehören, würde er mich ohne jeglichen bon sens abknallen. In der verbleibenden kurzen Zeit versuchte ich mich rasch an irgend etwas zu erinnern, was ich sehr vermissen würde… Lächerlich, aber das einzige, was mir einfiel, war mein Klavier – die Musik würde mir sehr fehlen.

„Wenn Herr Leurredorer einverstanden ist, seine ihm bekannten Worte zurückzunehmen, bin ich bereit, auf die Satisfaktion zu verzichten."

„Jetzt bist du dran, Jewgenij", hörte ich den Husaren sagen – und traute meinen Ohren nicht, denn von ihm hatte ich ganz und gar nicht erwartet, dass er als Schlichter auftreten würde –: „Denk daran, du bist die einzige Stütze für deine alte Mutter und deine Schwestern. Ich flehe dich an, im Namen unserer Freundschaft, überlege es dir genau, bevor du…"

„Danke, Fürst, dafür liebe ich dich, aber jetzt soll sich niemand mehr einmischen."

„Wenn es so ist… Die Bedingungen sind Ihnen klar: Sie stellen sich in der Entfernung von zweiunddreißig Schritten auf, und zehn Schritte vor der Linie; auf meinen Befehl ‚Los!' dürfen Sie schießen, aber auf keinen Fall die Linie überschreiten; nach dem Schuss wird die Stellung nicht geändert; das Duell gilt als beendet, wenn jede Seite einen Schuss abgegeben hat."

---

[22] Das ist sinnlos.

Golygin und Skarjatin gingen in entgegengesetzte Richtung; der eine markierte mit dem Säbel, der andere mit dem Degen unsere jeweilige Linie. Ich habe nicht bemerkt, wo die Kutscher unsere Pferde abstellten, aber um uns herum war es einsam und leer, und nur auf einem kahlen Ast saß ein Vogel und zwitscherte.

„Herr Oberst, wählen Sie: Pile ou face[23]?"

„Pile!", rief ungeduldig Leurredorer aus.

„Kopf", dachte ich bei mir.

Skarjatin holte eine Münze aus der Manteltasche und warf sie so hoch, dass sie unendlich lange Zeit brauchte, ehe sie wieder zu Boden fiel – er konnte sich währenddessen sogar den Schweiß von der Stirn wischen.

Ich musste beginnen. Der Fürst lud die Pistolen. Ich drehte mich um und ging durch den Schlamm auf die Linie zu.

„Meine Herren, meine Herren", schrie Skarjatin hinter uns her, aber keiner reagierte.

„Los!"

In die Luft zu schießen hatte ich kein Recht. Ich ging sehr langsam, die Pistole nach unten gerichtet. Mein Gegner kam schneller an seine Linie heran. „Warum zielst du Schuft mir direkt auf die Stirn!", dachte ich erschrocken und spürte sogleich etwas wie einen höllischen Schmerz im Nacken, als würde der Kopf im voraus fühlen, wohin die Kugel treffen würde. Langsam hob ich die Pistole. Die schwere Gewehrmündung ließ die Hand zittern; ich zielte einmal auf einen silbernen Knopf, dann auf die scharlachrote Emaillemedaille… Die kalte Luft tief einatmend, streckte ich meine Hand aus und drückte ab. Der Schuss war sehr laut, und ich musste mich über das Echo wundern, doch im gleichen Moment spürte ich einen Schmerz im Hals, als hätte man mir die Kehle durchgeschnitten.

Etwa mit einem Säbel? Aber woher?...

Die Schwärze wich nur langsam von meinen verdunkelten Sinnen, sie ganz zu erobern, war sie indes nicht mehr imstande; doch der Seele fehlte noch die Kraft, zu sich zu kommen, – nur ein kleiner Lichtfunke war da, der nicht erlosch, und je mehr die Finsternis wich, desto heller wurde der Funke. Es roch nach Chlor und es pfiff in den Ohren… Ich weiß nicht, wie lange es dauerte – mal wollte das Leben wiederkehren, mal verließ es mich wieder.

Völlig zu Bewusstsein gekommen bin ich in dem Augenblick, als ich mit geschlossenen Augen die Wärme eines Lichts spürte, – so als würde jemand eine brennende Kerze ganz nahe an mein Gesicht halten. Das war jenes Licht, das mich bei Haass so in Erstaunen versetzt hatte, das Licht eines fremden Herzens, das das

---

[23] Wörtlich: Rückseite oder Vorderseite – im Sinne von: Kopf oder Adler.

Leid eines Menschen mitleidet – das Licht der Verklärung und der Auferstehung der Seele.

„*Sein oder Nichtsein?*"\*

Die Worte erschütterten mich, das Licht flackerte und entfernte sich. Ich öffnete die Augen. Die Decke drehte sich langsam um die Stuckrosette, alles war hell und in ein merkwürdig gelbes Licht getaucht und von Chlor und anderen üblen Gerüchen durchdrungen. Schatten wanderten die Wände entlang, ich verspürte Atemnot, und die Augen taten weh.

„Trinken", flüsterte ich und merkte, dass die Luft im Hals nach allen Richtungen entwich und das, was ich sagen wollte, nicht zu hören war. Meine Zähne stießen an einen Becher, das Wasser floss das Kinn hinunter. Ich sah ein Frauengesicht, angestrengt bemüht, mich zu verstehen, ein verwundertes und bekanntes Gesicht mit einem weißen Kopftuch über den dunklen Augenbrauen. Das zärtliche Gesicht einer Frau. Hat sie etwa eben Deutsch gesprochen? Hoch über ihrem Gesicht kam ein anderes zum Vorschein, ein Pferdegesicht mit großer Nase und blitzenden Gläsern in ovaler Brillenfassung.

„*Sein*!\* Schau dir unseren *Verstorbenen*\* an, Tatjana, – mir scheint, er lebt. Viel zu lange war der Herr bewusstlos. Gib unserem Verwundeten heute Haferbrei und abgekochte Trockenpflaumen."

„Was ist mit mir?", wollte ich sagen, und hörte wieder nur komische Geräusche.

„Nicht reden! Wahrscheinlich wollen Sie wissen, was mit Ihnen los ist? Die Kugel hat Ihren Hals durchbohrt, ganz nah an der Hauptschlagader. Sie werden noch lange schweigen müssen. Nun ja, weniger reden, mehr nachdenken. Graf Sakrewskij hat sich schon mehrmals nach Ihnen erkundigt. Ich habe ihm viel Schlechtes über Sie gesagt. Haben Sie zum Blutvergießen keinen anderen Anlass gefunden, mein Herr? Schämen Sie sich!"

Jetzt habe ich ihn wiedererkannt – Professor Pohl. Er war es, der mir, wie Doktor Sobakinskij später erzählte, das Leben rettete und für die Operation Chloroform benutzte. Ich soll dabei so unempfindlich gewesen sein, dass sogar ein Stich mit der Nadel mich nicht aufwecken konnte. Und ich hatte den Professor fast für meinen Feind gehalten! Einst hatte er während einer besonders langweiligen und sinnlosen Sitzung des Gefängnis-Fürsorgekomitees ein paar Zeilen auf einen Zettel gekritzelt und mich gebeten, ihn an Haass weiterzureichen. Darauf stand auf deutsch:

> Unter diesem Gras
> Liegt der Doktor Haass;
> Ihm danken für dies Vergnügen,
> Welche um ihn herum liegen.

---

\* Im Original deutsch

Dieser Scherz erschien mir Haass gegenüber beleidigend, und ich hörte danach auf, Doktor Pohl zu grüßen. Und nun hatte er mir das Leben gerettet. Warum hatte ich nur auf den Gedanken kommen können, der engste Freund Fjodor Petrowitschs hätte ihn beleidigen wollen?

Pohl drückte meine Hand und ging hinaus, die Frau blieb. Ich fühlte ihr gleichmäßiges Atmen und konnte mich nicht erinnern, woher ich sie kannte. So lag ich mit geöffneten Augen und betrachtete die Stuckrosette an der Decke, dann zwang mich ein heftiger Schmerz, die Augen wieder zu schließen.

Ich wusste nicht, wie lange ich geschlafen hatte, aber wach wurde ich durch das schreckliche Stöhnen meines Bettnachbarn. Das war ein Diener der Gräfin Rostoptschin, der zweiundvierzig Peitschenhiebe für eine zerschlagene Porzellanterrine bekommen hatte. Die Ärzte konnten ihm nicht mehr helfen, gegen Morgen starb er. Und wieder blieb ich alleine im Zimmer des Krankenhauses, das die Moskauer schon lange nicht mehr das Polizeikrankenhaus, sondern die Haassowka nannten.

An dem Morgen, als mein Zimmernachbar gestorben war, habe ich mir geschworen: Wenn ich das Krankenhaus gesund verlasse, werde ich meinen Leuten die Freiheit schenken. Ich war der einzige Adlige, der hier lag; alle anderen waren Menschen des untersten Standes oder gar Obdachlose. Auf der ersten Etage lagen zwei Soldaten, die mit Spießruten bestraft worden waren.

Schon als Kadett hatte ich Spießrutenexekutionen zusehen können. Das war eine schreckliche Folter, die man nie vergisst. Bis zu tausend Soldaten stellen sich in zwei Reihen einander gegenüber auf, und jeder erhält eine Peitsche; dann wird der Verurteilte mit freiem Oberkörper und gebundenen Händen durch die Reihe geführt, und wenn der Trommelwirbel ertönt, beginnt das Auspeitschen. „Brüder, habt Erbarmen!", hört man im lauten Trommelgetöse… Sehr bald sind der Rücken und die Seiten des Körpers blutende Wunden, die Haut hängt in Fetzen herunter. Wenn der Bestrafte auf dem Weg zusammenbricht und nicht mehr weiter kann, wird er auf eine Tragbahre gelegt, weitergezogen und gepeitscht und gepeitscht, und das von den eigenen Kameraden, die, wie er, alle getauft sind.

Und keinen kümmerten Bestialitäten dieser Art. Kann man sich überhaupt vorstellen, dass es trotz einer Vielzahl von Gerichten, Departements, Kanzleien, Komitees und Kommissionen in den letzten fünfundzwanzig Jahren nur einen einzigen Menschen gab, der sich mit all den Abscheulichkeiten auseinandersetzte? Dieser eine war Fjodor Petrowitsch Haass. Und nun war auch er nicht mehr…

Mein Hals war dick verbunden, den Kopf konnte ich nicht drehen, vor meinen Augen sah ich nur die Decke. Wenn die Wärterin kam und sich zu mir beugte, linderte allein ihr Blick meinen Schmerz. „Mein Herr, lassen Sie sich bloß nicht hängen", sagte sie, rückte mir die warme Decke zurecht und legte das Kissen bequemer unter den Kopf. Dabei – was war ich schon für sie?

Das einzige Fenster war mit Mullstoff verhängt. Ein runder Tisch auf gebogenen Beinen, ein Stuhl, ein Krug und eine Schüssel aus Steingut – das war die ganze Einrichtung meines Krankenzimmers. Wie fest ich auch schlief, – wenn Tatjana das Zimmer betrat, spürte ich sie und wurde sofort wach; ihr Haar roch nach trockener Kamille. Meistens sah ich ihr schweigend zu – was sollte ich auch sagen. Ich wusste nicht, ob sie sich an mich erinnerte...

**Als ich drei Jahre zuvor** aus Kaluga zurückgekehrt war, wohin mich Graf Sakrewskij auf Dienstreise geschickt hatte, besuchte ich Fjodor Petrowitsch. Er hatte mich gebeten, dort in Kaluga die Äbtissin Angelina aufzusuchen und sie zu fragen, was sie beim Ausschlag des Uhrpendels vor sich hin sprach. Haass freute sich sehr, dass ich seine Bitte nicht vergessen hatte, denn er wollte diesen Spruch unter der Gefängnisuhr anbringen lassen.

„Und – was sagt Mutter Angelina?"

„Sie sagt: ‚Wie hier, so auch dort'."

Daraufhin schaute Haass um sich, ob alle Ärzte und Assistenten da waren, und fragte laut: „Darf man in Anwesenheit eines Nachbarn die eigene schmutzige Wäsche waschen?" Mit dem Nachbarn meinte er mich.

„Darf man", antwortete Doktor Sobakinskij für alle.

„Na dann, Arsenij Iljitsch", sagte Haass zu mir, „bitten wir Sie, bei einem Fall in Sachen Diebstahl zu schlichten."

Die Wärterin Tatjana und der Hofkehrer Jefrem wurden gerufen. Tatjana war damals nicht älter als achtzehn Jahre und von seltener Schönheit. Zunächst erkannte ich sie in ihrem schlichten Kleid und der weißen Haube gar nicht wieder, denn früher war sie in gewissen Etablissements tätig gewesen. Jefrem war ein rotbärtiger Mushik und ein großer Gauner; von seinen Herrschaften mit dem Zeugnis „zuverlässig" nach Moskau entlassen, kam er als kranker Mann zu Haass und blieb im Krankenhaus. Bald wurde er beim Stehlen erwischt und daraufhin vom Kammerdiener zum Hofkehrer degradiert.

An dem Tag, als ich dort war, wurden Tatjana und Jefrem beschuldigt, einen Mantel gestohlen zu haben. Der Feldscher Anton verfasste bereits eine Klageschrift für die Polizei, doch die übrigen Mitarbeiter wollten die Beschuldigten noch zu Wort kommen lassen.

Tatjana weinte: „Ich habe den Mantel nicht genommen, sondern weggelegt, und Pelageja noch gefragt, warum er einfach so da herumliegt."

„Du tust mir leid, Tatjana", sagte Fjodor Petrowitsch, „denn bei der Polizei wird man hart mit dir umgehen."

Der Feldscher meckerte: „Die Sache ist klar, Jefrem hat ihn gestohlen, und Tatjana hat ihn veräußert."

„Nun, Arsenij Iljitsch", wandte sich Haass zu mir, „wie würden Sie entscheiden?"

„Meine Meinung ist folgende: Tatjana ist unschuldig und wurde unabsichtlich zur Mittäterin; man soll sie nicht der Polizei übergeben. Jefrem aber muss sofort weg aus dem Krankenhaus; das Geld für den verschwundenen Mantel soll von den Beschuldigten erstattet und der Fall damit abgeschlossen werden."

Doktor Haass war mit dieser Lösung sichtlich zufrieden und fragte alle Anwesenden, ob sie mit meiner Entscheidung einverstanden seien. Alle stimmten zu – außer dem Feldscher Anton, der misslaunig auf seiner Version bestand: „Für mich ist klar, dass Jefrem der Dieb war und Tatjana ihre Geschäfte gemacht hat. Und Sie, Fjodor Petrowitsch, wollen deswegen diesen Fall nicht an die Polizei weiterleiten, weil Sie dann die vorherigen Diebstähle Jefrems zugeben und dafür die Verantwortung übernehmen müssen."

„Meint ihr das auch?", fragte Fjodor Petrowitsch alle anderen. Niemand antwortete; Doktor Wladimirow und Doktor Sobakinskij flüsterten einander etwas zu, der Ökonom Iwan Michajlowitsch schaute zum Fenster hinaus, die Wäscheverwalterin Karolina Iwanowna seufzte nur.

„Dann belege ich euch alle mit einer Strafe zu je dreißig Kopeken für Meinungsverweigerung und mich zu zwei Rubeln und sechzig Kopeken – das ist ein Drittel des Mantelpreises – dafür, dass ich als Chefarzt die Verantwortung für alle Missstände in diesem Krankenhaus trage. Der Fall aber wird der Polizei nicht gemeldet, allein schon aus Achtung unserer verstorbenen alten Wärterin Maria gegenüber, die Tatjana so lieb hatte und sie auf den rechten Weg bringen wollte. Alles Gute endet im Frieden, ohne Frieden keine Wohlfahrt und keine Rettung für die Menschen. Indem wir auf Versöhnung verzichten, verzichten wir auf Gottes Barmherzigkeit, dabei vergibt Er uns unsere Sünden nur unter der Bedingung, dass auch wir den anderen vergeben."

Als Haass mich den Flur entlang hinausbegleitete, ging er mit tief geneigtem Kopf und wie abwesend. Dann blieb er unter einer Lampe stehen und drückte mir fest die Hand.

„Danke, mein Lieber! Wissen Sie, vor drei Tagen erhielt ich einen Brief aus Taganrog: Dort war das örtliche Schafott unbrauchbar geworden, dabei mussten zwei Arrestanten hingerichtet werden. Man rief die einheimischen Zimmerleute zusammen, aber keiner von ihnen erklärte sich bereit, diese Richtstätte zu reparieren. Ach, wie gerne möchte ich, dass unser Generalgouverneur davon erführe. Denn er äußerte sich einmal gegen die Geschworenengerichte, weil er die Meinung vertrat, im russischen Volk sei das Verständnis für Recht, Pflicht und Gesetz dermaßen unterentwickelt, dass es Verbrecher für Unglückliche hält."

„Lehnen Sie etwa das Gesetz ab?"

„Mein lieber Arsenij Iljitsch, ich bin keineswegs überzeugt, dass das Gesetz allein ein Garant für die Gerechtigkeit ist. Eine Regierung wird keinen Frieden, keine Macht und keinen Ruhm erlangen, wenn ihre Taten nicht auf christlicher Frömmigkeit fußen. Nicht ohne Grund ermahnt uns der Prophet Maleachi mit zornigen Worten, es solle sich ‚das Herz der Väter bekehren zu den Kindern und das Herz der Kinder zu ihren Vätern, dass Ich nicht komme und das Erdreich mit dem Bann schlage'. Entschuldigen Sie mich jetzt, mein Lieber, ich muss auf die Sperlingsberge. Aber dieses Gespräch führen wir noch fort."

Das taten wir nicht...

3

Am 14. September 1854 [24] trugen vier Soldaten eine Tragbahre. Darauf lag ein Verwundeter, die Uniform von Blut und Schmutz bespritzt, das Gesicht braungebrannt und sauber, wie vom Regen gewaschen. Neben der Tragbahre ging eine Barmherzige Schwester, die die hinabgeglittene Hand des Verwundeten wieder auf seinen Körper legte; auch ihr braunes Kleid war schmutzig und nass vom Regen, die Stiefel rutschten im Schlamm hin und her, auf der Brust glänzte das vom weißen Ringfeld umrahmte Abzeichnen mit dem roten Kreuz und der Aufschrift „Liebe deinen Nächsten wie dich selbst".

„Stepan, sollen wir vielleicht eine Pause machen?", fragte ein Soldat.

„Fällt dir nichts Besseres ein? Ein Offizier ist verwundet worden, und du musst unbedingt eine drehen und rauchen?"

„Schwester, wir rennen so schon seit fünf Tagen, ohne eine einzige Pause zu machen, wahrscheinlich ist bereits die Hälfte des Moskauer Regiments hinüber..."

Doch zum Rauchen kam keiner. Eine goldverzierte Karosse mit einem Sechsergespann fuhr auf die Leute zu und blieb stehen; eskortiert wurde sie von mehreren Reitern in reich geschmückten Uniformen. Sogleich wurde vor der Karosse ein roter Läufer mitten im Schlamm ausgelegt, eine kleine Treppe wurde heruntergelassen, die Tür mit dem Wappen des Fürsten Menschikow öffnete sich. Der Oberkommandierende des Schwarzmeer-Heeres, ein alter Mann mit zerfurchtem Gesicht und weißem Schnurrbart, versuchte vorsichtig, von seinen Generälen gestützt, einen Fuß auf den roten Läufer zu setzen. Unentschlossen nahte er sich der Bahre.

---

[24] Zum Krimkrieg: 1853 – russische Truppen okkupieren ohne Kriegserklärung die Donaufürstentümer Moldau und Walachei; 1854 – die Westmächte treten auf der Seite der Türkei in den Krieg ein; Österreich schließt sich den Westmächten an, tritt jedoch nicht in den Krieg ein; 1855 – französische und englische Truppen erobern Sewastopol; 1856 – Friede von Paris: Russland verliert die Hegemonie in Europa; Neutralisierung des Schwarzen Meeres.

„Nun, Bruder, verwundet?"

Der Verwundete gab sich Mühe, den Kopf etwas zu heben, doch seine Stirn wurde augenblicklich von Schweiß bedeckt.

Der Stabsoffizier, der hinter dem Oberkommandierenden stand, bat einen Soldaten um Rapport.

„Euer Durchlaucht, das ist der Oberleutnant Pustoschin, ein Freiwilliger. Als er selber bereits verwundet worden war, trug er noch den verwundeten Regimentsgeneral Kurtjanow vom Schlachtfeld."

„Du bist ja wirklich verwundet, Brüderchen!"

„Ein glatter Durchschuss, Euer Durchla…"

„Na, dann kriegen wir das noch hin, und deine Durchschussstelle verdecken wir mit einer Medaille", lächelte der Fürst.

Im gleichen Augenblick stand ein Adjutant neben dem Oberkommandierenden und hielt im weißen Handschuh das Kreuz des heiligen Georg, die Tapferkeitsmedaille, bereit. Der alte Fürst nahm die Auszeichnung, trat sicheren Schritts vom Läufer in die Pfütze und legte den „Heiligen Georg" auf die Brust des Oberleutnants. Die ganze Szene war überaus eindrucksvoll.

Noch am gleichen Tag, am 14. September, wurde der Verwundete ins Lazarett gebracht. Die Operation beschleunigte, wie es schien, nur sein Ende. Gegen Abend ging es dem Oberleutnant sehr schlecht. Ein Geistlicher wurde gerufen, doch wegen ständiger Übelkeit gelang es dem Kranken nicht, die Heiligen Sakramente zu empfangen. Pustoschin war völlig bei Bewusstsein, bis zur letzten Minute nahm er alles wahr. Eine halbe Stunde vor seinem Tod spürte er Erleichterung.

# V.
# Das menschliche Vorbild:
# Resonanz und Echo

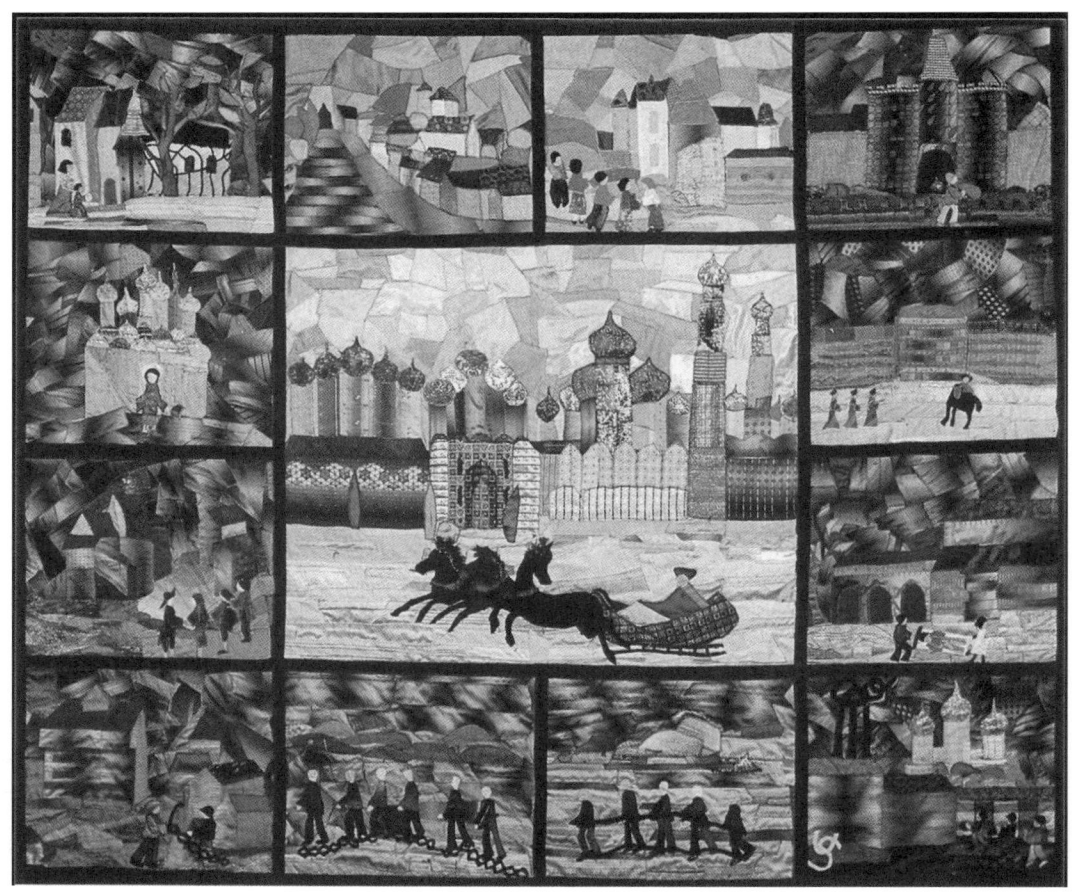

*Geschichte des heiligen Doktor Haass*
*Bildteppich von Ursula Schiller-Heeger, 1987*

## Alexander Turgenjew

Deinen Brief habe ich erhalten, als ich aus der Kanzlei des Zivilgouverneurs zurückkehrte, wo ich endlich ein polizeiliches Dokument darüber ausfindig machen konnte, dass mein Protegé auf den Sperlingsbergen (das heißt im Etappengefängnis) irrtümlicherweise rekrutiert worden ist. Über ihn ist vermerkt, er sei ohne Vater und Mutter, dabei kommt sein Vater tagtäglich zu mir und weint um seinen Sohn. Vielleicht gelingt es mir, ihn zu retten! Hätten wir noch zehn Menschen wie Haass, würden sie dennoch nicht ausreichen, um allein auf den Sperlingsbergen an einem Sonntag fertig zu werden. Neulich hat Haass wieder zwei Familien gerettet; mir dagegen gelingt wenig oder gar nichts.

Brief aus dem Jahr 1842 an Fürst Pjotr Wjasemskij
In: „Der russische Bote" (*Russkij vestnik*), Bd. 1 (1904), S. 151

## Iwan Kirejewskij

War bei Haass. Er liegt im Sterben. Wir sahen ihn in der Lage, in der er sich schon seit drei Tagen befindet: den Kopf auf den Armen, die er auf dem Tisch übereinander gelegt hat. Kein Klagen, kein Seufzen, nicht einmal ein tiefes Durchatmen. An der Körperhaltung sieht man allerdings, dass er lebt und nicht schläft, – Regungslosigkeit der seelischen Ruhe, die nicht einmal durch das Todesleiden zu erschüttern ist. In diesem Menschen mit seiner bedingungslosen Menschenliebe, seiner unerschütterlichen Ruhe war unglaublich viel Wunderbares, ich möchte sogar sagen, Erhabenes und Großes. Diese Ruhe konnte ihren Ursprung nur in der kühnen Entschlossenheit haben, seine Pflicht um alles in der Welt erfüllen zu wollen. Herr! Verleihe auch mir diese herrliche Ruhe.

Tagebuch vom 13. August 1853

**Jelisaweta Draschussowa**

Mehr als ein halbes Jahrhundert lebte Fjodor Petrowitsch Haass in Moskau und erlangte eine beneidenswerte Popularität: Man nannte ihn den Freund der Unglücklichen. <…>

Seine letzten Minuten waren seines Lebens würdig. Im Laufe seiner qualvollen Krankheit sahen wir ihn einige Male, und jedes Mal verließen wir ihn mit einem tiefen Gefühl von Herzenswärme. Wochenlang konnte er nicht mehr liegen, und so saß er die ganze Zeit im Sessel. Sein würdevolles Altersantlitz strahlte wie immer Güte und Freundlichkeit aus. Man hörte von ihm nicht nur keine Klagen wegen der Schmerzen, sondern auch kein einziges Wort weder über sich selbst noch über seine Krankheit, ihn beschäftigten nur seine Armen, Kranken und Gefangenen; er gab Anweisungen, wie ein Mensch sie gibt, der sich auf eine weite Reise vorbereitet und bemüht, den Hinterbliebenen noch so viel Gutes wie nur möglich angedeihen zu lassen. Bis zuletzt blieb er sich treu, d. h. er dachte an die anderen und nicht an sich. Er wusste, dass er bald sterben würde, und behielt trotzdem seine unerschütterliche Ruhe. Keine einzige Klage und kein Stöhnen entrang sich seiner Brust, und nur einmal sagte er zu seinem Freund Andrej Pohl: „Ich hätte nie gedacht, dass ein Mensch so viel Schmerzen aushalten kann." Doch seine Schmerzen dauerten nicht lange, und sein Ende war still. Am 16.August [1853] nach ein Uhr mittags war er nicht mehr. Auf Bitten aller Mitarbeiter des Polizeikrankenhauses wurde sein Leichnam nicht in der Kirche, sondern in dem Gebäude aufgebahrt, das er all die Jahre jeden Tag mit seinen Wohltaten beehrt hatte.

Zur Totenmesse in der katholischen Peter-und-Paul-Kirche kamen große Menschenmengen. <…> Seinen Tod kann man als einen Verlust für alle bezeichnen. Er hatte keine Familie, aber in seiner Liebe war er mit der ganzen Menschheit verbunden, und deswegen wurde sein Sarg mit so viel Liebe und Trauer begleitet. Sich eine solche Liebe, ein solches Mitleid zu erwerben, reichen gute Taten allein nicht aus, man muss ein so reines Herz und eine so hohe Moral haben, wie Fjodor Petrowitsch sie hatte. <…>

Beerdigt wurde er auf dem katholischen Friedhof auf den Wwedenski-Hügeln. Die Trauernden begleiteten ihn bis zum Grab. Es wurden keine [großen] Reden gehalten, als hätte man begriffen, dass keine noch so guten Worte hätten wiedergeben können, was die Menschen von ihm erfahren hatten und für ihn empfanden.

„Einige Worte über Fjodor Petrowitsch Haass"
In: „Moskauer Mitteilungen" (*Moskovskije vedomosti*), 1853

## Nikolaj Michajlowskij

Ein Mensch von großem Geist und großer Bildung, schien er [Haass] jedoch im Laufe der Zeit gerade diese Seite des Lebens zu vernachlässigen und wurde allmählich zum puren Mitleid auf zwei Beinen, indem er sich für die schwere Pflicht der Menschenliebe sehr einfach löste: Ohne klügliches Abwägen half er im buchstäblichen Wortsinn seinem Nächsten, nämlich dem, der ihm räumlich am nächsten, ihm durch das Schicksal zugeführt war. Man muss allerdings sagen, dass das Schicksal ihn mit selbstverschuldet unglücklichen und hilfsbedürftigen Menschen zusammenführte – mit den Insassen der Gefängnisse.

Quelle unbekannt

## Jewgenija Tur

Ich habe Doktor Haass gesehen. Er hatte ein wunderbares Gesicht und ein bemerkenswertes Äußeres. Edelmut, grenzenlose Bescheidenheit und Güte drückten sich in seinem Gesicht aus, das jeden ansprach. Wir hörten auch, was andere über ihn sagten. Als er sein Vermögen restlos verteilt hatte und keine Karosse mehr besaß, sondern sich einen der ärmsten und simpelsten Iwans als Kutscher nahm, besuchte er nach wie vor das Schlossgefängnis, auf das sich seine wahre christliche Tätigkeit konzentrierte. Aus den Fenstern reicher Häuser zeigten gestandene Leute mit dem Finger auf ihn und pflegten zu sagen: „Dort fährt der wahnsinnige Haass. Sein ganzes Geld gab er aus, sein Gut hat er verloren; jetzt ist er selber ein Armer, hilft aber immer noch den Häftlingen. Die aber lachen ihn aus, und während er ihnen fromme Ratschläge mit auf den Weg gibt, stibitzen sie ihm seine letzten Taschentücher aus der Tasche. Ein Verrückter!" Es schien manchmal, als überstiege dieser Kampf Haass' Kräfte: Inmitten der Missbräuche aller Art, gesellschaftlicher Gleichgültigkeit und feindsinniger Reaktionen, im Kampf gegen die Lüge erschöpfte er sich physisch. Was musste er alles ertragen, erleben und erleiden! Als er starb, wusste man nicht, auf wessen Kosten er begraben werden sollte. Auf seinen Biographen muss man noch warten, aber eins kann man schon jetzt mit Gewissheit sagen: Er war im wahrsten Sinne des Wortes ein Mann Gottes!

Aus: „Erinnerungen und Gedanken". In „Die Zeit" (*Vremja*),
hrsg. von den Brüdern Michail und Fjodor Dostojewskij,
St. Petersburg 1862, Bd. 10, Nr. 6, S. 64 f.

## Fjodor Dostojewskij

[Raskolnikow] erhält einen Brief der Mutter. Seine Geschichte und seine Mordmotive. In sich gefestigt, geht er zu Rasumichin; dort ist eine Sitzung <...>. Gespräche. Haass.

Studentengespräche. <...> Über Haass.

Einsam <...>, geht in düsterer Stimmung zu Rasumichin. Haass.

Denkt über das Verbrechen nach. <...> Brief der Mutter. Am nächsten Tag: „Willst du ihr Herz zerreißen? Warum kann ich nicht sein wie Haass?"

Er landet in einem Erziehungsheim und wird wie Haass.

Arbeitsnotizen zu „Schuld und Sühne" (um 1865)

## Alexander Herzen

Doktor Haass war ein durch und durch origineller Sonderling. Die Erinnerung an diesen Narren und Gekränkten darf nicht in jener Reihe offizieller Nekrologe verstummen, die Berichte über die Wohltätigkeit besserer Schichten schon vor deren Verwesung enthalten.

Der alte hagere Mann mit Wachshaut, in schwarzem Frack, kurzen Hosen, schwarzen Seidenstrümpfen und Schnallenschuhen erschien einem, als wäre er soeben irgendeinem Drama des 18. Jahrhunderts entsprungen. In dieser Grand Gala der Begräbnisse und Hochzeiten unter den angenehmen klimatischen Verhältnissen des 59. nördlichen Breitengrades begab sich Haass jede Woche auf die Sperlingsberge, von wo die Verbannten auf die Etappe geschickt wurden. Als Gefängnisarzt hatte er Zugang zu ihnen; er untersuchte sie und brachte jedes Mal einen Korb voller Essensvorräte und Leckereien mit – Walnüsse, Gebäck, Apfelsinen und Äpfel für die Frauen. Bei den wohltätigen Damen rief das Zorn und Empörung hervor, denn ihre Wohltaten sollten nicht zu einem Genuss werden – bloß nicht mehr Wohltaten als nötig, um vor Hungertod und kräftigem Frost zu retten.

Aber Haass ließ sich nicht umstimmen; sanft hörte er sich die Vorwürfe an, das sei eine „törichte Verwöhnung der Verbrecherinnen", und antwortete verschmitzt: „Erlauben Sie mir, gnädige Frau, eine andere Meinung darüber zu haben: Ein Stück Brot wird ihnen ja jeder geben, aber ein Bonbon oder eine Apfelsine werden sie lange nicht zu sehen bekommen, das wird ihnen niemand geben, wie ich Ihren Worten entnehmen darf. Deswegen verschaffe ich ihnen dieses Wohlbehagen, das sie lange nicht mehr erleben werden."

Aus: „Erlebtes und Gedachtes" (um 1866)<br>Textnahe Neuübersetzung aus dem Russischen, M. K.

## Iwan Nowazkij[1]

Ich gehöre seit dem Jahre 1848 der Stadt Moskau an. Als ich noch Student war, hatte ich nicht nur die Ehre, Fjodor Petrowitsch zu kennen, sondern sogar jene, ihn zu sehen, und das Jahr meines Dienstantritts in einer der Kliniken der Moskauer Universität – das Jahr 1853 – war das Jahr seines Todes. Während dieser kurzen Zeit hatte ich als wachhabender Assistent einmal Gelegenheit, Fjodor Petrowitsch im Katharinen-Krankenhaus zu empfangen, wo sich die Kliniken befanden, und ihm eine dort angelangte, außerordentlich interessante Kranke, ein Bauernmädchen, zu zeigen. Diese elfjährige Märtyrerin zeigte auf ihrem Gesicht einen seltenen und sehr schmerzlichen, unter dem Namen Wasserkrebs (Noma) bekannten Krankheitsprozess, der im Laufe von vier bis fünf Tagen die ganze Hälfte ihres Gesichtes mit dem Skelett, der Nase und einem Auge vernichtete. Außer dem schnellen Verlauf des Leidens und der vom Mädchen erlittenen Schmerzen zeichnete diesen Fall noch der Umstand aus, dass die durch Verwesung zersetzten Gewebe einen so üblen Geruch verbreiteten, wie ich ihn im Laufe meiner fast vierzigjährigen ärztlichen Tätigkeit nie mehr verspürt habe. Die Ärzte, die Wärter, die Bediensteten und selbst die beim kranken Mädchen gegenwärtige, zärtlich liebende Mutter waren nicht nur unfähig, beim Bett, sondern selbst im Zimmer zu bleiben, wo die unglückliche Gepeinigte lag. Nur Fjodor Petrowitsch, den ich zum kranken Mädchen geführt hatte, hielt sich bei ihm mehr als drei Stunden hintereinander auf und setzte sich dann auf ihr Bett, umarmte, küsste und segnete sie. Diese Besuche wiederholten sich auch in den folgenden zwei Tagen, und am dritten – starb das Mädchen.

## Anton Tschechow

Sie schreiben, Sie ärgern sich über Zola, hier dagegen haben alle das Gefühl, als sei ein neuer, besserer Zola geboren worden. In diesem seinem Prozess [gemeint ist die Dreyfus-Affäre] hat er sich, wie mit Terpentin, von sämtlichen Fettflecken der Verleumdung gereinigt, und nun erstrahlt er vor den Franzosen in seinem wahren Glanz. Das ist eine Reinheit und sittliche Größe, die man nicht vermutet hatte. <…>

Ja, Zola ist kein Voltaire, wir alle sind keine Voltaires, aber es gibt im Leben manchmal ein Zusammentreffen von Umständen, wo der Vorwurf, kein Voltaire zu

---

[1] Iwan Nikolajewitsch Nowazkij (1827-1904), Direktor der Klinik im Krankenhaus der Moskauer Universität; Chirurg, der 1870 als erster in Moskau eine erfolgreiche Kaiserschnitt-Operation durchführte. Die Äußerung über Haass stammt vom 19. Juni 1891.

sein, am allerwenigsten trifft. Denken Sie an Korolenko, der die Heiden von Multan verteidigt und vor der Katorga bewahrt hat. Auch Doktor Haass ist kein Voltaire, und trotzdem ist sein Leben glücklich verlaufen und hat ein gutes Ende genommen.

Brief von 6. Februar 1898 aus Nizza an den Verleger Alexej Suworin<br>In: Anton Čechov. Briefe 1897-1901,<br>hrsg. und übers. von Peter Urban. Zürich 1998, S. 45 f.

## Lew Tolstoj

Meiner Meinung nach haben solche Philanthropen wie zum Beispiel Doktor Haass, über den Koni geschrieben hat, der Menschheit keinen Nutzen gebracht.

Aus: „Lew Tolstoj in Erinnerungen seiner Zeitgenossen"<br>Moskau 1978, Bd. 2, S. 308

## Anatolij Koni

(Im April 1898) hatte ich ein Streitgespräch mit Lew Nikolajewitsch [Tolstoj] wegen Fjodor Petrowitsch Haass, dem er vorwarf, zu sehr an den beschwerlichen Angelegenheiten des Gefängniswesens zu hängen, anstatt seinen Dienst als Gefängnisarzt zu tun. Am Ende des Gesprächs jedoch stimmte er mit mir überein, als es um die Beurteilung der moralischen Persönlichkeit des heiligen Doktors ging.

Werke, Bd. 6, S. 485

## Maxim Gorkij

Über Haass muss man überall reden, alle müssen von ihm wissen, denn er ist mehr als ein Heiliger, als Feodossij von Tschernigow… Und Ihr Wort über Haass ist ein sanfter und zarter Lichtstrahl, wie das Leuchten des Evangeliums. Verzeihen Sie mir, Anatolij Fjodorowitsch, dass ich mich so wortreich ausgebreitet habe, denn auch ohne meine Worte werden Sie verstehen, wie nötig es heutzutage ist, den Mitmenschen von Haass zu erzählen, und zwar mit in Leib und Blut verwandeltem Wort, das aus dem Munde eines Menschen wie Sie kommt.

Brief vom November 1899 an Anatolij Koni<br>In: M. Gorkij. Werke, Bd. 28, S. 98

## Jewdokija Rostoptschina

Er [Haass] inspizierte nicht nur die Gefängnisse, sondern jeden Samstag – den Tag, an dem die traurige Prozession der Häftlingsverschickung aus Moskau stattfand – begleitete der gütige Mann die in den schrecklichen Märtyrertod geschickten Menschen mit tröstenden Worten. In seiner Großzügigkeit verabschiedete er sich von ihnen mit milden Gaben, und sein wahrlich engelhaftes Herz spendete Trost. Über *sie* sprach er immer mit Tränen in den Augen und gebrauchte für *sie* nur zärtliche Namen. In solchen Augenblicken verwandelte sich sein breites und durch Pockennarben gezeichnetes Gesicht in ein halb kindliches, halb engelhaftes Antlitz. Im Redeeifer über seine lieben „Kinder" verrutschte ihm öfters seine rothaarige Perücke und entblößte ein Stück hellrosa Haut; doch niemandem fiel ein, den Doktor deswegen auch nur ein einziges Mal auszulachen. Seine korpulente Statur in der Breite wie in der Höhe war stets in einen Frack gehüllt; er trug schwarze Pantalons aus Atlas, dicke Strümpfe und Schnallenschuhe, kurzum: eine typische Altweiberkleidung, ihr zumindest in der Silhouette sehr ähnlich.

Es kursierten viele rührselige Anekdoten über Haass' kindliche Blauäugigkeit und grenzenlose Liebe zu seinen Schützlingen. Man erzählte, sie stahlen ihm Tücher, Geldbörsen und sogar Uhren. Wenn er ausgegangen war und sich entschloss, eine Kutsche zu nehmen, verhandelte er lange mit dem Kutscher, da in seiner Tasche nur zwanzig Kopeken waren; dann aber tauchte vor ihm irgendein Bettler auf – um diesen würdigen Menschen liefen immer irgendwelche Leute herum –, also gab Haass die Münze dem Bettler und ging mit großen Schritten den schmutzigen Weg zu Fuß, wohlgemerkt unter lauten Beschimpfungen des Kutschers. <…> Und die umherstehende Menschenmenge lachte. Eine alte Frau konnte er nie mit leeren Händen stehenlassen. Wie gut wäre es, wenn seine milden Gaben auch nur in gute Hände gekommen wären! Auch mein Vater ließ Haass' „Kindern" Hilfe zukommen, und mit welchem glückserfüllten Lächeln nahm dieses alte Kind die Spenden entgegen. Ich erinnere mich, wie ich einst Haass mit einem alten Engel verglich. Da wurde ich wegen eines so unpassenden Vergleichs ausgelacht. Doch wahrhaftig, ich kann ihn nur wiederholen, denn ich hielt Haass für schön und denke, die Engel nehmen mir das nicht übel.

Aus: „Familienchronik". Moskau 1912, S. 216f.

## Alexander Swerbejew

Im Hause versammelten sich die Slawophilen und die Westler. Auf einer Seite Chomjakow, die Aksakows, die Kirejewskijs, Jasykow, Gogol und Fürst Odojewskij, auf der anderen Seite Tschaadajew (Vetter zweiten Grades meiner Mutter), Granowskij, Solowjow und viele andere. Die Lesung wurde vollständig von scharfzüngigen und ziemlich hitzigen Streitereien unterbrochen. Durch die Originalität seines Kostüms und seiner Gestalt stach Doktor Haass hervor, der gewöhnlich in seiner komischen Proljotka [leichte Kutsche] mit weißem Pferd zu Besuch kam. Kaum erschien er im Raum, da liefen die Kinder auf ihn zu – mit ausgestreckten Händen, in denen sie Geschenke für die Kinder von Verurteilten des Etappengefängnisses hielten.

Aus: „Erinnerungen" (1916). Archiv-Nr. 472, op.1, Nr. 103, Blatt 12

**Jegor Matissen**
In den Häusern meiner Freunde habe ich mehrmals Doktor Haass getroffen; seine Statur und sein ganzes Äußeres erinnerten an Martin Luther. An einem Sonntag 1850 begab ich mich auf die Sperlingsberge, um bei der bedrückenden Prozession der Arrestantenverschickung nach Sibirien dabei zu sein. Aufgefallen war mir dort eine Frau, die zu Zuchthaus verurteilt worden war. Sie stand bereits in einer Reihe, als ein Beamter erschien und ihre Bitte, sich auf eine Fuhre setzen zu dürfen, mit der gewöhnlich geschwächte Häftlinge und Kinder hinter dem Konvoi transportiert wurden, grob ablehnte. Doktor Haass ging auf die Frau zu, überzeugte sich, dass sie tatsächlich kränklich war, und bestand darauf, sie dürfe in diesem Zustand nicht auf die Etappe geschickt werden. Der Beamte warf dem Doktor übermäßige Weichherzigkeit vor, doch Haass gab nicht nach und drohte, persönlich eine Klage bei Seiner Majestät einzureichen.

Am gleichen Tag war ich auch Zeuge eines anderen Vorfalls: Einem Häftling wurden die Fesseln so ungeschickt angelegt, dass seine Füße blutüberströmt waren und er kaum gehen konnte. Doktor Haass bestand darauf, die Fesseln abzunehmen, und nahm die Verantwortung für einen eventuellen Fluchtversuch dieses Arrestanten auf sich. Eine Stunde später sah ich Haass wieder; der Doktor redete mit der Frau, die auf sein Drängen auf die Fuhre gesetzt wurde.

Aus: „Surhomme de Moscou", hrsg. von M. Rieder. Lausanne 1923, S. 33 f.

**Georgiana Bloomfield** (Ehefrau des englischen Botschafters in Russland)
Ich habe Doktor Haass gesehen; damals hatte dieser herausragende Mensch bereits siebzehn Jahre seines Lebens den Gefangenen gewidmet und ihre Liebe gewonnen. Ich habe gesehen, wie er mit ihnen redete, sich ihre Klagen anhörte und ihnen Bücher schenkte. Dieses Bild machte auf mich einen außerordentlichen Eindruck. Nie zuvor war mir der Sinn der Worte aus der Heiligen Schrift „welchem viel gegeben ist, bei dem wird man viel suchen" und „die Letzten werden die Ersten sein" so tief bewusst geworden.

Aus: „Surhomme de Moscou", hrsg. von M. Rieder. Lausanne 1923, S. 36

# VI.
# Anhang:
# Haass-Schriften

(А. Б. В.)

# АЗБУКА
# ХРИСТІАНСКАГО БЛАГОНРАВІЯ.

ОБЪ ОСТАВЛЕНІИ

бранныхъ и укоризненныхъ словъ и вообще неприличныхъ на счетъ ближняго выраженій,

или

О НАЧАТКАХЪ ЛЮБВИ КЪ БЛИЖНИМЪ.

Доктора Ѳ. Гааза.

МОСКВА.
Типо-лит. Выс. утв. Т-ва И. Н. Кушнеревъ и К°, Пименовск. ул. с. д.
1898.

*„ABC der christlichen Sittsamkeit"*
*Titelblatt der zweiten Auflage von 1898*

# ABC der christlichen Sittsamkeit[1]
### Über die Unterlassung der Fluch- und Tadelworte und der im allgemeinen unanständigen Ausdrücke zum Nachteil des Nächsten
### oder
### Über die Grundsätze der Nächstenliebe

Da sprach er zu ihnen allen:
Wer mir folgen will, der verleugne sich selbst und nehme sein Kreuz auf sich täglich und folge mir nach.
Nehmet auf euch mein Joch und lernet von mir; denn ich bin sanftmütig und von Herzen demütig; so werdet ihr Ruhe finden für eure Seelen.

Lk 9,23; Mt 11,29

Bei allem, was du tust, denk an das Ende, so wirst du niemals sündigen.

Sir 7,36

Wir ermahnen aber euch, liebe Brüder, vermahnet die Ungezogenen, tröstet die Kleinmütigen, traget die Schwachen, seid geduldig gegen jedermann.

1. Thess 5,14

Alles nun, was ihr wollt, dass euch die Leute tun sollen, das tut ihr ihnen auch. Das ist das Gesetz und die Propheten.

Mt 7,12

*Von der Zensur genehmigt. Moskau, 29. November 1897.*

„Wer aber zu seinem Bruder sagt: Racha[2]! der ist des Rats schuldig; wer aber sagt: Du Narr! der ist des höllischen Feuers schuldig." (Mt 5,22)

Dies zu hören, ist fürchterlich! Vor solch einem Urteil soll sich ein jeder fürchten, welcher tadelnde Worte für nichtig hält.

„Darum, wenn du deine Gabe auf dem Altar opferst und wirst allda eingedenk, dass dein Bruder etwas wider dich habe, – so lass allda vor dem Altar deine Gabe und gehe zuvor hin und versöhne dich mit deinem Bruder, und alsdann komm und opfere deine Gabe." (Mt 5,23 und 24)

„Richtet nicht, auf dass ihr nicht gerichtet werdet." (Mt 7,1)

---

[1] Hier leicht gekürzte Fassung des russischen Originals
[2] Racha – hebräisch: Taugenichts, hohlköpfiger Mensch

„Böse Geschwätze verderben gute Sitten." (1. Kor 15,33)

„Alle Bitterkeit und Grimm und Zorn und Geschrei und Lästerung sei ferne von euch samt aller Bosheit." (Eph 4,31)

„Vergeltet nicht Böses mit Bösem oder Scheltwort mit Scheltwort, sondern dagegen segnet, und wisset, dass ihr dazu berufen seid, dass ihr den Segen erbet." (1. Petr 3,9)

„Nun aber leget alles ab von euch: den Zorn, Grimm, Bosheit, Lästerung, schandbare Worte aus eurem Munde. Lüget nicht untereinander <…>." (Kol 3, 8 und 9)

„Hurerei aber und alle Unreinigkeit oder Geiz lasset nicht von euch gesagt werden, <…>, auch nicht schandbare Worte und Narrenteidinge oder Scherze, welche euch nicht ziemen <…>." (Eph 5,3 und 4)

„Afterredet nicht untereinander, liebe Brüder. Wer seinem Bruder afterredet und richtet seinen Bruder, der afterredet dem Gesetz und richtet das Gesetz." (Jak 4,11)

„Lasset kein faul Geschwätz aus eurem Munde gehen <…>." (Eph 4,29)

„Erinnere sie, dass sie den Fürsten und der Obrigkeit untertan und gehorsam seien, zu allem guten Werk bereit seien, niemand lästern, nicht hadern, gelinde seien, alle Sanftmütigkeit beweisen gegen alle Menschen." (Tit 3,1 und 2)

„Die brüderliche Liebe untereinander sei herzlich. Einer komme dem anderen mit Ehrerbietung zuvor <…>." (Röm 12,10)

„Dabei wird jedermann erkennen, dass ihr euch untereinander liebet, wie ich euch geliebt habe, auf dass auch ihr einander liebhabet." (Joh 13,35)

„Wir wissen, dass wir aus dem Tode in das Leben gekommen sind; denn wir lieben die Brüder. Wer den Bruder nicht liebt, der bleibt im Tode." (1. Joh 3,14)

„Seid niemand nichts schuldig, als dass ihr euch untereinander liebet; denn wer den andern liebt, der hat das Gesetz erfüllt." (Röm 13,8)

„Lass dich nicht das Böse überwinden, sondern überwinde das Böse mit Guten." (Röm 12,21)

„Alle eure Dinge lasset in der Liebe geschehen!" (1. Kor 16,14)

I

Es ist offensichtlich, dass die oben zitierten Textstellen aus dem Wort Gottes erniedrigende und beleidigende Äußerungen unseren Nächsten gegenüber verbieten, aber auch seelische Neigungen wie Lieblosigkeit und Bosheit, Ärger und Ungeduld, Zorn und Hartherzigkeit, die zu diesen Äußerungen verleiten. Selbst die Art des Verbotes und der Belehrung, mit den hohen Mahnungen und den strengen

Glaubensgeboten fest verbunden, weist deutlich darauf hin, dass solche Laster verboten sind, die mit einer reinen christlichen Moral nicht vereinbar sind; und die Belehrung zeigt die Richtung an, die der Mensch gehen soll, um in sich das herauszuarbeiten, wozu ihn Sein Schöpfer bestimmt hat. Derjenige, der nur die Zivilgesetze beachtet, kann lediglich ein ehrlicher Bürger genannt werden. Auch die Heiden üben ihre natürlichen Wohltaten, wie zum Beispiel: sanftmütig sein zu den Sanftmütigen, liebevoll zu den Liebenden, herzlich zu den Gehorsamen. Doch ein wahrer Christ ist auch zu den Widerspenstigen sanftmütig, er liebt auch die, die ihn nicht lieben, und die, die anscheinend der Liebe nicht würdig sind, er ist zärtlich zu allen, und, je nach Äußerung des Lasters, ist er sogar mit denen friedfertig, die den Frieden hassen. „Wenn ich schaue allein auf deine Gebote, so werde ich nicht zu Schanden" (Ps 119,6). All diese Belehrungen und Verbote sind im Kern in folgenden Worten enthalten: „Alles nun, was ihr wollt, dass Euch die Leute tun sollen, das tut ihr ihnen auch" (Mt 7,12). „Hauptsumme des Gebotes ist Liebe von reinem Herzen und von gutem Gewissen und von ungefärbtem Glauben" (1. Tim 1,5).

Der wichtigste Grund, warum wir keine Schimpfworte aussprechen sollen, liegt darin, dass deren Gebrauch auf mangelnde Liebe dem Nächsten gegenüber hinweist; wie schwerwiegend dieser Mangel ist, kann man den Worten des hl. Evangelisten Johannes entnehmen, der sagt: „Wer den Bruder nicht liebt, der bleibt im Tode" (1. Joh 3,14). Schimpfworte sind wie ein Brennstoff, mit dem die Flamme des Zornes unterhalten und genährt wird; dabei weiß man: „Denn des Menschen Zorn tut nicht, was vor Gott recht ist" (Jak 1,20), und man kann hinzufügen, er vertreibt sogar die wahre Menschlichkeit, um so mehr die Liebe. Der Apostel Paulus predigt: „Lasset kein faul Geschwätz aus eurem Munde gehen, sondern was nützlich zur Besserung ist, wo es not tut, dass es holdselig sei zu hören" (Eph 4,29); und man kann Schimpfworte nicht nur als „faul Geschwätz" bezeichnen, sondern auch als anstecken und Gestank verbreitend, denn für einen Zuhörenden sind sie, auf den Glauben bezogen, nicht nur unnütz, sondern auch verderblich; sie versetzen die Welt in Empörung und verhindern ein wohlgeordnetes Leben. Über die zerstörerische Kraft der bösen Worte sagte Salomon: „durch den Mund der Gottlosen wird die Stadt zerbrochen" (Spr 11,11). Und der Apostel Jakobus sagt: „Also ist auch die Zunge ein kleines Glied und richtet große Dinge an" und „Denn wo Neid und Zank ist, da ist Unordnung und eitel böses Ding" (Jak 3,5 und 3,16).

Gott schuf den Menschen als sein Abbild und bestimmte, dass auch die Liebe zum Nebenmenschen der Liebe zu Gott gleiche; „Du sollst lieben Gott, deinen Herrn, von ganzem Herzen… Dies ist das vornehmste und das größte Gebot. Das andere aber ist ihm gleich: Du sollst deinen Nächsten lieben wie dich selbst" (Mt 22,37; 38; 39). Der Grund, warum wir Gott lieben sollen, ist kein anderer als Gott selbst: Denn Gott ist die unendliche Wohltat, die von Natur aus die Herzen zur Liebe hinzieht, und in ihrer Unendlichkeit und Überlegenheit ist sie mit nichts zu vergleichen, und die in uns erweckte Liebe ist ebenso unendlich und stärker als alle anderen Zuneigungen. Wir sind so eng mit Gott verbunden und so sehr von Ihm abhängig, dass Er Sich nicht für zu niedrig erachtet, Sich unseren Vater und uns Seine Kinder zu nennen. Und obwohl das Abbild Gottes in den Menschen durch die Erbsünde verdunkelt worden ist, werden unser Herr Jesus und der Heilige Geist durch ihre Gnade dieses Abbild in den Gläubigen wiederherstellen, und auf diesem Wege werden wir befähigt, die unendliche Gnade Gottes und die Seligkeit zu erlangen. Verbunden mit unserem Herrn und dem Heiligen Geist, wird unser Geist, wie der Apostel Petrus sagt, „dadurch teilhaftig <…> der göttlichen Natur" (2. Petr 1,4). Diese geistige Veredelung ist die Vorherbestimmung unserer Seele, und sie verpflichtet uns, uns selbst zu lieben, – zu lieben um Gottes willen, bei Dem unser Geist seinen Anfang und sein Ende nimmt.

Dass der Gebrauch von Schimpfworten auf einen Mangel an Geduld in uns hinweist, wird wohl jeder zugeben. Dass aber der Mangel an Geduld auf den Mangel an Liebe hinweist, lehrt uns der Apostel Paulus, indem er seine Aufzählung von Eigenschaften der Liebe beginnt und endet – mit der Geduld. Am Anfang heißt es: „Die Liebe ist langmütig" und zum Schluss: „sie duldet alles" (1. Kor 13,4 und 13,7). Deswegen kann man sagen, die Geduld ist der Ausdruck und das Maß unserer Liebe zum Nächsten, und zwar, wie es ihrer Eigenart entspricht, verbunden mit Sanftmut und Bereitschaft zu guten Taten. Der Gebrauch von Schimpfworten ist dem sanftmütigen Geist und der Geduld ganz und gar zuwider, denn er entblößt in uns die Neigung, sich bei den ersten kleinen Unannehmlichkeiten aufzuregen, ohne zu überlegen, sich in seiner Eitelkeit getroffen zu fühlen und sich aus der gewohnten Ruhe bringen zu lassen. Die Geduld besteht darin, alle Schwächen des Nächsten und dessen Beleidigungen uns gegenüber ohne Zorn, vielmehr mit Liebe zu ertragen. Geduld ist Kraft der Seele, die durch langjährige Erfahrungen und Entbehrungen gewonnen werden muss. Sie lehrt uns die Kunst (Röm 5,4)[3], wie man die Zornesausbrüche der Seele bekämpft, um die Welle gegen unsere Brüder gerichteter feindlicher Worte einzudämmen.

Als Joseph seine Brüder aus Ägypten zum Vater nach Hause zurückschickte, sagte er: „Zanket nicht auf dem Wege!" (1. Mos 45,24). Unser gegenwärtiges Leben, das voller Versuchungen ist, ist nichts anderes als der Weg zum seligen Leben. Darum sollen wir diesen Weg gehen, ohne miteinander zu streiten, und so, dass wir unsere Brüder und Gefährten mit Sanftmut, friedlich und freundlich begleiten. Entschlossen und bedingungslos vermeiden wir den Zorn, wenn es möglich ist, und unter keinem Vorwand wollen wir ihm unsere Herzen öffnen; der heilige Jakobus sagt es geradeheraus und einfach: „des Menschen Zorn tut nicht, was vor Gott recht ist" (Jak 1,20). Wer leicht aufbrausend und boshaft ist, der ist wahrhaft armselig.

---

[3] Röm 5,4: „Geduld aber bringt Erfahrung; Erfahrung aber bringt Hoffnung."

Die Boshaftigkeit muss zweifellos bekämpft, die menschlichen Laster müssen ständig und entschlossen verfolgt werden, – jedoch auf sanftmütige und friedliche Weise. Erstrebt man die Besserung allzu eifrig und glaubt, sie mit dem Verstand steuern zu können, wird man weniger erreichen, als wenn man sie aus lauterer Überzeugung und ohne jede Leidenschaft herbeizuführen sucht. Denn eine kluge Seele, von Natur aus vernünftig, wird sich keiner Leidenschaft unterwerfen, es sei denn, sie wird dazu gezwungen; darum macht sich die Vernunft, wenn sie sich von der Leidenschaft leiten lässt, verabscheuungswürdig und verkehrt ihre rechtmäßige Herrschaft in Gewalt. Solange der Verstand zwar streng, aber friedfertig lenkt, bestraft, korrigiert und beschuldigt, wird man seine Taten gutheißen, wenn er sich aber mit dem Zorn verbindet, so ruft er in anderen mehr Angst als Liebe hervor und wird sich dadurch selbst aus der Ruhe bringen und daran leiden. Besser den Zorn erst gar nicht ins Herz einlassen, ganz gleich, wie gerecht er einem erscheint, als ihm, wenn auch nur in geringstem Maße, nachgeben, denn der einmal zugelassene Zorn wird nur schwer aus dem Herzen zu vertreiben sein. Zu Beginn ähnelt er einer kleinen Pflanze, doch bald wird er zu einem großen Baum. Bleibt der Zorn nach Sonnenuntergang und über Nacht, was der Apostel Paulus verbietet (Eph 4,26)[4], so verwandelt er sich in Hass, und manchmal wird man ihn nie mehr los, denn er nährt sich von tausend falschen Vorwänden, da man selten bereit sein wird, seinen eigenen Zorn für ungerecht zu halten.

Es ist nicht verboten, seinen Nächsten zu bessern und zu belehren, doch dazu soll man eine Art und Weise wählen, die einem aufrechten Christen zusteht – so, wie es der Apostel Paulus in seinem zweiten Brief an Timotheus sagt: „sei es zu rechter Zeit oder zur Unzeit; strafe, drohe, ermahne mit aller Geduld und Lehre" (2. Thim 4,2). Von denen, die andere unterweisen, wird also erstens Geduld und zweitens Belehrung verlangt. Wie hartnäckig die Sünder auch sind, wir werden nicht aufhören, ihnen zu helfen und zu dienen. Selig, wer wie der Apostel Paulus zu seinem Nächsten sagen kann: „denket daran, dass ich nicht abgelassen habe drei Jahre, Tag und Nacht, einen jeglichen mit Tränen zu vermahnen" und „Darum bezeuge ich euch an diesem heutigen Tage, dass ich rein bin von aller Blut" (Apg 20, 31 und 20,26). Solange wir hoffen, dass ein Sünder sich bessern kann – und diese Hoffnung währt so lange wie das Leben selbst –, dürfen wir ihn nicht verstoßen, müssen für ihn beten und ihm helfen, soweit dies seine unglückliche Lage zulässt.

Doch wie ist der Zorn zu zügeln? Sobald ein Anfall von Zorn dich ereilt, bemühe dich, dich nicht zu empören, sondern sammle ruhig deine Kräfte und tu gelassen, doch entschlossen und mit Herz das, was zu tun ist. Und wenn dir geschieht, wovon der Mann Gottes sagt: „Meine Gestalt ist verfallen vor Trauern" (Ps 6,8), so

---

[4] Brief an die Epheser 4,26: „Zürnet und sündiget nicht; lasset die Sonne nicht über eurem Zorn untergehen."

wende dich Gott zu und rufe aus: „Erbarme Dich meiner, Herr!" Und den Aposteln auf dem stürmischen Meer ähnlich, bitte darum, dass Er die Wellen deiner Leidenschaft glättet, damit die große Ruhe eintreten kann. Wenn du aber unvorsichtigerweise doch durch Zorn gesündigt hast, so beeile dich, sofort dem sanftmütig zu begegnen, dem du eben im Zorn Unrecht getan hast; denn wie es das beste Mittel gegen die Lüge ist, sie sofort zuzugeben und sich zu bessern, so ist es auch das beste Heilmittel gegen den bereits geäußerten Zorn, sogleich Sanftmut und Wohlwollen zu zeigen. Wie man weiß, heilen frische Wunden schneller.

Um dein Herz ungesäumtes Mitgefühl und Sanftmut zu lehren, speichere sie rechtzeitig, wenn du ruhig und der Verführung durch den Zorn fern bist. Gewöhne dich rechtzeitig, alles, was du sagst und tust, so bescheiden wie möglich sein zu lassen. „Darum sei ein jeglicher Mensch schnell, zu hören, langsam aber, zu reden, und langsam zum Zorn" (Jak 1,19).

Wenn jemand meint, der Gebrauch von Schimpfworten sei bei seinem Nächsten zu etwas nütze, so lässt sich mit Sicherheit sagen, dass man nichts Beständiges oder Rechtes damit erreicht. Sie sind bloß Ausdruck unseres eigenen Zorns und unserer Machtgier und befriedigen nur unsere Gereiztheit; dabei entblößen sie unsere Charakterschwäche und zeigen uns, dass wir unserer eigenen Leidenschaften und Worte nicht Herr sind. Besser geht man mit gutem Beispiel voran. Ein sanftmütiges und belehrendes Wort ist auf seine Weise eine Wohltat, die nicht weniger tröstet und hilft als eine Wohltat mit reich schenkender Hand, „denn die Liebe deckt auch der Sünden Menge" (1. Petr 4,8).

Obwohl manchmal Schimpfworte nicht aus Bosheit und Rache, sondern unüberlegt aus Gewohnheit und Unachtsamkeit ausgesprochen werden, sind sie nicht weniger schädlich für die, die sie gehört, als für die, die sie ausgesprochen haben. Jesus Christus sagte: „Die Menschen müssen Rechenschaft geben am Jüngsten Gericht von einem jeglichen unnützen Wort, das sie geredet haben. Aus deinen Worten wirst du gerechtfertigt werden, und aus deinen Worten wirst du verdammt werden" (Mt 12, 36 und 37). Schimpfworte sind auf jeden Fall ein armseliger, unvernünftiger Missbrauch einer herrlichen Gabe Gottes – des Wortes.

Es wurde gesagt: „Wer aber auch in keinem Wort fehlt, der ist ein vollkommener Mann" (Jak 3,2), und „Wer seinen Mund bewahrt, der bewahrt sein Leben" (Spr 13,3). Niemand soll behaupten, er hätte, wenn er seinen Nächsten beschimpft oder über ihn schlecht geredet hat, nicht die Absicht gehabt, ihn zu beleidigen oder ihm Böses anzutun, denn der Herr, der unsere Herzen kennt, sagte: „Wes das Herz voll ist, des geht der Mund über" (Mt 12,34). Lasst uns also vor allem unsere Herzen mit Liebe zum Nächsten erfüllen, dann werden keine beleidigenden Worte mehr aus unserem Mund kommen. „Ein guter Baum kann nicht arge Früchte bringen" (Mt 7,18).

Der Allmächtige schuf den Menschen, damit der Mensch glücklich ist. Dieses Ziel ist in seiner Fülle erst im künftigen Leben zu erreichen, aber dank der wunderbaren Kraft des Christenglaubens gibt es auch Fälle, dass ein Mensch schon im gegenwärtigen Leben glücklich sein kann, denn „die Gottseligkeit ist zu allen Dingen nütz und hat die Verheißung dieses und des zukünftigen Lebens" (1. Tim 4,8). Der Mensch muss nur die Lehren des Evangeliums befolgen wollen, dessen Grundaussage darin besteht, dass Gott Ursprung allen Anfangs und Endes ist – „Ich bin das A und O, der Anfang und das Ende" (Offb 1,8) – und dass Gott in all seinen Taten erkannt und geliebt werden soll, oder wie der Apostel Paulus sagt: „Gott sei alles in allen" (1. Kor 15,28). Kraft dieses Gebots können je nach Umständen unsere Wünsche in Erfüllung gehen, dann fühlen wir uns zutiefst glücklich und erkennen darin Gottes Wohltat. Doch kraft desselben Gebots können auch unsere Leiden so groß sein, dass wir nicht gleich erkennen wollen, auch darin geschehe der Wille unseres Gottes, denn über allem, was uns geschieht, schaltet und waltet dieser himmlische Wille, und das muss uns lieb und willkommen sein. Darum wird ein Christ, der getreu dem Evangelium lebt, über kein äußeres Geschick betrübt sein, denn er weiß, „dass denen, die Gott lieben, alle Dinge zum Besten dienen" (Röm 8,28).

In der Tiefe unseres Gewissens legen wir, zusammen mit David, das freiwillige Gelübde ab: „Ich habe mir vorgesetzt: Ich will mich hüten, dass ich nicht sündige mit meiner Zunge. Ich will meinen Mund zäumen, weil ich muss den Gottlosen vor mir sehen" (Ps 39,2). Betrachten wir dieses Gelübde als erstes Mittel für die Übung und Vorbereitung unserer Kräfte zu größeren Taten im christlichen Leben. Das ist, wie oben gesagt, eine Art Fibel des christlichen Gesetzes und der christlichen Nächstenliebe. Wie die Kenntnis der Fibel noch nicht die Kenntnis der Sprache bedeutet, so ist das Vermeiden der Schimpfworte auch noch keine volle Wohltat. Doch das Schimpfen aus Gewohnheit verrät die völlige Unkenntnis allen Anfangs der christlichen Liebe. Unterlässt man die Schimpfworte, so erfüllt man damit nur einen Teil des göttlichen Gesetzes, aber auch dieser Teil ist vor Gottes Augen teuer, denn er ist eine Übung des Verzichts, ohne den es nicht möglich ist, unserem Herrn Jesus Christus zu folgen. Folgen wir also dem rettenden Rat des weisen Sirach: „Mach auch Tür und Riegel an deinen Mund! Mach auch für deine Worte Waage und Gewicht! Hüte dich, dass du durch sie nicht strauchelst und nicht zu Fall kommst" (Sir 28,24-26).

Wenn irgend jemand aus Unachtsamkeit oder Zerstreutheit dieses freiwillige Versprechen nicht hält, so soll er sich zur Regel machen, jedes Mal nach dem Gebrauch von Schimpfworten etwas Geld, auch wenn es nur einige Kopeken sind, beiseite zu legen und es am jeweiligen Monatsende für eine gute Tat zu verwenden. Natürlich ist dies kein Freikauf von Sünden, die nur durch herzliche Reue und durch Christi Vergebung zu tilgen sind; und dennoch wird diese äußerlich geringe Tat für die innere Zucht von großer Bedeutung sein, und sei es nur, dass die Selbstanklage gegen die eigene Untreue und Schwäche dazu zwingt, die Schwächen der Mitmenschen mit größerer Nachsicht hinzunehmen.

In einem Gespräch zu diesem Thema bemerkte einst eine Dame, es sei unmöglich, so zu handeln, wenn man mit Untergebenen zu tun habe, und sie erzählte folgende Geschichte. Einer ihrer Bekannten konnte gar nicht ohne Schimpfworte reden – er tat das mehr aus Gewohnheit als bewusst –, und das gestand er seinem Beichtvater. Der Geistliche schlug ihm vor, nach jedem ausgesprochenen Schimpfwort einen Knopf vom Mantel abzureißen und danach selber wieder anzunähen. Ehe der Mann von der Kirche nach Hause kam, war eine Knopfreihe an seinem Mantel bereits abgerissen, und gegen Abend desselben Tages fehlte auch die zweite Reihe. Auf Anraten des Geistlichen nähte er die Knöpfe selber an. Doch am nächsten Tag war er sie alle wieder los. Er ging erneut zu seinem Beichtvater und bat um Aufhebung dieser Buße. Der Priester aber bestand darauf, sie fortzuführen. Nach knapp zwei Wochen hörte der Mann auf, Schimpfworte zu gebrauchen.

Zu den unerlaubten Ausdrücken, die unter einfachen Leuten üblich sind, gehören die folgenden: Dummkopf, Hohlkopf, Gewissenloser, Halunke, Miststück, Verfluchter, Teufel, Satansbraten, Höllenhund, verdammte Kanaille, Bestie, Dieb, Räuber, Zuchthäusler, Spitzbube, Schurke, Hundesohn, Schuft, Rindvieh, Blutsauger, Sau, Esel, Dreckskerl, Hexenmeister, Hexe, Aussätziger, Depp und ähnliche erniedrigende Fluchwörter, die noch schlimmer sind und die man keinesfalls zu Papier bringen soll.

## II

Es gibt auch den Fall, dass ein Mensch sich selber ausschimpft – und das nicht aus tiefer Überzeugung, sondern aus Leichtfertigkeit und Gewohnheit – und dabei die eben erwähnten Worte gebraucht. Doch auch diese Art des Schimpfens ist unvernünftig und schädlich und verträgt sich nicht mit dem Geist der Sanftmut: unvernünftig, weil wir mit solchen Beschimpfungen nichts erreichen – unsere Fehler werden dadurch nicht wiedergutgemacht –, schädlich, weil es einen zu denken verleitet, durch Schimpfen hätte man sich genug bestraft, und so fühlt man sich von der Pflicht befreit, nach weiteren Gründen seiner Versündigung und wirkungsvolleren Mitteln zu ihrer Bekämpfung zu suchen; mehr noch, man wiegt sich in der falschen Hoffnung, man wäre mit sich selbst streng ins Gericht gegangen und könnte nun demütig vor seinen Nächsten treten. Doch derselbe Mensch wäre sehr beleidigt, wenn die anderen, nachdem sie seine Selbstbeschimpfungen gehört hätten, ihm bestätigen würden, dass sie dieselbe Meinung von ihm haben.

Das Gebot, sanftmütig zu sein, gilt nicht nur im Umgang mit unseren Nächsten, sondern auch mit uns selbst. Wir sollen uns aus demselben Grund sanftmütig behandeln, aus dem wir unsere Beziehungen mit anderen Menschen regeln, d.h. deswegen, weil wir mit Sanftmut am ehesten unser Ziel erreichen, nämlich diejenigen zu bessern, die einer Besserung bedürfen. Auf dieses Ziel weist uns der hl.

Apostel hin: „so ein Mensch etwa von einem Fehler übereilt würde, so helfet ihm wieder zurecht mit sanftmütigem Geist" (Gal 6,1). Und in der Tat zieht die Sanftmut an, und alles wird ihr untertan. Nur auf diese Weise sorgst du für das Heil deiner Seele, und zu einem gewissen Grad erfährst du den tiefen Sinn und die Kraft des Satzes: „Fasset eure Seelen mit Geduld" (Lk 21,19).

Wenn du weißt, dass dein Herz sich nur schwer diesen Überzeugungen hingeben kann, so erlege dir noch strengere Methoden auf, um in dir die nötige Scham und den Eifer zur Besserung hervorzurufen. Doch nach den harten Selbstprüfungen bemühe dich, milder zu sein, und verwandle deinen Zorn über dich selbst in heiliges Gottvertrauen. Entlarve dich also nach jedem Sündenfall selbst und bessere dein Herz, aber nicht mit hitzigem Schimpfen, sondern in Demut und Nachsicht gegen dich selbst, wohlwollend und liebevoll. Und in Demut vor Gott erkenne deine Armut und wende dich mit aller Kraft gegen deine Sünde; mit großem Eifer und in der Hoffnung auf Gottes Barmherzigkeit bemühe dich, den Weg zu gehen, von dem du abgewichen bist, – den Weg der Wohltat.

### III

Es gibt noch mehr gegen die eigene Seele gerichtete Schimpfworte, auf die zu Recht ein Satz des Sirach zuträfe: „Es gibt ein Reden, das der Pest vergleichbar ist; möge es sich im Erbland Jakobs nicht finden" (Sir 23,12). Gemeint sind Worte des Schwurs: der Teufel soll mich holen und ähnliche. Sie zu gebrauchen ist sehr unehrenhaft und zugleich eine wahnsinnige Kühnheit. Denn derjenige, der sie ausspricht, zeigt eine verächtliche Haltung seinem Leben gegenüber, das doch eine unschätzbare Gabe Gottes ist; außerdem vermisst er sich, mit den Krallen des höllischen Drachen zu spielen – und dabei kostete es unseren Erretter den Tod am Kreuz, ihn zu zähmen, „der ein Mörder von Anfang" ist (Joh 8,44) und „wie ein brüllender Löwe sucht, welchen er verschlinge" (1. Petr 5,8). Wer sich daher in Bitternis oder in Kühnheit dem Teufel verschreibt, sollte ernsthaft in der Furcht leben, von Gott, von dem er sich lospricht, verlassen und von dem Menschenfeind tatsächlich geholt zu werden. Es ist nicht zu bestreiten, dass es einem auch heute passieren kann, vom Teufel besessen zu sein, wie es früher öfters der Fall war. Möge dieses Unglück im Totengewand keine Verbreitung im Kreise der Christen finden!

### IV

Da die Schimpfworte ein Urteil über unsere Nächsten enthalten (denn wer den anderen beschimpft, der weist auf dessen Mängel hin und macht ihm Vorwürfe), nennt der Apostel Jakobus zwei Begriffe – üble Nachrede und Verurteilung –, die einander eng benachbart sind, und sagt: „Wer seinem Bruder afterredet und richtet seinen Bruder, der afterredet dem Gesetz und richtet das Gesetz" (Jak 4,11). Indem man auf den Gebrauch von Schimpfworten verzichtet, verpflichtet man sich auch, andere nicht zu beurteilen, außer in den Fällen, wenn man, seinem Rang nach, ein Urteil fällen muss. Doch dann ist die Tat mit einem Gesetz zu vergleichen, und geurteilt wird über das Gesetz und nicht über den Menschen.

Der Pharisäer Simon nannte die Frau, die Jesu Füße mit Öl gesalbt hatte, fälschlich gerade in jenem Moment eine Sünderin, als sie bereits von ihrer Schuld losgesprochen und in der Gnade des Herrn war. Dieses Beispiel soll mich immer daran erinnern, dass das zurückliegende sündige Leben eines Menschen mir kein Recht gibt, daraus zu folgern, sein gegenwärtiger Seelenzustand sei noch so wie zuvor.

Der Erretter unserer Seelen sagt: „Richtet nicht, auf dass ihr nicht gerichtet werdet" (Mt 7,1), „Verdammet nicht, so werdet ihr nicht verdammt" (Lk 6,37). Und der Apostel spricht: „Richtet nicht vor der Zeit, bis der Herr komme, welcher auch wird ans Licht bringen, was im Finstern verborgen ist, und den Rat der Herzen offenbaren" (1. Kor 4,5). Wie verleidet sind Gott dreiste und unbegründete Urteile! Die menschlichen Urteile sind deswegen dreist und unbegründet erstens, weil die Menschen nicht zu Richtern über einander bestimmt wurden, und wenn sie andere richten, so nehmen sie sich das Recht, das einzig und allein unserem Herrn zusteht, der „ein einiger Gesetzgeber" (Jak 4,12) und Richter ist; zweitens, weil das Hauptübel einer Tat abhängig ist vom Vorhaben und von dem, was einem das Herz sagt, und das bleibt für uns im Finstern verborgen; drittens, ein jeder müsste so viel Zeit mit sich selber und mit seiner Gewissensprüfung zubringen, dass ihm keine Zeit bleibt, über andere zu urteilen. Um also nicht gerichtet zu werden, muss man nicht die anderen, sondern sich selber richten. Doch – bei Gott! – wir handeln ganz anders; das, was uns verboten ist, tun wir unaufhörlich, bei jeder Gelegenheit urteilen wir über unseren Nächsten, und das, was wir tun sollen, nämlich über uns selber urteilen, das tun wir nicht. Wer hätte sich auch nur vorstellen können, dass der Räuber, der neben Jesus Christus gekreuzigt wurde, nicht endgültig verurteilt und verloren wäre! Ihm als erstem wurden wegen seiner Reue und seines Glaubens die Tore ins Paradies geöffnet. Wenn Gottes Gnade so unendlich ist, dass eine Minute ausreicht, um sie zu erlangen, wie können wir dann sicher sein, dass der Sünder von gestern auch heute noch einer ist? Man soll nicht nach dem gestrigen Tag über den heutigen urteilen wie auch nach dem heutigen nicht über den vergangenen: der eine und der letzte Tag wird über alle Tage entscheiden.

Vergesst nicht, nach dem Gebot haben wir unseren Nächsten nicht zu richten, sondern zu lieben. Schuldet niemandem etwas außer gegenseitiger Liebe; „denn wer den andern liebt, der hat das Gesetz erfüllt" (Röm 13,8). Behandelt die Menschen in allem so, wie ihr behandelt werden wollt. „Das ist das Gesetz und die Propheten" (Mt 7,12). Wie glücklich wäre jener, der am Jüngsten Gericht seinem

Erretter sagen könnte: Ich hoffe, Du musst mich nicht richten, denn ich habe mich an Dein Gesetz gehalten und niemanden gerichtet.

V

Die Urteile über unsere Nächsten sind zum großen Teil falsch, denn wir kennen die innere Verfassung der anderen nicht, und darum urteilen wir meistens voreingenommen und können die Wahrheit nicht erkennen. So können wir niemals jemanden als böse bezeichnen und dabei nicht in die Gefahr kommen, gelogen zu haben. Wenn es notwendig ist, können wir bloß sagen, dass jemand etwas Schlechtes getan hat, dass er für eine bestimmte Zeit ein schlechtes Leben führte oder dass er auch jetzt Schlechtes tut. Doch aus dem Gestrigen können wir nicht auf das Heutige schließen und noch weniger auf das Morgige. Nach einer einzelnen Tat können wir nicht über den ganzen Charakter eines Menschen urteilen. Der Apostel Paulus predigt: „Nun aber leget alles ab von euch: den Zorn, Grimm, Bosheit, Lästerung" und „Lüget nicht untereinander" (Kol 3,8 und 9). Er zeigt, dass diese zwei Laster, Lüge und Lästerung, einander ergänzen und oft untrennbar sind. Doch in ihnen ist gleichzeitig auch das Urteil über unseren Nächsten enthalten. Das heißt, wenn wir schimpfen, begehen wir drei Sünden: Lästerung, Verurteilung und Lüge. Enthalten wir uns des Schimpfens, schützen wir uns zugleich vor der Lüge.

Die Lüge entspricht der menschlichen Natur nicht, gleichgültig, zu welcher Gesellschaftsschicht der Mensch auch gehören mag. Sie ist Eigenschaft und Ausgeburt des Teufels, „denn die Wahrheit ist nicht in ihm. Wenn er die Lüge redet, so redet er von seinem Eigenen; denn er ist ein Lügner und ein Vater derselben" (Joh 8,44). Am ersten Sündenfall des Menschen war die Lüge beteiligt. Der Prophet David sagt über die Menschen: „Die Gottlosen sind verkehrt von Mutterschoß an; die Lügner irren von Mutterleib an" (Ps 58,4). Der Beginn der durch die Gnade wiederhergestellten Natur ist die Wahrheit: „Ich bin der Weg und die Wahrheit und das Leben" (Joh 14,6), sagt über Sich selbst der Erretter. Ist das nicht der Grund, warum man sich besonders schämt, bei der Lüge ertappt zu werden, weil sie auf das Fehlen jener Grundlage hinweist, die ein Mensch, der Seine Gnade erfahren hat, besitzt und sich dadurch von einem unterscheidet, der sich am Althergebrachten festhält und im Irrtum befindet? In der Tat reicht es nicht aus, sich nur vorzunehmen, von dieser Sünde loszukommen; ein dauerhaftes Wappnen, Üben, Erlernen guter Gewohnheiten und verschiedene Mittel je nach Lage sind notwendig. So wird die Wohltätigkeit treffend als Eingewöhnung in gute Taten angesehen. Also kann man die Tugend, nie zu lügen, nur durch ständige Arbeit und bewusstes Eingewöhnen erlangen.

Gewöhne dich daran, nie bewusst zu lügen, nicht, um dich zu entschuldigen, und unter keinen anderen Vorwänden, und denke daran – dein Gott ist die Wahrheit.

„Du hast Lust zur Wahrheit" (Ps 51,8). „Du bringst die Lügner um" (Ps 5,7). Der Prophet Sacharja beschrieb die Nöte der Menschen, die für ihr unehrliches und gesetzloses Verhalten von Gott bestraft wurden. Doch Er verkündet ihnen die Erlösung, allerdings nur unter einer Bedingung: „allein liebet Wahrheit und Frieden" (Sach 8,19). So mögen deine Worte immer friedlich, wahr, aufrichtig und offen sein. Wenn du ungewollt die Unwahrheit gesagt haben solltest, sie aber durch eine Erklärung wiedergutmachen kannst, tue es sofort. Sollte deine Lüge jemandem geschadet haben, so betrachte sie als genau so schwerwiegende Sünde wie den Diebstahl und bemühe dich augenblicklich, den angerichteten Schaden wiedergutzumachen. Wer auf eine ehrliche Frage eine unehrliche Antwort gibt, der gibt anderen Anlass zu denken, er habe kein reines Gewissen. Im Gegenteil, wer auf eine klare Frage direkt und ehrlich antwortet, wer fremde Worte, ohne sie zu ergänzen oder zu verdrehen, wiedergibt, wer die über- und untertreibenden Ausdrücke vermeidet und so erzählt, wie es ist, wird von allen geachtet und geliebt, ihm wird Vertrauen und Ehre entgegengebracht, und man kann von ihm sagen, dass er dem Apostel Paulus folgt, der sagte: „Eure Lindigkeit lasset kund sein allen Menschen!" (Phil 4,5). Wer die Wahrheit im Worte schätzt, der wird dafür sorgen, dass in seinem Herzen und in seinen Taten die Wahrheit herrscht. Durch die allererste Tugend, nicht zu lügen – wo doch die Lüge zu den wichtigsten Quellen der Sünde gehört –, befestigen wir uns in der Wahrheit und öffnen uns den Zugang zu anderen Wohltaten, indem wir unseren Herrn und Erretter nachahmen, „welcher keine Sünde getan hat, ist auch kein Betrug in seinem Munde erfunden" (1. Petr 2,22).

## VI

Es bleibt nur noch, auf ein unangenehmes Verhalten unseren Nächsten gegenüber hinzuweisen, das durch Lachen erzeugt wird. Wenn wir merken, ein anderer tut etwas gegen seinen Willen oder es stößt ihm etwas zu, wovon er selbst unangenehm überrascht wurde, verleitet es uns zum Lachen, es sei denn, unser Mitleid, Bescheidenheit oder Höflichkeit halten uns noch rechtzeitig davon ab. Unser unerwartetes und ungewolltes Lachen wird den Nächsten in dem Falle nicht beleidigen, wenn wir uns im Rahmen des Mitleids, der Bescheidenheit und Höflichkeit verhalten haben. Doch wenn aus unserem Lachen ein Auslachen wurde, d.h. wenn wir ihn in einer für ihn peinlichen Situation absichtlich auslachen, so beleidigen wir zweifellos unseren Nächsten. Wir beleidigen ihn auch dann, wenn wir Peinlichkeiten, die ihm widerfahren sein sollen, ohne Kenntnis des genauen Zusammenhangs glauben und das nur durch Hörensagen Erfahrene weitererzählen. Damit berauben wir ihn seines Rechts auf die ihm gebührende Achtung, wir belasten ihn mit Verunglimpfungen und zerstören letztlich die Liebe; das kann bis zur Verachtung und sogar bis zum Abscheu unseres Nächsten führen. Es wurde schon gesagt, dass der Zorn uns daran hindert, den Nächsten mit ungetrübtem Blick zu betrachten; das gleiche gilt auch für das Lachen. Gepaart mit der Verachtung, verursacht das Lachen bei unserem Nächsten eine noch fühlbarere Kränkung als Schimpfworte oder falsche Urteile. Eine heitere Seelenstimmung wird nicht von Scherzen und Lachen getragen, sondern sie ist die eigentliche Frucht des christlichen Lebens. Der Apostel schrieb an die Philipper: „Freuet euch in dem Herrn allewege! Und abermals sage ich: Freuet euch!", „Und der Friede Gottes, welcher höher ist denn alle Vernunft, bewahre eure Herzen und Sinne in Christo Jesu!" und „Weiter, liebe Brüder, was wahrhaftig ist, was ehrbar, was gerecht, was keusch, was lieblich, was wohllautet, ist etwa eine Tugend, ist etwa ein Lob, dem denket nach!" (Phil 4,4; 7 und 8). Heiterkeit steht keiner Freundschaft im Wege, aber man muss acht geben, dass sie nicht die Grenzen verlässt, hinter denen die Achtung unserem Nächsten gegenüber in Verachtung übergeht. – Fromme Überlieferungen über unseren Erretter bezeugen, dass man während Seines ganzen Lebens auf Erden Ihn niemals lachen sah.

So lasst uns auf die Hilfe des Allmächtigen hoffen und lasst uns aus vollem Herzen geloben, dass wir uns in allen Taten unseren Nächsten gegenüber die Belehrungen des Apostels Paulus zur Regel nehmen und immer daran denken:

„Liebe Brüder, so ein Mensch etwa von einem Fehler übereilt würde, so helfet ihm wieder zurecht mit sanftmütigem Geist ihr, die ihr geistlich seid; und siehe auf dich selbst, dass du nicht auch versucht werdest. Einer trage des andern Last, so werdet ihr das Gesetz Christi erfüllen" (Gal 6,1 und 2).

Für diejenigen, die noch eingehender darüber nachdenken wollen, in welchen Fällen Zornesausbrüche auftreten können, fügen wir die Äußerungen des hl. Franz von Sales zu diesem Thema an, entnommen seinem Traktat „Abhandlung über die Gottesliebe" Bd. II, Buch X, Kap. XV (Traite de l'amour de Dieu par S. François de Sales, 2 vol. Annessi, 1616).

### Ratschläge für die Lenkung des heiligen Eifers[5]

1. Da der Eifer eine brennende, heftige Liebe ist, bedarf er der weisen Lenkung; sonst würde er leicht die Grenzen der Bescheidenheit und des Taktes überschreiten. Nicht, als ob die Liebe zu Gott je übertrieben werden könnte, sei es in sich selbst, sei es in ihren Regungen, sei es in den Neigungen, die sie im Geist auslöst. Sie bedient sich aber zur Ausführung ihrer Pläne des Verstandes, den sie beauftragt, die Mittel ausfindig zu machen, die zum Erfolg führen, ferner der Kühnheit oder des Zornes, um die Schwierigkeiten zu überwinden, die sich in den Weg stellen. So

---

[5] Hier zitiert nach Franz von Sales: Abhandlung über die Gottesliebe. Theotimus. Zweiter Teil. Aus dem Französischen übertragen von P. Dr. Franz Reisinger. Franz-Sales-Verlag Eichstätt und Wien 1960, Buch X, Kap. 15, S. 209-213.

geschieht es denn oft, dass der Verstand zu schwere und gewaltsame Wege vorschlägt und ergreifen lässt und dass der Zorn oder die Kühnheit, wenn sie einmal in Bewegung gesetzt sind, sich nicht mehr in den Grenzen der Vernunft halten können und das Herz in Unordnung versetzen. Der Eifer wird dann in taktloser und ungeordneter Weise ausgeübt, wodurch er schlecht und tadelnswert wird.

2. David entsandte Joab mit seiner Armee gegen seinen treulosen und abtrünnigen Sohn Absalon; doch verbot er ihm streng, irgendwie Hand an ihn zu legen, ja er befahl ihm, unter allen Umständen dafür zu sorgen, dass er gerettet werde. Joab aber tötete, vom Siege berauscht, mit eigener Hand den armen Absalon, ohne das alles zu beachten, was der König ihm gesagt hatte (2. Sam. 18,5.14).

So bedient sich der Eifer des Zornes, um das Böse zu bekämpfen, und trägt ihm immer ganz ausdrücklich auf, zwar die Missetat und die Sünde zu vernichten, den Sünder und Missetäter aber womöglich zu retten. Ist aber der Zorn einmal in Harnisch geraten, so gleicht er einem hartmäuligen und hitzigen Ross, das seinem Reiter durchgeht, über die Schranken hinausstürmt und erst innehält, wenn ihm der Atem ausgeht. Der gute Hausvater, den der Herr im Evangelium beschreibt, wusste wohl, dass eifrige und heftige Diener für gewöhnlich die Absicht ihres Herrn überschreiten. Als sich darum die Seinen anboten, sein Feld zu jäten, um das Unkraut auszureißen, sagte er ihnen: „Nein, ich will es nicht, ihr möchtet sonst beim Sammeln des Unkrauts zugleich auch den Weizen ausreißen" (Mt. 13,29).

3. Der Zorn, Theotimus, ist sicher ein tüchtiger, tapferer und sehr unternehmender Diener, der vieles zu bewerkstelligen vermag. Aber er ist so hitzig, so unruhig, so unüberlegt und wild, dass er für gewöhnlich nichts Gutes tut, ohne gleichzeitig viel Übles anzurichten.

Die Landwirte sagen, es sei nicht günstig, sich Pfaue im Hause zu halten, denn wenn sie auch Jagd auf Spinnen machen und die Wohnräume davon freihalten, so ruinieren sie doch dermaßen die Dächer, dass der Nutzen, den man von ihnen hat, weit übertroffen wird von dem Schaden, den sie anrichten.

Die Natur hat den Zorn der Vernunft zur Hilfe gegeben, und die Gnade verwendet ihn im Dienste des Eifers zur Ausführung ihrer Pläne, doch ist er eine gefährliche und wenig wünschenswerte Hilfe. Denn wenn er stark wird, spielt er sich zum Herrn auf, stürzt die Autorität der Vernunft und die von Liebe getragenen Gesetze des Eifers. Ist er aber schwach, so tut er nichts, was der Eifer allein, ohne ihn, nicht auch tun würde. Dabei muss man aber immer die berechtigte Furcht haben, dass er, erstarkt, sich des Herzens und des Eifers bemächtigt, sie seiner Tyrannei unterwirft, so wie ein Feuerwerk in einem Augenblick ein Gebäude in Flammen setzt, und niemand weiß, wie man es löschen kann. Es ist ein Verzweiflungsakt, wenn man in einen Platz fremde Hilfstruppen hineinlegt, die die Oberhand gewinnen können.

Die Eigenliebe betrügt uns oft und führt uns auf Irrwege, indem sie ihre eigenen Leidenschaften unter dem Deckmantel des Eifers ins Werk setzt. Wohl hat sich zuweilen der Eifer des Zornes bedient, dafür bedient sich jetzt der Zorn des Namens „Eifer", um damit seine schändlichen Ausschreitungen zu decken. Ich sage, er bedient sich des Namens Eifer, denn des Eifers selbst kann er sich nicht bedienen, ist es doch Eigenart aller Tugenden und insbesondere der Liebe, aus der der Eifer entspringt, „so gut zu sein, dass niemand sie missbrauchen kann" (Aristot. Magna Moralia, 2,7).

4. Einst kam ein berüchtigter Sünder und warf sich einem guten, würdigen Priester zu Füßen, indem er mit großer Unterwürfigkeit bekannte, er komme, das Heilmittel für seine Übel zu suchen, d.h. die heilige Lossprechung von seinen Fehlern zu empfangen. Ein Mönch namens Demophilus aber war der Ansicht, dieser arme bußfertige Sünder wage sich allzu nahe an den Altar heran, und geriet darüber in einen so heftigen Zorn, dass er sich blindlings auf ihn stürzte, ihn mit Fußtritten behandelte, ihn stieß, davonjagte und in verletzender Weise auch den Priester beschimpfte, der den Reuigen gütig aufgenommen hatte, wie es seine Pflicht war. Dann eilte er zum Altar und entfernte von diesem alle heiligen Geräte, die sich darauf befanden, und trug sie fort, angeblich, weil die Stätte durch die Anwesenheit des Sünders entheiligt worden sei. Er ließ es nicht bei diesem Unternehmen seines Eifers bewenden, sondern teilte das ganze voll Begeisterung dem großen hl. Dionysius dem Areopagiten in einem Brief mit.

Der große Schüler des hl. Paulus gab ihm eine ausgezeichnete Antwort, die ein würdiger Ausdruck seines apostolischen Geistes ist. Er ließ ihn klar erkennen, dass sein Eifer taktlos, unklug und frech war. Wenn auch der Eifer für die den heiligen Dingen schuldige Ehre gut und lobenswert sei, so habe er ihn doch ganz gegen alle Vernunft, ohne alle Überlegung und urteilslos angewendet, denn er habe sich an einem Ort und gegen Personen, die er ehren, lieben und achten sollte, Fußtritte, Beleidigungen, Schmähungen und Vorwürfe erlaubt. Dieser Eifer könne nicht gut sein, nachdem er in so unordentlicher Weise ausgeübt worden sei.

In der gleichen Antwort (Epist. VIII. ad Demophilum) bringt der Heilige ein denkwürdiges Beispiel heftigen Eifers einer zuvor guten, aber durch ihre Zornesausbrüche verunstalteten und geschädigten Seele.

Ein Heide hatte einen neubekehrten Christen aus Kandia dazu verleitet, wieder zum Götzendienst zurückzukehren. Darüber geriet Carpus, ein durch Reinheit und Heiligkeit des Lebens hervorragender Mann, der aller Wahrscheinlichkeit nach Bischof von Kandia gewesen ist, in einen heftigen Zorn, wie er ihn noch nie empfunden hatte. Er ließ sich von dieser Leidenschaft so hinreißen, dass er, als er um Mitternacht aufstand, um nach seiner Gewohnheit zu beten, bei sich überlegte, es sei doch nicht vernünftig, dass derart gottlose Menschen weiterlebten. In seiner großen Empörung bat er die göttliche Gerechtigkeit, durch einen Blitzstrahl beide Sünder auf einmal zu töten, den heidnischen Verführer und den verführten Christen.

Aber höre, Theotimus, was Gott tat, um die Härte der Leidenschaft zu mildern, von welcher der arme Carpus so heftig erfasst war. Erstens ließ er ihn, wie einen zweiten hl. Stephanus (s. Apg 7,55) den Himmel offen und Jesus Christus auf einem hohen Throne sitzen sehen, von einer Schar Engel umgeben, die ihn in menschlicher Gestalt umstanden. Dann sah er unten die Erde offen und einen schaurigen weiten Abgrund, an dessen Rand die zwei in die Irre Gegangenen, denen er soviel Übles gewünscht hatte, zitternd und vor Schrecken fast vergehend standen, weil sie daran waren, hinabzustürzen. Auf der einen Seite waren eine Menge Schlangen, die aus dem Abgrund hervorkrochen, sich um ihre Beine ringelten und mit ihren Schwänzen kitzelten, um sie stießen und schlugen, damit sie fallen sollten. So schienen sie daran zu sein, in den Abgrund hinabzustürzen.

Stelle dir nun vor, mein Theotimus, wie heftig die Leidenschaft des Carpus war. Wie er selbst dem hl. Dionysius erzählte, achtete er nicht darauf, den Herrn und die Engel im Himmel zu betrachten; er fand zu viel Vergnügen daran, sich die furchtbare Lage anzusehen, in der sich die beiden armseligen Schuldbeladenen befanden, und ärgerte sich nur darüber, dass es so lange dauerte, bis sie zugrunde gingen, und deshalb versuchte er selbst, sie hinabzuschleudern. Da er es aber doch nicht so schnell zu tun vermochte, wie er wollte, geriet er in Zorn und verfluchte die beiden, bis er endlich seine Augen zum Himmel erhob. Da sah er den sanften und erbarmungsreichen Herrn, der von tiefstem Mitleid ergriffen über das, was sich da zutrug, sich von seinem Thron erhob und bis zu jenem Ort hinabstieg, wo sich die beiden Armen befanden, ihnen seine hilfreiche Hand reichte, während Engel kamen und sie an beiden Seiten hielten, um sie zu hindern, in den furchtbaren Abgrund zu stürzen. Zum Schluss wandte sich der liebevolle, gütige Jesus an den zornigen Carpus und sagte: „Schlage jetzt los auf mich, denn ich bin bereit, noch einmal zu leiden, um die Menschen zu retten. Ich würde es gern tun, wenn es ohne Sünde anderer Menschen geschehen könnte. Aber überlege dir, was besser für dich wäre, in diesem Abgrund mit den Schlangen zu sein, oder bei den Engeln zu wohnen, die so große Freunde der Menschen sind."

Sieh, Theotimus, es war recht von dem gottesfürchtigen Carpus, sich wegen der beiden Menschen zu ereifern, und mit Recht hatte ihn sein Eifer in Zorn über die beiden geraten lassen. Doch der in Wallung geratene Zorn hatte Vernunft und Eifer drangegeben, alle Schranken und Grenzen der heiligen Liebe und folglich auch des Eifers, der ja die Glut der Liebe ist, durchbrochen und den Hass gegen die Sünde in einen Hass gegen den Sünder und gütige Liebe in wütende Grausamkeit verwandelt.

5. Es gibt Menschen, die glauben, man könne nicht viel Eifer haben, wenn man nicht in großen Zorn gerät. Sie meinen, nichts in Ordnung bringen zu können, ohne dass sie alles zerschlagen. In Wahrheit aber ist es so, dass sich der wahre Eifer fast nie des Zornes bedient. Wie man bei Kranken nur im äußersten Notfall, wenn nichts anders mehr hilft, Eisen und Feuer anwendet, so bedient sich der heilige Eifer nur im äußersten Notfall des Zornes.

\* \* \*

## Sieben Aufforderungen zur Nächstenliebe
entnommen den Schriften des Heiligen Tichon

Über die persönlichen Pflichten eines jeden Christen

1. Jeder Mensch, mein Bruder, ist ein liebenswertes Geschöpf meines Gottes,
2. er ist wie auch ich nach dem Bilde Gottes geschaffen,
3. er ist wie ich in Sünde gefallen,
4. er ist wie ich durch das Blut des Sohnes Gottes, meines Erlösers, errettet
5. und durch das Wort Gottes zum ewigen Leben berufen.
6. Ich muss ihn als ein Geschöpf Gottes lieben, wie mich selbst, darf ihm nichts zufügen, was ich nicht will, das man mir zufüge, und ich muss für ihn tun, was ich will, das man auch mir tue.
7. So hat Gott es mir geheißen.

*„Sieben Aufforderungen zur Nächstenliebe" auf Russisch*

ПРИЗЫВЪ

КЪ

ЖЕНЩИНАМЪ.

Доктора Ф. Гааза.

ПОСМЕРТНОЕ ИЗДАНІЕ.

«И когда Я вознесенъ буду
отъ земли, всѣхъ привлеку къ
Себѣ».        Іоан. 12, 32.

ПЕРЕВОДЪ СЪ ФРАНЦУЗСКАГО
Л. П. Никифорова.

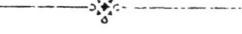

МОСКВА.
Типо-лит. Высоч. Утв. Т-ва И. Н. Кушнеревъ и К°, Пименов. ул., с. д.
1897.

*„Appell an die Frauen"*
*Titelblatt der russischen Ausgabe von 1897*

# Appell an die Frauen[1]

Der Autor dieses Buches fragte seinen Freund, ob man mit diesem „Appell an die Frauen" auf reichliche Früchte hoffen könne. Aber ja, antwortete jener, wenn Gott hilft, dass viele diese Lehren verinnerlichen.

Also, ihr Frauen und Christinnen, zuallererst sollt ihr Gott für die unendliche Wohltat danken, dass Er Liebe in eure Herzen gesät hat, dann solltet ihr lernen, eure Neigungen dem Willen Gottes unterzuordnen, denn nur mit Ihm kann alles im Einklang sein. Und zuletzt, da ihr berufen seid, an der Wiedergeburt der Gesellschaft mitzuwirken, bittet Ihn, euch die Liebe zur Weisheit zu schenken, denn „die Weisheit aber von obenher ist aufs erste keusch, darnach friedsam, gelinde, lässt sich sagen, voll Barmherzigkeit und guter Früchte, unparteiisch, ohne Heuchelei" (Jak 3,17).

Ohne Gott können wir nichts tun, und zu Ihm kommen können wir nur, wenn Er uns an sich zieht; deswegen betet, dass Er eure Herzen wie das der heiligen Lydia öffnete. In der Apostelgeschichte steht geschrieben: „Am Tage des Sabbats gingen wir hinaus vor die Stadt an das Wasser, da man pflegte zu beten, und setzten uns und redeten zu den Weibern, die da zusammenkamen. Und ein gottesfürchtiges Weib mit Namen Lydia, eine Purpurkrämerin aus der Stadt Thyatirer, hörte zu; dieser tat der Herr das Herz auf, dass sie darauf achtete, was von Paulus geredet ward" (Apg 16,13 und 14).

Auf den Lehren des Apostels Paulus sehen wir folgende These begründet:

Die Berufung der Frau liegt darin, nicht nur an der Erhaltung der gesellschaftlichen Ordnung tätig mitzuwirken, sondern auch an deren Umgestaltung, wenn eine solche Umgestaltung sich als unabdingbar notwendig erweist. Alle Worte und Taten der Frau müssen aus christlichem Geist entspringen, der von Güte, Friedfertigkeit, Sorge um das Seelenheil, Nachsicht, Gerechtigkeit, Wahrheit, Bescheidenheit, Duldsamkeit und Milde durchdrungen ist.

Deswegen werden sie aufgerufen, folgende Regeln sorgfältig auszuführen.

## I

Niemals soll man lästern; man denke dabei an die Belehrung des Königs David: „Ich will mich hüten, dass ich nicht sündige mit meiner Zunge" (Ps 39,2). Besonders diesen Psalm lobt der heilige Ambrosius[2], und er hält die Enthaltsamkeit

---
[1] Leicht gekürzte Fassung der 1897 in Moskau erschienenen postumen Ausgabe in russischer Sprache.
[2] Ambrosius (339 [oder 333] - 397), Kirchenlehrer; aus römischem Adel stammend, wurde er als Provinzstatthalter von Ligurien und Emilien 374, noch ungetauft, durch Akklamation zum Bischof von Mailand gewählt; dichtete Hymnen und führte sie nach östlichem Vorbild in die lateinische Liturgie ein.

der Zunge für den ersten Schritt und für das beste Anzeichen des geistigen, das heißt des christlichen Lebens.

„So sich jemand unter euch lässt dünken, er diene Gott, und hält seine Zunge nicht im Zaum, sondern täuscht sein Herz, des Gottesdienst ist eitel" (Jak 1,26).

## II

Die Abwesenden soll man immer verteidigen, indem man dem großen Gebot Christi folgt: „Alles nun, was ihr wollt, dass euch die Leute tun sollen, das tut ihr ihnen auch. Das ist das Gesetz und die Propheten" (Mt 7,12).

Auf dem Esstisch des seligen Augustinus[3] war ein Spruch angebracht, der lautete:

Quisquis amat dictis absentum rodete famam,
Nanc mensam vititam noveret esse sibi.

(Wer in Gesprächen über einen Abwesenden gerne zu lästern pflegt, soll wissen, dass ihm an diesem Tisch der Platz verwehrt ist.)

Wenn auch der ehrwürdigste Mensch diesen Rat vergaß, schreibt der Biograph Augustins, dem sagte der Hausherr: „Entweder müssen wir diesen Spruch ausradieren, oder ich entferne mich in mein Zimmer."

## III

Man soll dafür Sorge tragen, dass kein Familienangehöriger und kein Nächster irgendeiner Leidenschaft zum Opfer fällt.

Die hauptsächlichen Fallen, die der Feind des Menschen uns stellt, um uns zu locken und dem ewigen Unglück anheimzugeben, ist die Sucht nach Alkohol, nach Glücksspielen und nach gesetzwidrigen Beziehungen. Deswegen müssen Frauen, die sich das wahre Glück auf Erden und die Rettung der Nächsten wirklich zu Herzen nehmen, weise und mütterlich dafür Sorge tragen, dass in ihren Familien harte Spirituosen überhaupt nicht verwendet werden.

Mit Vernunft und Vorsicht sollen sich die Frauen dabei durch die Autorität eines Arztes unterstützen lassen oder einen lobenswerten Vorwand zunutze machen. Überall, wo es von Frauen abhängen kann, sollen sie acht geben, dass Umgang mit Menschen gepflegt wird, die anständig, umsichtig, tüchtig, ehrlich und gewissen-

---

[3] Augustinus (354-430), bedeutendster Kirchenlehrer des christlichen Altertums; Sohn einer christlichen Mutter (Hl. Monika) und eines heidnischen Vaters; nach dem Studium der Philosophie auf der Suche nach der Wahrheit Hinwendung zum Manichäismus, dann zum Neuplatonismus; unter dem Einfluss des Bischofs Ambrosius Bekehrung und Taufe (387); seit 395 Bischof von Hippo. Außer den 22 Büchern über den Gottesstaat, philosophischen und theologischen Abhandlungen, Schriftenerklärungen und Predigten schrieb er seine „Confessiones" („Bekenntnisse"), die Einblick in seine innere Entwicklung geben.

haft sind. Und sie werden auch dafür sorgen, dass in ihren Häusern nicht um Geld, sondern zur Unterhaltung gespielt wird. Ebenso werden sie in ihrem Umkreis das Gesetz Gottes vertreten, nach dem nämlich jeder Mann nur der Frau treu bleiben muss, die ihm von Gott gegeben ist.

## IV

Sie [die Frauen] sollen sich alle mögliche Tugenden, die ihrer würdig sind, aneignen. „Lüget nicht untereinander; ziehet den alten Menschen mit seinen Werken aus und ziehet den neuen an, der da erneuert wird zu der Erkenntnis nach dem Ebenbilde des, der ihn geschaffen hat" (Kol 3,9 und 10).

„So ziehet nun an, als die Auserwählten Gottes, Heiligen und Geliebten, herzliches Erbarmen, Freundlichkeit, Demut, Sanftmut, Geduld; und vertrage einer den andern und vergebet euch untereinander, so jemand Klage hat wider den andern; gleichwie Christus euch vergeben hat, also auch ihr. Über alles aber ziehet an die Liebe, die da ist das Band der Vollkommenheit. Und der Friede Gottes regiere in euren Herzen, zu welchem ihr auch berufen seid in *einem* Leibe; und seid dankbar!" (Kol 3,12-15) „Die Liebe ist langmütig und freundlich, die Liebe eifert nicht, die Liebe treibt nicht Mutwillen, sie blähet sich nicht, sie stellet sich nicht ungebärdig <…>" (1. Kor 13,4 und 5).

„Freuet euch in dem Herrn allewege!", sagt derselbe Apostel und fährt fort: „Und abermals sage ich: Freuet euch! Eure Lindigkeit lasset kund sein allen Menschen! Der Herr ist nahe! Sorget nichts! sondern in allen Dingen lasset eure Bitten im Gebet und Flehen mit Danksagung vor Gott kund werden. Und der Friede Gottes, welcher höher ist denn alle Vernunft, bewahre eure Herzen und Sinne in Christo Jesu! Weiter, liebe Brüder, was wahrhaftig ist, was ehrbar, was gerecht, was keusch, was lieblich, was wohllautet, ist etwa eine Tugend, ist etwa ein Lob, dem denket nach!" (Phil 4,4-8).

## V

Sie [die Frauen] sollen das rechte Mitgefühl und Mitleid für die Menschen, die ihnen dienen oder von ihnen abhängig sind, in sich entwickeln und in die Tat umsetzen. Der Apostel Paulus sagt: „So aber jemand die Seinen, sonderlich seine Hausgenossen, nicht versorgt, der hat den Glauben verleugnet und ist ärger denn ein Heide" (1. Tim 5,8). Sie müssen sich bemühen, die ihnen dienenden Menschen zu überzeugen, dass ihre Arbeiter und ihr Dienstpersonal nicht von unwürdigen Herrschaften geleitet werden. Sie sollen aufpassen und verbieten, dass in ihren Häusern keine Flüche und beleidigende Worte gebraucht werden; mit ernsthafter Strenge muss beachtet werden, dass niemand seinen Nächsten als „Racha" beschimpft. Sie sollen sich stets an das göttliche Gebot Christi halten: „Richtet nicht, auf dass ihr nicht gerichtet werdet" (Mt 7,1) und sich bemühen, sich selber zu richten, „denn so wir uns selber richteten, so würden wir nicht gerichtet" (1. Kor 11,31). Sie sind diejenigen, die in ihren Häusern die Tradition einführen werden, gute Bücher zu lesen und den Sonntag als Tag, Gott gewidmet, zu feiern.

## VI

„Sehet zu, dass keiner Böses mit Bösem jemand vergelte; sondern allezeit jaget dem Guten nach, untereinander und gegen jedermann" (1. Thess 5,15).

An der Selbstvervollkommnung arbeitend, fassen sie die Interessen der Gesellschaft richtig auf und bemühen sich, jene Glückseligkeit zu erlangen, die den Sanftmütigen versprochen worden ist: „Selig sind die Sanftmütigen; denn sie werden das Erdreich besitzen" (Mt 5,5). Sie sind die Erbinnen dieser Erde, und das durch ihre Sanftmut, Güte und Gerechtigkeit, gefestigt durch ihre Treue zu ihren Männern, die dieses Erbe übernehmen. Wenn sie sich von Belehrungen des Apostels Paulus (Röm 12,21; Hebr 10,24 und 1. Kor 16,14) leiten lassen werden, wird das Böse nicht siegen können; und sie werden sich bemühen, das Böse mit dem Guten zu besiegen, sie werden einander helfen, zu lieben und Gutes zu tun.

Sie werden immer daran denken, dass unser Erretter in Seiner letzten Rede, bevor Sein Kreuzweg begann, folgende Worte an Seine Jünger richtete: „Ein neu Gebot gebe ich euch, dass ihr euch untereinander liebet, wie ich euch geliebt habe, auf dass auch ihr einander liebhabet. Dabei wird jedermann erkennen, dass ihr meine Jünger seid, so ihr Liebe untereinander habt" (Joh 13,34 und 35).

## VII

Christliche Frauen sollen tatkräftig helfen beim Einrichten von Heimen für arme Kranke, für Waisenkinder und obdachlose Menschen, für Greise und verlassene Menschen, für die, die mit ihrer eigenen Kraft nicht mehr ihr Brot verdienen können.

Sie sollen nie etwas bis morgen vertagen, was sie heute erledigen können. Sie sollen sich beeilen, Gutes zu tun. Das, was sie sich aus irgendeinem Grund selbst nicht leisten können, werden sie beharrlich und sanftmütig für die anderen möglich machen; und sie werden sich nicht schämen, deswegen Strapazen und Bittgänge auf sich nehmen zu müssen, denn sie werden vom Geist der Barmherzigkeit geleitet. Und sie werden darum weder vor einer Erniedrigung noch vor einer Absage Halt machen. Jede Erniedrigung, die sie bei der Erfüllung des Willens Christi und zum Nutzen des Nächsten auf sich nehmen, wird sich für sie zu gegebener Zeit in eine kostbare Perle verwandeln.

## VIII

Das Gute tun sie bescheiden und ohne Eitelkeit, für sich selber verbrauchen sie so wenig wie möglich. Sollten sie durch Luxus verführt werden, so denken sie stets an Lazarus und den reichen Mann aus dem Evangelium. Wenn sie denn dieser Verführung bereits erlegen sind, so sollen sie einen Teil davon für wohltätige Zwecke abgeben. Das jüdische Gesetz bestimmte, dass der zehnte Teil für gute Taten verwendet werden soll.

Ein Geplagter, vom Besuch des Erretters tief beeindruckt, beschloss, die Hälfte seines Reichtums den Armen zu geben. So soll jeder für sich entscheiden, wie er diesbezüglich verfahren will. Ich erlaube mir zu bemerken, dass kraft der Überlegenheit des Christentums die christliche Wohltat höher als die jüdische sein soll. Indem die Frauen errechnen, wieviel sie für ihren Eigenbedarf benötigen, sollen sie ihn nicht ausdehnen, sondern energisch vermindern, damit sie immer in der Lage sind, den Armen die nötige Hilfe zu geben.

## IX

Sie sollen sich mit Verstand um ihre eigene Gesundheit kümmern und sie als Geschenk betrachten, mit der uns die Vorsehung bedachte, damit wir unsere Pflicht erfüllen können. In der Tat hindern uns Krankheiten, Gott und dem Nächsten gut zu dienen. Sie berauben uns der Möglichkeit, die Leidenden zu besuchen. Dabei ist es eine unserer wesentlichen Pflichten, das Unglück der Nächsten zu sehen und es ihnen zu erleichtern. Doch wenn man mit seiner Gesundheit verschwenderisch umgeht, sich dauerhaft irgendwelche Krankheiten zuzieht und sich kaum um ihre Heilung kümmert, lässt man sich in eine Lage versetzen, in der viele Tage und Wochen verlorengehen, die wir viel nützlicher verbringen könnten und worüber wir Rechenschaft ablegen werden müssen, und zwar dann, wenn diese verbrecherische Fahrlässigkeit nicht mehr wiedergutzumachen ist. Dann werden wir uns vergeblich bemühen, dieses Leben nur um einige Stunden oder Minuten zu verlängern.

Aus diesem Grund müssen wir uns zur heiligen Pflicht machen, alles mögliche für unsere Gesundheit zu tun, um sie wiederherzustellen und zu bewahren. „Mein Sohn, bei Krankheit säume nicht, bete zu Gott; denn er macht gesund. Lass ab vom Bösen, mach deine Hände rechtschaffen, reinige dein Herz von allen Sünden! Bring den beruhigenden Duft eines Gedenkopfers dar, mach die Gabe fett, wenn dein Vermögen es erlaubt. Doch auch dem Arzt gewähre Zutritt! Er soll nicht fernbleiben; denn auch er ist notwendig" (Sir 38,9-12). „Und rufe mich an in der Not, so will ich dich erretten, so sollst du mich preisen" (Ps 50,15).

X

„Selig sind die Friedfertigen; denn sie werden Gottes Kinder heißen" (Mt 5,9).

Mit Frieden endet alles Gute, ohne Frieden gibt es für Menschen weder Glückseligkeit noch Errettung. Indem wir den Frauen die Aufbewahrung des Friedens anvertrauen oder bei der Wiederherstellung des Friedens mit ihrer Vermittlung rechnen, erlegen wir ihnen in der Tat eine Pflicht auf, die der Kinder Gottes würdig ist. Welch ein armseliges und quälendes Bild geben streitende Menschen ab, die doch von ihrer Natur aus in Denken und Wollen geeint werden sollen. Streit erzeugt Trennung. Trennung führt zur Abwendung... Das Glück dieser Menschen ist eher eine Täuschung, und in Wirklichkeit stehen sie am Abgrund des ewigen Untergangs. Nicht bereit zu sein, zu verzeihen und sich zu versöhnen, ist eine der größten Sünden. Indem wir auf Versöhnung verzichten, verschmähen wir die Barmherzigkeit Gottes, Der uns unsere Sünde nur unter der Bedingung vergibt, dass auch wir den anderen, die uns verletzt haben, vergeben. Ehre und Achtung verdienen jene Menschen, denen es gegeben ist, Feinde zu versöhnen. Das beste Beispiel für die Gefahr, die diejenigen auf sich nehmen, die die Versöhnung verweigern, ist die Geschichte des Märtyrers Nikephor, die uns Franz von Sales[4] erzählt.

XI

Unter Kaiser Valerian lebte in Antiochien der Priester Saprikius, der mit Nikephor befreundet war. Die beiden verband eine so alte Freundschaft, dass man sie für Brüder hielt. Doch aus irgendeinem Grund zerstritten sie sich, und die Freundschaft artete in tiefe Feindschaft aus. Nach einer Weile bekannte sich Nikephor zu seiner Schuld und versuchte, sich mit Saprikius auszusöhnen. Aber Saprikius blieb unerbittlich, voller Stolz verzichtete er auf eine Versöhnung. Inzwischen setzten neue Christenverfolgungen ein, und Saprikius war mit vielen anderen verhaftet worden. Er wurde gefoltert, aber er wandte sich nicht von seinem Glauben ab, und der erzürnte Stadthalter von Antiochien verurteilte ihn zum Tode. Auf dem Weg zur Hinrichtung lief ihm Nikephor entgegen, fiel vor ihm zu Boden und flehte ihn an: „Märtyrer Christi, vergib mir, denn ich habe dich beleidigt!" Doch Saprikius ging an ihm vorbei, ohne ihn zu beachten.

Als Saprikius den Richtplatz erreichte, fiel Nikephor erneut vor ihm auf die Knie und sagte: „Ich flehe dich an, verzeihe mir; denn auch im Evangelium heißt es: vergebt und es wird euch vergeben." Auch diese Worte konnten das hochmütige und verhärtete Herz des Saprikius nicht erweichen. So nahm ihm das Gericht

---

[4] Zu Franz von Sales vgl. Kopelew S. 202, Anm. 49.

Gottes für seine starrsinnige Weigerunng, dem Nächsten zu vergeben, die Ehre des Märtyrers: Als der Henker bereits die Hand mit dem Beil schwang, verließ Saprikius der Mut, er begann um Gnade zu flehen und erklärte sich bereit, den heidnischen Göttern zu opfern.

Als der bescheidene und sanftmütige Nikephor das hörte, ging er auf den Henker zu und sagte: „Freunde, ich bin ein Christ und glaube an Jenen fest, von Dem sich eben dieser Mensch losgesagt hat. Ich bitte darum, mich statt seiner zu enthaupten." Die Wache war sehr verwundert und ließ den Statthalter darüber in Kenntnis setzen. Daraufhin wurde Saprikius befreit und Nikephor hingerichtet, und zwar am 9. Februar des Jahres 260 unserer Zeit, wie Metaphrastes[5] und der Syrer[6] berichten. Eine schreckliche Geschichte, die uns anhält, die für uns wichtige Frage ernsthaft zu erörtern. Wir haben gesehen, wie der stolze und mutige Saprikius viele Qualen ertrug und sich zum christlichen Glauben bekannte, bis er sich dem Richtplatz näherte. Doch weil er dem Willen Gottes die Befriedigung seines grausamen Hochmuts vorzog, verließ ihn der Mut in dem Augenblick, da der Ruhm des Märtyrers so nahe war.

## XII

„Vater, vergib ihnen; denn sie wissen nicht, was sie tun!" (Lk 23,34).

In diesen Worten finden wir Erklärung und Gründe für die Nachsicht. Es gibt verschiedene Arten der Vergebung: Sie ist auf jede Art gut, weil sie christlicher Natur ist, aber sie unterscheidet sich je nach der Art der Tugend, in der sie ihren Ursprung nimmt. Die einen Menschen vergeben, um selbst Vergebung zu erlangen; sie vergeben, weil sie glauben, Strafe und Leiden verdient zu haben; diese Vergebung entspringt der Demut. Die anderen vergeben, indem sie dem Gebot folgen, Böses mit Gutem zu vergelten. Doch solche Vergebung bedeutet keineswegs Rechtfertigung für diejenigen, die uns Leid zufügen. Die Vergebung Christi ist wahrlich eine christliche, „denn sie wissen nicht, was sie tun". Diese rührenden Worte enthalten gleichzeitig die Rechtfertigung für den Beleidiger und den Trost für den Beleidigten, den einzig möglichen Trost für die seelischen Leiden, an denen gemessen das Böse, das uns angetan wurde, sekundär ist.

Mitleid gehört zum Wesen des Menschen. Große Kränkungen geschehen aufgrund starker Verblendungen. Es ist schwer vorzustellen, dass ein Mensch bewusst und kaltblütig einen anderen quält. Wie kann man sich auch nur vorstellen, dass ein Mensch bewusst ein Herz brechen will, das ihn viele Jahre lang liebte? Denn die

---

[5] Symeon Metaphrastes (nach 900 – um 1000), byzantinischer Kirchendichter und Staatsfunktionär; sein Hauptwerk ist das zehnbändige Menologion, eine Jahressammlung von 146 Heiligenviten.
[6] Michael der Syrer (1126-1199), Patriarch der syrisch-orthodoxen Kirche, Verfasser der Weltchronik, die in Europa erst im 18. Jahrhundert bekannt wurde.

Quelle unserer größten Trauer ist immer die Undankbarkeit. Der Undankbare kennt das Gefühl nicht, das viele ihm entgegenbringen, denn sein Herz ist nicht fähig, mit gleichem zu vergelten und dem anderen gewogen zu sein. Demjenigen Verbundenheit zu suggerieren, der sie nicht empfindet, ist so, wie wenn man einen Blinden auffordert zu sehen oder einen Tauben zu hören.

Vergebung gebiert Liebe. Und man muss viel vergeben, damit viel Liebe geboren wird. Die Liebe des Reuigen ruft Vergebung hervor, darum muss man viel lieben, damit man durch diese Liebe der Vergebung würdig ist.

Der Erretter lehrte uns, „vollkommen [zu] sein, gleichwie euer Vater im Himmel vollkommen ist" (Mt 5,48). Doch sind wir zu dieser Vollkommenheit fähig? Christus befiehlt uns: „Liebet eure Feinde; segnet, die euch fluchen; tut wohl denen, die euch hassen; bittet für die, so euch beleidigen und verfolgen" (Mt 5,44). Darin, d.h. in der Barmherzigkeit und Nachsicht seinem Nächsten gegenüber können wir die Vollkommenheit erreichen, die uns Gott näher bringt, „denn er lässt seine Sonne aufgehen über die Bösen und über die Guten und lässt regnen über Gerechte und Ungerechte" (Mt 5,45). Das lehrt uns, den Feinden zu vergeben und Böses mit Gutem zu vergelten.

## XIII

Für einen Christen ist es unabdingbar, alles im Sinne der Barmherzigkeit zu verrichten, und das gilt im besonderen für die Frauen. Vielleicht erscheint es auf den ersten Blick merkwürdig, aber gerade die Frauen sollten sich zur leitenden Regel machen, niemals und unter keinen Vorwänden Vorwürfe zu machen, d.h. ungeduldig zu tadeln, fern jeglicher Zuneigung. Solche Vorwürfe haben zum Ziel, den Schuldigen zu belehren und zu bessern, doch auch wenn sie in guter Absicht gemacht werden, sind dabei keineswegs gute Gefühle im Spiel. Denn unseren Vorwürfen und Belehrungen wird Zorn und Ungeduld beigemischt, und wenn wir verärgert sind und uns nicht beherrschen können, kommt in uns eher das Gefühl der Rache auf und nicht das des Mitgefühls, das der verblendete Mensch mit seiner Untat gerade braucht. Die Ergebnisse solcher Vorwürfe sind schädlich, und wir neigen zu der Annahme, dass dabei diabolische Kräfte mitwirken. Sie unterscheiden sich von den Belehrungen des Apostels Paulus an Timotheus: „Predige das Wort, halte an, es sei zu rechter Zeit oder zur Unzeit; strafe, drohe, ermahne mit aller Geduld und Lehre" (2. Tim 4,2), denn zuerst wird die Geduld und dann das Können von dem verlangt, der zu belehren berufen ist.

Die Regel, nicht mit Vorwürfen zu reagieren – weder auf das euch oder anderen zugefügte Böse noch darauf, dass ein Mensch für das Gute unempfänglich ist –, fußt auf folgender Begründung: Die von mir oben beschriebenen Leidenschaften, die in den Vorwürfen enthalten sind, lassen die Liebe erkalten – in dem, der den Vorwurf macht, ebenso wie in dem, der ihn erhält. Doch allein die Liebe ist fähig, den Schuldigen zu bessern, – und diese Liebe, behaupte ich, kann in einem Menschen völlig verstummen und aus seinem Herzen schwinden, wenn ihm, seien sie gerecht oder ungerecht, bis zur Verzweiflung Vorwürfe gemacht werden, so dass statt einer Besserung nur beklagenswerte Folgen zu erwarten sind.

„Ermahne mit aller Geduld", sagt der Apostel. Doch mit Geduld zu ermahnen, bedeutet auch, mit Liebe zu ermahnen, denn in seinem Brief an die Korinther (1. Kor 13,4-7) beginnt und endet der Apostel Paulus mit dem Aufruf zu Geduld und Liebe. Wenn man über diese Gaben nicht verfügt, sollte man das Ermahnen lieber ganz unterlassen.

## XIV

Hat er sich einmal dem Zorn hingegeben, ist es für den Menschen nicht leicht, dieses Gefühl in sich zu überwinden, und die Gefahr, sich zu versündigen, wird bedrohlich.

Der Psalmist sagt: „Zürnet ihr, so sündiget nicht. Redet mit eurem Herzen auf eurem Lager und harret" (Ps 4,5). Darum sollen die Frauen fest entschlossen sein, sich niemals zu erzürnen. Wenn sie von dem Gefühl erfasst werden, das den beiden von unserem Erretter bevorzugten Tugenden – Sanftmut und Demut – widerspricht, sollen sie mit aller Mühe bestrebt sein, sich der Christenpflicht unterzuordnen und jede Versuchung von sich zu weisen, dann kommen die im Zorn gedachten Worte nicht über ihre Lippen, sondern verstummen in ihren Herzen. Das Resultat dieses inneren Kampfes wird die Sanftmut und die Reinheit des Herzens sein, die nach außen viel mäßigender wirken wird als boshafte Verärgerung.

## XV

Wenn es die Berufung der Frau ist und christliche Frauen es aufrichtig wünschen, ihren Pflichten nachzugehen, so finden sie in dem, worüber wir oben gesprochen haben, die Mittel, gute Ergebnisse zu erlangen.

Doch guter Vorsatz und Zustimmung zu vernünftigen Prinzipien reichen nicht aus, es bedarf der Anstrengung, um die Gegenkräfte, die in jedem von uns wirksam sind, zu besiegen. Frauen, die sich ihrer Stellung bewusst sind, sollen, damit der Heilige Geist in ihnen wohnen kann, sich zuallererst sorgfältig bemühen, die eigenen Fehler zu bekämpfen, und nicht daran zweifeln, dass ohne Opfer keine Besserung und keine gute Tat zu leisten ist.

Christliche Frauen werden sich zur Regel machen, jeden Morgen und jeden Abend einen aufmerksamen Blick in die eigene Seele zu tun, weil sie nicht vergessen, dass „das Reich Gottes ist inwendig in euch" (Lk 17,21) und „dass euer Leib ein Tempel des heiligen Geistes ist" (1. Kor 6,19). Morgens und abends werden sie voller Liebe und Demut zu Gott beten, und täglich zu gleicher Zeit, soweit die

Umstände es erlauben, sollen sie alles prüfen, was sie zuvor gesagt und getan haben. Kein einziger Tag darf vergehen, an dem sie nicht ihr Gebet an Jenen richten, Der gesagt hat: „Selig sind, die da Leid tragen; denn sie sollen getröstet werden" (Mt 5,4). „Ohne mich könnt ihr nichts tun" (Joh 15,5). „So ihr den Vater etwas bitten werdet in meinem Namen, so wird er's euch geben" (Joh 16,23). Ja, sie [die Frauen] werden mit Frieden in der Seele und mit innerer Ruhe zu Gott beten, da sie wissen, ein Gebet gleicht dem Tau, der zum Himmel aufsteigt und als wohltuender Regen niederkommt. Hätte der Satan beten können, wäre er kein Satan.

## XVI

Sie sollen sich daran gewöhnen, jede Minute sinnvoll zu nutzen, damit sie ihre Aufgaben genau und möglichst schnell ausführen. Sie verzichten auf unnütze Ausgaben und sinnlose Beschäftigungen; sie teilen ihre Zeit auf die Stunde genau ein und reduzieren sogar ihre Zeit zum Schlafen, womit sie ihr Leben – sozusagen – etwas verlängern, um weitere Taten zu vollbringen, die die anderen für nicht möglich halten. Doch obwohl sie so sparsam mit jeder Minute umgehen sollen, verpflichtet sie ihre christliche Barmherzigkeit dazu, auch den langweiligen Besucher zu empfangen, um ihm etwas Nützliches angedeihen zu lassen.

Eine Dame aus dem kaiserlichen Umkreis, der Wohltätigkeit in großer Treue verpflichtet, wurde einst gebeten, ein neu erbautes Krankenhaus unter ihre Schirmherrschaft zu nehmen. „Man bittet mich, noch ein Krankenhaus unter meine Obhut zu nehmen", sagte sie ihrem Vertrauten, „dabei habe ich eine ganze Menge an Anstalten unter meiner Aufsicht, für die ich nicht genug tun kann." „Völlig richtig", antwortete ihr Vertrauter, „darum haben Sie das Recht, diese Bitte abzuschlagen." Doch die kaiserliche Person erwiderte: „Wenn Gott mich fragt, ob es auch tatsächlich jenseits meiner Kraft war, die Verpflichtungen diesem Krankenhaus gegenüber auf mich zu nehmen, was antworte ich Ihm?"

Was würden wir in einer ähnlichen Situation antworten?

Womöglich wird die Antwort wie die des Mannes im Evangelium sein, der vom Gastgeber gefragt wurde: „Freund, wie bist du hereingekommen und hast doch kein hochzeitlich Kleid an?" (Mt 22,12). Der Evangelist berichtet, dass der Gefragte verstummte.

## XVII

Der Weg ins Reich Gottes ist eng und beschwerlich für die der Welt verhafteten Menschen, doch Eitelkeiten und Reize dieser Welt sind nicht imstande, das Menschenherz zu befriedigen; wenn er stirbt, schwinden sie wie ein Tautropfen am Morgen, der nur einige Augenblicke lang auf dem Grashalm glänzt und dann vergeht.

Nach dem Tod, der niemanden verschont und fast immer unerwartet kommt, steht man vor der Entscheidung, ein Engel der Liebe oder ein von Selbstliebe und Stolz zerfressener und von Hass erfüllter Dämon zu werden. So ist die Wahl.

Die Christinnen aber haben ihre Wahl bereits getroffen. Sie erkannten, wie Recht der heilige Augustinus damit hat, dass Gott das menschliche Herz so wunderbar schuf, dass es seinen vollen Frieden nur in Ihm, seinem Gott und Schöpfer, findet. Damit die Liebe zu Gott ihre berechtigte Vorherrschaft erlangt und alle anderen leidenschaftlichen Neigungen auf deren sekundäre Bedeutung hinweist, müssen die Frauen wachsam und sorgsam ihre eigenen schlechten Eigenschaften bekämpfen, im besonderen: die Selbstliebe, die uns von Natur aus eigen ist und über die man sagen kann, sie stirbt mit uns – oder genauer: eine Viertelstunde nach unserem Tod.

Christliche Frauen bitten den Erretter, dass Er ihre Herzen erneuert und in ihnen das Feuer der wahrhaften Barmherzigkeit entfacht, ihnen statt Selbstliebe die Liebe zu Gott und als deren Nachhall die Liebe zum Nächsten schenkt. Die Regeln dieses Buches, die der Quelle der Wahrheit entspringen, sollen die Frauen beherzigen und in ihrem Alltag leben.

## XVIII

Auf dem Grabstein eines guten Menschen stand folgende Inschrift:

„Alles, was er für sich verbrauchte, ist verloren,
alles, was er für andere sammelte
und verteilte, blieb bei ihm."

Wie kam es dazu, dass diese Wahrheit, die den Menschen ständig vor Augen sein sollte, so wenig bewusst ist? Weil der menschliche Wille verkehrt wurde, haben wir allzu leicht die Regeln vergessen, denen wir eigentlich folgen sollten. Darum müssen wir öfters an sie erinnert werden. Genauso müssen die barmherzigen Frauen die Männer öfters daran erinnern, dass nur das, was wir für wohltätige Zwecke hergeben, uns erhalten bleibt und unser Leben überdauert. Unter dieser Bedingung gewinnt der Verlierende.

Wir bitten die Frauen inständig, dafür Sorge zu tragen, dass diese Wahrheit Tropfen für Tropfen in die Herzen der Männer fließt, und das von ihrer frühen Kindheit an, damit sie zur Grundlage ihres Handelns wird und das praktische Leben durchdringt. Auf ähnliche Weise sollen die Frauen auch ihre Kinder lehren, die Dogmen der christlichen Religion aufzusagen, auch wenn sie zunächst nur auswendig gelernt werden; mit der Zeit wird daraus das Verständnis für ihre Wahrheit und Schönheit wachsen. Das Ziel der Erziehung soll darin bestehen, den Kindern von früh auf die Gewohnheit zum Guten zu vermitteln.

Im Moskauer Jungfrauenkloster gibt es eine Glocke, die jede Minute ertönt. Als ein Mann die Nonnen dazu beglückwünschte, dass sie mit jener Glocke ständig an den nahen Tod erinnert werden, antwortete eine von ihnen: „Für uns ist er nicht so wichtig. Wären wir genötigt, an ihn gemahnt und erinnert zu werden, hätten wir viel stärkere Erinnerungsmittel, nämlich die uns umgebenden Gräber." Der bei diesem Gespräch anwesende Geistliche bemerkte, dass das, was uns an unsere Pflichten gemahnen sollte, deswegen seine Bedeutung verlöre, weil die Menschen zu tief gesunken seien. Damit ist zu erklären, dass die Menschen in ihrem praktischen Leben von der Wahrheit – dass nämlich unser wahres Eigentum das ist, was wir für die Armen und für wohltätige Zwecke geben – nicht durchdrungen sind.

## XIX

Jedesmal, wenn Frauen eine der hier beschriebenen Regel brechen, bitten wir sie, eine Spende für die Armen zu geben, die sie an die Barmherzigkeit und die Worte der Heiligen Schrift erinnern soll: „Denn Gutes zu tun rettet vor dem Tod und bewahrt vor dem Weg in die Finsternis. Wer aus Barmherzigkeit hilft, der bringt dem Höchsten eine Gabe dar, die ihm gefällt. <…> Es ist gut, zu beten und zu fasten, barmherzig und gerecht zu sein. Lieber wenig, aber gerecht, als viel und ungerecht. Besser, barmherzig sein, als Gold aufhäufen. Denn Barmherzigkeit rettet vor dem Tod und reinigt von jeder Sünde. <…> Daran könnt ihr sehen, meine Kinder, dass die Barmherzigkeit viel vermag und dass die Gerechtigkeit rettet" (Tob[7] 4,10 und 11; 12,8 und 9; 14,11). „Doch gebt Almosen von dem, was da ist, siehe, so ist's euch alles rein. Aber weh euch Pharisäern, dass ihr verzehntet die Minze und Raute und allerlei Kohl, und geht vorbei an dem Gericht und an der Liebe Gottes! Dies sollte man tun und jenes nicht lassen" (Lk 11,41 und 42). „Verkaufet, was ihr habt, und gebet Almosen. Machet euch Beutel, die nicht veralten, einen Schatz, der nimmer abnimmt, im Himmel, da kein Dieb zukommt, und den keine Motten fressen. Denn wo euer Schatz ist, da wird auch euer Herz sein" (Lk 12,33 und 34). „Deine Gebete und deine Almosen sind hinaufgekommen ins Gedächtnis vor Gott" (Apg 10,4). „Selig sind die Barmherzigen; denn sie werden Barmherzigkeit erlangen" (Mt 5,7). Indem sie heilige Taten der Barmherzigkeit verrichten, soll sie der Gedanke leiten, dass sie wenigstens etwas für Gott tun, wo doch Seine grenzenlose Gnade sie so reich beschenkt hat.

## XX

In ihrer Liebe zum Nächsten beweisen sie ihre Liebe zu Gott. „So jemand spricht: ‚Ich liebe Gott', und hasst seinen Bruder, der ist ein Lügner. Denn wer seinen Bruder nicht liebt, den er sieht, wie kann er Gott lieben, den er nicht sieht? Und

---

[7] Das Buch Tobit aus dem Alten Testament

dies Gebot haben wir von ihm, dass wer Gott liebt, dass der auch seinen Bruder liebe" (1. Joh 4,20 und 21). So ist unsere Nächstenliebe das Maß unserer Liebe zu Gott. Sie [die Frauen] sollen ihr eigenes Glück suchen und darin das Glück finden, das sie um sich herum zu verbreiten berufen sind. Dann werden sie den Worten des Ekklesiasten recht geben, dass „nichts Besseres darin ist denn fröhlich sein und sich gütlich tun in seinem Leben" (Koh[8] 3,12). Leben, um Gutes zu tun, wie es sich für die Kinder Gottvaters gehört, und der Apostel erklärt: „Was kein Auge gesehen hat und kein Ohr gehört hat und in keines Menschen Herz gekommen ist, was Gott bereitet hat denen, die ihn lieben" (1. Kor 2,9).

Das Gebet bedeutet Vereinigung mit Gott. Alle Gebete, verschiedene geistliche Übungen haben zum Ziel, uns mit Gott zu vereinigen, uns von allem Weltlichen, d.h. von der Selbstsucht, fernzuhalten und uns zu helfen, das erste und wichtigste Gebot zu erfüllen: Gott über alles zu lieben. Deshalb lehrt uns der heilige Paulus: „betet ohne Unterlass" (1. Thess 5,17).

Doch um zu beweisen, dass unsere Liebe zu Gott, unsere Gebete und unsere geistlichen Übungen keine Heuchelei und kein Pharisäertum sind, müssen wir gleichzeitig das zweite Gebot erfüllen: den Nächsten lieben wie sich selbst. Wer nicht fähig ist, seine Liebe in großen Taten erscheinen zu lassen, soll es in kleinen tun: Durst stillen mit einem Glas frischen Wassers, trösten mit einem freundlichen Wort, mitleiden mit dem, den das Unglück trifft, zerstrittene oder getrennte Menschen versöhnen und sie davon überzeugen, dass man mit allen Menschen in Frieden leben soll, wie der Apostel in seinem Brief an die Römer (12,17 und 18)[9] rät. Die Frauen sollen ihre Freundschaft auf jede mögliche Art beweisen, indem sie voller Achtung sogar etwas aufheben, das jemand ungeschickt fallen ließ, oder indem sie voller Zuwendung helfen, wenn etwas entzwei geht und repariert werden muss, und alles machen sie mit Liebe, den Worten des Erretters folgend: „Alles nun, was ihr wollt, dass euch die Leute tun sollen, das tut ihr ihnen auch. Das ist das Gesetz und die Propheten" (Mt 7,12). Sie sollen wissen und ein Beispiel dafür sein, dass christliche Barmherzigkeit und die Erfüllung unserer Pflichten ein Teil jenes Gebets sind, das uns der Apostel Paulus lehrt.

Unser gesamtes Leben hier auf Erden soll auf die Erlangung des seligen Lebens in Gott gerichtet sein, damit wir uns unter jene einreihen können, zu denen beim Jüngsten Gericht gesagt wird: „Kommt her, ihr Gesegneten meines Vaters, ererbet das Reich, das euch bereitet ist von Anbeginn der Welt! <...> Wahrlich ich sage euch: Was ihr getan habt einem unter diesen meinen geringsten Brüdern, das habt ihr mir getan" (Mt 25,34 und 40).

---

[8] Das Buch Kohelet = Der Prediger Salomo
[9] Röm 12,17 und 18: „Haltet euch nicht selbst für klug. Vergeltet niemand Böses mit Bösem. Fleißiget euch der Ehrbarkeit gegen jedermann. Ist es möglich, soviel an euch ist, so habt mit allen Menschen Frieden."

Eine wunderbare Offenbarung! „Das habt ihr mir getan." Göttliche Worte, die die Menschen dazu bringen, als täten sie es für Gott, ihren wirklich bedürftigen Nächsten zu helfen, sie in ihrer Not zu trösten und sich so durch ihre Barmherzigkeit dem Ziel zu nähern, für das sie eigentlich auf diese Welt gekommen sind: zur Erlangung des ewigen Wohlergehens im künftigen Leben.

## XXI

Wenn es um Dinge geht, die Frauen auf keine Weise zum Besseren wenden können, sollen sie es dem Willen Gottes überlassen, denn nur Er verfügt über die Kunst, das Böse in das Gute zu verwandeln. In dieser Hinsicht äußerte sich der Apostel voller Entzücken und Ehrfurcht: „Wie gar unbegreiflich sind seine Gerichte und unerforschlich seine Wege!" (Röm 11,33). Ihr ganzes Leben werden sie sich bemühen, ihren Willen mit dem Willen Gottes in Einklang zu bringen, um aus vollem Herzen die Worte des Erretters zu wiederholen: „Ja, Vater, also war es wohlgefällig vor dir" (Lk 10,21).

Das Bestreben der Frauen, ihren Willen mit dem Willen Gottes zu vereinen, soll ihnen zu einer Art Kompass werden, der ihnen die Richtung zum Hafen weist. Sie sehen zwar den Hafen nicht und wissen nicht, wie er ist, aber sie haben eine Vorahnung, wie ein Kind, das sein Gesicht im Schoß der Mutter versteckt, aber seine Verbindung zur Mutter fühlt wie auch Sicherheit und Ruhe, darum macht es sich keine Sorgen, dass ihm etwas zustoßen kann, und ist erfüllt von dem Wunsch, auch den geringsten Wunsch seiner Mutter zu erraten und zu erfüllen.

So ein Kind spürt kein Unglück und ahnt kein Leid, so ergeht es auch uns oft. Doch wenn ein Unglück uns ereilt, kommt uns die Stimme der Vernunft zu Hilfe, die uns sagt, wir sollen uns an den Kindern ein Beispiel nehmen und uns der Güte anvertrauen, die größer ist als die väterliche, und uns der Liebe anvertrauen, die größer ist als die mütterliche – der Güte und der Liebe Christi, der sagte: „Wenn ihr nicht werdet wie die Kinder, so werdet ihr nicht ins Himmelreich kommen" (nach Mt 18,3). Indem Er uns Unschuld und Reinheit vorgab, wollte Er damit auf die Zutraulichkeit der Kinder hinweisen und sie als Beispiel für uns hinstellen; dieses Gefühl sollen auch wir zu Ihm hegen.

Der heilige Augustinus äußerte sich über die relativen Schwierigkeiten, die bei der Lektüre der Heiligen Schrift auftauchen; ähnlich ist es auch bei der Betrachtung der göttlichen Vorsehung. Nach seinen Worten wird derjenige verstehen können, was im göttlichen Text klar gesagt oder versteckt ist, der in seinen Taten barmherzig ist. Unser himmlischer Vater wünscht, dass der Gläubige beim Lesen der Schrift ihre Klarheit unendlich ehrt, er selber aber soll Ehrfurcht und Furcht empfinden, wenn ihm der Sinn des Geschriebenen verschlossen bleibt.

## XXII

Der Hauptquell des Bösen, unter dem die Gesellschaft leidet, wurde nun benannt: Lästerung, Trunk- und Streitsucht, verbrecherische Bindungen. Wir rufen die Frauen auf, dagegen zu kämpfen, und wir erinnern sie an jene Tugenden, mit deren Hilfe sie zu Erzieherinnen der Gesellschaft werden sollen. Wie die Schutzengel sollen sie sich ihrer Kraft bewusst werden. Jetzt wollen wir ihre Blicke auf die große Menge unserer Brüder und Schwestern lenken, die in der Finsternis des Todes sitzen, den wahren Gott nicht kennen und nicht wissen, wie man Ihm am besten dient. Was kann trauriger sein als die Grobheit der Herzen vieler Christen, die diesem Unglück mit Gleichgültigkeit begegnen? Wie wir bereits gesagt haben, sind die Frauen berufen, um sich herum Glück zu verbreiten, also sollen sie auch mit jenen Mitleid haben.

Alles, worum wir die Frauen bitten, ist, diesen Unglücklichen wie folgt zu helfen: 1. Für sie zu beten, damit der himmlische Vater die Zeit der Finsternis verkürzt, in der jene sich befinden, und das Licht hereinbrechen lässt. 2. Sich zu verpflichten, jede Woche eine bestimmte Summe für die Mission zu spenden, die sich zum Ziel setzt, die Heiden zu bekehren. 3. Seine Angehörigen, Bekannten und Bediensteten zu lehren, den Unglücklichen gegenüber gerecht zu sein und mit ihnen zu fühlen, aber auch für die Mission zu spenden, ganz gleich, wie klein die Spende ausfällt.

Derjenige, der diese Almosen gibt, erfährt dadurch eine plötzliche Verstärkung der Barmherzigkeit in sich und wird sogar für ein Glas Wasser, das er einem in Seinem Namen gereicht hat, von Ihm belohnt und wird genau so viel wie der Nehmende gewinnen. „Brich dem Hungrigen dein Brot, und die, so im Elend sind, führe ins Haus; so du einen nackt siehst, so kleide ihn, und entzieh dich nicht von deinem Fleisch. Alsdann wird dein Licht hervorbrechen wie die Morgenröte, und deine Besserung wird schnell wachsen, und deine Gerechtigkeit wird vor dir her gehen, und die Herrlichkeit des Herrn wird dich zu sich nehmen" (Jes 58,7 und 8).

## XXIII

Überhaupt sollen die Frauen, an die wir uns mit diesem Appell richten, bestrebt sein, ihren Frieden mit Gott zu schließen, damit sie in ihren Familien ein Spiegelbild und Muster der Wohltätigkeit sind, damit ihre wohltuende Wirkung immer und überall zu spüren ist, damit sie bei allen Misserfolgen im Leben ihre Kraft und ihr Licht von Christus schöpfen.

In allen ihren Idealen, die dazu da sind, das Reich Gottes näher zu bringen und uns allen die Möglichkeit zu geben, Seines Ruhmes am Kreuze würdig zu sein, denn Er wird uns alle zu sich rufen, sollen die Frauen jene Worte als Devise wählen, die das Fundament und die Frucht der christlichen Lehre bilden: „Und beteten an Gott, der auf dem Stuhl saß, und sprachen: Amen, halleluja!" (Offb 19,4).

Amen. Gottes Wille geschehe in allem. Halleluja. Alles preiset den Herrn.

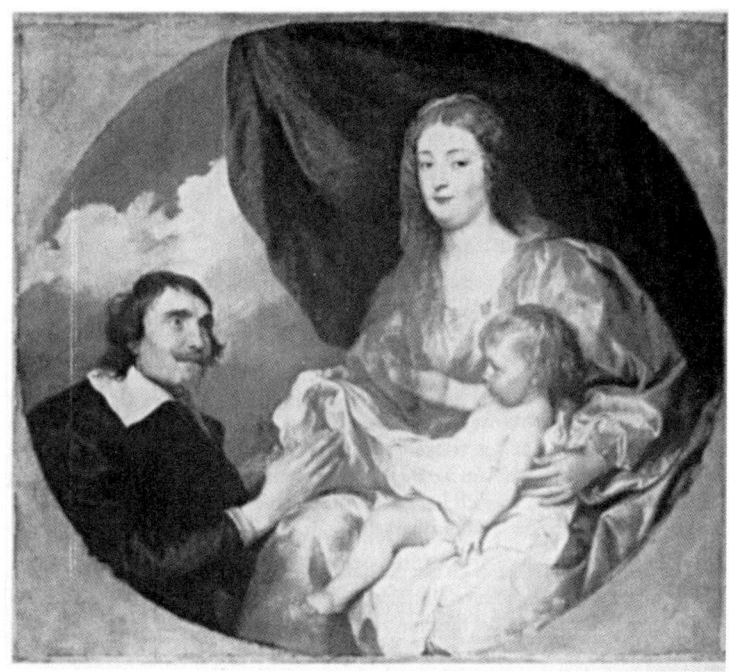

*Marienbild von Anthonis van Dyck;*
*das Original befindet sich in der Londoner National Gallery*

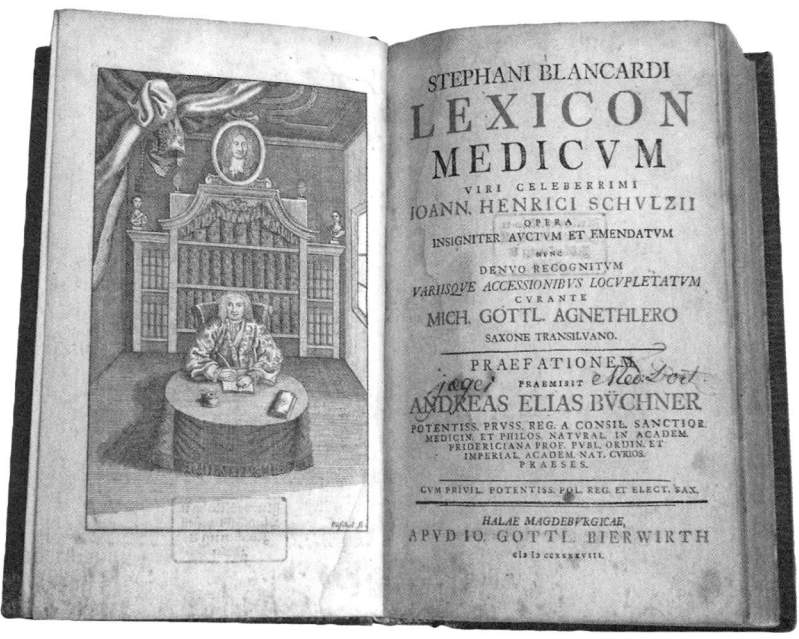

*Titelseite von Stephan Blancards „Lexicon medicum"*

# Mein Testament[1]

Ich denke stets an die mir zuteil gewordene Gnade, die mich ruhig und zufrieden mit allem sein lässt außer in dem einen Wunsch, der Wille Gottes möge sich an mir erfüllen. Gott der Barmherzige, dessen Gnade höher ist als all Seine Werke, führe mich nicht in Versuchung. Auf Ihn allein vertraue ich armer Sünder ganz und gar. Amen.

Da ich als gänzlich unvermögend anerkannt bin, können meine Verwandten keinerlei Ansprüche auf das erheben, was ich hinterlasse. Ebenso werden meine Gläubiger, wenn sie alles verteilt haben, was ihnen das Gericht zuspricht, wohl keine weiteren Forderungen an meinen eventuellen Nachlass erheben. Daher wage ich anzunehmen, dass ich die Obrigkeit nicht durch meine ergebenste Bitte belasten werde, meine gesamte eventuelle Hinterlassenschaft möge nicht versiegelt und, auf meinen aufrichtigen Wunsch und meine Bitte, meinem alten treuen Freunde, dem Wirklichen Staatsrat Andrej Iwanowitsch Pohl, übergeben werden. Diesen bitte ich hiermit um seine Zustimmung, mein Testamentsvollstrecker zu sein, mit Hilfe unserer Kollegen und Freunde: Pawel Jakowlewitsch Wladimirow, Fjodor Michajlowitsch Jelezkij, Wassilij Filippowitsch Sobakinskij, Christian Fjodorowitsch Pohl, Lew Grigorjewitsch Hofmann, Iwan Alexejewitsch Netschajew sowie unserer alten Freunde Iwan Fjodorowitsch Pomeranzew und Wassilij Iwanowitsch Rosenstrauch. Ich bin überzeugt, dass damit keine besondere Mühe für ihn verbunden sein wird. Ich überlasse es Andrej Iwanowitsch, ohne jede Rechenschaftspflicht über alles zu bestimmen, was getan werden muss. Ich bitte Andrej Iwanowitsch, jedem etwas zu schenken, der ein Andenken an mich haben möchte.

Alle Bücher, die für die Bibliothek unserer Kirche geeignet und erbaulich sind, schenke ich der Bibliothek unserer Kirche, ebenso das Fortepiano und die lateinischen Lieder, die man bei mir finden wird. Die beiden Bände des Lexikons von Blancard[2] soll das Comptoir des Polizeikrankenhauses für obdachlose Kranke erhalten, ebenso, nach dem Ermessen von Andrej Iwanowitsch, einige medizinische Bücher, so dass in dem Krankenhaus eine kleine medizinische Bibliothek aufgebaut wird.

---

[1] Zitiert nach: Schtschukin-Sammelband (*Schtschukinskij sbornik*), Heft 10, Moskau 1912, S. 340-344.
[2] Stephan Blancard (1650-1702), Doktor der Philosophie und Medizin zu Amsterdam; bekannt vor allem durch sein „Lexicon Medicum" (1679), das in mehrere Sprachen übersetzt worden ist – daher wohl auch unter verschiedenen Schreibweisen seines Namens zu finden: Steven Blankaart, Stephan Blanckaert.

Von den übrigen medizinischen Büchern sind weiterhin so viele, wie Andrej Iwanowitsch für richtig hält, Nikolaj Agapitowitsch Norschin zu schenken. Alle sonstigen Bücher und Sachen sollen verkauft und der Erlös in zwei Teile geteilt werden. Einen wird Andrej Iwanowitsch unter den Armen unserer Kirche verteilen. Den anderen Teil erhält mein Freund Pawel Jakowlewitsch Wladimirow zur Verteilung an unserem Krankenhause, wie er dies auch früher zu meiner großen Dankbarkeit und höchlichem Trost getan hat.

Die amerikanischen Bücher über Nüchternheit sollen gebunden und nach Möglichkeit zu 50 Kop. in Silber verkauft werden; Herrn Merilis soll die Summe ausgezahlt werden, die ich ihm für die zum Weiterverkauf überlassenen Bücher schulde.

Wenn ich übriges Bargeld hinterlassen sollte, so wünsche ich, dass alle vorhandenen ungebundenen „ABC der christlichen Sittsamkeit" und alle kartonierten Buchdeckel des „ABC" gebunden aufbewahrt werden, bis sie mit der Zeit verkauft oder umsonst vergeben werden, wie Pawel Jakowlewitsch es für richtig hält.

Meine lieben Glaubensbrüder und -schwestern [der Moskauer Kirchengemeinde] erwähne ich hier nicht eigens, ich vertraue auf unseren Herrgott, dass er das Herz des Zaren erweichen und ihn befehlen lassen wird, dass ihnen zurückerstattet wird, was ihnen durch die Ungerechtigkeit des regierenden Senats des 7. Departements verlorengegangen ist. Ich wünsche mir, dass sie durch die Gnade des Zaren alle Gläubiger zufriedenstellen können, denn ich schulde meinen Brüdern und Schwestern fünfzehntausend Rubel in Assignaten, und diese fünfzehntausend müssen von dem Geld gesondert werden, das durch die Gnade des Zaren als Wiedergutmachung der mir zugefügten Beleidigung und des erlittenen Verlustes gespendet [eigentlich: erstattet] werden sollte; sodann können die fünfzehntausend Rubel an die Brüder und Schwestern ausgezahlt werden, die sie mir geliehen hatten. Das restliche Geld, das mir noch zusteht, mögen die Brüder und Schwestern zur Beherbergung meines Neffen Jakob ausgeben, des Sohnes von Professor Haass, der ein Wohltäter meines Vaters war. Ich weiß, dass all meine lieben und guten Verwandten den Geist des Gehorsams vor dem Willen Gottes mit mir teilen und in ihrem Herzen aufrichtig sagen werden: Gott sei Ruhm und Ehre in Ewigkeit.

Alle, die meinen, dass sie mir Unrecht getan haben, sollen wissen, dass ich ihnen allen vergebe.

Den guten Alexej Nikolajewitsch Bachmetjew bitte ich ergebenst, gelegentlich mit barmherzigem Blick auf den bedauernswerten Filipp Andrijanow zu schauen. Die erste Wohltat, die Alexej Nikolajewitsch diesem erwies, wurde zur Ursache für all das, was ich nach ihm tun konnte. Offenbar wollte die Vorsehung ihn in unser beider Hände geben.

Auf meinem Tisch steht ein kleiner Kasten, in dem sich Tinte, Feder und die Reliquien des heiligen Franz von Sales befinden. Dieses Kästchen soll man

Bogoljuba Dawydowna Bojewskaja übergeben, die es mit der Zeit so einrichten wird, dass die Reliquien in der katholischen Kirche von Irkutsk aufbewahrt werden können. In der oberen Kommodenlade liegen zwei Bilder, von meinem Väterchen und von meinem Mütterchen. Ich überlasse sie ebenfalls ihr, – sie kann sie ruhig behalten.

Meinen großzügigen Wohltäter Nikolaj Alexejewitsch Muchanow bitte ich, er möge über Andrej Iwanowitsch eine Zeitlang die Zahlung von zehn Silberrubeln monatlich an die arme, überaus gütige Bojewskaja fortsetzen, die mir wie eine geistige Tochter und Schwester ist. Oh, wie wohltätig ist für mich Deine Hand, verehrtester Nikolaj Alexejewitsch!

Es gibt noch einige andere Arme, denen ich jeden Monat etwas von Herrn Muchanow gegeben habe: Anna Petrowna Trinkler zwei Rubel, Frau Bessonowa einen Rubel, Frau Rylejewa einen Rubel, dem armen Mädchen Irina im Nabilkow-Asyl einen Rubel, Frau Mededina einen Rubel. Matrjona mit den Töchtern erhält einen Rubel, womit ich Pawel Jakowlewitsch [Wladimirow] fortzufahren bitte, wenn er Unterstützung findet.

Die Porträts meiner beiden Wohltäter, Graf Sotow und General Buturlin, überlasse ich meinem Freunde Andrej Iwanowitsch Pohl, der meine Gefühle der Liebe und Ergebenheit ihnen gegenüber teilt.

Was das Gemälde von van Dyck betrifft, das der Ehrenbürger Fjodor Jegorowitsch Uwarow mir während meines Krankenlagers geschenkt hat – ich bin nicht imstande, meinem Gefühl tiefster Dankbarkeit dafür Ausdruck zu verleihen –, so glaube ich, er hat mir mit diesem Geschenk die größte Freude bereitet, die es auf dieser Welt für mich geben konnte. Ich bete zu Gott, dass Er Fjodor Jegorowitsch hundertfach vergelten möge, was ich von ihm empfangen und durch ihn empfunden habe.

Ich bitte die Herren Geistlichen unserer Kirche und Herrn Elarow, Herrn Campioni und Michail Dormidon[t]owitsch Bykowskij[3], einen geeigneten Weg zu finden, das Bild in unserer Kirche neben dem Altar der Gottesmutter anzubringen. Es soll auf einen vierkantigen Marmorsockel gestellt werden, auf dem die Worte geschrieben sind, die die Gottesmutter in Kana in Galiläa an alle richtete: Quodcumque dixerit vobis, facite („Was er euch sagt, das tut." Joh 2,5).

Man sollte keine Ausgaben scheuen, um dies möglichst gut auszuführen. Mein guter Freund Andrej Iwanowitsch wird das für dieses Vorhaben nötige Geld wohl auftreiben.

---

[3] Agapit Elarow – Kirchenältester der St. Peter-und-Paul-Gemeinde in Moskau; Pjotr Santinowitsch Campioni (1826-1879) und Michail Dormidontowitsch Bykowskij (1801-1885) – Moskauer Architekten.

Die Bedeutung dieses Bildes besteht darin, dass die Mutter Gottes allen, die vor ihr beten, das Kind zeigt und dieselben Worte zu uns spricht, die sie in Kana in Galiläa gesprochen hat: Quodcumque dixerit vobis, facite. Dank dieser Belehrung der Mutter Gottes vollbrachte unser Erretter das Wunder, obwohl Er, wie Er zuvor geäußert hatte, an diesem Tag eigentlich kein Wunder tun wollte, da es von der Vorsehung nicht bestimmt war, an diesem Tag eines zu vollbringen. Doch dieses einzige Wunder wurde durch die Mitwirkung der Mutter Gottes vollbracht, und ihre Mitwirkung bestand darin, dass sie die Menschen lehrte, alles zu tun, was ihr Sohn, unser Gott, ihnen sagt. Ich finde großen Trost in dem Gedanken, dass die Ergänzung des wunderschönen Bildes durch die mütterlichen Worte „was er euch sagt, das tut" viele Herzen für die wahren Anliegen der Gebete zur Mutter Gottes geöffnet werden, denn die Gebete zur Mutter Gottes können nur erhört werden, wenn wir ihren Belehrungen folgen und alles erfüllen, was Er uns sagt.

Zwei Dinge beschäftigen mich noch: 1. Mein Vorschlag einer Auszeichnung für Krankenhausbedienstete. An meinen Freund Alexander Iwanowitsch Ower[4] richte ich die ergebene Bitte, er möge Iwan Wassiljewitsch Kapnist ersuchen, diese Angelegenheit selber in die Hand zu nehmen, weil sie nur dann wohlwollend gelöst werden kann. 2. Ergebenst bitte ich das Komitee, einige Mitglieder zu beauftragen, von der Gouvernementsverwaltung eine schriftliche Bestätigung über das Geld für die Fesseln einzuholen, das ich vom Komitee erhalten habe. Die Überschüsse sollten mir als Auftragnehmer gehören; da ich aber daraus nicht den geringsten Gewinn ziehen will, bitte ich das Komitee, dieses Geld als zum Verbrauch bestimmt in das Arbeitsbuch für laufende Ausgaben aufzunehmen, wie ich es auch in ähnlichen Fällen gehalten habe. Mein Wunsch wäre es, dass unter dem Vorsitz unseres Komiteemitglieds Dmitrij Iwanowitsch Koptew die Mitglieder Herr Kondratjew, Herr Schenschin, der Sohn des Herrn Rosenstrauch Fjodor Wassiljewitsch und der Komiteeleiter Ilja Iwanowitsch Sacharow diese Angelegenheit in einem Gespräch erörtern. Zu deren Klärung bitte ich Herrn Iwan Alexejewitsch Netschajew hinzuzuziehen, da er am besten weiß, wie darin auf den Sperlingsbergen immer verfahren wurde.

Ich hoffe, das Komitee wird mir diese Bitte nicht abschlagen, denn davon [d.h. von der Klärung dieser Angelegenheit] hängt die für mich wichtige Beurteilung meiner Tätigkeit im Etappengefängnis ab: Der Hauptschriftführer des Polizeikrankenhauses für obdachlose Kranke, Pjotr Andrejewitsch Igumnow, behauptete, ich hätte die von der Gouvernementsverwaltung bewilligte Geldsumme überzogen. Das kam möglicherweise folgendermaßen zustande: Des öfteren wurde die Bitte an mich herangetragen, von den erwirtschafteten Fesselgeldern die eine oder andere Ausgabe zu tätigen, dem konnte ich immer leicht zustimmen. Es war bekannt, dass

---

[4] Zu Ower vgl. Putschkow S. 272, Anm. 12.

ich die erworbenen Fesselgelder auf jeden Fall verbrauchen wollte und nicht immer wusste, wie mit dem restlichen Geld, das sich in früheren Zeiten auf beträchtliche Summen belief, verfahren werden sollte. Aus diesem Grund willigte ich in verschiedene Ausgaben schnell ein – in der Annahme, man verfüge über sichere Gewinne. Ich hatte eigentlich nicht vor, mein eigenes Geld zur Verfügung zu stellen. Öfters wunderte ich mich, dass ich, obwohl von meiner Praxis, die ich damals noch führte, Geld erworben und es für mich selber kaum ausgegeben hatte, mich ständig in Geldnöten befand. Nach der Offenlegung der Unterlagen durch Schriftführer Igumnow sehe ich jetzt, dass mein privates Geld in die Unkosten geflossen ist, die als Fesselgeld bezeichnet wurden. Sollte sich meine Verschuldung bestätigen, bitte ich Andrej Iwanowitsch, Herrn Igumnow einhundert Silberrubel auszuzahlen.

Sollte sich herausstellen, dass meine Ausgaben dem Komitee irrtümlich zugute kamen, so hoffe ich, dass dieses mir diese Summe zurückerstattet, die ich Andrej Iwanowitsch Pohl überlasse und ihn bitte, sie für drei ihm bekannte Zwecke zu verwenden.

Ferner vertraue ich ganz auf meinen guten Andrej Iwanowitsch, dass er einen Weg findet, alle diejenigen zu belohnen, die mich mit ihrem tüchtigen Einsatz so sehr unterstützt haben. Gerne hätte ich, dass die Bücher „Problèmes de Socrate" zur Erinnerung an meine Freundschaft mit Nikolaj Nikolajewitsch Buturlin, dem Sohne meines großen Wohltäters General Buturlin, gedruckt würden. Ich glaube, dass die Betrachtungen über das System des Sokrates vielen nützlich sein könnten. Doch bitte ich die Herren Pascault, Krotkij, Tschedajew[5] und Zurikow ergebenst, sich an diesem Werk christlich zu beteiligen und sich zu bemühen, diese Betrachtungen so zu Ende zu führen, wie es der Gegenstand verlangt.

Herrn Elarow habe ich gebeten, mich auf Kosten der Kirche zu begraben, mit einem Zweispänner und ohne jeglichen Schmuck.

Moskau, den 21. Juni 1852

---

[5] Die Nennung dieses Namens im Zusammenhang mit demjenigen Pascaults (vgl. Warshapetjan: Die dreizehnte Leidenschaft, S. 419 f.) legt die Vermutung nah, dass Haass in Wirklichkeit den Philosophen Pjotr Tschaadajew meint.

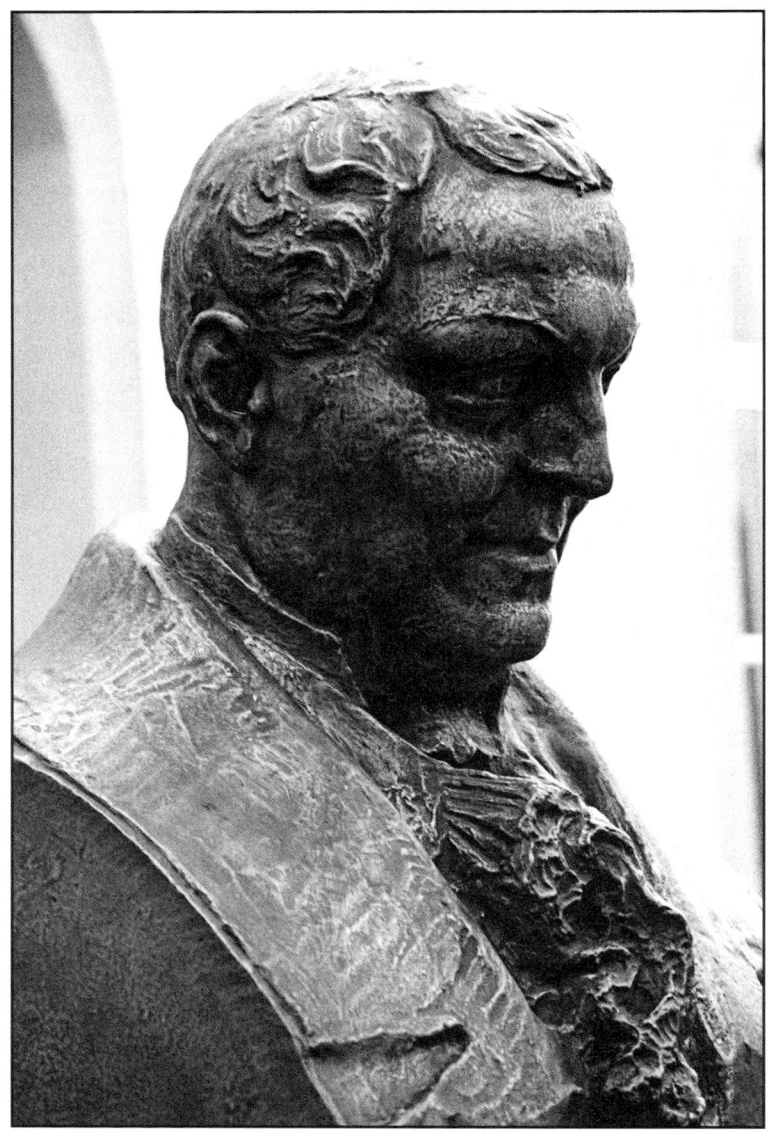

*Kopie des Moskauer Haass-Denkmals
im Hof des historischen Rathauses Bad Münstereifel*

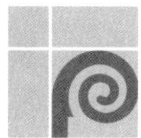

# Schlußbetrachtung

Die Barmherzigkeit hat es unter den Tugenden im Vergleich zur Gerechtigkeit immer ein wenig schwer gehabt. In der alten Welt bedeutete sie oft zunächst Rührung über die unverschuldete Not eines anderen Menschen. Manche versuchten durch sie Mitgefühl und Verständnis, ja auch Hilfsbereitschaft zu erzeugen. Aber die philosophischen Tugendlehren haben immer auch etwas scheel und geringschätzig auf die Barmherzigkeit heruntergeschaut. Sie wurde vor allem als bloß sinnliche Erregung verstanden und darum auch als sittlich minderwertig beurteilt. So empfand Kant die Barmherzigkeit als „eine beleidigende Art des Wohltuns", und Nietzsche sah in ihr einen weichlichen Egoismus, der das Leiden in der Welt nur noch vermehrt und den Leidenden gar entehrt: „Wahrlich, ich mag sie nicht, die Barmherzigen, die selig sind in ihrem Mitleiden: zu sehr gebricht es ihnen an Scham." (Also sprach Zarathustra, II. Teil).

Es ist schon etwas dran. Zur Schau gestellte Barmherzigkeit kann den Bedürftigen und Armen, aber auch denjenigen, der Vergebung erfährt, noch mehr erniedrigen. Wir kennen neben Erbarmen das Wort erbärmlich: Not und Elend können erbärmlich sein, aber auch ein gnädiger, herablassender Umgang mit Menschen in vielfältiger Not. Dennoch brauchen wir so etwas wie Barmherzigkeit.

Wir nennen vor allen anderen Gott selbst barmherzig. Viele Worte in der Bibel sind uns dabei sehr geläufig: „Der Herr ist gnädig und barmherzig, langmütig und reich an Gnade." (Ps 145,8, vgl. auch 111,4); „Der Herr ist gnädig und gerecht, unser Gott ist barmherzig." (Ps 116,5). Diese Gottesvorstellung bezeugt sich auch im Neuen Testament, wenn Paulus den Zweiten Brief an die Korinther mit den Worten beginnt: „Gepriesen sei der Gott und Vater Jesu Christi, unseres Herrn, der Vater des Erbarmens und der Gott allen Trostes." (2. Kor 1,3).

So will Gott auch Barmherzigkeit, Recht und Güte für die Menschen und unter den Menschen (vgl. Hos 6,6; 12,7, Sach 7,9). Vor allem ist die von Gott geforderte helfende Tat gegenüber dem notleidenden Menschen gemeint. Der Barmherzige

Samariter (vgl. Lk 10,37) ist zum unübertrefflichen Symbol geworden. In der Auseinandersetzung mit den Pharisäern fordert Jesus (im Anschluss an Hos 6,6) Barmherzigkeit, nicht Opfer. Gott schenkt Barmherzigkeit in souveräner Freiheit. Er ist durch nichts gezwungen. Ein Höhepunkt der biblischen Verkündigung vom barmherzigen Gott ist das Gleichnis vom Verlorenen Sohn (vgl. Lk 15,11-32). Zur Barmherzigkeit gehört das durch nichts geschuldete Entgegenkommen, so wie der Vater dem verlorenen Sohn, den er schon von ferne sieht, Mitleid zuwendet (vgl. 15,20).

Vom verstorbenen Papst Johannes Paul II. haben wir über das Erbarmen Gottes ein hervorragendes Dokument: seine zweite Enzyklika vom 30. November 1980 „Dives in misericordia"[1]. Es wäre zu wünschen, dass die Kirche sich dieses Weltrundschreiben noch viel mehr zu Eigen macht, so wie der Papst ja auch am ersten Sonntag nach Ostern einen „Tag der göttlichen Barmherzigkeit" in der Kirche eingeführt hat. Dabei geht Johannes Paul II. auch auf das Verhältnis von Gerechtigkeit und Erbarmen ein. Liebe und Erbarmen gibt es nicht ohne den Willen zur Gerechtigkeit. Aber die Gerechtigkeit im Sinne einer bloßen Gleichmachung allein macht das Menschenleben noch nicht menschlich. Barmherzigkeit schafft eine tiefere Erfassung der Würde der menschlichen Person. Das Erbarmen ruft eine neue und dauerhafte Form der „Gleichheit" hervor. Die zwischenmenschlichen Beziehungen werden durch die sich erbarmende Liebe immer wieder gereinigt. Indem die Barmherzigkeit und das Mitleid sich auf das Leiden und den Schmerz der Menschheit besinnen, wird eine neue kreatürliche Solidarität geschaffen, in die wir hineingenommen sind. So lebt selbst mancher revolutionäre Eingriff aus der Kraft des Mitleids, der Synthese von Kopf und Herz, Vernunft und Leidenschaft, aber ohne sie ist die Nachfolge Jesu Christi in der Gefahr der Entfremdung.

Das so verstandene Erbarmen kann die Welt von Grund auf aus den Angeln heben. Die sich erbarmende Liebe ist die stärkste revolutionäre Kraft der Welt. Sie enthält ein explosives spirituelles Potenzial zur Veränderung der zwischenmenschlichen Beziehungen und auch der gesellschaftlich-politischen Strukturen. Daran ist das Gewicht des Jesuswortes zu messen: „Seid barmherzig, wie es auch euer Vater ist!" (Lk 6,36)

Der aus Münstereifel stammende Arzt Dr. Friedrich Joseph Haass, der schon zu Lebzeiten als „der heilige Doktor von Moskau" bezeichnet und verehrt wurde, hat sich die Barmherzigkeit in besonderer Weise zu eigen gemacht. Anfang des 19. Jahrhunderts hat er durch sein Wirken als Mediziner in Moskau vielfältige Brücken

---

[1] Vgl. die Ausgabe „Der bedrohte Mensch und die Kraft des Erbarmens". Revidierte deutsche Übersetzung und Kommentar von K. Lehmann. Freiburg i. Br. 1981.

gebaut und so als Arzt, Gelehrter und Naturforscher, als Gründer und Leiter von Krankenhäusern und in seinem Einsatz für die Armen und Kranken, Obdachlosen, Häftlinge und Verbannten seinen Leitspruch erfüllt: „Beeilt euch, Gutes zu tun". Die Brücken, die Dr. Haass in seinem Lebenswerk – auch begründet in seiner Herkunft aus Deutschland und seinem Wirkungsort Moskau – grundgelegt hat, können auch heute noch manche Wege zwischen Staaten, Konfessionen und vor allem zwischen Menschen weisen. Ich brauche seine Verdienste hier nicht näher darzulegen. Das hat dieses Buch ausführlich getan. Es gibt einen eindrucksvollen Einblick in das Leben und Wirken des Arztes Friedrich Joseph Haass, für den das zuständige Erzbistum Köln 1998 ein amtliches Seligsprechungsverfahren eingeleitet hat. So wünsche ich diesem Buch eine geneigte Leserschaft und eine gute Aufnahme, die das Lebenswerk von Friedrich Joseph Haass auch bei uns bekannter macht.

Mainz / Bonn, am Sonntag der Weltmission, 28. Oktober 2007

Karl Kardinal Lehmann
Bischof von Mainz
Vorsitzender der Deutschen Bischofskonferenz

# Zeittafel

| Friedrich Joseph Haass | Russland | Preußen /Deutschland |
|---|---|---|
| 1780 in Münstereifel geboren | 1780 Katharina II. verkündet die bewaffnete Seeneutralität im Krieg zw. England und Nordamerika zum Schutz des Handels. | 1780 Preußen unterstützt die bewaffnete Seeneutralität. |
| | 1783 Annexion der Krim | 1786 Tod König Friedrichs II. 1786-1797 König Friedr. Wilh. II. von Preußen 1792 Bündnis Preußen-Österreich gegen das revolution. Frankreich 1792-1797 Erster Koalitionskrieg gegen Frankreich 1795 Sonderfrieden von Basel: Preußen scheidet aus der Koalition gegen Frankreich aus 1797-1840 König Friedrich Wilhelm III. von Preußen |
| bis 1798 Gymnasium in Münstereifel um 1799 Abitur in Köln | 1793 Katharina II. bricht die Beziehungen zum revolutionären Frankreich ab. 1796 Tod Katharinas II. 1796-1801 Zar Paul I., Sohn Katharinas II. | |
| | 1800 Russisch-preußischer Bündnisvertrag | |
| | 1801 Palastrevolte: Zar Paul I. ermordet 1801-1825 Zar Alexander I., Sohn Pauls I. | 1801 Frieden v. Lunéville: Preußen bestätigt Abtretung d. linken Rheinseite an Frankreich |
| bis 1802 Studium an der Akademie in Köln Wintersemester 1802/03 Studium in Jena | 1802 Gründung einer deutschen protestantischen Universität in Dorpat (estnisch Tartu) | 1802 Münstereifel unter dem Protektorat Frankreichs |
| 1803 Medizinstudium in Göttingen | | 1803 Reichsdeputationshauptschluß: Neuordnung dt. Staaten |
| 1805 Promotion zum Dr. med.; Fortbildung in Wien | 1804 Einführung der Präventivzensur | Dez. 1804 Tod Immanuel Kants 1805 Schlacht bei Austerlitz: Sieg Napoleons |
| 1806 Hausarztstelle und eigene Praxis in Moskau 1807 Chefarzt des Paulspitals in Moskau | 1806 Napoleon schafft den Rheinbund; offizielle Auflösung des Heiligen Römischen Reichs Deutscher Nation 1806 Schlacht bei Jena u. Auerstedt: Napoleon vernichtend geschlagen | |
| 1808 Verleihung des Wladimir-Ordens IV. Klasse | 1808 Russische Truppen besetzen Finnland | 1807-1814 Preußische Reformen unter Minister vom und zum Stein und Staatskanzler von Hardenberg |

| Friedrich Joseph Haass | Russland | Preußen /Deutschland |
|---|---|---|
| 1809-1810 Forschungsreisen in den Nordkaukasus | | 1810 – Eröffnung der Universität Berlin |
| 1811 Ernennung zum Kaiserlichen Hofrat | 1811 Russisch-preußische Militärallianz | |
| 1812 Ausscheiden aus dem Staatsdienst | 1812 Napoleons Armee besetzt im September Moskau; nach dem großen Brand im Winter zum Rückzug gezwungen | |
| 1814 als Militärarzt mit russischen Truppen bis Paris | 1812 Russisch-preußischer Neutralitätsvertrag (Konvention von Tauroggen) 1814 Schlacht bei Paris; Einzug der Verbündeten; Napoleon dankt ab. | |
| April 1814 kurzer Aufenthalt in Münstereifel; Tod des Vaters; Rückkehr nach Moskau | 1814-1815 Wiener Kongreß zur Neuordnung Europas 1815 Schlacht b. Waterloo: Napoleon entgültig geschlagen | 1815 die Rheinprovinz (u.a. Münstereifel) fällt an Preußen |
| | 1815 Stiftung der Heiligen Allianz: Die Kaiser von Rußland und Österreich und der preußische König verpflichten sich zu einer gemeinsamen Bekämpfung liberaler und revolutionärer Bewegungen. | |
| | 1818 Aachener Kongreß: Frankreich wird in die Heilige Allianz aufgenommen. | |
| um 1820 Kauf eines Stadthauses in Moskau | 1820 Ernennung des Fürsten Dmitrij Golizyn zum Generalgouverneur von Moskau | 1819 Ermordung August von Kotzebues als „Agent des Zaren" 1819 Karlsbader Beschlüsse („Demagogengesetze") |
| | 1820 Kongreß von Troppau: Rußland, Österreich und Preußen setzen Interventionsrecht gegen liberale und nationale Bewegungen durch. | |
| September 1822 Ankunft von Wilhelmine Haass in Moskau | 1822 Verbot der Freimaurerlogen | 1821 Erster Besuch Wassilij Shukowskijs bei Goethe 1822-1844 Fjodor Tjuttschew als russischer Diplomat in München |
| 1825 Stadtphysikus von Moskau | 1825 Tod Alexanders I., Nachf. Zar Nikolaus I. (1825-1855); Dezember 1825 „Dekabristenaufstand" - (Putsch in Geheimbünden organisierter Offiziere in Petersburg) | 1825 Regierungsantritt König Ludwigs I. von Bayern |
| Juli 1826 Niederlegung dieses Amtes wegen offener Feindseligkeiten seitens der Bürokratie; Eröffnung einer Privatpraxis | 1826 Einrichtung der „Dritten Abteilung" (Geheime Staatspolizei); Philaret wird Metropolit von Moskau und Kolomna | 1827 Zweiter Besuch Wassilij Shukowskijs bei Goethe |

| Friedrich Joseph Haass | Russland | Preußen /Deutschland |
|---|---|---|
| 1827/28 Erwerb eines Landgutes mit einer Tuchfabrik in Tischki | | |
| Dezember 1828 Berufung zum Direktor des eben gegründeten Moskauer Gefängnis-Fürsorgekomitees | 1828-1834 Russisch-Türkischer Krieg | 1828 Heinrich Heine mit Fjodor Tjuttschew befreundet |
| 1829 Chefarzt aller Moskauer Gefängnisse | 1829 Naturwissenschaftliche Russlandreise Alexander von Humboldts | |
| 1830 Sekretär des Gefängnis-Fürsorgekomitees | 1830 Choleraepidemie in Moskau | 1829 Stepan Schewyrjow besucht Goethe |
| | 1830 Russisch-preußischer Vertrag zur Auslieferung „politischer Verbrecher" | |
| 1832 Ausbau der Krankenabteilung im Etappengefängnis; | 1830-1831 Polnischer Aufstand, durch russ. Truppen niedergeschlagen | 1832 Hambacher Fest: demokrat.-republikan. Kundgebung; antirussische Stimmung |
| Rückkehr der Schwester Wilhelmine nach Deutschland | 1833 Berliner Vertrag zw. Russland, Österreich und Preußen: Bestätigung des konservativen Interventionsprinzips | März 1832 Goethes Tod |
| 1835 vom Amt des Komiteesekretärs entbunden; Adoption des Pflegesohnes Nikolaj Norschin | 1834 Verhaftung liberal und demokratisch gesinnter Studenten in Moskau; unter ihnen Alexander Herzen | 1834 Gründung des Deutschen Zollvereins unter Führung Preußens gegen den Widerstand Metternichs |
| um 1835 Verkauf des Moskauer Stadthauses aus finanziellen Nöten und Umzug in das alte Katharinenhospital | 1837 Alexander Puschkin im Duell getötet | 1837 Erscheinen der „Halleschen Jahrbücher für deutsche Wissenschaft und Kunst": Mitarbeiter Ludwig Feuerbach und David Friedrich Strauß |
| 1839 Konkurs der Tuchfabrik und Versteigerung des Landgutes | 1838 Fürst Schtscherbatow neuer Generalgouverneur von Moskau | 1838 Beginn der Arbeit von Jakob und Wilhelm Grimm am „DeutschenWörterbuch" |
| 1840 Chefarzt des Katharinen-Krankenhauses | | 1840-1860 König Friedrich Wilhelm IV. von Preußen |
| 1841 Freigabe der Zensur zur Herausgabe des „ABC der christlichen Sittsamkeit" | 1841 Michail Lermontow im Duell getötet | |

| Friedrich Joseph Haass | Russland | Preußen /Deutschland |
|---|---|---|
| 1842 Wilhelmine kommt abermals zu ihrem Bruder nach Moskau | | 1842/1843 „Rheinische Zeitung", Chefredakteur Karl Marx |
| 1845 Eröffnung des Polizeikrankenhauses für Obdachlose; dort Chefarzt; letzter Umzug in eine Zweizimmerwohnung | 1844 Tod des Fürsten D. Golizyn<br><br>1847/8 Erneuter Ausbruch einer Choleraepidemie in Moskau | 1844 Schlesischer Weberaufstand<br><br>Febr. 1848 Marx/Engels: „Das kommunist. Manifest" (London)<br>März 1848 Aufstand in Wien u. Berlin („Märzrevolution") |
| 1848 Wilhelmine kehrt aus familiären Gründen nach Deutschland zurück | 1848 Graf Sakrewskij neuer Gouverneur von Moskau<br><br>1849 Verhaftung der Mitglieder des sozialistisch orientierten Petraschewskij-Zirkels, unter ihnen Dostojewskij; Umwandlung der zunächst verhängten Todesurteile in Haft und Verbannung | Mai 1848 Zusammentritt der demokratisch gewählten deutschen Nationalversammlung in der Frankfurter Paulskirche<br><br>1849 Friedrich Wilhelm IV. lehnt die Kaiserkrone ab: Auflösung der Nationalversammlung; Volkserhebung in Preußen, blutig niedergeschlagen |
| | 1850 Vertrag von Olmütz: Wiederherstellung des Deutschen Bundes, auf Betreiben Rußlands unter österreichischer Führung | |
| 1851 Ernennung des Haass freundlich gesinnten N. Kettscher zum Leiter der Kontrollinstanz für die Gefangenentransporte auf den Sperlingsbergen; Heirat des Pflegesohnes Norschin | | 1851 Ernennung Bismarcks zum preußischen Gesandten beim Deutschen Bundestag |
| Neujahr 1852 Begegnung mit Nikolaj Gogol<br><br>Juni 1852 Aufsetzung des Testaments<br><br>16. August 1853 in Moskau gestorben | 1852 Eröffnung der St. Petersburger Kunstsammlungen in der nach den Plänen des dt. Architekten Klenze fertiggestellten Eremitage<br><br>1853-1856 Krimkrieg | 1852 Erste Lieferung des Grimmschen „Deutschen Wörterbuchs" |

# Auswahlbibliographie

ARSENIEW, NIKOLAUS VON: Das heilige Moskau. Bilder aus dem religiösen und geistigen Leben des 19. Jahrhunderts. Paderborn 1940; darin über Haass S. 236-252.

FROLOW, VIKTOR: Beeilt euch, Gutes zu tun. Legende und Wahrheit über den Gefängnisarzt F.P. Haass (*Toropites' delat' dobro: Legenda – byl' o tjuremnom doktore F.P. Gaase*). Moskau 1995.

HAMM, ANTON: Dr. med. Friedrich Josef Haass aus Münstereifel. Der heilige Doktor von Moskau. Der Mensch. Sein Leben. Sein Werk. Berlin und Bonn 1979.

HAMM, ANTON / TESCHKE, GERD: Ein deutscher Arzt als „Heiliger" in Moskau. 2. Aufl. Berlin und Bonn 2000.

HARDER, HANS: Der deutsche Doktor von Moskau. Der Lebensroman des Dr. Friedrich Joseph Haas. 1. Aufl. Stuttgart 1940 (2. Aufl. Stuttgart 1951; 5. Aufl. Wettenberg 1983).

KONI, ANATOLIJ: Doktor Friedrich Haass. Lebensskizze eines deutschen Philanthropen in Russland. Leipzig 1899.

KOPELEW, LEW: Der heilige Doktor Fjodor Petrowitsch. Die Geschichte des Friedrich Joseph Haass. Bad Münstereifel 1780 – Moskau 1853. Hamburg 1984.

KORSUNSKIJ, IWAN: Russische Wohltätigkeit. Der Moskauer Metropolit Philaret und F.P. Haass (*Russkaja blagotworitelnost. Filaret, mitr. Moskowskij i F.P. Gaas*). Moskau 1893.

MARANI, GERMANO (Hrsg.): Il santo Medico di Mosca. Friedrich Joseph Haass. Vita e scritti. Mailand 2006.

MATHIAS, DIETRICH M. (Hrsg.): Meine Reise zu den Alexanderquellen in den Jahren 1809 und 1810. Dr. F.J. Haass als Arzt und Naturforscher im nördlichen Kaukasus. Aachen 2005.

MERTES, ALOIS: Der heilige Doktor von Moskau, Friedrich Joseph Haass. In: Alois Mertes / Hans Dietrich Mittorp / Dieter Wellenkamp: Drei Deutsche in Russland: Ostermann – Cancrin – Haass. [= Biographienreihe „Deutsche unter anderen Völkern", hrsg. von Kurt Schleucher; Bd. 10.] Darmstadt 1983, S. 99-116.

MÜLLER-DIETZ, HEINZ: Friedrich Joseph Haass als Arzt in Moskau. Biographische Skizzen. Berlin 1980.

NESHNYJ, ALEXANDER (Hrsg.): Die Pforten der Barmherzigkeit. Das Buch über Doktor Haass (*Wrata milosserdija. Kniga o doktore Gaase*). Moskau 2002.

NÖTZEL, KARL: Dr. Friedrich Haas. Der Reformator des russischen Gefängniswesens. Leipzig 1912.

NÖTZEL, KARL: Ein deutscher Heiliger in Russland: Friedrich Haas. Sannerz und Leipzig 1923.

PASSON-DARGE, MARGARETE: Friedrich Joseph Haas. Bildnis eines Christen. Rothenburg o. T. 1951.

PETROW, GRIGORIJ: F.P. Haass. Ein Freund der Unglücklichen (*F.P. Gaas. Drug obesdolennych*). Moskau 1902.

PUTSCHKOW, SERGEJ: Zur Charakteristik des Doktors F.P. Haass (*K charakteristike doktora F.P. Gaasa*). St. Petersburg 1910.

SEMJONOW, JURI: Die Eroberung Sibiriens. Ein Epos menschlicher Leidenschaften. Berlin 1937; darin über Haass das Kapitel „Striemen vergehen, Gebete bestehen", S. 268-275.

SOSNIZKIJ, ARKADIJ: „Der gute Doktor" und „Freund der Unglücklichen" Fjodor Petrowitsch Haass („*Dobryj doktor", „drug nestschastnych" Fjodor Petrowitsch Gaas*). Moskau 1900.

STEINBERG, ROLF: Friedrich Joseph Haass und der russische Strafvollzug im 19. Jahrhundert. [= Reihe „Strafvollzug, Randgruppen, soziale Hilfe"; Bd. 4.] Frankfurt a. M., Berlin u. a. 1984.

TSCHERSKIJ, LEONID: Fjodor Petrowitsch Haass. Ein Freund der Unglücklichen. Biographische Skizze (*Fjodor Petrowitsch Gaas. Drug nestschastnych. Biografitscheskij otscherk*). Moskau 1905.

WARSHAPETJAN, WARDWAN: Die dreizehnte Leidenschaft. Erzählungen (*Trinadzataja strast'. Powesti*). Moskau 1988.

# Personenregister

Die Seitenzahlen in **fett** und *kursiv* weisen auf eine ausführliche Information über die Person hin

**A**hrendt, Armin 9, 10
Aksakow, Iwan 203, 439
Aksakow, Konstantin 203, 439
Albers, Johann Abraham 309, 311 f.
Albertus Magnus 31
Albini, Dr. 218
Alexander I., Zar 22, 25, 27, 29, 32, 38, 41, 84, 90, 123, 127, 129, 143, 148 f., 151 f., 155, 157, 162, 180, 225, 396, 419, 485 f.
Alexander II., Zar 331
Alexander III., Zar 211, 243, 307
Alexandra Fjodorowna, Zarin 318
Alexejew, Nikolaj 308
Ambrosius 462
Andrejew, Nikolaj 243, 275, ***361-366***
Anna Iwanowna, Zarin 145, 150
Anna Leopoldowna, Zarin 150
Annenkow, Nikolaj 82, 377
Araktschejew, Alexej 21, 28, 155
Aristoteles 402, 457
Arsenjew, Alexander 156 f.
Arsenjew, Ilja 74, 114
Arsenjew, Iwan 157
Arzimowitsch, Wiktor 82 f., 383 f.
Äskulap 402
Augustinus 462, 471, 474
Awtschinnikow, Alexander 299

**B**achmetjew, Alexej 271, 478
Bacon, Francis 34
Bagration, Pjotr 405
Beccaria, Cesare 19, 408
Belinskij, Wissarion 202, 229
Benckendorff (russ. Benkendorf), Alexander 197, 221, 397
Benedikt XVI., Papst 10

Bentham, Jeremy 17, 327, 408
Berkut, Nikolaj 286
Bestushew, Michail 151
Biron, Ernst Johann 150
Blancard, Stephan 476 f.
Blochina, Natalja 10, 108, 279
Bloomfield, Georgiana Baroness 62, 440
Bludow, Dmitrij 338 f.
Bobrow, Alexander 296
Bojewskaja, Bogoljuba 236, 479
Böll, Heinrich 5
Botkin, Sergej 286
Bowe, Ossip 322
Bray, Thomas 18
Brosse, Pjotr 260
Brüllow, Karl 206
Bruno, Giordano 158
Bulgarin, Faddej 221
Burdenko, Nikolaj 308
Busch, Iwan 319
Buschujew, W. F. 291
Buturlin, Nikolaj 236 f., 272, 481
Bykowskij, Michail 265, 479
Byron, Lord 144

Campioni, Pjotr 479
Chateaubriand, François René 202
Chemnitzer, Iwan 220
Chomjakow, Alexej 203, 407, 439
Chotinskij, Matwej 401, 420

**D**'Antes, George 221
Dahl (russ. Dal), Wladimir 220
Dante Alighieri 162, 173
Degaj, Pawel 190
Delwig, Anton 220

Diebitsch (russ. Dibitsch), Iwan 25, 164, 168
Dmitrij Donskoj 202
Dmitrijew, Iwan 406
Dobronrawow, Nikolaj (Geistlicher) 276 f.
Dobronrawow, Stepan 38, 147, 259, 403
Dolgopolow, Nifont 298 f.
Dolgorukij, Ilja (Dekabrist) 151
Domogazkij, Wladimir 361
Dondukowa-Korsakowa, Marija 289
Dostojewskij, Fjodor 5, 229 ff., 242, 246 f., 288, 294 f., 365, 408, 435 f., 488
Draschussowa, Jelisaweta 108, 236, 317, 434
Dsershinskij, Felix 158
Dubelt, Leontij 397, 399, 401, 415, 420
Dümme (russ. Düme), W. 97, 302
Dyck, Anthonis van 107, 237, 404, 476, 479

Eichgolz, Jewgenij 291 f.
Elarow, Agapit 237, 273, 479, 481
Elisabeth Petrowna siehe Jelisaweta Petrowna
Elisabeth von Preußen, Kronprinzessin 169

Fichte, Johann Gottlieb 202
Field, John 401, 404
Filangieri, Gaetano 19
Filaret, siehe Philaret
Filofej, Mönch 197
Fiwejskij, Nikolaj 306 f.
Fjodor Tiron, Heiliger 114, *344*, 359, 401, 404, 415
Fjodorow, Iwan 361 f.
Fjodorow, Pawel 390
Fonwisin, Michail (Dekabrist) 151
Fonwisin, Denis 21
Fourier, Charles 199, 229, 407
Frankowskij, Wladislaw 300 f.
Franz von Sales 202, 236, 455, 466, 478
Friedrich II., der Große, König 201, 485
Friedrich Wilhelm IV., König von Preußen 48, 170, 407, 487

Galen 402
Galilei 158
Gerhardt, Carl 316
Getje, Fjodor 308
Goethe, Johann Wolfgang von 131, 144, 202 f., 205 f., 389, 486 f.
Gogol, Nikolaj 229, 246, 272, 362, 393, 439, 488
Goldenberg, Arzt 272
Golizyn, Alexander 27, 163
Golizyn, Dmitrij 24, *28 ff.*, 36, 39, 43 f., 46 ff., 50, 52, 54, 56 f., 66, 69 f., 73, 91, 93, 98 f., 101, 123, *142 ff.*, 148, 155 ff., 160 f., 163-167, 169 ff., 176 ff., 180, 182 ff., 186, 208, 210 f., 214, 221, 259 ff., 265, 270, 273, 284, 293, 321 f., 323, 330 f., 333-341, 343, 347 f., 351, 355 f., 395, 403 f., 486, 488
Golochwastow, Nikolaj 349
Gorbunow, K. 62
Gorkij, Maxim 242, 438
Grahl (russ. Gral), Fjodor 292 ff.
Granowskij, Timofej 202, 392 f., 439
Grave, Fjodor 320
Guenther, Johannes von 231
Gutschkow, Nikolaj 274 f., 277

Haass, Anna 31, 35
Haass, Elisabeth (Lieschen) 159, 183
Haass, Jakob 138, 478
Haass, Katharina (Mutter) 132, 236, 405, 479
Haass, Peter (Bruder) 402
Haass, Peter (Vater) 31, 35, 133, 153, 236, 402, 405, 479, 486
Haass, Wilhelmine 31, 136 ff., 159, 176, 183, 211, 215 ff., 226, 234, 402 ff., 406, 486 ff.
Händel, Georg Friedrich 401
Hegel, Georg Wilhelm Friedrich 202
Herodot 196
Herzen (russ. Gerzen), Alexander 199, 207, 365, 401, 436
Hildebrandt, Iwan 407

Himly, Karl Gustav 31, 131
Hirschmann (russ. Hirschman / Girschman), Leonhard 15 f., *295 f.*
Hofmann (russ. Hofman / Gofman), Gaetan 263
Hofmann (russ. Hofman / Gofman), Lew 42, 58, 183, 218, 477
Hölderlin, Johann Christian Friedrich 202
Holtzendorff, Franz von 68
Home, Francis 310, 312 f.
Homer 196, 202
Horaz 196
Howard, John 15, *17 f.*, 20 f., 84, 327, 329, 408
Hufeland, Christoph Wilhelm *279 f.*, 282
Humboldt, Alexander von 39, 487

Igor, Fürst 202
Ismail-Bey 255 f.
Iwanow, Andrej 21

Jablonowskij, Sergej 360
Jacobi, Friedrich Heinrich 131
Janin, Jules 391
Jasykow, Nikolaj 439
Jelena Pawlowna, Fürstin Romanow 289
Jeletzkij / Jelezkij, Fjodor 477
Jelisaweta /Elisabeth Petrowna, Zarin 145, 150
Jelisaweta Fjodorowna, Großfürstin 277 f., 368
Jermolow, Alexej 33
Josephine Beauharnais, Gattin Napoleons 156
Junie, Franz 396
Jurine, Louis 309

Kaminskij, S. S. 306
Kampenhausen, Balthasar 27
Kantemir, Antioch 220
Kapnist, Iwan 98, 239, 352, 393, 480
Kapzewitsch, Pjotr 45, 47, 49 f., 55, 59, 64, 66, 167 ff., 182, 184, 208, 214, 331, *333-337*, 339-342, 395
Karamsin, Nikolaj 21, 196, 200, 406

Karepin, Pjotr 408, 410
Katharina II., Zarin 22, 27, 29, 65, 143 ff., 149-152, 168, 172, 175, 224, 320, 331, 485
Kettscher, Nikolaj 62, 264, 393, 488
Kirejewskij, Iwan 203, 205, 392 f., 433, 439
Klaproth, Julius 253
Knop, Andrej 275
Kokossow, Wladimir 287 f.
Komarowskij, Jewgraf 25, 332
Koni, Anatolij 10, *15*, 114, 117, 155, 162, 184, 242, 246, 259 f., 266, 274, 286, 290, 295, 307, 309, 316, 320, 327, 330, 350, 359, 365, 438
Kopelew, Lew 5-10, *117*, 249, 259, 263, 294, 332, 396, 401, 406, 466
Koptew, Dmitrij 480
Korolenko, Wladimir 242, 246, 298, 438
Korsakow, Sergej 299
Koschelew, Alexander 99
Krüdener, Juliane Freifrau 21
Küchelbecker (russ. Kjuchelbeker), Wilhelm 220

Lanskoj, Dmitrij 31 f.
Lebedew, Pjotr 113, 233, 241 f., 318, *327*
Lerche, Theodor 319
Lermontow, Michail 198, 219, 487
Leschko-Popel, Iwan 299 f.
Lipskij, W.I. 130
Ljubimow, Semjon 337, 377
Loder, Christian 29
Luther, Martin 60, 200, 440
Lwow, Alexander 67, 69, 82, 90, 98, 190, 194, 350

Mann, Thomas 247
Maria Theresia, Kaiserin 145
Marija Fjodorowna, Zarin 32, 38, 127, 302, 316, 405
Martynow, Alexej 283, 319
Maslow, Sergej 117

Mathias, Dietrich M. 35, 255, 281
Matissen (russ. Matisen), Jegor 60, 440
Maximow, Sergej 108, 285 f.
Mendelini, Doktor 262
Merilis, Archibald 76, 79, 187, 478
Michael der Syrer 467
Michail Fjodorowitsch (Romanow), Zar 149
Michajlowskij, Nikolaj 287, 435
Millar, John 312 f.
Millet, A. 316
Milton, John 82
Minin, Kusma 149
Minkina, Nastassja 28
Moltschanow, Pjotr 32
Montaigne, Michel Eyquem de 379 f.
Montesquieu, Charles 418
Mordwinow, Nikolaj 84
Muchanow, Nikolaj 272, 479
Mudrow, Matwej 29
Münnich (russ. Minich), Burchard Christoph 150
Murawjow, Nikita 148, 151 f.

Napoleon Bonaparte 8, 143 f., 151, 154, 156, 309, 396, 400, 405, 485 f.
Nebolsin, Grigorij 409 f.
Neidhardt / Neidhart (russ. Nejdgart), Alexander 340 ff.
Nejding, Iwan *304 ff.*
Nekrassa, Ignat 260
Nekrassow, Nikolaj 242, 246
Nekrassowzy 260
Neljubin, Alexander 130, 254
Neshnyj, Alexander 5 f., 10
Netschajew, Iwan 225, 477, 480
Nikitin, A. N. 316
Nikolaj Pawlowitsch/ Nikolaus I., Zar 21 f., 29, 45, 48, 74, 84, 96, 148, 152, 155, 157, 169, 178 f., 193, 198, 212 ff., 216, 229, 242, 260, 333, 336, 339, 342, 356, 382, 395, 397, 419, 478, 486

Nikon, Patriarch 159
Norschin, Nikolaj 97, *193*, 221 f., 268, *301 ff.*, 478, 487 f.
Nowazkij, Iwan 233, 437
Nowikow, Nikolaj 152

Odojewskij, Wladimir 401, 439
Ogarjow, Nikolaj 199
Olssufjew, Wassilij 190, 208 f.
Oppel, Christophor von 317
Orlow, Alexej 150
Orlow, Geistlicher 109, 235
Orlow, Grigorij 143, 175, 178
Oserow, Semjon 24, 89, 161 f.
Ostrouchow, Ilja 243, 275, 362
Ower, Alexander 94, 272, 322, 480

Pahl, Christophor 303 f.
Pallas, Peter Simon 255
Pantelejew, Iwan 10, 253
Pascault (russ. Pakó), Adolf 237, 419, 481
Paul I. / Pawel Petrowitsch, Zar 32, 151, 154, 168, 224, 485
Paul, T. 316
Pestalozzi, Johann Heinrich 19
Pestel, Pawel 148, 152
Peter I., Zar 28, 33, 65, 145, 150, 152, 157, 200, 214, 220, 289, 397
Peter III., Zar 150
Petrarca, Francesco 206
Petraschewskij, Michail 229, 488
Petrow, Grigorij 353
Philaret/ Filaret, Metropolit 29 f., 61, 72 f., 79 f., 109, 122, 143, 157 f., 163, 171, 176 f., 182, 186-191, 193, 235, 238, 247, 345, 356, 374, 378-381, 383, 394, 407-412, 486
Pinel, Philippe 19 f.
Pirogow, Nikolaj 289, 296 ff.
Pleitgen, Fritz 6, 11, 246
Pogodin, Michail 113

Pohl (russ. Pol), Andreas/ Andrej 29, 91, 98, 109, 112, 172 f., 183, 194, 218, 225, 236 f., 259 f., 271 f., 283, 302, 317, *319-324*, 346, 402, 410, 425 f., 434, 477, 479, 481
Pohl, Christian 477
Poleshajew, Alexander 229
Poliewktow, M.A. 130
Pomeranzew, Iwan 57, 477
Portugalow, Weniamin 290
Posharskij, Dmitrij 149
Potjomkin, Grigorij 143
Protopopow, Manuil 286 f.
Pugatschow, Jemeljan 65, *149*, 151 f., 225, 406, 420
Puschkin, Alexander 144, 196, 198, 205 f., 214, 219 ff., 244, 246, 487
Putschkow, Alexander 308 f.
Putschkow, Sergej 16, 115, 243, 259, 274, 277, *306 ff.*, 362 f., 412, 480

Rachmanow, Fjodor 63, 122, 190, 345, 376, 408
Rachmanowa, Agafja 120-123, 194, 345
Radischtschew, Alexander 152
Rahsin, E. K. 294
Rajewskij, A. 244
Rasin, Stenka 151 f.
Reisinger, Franz 455
Reiss/ Reiß/ Reuß, Ferdinand-Friedrich 29, 130, 218, 225, 310 ff., 402
Rejn, Fjodor 296 f.
Repnin, Fürst 31, 353, 405
Repnina-Wolkonskaja, Warwara 8, 124 ff., 317
Richelieu, Armand-Jean du Plessis 52
Rosenstrauch, Wassilij 56 f., 59, 81, 409, 477
Rostoptschin, Fjodor 154
Rostoptschina, Jewdokija 439
Rossini, Gioacchino 391
Rousseau, Jean-Jacques 202
Rowinskij, Dmitrij 72, 107, 411
Rumjanzew, Feldherr 143

Rylejew, Kondratij 148, 152

Saint-Simon, Claude Henri de Rouvroy 229
Sakrewskij, Arsenij 40, 44, 47 ff., 60 f., 73, 95, 110, 164, 166 f., 169, 182, 214 f., 219, 223, 225 f., 230-233, 265-268, 333, 389, 404, 408, 412 f., 417, 425, 427, 488
Salias de Tournemir, Eugenie 102, 113, 350, 435
Samarin, Dmitrij 88
Samarin, Fjodor 88, 239, 408
Samarin, Jurij 88, 392
Samokisch-Sudkowskaja, Jelena 43, 50, 184
Schachowskaja, Natalja 276, 318
Schajkewitsch, L.S. 274
Schelling, Friedrich Wilhelm 31, 34, 39, 131, 144, 202 f., 205, 222
Schewtschenko, Taras 229
Schewyrjow, Stepan 113, 205, 240
Schiller, Friedrich 202
Schiller-Heeger, Ursula 432
Schlegel, Karoline 202
Schlegelmilch, Alexander 253
Schmidt, Adam 31, 405
Schober, Leibarzt 33
Schtscherbatow, Alexej 48, 51, 93 f., 96, 98, 106, 211 f., 214 f., 221, 241, 261, 265, 272, 342, 364, 374 ff., 487
Schtscherbatowa, Sofja 317 f.
Schtschjokin, Ilja 408
Schubin, Boris 389
Schukschin, Wassilij 244
Scott, Walter 202
Sederholm, Dr. 91
Semjonowa, Natalja 361
Senjawin, Iwan 65, 98, 261, 267, 335, 351, 408
Serbskij, Wladimir 299
Serebrennikow, Pawel 297
Serebrennikowa-Soloninina, Jewgenija 297
Sewergin, Wassilij 253
Shakespeare, William 62

Shicharew, Stepan 409
Shisnewskij, August (russ. Avgust) 92, 95, 97, 103 f., 108, 234, 274
Shukowskij, Wassilij 196, 202, 486
Sirin, Jefrem 80
Sobakinskij, Wassilij 304, 422, 425, 427 f., 477
Söderholm, Pastor 81
Sokrates 237, 272, 283, 419 f., 481
Sollogub, Wladimir 65
Solotnizkij, Wladimir 287
Solowjow, Sergej 439
Solshenizyn, Alexander 5, 7
Solshenizyn, Natalja 7
Sotow, Nikolaj 158 f., 236, 272, 479
Spassowitsch, Wladimir 17
Speranskij, Michail 152
Stroganoff, Gregor 15
Suworin, Alexej 438
Suworow, Alexander 143
Swerbejew, Alexander 439
Swinjin, Pawel 39
Swjatlowskij, Dr. 33
Symeon Metaphrastes 467

Tacitus 102
Tatarinowa, Jekaterina 21
Taube, Dr. 286
Thomas von Kempen 80
Tiron, Fjodor s. Fjodor Tiron
Tolstaja, Sofja 107
Tolstoj, Lew 5, 107, 242, 246 f., 298, 362, 438
Tolstoj, Pjotr 395
Troizkij, Iwan 294 f.
Trubetzkoj, Sergej 151
Trubezkaja, Nadeshda 318
Tschaadajew, Pjotr 198, 219, 239, 393, 401, 407, *418-421*, 439, 481
Tschechow, Anton 7, 242, 246, 285, 437
Tschernyschow, Alexander 28, 45, 167, 333
Tschitschagow, Nikolaj 322

Tur, Jewgenija siehe Salias de Tournemir, Eugenie
Turgenjew, Alexander 433
Turgenjew, Iwan 242
Tutschkow, Pawel 286

Urban, Peter 438
Uwarow, Fjodor 479

Venning, John 22 ff., 27, 29, 84, 162 f., 329 f.
Vogel, Samuel Gottlieb von 315
Voltaire 197, 201, 437 f.
Von-Wiesen, Iwan 80, 349

Waradinow, Nikolaj 330
Warshapetjan, Wardwan 10, 389, 481
Warsonofij, Geistlicher 346
Wichmann, Johann Ernest 311 ff.
Wigdorowa, Frida 117
Wittberg, Karl (russ. Witberg, Karl Alexander) 41, 46, 180
Wjasemskij, Pjotr 407, 433
Wladimirow, Pawel 428, 477 ff.
Wojdeslawer, Lidija 117, 245
Wolnuchin, Sergej 361

Zinskij, Lew 110, 238, 390 f., 393, 410 f.
Zola, Émile 437
Zurikow, Alexander 237, 481

# Bildnachweis

Johannes Beckmann: 110, 111 (oben)

Anton Hamm / Gerd Teschke: „Ein Deutscher Arzt als ‚Heiliger' in Moskau". 2. Auflage, Berlin/ Bonn 2000: 125, 476 (oben)

Zeitschrift ISKRY (Funken) Nr. 40 vom 11. Oktober 1909 (Fotograf A. Saweljew): 367

Maria Klassen: 247

Anatolij Koni: „Fjodor Petrowitsch Gaas. Biografitscheskij otscherk" (Lebensskizze). 3. Auflage, St. Petersburg 1904: 43, 50, 114, 184

„Pis'ma A. P. Tschechowa" (A. P. Tschechows Briefe. 6 Bde.) Moskau 1912-1916: 285

Ursula Schiller-Heeger: 432

Staatliches historisches Museum der Russischen Föderation: 23, 29, 30, 55, 62, 74, 100, 105, 106, 111 (unten), 128, 132, 137, 164, 191, 198, 222, 252, 269, 310, 312, 320, 332, 363, 364, 365, 442, 459, 460;

Stadtarchiv Bad Münstereifel: 133, 248, 482